国家卫生健康委员会"十三五"规划教材

科研人员核心能力提升导引丛书

供研究生及科研人员用

医学科研方法学

Research Methodology in Medicine

第 3 版

主　审　梁万年

主　编　刘　民　胡志斌

副主编　刘晓清　杨土保

人民卫生出版社

·北　京·

图书在版编目（CIP）数据

医学科研方法学 / 刘民，胡志斌主编 . —3 版 . —
北京：人民卫生出版社，2020.12（2022.12 重印）
ISBN 978-7-117-30962-2

Ⅰ.①医…　Ⅱ.①刘…　②胡…　Ⅲ.①医学 - 科学研
究 - 研究方法 - 研究生 - 教材　Ⅳ.①R-3

中国版本图书馆 CIP 数据核字（2020）第 238716 号

| 人卫智网 | www.ipmph.com | 医学教育、学术、考试、健康，购书智慧智能综合服务平台 |
| 人卫官网 | www.pmph.com | 人卫官方资讯发布平台 |

医学科研方法学
Yixue Keyan Fangfaxue
第 3 版

主　　编：刘　民　胡志斌
出版发行：人民卫生出版社（中继线 010-59780011）
地　　址：北京市朝阳区潘家园南里 19 号
邮　　编：100021
E - mail：pmph @ pmph.com
购书热线：010-59787592　010-59787584　010-65264830
印　　刷：廊坊一二〇六印刷厂
经　　销：新华书店
开　　本：850×1168　1/16　印张：29　插页：1
字　　数：818 千字
版　　次：2002 年 10 月第 1 版　　2020 年 12 月第 3 版
印　　次：2022 年 12 月第 3 次印刷
标准书号：ISBN 978-7-117-30962-2
定　　价：109.00 元

编　　者 （按姓氏笔画排序）

王　斌　安徽医科大学	刘晓清　北京协和医院
王　蓓　东南大学	孙业桓　安徽医科大学
王　霞　空军军医大学	李春英　北京大学
王亚东　首都医科大学	杨土保　中南大学
王全意　北京市疾病预防控制中心	沈　冲　南京医科大学
冯占春　华中科技大学	张永红　苏州大学
刘　民　北京大学	单广良　北京协和医学院
刘　珏　北京大学	胡志斌　南京医科大学
刘建平　北京中医药大学	梁万年　清华大学

编写秘书　刘　珏

主　审　简　介

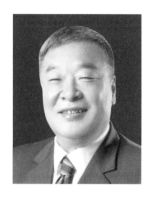

梁万年　流行病学博士,教授,博士生导师。清华大学万科公共卫生与健康学院常务副院长,万科讲席教授。曾任首都医科大学教务长、研究生院院长、副校长,北京市卫生局副局长,原卫生部卫生应急办公室主任、国家卫生健康委员会体制改革司司长等职。国务院政府特殊津贴获得者。2020年9月8日,被表彰为全国抗击新冠肺炎疫情先进个人。主编或编著教材或专著40余部。

主 编 简 介

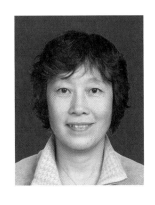

　　刘 民　北京大学公共卫生学院流行病与卫生统计学系教授,博士研究生导师。担任中央统战部党外知识分子建言献策小组医卫组专家,国家卫生健康委员会全国新型冠状病毒肺炎专家组成员。中国康复医学会康复大数据工作委员会主任委员,中国医疗保健国际交流促进会软组织肿瘤分会副主任委员。妇幼健康研究会第二届全国理事会副会长,妇幼健康研究会生育调控学专业委员会副主任委员。北京社区健康促进会副会长,北京预防医学会卫生管理专业委员会副主任委员,北京市社区卫生协会第五届理事会专家指导委员会委员,北京医师协会公共卫生专家委员会委员,北京市继续医学教育委员会学科组专家。

　　毕业于原中国协和医科大学(现北京协和医学院)基础医学院,博士学位。多年来一直从事流行病学的教学与科学研究工作,主要为研究生教授"流行病学研究方法""新突发传染病流行病学",为本科生教授"流行病学"等主要课程,研究方向为"传染病流行病学""生殖健康""健康大数据研究及应用"。承担国家科学技术部863计划、传染病防治重大专项、国家重点研发计划、"十一五""十二五"国家科技支撑计划重大项目,世界银行贷款卫生项目、国家卫生健康委员会、中国残疾人联合会、北京市科学技术委员会等资助的科研项目50余项。主编和参与编写教材、学术专著49部,发表论文250余篇。获北京市科学技术奖一等奖1项、二等奖2项,中华医学科技奖二等奖1项,中华预防医学会科学技术奖一等奖1项、三等奖2项,妇幼健康科学技术奖科技成果奖一等奖1项等。

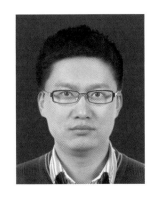

　　胡志斌　二级教授,博士生导师。南京医科大学副校长。教育部长江学者特聘教授。享受国务院政府特殊津贴。中华预防医学会流行病学分会青年委员会副主任委员,中国抗癌协会首届青年理事会常务副理事长,江苏省抗癌协会肿瘤病因学及流行病学专业委员会主任委员。*Cancer Medicine* 副主编、*Gene* 编委。作为首席科学家主持国家青年973项目1项、973项目1项、国家杰出青年科学基金项目1项、国家自然科学基金重点项目1项、国家自然科学基金重大项目课题1项等。在 *Nature Genetics*、*Nature Communications*、*Journal of Clinical Oncology*、*Journal of Clinical Investigation* 等国际知名杂志上发表研究论文200余篇。2014—2019年连续6年入选 Elsevier "中国高被引学者"(H指数53,总SCI他引超10 000次),研究成果获国家发明专利10项,国家自然科学奖二等奖2项、国家科学技术进步奖二等奖1项,省部级科技进步奖一等奖3项。2012年入选首批中组部青年拔尖人才支持计划,2013年入选科学技术部中青年科技创新领军人才,2015年入选国家百千万人才工程,获"国家有突出贡献中青年专家"称号,获得第二届树兰医学青年奖,获2016年度高等学校科学研究优秀成果奖青年科学奖等。

副主编简介

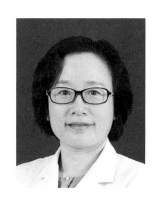

刘晓清 教授,博士生导师。中国医学科学院北京协和医院感染内科主任医师,内科学系常务副主任,国际临床流行病学网(INCLEN)北京协和医学院临床流行病学室(CEU)主任。北京市临床研究质促中心(协和)主任。中华医学会临床流行病学和循证医学分会主任委员。北京医学会常务理事,北京医学会临床流行病学和循证医学分会主任委员。中华医学会肝病学分会委员,中华医学会肝病学分会临床流行病学和循证医学协作组副组长。2002—2003年英国牛津大学 Nuffield 临床医学系访问学者。主持及参与国家级、省部级课题 10 余项。在国内外专业期刊发表论文 100 余篇,编译 10 余部学术专著及教材。《NIH 临床研究规范与准则 临床研究基础建设》主译,国家卫生和计划生育委员会住院医师规范化培训规划教材《医学科研方法》主编,《医学文献使用者指南 循证临床实践手册》主译。

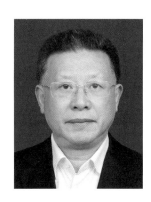

杨土保 博士,教授,博士生导师。现任中南大学湘雅公共卫生学院党委书记。主要社会兼职:中华预防医学会生物统计分会常务委员,湖南省预防医学会卫生统计专业委员会主任委员,湖南省卫生信息与医学装备学会卫生规划专业委员会主任委员。《中国预防医学杂志》等 5 种期刊编委。加拿大渥太华大学和美国华盛顿大学访问学者。从事教学科研工作 30 多年,担任 3 部国家规划教材副主编,参编国家规划教材 10 部。主持各级科研项目 10 余项,发表论文 140 余篇,获得省部级科研成果奖 5 项。

全国高等学校医学研究生"国家级"规划教材
第三轮修订说明

进入新世纪,为了推动研究生教育的改革与发展,加强研究型创新人才培养,人民卫生出版社启动了医学研究生规划教材的组织编写工作,在多次大规模调研、论证的基础上,先后于2002年和2008年分两批完成了第一轮50余种医学研究生规划教材的编写与出版工作。

2014年,全国高等学校第二轮医学研究生规划教材评审委员会及编写委员会在全面、系统分析第一轮研究生教材的基础上,对这套教材进行了系统规划,进一步确立了以"解决研究生科研和临床中实际遇到的问题"为立足点,以"回顾、现状、展望"为线索,以"培养和启发读者创新思维"为中心的教材编写原则,并成功推出了第二轮(共70种)研究生规划教材。

本套教材第三轮修订是在党的十九大精神引领下,对《国家中长期教育改革和发展规划纲要(2010—2020年)》《国务院办公厅关于深化医教协同进一步推进医学教育改革与发展的意见》,以及《教育部办公厅关于进一步规范和加强研究生培养管理的通知》等文件精神的进一步贯彻与落实,也是在总结前两轮教材经验与教训的基础上,再次大规模调研、论证后的继承与发展。修订过程仍坚持以"培养和启发读者创新思维"为中心的编写原则,通过"整合"和"新增"对教材体系做了进一步完善,对编写思路的贯彻与落实采取了进一步的强化措施。

全国高等学校第三轮医学研究生"国家级"规划教材包括五个系列。①科研公共学科:主要围绕研究生科研中所需要的基本理论知识,以及从最初的科研设计到最终的论文发表的各个环节可能遇到的问题展开;②常用统计软件与技术:介绍了SAS统计软件、SPSS统计软件、分子生物学实验技术、免疫学实验技术等常用的统计软件以及实验技术;③基础前沿与进展:主要包括了基础学科中进展相对活跃的学科;④临床基础与辅助学科:包括了专业学位研究生所需要进一步加强的相关学科内容;⑤临床专业学科:通过对疾病诊疗历史变迁的点评、当前诊疗中困惑、局限与不足的剖析,以及研究热点与发展趋势探讨,启发和培养临床诊疗中的创新思维。

该套教材中的科研公共学科、常用统计软件与技术学科适用于医学院校各专业的研究生及相应的科研工作者,基础前沿与进展学科主要适用于基础医学和临床医学的研究生及相应的科研工作者;临床基础与辅助学科和临床专业学科主要适用于专业学位研究生及相应学科的专科医师。

全国高等学校第三轮医学研究生"国家级"规划教材目录

11	SAS 统计软件应用（第 4 版）	主　编	贺　佳			
		副主编	尹　平	石武祥		
12	医学分子生物学实验技术（第 4 版）	主　审	药立波			
		主　编	韩　骅	高国全		
		副主编	李冬民	喻　红		
13	医学免疫学实验技术（第 3 版）	主　编	柳忠辉	吴雄文		
		副主编	王全兴	吴玉章	储以微	崔雪玲
14	组织病理技术（第 2 版）	主　编	步　宏			
		副主编	吴焕文			
15	组织和细胞培养技术（第 4 版）	主　审	章静波			
		主　编	刘玉琴			
16	组织化学与细胞化学技术（第 3 版）	主　编	李　和	周德山		
		副主编	周国民	肖　岚	刘佳梅	孔　力
17	医学分子生物学（第 3 版）	主　审	周春燕	冯作化		
		主　编	张晓伟	史岸冰		
		副主编	何凤田	刘　戟		
18	医学免疫学（第 2 版）	主　编	曹雪涛			
		副主编	于益芝	熊思东		
19	遗传和基因组医学	主　编	张　学			
		副主编	管敏鑫			
20	基础与临床药理学（第 3 版）	主　编	杨宝峰			
		副主编	李　俊	董　志	杨宝学	郭秀丽
21	医学微生物学（第 2 版）	主　编	徐志凯	郭晓奎		
		副主编	江丽芳	范雄林		
22	病理学（第 2 版）	主　编	来茂德	梁智勇		
		副主编	李一雷	田新霞	周　桥	
23	医学细胞生物学（第 4 版）	主　审	杨　恬			
		主　编	安　威	周天华		
		副主编	李　丰	吕　品	杨　霞	王杨淦
24	分子毒理学（第 2 版）	主　编	蒋义国	尹立红		
		副主编	骆文静	张正东	夏大静	姚　平
25	医学微生态学（第 2 版）	主　编	李兰娟			
26	临床流行病学（第 5 版）	主　编	黄悦勤			
		副主编	刘爱忠	孙业桓		
27	循证医学（第 2 版）	主　审	李幼平			
		主　编	孙　鑫	杨克虎		

28	断层影像解剖学	主　编	刘树伟　张绍祥
		副主编	赵　斌　徐　飞
29	临床应用解剖学（第2版）	主　编	王海杰
		副主编	臧卫东　陈　尧
30	临床心理学（第2版）	主　审	张亚林
		主　编	李占江
		副主编	王建平　仇剑崟　王　伟　章军建
31	心身医学	主　审	Kurt Fritzsche　吴文源
		主　编	赵旭东
		副主编	孙新宇　林贤浩　魏　镜
32	医患沟通（第2版）	主　审	周　晋
		主　编	尹　梅　王锦帆
33	实验诊断学（第2版）	主　审	王兰兰
		主　编	尚　红
		副主编	王传新　徐英春　王　琳　郭晓临
34	核医学（第3版）	主　审	张永学
		主　编	李　方　兰晓莉
		副主编	李亚明　石洪成　张　宏
35	放射诊断学（第2版）	主　审	郭启勇
		主　编	金征宇　王振常
		副主编	王晓明　刘士远　卢光明　宋　彬
			李宏军　梁长虹
36	疾病学基础	主　编	陈国强　宋尔卫
		副主编	董　晨　王　韵　易　静　赵世民
			周天华
37	临床营养学	主　编	于健春
		副主编	李增宁　吴国豪　王新颖　陈　伟
38	临床药物治疗学	主　编	孙国平
		副主编	吴德沛　蔡广研　赵荣生　高　建
			孙秀兰
39	医学3D打印原理与技术	主　编	戴尅戎　卢秉恒
		副主编	王成焘　徐　弢　郝永强　范先群
			沈国芳　王金武
40	互联网＋医疗健康	主　审	张来武
		主　编	范先群
		副主编	李校堃　郑加麟　胡建中　颜　华
41	呼吸病学（第3版）	主　编	王　辰　陈荣昌
		副主编	代华平　陈宝元　宋元林

42	消化内科学（第 3 版）	主　审	樊代明	李兆申		
		主　编	钱家鸣	张澍田		
		副主编	田德安	房静远	李延青	杨　丽

43	心血管内科学（第 3 版）	主　审	胡大一			
		主　编	韩雅玲	马长生		
		副主编	王建安	方　全	华　伟	张抒扬

| 44 | 血液内科学（第 3 版） | 主　编 | 黄晓军 | 黄　河 | 胡　豫 | |
| | | 副主编 | 邵宗鸿 | 吴德沛 | 周道斌 | |

45	肾内科学（第 3 版）	主　审	谌贻璞			
		主　编	余学清	赵明辉		
		副主编	陈江华	李雪梅	蔡广研	刘章锁

| 46 | 内分泌内科学（第 3 版） | 主　编 | 宁　光 | 邢小平 | | |
| | | 副主编 | 王卫庆 | 童南伟 | 陈　刚 | |

47	风湿免疫内科学（第 3 版）	主　审	陈顺乐			
		主　编	曾小峰	邹和建		
		副主编	古洁若	黄慈波		

48	急诊医学（第 3 版）	主　审	黄子通			
		主　编	于学忠	吕传柱		
		副主编	陈玉国	刘　志	曹　钰	

49	神经内科学（第 3 版）	主　编	刘　鸣	崔丽英	谢　鹏	
		副主编	王拥军	张杰文	王玉平	陈晓春
			吴　波			

| 50 | 精神病学（第 3 版） | 主　编 | 陆　林 | 马　辛 | | |
| | | 副主编 | 施慎逊 | 许　毅 | 李　涛 | |

| 51 | 感染病学（第 3 版） | 主　编 | 李兰娟 | 李　刚 | | |
| | | 副主编 | 王贵强 | 宁　琴 | 李用国 | |

| 52 | 肿瘤学（第 5 版） | 主　编 | 徐瑞华 | 陈国强 | | |
| | | 副主编 | 林东昕 | 吕有勇 | 龚建平 | |

53	老年医学（第 3 版）	主　审	张　建	范　利	华　琦	
		主　编	刘晓红	陈　彪		
		副主编	齐海梅	胡亦新	岳冀蓉	

| 54 | 临床变态反应学 | 主　编 | 尹　佳 | | | |
| | | 副主编 | 洪建国 | 何韶衡 | 李　楠 | |

55	危重症医学（第 3 版）	主　审	王　辰	席修明		
		主　编	杜　斌	隆　云		
		副主编	陈德昌	于凯江	詹庆元	许　媛

56	普通外科学（第3版）	主　编	赵玉沛			
		副主编	吴文铭	陈规划	刘颖斌	胡三元
57	骨科学（第3版）	主　审	陈安民			
		主　编	田　伟			
		副主编	翁习生	邵增务	郭　卫	贺西京
58	泌尿外科学（第3版）	主　审	郭应禄			
		主　编	金　杰	魏　强		
		副主编	王行环	刘继红	王　忠	
59	胸心外科学（第2版）	主　编	胡盛寿			
		副主编	王　俊	庄　建	刘伦旭	董念国
60	神经外科学（第4版）	主　编	赵继宗			
		副主编	王　硕	张建宁	毛　颖	
61	血管淋巴管外科学（第3版）	主　编	汪忠镐			
		副主编	王深明	陈　忠	谷涌泉	辛世杰
62	整形外科学	主　编	李青峰			
63	小儿外科学（第3版）	主　审	王　果			
		主　编	冯杰雄	郑　珊		
		副主编	张潍平	夏慧敏		
64	器官移植学（第2版）	主　审	陈　实			
		主　编	刘永锋	郑树森		
		副主编	陈忠华	朱继业	郭文治	
65	临床肿瘤学（第2版）	主　编	赫　捷			
		副主编	毛友生	沈　铿	马　骏	于金明
			吴一龙			
66	麻醉学（第2版）	主　编	刘　进	熊利泽		
		副主编	黄宇光	邓小明	李文志	
67	妇产科学（第3版）	主　审	曹泽毅			
		主　编	乔　杰	马　丁		
		副主编	朱　兰	王建六	杨慧霞	漆洪波
			曹云霞			
68	生殖医学	主　编	黄荷凤	陈子江		
		副主编	刘嘉茵	王雁玲	孙　斐	李　蓉
69	儿科学（第2版）	主　编	桂永浩	申昆玲		
		副主编	杜立中	罗小平		
70	耳鼻咽喉头颈外科学（第3版）	主　审	韩德民			
		主　编	孔维佳	吴　皓		
		副主编	韩东一	倪　鑫	龚树生	李华伟

71	眼科学（第3版）	主　审	崔　浩	黎晓新		
		主　编	王宁利	杨培增		
		副主编	徐国兴	孙兴怀	王雨生	蒋　沁
			刘　平	马建民		
72	灾难医学（第2版）	主　审	王一镗			
		主　编	刘中民			
		副主编	田军章	周荣斌	王立祥	
73	康复医学（第2版）	主　编	岳寿伟	黄晓琳		
		副主编	毕　胜	杜　青		
74	皮肤性病学（第2版）	主　编	张建中	晋红中		
		副主编	高兴华	陆前进	陶　娟	
75	创伤、烧伤与再生医学（第2版）	主　审	王正国	盛志勇		
		主　编	付小兵			
		副主编	黄跃生	蒋建新	程　飚	陈振兵
76	运动创伤学	主　编	敖英芳			
		副主编	姜春岩	蒋　青	雷光华	唐康来
77	全科医学	主　审	祝墡珠			
		主　编	王永晨	方力争		
		副主编	方宁远	王留义		
78	罕见病学	主　编	张抒扬	赵玉沛		
		副主编	黄尚志	崔丽英	陈丽萌	
79	临床医学示范案例分析	主　编	胡翊群	李海潮		
		副主编	沈国芳	罗小平	余保平	吴国豪

全国高等学校第三轮医学研究生"国家级"规划教材评审委员会名单

顾　问

　　韩启德　桑国卫　陈　竺　曾益新　赵玉沛

主任委员（以姓氏笔画为序）

　　王　辰　刘德培　曹雪涛

副主任委员（以姓氏笔画为序）

　　于金明　马　丁　王正国　卢秉恒　付小兵　宁　光　乔　杰
　　李兰娟　李兆申　杨宝峰　汪忠镐　张　运　张伯礼　张英泽
　　陆　林　陈国强　郑树森　郎景和　赵继宗　胡盛寿　段树民
　　郭应禄　黄荷凤　盛志勇　韩雅玲　韩德民　赫　捷　樊代明
　　戴尅戎　魏于全

常务委员（以姓氏笔画为序）

　　文历阳　田勇泉　冯友梅　冯晓源　吕兆丰　闫剑群　李　和
　　李　虹　李玉林　李立明　来茂德　步　宏　余学清　汪建平
　　张　学　张学军　陈子江　陈安民　尚　红　周学东　赵　群
　　胡志斌　柯　杨　桂永浩　梁万年　瞿　佳

委　员（以姓氏笔画为序）

　　于学忠　于健春　马　辛　马长生　王　彤　王　果　王一镗
　　王兰兰　王宁利　王永晨　王振常　王海杰　王锦帆　方力争
　　尹　佳　尹　梅　尹立红　孔维佳　叶冬青　申昆玲　田　伟
　　史岸冰　冯作化　冯杰雄　兰晓莉　邢小平　吕传柱　华　琦
　　向　荣　刘　民　刘　进　刘　鸣　刘中民　刘玉琴　刘永锋
　　刘树伟　刘晓红　安　威　安胜利　孙　鑫　孙国平　孙振球
　　杜　斌　李　方　李　刚　李占江　李幼平　李青峰　李卓娅
　　李宗芳　李晓松　李海潮　杨　恬　杨克虎　杨培增　吴　皓

吴文源　吴忠均　吴雄文　邹和建　宋尔卫　张大庆　张永学
张亚林　张抒扬　张建中　张绍祥　张晓伟　张澍田　陈　实
陈　彪　陈平雁　陈荣昌　陈顺乐　范　利　范先群　岳寿伟
金　杰　金征宇　周　晋　周天华　周春燕　周德山　郑　芳
郑　珊　赵旭东　赵明辉　胡　豫　胡大一　胡翊群　药立波
柳忠辉　祝墡珠　贺　佳　秦　川　敖英芳　晋红中　钱家鸣
徐志凯　徐勇勇　徐瑞华　高国全　郭启勇　郭晓奎　席修明
黄　河　黄子通　黄晓军　黄晓琳　黄悦勤　曹泽毅　龚非力
崔　浩　崔丽英　章静波　梁智勇　谌贻璞　隆　云　蒋义国
韩　骅　曾小峰　谢　鹏　谭　毅　熊利泽　黎晓新　颜　艳
魏　强

前　言

医学是一门科学,它融自然科学和人文科学于一体,利用现代科学技术和思维方法为人类提供服务,以达到对抗疾病与死亡、促进健康、预防早死和提高生命质量的目的。迄今为止,医学尚有许多未解决的难题,人们对身体机能的认识程度远远不够。在医学实践中,如何确定疾病的原因、如何确定干预措施、如何早期发现、诊断和治疗疾病、如何判断疾病的预后、如何利用循证医学的证据指导临床实践以及如何使医学干预活动更具有成本效益等问题,都是医学科学工作者和医疗卫生服务者面临的问题。不论是基础医学、预防医学、临床医学,还是康复医学,都需要方法学的指导来研究并且回答上述问题。

随着《"健康中国 2030"规划纲要》的发布与实施,以及医疗卫生体制改革的深入,培养服务于国家战略、服务于人群健康的创新性人才已经成为医学教育的重要目标。创新性人才培养的标志之一就是要对医学生以及医疗卫生人员科研能力的培养。"医学科研方法学"已成为各医学院校研究生培养阶段的必修课程。经过十五年的教学实践,《医学科研方法学》教材进行了第 3 版的编写,力求更贴近时代的发展,满足人才培养的需求,促进医学科学研究的进步。

本书以医学科学研究为主线,贯穿了医学科研方法学的原则与方法,论述了医学科研中所涉及的疾病病因、诊断、治疗、预后及卫生经济学等内容的设计原则、方法和评价标准,讨论了为保证医学科学研究和医疗的质量如何防止偏倚、混杂等问题。在精练第 2 版教材内容的基础上,本书还增加了"健康医疗大数据与人工智能研究及应用"以及"移动互联网调查技术"相关章节,修改完善了"医学科研的伦理""传染病风险评估及预测预警"以及"医学科研成果的评价、推广与转化"章节中的相关内容,使得本书内容更符合当代医学科学研究的需要。此外,本书还重点介绍了医学研究中的统计学思维、如何合理地选择与申报课题、如何撰写文献综述和科研论文以及循证医学及其应用等内容。

与国内已有的有关医学研究方法的专著或参考书相比较,本教材重点突出以下特色:

1. 本书的读者主要定位为医学院校各专业的研究生,针对他们的特点与需求,按照适宜、实用、可操作等原则来组织编写,力争使本教材既是一本具有"新、精、深"特点的研究生教材,又是一本广大医疗卫生工作者的案头参考书。

2. 从方法论、方法、技术、工具这一研究过程来论述医学科研常见类型。本书的第八章"医学科学研究的常用技术",专门对医学科研中常用的技术进行了详细介绍,有效地解决了既往的书籍只重视方法而忽视技术的问题,具有很强的操作性。

3. 以研究课题为导向,强调医学科学研究的设计、资料收集与处理、研究结果的评价等方法与技术,将设计、测量、评价作为本书的关键内容。在相关的章节中,除了介绍研究方法外,还增加了相应的研究实例,以便读者理解。

4. 除介绍常用的定量研究方法和技术外,还介绍了医学科研中常用的社会学定性研究方法,从而有利于医学生的生物 – 心理 – 社会立体思维模式和研究能力的培养。

5. 考虑到我国不同医学院校的特点,本书从全国范围内遴选编委,且绝大部分编委都是本教材第 1 版、第 2 版的编委。本书的编委都具备博士学位,均为博士研究生和硕士研究生导师,是工作在教学与科研第一线的专家教授。各位编委都将自己丰富的理论知识、教学实践、科研经验以及学术成就融进了本书,使得本书具有较好的学术性和可操作性。

本书不仅适用于医药院校各专业的硕士、博士研究生,也可作为各专业的本科生教材,更可以成为工作在医疗卫生机构、卫生管理部门以及大专院校在职人员的工具书和继续医学教育的教材。

本书的编写和出版,承蒙人民卫生出版社领导和编辑的帮助和关怀,没有他们的支持和努力,就不会有本书的顺利面世。由于我们的水平有限和时间仓促,书中难免有不足之处,希望广大同仁和读者予以指正,我们将逐一改正。

刘　民　梁万年

2020 年 4 月于北京

目　录

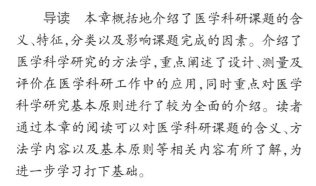

第一章　绪论

导读　本章概括地介绍了医学科研课题的含义、特征，分类以及影响课题完成的因素。介绍了医学科学研究的方法学，重点阐述了设计、测量及评价在医学科研工作中的应用，同时重点对医学科学研究基本原则进行了较为全面的介绍。读者通过本章的阅读可以对医学科研课题的含义、方法学内容以及基本原则等相关内容有所了解，为进一步学习打下基础。

医学科学研究（study in medicine science）是指以客观的生命现象作为研究客体，运用科学的手段和方式，认识和揭示生命的本质、结构、功能及其发生发展等客观规律的探索性实践活动。随着医学的发展，人类经历了古代经验医学、近代医学初级发展阶段后进入了现代医学阶段。在这些不同发展阶段中，医学模式也发生了巨大的改变，从简单的生物医学模式发展转变成为现代的"生物－心理－社会"医学模式。现代医学模式认为疾病的病因已经不是单纯明确的一种或几种，而是日趋复杂化，呈现出多因多果、多种病因相互叠加发生作用的现代病因学说。在现代医学模式的指导下，医学科学研究也相应地向学科深度和广度发展，出现了多学科的交叉研究，以及宏观与微观研究相结合的格局。将社会学、人类学、管理学以及大数据和人工智能等相关方法与技术应用于医学研究之中来解决医学科学研究的问题已经成为一种趋势。医学科学研究是由一个又一个的医学科研项目组成的，用项目管理的理念来管理医学科研项目不仅可以提高效率，还可以提高医学研究项目本身的价值。本章将从项目管理的角度来介绍医学科学研究项目的概念、含义和医学研究的项目周期。

第一节　医学科学研究课题

一、课题的含义及特征

课题，也可以称之为项目，是指在既定的资源和要求的约束下，为达到某种目标而进行的相互联系的一系列活动。通过课题的实施，最终要达到一定的目标，其结果既可能是所预期的产出（如发表文章、申请技术专利或开发出产品等），也可能是所希望得到的一种决策实证（如产生出行业标准、政策依据、分析策略、评估方案等）。

这些活动都有一定的共同特征，如要有一定的受委托人或组织来完成，要在既定的资源约束下，既要符合委托人的要求，又要遵循一定的工作程序。一般来说，课题或项目具有如下几个基本特征：

1. **明确的目标**　任何课题或项目最终都要实现一定的目标，其结果就是产生了一系列的成果。课题的目标一旦确定，一般不会轻易修改和变动；当然，如果课题的环境（即外部环境和内部环境）发生了巨大的变化，课题的目标也将随之调整或发生实质性的变化。一旦课题的目标发生了实质性的变化，它就不再是原来的课题了，随之产生的将是一个新的课题。

2. **独特的性质**　某些课题因其本身的独一性而具有独特的性质，这种独特性有时也是创新性。而有些课题，即使所研究的内容有前人或其他机构研究过，但因其特定的需求，发生的时间、地点、内部环境和外部环境不同，课题的内容也会具有独特的性质，在一定程度上也具有创新性。

3. **有限的资源**　每一课题都需要运用一定的资源来加以完成。资源可能包括不同的人力（如项目负责人、项目成员）、物力（如设备、材料等）和经费。每一课题因其所拥有的人力、物力、经费等资源的不同，以及资源的利用不同，其产出也会有所不同。

4. 一次性的任务 每一项课题都是一次性的任务，这是课题与很多重复性工作的最大区别。随着课题实施过程的完成，课题即告结束。每个课题都应该按照课题设计，根据具体的情况进行专门的系统管理，每一个课题的实施都是一次性的。

5. 不确定的因素 每个课题都可能有不确定的因素影响课题的完成。即在课题的实施过程中，如果环境、政策、经费等发展了变化，课题的具体实施必然会受到一定的影响，就可能与课题计划有所不同。如课题可能会提前完成，也可能会延迟完成；由于经济环境的变化，这将导致实际支出可能高于或低于预算支出；更有甚者，可能会出现课题的产出与预期产出不符的情况。这些不确定的因素，也可称之为课题存在的风险。因此，在项目课题开始之前，要充分地分析影响课题的内部因素和外部环境因素。在课题的实施过程中，要进行有效的管理，防止课题目标出现偏差。

6. 特定的委托人 每个课题都有特定的委托人或委托方。他既是课题产出的需求者，也是课题的资金提供者。他可能是一个组织、机构、团体或者是一个人，也可能是对同一课题产出具有相同需求的组织。如国家自然科学基金课题的委托人就是国家自然科学基金委员会。在某些情况下，也会出现某一课题的委托人亦是被委托人的情形，例如很多重大项目的子课题，以及一些自筹资金的研究项目等。

7. 结果的不可逆转性 课题一旦实施，应尽可能地按照研究计划执行，且尽可能地保证完成。因为人力、物力、财力资源都具有稀缺性，都具有自身的机会成本，一旦失败就可能永远失去了重新实施原课题的可能性。因此，在课题的实施进程中，要充分预计到各种可能的不确定性因素，以确保预期目标的实现。

二、医学科研课题的含义及特征

医学科研课题是指为了探索解决一个医学科学问题或技术问题而提出设想及其依据，提出目标并设计出实施方案与措施的一个最基本的研究单元，即医学科学研究的基本单元。

一个完整的医学科研课题必须具备下列基本特征：

1. 具有拟探索解决医学科技问题的明确而具体的目标。
2. 提出科学假说或设想及其依据。
3. 为达到目标而提出的设计方案和技术路线。
4. 完成目标所必需的资源条件，包括人、财、物和信息资源。

医学科学研究的基本特征就是探索和创新。一个好的科研课题就应该具有探索和创新性，同时也应该是一个具体的、可操作的、能够实现的研究计划。医学科研课题要在前人工作的基础上提出假说，并有严格的设计。没有假说、不经过设计就不能够称之为科研课题。即使是病例分析，也应该事先提出假说、进行设计，否则就只能够称之为工作总结。医学科学研究的核心是经过科研方案的实施，达到预期的结果。医学科研课题是具有时限性的，任何一个医学科研课题都应在一定的时间内达到某个阶段性目标或总体目的。

三、医学科学研究课题的分类

1. 按照科技活动的类型分类

（1）基础研究：基础研究的目的是以科学研究及实践来增加知识，探索未知，解决理论问题。它的研究结果是获得新观点和新信息。该类研究未知因素多，探索性强，研究周期长，对研究手段要求比较高。

（2）应用研究：应用研究是对某一问题的探讨并提出解决该问题的方案与方法。其研究周期一般较基础研究短、成功率较高。预防医学和临床医学研究中有很多属于此类研究。医学研究中将基础医学研究成果应用到临床实践的探索过程，称为转化医学。

（3）开发性研究：又称发展性研究。它是指运用基础研究、应用研究及试验的知识，研制出新技术、新方法和新产品的创造性活动。这类研究包括中间试验和工业试验（投产前的批量生产）研究，所需经费多，并受生产或试验条件的限制（如新的诊断治疗方法）。此类研究多与企业合作进行。

医学基础研究、应用研究以及开发性研究的

主要区别是基础研究与应用研究要增加科学技术知识,以直接产生社会效益为主;而开发性研究则是推广应用新技术、新产品,以直接产生经济效益为主。

2. 按学科分类　根据我国学科分类相关国家标准,医药学科领域可分类为以下一级学科:基础医学、临床医学、预防医学与公共卫生学、军事医学与特种医学、药学、中医学与中药学。一级学科以下又可分为二级学科和三级学科。随着科学的发展,学科与学科领域之间的综合交叉在不断地扩大和深化,边缘交叉学科不断出现,并呈现出两种趋势:一方面学科分类越来越细;而另一方面各学科不能够孤立的存在与发展,在研究中要求学科的综合性越来越强。近年来,在临床医学中研究基础性课题,在基础医学研究中结合临床问题进行研究,因此,就出现了应用基础研究的课题。

四、影响课题完成的因素

每一个课题最终都要实现一定的目标,该目标要符合委托人的要求,然而在课题的具体实施中,由于各种因素的影响,可能会导致最终的目标不能够实现或不能够完全实现。通常影响课题完成的因素有:课题目标的实现、项目内容、课题进度和成本。

1. 课题目标的实现　课题实现的目标,最终是为了满足委托人(方)的需求,因此,课题目标的实现与否决定了课题是否完成。为确保课题目标的实现,以使委托人满意,要在课题开始之前,根据委托人的要求制定一份详细的课题计划。课题计划书中应当包括所有工作任务、经费预算、完成课题所需的时间估计等。

2. 课题的内容　课题内容是为达到课题目标所必须要完成的工作。要使委托人满意,就要确保课题的目标实现,即研究的内容要符合课题设计时所指定的要求和标准。如一项药物上市后的评价研究课题,课题的范围可能会涉及患者对新药的有效性、安全性、满意程度以及价格的可接受性等方面。课题的目标是对上述内容进行全面的评价,而不是仅完成其中的某几项。

3. 课题经费　课题经费是课题承担者同意为一个可接受的课题产出得到的款项。课题经费以预算为基础,其内容包括将用于支付课题完成所需的设备费、实验材料费、交通费、会议费、专家咨询费、劳务费以及管理费等。一般来说,课题承担者总是希望以最小的支出完成课题任务,如果课题实际支出超过了预算支出,该课题的实施也不能算是成功的。

4. 课题进度　课题进度就是指实施某项课题的时间安排。每个课题都有其开始时间和结束时间,通常要依据课题资助方与承担者的实际情况来规定完成课题的时间。在很多课题中,时间因素也是衡量课题目标是否成功的关键指标。

第二节　医学科学研究的方法学

医学科学研究,特别是临床医学的研究中,方法学的核心内容被称为设计、测量与评价(design, measurement, evaluation, DME)。它是由加拿大麦克马斯特大学(McMaster University)的临床流行病学家提出的,经过多年应用,已经得到了公认。

一、设计

设计(design)是指医学科学研究者在研究开始之前对所要研究的课题进行科学的设计,它是科研工作中最重要的一个环节。科研设计的好坏直接影响到研究的结果,也关系到研究的成败。医学科研设计的目的在于用较少的人力、物力、财力和时间,获得较为可靠的结果,使误差减少到最低限度,并对结果的误差大小做出准确的估计,以达到研究高效的目的。

医学科研设计的内容应该包括以下几个部分:

1. 课题目的和理论假设的确立　这个过程也称之为选题和立题的过程。该过程可以从阅读大量的文献中得到启示,也可以从自己的研究经验或遇到的临床问题中发现研究的课题,对解决此问题提出理论假设。整个的科研设计就是围绕着如何验证该假设而进行的。

2. 确立研究设计方案　根据研究目的选择合理的设计方案。由于医学研究方法很多,且各有其适用范围,研究者应根据研究目的选择相应的研究方法。表1-1列举了医学研究中常用的研究方法及适用范围,供研究者在选择研究方法时参考。

表1-1 根据不同的研究目的选择相应的研究方法

研究目的	备选研究方法	论证强度	可行性
病因或危险因素研究	随机对照试验	++++	---
	队列研究	+++	+++
	病例对照研究	+	+++
	描述性研究	±	++++
防治性研究	随机对照试验	++++	++
	交叉试验	++	++
	前后对照试验	+	++
	病例对照研究	+	+++
	描述性研究	±	++++
预后研究	队列研究	+++	++
	病例对照研究	+	+++
	描述性研究	±	+++

注:"+""-"表示论证强度和可行性。"+"越多说明论证强度和可行性越大;"-"越多说明论证强度和可行性越小。

3. 研究对象的选择 按照一定诊断标准确定研究的目标人群总体,按照研究设计所规定的纳入和排除标准募集合格的研究对象样本,以确保研究对象的可靠性。

4. 估算合适的样本量 根据研究假设、研究所容许的误差、统计学检验的Ⅰ类错误、把握度等指标计算样本量。根据不同研究内容,样本量的估计可能还会涉及所研究疾病在人群中的发生率、患病率,研究因素在目标人群中的暴露率,研究因素间的相关性等信息。样本量过小,可能会导致假阴性的结果,样本量过大,就会导致人力、财力、物力的浪费。

5. 安全和正确的措施 如果是在人群中进行干预措施的研究,那么首先应该考虑的是安全性问题。当有科学证据证明这些措施在动物或小样本人群中进行的研究是有效的和安全的,才能够在较大人群范围内进行。不安全的或已经证明无效的干预措施不应该用于人群。

6. 确定研究的观察指标和观察期限 在研究设计中,要对研究所使用的观察指标和观察期限进行规定。理论上,应该选择客观的、可测量的、特异的观察指标,观察期限应该依据研究的终点来定。如以痊愈、有效、无效作为研究终点,那么,研究期限就可以规定为大多数研究对象达到终点所需要的时间。观察时间太早可能得不到所要观察的结果,因此,观察期限的确定要有生物学和临床试验的依据。

7. 确定正确的资料分析方法 在设计时就要根据预期结果及其相关资料,考虑使用正确的统计分析方法来对所得到的资料进行分析。一项医学研究所得到的资料可能是多种多样的,要根据每种资料的性质选择合适的统计分析方法来分析比较研究结果。这部分的工作对提高研究工作的质量起到了举足轻重的作用。

8. 严格的质量保证措施 医学科学研究受多种因素的影响,在研究的各个环节不可避免地存在各种偏倚和混杂因素。因此,在研究设计时,就应该对这些干扰因素有所考虑,在设计中应该有专门的内容介绍有关质量保证的措施。这些措施有组织机构采取的措施,也有防止、排除偏倚和混杂因素的技术措施。只有在严格质量保证的前提下进行的研究,所得结果才真实可信。

二、测量

测量(measurement)是指研究者使用科学的方法和技术来发现和度量发生在环境中和人体中的某些效应。如致病因素进入人体后,往往会引起人体发生疾病,药物进入人体后发生治疗效应等。由此可见,使用敏感和准确的测量方法和技术对获得真实可靠的资料至关重要。

医学研究中经常测量的指标包括:①疾病发生的频率,如发病率、患病率等;②疾病的后果,如死亡率、病死率、致残率以及各种并发症的发生率等;③疾病的症状和体征,如血压的高低、呼吸困难的程度(轻、中、重)、扁桃体肿大(Ⅰ、Ⅱ、Ⅲ度)等;④疾病对身体和精神的影响,如老年退行性疾病的生存质量测量、某种药物或措施对儿童智商影响的研究;⑤疾病预后的估计,如预后指数的测量;⑥各种实验室数据的测量,如血液生化分析、心电图的相关指标等;⑦卫生经济学的指标测量,如疾病的预防、治疗成本等。

评价测量质量的指标有两个，即真实性和可靠性。真实性是指测量结果与所测量的事物真实情况的符合程度；可靠性是指重复测量结果的一致性，又称为重复度。研究者在选择测量工具时应该考虑到上述两个问题。为了准确对效应进行测量，研究者还应该注意以下几点：

1. 试验的措施一定要有反应性和可度量性 致病因素和试验性的措施本身要有致病效应和治疗效应，而且这种效应能够客观地反映出来，并能够被临床或实验室等检查方法和相关指标所度量。

2. 测量方法应该具有良好的敏感性和特异性 对疾病或措施产生的效应要有敏感的和特异的测量方法加以测量。测量方法的敏感性和特异性是研究资料真实性和可靠性的保证。测量方法越敏感，对效应的测量越精细；测量方法越特异，对效应的测量越准确。选择敏感性和特异性合适的测量方法可以减少资料中假阳性和假阴性的发生，也可以减少误诊和漏诊现象的发生。

3. 测量指标的判断标准和临床意义要明确 测量效应的指标有定量指标，如血液生化指标、身高、体重和血压等，也有定性指标，如患者的头疼、头晕等。测量这些指标所获得的数据要有临床上公认的判断标准，如对某一症状的有效、无效以及病情的恶化等要有具体的判断标准。对于痊愈、死亡、病残等临床最终的效应指标其意义是明确的。

三、评价

评价（evaluation）是指运用科学的方法制定出某些规则，运用这些规则来评价各种研究所获得的数据以及各种临床研究所得出的结论，以检验其真实性和实用性。评价的内容包括：研究的结果是否真实可靠？是否有临床价值？对疾病的诊断和预后是否有所帮助？某项临床措施是否具有成本效益？

医学科学研究结果的评价主要涉及四个方面的内容：

1. 临床意义的评价 通过临床研究与实践所建立起来的、以科学证据为基础的对疾病病因、诊断、治疗与预后等进行评价的严格的标准和方法，可以指导评价临床研究内容、研究结果的真实性、可靠性及临床意义。

2. 研究结果的统计分析和评价 只有用正确的统计学分析方法对结果进行处理，并进行了相关的显著性检验，这样所得的结果才有可能具有临床意义。当某种研究结果既有临床意义，又有统计学的显著性差异时，即能够做出肯定性的结论。如果只有临床意义，而没有统计学显著性时，不能够因此而否定其临床意义，而是要继续分析其原因，计算Ⅱ类错误和检验效能。

3. 研究结果的经济学评价 对临床研究的结果进行卫生经济学的评价，包括计算成本效果、成本效益和成本效用。通过分析比较，可以发现成本低、效果好的研究结果，用于临床实践并能够推广应用。

4. 卫生项目的综合评价 对医学研究领域中所实施的卫生项目进行综合的系统评价也是医学研究评价的重要研究内容。通过对所实施卫生项目的过程、效果以及经济学的评价等，可以评估项目成果、总结和推广项目经验以及给其他类似项目以借鉴。

第三节 医学科学研究的基本原则

医学科学研究设计的原则有四个：随机化的原则、设立对照的原则、重复性原则以及盲法的原则。设立这些原则的目的是保证研究结果免受已知的或未知的混杂因素的影响，使研究结果和结论更真实可靠。

一、随机化原则

随机化是医学科研设计的重要研究方法和基本原则之一。在医学科研中，由于受到各种因素的影响，应采取随机化的方法对研究对象进行选择和分配，以防在选择和分配研究对象时可能出现的偏差因素，保证研究结果的准确性。如果违背了随机化的原则，将会人为地夸大或缩小组间差别，给研究结果带来偏差。然而，随机化常受到某些条件的限制，即在每一项研究中，随机化不一定是完全的。"随机化"的含义包括两个方面，即随机抽样和随机分组。

1. 随机抽样 随机抽样是指用随机抽样的方法从研究对象的总体中随机抽取一部分具有代表性的样本来进行研究，并用样本所得的结果估计总体的状况。随机抽样的目的是使研究对象总体中的每一个体都有同等的机会被抽取作为研究对象。

2. 随机分组 随机分组是指将经过随机抽样后的样本随机分配到几个处理组中，接受相应的处理。随机分组的目的是使每一个被随机抽取作为研究对象的个体都有同等的机会被分到试验组或对照组中。

常用的随机抽样的方法有：

（1）简单随机抽样：这是最简单的一种抽样方法，有抛硬币、抽签、掷骰子、查随机数字表以及使用计算机软件进行随机抽样等。

（2）分层随机抽样：分层随机抽样是根据研究对象的特点，如年龄、性别、病情、有无合并症等为分层因素，按照分层因素分层后再进行随机分组。

（3）系统随机抽样：系统随机抽样是指将所有研究对象按照设计要求的抽样单位依次编号，先随机抽取第一个观察单位，再依次按照一定的间隔抽取其余的观察单位。

（4）多阶段随机抽样：多级抽样是首先将研究对象的总体人群分成一定规模的抽样单位，抽出几个单位后，再从中进行第二次抽样，这种情况称为二次抽样。如果从二次抽样中，再进行第三次抽样，称为三次抽样。如此多次重复，称为多级抽样。

二、设立对照的原则

有比较才有鉴别，比较是科学研究的重要手段，而对照是比较的基础。设立对照的原则是科学研究的一项基本要求。实践证明，不设对照或对照不完善在很大程度上影响试验结果的可靠性和重复性。任何研究无论条件控制多么严格，或多或少总会产生误差，只有设立对照才能估计这些偏差大小。设立对照的目的是抵消非试验因素的干扰和影响。

所谓"对照"是指设立条件相同、诊断方法一致的一组对象，接受某种与试验组不一样的试验措施，目的是与试验组的结果进行比较，以证明两组（或多组）间结果的差异及其程度。用做对照性比较的一组人群称为对照组。在医学研究中，选择对照组时应该使对照组和试验组的基本条件均衡一致，试验组和对照组对某些研究特征的易感性或机会要有可比性，两组在检查方法、诊断标准上应该一致，并且两组在研究中应受到同等的重视。医学研究中常见的对照类型有：

1. 同期随机对照 指研究对象在同时间、同地点用随机分配的方式分为试验组和对照组，这时的对照组称为同期随机对照。同期随机对照除了与试验组的干预措施不同外，其余的条件基本一致，可比性强，避免了选择偏倚，使结果更具说服力。

2. 自身对照 自身对照是指研究对象自身在前、后两个阶段，分别使用两种不同的干预措施，比较干预措施的效果。这时的对照称为自身对照。

3. 历史性对照 历史性对照是指将新的干预措施的结果与过去的研究作比较。此时的对照称为历史性对照，它是非随机和非同期的对照。

4. 非随机同期对照 非随机同期对照是指研究对象是在同时间、同地点用非随机分配的方法分为试验组和对照组，分组的方法不是随机的，此时的对照称为非随机同期对照。

5. 配对对照 配对对照是指将试验组对象按照配对因素与对照组相配对，这时的对照称为配对对照。

三、重复性原则

重复（replication）指试验重复次数的多少和受试对象样本含量的大小，还包含实验方法的可重复性。样本含量越大、重复次数越多，实验方法重复的稳定性越好，则说明试验研究的结果越真实。重复能够反映机遇变异（偶然性因素）的客观真实情况，可以消除偶发因素产生的偏倚。

对于某项具体的试验设计，贯彻重复原则主要通过估计足够的样本含量，以保证试验的重复次数。样本量小，重复性差，若个别试验效应出现极端值，结果就不够稳定，会产生偏倚的结论。但样本量并非越大越好，太多样本不仅造成不必要的浪费，且给试验质量控制带来困难。样本量究竟需要多大，可以采用统计学方法进行计算。

四、盲法的原则

在医学科学研究中,如果试验的研究者和 / 或研究对象不知道研究对象的分组情况,不知道研究对象接受的是试验措施还是对照措施,这种试验称为盲法试验。使用盲法的目的是为了避免研究者和 / 或研究对象的人为主观因素对研究结果的影响,以保证研究结果的真实性。医学研究中常用的盲法有以下几种类型:

1. 公开 也称公开试验,即研究者和研究对象均知道分组情况。有些研究是一定要用开放法的,如比较手术治疗与药物治疗的效果时,对照组不可能使用假手术来掩饰。公开试验的优点是易于实施,易发现试验过程中出现的问题,并能及时处理。它的主要缺点是易产生观察性偏倚。

2. 单盲 单盲是指研究对象不知道自己是在试验组或对照组,不知道自己接受的是干预措施还是对照措施,这时盲法称为单盲。如果试验操作人员也不知道研究对象的分组情况,也称为单盲。

3. 双盲 双盲是指研究者和研究对象均不知道研究对象的分组情况,也不知道研究对象接受的措施情况,这时的盲法称为双盲。

（梁万年）

参 考 文 献

1. 梁万年 . 社会调查方法 . 北京 : 人民卫生出版社,1995.
2. 梁万年 . 医学科研方法学 . 北京 : 人民卫生出版社,2002.
3. 梁万年 . 卫生事业管理学 . 北京 : 人民卫生出版社,2003.
4. 刘民 . 医学科研方法学 . 2 版 . 北京 : 人民卫生出版社,2014.

第二章 医学科学研究方法论

导读 本章对唯物辩证法、逻辑方法和系统方法等方法论进行了较为详细的介绍,使读者了解指导医学科学研究实践的基本方法论与指导原则。通过对病因推断的学习,了解疾病病因的推断过程,从而熟悉医学研究中病因的探索过程。本章还介绍了临床诊断思维,使读者对临床诊断思维的原则和医生临床推理的过程有所了解。

随着人类对客观世界认识的不断加深及认识工具与手段的不断发展,逐步形成了一套科学的方法理论,即方法论。方法论是以本体论为依据阐述进行正确思维并开展实践活动的理论,它必须是能为实践所证实的、有助于认识客观世界的方法理论,也是科学研究实践经验的概括和总结。

医学研究的主要任务是认识疾病和防治疾病。医学科学研究的方法论主要是关于医学科学研究方法的理论和原则,主要由唯物辩证法、逻辑方法和系统方法三部分组成。它是认识自然、社会和思维运动最高层次的理论。本章将介绍指导医学研究的基本方法论,并通过对病因及病因推断和临床诊断思维过程的探讨来认识和了解医学研究的思维过程。

第一节 基本方法论

一、唯物辩证法

唯物辩证法是指导科研活动的最根本的思想方法。它反映了自然界、人类社会发展的最一般规律,是科学研究方法论的核心。

（一）社会普遍联系论

社会现象是纷繁复杂的,各种社会现象并不是孤立存在的。马克思主义哲学认为,世界上的一切事物、现象及其内部诸要素之间是相互影响、相互作用、相互制约的,它们处在一个普遍联系的有机整体之中。社会事物、现象之间的联系是多样的,有直接联系和间接联系、内部联系和外部联系、本质联系和非本质联系、必然联系和偶然联系等。科学研究的目的就是要通过一定的具体方法揭示现象之间的联系,通过外部联系进而揭示其内部联系,通过非本质的联系探索本质联系,通过偶然联系去发现必然联系。

概括起来,科学研究应注意揭示以下几方面的联系:

1. **揭示社会整体的内在联系** 社会是一个整体,整体内部分为不同部分。整体功能不能归结为部分的功能,整体的联系也不等于各部分联系的相加。整体的功能与联系具有超出部分之和的特性。

2. **揭示社会各领域内部之间的联系** 在社会整体系统中又分为直接的或间接的联系。同时,各个领域作为相对独立的系统,其内部也存在各种联系。要了解其内在结构和发展规律,不仅要探讨它与其他领域的联系,还要探讨并揭示出它本身的内在联系。

3. **揭示社会各环节之间的联系** 社会不仅分为各个领域,而且存在着不同的环节。例如生产领域中的供销环节、城乡之间的流通环节等。环节处于中介地位,它聚集着各方面的联系。揭示各环节之间的联系是解剖社会的有效方法之一。

4. **揭示社会诸方面的联系** 社会的各个领域以及各个环节存在着诸多的方面。要保证研究的准确性,就要对社会现象进行多方面的调查,以明确各方面之间的内在联系。

5. **揭示社会各层次之间的联系** 社会现象

不仅存在着不同的方面,而且每一方面都存在着不同的层次。层次的分析可以使研究更加具体化、深入化。通过对社会现象诸层次的分析,可以进一步搞清社会深层次的内在联系,把握社会各领域发展的规律性。

(二)社会发展论

社会不仅处于普遍的联系之中,而且处于辩证的发展过程之中。发展是指新事物的不断产生和旧事物的不断灭亡。新事物代替旧事物,这是宇宙间普遍的规律,这一规律在社会生活中的表现是非常明显的。

马克思主义把社会的发展看作一个自然的历史过程,它的发展像自然界一样是客观的、不以人们的意志为转移的。因此,研究应以事实为依据,才能正确地反映客观现实,得出科学的结论。

(三)科学研究过程中辩证方法的运用

科学研究活动中,要按照事物自身运动的辩证规律来认识世界。具体地说,包括以下几个方面:

1. 把自然－社会看成是一个相互有着普遍联系的统一整体,其中各种现象都是相互依存和相互制约的。因此,在研究时应着重了解和分析被研究对象的相互联系。

2. 将研究对象看成是处于不断运动、不断变化和不断更新状态中的事物。因此,应着重了解和分析被研究对象运动过程的特征、变化机制、发展方向及其趋势。

3. 事物在发展过程中,并不是简单的循环式运动,而是由简单到复杂、由无序到有序、由低级至高级的螺旋式运动。同时,事物从量变到质变的飞跃往往有着多个变化、发展的方向。因此,要着重了解和研究其发展方向、目标、所处的发展阶段与速度以及发展动因与后果等。

4. 事物内部的矛盾运动是其发展过程的中心内容,对事物种种矛盾类型、矛盾特性、矛盾后果等的考察是科研活动的中心任务。因此,要着重注意其本身固有的内部矛盾。

上述四点是在研究活动中运用辩证方法的主要内容和原则要求。对于充满矛盾,纷繁复杂的动态社会,只有灵活运用辩证的概念体系才能予以说明。因此,学习掌握唯物辩证法是医学科学工作者提高方法理论水平的必由之路。

二、逻辑方法

科学研究是人类的社会活动,它既是一个实践过程,又是一个思维活动过程。因此,科研活动不仅要以唯物辩证法为指导,而且要坚持辩证的逻辑思维方法。

人类社会既有客观的现象,又有主观的现象。在客观现象中有经济、文化、教育现象等;在主观现象中有思想、观念、感情现象等,各种现象之间相互交错。从表面来看,社会现象是非常混乱、无规律可言的。事实正好相反,在混乱的社会现象后面,存在着本质的联系和客观逻辑。社会内部和客观逻辑性要求人们用科学的逻辑思维方法去认识它,否则就不能揭示出社会存在和发展的内在规律,也不可能认识社会和改造社会。因此,辩证的逻辑思维方法在进行科学研究过程中具有重要的方法论意义。

逻辑科学是关于思维的规律、形式和方法的科学,有辩证逻辑和数理逻辑。它以思维形式作为研究对象,把概念之间、概念与命题之间、命题与命题之间的推演,命题的证明或否定,都严格建立在逻辑规律和规则的基础之上,使思维活动准确而严密。它可以使概念明确、判断恰当、推理无误、理论合理。

(一)逻辑的基本规则

逻辑有很多具体的规则,但有三个基本规则是必须遵守的,即同一律、矛盾律和排中律。

1. 同一律　在同一个思维过程中,思想必须是确定的,每一个对象、论点、判断、概念,都必须有它确切的含义。如问卷中所用的概念,应该明确,研究对象对概念的理解应与研究者相同。

2. 矛盾律　在同一思维过程中,不允许对于两个不能同时为真的思想都予以肯定。

3. 排中律　在同一思维过程中,不允许对于两个不能同时为假的思想都予以否定。逻辑公式是"A 或者非 A",二者必居其一。

(二)逻辑方法在医学科学研究中的应用

1. 明确概念　在医学科研中必须明确一些研究内容的概念,设置明确的指标。它主要有以下几种方法:

(1)定义法:定义法是揭示概念内涵的方法,

它界定研究对象所属的范围,并揭示研究对象的特有属性,二者结合就构成了概念的意义。

（2）划分法：划分法是从外延方面明确概念的方法。它首先明确概念的属性,即选择几项标准,把概念的属性分为若干个不同的概念,然后根据需要划分到一定的层次。最常使用的是二分法。二分法是根据概念的某种属性,将它分为一正一反两个小概念,即 A 或非 A。这种划分,逻辑上有三条规则：①划分必须穷尽;②划分的小概念不能相互包容;③每次划分必须坚持同一标准。

2. 判断真假　性质判断是最简单的判断,但往往很容易发生错误。必须注意所判断的概念外延的五种关系：即同一关系、包含于关系、包含关系、交叉关系和全异关系,以免发生以偏概全、夸大缩小和判断不当等逻辑错误。

3. 演绎　所谓演绎,就是从一般到个别,从一般性的结论推演到归属该类事物的个别对象。在研究工作中,人们往往从某些公理、定律、规则、理论或学说出发,运用逻辑推论,得出一些结论。然后又根据这些结论和原来的公理或新的公理,再运用逻辑推演,得出一批结论;如此层层推理往往可以得出许多比较深刻的结果。这种方法广泛用于科学研究之中,科学研究本身不可能穷尽一切现象。通过抽样调查所得的结论推论总体,就是演绎推理的进程。

4. 归纳　归纳法就是由个别到一般的推理方法。它从对许多个别事例的认识中,概括出这些事例的共同特点,推出一般性的结论。其中完全归纳推理的结论是可靠的,不完全归纳推理的结论虽不十分可靠,但人们可借助这种推理形式,得到一些初步认识,作为进一步认识的起点。

5. 判断因果联系　这是不完全的归纳推理方法。通过某些现象的相关变化,归纳出现象的因果联系,它是进行原因分析时普遍运用的方法。

6. 科学归纳推理　科学归纳推理是指根据部分对象和事物的因果关系,作出该类所有对象的一般结论的方法。

总之,在科学研究过程中,正确地掌握和运用逻辑方法是十分必要的。其中主要有分析与综合、归纳与演绎、抽象与具体等方法。这些方法对于研究课题的选择、内容的界定、研究项目的实施以及报告的撰写等都具有重要的指导意义。

三、系统方法

（一）系统方法的概念与基本原则

1. 系统的概念　"系统"一词原意是指部分组成的整体。系统是由若干个相互联系、相互作用的要素组成的、具有特定功能的有机整体。人类本身就是一个系统。个体的人是由组织、器官、系统组成的一个小系统,但它又包含在一个大系统之中,这个大系统就是个人、群体、家庭、邻里、团队、社会组织等组成的社会系统。

2. 系统方法的概念　系统方法就是运用辩证法关于客观事物具有普遍联系的理论,遵循整体功能、等级结构、动态平衡及综合发展。依据最优目标原则,按照事物本身具有的系统特性,把研究对象放在系统的形式中加以考察。将具体分析和综合研究、静态和动态研究、定性和定量研究有机结合起来,并以语言和数学模型为工具,精确地描述研究对象的运动和规律性的一种科学方法。这一方法始终注重从整体与部分之间,整体与外部环境之间的相互联系、相互作用、相互制约等关系中考虑对象和研究问题。它为正确认识复杂的系统确立了方法论原则,提供了有效的工具。

3. 系统方法的基本原则

（1）整体性原则：这个原则是把由各个要素组成的有机整体作为对象,研究整体的结构及其发展规律,这是系统方法的基本出发点。系统的整体功能并不等于各要素部分功能的总和,而是具有新的功能,形成了"整体大于部分之和"的规律。但是系统的整体功能又是由其内部各要素相互联系、相互作用方式和系统的结构决定的。据此,在医学研究中,首先要着眼于系统的整体功能,统观全局;然后按照整体状况,分析系统的结构功能。

（2）最优化原则：这个原则就是在多种可能的途径中,用定量的方法确定最优目标,选择最优方案,使最优状态的系统达到最优的效果。实行最优原则,就是要运用各种关于最优化的数学理论,如线性规划、最优化控制论和决策论等,选择最优的系统目标。

当代的科学研究通常是多目标、多变量和多参数的,因而必须运用最优化原则。如调查分析一个国家的人口问题,就必须要确定这个国家最适合社会经济发展的人口年增长率,进而探讨达到此目标的最恰当的措施和途径。科学研究的选题、理论假设、研究方案、研究方法等环节都需要运用到最优化理论和相关的技术。

（3）模型化原则:这个原则就是对大而复杂的系统,设计出系统模型,并通过模型来研究和掌握真实系统的本质和规律。模型化的作用有两点:一是通过设计系统模型,来达到对真实系统的定量研究。需要计算系统的边界条件、确定系统的要素及其相互联系、相互作用的数量关系;二是在系统模型的基础上进行模拟实验,不断检验和修正系统方案,直至达到最优化的目的。

（二）系统方法在科学研究中的主要功能

1. **对复杂的社会大系统进行研究的有效工具** 当代科学研究的对象系统往往具有很大的复杂性与随机性。运用系统方法则可以对大量的信息资料或复杂多变的问题进行定性与定量的最佳处理,做出相应的预测或决策。

2. **为研究自身系统与执行系统的最优化提供重要的方法与手段** 当代科研活动既是一种复杂的科学活动和社会活动,也是一种高难度的管理活动。在研究过程中,要进行一些组织、规划等管理活动,工作量大且涉及面广,需要组织研究队伍、配置智能结构、设计总体方案、筹措调研经费,还需要统筹考虑研究条件以及实施时机等,必须借助于系统方法。

3. **为当代研究提供新的思路和手段** 系统方法可以有效地优化研究资料,使研究模型化,为当代研究提供新的思路和手段,并为沟通哲学、社会科学、自然科学之间的联系提供新的途径。当代一些大型研究项目所收集的信息资料往往有成千上万的表格和数据,有千万个变量需要快速地、精确地统计、运算,借助系统方法可以有效地优化信息资料,建立复杂的社会系统的最佳分析模型。

4. **为科学决策提供有效的方法和技术** 系统方法不仅为研究提供了有效工具,还可以在研究基础上的科学决策活动中提供有效的方法和技术。随着现代科学技术的不断发展,社会生活中出现了一些历史性的新变化,社会活动也日益多样化,随机事件大大增加,从而使社会管理与决策的难度大大增加。因此,必须科学地运用系统方法,充分利用研究成果进行决策分析,做出慎重的决策。

（三）科学研究中应用系统方法的一般程序

长期以来,系统方法逐渐形成了一套独特的操作程序,即认识问题和解决问题的一般步骤。运用系统方法进行科学研究的步骤有:

1. **明确问题** 首先,应尽可能全面地收集有关现实的资料和文献资料,把所发现的问题明确地提出来,进而确定研究题目,并且系统地掌握所要调研问题的历史、现状和发展趋势,为研究打下坚实的基础。

2. **目标选择** 在问题明确后,就要进一步确定调研所要达到的目标,它包括经济效益、社会效益、社会效果等,要建立达到目标的具体标准,以作为评价解决上述问题的依据。

3. **系统综合** 也称系统方案,是利用探索性研究全面收集达到上述目标可能采用的各种方案,明确地提出实施每种方案所采用的手段和所要达到的标准,形成系统研究的整体概念。

4. **系统分析** 也称系统模型,是利用数学的手段,对系统综合中的诸种备选方案进行定性和定量分析,建立理论假设和模型,并比较其利弊。

5. **系统选择** 在诸多备选方案中,选择一个最佳的系统方案。

6. **综合决策** 系统最优化方案常常是多个,这就要求权衡利弊,综合决策,从多个方案中再筛选出一个或多个系统方案。

7. **实施计划** 根据决策选定的系统方案,制定具体的研究方案,再对系统进行评价和检验。如果系统方案在研究中进行得比较顺利,则略加修改,即可继续实施。如果实施过程中问题较多,则需要重新做起。

以上七个步骤构成了一个完整的认识过程,但在实际过程中,操作的先后顺序并不一定很严格,往往重复进行,也就是在进行到某一程序时出现问题,即可重新回到前面几个步骤,如此不断地反复探索,使系统方案日趋完善。

第二节 病 因 推 断

一、病因研究的推理方法

在探寻病因的过程中,收集资料由浅入深,从现象到本质,研究方法从描述流行病学到分析流行病学乃至实验流行病学研究,这是一个合理的顺序,并且因果关系的论证强度也逐步递增。虽然实验流行病学研究方法对病因研究能提供很高论证强度的证据,但是由于医学伦理或可行性的问题,实施起来有较多的困难。因此,流行病学病因研究多为观察性的,从临床多病例观察、生态学研究、横断面研究、病例对照研究到队列研究,因果论证强度呈递增顺序。在这些病因研究中主要运用两种推理方法,即假设演绎法(hypothesis-deduction method)和 Mill 准则(Mill's cannon)。

(一)假设演绎法

描述流行病学研究包括临床多病例观察、生态学研究和横断面研究等,这些研究之所以称为"描述"的,是因为它们主要陈述疾病的现象,一般不涉及疾病本质的因果关系;它们能提供病因分析的初步线索,形成病因假设。假设是在为数不多的经验事实以及已有理论的基础上,通过逻辑推理(包括 Mill 准则)或创造性想象等各种方法而形成的。形成假设后,用分析流行病学研究进行检验。对描述和分析流行病学研究起衔接作用的逻辑方法,就是假设演绎法。

假设演绎法的推理形式为:

(1)得到假设 H,并且如果 H 则证据 E;所以推出证据 E。

(2)获得证据 E,并且如果 H 则证据 E;所以假设 H 成立。

假设演绎法的整个推论过程为:从假设演绎导出具体的证据,然后用观察或实验检验这个证据,如果证据成立,则假设就可能成立,从一个假设可推出多个具体证据,经验证实的具体证据越多,或证实的条件越多种多样,则支持该假设的概率就越大。例如,假设 H:乙型肝炎病毒(HBV)持续感染导致原发性肝癌(PHC);根据该假设 H,加上相关的背景知识为前提,演绎地推出若干具体经验证据 E_1(肝癌病例组 HBV 感染率高于对照组)、E_2(HBV 感染组肝癌发生率高于非感染组)、E_3(控制 HBV 感染后,人群肝癌的发生率下降)。如果证据 E_1、E_2 和 E_3 成立,则假设 H 获得较高强度的支持。

如果具体证据经检验不成立或被否定,对假设应该下怎样的结论呢?这样的情况在研究中并不少见,结论似乎是假设被反驳了,即假设不成立。这从演绎逻辑上看没有问题:如果 H 则 E,但非 E,所以非 H。例如:如果乙肝病毒引起肝癌(H),则在乙肝病毒感染率相同的地方,肝癌发病率也应相同(E);但是,那里的肝癌发病率并不相同(非 E),所以乙肝病毒引起肝癌不成立(非 H)。然而,问题并非如此简单。其实,科学理论(假设)是个相互联系的整体,具体证据是由理论(假设 H)和先行条件(C)这一组前提共同推导出来的;如果具体证据被否定,接着否定的是这一组前提中的任何一个,即可能是理论(假设 H)错了,和/或可能是先行条件(C)不符。因此,推理的实际形式为:

如果假设 H 而且条件 C,则证据 E;如果证据 E 不成立,所以假设 H 和/或条件 C 不成立。即有三种可能的结论:①假设 H 不成立;②条件 C 不成立;③假设 H 和条件 C 均不成立。

在上述乙肝病毒引起肝癌的例子中,先行条件 C 应为其他危险因素状态(如黄曲霉毒素或藻类毒素摄入水平)也相同。因此,肝癌发病率不相同,否定的可能是先行条件,即其他危险因素状态可能不相同。比如,黄曲霉毒素或藻类毒素摄入水平在两地人群间有差异,导致虽然乙肝病毒感染率相同而肝癌发病率不同。因此,由假设演绎出来的具体证据不成立,并不能简单否定假设,还需要考虑其他影响因素(先行条件)的状态。

(二)Mill 准则

分析流行病学研究包括病例对照研究和队列研究,这里的"分析"是指"比较",通过比较发现差异,测定研究因素与疾病的关联或相关程度,从而检验或验证病因假设,分析流行病学研究的比较推理是从 Mill 准则发展而来的。试图将因果推理的原则加以系统化的第一人就是穆勒（Mill），他提出科学实验四法，后人将同异并用法单列，成为科学实验五法：求同法、差异法、同异并用法、共变法和剩余法。

1. **求同法（method of agreement）** 设研究的事件特征为 A，B，C，D，E……，研究的因素（暴露）为 a，b，c，d，e……，研究事件具有共同的特征 A（特定疾病），而这些相同疾病 A 的病例均有相同的研究因素（暴露）a。因此，因素 a 是疾病 A 的影响因素。推理形式为：

事件（病例 A）		有关（暴露）因素
对象 1	A，B，C	a，b，c
对象 2	A，D，E	a，d，e
对象 3	A，F，G	a，f，g

所以，a 是 A 的影响因素。

如在肝癌病例（A）中发现均有或相当部分有乙肝病毒感染标记（a），表明乙肝病毒是肝癌的影响因素。当然，观察亦可从乙肝病毒感染到肝癌，如发现乙肝病毒持续感染者相当部分发生肝癌，表明乙肝病毒是肝癌的影响因素。

2. **求异法（method of difference）** 设研究的事件为 A，B，C，D，E……，研究的因素（暴露）为 a，b，c，d，e……，研究事件均无特征 A（特定疾病），即非病例（对照），而这些对象（对照）也没有研究因素（暴露）a，因此因素 a 是疾病 A 的影响因素。推理形式为：

事件（对照，非 A）		有关（暴露）因素
对象 1	B，C	（a 不出现），b，c
对象 2	D，E	（a 不出现），d，e
对象 3	F，G	（a 不出现），f，g

所以，a 是 A 的影响因素。

如在非肝癌病例（对照，非 A）中发现均无或相当部分无乙肝病毒感染标记（a 不出现），表明乙肝病毒是肝癌的影响因素。当然，观察亦可从非乙肝病毒感染到未发生肝癌，如发现非乙肝病毒感染者基本上不发生肝癌，表明乙肝病毒是肝癌的影响因素。

3. **同异并用法（joint method of agreement and difference）** 即求同法和差异法并用，相当于同一研究中设有比较（对照）组，用以控制干扰因素，推理形式为：

（1）求同部分
（2）差异部分
（3）求同与差异两部分比较

所以，a 是 A 的影响因素。

如在肝癌病例中发现均有或相当部分（统计地高于对照组）有乙肝病毒感染标记，而在非肝癌病例（对照）中发现均无或相当部分（统计低于病例组）无乙肝病毒感染标记，表明乙肝病毒是肝癌的影响因素。

4. **共变法（method of concomitant variation）** 可以看成是求同法的特例。当有关（暴露）因素不是定性的，而是等级或定量的，并与事件（疾病）效应成量变关系，才可以应用共变法。设 A_1，A_2，A_3……是事件（疾病）效应不同数量的状态，a_1，a_2，a_3……是研究因素（暴露）不同数量的状态，两者间有共同变动的关系，因此因素 a 是疾病 A 的影响因素。推理形式为：

事件（效应，A）		有关（暴露）因素
对象（组）1	A_1，B，C	a_1，b，c
对象（组）2	A_2，D，E	a_2，d，e
对象（组）3	A_3，F，G	a_3，f，g

所以，a 是 A 的影响因素。

如在吸烟与肺癌的研究中，随着吸烟剂量 a_1，a_2，a_3 的增加，肺癌的优势比（OR）或相对危险度（relative risk，RR）A_1，A_2，A_3 也增加，即呈共变或剂量－反应关系，所以支持吸烟为肺癌的病因。实际上，分类资料的关联强度与定量或等级资料的剂量－反应关系，均表示结局事件与暴露因素的相关，从而支持因果联系。

5. **剩余法（method of residues）** 剩余法可以看成是差异法的特例。对某复合结局事件（A，B，C），已知它的有关（暴露）因素在特定的范围内（a，b，c），通过先前的归纳又知道 b 说明 B、c 说明 C，那么剩余的 a 必定说明 A。推理形式为：

结局事件　　　　有关（暴露）因素

A, B, C …………… a, b, c

B …………… b

C …………… c

所以，剩余 a 是 A 的影响因素。

用剩余法判明联系，就像算术中的减法，即在一组复杂的现象中，把已知联系的现象减掉，探寻剩余现象的联系。

6. Mill 准则的应用　Mill 似乎相信只要严格遵循他的方法，就一定能证实因果联系。但我们首先要知道可能的影响因素的清单，并假定要寻找的那个因素也在其中，否则就无法得到相应的因果结论。遗憾的是，Mill 准则对列出这样的清单并不能提供指导，我们也无法知道要寻找的那个因素是否在清单内。如果病因假设清单没有包括真实的病因，Mill 准则就并不能提供任何帮助，即无法确证病因。另外，Mill 准则原本是用于能控制干扰条件的实验研究类型，以及假定原因为确定的必要或充分条件，而流行病学的观察性研究控制干扰的条件较差。对于非确定性条件即危险因素，需要作统计学处理，如对病例组与对照组的暴露因素率做统计学比较，或对暴露组与非暴露组的发病率做统计学

比较，从而对可能病因的必要性或充分性做出估计。

二、统计学关联到因果关联

（一）统计学关联

狭义的统计学关联（association）是指分类资料的相关（correlation），这主要针对流行病学中分类资料较多而言。广义的关联即是有关联。可能病因（暴露）E 与疾病 D 存在统计学关联，只说明 E 与 D 的关联排除了偶然性（随机误差）的干扰，并不一定存在因果关联（causal association）。要确定因果关联，还得排除选择偏倚、信息偏倚和混杂偏倚这些系统误差的干扰，以及确定暴露 E 与疾病 D 的时间先后关系。在排除或控制了这些偏倚的干扰后，如果还有统计学关联，就说明存在真实的关联，可以用因果判定标准进行综合评价，得出一定可信度的因果关系结论，包括判断有无因果关系或存在因果关系的可能性。整个判断进程如下：

暴露 E 与疾病 D —— 有统计学关联否？——
　（提出假设）　　　　　（排除偶然）

有偏倚否？ —— 有时间先后否？

（排除虚假）　　（前因后果）

关联的分类总结如图 2-1：

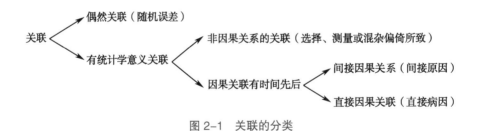

图 2-1　关联的分类

（二）因果关联

根据概率论因果观，因果关系是有时间先后顺序的。病因是指那些使疾病结果发生概率升高的因素，这正是危险因素的含义。病因（暴露）组发病率显著高于非暴露组发病率，就是病因（暴露条件 E）与疾病（D）有统计学关联。因此，统计学关联是判断因果关系的基础。但是，统计学关联常常受到各种偏倚的干扰，要断定真实的统计学关联并非易事。另外还需确定关联的时间先后，这也并非想象地那么简单。由于有专门的章节讨论偏倚，这里仅对混杂偏倚（confounding

bias）引起的假关联做简要阐述。

1. 继发关联（secondary association）　这是一种纯粹由混杂偏倚产生的关联（图 2-2A），怀疑的病因（暴露）E 与疾病 D 并不存在因果关系，而是由于两者（E，D）有共同的原因 C，E 和 D 都与 C 存在关联，从而继发产生 E 与 D 的关联。继发关联以前又称间接关联，为了避免与间接因果关联（间接病因与疾病的关联）混淆，现在改称继发关联。例如，血清高胆固醇不仅是冠心病的危险因素，而且可导致沉积于眼睑的黄色瘤，从而导致黄色瘤与冠心病之间的继发

关联。

2. 直接因果关系的歪曲　如怀疑的病因（暴露）E 与疾病 D 既存在直接关联，又存在间接关联（图 2-2B），暴露 E 与疾病 D 直接因果关联程度或方向将可能受到混杂干扰，即得到歪曲的关联估计值。例如，静脉吸毒（共用注射器）E 与性乱 F 都是人类免疫缺陷病毒（HIV）感染 D 的危险因素，吸毒者倾向于发生性乱行为，即吸毒同 HIV 感染既存在直接关联（E—D），又存在间接关联（E—F—D）（图 2-2B）。在这种情况下，如不控制性乱 F 的影响，性乱下将可能对吸毒 E 与 HIV 感染 D 的直接因果关联起混杂或歪曲作用。

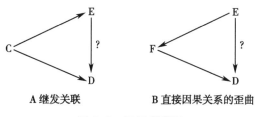

A 继发关联　　　　B 直接因果关系的歪曲

图 2-2　因果关联图

第三节　临床诊断思维

所谓临床诊断思维就是指在临床诊断过程中的辩证思维方法，它是以辩证唯物主义的认识论为指导，来论述诊断形成的辩证途径和逻辑思维的方法。

一、思维在临床诊断中的作用

（一）医学的发展史同时也是一部思维发展史

医学科学在其漫长的发展历程中一直被认为是一门单纯的应用技术科学，划归到自然科学的生物学范畴。伴随着哲学思维的发展，人们对医学的看法也在不断变化。早期的神灵医学，把健康看作神灵的恩赐，把疾病当成魔鬼附身；继而，医学又受到古代自然哲学思维的影响，把人等同于其他自然现象。伴随着实验医学的发展，医学走向生物医学模式阶段，一方面这是医学的巨大进步，另一方面又产生了很大的局限性，它把医学和社会科学隔离，把人看成是一般动物。直到 20 世纪后叶，人们才客观地认识到医学观本质上是生物 - 心理 - 社会的医学模式。

思维是建立在物质的基础上的，没有临床实践就没有临床思维。医学内容的改变和发展、医学方法的改进和更新无不对临床思维产生深刻的影响。因此，一名优秀的临床医生要培养正确的临床思维，一定要建立在丰富的临床实践基础上。

（二）正确的思维是医疗质量的组成部分

临床工作中最满意的答卷是建立正确的诊断和获取最佳的治疗效果。每一位临床医生都应该具备渊博的临床医学知识、丰富的临床经验、高尚的服务素质、严密的工作态度和科学的思维方法。随着科学技术的迅猛发展，临床诊治手段正朝着自动、快速、精确、无创伤、简单、操作方便等目标发展，不仅克服了人在体力、感官方面的局限，也部分地代替了人的思维。然而在临床的实践中却又出现了一种新的忽视辩证思维的倾向，即设备现代化，思维简单化，甚至可能会出现医生仅凭个别检查结果即做出诊断。现实的临床工作中，也常常可以看到这样的现象：两个主、客观完全相同的医生，因为思维方法不同就会得出两种不同的结果：一个诊断比较正确，治愈率较高；另一个诊断常常出现问题，得不到良好的效果。

（三）一个高明的医生应该是一个明智的哲学家

医术高明一定要建立在诊断正确、治疗效果良好的前提下。然而，出色的诊治技术必须具备渊博的专业知识、丰富的临床经验和正确的思维方法。必须把自己的专业同哲学思想交织在一起。思维是一种艺术，是辩证哲学的运用。

诊断是通过疾病的表现来认识疾病内在属性的一道程序。通过对症状学、体征学以及辅助检查等手段来判断疾病的本质和确定疾病的名称。医学的根本任务是防治疾病，保障人类的健康。诊断是治疗的前提，只有明确诊断，才能有的放矢地进行治疗；只有明确诊断，才能估计疾病的趋势和转归。如果诊断不明，不仅会造成浪费，也会延误治疗。正确的诊断不仅需要一定的医学专业知识和技能，而且需要正确的思维方法。临床医生只有建立起正确的思维方法，才能把专业知识"活化"，更好地利用数据资料，进行科学的归纳、整理、分析，判断出疾病的本质，做出正确的诊疗决策。

二、临床诊断思维的原则

辩证思维是一门科学,是有规律的。为了使我们的结论更接近于事物的本质,即建立起一个正确的诊断,必须首先建立起一种科学的临床思维方法。为此,必须遵循一定的原则。

1. **有病与无病** 对于一名就诊者,首先在主导思想上,医生必须把就诊者看成是患者,考虑有病的原则。为此才能做到给予患者以最大的关心和认真的检查。否则,可能造成误诊,延误病情。

2. **器质与功能** 在考虑患者器质性疾病或功能性疾病时,必须遵循首先考虑器质性疾病的原则。尽可能地去寻找器质性疾病的所在,绝不要简单地、轻率地判断为功能性疾病。如一名头疼的患者,由于医生缺乏对这一原则的重视,未经全面的、必要的检查,而轻率地诊断为"神经性头疼",造成患者在回家的途中发生脑疝,给患者带来不该发生的严重后果。

3. **一元与多元** 一个患者在就诊时,可能表现出多种临床症状,如:上腹饱感、恶心、咳嗽、气短、心悸、发绀、尿少、浮肿等。简单的对号入座,似乎疾病累及了消化、呼吸、循环、泌尿等多个系统。面对上述事实,如何建立我们的思维原则呢?要遵循首先考虑一元论的原则,尽量地用一个疾病去思维贯穿多种表现。上述患者在查体时发现在二尖瓣听诊区有隆隆样杂音,故本患者是罹患了风湿性心脏病、二尖瓣狭窄、左房功能不全和右心衰竭。上腹饱感、恶心为右心衰竭引起淤血性肝大和胃淤血所致;尿少也为右心衰竭所致。当然临床的现实,也有不少多种疾病共存的情况。当无法用一元论解释时硬去解释,同样是一种错误的、呆板的思维,此时就必须考虑到多元论,即若干个疾病共存的情况。

4. **常见与少见** 疾病发病的概率,决定了临床上常遇到的是常见病、多发病。因此对一个症状的性质判定,一定要遵循首先考虑常见病、多发病的原则。但疾病发病的概率没有排除少见病的存在。临床上的误诊原因,不少是因为根本未去考虑少见病的可能。如一个上消化道出血的患

者,医生重点考虑到了溃疡病,当然也不排除胃癌等。为此,只是做了胃镜检查,根本没有想到本病竟是十分罕见的胃结核。

5. **全身与局部** 面对一个症状的出现,是一个全身疾病的局部表现呢,还是局部疾病?显然,整体的观点是思维的主导思想,一定要遵循首先考虑全身疾病引起的原则。比如鼻出血,必须首先考虑全身某一出血性疾病;比如血小板减少性紫癜引起的鼻部出血,要做出全方位的检查;如确不具备全身性疾病所致的依据,也就应在局部疾病中去寻求答案。

6. **个性与共性** 一个症状的表现,特别是一个典型症状的表现,比如餐后早期出现的上腹痛,应该是胃溃疡的共性,在思维上考虑共性的原则是正确的。但临床上也出现过"同病异症,同症异病"的情况,可以通过进一步检查该患者并非是胃溃疡,而是十二指肠溃疡、胃黏膜脱垂症、胃癌等。这就是出现了非常规的个体。考虑问题时,既要关注共性问题,又要考虑个性问题,才有可能避免误诊发生。

7. **良性与恶性** 判定一个症状是良性、还是恶性疾病引起的?显然要遵循首先按恶性病检查,按良性病治疗的原则。比如:一个55岁的患者出现了上腹痛,不管有什么倾向性,必须把检查的重点放在肯定或否定胃癌等恶性疾病上。一旦忘掉了对恶性病的检查,又确证了恶性病的存在,这种误诊是患者不能原谅的,医生也无法摆脱要承担的责任;反之,在未确诊前,在积极检查的前提下,应按良性病治疗,否则,一旦是溃疡病而在治疗上采用了抗癌方案,显然也是不合适的。

8. **问号与句号** 医生的目标是使其诊断结论尽可能快地接近本质,患者也迫切希望医生尽快地做出正确诊断。但临床的现实,由于和患者接触的有限性,对病情了解的肤浅性,抢救要求的紧迫性,占有资料在短期的不完整性等,都有可能造成确立某一诊断尚不成熟。此时,做出印象诊断或在诊断后面加一个"问号"就要比加个"句号"强。为此,思维应遵循要留有余地的原则。

9. **动与静** 正确的诊断是相对的、有条件

的,人们的认识是有过程的、有阶段性的。病情变化是绝对的,不变是相对的。医生初诊的认识是有限度的。从变化角度,思维要始终遵循"动"是绝对的原则,始终保持着发展的思维。为此,在和患者不断接触的过程中,能不断否定或发展自己初期的判断,应该看作是进步,是辩证思维的科学体现。

10. **诊断与治疗**　诊断是治疗的前提,恰当的安排治疗时机是应遵循的又一思维原则。一切调查资料都应建立在有利于治疗,起码要建立在不伤害健康的前提下。在治疗允许的前提下,力争求得诊断的最大限度地接近本质,使治疗有的放矢;在危及患者健康乃至生命时,就应暂时不追求诊断十全十美,而把主要精力立刻转移到抢救治疗上去。当然这种抢救治疗方案绝不是盲目的,起码要建立在为进一步检查或治疗,能提供时间的前提下。

11. **患者与疾病**　医学的目标主要是提高患者的生活质量、生命质量,确保恢复患者的健康。但本次就诊疾病又常是患者病痛的主要焦点。因此我们遵循的原则应是突出抓好本次就诊疾病这一主要焦点,同时兼顾抓好是否伴随其他疾病以及心理的、社会的因素对患者健康的影响。即不要单纯治病,要全方位的照顾患者。

12. **患者与医生**　临床工作中,医生是认识和行动的主体,患者是认识和行动的客体。因为医生要去认识疾病,建立治疗方案,而患者则要被动地接受诊断和治疗。因此在思维原则上应遵循医生处在主导地位的原则,否认这一点就否认了医生存在的意义。但我们思维的客体是人,是世界上最高级、最复杂的有机体,患者有自己的主观能动性。因此,在临床实践中,他们也有主体性的一面,而且具有对自己的疾病最关注的一面。如要不考虑患者在诊治过程中的能动性和存在的价值,同样是错误的。因此完整地说一个科学的诊断,一定来自于医生、患者两个方面的积极性。

三、医生的临床推理

医生最基本任务之一就是识别患者的疾患,而完成这个基本任务就必须具有相关知识和技能,并具有临床思维或推理能力。

（一）临床资料收集

1. **病史、查体和实验室检查在诊断中的作用**　采集病史的关键作用,在临床诊断中十分突出。有研究表明,在心脏科门诊中约有82%的新患者是仅靠临床病史得出诊断的;而仅靠查体或检验作出诊断的,则分别占9%。另一项较大范围的比较研究表明,在全部转诊病例中,约有27%的消化道问题、67%的心脏问题仅靠病史就得出了诊断,总计约占转诊诊断的56%;靠查体确定的诊断约占17%;靠常规检验确定的诊断约占5%;靠特殊检查确定的诊断约占18%;而常规血、尿检查对于确定诊断的作用更小（1%）。

然而,强调病史的重要性并不意味着问得越多越好。一份好的病史应是分量适宜的、有利于鉴别诊断的病史。例如,甲状腺功能亢进是一种可以存在许多临床特点的病情。如果一个医生怀疑患者患有甲亢,他就会去了解患者有无食欲增加而消瘦,以及怕冷热等症状,因为这三个特点将高度支持这一诊断。另一方面,除了甲亢以外,类似疲劳和急躁易怒等症状也可以发生于其他许多疾病。因此,如果在区别甲亢和其他问题时没有对诊断有帮助的关键症状,就必须依靠甲状腺功能检查来明确诊断。可见,病史、体检和实验室诊断在不同的疾病诊断中有不同的地位,三者是互相配合的。

2. **心理、社会资料的采集**　除了病史、物理检查和必要的实验室检查结果以外,在许多医疗决策过程中,与患者健康相关的价值观和情境,可以与生理资料同等甚至更加重要。心理社会和环境问题会影响到患者的生物学疾病。对心理社会问题的探查可给以患者为中心的医生提供许多潜在的线索。患者的下列心理社会因素是最重要的:①患者关于其疾患的期望;②患者对疾患的感受;③与该疾患相伴随的恐惧。对心理社会问题的调查和考虑将有利于扩大医生的思路,使之能在有各种复杂问题的患者面前应付自如。这类资料一般包括患者的个人、家庭和社会背景。

（1）个人资料:在患者的个人资料方面,除了熟知的"一般情况"以外,还需要了解:患者为什么要来? 患者对问题的看法怎样? 患者的要求是什么?

1）患者为什么要来——就诊目的：有学者曾详细讨论过促进患者就医的原因，包括以下七个方面：①躯体上的痛苦超过了忍受的限度，这种患者常常提出明确的问题，多属于急性或较严重的躯体疾病，患者的最大需要是尽快解除痛苦。②心理上的焦虑达到了极限，患者尚能忍受疾病引起的痛苦或不适，但对症状或疾病的意义产生了误解，引起了严重的焦虑反应，迫使其寻求医生的帮助。有时，患者会直接提出所担忧的问题，希望得到医生的解释。在许多情况，患者会过分强调其痛苦的体验及症状的意义，却缺乏相应客观的证据，这间接反映了患者的严重焦虑。③出现信号行为，患者认为发现了一些可能与疾病有关的信息（症状或体征），希望与医生一起讨论或做出诊断。这不仅与患者的医学知识和健康信念有关，也取决于医疗服务的方便与否。④出于管理上的原因，如就业前体检、病假条、医疗证明、民事纠纷等。⑤机会性就医，患者仅仅因其他原因有机会接触医生，而顺便提及自己的一些症状。机会性就医可以发现一些早期的疾病。⑥周期性健康检查或预防、保健的目的，而无任何不适。⑦随访，患者应医生的预约而就诊，主要为一些慢性病患者。

由于患者可能因以上多种原因来就诊，临床医生应保持开放的思路，以便最大限度地满足患者的需要。同样，临床医生也只有采取开放式（如"你的胃肠道有什么不舒服？"——回答是自由的）而不是封闭式（如"你有胃痛吗？"——回答为"是"或"否"）的问诊方法，才可能了解到患者就医的真正原因。

2）患者对自己问题的看法——疾病因果观和健康信念模式：疾病因果观是指患者对自身疾病原因与结果的看法，是患者解释自己健康问题的理论依据，受到个人文化、教育、个性、家庭、宗教和社会环境等因素的影响。患者往往把注意力集中于支持自己疾病因果观的症状上，而忽视其他问题。临床医生若不了解这一点，就无法正确理解患者陈述症状的方式，也容易漏掉一些有用的资料。部分患者的疾病因果观不一定正确，注意引导或纠正患者的疾病因果观，是问诊取得成功的前提之一。医生在制订处理计划时需要涉及患者的健康信念问题。

3）患者的期望是什么——医生如何满足需求：患者对医生的期望除了解决其客观存在的问题之外，还有其主观方面的要求；而医生如何满足患者的期望，则取决于医生对其主观需求的判断。显然，患者的期望可分三个方面：①需要医生为之解除病痛；②需要医生提供其他方面的帮助，如开假条、诊断证明或做体检等；③要求与医生有相互理解和情感交流。

（2）家庭背景：对患者家庭背景的了解和分析是医生临床判断的重要组成部分。医生通过绘制"家系图"，了解家庭结构并评价其家庭成员间的相互作用（即家庭动力学），判断患者疾患的发生、发展和预后与其家庭之间的联系，以便进行必要的协调指导，对患者问题的解决起到积极的作用。

（3）社会情境：每个患者都有自己特定的社会地位、社会角色和社会关系，有与其情境相关的压力因素。这些情境和压力都可能影响到其患病的原因、症状乃至患病与康复的过程。压力可以造成某些心身疾病，这已经为人所共识。而患病也将会使患者原有的情境发生一定的变化。对某些患者来说，这种变化可能有利：如一个学习成绩不好而备受社会歧视的孩子，患病可能使其得到比平时更多的关怀；而对另一些患者来说，患病将使其丧失原有角色的优势，对于角色改变不能适应，由此产生的压力可能会加重病情。临床医生可以利用一些量表来测量患者的社会压力程度，并据此评估患者可能的心身变化及其对已患疾病的影响。必要时，可以提供适当的健康指导和医学帮助。

（二）临床推理

1. 诊断思维或推理的类型　诊断思维或推理一般包括以下几种类型：模型辨认、穷尽推理和假设与演绎方法。

（1）模型辨认（pattern recognition）：这是对与已知疾病的图像或模型相符合的患者问题的即刻辨认。这类诊断仅靠观察患者便可得出，对医生十分有用。但只有在患者情况典型、符合唯一的疾病模型时，才能使用这种方法。因此，其应用是很有限的。同时，习惯于使用这种方法的医生，有可能以教科书对特定疾病概率的描述代替该疾病在特定患者身上的真实发生率,而且一旦做出诊断,便很难再去考虑其他的可能性。

（2）穷尽推理（process of exhaustion）或归纳法（inductive method）：这种方法意味着不管患者的主诉如何,医生都需要极其详细地全面询问病史并进行完整的查体,以及常规实验室检查,对所有生理资料进行细致的系统回顾,然后收集所有的阳性发现,进行归纳推理,得出可能的诊断。在得出最后结论之前,不提出任何假设。实际上,这种方法多应用于医学生的教学过程,它可以协助训练学生采集患者资料的技术,但因其效率低并往往流于形式,在日常临床诊疗中应用较少。

（3）假设-演绎方法（hypothetical-deductive approach）：这种方法包括两个步骤,第一步,从有关患者的最初线索中快速形成一系列可能的诊断假说或行动计划；第二步,从这些假说中推出应该进行的临床和实验室检查项目并实施,根据检查结果对系列假说逐一进行排除,最后得出可能的诊断结果。

这种方法的第一步实际上是"猜想"。医生将自己的临床知识和经验与患者叙述的相似之处进行类似猜测,形成一系列候选的假说,有经验者往往能提出较多且接近事实的假说。继而进行第二步,根据这些不严格的假说推演出一系列可操作的检验内容,如进一步的询问病史、症状和体征以及检查数据,然后根据检验结果逐项鉴别、确认或排除。在推理过程中仍需要归纳法,但不是毫无前提的使用,而是用于归纳假说-演绎推理的检验结果。医生运用假说引导病史采集和体检,使之能够深入、有目的地进行,以便能在短时间内达到较为集中而可靠的诊断。这种方法的有效性和高效率使其成为临床医生常用的诊断策略。

2. 临床推理的基本过程　很多临床专家对这一过程进行了系统的分析。医生在记忆中保存着三方面的资料:①由教育和自身经验获得的对一系列疾患的诊断。对每一种问题都有一个清单。②患者现在病情可能原因的范围。医生对于引起不同年龄、不同性别患者的问题的各种原因有着丰富的实践经验。③原有的关于患者背景的知识。临床医生可以通过医疗健康档案对此进行简单的回顾,并进而扩展到患者家庭和生活的社区。根据上述三方面的背景知识,医生对患者的问题进行简单的分类和即刻的观察,按照重病、一般病或小问题,急性还是慢性,以及患者是否为自己担忧焦虑等病情归入不同类型,从而缩小可能的病因范围。如果一个小孩患有咳嗽,其可能性不会包括支气管肺癌；如果一个男患者患下腹部疼痛,妇科问题当然不会被考虑进去。

接着医生往往会进行模型辨认并形成诊断。但若不能辨认成功,医生则会对问题的性质形成一个初始概念（即对问题的直觉,可能由哪一方面的原因引起）,并沿着这个思路去搜集资料,进而形成数目有限的几个诊断假设来解释这一概念。有研究表明,在问诊开始后的半分钟到一分钟内,医生可以形成大约四种假设。这个过程相当迅速,是在大量搜集资料之前就发生的,并且对搜集资料起到指导作用。

下一步是将这些假设按照疾病发生率、严重性和可治疗性来排列优先顺序。有些时候,某种疾病发生率不很高却有较严重但可以治疗的后果问题,其排列顺序需要提前。例如对一个腹痛的孩子,即使阑尾炎的概念大大低于胃肠炎,但由于考虑到其严重性和可治性,阑尾炎还是应该排在第一位——没有医生愿意在阑尾炎问题上误诊,所以常把它作为第一个要排除的问题。此外,还有一些严重的问题,如心肌梗死对于40岁以上的胸痛患者,宫外孕对于下腹部或非月经期阴道出血的育龄妇女,脑膜炎对于婴儿,肺栓塞对于急性气促的成年人等,都是虽然少见但却必须的鉴别诊断,此类假说不可遗忘。

接着医生就用向患者继续提问的方式来检验假设。有经验的医生会运用询问策略——使用与其假说清单有关的开放性问题进一步搜集资料,针对各个假设的性质来检查患者的症状,直到他发现那些症状集中在一个假设上为止。这样,他可以进一步缩小视野,用一些特定的直接的问题来确认或者否定他的这一假设,这些问题对诊断假设具有最大的鉴别力。例如,如果医生怀疑患者的胸痛是由心肌缺血引起的,他就要询问其症状与用力的关系;如果他怀疑其胸痛是由逆流性食管炎引起,他就会询问症状与姿势的关系。在这里需要提醒那些缺乏经验者,不要过早地用特定的直接的问题集中到某一个假设上,而应由宽到窄逐渐进行,最后再"确定"诊断,这样可以避免因过早地失去搜集目标而漏诊。

然后医生往往会"扫描"式地询问有关患者背景的问题:既往史、个人史、家族史、社会交往和职业史,以及吸烟、饮酒、进食、睡眠和锻炼习惯,偶尔也会做系统回顾。等到查体完成,其他能够搜集的资料均已到手。医生有时可以排除一些假设,却得不到足够的关键性的资料来确认初始假设。在这种情况下,他需要再把视野放大,把另外一些假设考虑进去,对这些假设修改后重新确定先后顺序并进行检验。这一循环过程将继续进行,直到医生确认了一个或几个诊断,或接受其中的一些作为试验性诊断为止。

接着就是做出处理决定,此时经常可以引出与处理相关的更多资料,并邀请患者按时随访。在随访阶段,由于患者提供了更多的资料,医生据以建立处理计划的诊断假设可能会得到证实。如果仍未证实,则再开始修改假设并检验之。由于临床医生面对健康问题是多种多样的,有些问题是处于早期阶段,因此,有时到了随访阶段医生也只能够做出一个试验性诊断,而无法获得确定的诊断结果。

尽管上述假说－演绎方法是一种高效率和有效的临床诊断策略,但因其对于假设和检查项目的数目不加限制,有可能导致医疗资源的过度利用。临床医生必须掌握卫生经济学的成本效益原则,即利用低成本的诊疗手段获得最大的健康效果和经济效益。因此,临床医生的临床思维应该是一种有限制的假说－演绎过程。此外,临床医生还可以根据当时当地特定的人群某种问题的流行病学概率,以及各种检查项目的灵敏度和特异度等,来缩小诊断假设与检查的范围,从而能够在短时间内以最少的资源获得较为可靠的临床判断,所以概率方法应成为其方便而有效的临床工具。

3. 概率方法在临床判断中的作用　在临床判断过程中,医生需要思考一系列问题,诸如:① 在此情况下,这一个患者可能是什么问题? ② 应该选择什么检验方法? ③对于检验结果如何判断? 这三类问题贯穿假说形成、排列和检验的全部过程。在回答这些问题时,除了考虑疾病的严重性与可治性以外,概率是主要的判断依据。

概率是指一个特定事件将要发生的机会。在临床上是指有某种不适的患者患某种特定疾病的可能性。概率表达为一个百分数或十进位数:若为 1 或 100%,则事件将要发生(诊断成立);若为 0 则无发生可能。当医生接待患者时,他从患者那里获得的暗示使他下意识地排列着诊断假设清单,各个假设的概率随着资料的增加而发生变化。下面的方框中显示了一位医生在门诊接待一位 65 岁女性患者的思维过程。

患者说:医生,我咳嗽得好厉害呀!
医生想:感冒 =80%,慢性支气管炎 =15%,肺癌 =5%。
患者说:我咳嗽时有痰,有时还带血丝。我从 15 岁起抽烟,每天要抽 2 包。
医生想:感冒 =20%,慢性支气管炎 =70%,肺癌 =10%。
患者说:从 3 个月前开始,我咳嗽得越来越厉害了,而且人瘦了 15 千克。
医生想:感冒 <1%,慢性支气管炎 =19%,肺癌 =80%。

这位医生实际上就在使用概率方法,根据病史、症状或症状群与特定疾病的关系判断该就诊者患各种疾病的可能性,即概率。尽管这位医生自己可能没有意识到他在使用概率方法进行判断,但他心里已经列出了诊断清单,并开始进行鉴别诊断了。

这里的概率不是指该患者在服务人群中所占的比例,而是医生根据症状判断患者患该病的概率,其同义词为预测值(predictive value),即一种症状对于一种疾病的预见价值。预测值随现患率而变化,不同级别医院的医生遇到同样症状的预测值可以明显不同——因为他们的服务人群中的疾病的现患率不同。例如对无其他症状的疲劳，社区服务的医生首先考虑抑郁症，而血液病科的医生首先考虑的是贫血。他们不一定研究了服务人群的各种现患率，但对其所接触患者群体各种问题多寡的实际经验与统计数字是一致的。

（刘 民）

参 考 文 献

1. 梁万年. 社会调查方法. 北京: 人民卫生出版社, 1995.

2. 沈福民. 流行病学原理与方法. 上海: 复旦大学出版社、上海医科大学出版社, 2001.

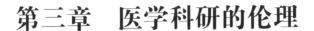

第三章　医学科研的伦理

导读　医学科研伦理是指医学科研人员在科研活动中应遵循的道德原则和行为规范，是医学科研有益于人类健康医学进步的重要保证，也是医学科研目标能够实现的重要条件。本章内容分为三节，第一节阐述了有关伦理的基本概念、医学科研伦理及医学科研的一般伦理准则和要求；第二节分别以人和动物为研究对象的两类医学科研为例，详细阐述医学科研的伦理学准则；第三节介绍了生物医学研究伦理学审查的相关内容，包括伦理审查委员会的概念、构成、职责、权限、义务、伦理学审查相关规定及规范流程。最后，附有《生物学研究的国际与国家伦理规范文件》以及《赫尔辛基宣言——关于人体医学研究的伦理原则》，供读者参考。

第一节　概　　述

一、基本概念

1. **伦理与伦理学的含义**　伦理（ethos）源于古希腊的伊索斯，后来专指一个民族特有的生活惯例，古希腊哲学家亚里士多德最先赋予其伦理和德行的含义。一般认为，《尼各马克伦理学》（*Ethika Nikomakheia*）、《大伦理学》（*Ethika Megala*）和《优台谟伦理学》是西方伦理学的源头。在中国古代没有使用伦理学一词，直到19世纪后才广泛使用。

伦理学（ethics）是对人类道德生活进行系统思考和研究的学科。它试图从理论层面建构一种指导行为的法则体系，即"我们应该怎样处理此类处境""我们为什么或依据什么这样处理"，并且对其进行严格的评判。包括：善恶、义务、行为准则、人生目的和价值等范畴和概念体系，是人们道德观的理论化和系统化。

2. **伦理学范畴**　伦理学涉及到人类生活的方方面面，如战争、环境保护、污染、核能及核污染、可持续发展、人体实验、遗体捐献、安乐死、人口控制、堕胎、动物福利、干细胞生物工程、克隆、转基因生物、器官移植、合成生物学和人工智能等。

3. **伦理学的类型**　伦理学主要分为两大类，第一类是一般伦理学，包括元伦理学、规范伦理学、美德伦理学等；第二类是应用伦理学，包括科技伦理学、生命伦理学、医学伦理学等。

（1）元伦理学（meta-ethics）是指以伦理学自身作为研究对象的研究，它反思、追问的对象是伦理学本身，又叫分析伦理学、伦理学的逻辑、后设伦理学以及形而上学的伦理学。

（2）规范伦理学（normative ethics）通过对人类伦理行为的善恶价值分析，研究道德的起源、本质和发展规律等，试图从哲学上形成和论证道德的基本原则、基本规范和美德要求，以约束和指导人们的实践，从而建构人类道德规范体系——社会的道德要求——道德原则和规则。

（3）美德伦理学（virtue ethics）即美德中心论，就是关于人类优良道德的实现，关于人类优良道德品质——美德的养成科学。

（4）科技伦理学（science and technology ethics）是一门交叉学科，是科学技术与伦理学相结合的产物。具体而言是指科技创新活动中人与社会、人与自然、人与人关系的思想与行为准则，它规定了科技工作者及其共同体应恪守的价值观念、社会责任和行为规范。科技发展和科技活动中必须重视伦理规范以弘扬科技的正面效益，扼制其负面影响，更好地为人类造福。科技伦理学目前主要集中在基因伦理、生态伦理、新材料伦理、人工智能伦理、信息伦理和军事伦理等方面。

（5）生命伦理学（bioethics）是根据道德价

值和原则对生命科学领域内的人类行为进行系统研究的学科。狭义上是研究环境与人类相互关系中的道德问题，以及人类生殖、生育控制、遗传、优生、死亡、安乐死和器官移植等方面的道德问题的学问。

（6）医学伦理学（medical ethics）是运用一般伦理学原则解决人类医疗卫生实践和医学发展过程中的医学道德问题和医学道德现象的学科，是运用伦理学的理论和方法研究医学领域中人与人、人与社会、人与自然关系的道德问题的学问。但随着医学和生命科学技术日益融合，传统的医学伦理学已不能涵盖医学活动中涉及到技术的伦理问题，因此目前以生命医学伦理学来指代在生命医学研究和临床实践中涉及的伦理问题。

二、医学科研伦理

医学科学研究是以动物、人体为研究对象，以疾病的病因、诊断、治疗和预后为主要研究内容，揭示人类生命运动的本质和规律，探索疾病发生、发展、变化及转归的机制，以提高人类健康水平为目标的探索性实践活动。这种探索性和创造性的实践是必要的但不可随意实施，也不可滥施，对医学科研实践进行趋利避害的价值评审、选择与道德的必要规约具有重要意义。

（一）医学科学研究的特点

1. **研究对象复杂性**　医学的研究对象是生命。人和动物的生命现象具有不同于非生命现象和其他生命现象的客观属性。生命现象不但不能简单地还原、归结为一般物质的本质及其规律性，而且应特别强调生命现象在结构、功能、进化规则、个体差异等方面的特殊机制及其规律性。

2. **研究方法多种多样**　医学科研依然具有实验科学和经验科学的性质，需要通过观察和实验、归纳和总结得到结论。其具有独特的研究方法，常用的研究方法包括描述性研究（现状研究、个案调查、生态学研究等）、分析性研究（病例对照研究、队列研究）、实验性研究（动物实验、临床试验、现场试验、社区试验）、理论性研究（数学模型构建）等。

3. **研究过程复杂烦琐**　无论是对人的生命群体、个体的观察归纳，还是对群体、个体的试验分析，即使设计、实施十分理想的试验，其用时一般都比其他生命现象和非生命现象的同类研究周期要长、干扰因素多、可复性验证困难，过程的连续性、可控性和客观性也差得多。

4. **研究影响具有复杂性**　医学及人体生命科学研究的成果及其运用，无论对生命界、人类，还是对整个物质世界，不仅具有直接影响，还会发生间接影响，研究的正负效应短时间内难以划清，人们对其安全性的忧虑要沉重的多，争议较大。

（二）医学科研伦理的内涵和意义

医学科研伦理是医学科研人员在科研活动中应遵循的伦理原则和行为规范。它是医学科研有益于人类健康的重要保证，也是医学科研目标能够实现的重要条件。医学科研有别于其他科学研究之处在于，如果没有伦理的约束，后果将不堪设想。医学科研伦理是医学科研的灵魂，对医学科研具有重要的意义。

1. **医学科研伦理能够保证医学科研的正确方向**　医学自诞生之日起，目的就是维护和促进人类的健康与幸福。为了达到这一目的，医学科研人员不仅需要聪明才智，还需要高尚的道德情操。科研工作人员绝对不能为了个人或小团体的利益，利用掌握的医学技术或优势地位做假实验、写假论文、编假病例，甚至在生命攸关的新药临床试验中造假。医学研究中的这些道德堕落现象给生命健康和社会和谐带来了极大危害。为了坚持正确的医学科研方向，科研人员必须坚守医学科研伦理，使其沿着为人类造福的正确轨道发展。

2. **医学科研伦理能够促进医学科研的健康发展**　医学研究是融"求真"与"扬善"为一体的科学实践。现代医学的高技术化、服务的商品化、思维和伦理观念的多元化导致一部分医学科研人员把拥有名利作为人生最大的追求。在这种利益的驱使下进行的医学科学研究，其危害性不堪设想。因此，医学科研人员应加强自身的思想道德修养，坚守医德良心，否则很难保证医学科研工作的健康发展。

3. **医学伦理能调动医学科研人员的积极性**　遵循医学伦理能促使医学科研工作者树立正确的医学研究目标，激励医学科研工作者不畏艰难险阻，不怕挫折与失败，迎接各种困难与挑战，勇攀医学研究高峰。高尚的医德品质是激励每一位医学科研人员在医学研究中获得成功的内在驱动力。

（三）医学科研伦理中的矛盾问题

医学科研是令人瞩目的求真扬善的事业，它是研究主体在种种利益矛盾和伦理价值冲突中完成的，比其他任何领域都需要研究者的科学理性和道德情感的完美结合。医学科研伦理中的矛盾问题主要集中在以下四个方面：

1. 研究主体与研究对象之间的利益矛盾随着人类社会的进步与发展，人类越来越重视被作为实验对象的动物和自然环境的权利。有些国家的法律明文规定，侵犯其权利是不道德的。医学研究不仅需要动物实验，同样需要人体实验。于是，研究者与受试者之间产生了利益矛盾，其核心是双方的权利义务关系及社会伦理问题。以往医德高尚的医学家通常采用三种办法解决这一矛盾，即进行自我人体实验，迫不得已的情况下进行实验性治疗，有计划、有目的、有控制的以志愿者为受试对象开展人体实验。20 世纪中叶以后，一些国际文献已经明确提出此类问题并制定了基本准则。

2. 研究对象的权益与医学科学发展的利益之间的价值冲突一项研究对医学发展可能有明显的意义，对研究者也有成功的机会，如果受试者是人，那么对其个人可能会造成损伤，甚至出现不可预测的后果。此时，在受试者个人健康价值与医学发展价值之间存在着明显的矛盾，如何化解这种冲突是一大医学伦理难题。例如与基因工程、克隆技术、生命控制等领域相关的研究，既关系到受试者个人的生命健康和利益，也关系到人类的整体利益和长远利益，冲突更加明显。

3. 研究者群体内部的利益矛盾研究课题立项前，研究人员之间可能出现分工矛盾，例如主课题与子课题之间的矛盾、主持人与课题组成员之间的矛盾等；在研究过程中会有信息共享方式、先行完成课题可否先行独立公开发表结论等矛盾；研究结束后，成果如何分享，包括署名顺序、荣誉享受和奖励分配等，这些都需要参与者具有良好的科研道德和较高的思想境界。

4. 研究过程中的不正当行为不正当行为是指研究者在研究过程中出现的不符合伦理准则甚至违背伦理准则的做法。在医学科学研究领域中，不正当行为主要表现在：医学科研设计缺乏全面、充分的论证，尤其缺少人文理念的参与；弄虚作假，骗取伦理审查；重结果，轻过程，导致实验的完整性、可信度大打折扣；编造、篡改、隐瞒实验数据，生拼硬凑，急功近利；抄袭、剽窃，化别人成果为己有；人体实验中侵权、违规行为，如仅满足知情同意形式而实质上没有做好知情同意等。医学科学研究中的不正当行为具有极大的危害性。它不仅损害医学科学事业，败坏医学科学道德，而且会造成严重的社会问题、生态问题，甚至导致人体受试者的伤害、残疾、死亡等。因此，必须加强医学科学研究中的伦理建设，既强化医学科学道德的他律机制，又强化研究者的自律素质。

三、医学科研的一般伦理准则和要求

（一）医学科研的一般伦理准则

1. 热爱科学热爱科学事业，就是研究者从内心尊重和喜欢自己的职业，对科学事业有坚定的意志、毫不动摇的信念和深厚的感情，愿意把自己的全部精力甚至一生都献给医学科学事业。热爱医学科学事业是对医学科研工作者的基本职业道德要求。医学生应从热爱医学、学好医学开始，并在学习过程中努力培养热爱科学、热爱专业的优良品质。

2. 实事求是实事求是是医学科学研究者必须遵循的底线伦理准则。尊重事实和服务真理，对于从事医学科学研究的人来说尤其重要。实事求是要求医学科学研究者做到：医学科研实验设计必须合理，并全部完成各项实验步骤和项目；在实验中必须进行客观的观察和记录，不能诱导实验对象提供实验者所期待的信息；对实验结果的分析和评价要客观，在与假说相对照时应尊重实验结果，如发现实验失败或不符合要求时，必须重新做实验，而不能把失败或不规范的实验结果加以改动后作为依据；课题完成之后，报告成果时应实事求是，切忌浮夸，严禁捏造、篡改和剽窃；排除不利于研究的各种干扰，使研究只服从于实验事实，而不能屈服于某一权威的观点或某种政治、行政意图；坚持真理，修正错误。

3. 献身事业真正的科学永远需要献身精神。献身科学的主要要求是：科学研究工作者为了国家和人民的利益，应该勇往直前地战胜一切艰难险阻，去攻克科学堡垒；不为外界的褒贬毁誉和威胁利诱所动摇，无私无畏地追求科学真理；不计个人得失，抛弃一己之利，义无反顾的坚持和捍卫科学真理，无私地用科技成果为人类社会的发展服务。

4. 团结协作　团结协作是科研活动的固有性质，也是现代医学研究的突出特点。现实中的群体意识主要表现在科研协作精神。科研协作精神要求协作者之间相互平等、相互尊重、资源共享、信守诺言、履行协议，成果分配实事求是、公平合理。

5. 勇于创新　创新性是科研活动的一个突出特征，是科研的生命。创新精神和创新意识对科学发展具有重大意义。创新的伦理素质主要包括：科学精神和人文精神的统一，即追求真理与对人的终极关怀的统一；崇尚实践与注重理性的统一，即实践品格与理性素养的统一；批判意识与服从真理的统一，即科学的怀疑精神与坚持真理的统一；精英意识与群体意识的统一，即敢于创新拔尖与坚持团队协作的统一。

此外，由于生物医学研究的特殊性，医学科研工作者还必须严格遵循《贝尔蒙报告》（*Belmont Report*）提出的：尊重、有利/不伤害、公正三项基本原则，必须严格遵循《赫尔辛基宣言》（*Declaration of Helsinki*）、《涉及人体的生物医学研究国际伦理准则》等文件所规定的各种基本伦理准则。

（二）医学科研的一般伦理要求

1. 科研选题的伦理要求　①科研动机端正，符合人类健康需要；②坚持实事求是，一切从实际出发。

2. 科研过程中的伦理要求　①科学、合理地进行科研设计：课题设计要按照统计学的"随机、对照和重复"三原则来进行。②严肃、认真地开展科研：在医学科研实施阶段，要严格按照设计要求、实验步骤和操作规程进行实验，切实保证实验的数量和质量要求。要认真观察实验中的各种反应，真实地记载实验中的阴性、阳性结果，错了的必须重做，以确保实验的准确性、可靠性和可重复性。③客观、准确地进行数据分析：医学科研工作者必须客观、准确地进行数据分析，来不得半点虚假。在实验过程中任何"各取所需"、篡改、伪造数据的做法都是不道德的，甚至是违法的。

3. 对待科研结果的伦理要求　①正确对待

成功与失败：科学研究是无止境的，在成功面前要谦虚谨慎、戒骄戒躁。同样，科研工作中的失败也是难免的，在失败面前不可灰心丧气，而是要认真总结经验教训，继续前进。②客观地估价他人和自己的劳动贡献：首先，应充分认识自己在研究过程中对前人或他人的成果做了哪些利用、吸收和借鉴，在此基础上以适当的方式给予充分的肯定。其次，要正确对待署名问题。一般说来，贡献大的署名在前。最后，要正确对待科研成果的鉴定和评价。鉴定科研成果应在专家的参加下，本着实事求是的原则，如实地做出鉴定。

第二节　医学科研工作中涉及的伦理

一、以人为研究对象的伦理

（一）医学人体实验及其类型

狭义的人体实验是指以人为受试对象，用人为的实验手段，有控制地对受试者进行科学考察和研究的活动过程。人体实验是医学科学研究的特殊表现形式，而医学科学研究又是生命研究中与人类关系最直接、最密切的研究领域。因此，人体实验可以说是生命科学研究中的伦理聚焦点。涉及人的生物医学研究和相关技术的应用，其伦理应聚焦为保护人的生命和健康，维护人的尊严，尊重和保护人类受试者的合法权益。因此，以增进诊断、治疗和预防，达到了解疾病的病因与发病机制，更好地维护与增进人类健康、促进医学发展等为目的的、科学的、合乎规范的人体实验，不仅是必然的、必要的，也应该得到伦理的论证和支持。

从价值层面加以审视，就出现了人体实验的正当与不正当的区别。正当的人体实验即应得到功利论的辩护，更应得到人本、人道理论的支持，还应经得起现代公正论的追问。据此，具有普遍引用价值的实验室人体实验可以得到正当性的伦理辩护，但其善与恶有待具体解读；自然人体实验由于不损害受试者自主性，有得无失且符合社会公正，其正当性是十分充分的，但可供利用的机会太少；强迫性人体实验是最不正当的；自愿人体实验可以为其正当性提供必要的保障,但仍然需要满足更充分的理由。

由于人体实验具有明显的双重效应(正、负效应)和多元价值冲突(受试者价值与实验者价值的冲突、治疗价值与科学研究价值的冲突、近期价值和远期价值的冲突等),人们对人体实验的认识和态度历来有两种误区:一种误区是认为既然人体实验有那么多麻烦,曾经也出现过震惊世界的人道主义灾难,把受试者作为手段的做法与"人本论"水火不容,也许它根本就不应该存在;另一种误区认为是理所当然,既然人体实验有其存在的必然性、合理性,自古以来也从未停止,医学发展也离不开人体实验,那么,以少数受试者的代价换取更多人的健康收益,可以得到"功利论"的辩护和支持,是值得的,不该受到太多限制。从深层次看,以上两种误区都是人们的价值理念出现偏颇所致,我们应该在"人本 – 功利 – 公正"三论统一的伦理框架中去确认人体实验的应用价值,从而告别误区。

(二)医学人体实验的伦理准则

为了化解人体实验的固有矛盾并为人体医学研究提供指导性伦理原则,世界医学协会(World Medical Association,WMA)于1964年6月发表了《赫尔辛基宣言》。

人体实验的巨大医学价值和固有伦理矛盾并存是《赫尔辛基宣言》产生的客观基础。1946年,纽伦堡法庭宣判了23名医生战犯,谴责他们把人当做实验品、屠杀无辜的行为,并针对人体实验制定了基本的国际准则,即《纽伦堡法典》。由于《纽伦堡法典》只是为了起诉纳粹医生战犯而制定的法律文件,内容比较抽象,与现实的医学研究脱节,适用范围有限。所以,尽管它提出了知情同意、保护受试者等伦理理念、准则,但是其对医学研究没有直接的价值,事实上也没有产生直接的影响。鉴于此,1964年6月,世界医学协会在芬兰首都赫尔辛基召开的第18届世界医学大会上宣读并讨论通过了关于人体实验的新的伦理学法典,确立了涉及人体受试者医学研究的伦理准则,这个文献即《赫尔辛基宣言》。

现在,《赫尔辛基宣言》的内容已经成为人们开展人体实验研究的行为准则,国外的研究机构要求研究者签名表示遵守《赫尔辛基宣言》,医学学术期刊也提出了类似要求,以此作为发表研究成果的前提。《赫尔辛基宣言》的实施开启了谴责有问题的人体实验的"揭露年代",促使人们对人体实验进行深刻反思和全面关注。《赫尔辛基宣言》还提出了对人体实验进行监控的问题,使伦理审查委员出现并普及。

《赫尔辛基宣言》在1964年公布以后,为了适应人体医学研究的发展曾多次修改,最新版本是2013年10月在巴西福塔雷萨举办的第64届世界医学协会联合大会修订的版本,共37项条款。《赫尔辛基宣言》详细内容见本章附录。

1. **人体实验的正当目的** 目的在行为中至关重要,目的不仅仅是行为主体的主观诉求,而且可由客观行为及其过程实现、验证。人体实验必须确立合理明晰的目的。只有符合医学目的的人体实验才是正当的。《赫尔辛基宣言》"一般原则"中第6条,具体规定了人体实验的正当目的:"涉及人类受试者的医学研究,其基本目的是了解疾病的起因、发展和影响,并改进预防、诊断和治疗干预措施(方法、操作和治疗)。即使对当前最佳干预措施也必须通过研究,不断对其安全性、效果、效率、可及性和质量进行评估。"

由国际医学科学组织理事会(The Council for International Organizations of Medical Sciences,CIOMS)和世界卫生组织(World Health Organization,WHO)于1993年合作完成的《涉及人体受试者的生物医学研究的国际伦理学准则》中指出,无论是临床研究,还是非临床研究,只有符合下列目的才是正当的:

(1)对健康受试者或患者的心理、生化或病理过程的研究,以及对某物理、化学或心理干预措施反应的研究。

(2)对较大人群的诊断、预防或治疗措施的对照性研究。研究设计的目的在于承认每个人生物学差异的情况下,显示出对上述诊断、预防或治疗措施的某些普遍性的反应。

(3)确定某些预防或治疗措施对个体或社区人群所产生的影响的研究。

(4)在多种环境条件下,与人类健康有关的行为方面的研究。

2. **受试者的公平选择** 选择受试者时,现在国际上通行的准则是公平分配负担与收益,即公平准则。作为承受人体实验的人,受试者处于极其特殊的地位。受试者若只想享有实验利益,实验者只想让受试者作为手段、承受实验负担;让某一受试者(个体或者群体)过分承受负担,而把由此换来的收益让另外的人(个人或群体)享有,这些做法显然是不合理的。

选择弱势群体中的受试者,公平准则需要有强调或补充的要求。弱势群体通常指缺少自主行为能力或者自由选择受限制的人群,主要包括儿童、智力或行为能力存在严重障碍的人。欧美国家甚至将实验研究者的下级、下属,疗养院的患者,失业者,贫困者,流浪者,难民,急救室患者,不治之症患者,HIV感染人群或可能会感染HIV的人群,妇女及犯人都列入其中。在选择弱势群体作为受试者时必须满足如下条件:

(1)弱势群体受试者越少,研究开展越困难。

(2)研究的目的是为了获得新知识,以提高诊断、预防或治疗某些疾病或解决某些弱势群体特有的健康问题。

(3)受试者及其群体的其他成员都有权合理地享有任何由研究所带来的用于诊断、预防或诊疗的产品。

(4)研究者受试者带来的风险是最小的;风险稍微高于最小风险则需要伦理审查委员会允许。

(5)当受试者无能力或明显无法给出知情同意时,其法定监护人或其他适当的权威代表人物可代理表达受试者的同意决定。

选择更为特殊的受试者,还必须遵循更为特殊的伦理规则。例如,孕妇或哺乳期妇女绝对不能作为非临床研究的受试者,除非这项研究的目的是关于妊娠或哺乳的知识,而又无法用未孕或非哺乳期女性作为合适的受试者,并且该项研究对胚胎或婴儿的影响极小。

3. 建立伦理委员会对受试者权益合理保护　在当今医学科技迅猛发展和大量投入医疗实践以及医患关系中医德冲突和难题不断的背景下,建立医院伦理委员会是有必要的,主要体现在:

(1)必须规范生物医学技术的研究、应用和发展,确保其科学性、正确性和伦理性。

(2)必须在医学(医疗)科技研究、试验、应用中维护其科学性、正确性、伦理性,特别是患者、受试者的尊严。

(3)必须在医学研究和医疗科技应用中保护患者或受试者的健康和其他正当权益。

(4)必须建立医学、药学基础研究和临床研究的专门伦理评价。

(5)必须对合理分配和使用卫生资源进行伦理审视和评价。

(6)由伦理委员会负责组织、落实对医学研究人员、临床医务人员进行医学伦理学道德教育。

4. 对实验者的主要伦理规约　实验者既是人体实验的策划者、实施者,也是人体实验参与各方中居主导地位的关键人物。实验者享有人体实验的特权,这决定了他必须具备特殊的资格并负有、履行特殊的伦理义务和医学伦理学基本原则,尊重(如自主、自愿、知情同意)、有利、不伤害、公正等基本原则。人体实验的研究关系一旦确立,在实验前,研究者必须向受试者明确自己的身份,即告知自己是纯粹的实验研究者,还是兼有临床医师的双重身份。若实验者具有双重身份,则在实施过程中必须尽到双重责任,除研究中的义务外,还必须承担起相应的医疗保健义务,若研究者因故撤出研究而要求提供应有的医疗保健时,研究者不可拒绝提供服务和帮助。若是纯粹的研究者,则必须建议受试者到研究之外去寻找必要的医疗保健。这些方面都必须向伦理审查委员会报告,并接受审查和监控。

5. 获得资助的人体实验　人体实验获得的资助一般有四类:国家研究基金资助、国内商业资助、国外商业资助、国际组织研究基金资助。资助为人体实验提供了物质保证和必要支持,但同时也带来了一些伦理问题,例如非科学意志的干预、商业目的的定位、研究资源的保护、文化观念的碰撞等,其中核心问题是资助者权利与义务的合理确认。

对此类问题的伦理研究目前处于刚刚起步阶段。前文提到的《涉及人体受试者的生物医学研究的国际伦理学准则》里针对"获外来赞助的研究"提出了两条准则:

(1)外来赞助商应按照其所在国的标准提交研究方案供伦理和科学审查,所运用的伦理标准应该和赞助商所在国的研究标准一样严格。

(2)在赞助商所在国认可研究的科学性和伦

理合理性后,东道国的伦理审查部门应该审查该研究是否符合本国的伦理要求。

此外,还明确规定了外来赞助商的义务:

(1)帮助东道国发展独立进行类似研究(包括伦理审查)的能力。

(2)为受试者所在人群提供必要的医疗保健服务。

(3)保证每一位因参加研究而被伤害的受试者可获得免费的医疗服务,并给在研究中因伤害致残、致死的受害者以合理的赔偿。

(4)保证受试者及其所在社区不会因进行该研究而使病情恶化,合理风险除外。

(5)保证将研究中所发现的涉及东道国或社区健康的信息及时报告给他们。

6. 人体实验的伦理审查 人体实验伦理审查(ethical review for body experiment)是指伦理审查委员会依据相关规定,对人体实验的设计、实施及其结果所进行的伦理审核、评判、批准、指导、监控等活动。

最新版的《赫尔辛基宣言》做出了明确的规定:

第21条:涉及人类受试者的医学研究必须符合普遍认可的科学原则,这应基于对科学文献、其他相关信息、足够的实验和适宜的动物研究信息的充分了解。实验动物的福利应给予尊重。

第22条:每个涉及人类受试者的研究项目的设计和操作都必须在研究方案中有明确的描述。研究方案应包括与方案相关的伦理考量的表述,应表明本《宣言》中的原则是如何得到体现的。研究方案应包括有关资金来源、申办方、隶属机构、潜在利益冲突、对受试者的诱导,以及对因参与研究而造成的伤害所提供的治疗和/或补偿条款等。临床试验中,研究方案还必须描述试验后如何给予适当的安排。

第23条:研究开始前,研究方案必须提交给相关研究伦理委员会进行考量、评估、指导和批准。该委员会必须透明运作,必须独立于研究者、申办方及其他任何不当影响之外,并且必须有正式资质。该委员会必须考虑到本国或研究项目开展各国的法律、法规,以及适用的国际规范和标准,但是本《宣言》为受试者所制定的保护条款决不允许被削减或删除。该委员会必须有权监督研究的开展,研究者必须向其提供监督的信息,特别是关于严重不良事件的信息。未经该委员会的审查和批准,不可对研究方案进行修改。研究结束后,研究者必须向委员会提交结题报告,包括对研究发现和结论的总结。

7. 科学原则 要保证人体实验的结果真实、客观、有效,就必须坚持医学科学研究的科学原则。一般来说,科学原则包括对照、随机、重复和盲法原则。对照、随机、重复和盲法原则的具体操作方法请参阅本书其他章节。

(三)医学人体实验的知情同意与保密

1. 受试者知情同意权 国际医学科学组织理事会和世界卫生组织合作的《涉及人的健康相关研究国际伦理准则》(2016版)规定:"对所有涉及人的生物医学研究,研究者必须取得未来受试者的知情同意,或在其无知情能力时,取得按现行法律合法授权的代表的准许。"知情同意权就是有行为能力的受试者在充分知晓与研究有关的信息并充分理解这些情况后,在没有任何外力胁迫或诱惑下,自由自愿地做出参与或不参与研究的权力。

知情同意权是人体实验受试者自主权的集中体现和主要内容。因为人体实验各个环节都直接关系着受试者身心健康乃至生命,所有受试者有权获悉与人体实验相关的一切必要信息,并根据自己的利益和判断自主做出选择。知情同意权是建立现代契约合作型的实验者与受试者关系的基石。尊重受试者知情同意权,为解决双方复杂的权利义务关系提供前提和保证,有利于双方进行真诚地合作与交流,有利于人体实验纠纷的防范与处理,有利于人体实验价值的选择与优化。

2. 人体实验知情同意准则 受试者行使知情同意自主权的前提是实验方满足受试方知情同意的三要素:受试者具备行使自主权的能力、信息充分告知与理解、受试者的自由意志与自愿。

(1)知情同意准则的一般内容:实验研究者向合格的受试者告知充分的、能够被正确理解的必要信息,使对方知情,在此基础上,由受试者在不受强迫或不正当影响、引诱、恐吓的情况下,做出理性的选择。如果受试者本人不能行使知情同意权,可征得其委托代理人给予代理知情同意。

知情同意不仅是程序和结果,而是互动和过程。

（2）保证受试者得到基本信息:研究者理应提供的 10 条基本信息,①研究目的和研究方法;②参加研究的时间;③合理的预期研究可以带来哪些收益;④参加研究可能带来的风险和不适;⑤可能给予的有益的替换治疗方法;⑥受试者资料的保密程度;⑦为受试者提供医疗服务责任的大小;⑧因研究带来的伤害提供免费治疗;⑨因研究而导致的残疾或死亡研究者是否为受试者本人家庭或其家属提供赔偿;⑩受试者有权自由拒绝参加研究,可以在不被惩罚、不失去应得利益的情况下随时退出研究。

（3）履行知情同意的底限责任:《涉及人体受试者的生物医学研究的国际伦理学准则》做出了六条规定,①为受试者真正做到知情同意而与受试者保持联系;②给受试者足够的机会,鼓励他们提出问题;③避免欺骗、不正当影响及恐吓受试者等现象出现;④只有在受试者充分了解研究的具体内容、参与研究的后果以及有充分的时间来考虑是否参加研究之后,方可征求受试者是否参加研究的意见;⑤作为一般规则,受试者须在知情同意书上签字,作为同意参加研究的证据;⑥如果研究条件以及步骤有了实质性改变,每位受试者的知情同意书也需要重新修改。

3. 有关知情同意特殊问题的处理

（1）代理知情同意:正确对待代理人知情同意权是实现知情同意原则的重要内容。维护代理人行使知情同意权的合理性取决于下列三个条件之一:①受试者与代理人意见一致,代理人被受试者委托代行知情同意权;②特殊受试者,包括未满 14 周岁的少年;③在欧美国家通过被称为"脆弱人群"者,因本人不宜、不能行使知情同意权,而由其家属、监护人、患者单位领导或同事以及研究单位负责人代行。

在我国,知情同意权代理人的先后顺序依次为:配偶、子女、家庭其他成员、患者委托的其他人员。

（2）免除知情同意:面对危重患者,医方的首要职责是进行急诊急救。从促进急诊急救医学发展的角度出发,以危重患者做人体实验是必然的、必须的。但是,在此情况下会遇到知情同意的"两难困境":患者的知情同意权不容侵犯,而在治疗过程中往往无法及时获得其知情同意。

1996 年,美国食品药品监督管理局（Food and Drug Administration,FDA）提出了"免除知情同意"的新理念,并为此规定了严格的条件:①患者处于危及生命的状态,现有的治疗方案并非最佳;②无法获得知情同意;③有可能使患者直接受益;④不免除知情同意就无法进行研究;⑤研究方案定义了一个治疗视窗,如果不在该视窗内获得知情同意则研究无法进行;⑥研究过程已由伦理委员会同意;⑦对研究已向公众进行了说明;⑧与社区代表进行了协商。

（3）社区知情同意:社区知情同意是针对某些流行病学人体实验研究而实行的特殊知情同意。研究者只要经合法的社会代言人知情同意即可实施研究,可以不征得每一位受试者的知情同意。社区知情同意的正当性可以得到如下的辩护和支持:拟实施的人体实验研究的必要性和合理性;受试者每个人知情同意不可行或者不必要;社区代言人有足够的资格和可信度,必要时可征得其他代表的知情同意;社区知情同意程序合理;为社区中的个人拒绝人体实验的权利留有必要空间,使其得到必要的尊重。

（4）知情同意的免责功能:免责就是合理合法的不负任何责任。人体实验研究者的根本责任是保护受试者以及推进医学事业发展,而知情同意只是实现的必要手段。虽然知情同意客观上也可以起到保护受试者正当权益的作用,但是是有限的、有条件的。在人体实验中,不经受试者知情同意进行的研究,若造成伤害肯定要承担责任;即使经过受试者知情同意,只要研究者存在行为过失,已给受试者造成伤害后果,且研究者过失行为与受试者伤害之间存在必然联系,也必须承担责任。

（5）使用受试者的生物材料（包括遗传物质）的知情同意:要求临床试验的受试者同意利用他们的生物标本用于研究,研究方案的知情同意书应包括单独的一个章节。只有在伦理审查委员会判定研究造成的风险极小,患者的权利或利益不会受到侵犯,他们的隐私和机密或匿名得到保证,在临床诊疗中获得的病历和生物标本可以在没有患者 / 受试者同意的情况下用于研究。患者有权知道他们的病历或生物标本可能用于研究。个人拒绝或不同意参加,不是研究无法实施的证据,不足以获得免除知情同意的授权。个体以前已明确地拒绝利用的病历和生物标本,只有在公共卫生紧急需要时才可利用。

4. 临床试验中的知情与同意

(1)临床试验研究的知情同意三要素:临床试验研究的知情同意是指在公开参与预期安排的临床试验研究方案的研究者同受试者之间,在双方会晤后,就此计划的风险和利益,有决策能力的受试者自愿并同意接受其干预或处理的过程。临床医疗和研究的知情同意三要素为:①向受试者提供充分信息,包括研究的目的、内容、程序、利益与风险,有无其他可供选择的诊疗方法,相关的保密规定等;②确保受试者正确理解信息;③自愿抉择及同意。

(2)对弱势人群的保护:临床试验研究中的弱势人群就是那些由于没有足够的权利、智能、教育、自愿、力量或其他资源,相对或绝对无能力保护自身利益的当事人。如果某研究能够不在弱势群体中进行,原则上就不应以弱势人群为受试者。以弱势人群为受试者,就必须进行合理性论证。若其被选为受试者,就必须采取严格保护他们权利和福利的措施,必须征得其本人(或其法定监护人、依法授权的代表)知情同意,伦理委员会必须对此进行严格的特殊审查。

5. 人体实验与保密 《希波克拉底誓言》说:"我在职业中或私下看到或听到的一切都不应该泄露,我会保守秘密而不告诉任何人。"

(1)关于保密的国际伦理准则:《赫尔辛基宣言》中规定:"必须采取一切措施保护受试者的隐私并对个人信息进行保密。"《涉及人的健康相关研究国际伦理准则》(2016版)规定:"研究者必须建立对受试者研究数据保密的可靠保护措施。"

(2)人体实验中关于保密的原则要求:尊重受试者的隐私是尊重人的一个重要方面,也是研究者的基本职业道德和义务。研究者必须承诺保密个人或群体中研究涉及的信息,并建立可靠保护措施。

(3)遗传研究中的保密问题:计划用可辨认出个体身份的生物标本进行已知临床或预后价值的遗传试验的研究者必须获得个体的知情同意,或者法定代理人的许可。相反,在进行此类试验之前未获得个体的同意或许可时,研究者必须使生物标本完全匿名并脱离有关联系。当生物标本不是完全匿名以及当预料到可能有正当的临床或研究的理由要将遗传试验的结果和受试者相联系,研究者在征求知情同意时应向可能的受试对象保证,他们的身份信息将通过标本的安全编码、限制访问数据库而得到保护,并且向他们解释这些过程。

(四)尸体解剖中的伦理

尸体解剖是医学研究中不可或缺的部分,通过尸体解剖,能比较有效地辨清疾病产生的病因及确定疾病发生的位置,对于医生正确诊断和治疗疾病以及医学的发展,有着十分重要的作用。随着社会发展和医学科学研究的拓展和深入,尸体解剖的需求也越来越大,要想达到顺利进行尸体解剖的目的,必须协调好研究者与死亡患者和家属的关系,必须遵循以下准则:

1. 征得死者生前同意和死后家属同意 自然人生前自愿表示在死亡后,由其执行人将遗体的全部或者部分,捐献给医学科学事业或者用于医疗救治,或生前未表示是否捐献意愿的自然人死亡后,由其家属将遗体的全部或部分捐献给医学科学事业或者用于医疗救治,经办理合法手续之后,对遗体进行解剖,是符合道德要求的。

在特殊情况下,为了查清死者的病因,或者为了判断诊断和治疗的谬误,以便吸取教训,推动医学科学的发展,虽未征得死者生前同意或家属的首肯,但经有关特定部门的批准,也可以进行尸体解剖。此时有关部门对死者家属应该妥善、耐心地做好解释说明工作。

2. 必须出于医学或法律目的 尸体解剖是为促进医学的发展,或为查明患者死亡的原因,或为法律上进行死亡鉴定,或为器官移植和其他科学研究的需要,这些都是出于医学或法律目的,符合伦理道德要求。其他非医学或非法律目的的尸体解剖都属于不道德,甚至涉嫌违法的行为。

3. 必须保持严肃认真的态度 凡是因工作或者研究需要接触尸体的研究人员、鉴定人员或医学生等都应该尊重尸体,一方面要反对"身体发肤,不容毁伤"的陈旧道德观念;另一方面要尊重死者生前或死后家属的正当意愿,尊重尸体,在尸体解剖过程中应当保持认真严肃的态度。其次,必须严格按规定和要求对尸体进行解剖,以体现一个研究者和医务工作者认真严肃的道德风尚。

(五)药物临床试验中的伦理与道德

药物临床试验是指在人体(患者或健康志愿者)上进行药物的系统性研究,以证实或揭示试验药物的作用、不良反应及药物在人体中的吸收、分布、代谢和排泄规律,目的是确定试验药物的疗效与安全性。药物临床试验是最常见的一种人体实验,是新药研制开发过程中必不可少的过程。目前世界各国遵照《赫尔辛基宣言》的基本精神,通过药品临床试验管理规范(good clinical practice,GCP)的形式具体管理药物临床试验。

1. 药物临床试验的伦理审查　20世纪90年代初,世界卫生组织制定了适用于各成员国的《WHO药品临床试验规范指导原则》。我国于1999年9月1日发布《药品临床试验管理规范》,于2003年9月1日重新颁布并更名为《药物临床试验质量管理规范》。2010年11月2日,国家食品药品监督管理局发布施行了《药物临床试验伦理审查工作指导原则》,旨在促进伦理委员会伦理审查能力的提高,规范伦理审查工作。

上述文件对药物临床试验中保障受试者的安全和权益问题做了严格的规定,明确要求各临床药理基地必须成立伦理委员会。依据《赫尔辛基宣言》精神审查药物临床试验有关文件,充分保障受试者的安全和个人权益。文件对伦理委员会的性质、组织结构、职责、应遵循的伦理原则以及工作任务和程序、进行伦理审查的内容、审批形式,特别是对受试者的知情同意权的内容和实现方式做了具体而明确的规定,尤其关注弱势群体的权益保障问题。

2. 审查的主要内容　我国《药物临床试验伦理审查工作指导原则》是在《药物临床试验质量管理规范》的基础上参考了国际上有关规定制定的,共9章52条。包括总则、伦理委员会的组织与管理、伦理委员会的职责要求、伦理审查的申请与受理、伦理委员会的伦理审查、伦理审查的决定与送达、伦理审查后的跟踪审查、伦理委员会审查文件的管理。

《药物临床试验伦理审查工作指导原则》明确规定了进行伦理审查的主要内容,包括:

(1)研究方案的设计与实施;

(2)试验的风险与受益;

(3)受试者的招募;

(4)知情同意书告知的信息;

(5)知情同意的过程;

(6)受试者的医疗和保护;

(7)隐私和保密;

(8)涉及弱势群体的研究。

此外,《药物临床试验伦理审查工作指导原则》还明确规定了批准临床药理试验项目必须符合的标准,要求试验方案必须做到以下几点:

(1)对预期的试验风险采取了相应的风险控制管理措施;

(2)受试者的风险相对于预期收益来说是合理的;

(3)受试者的选择是公平和公正的;

(4)知情同意书告知信息充分,获取知情同意过程符合规定;

(5)如有需要,试验方案应有充分的数据与安全检查计划,以保证受试者的安全;

(6)保护受试者的隐私和保证数据的保密性;

(7)涉及弱势群体的研究,具有相应的特殊保护措施。

二、以动物为研究对象的研究中的伦理

在生物医学研究中,为了探求人体疾病的发生发展规律,研究人员一般都是先用动物进行实验研究。因为只有在动物模型研究的基础上,才允许在人体上做进一步的研究。这种做法是合乎生物医学研究伦理准则要求的。但是,动物作为人类的朋友,也需要人类的关爱和同情。

法国科学家彭加勒认为,在开展生物医学研究时,应注意以下三点:除非必要的实验,即使对于低等动物也不能滥杀;如果非用动物做实验不可,也要尽量减轻其痛苦;无论如何,科学家要将仁慈、怜悯、对邻人的爱施于动物。1959年,英国出版了《人道实验技术的原则》一书,提出了有关动物实验的3R原则,即替代(replace)、减少(reduction)、优化(refinement)原则,该原则的制定为动物实验研究规定了三个目标:

(1)以试管实验法代替动物实验;

（2）借助统计学方法减少实验动物的使用量；

（3）优化实验室设备,减少动物痛苦。

所谓替代,就是在不使用活的脊椎动物进行试验和其他科学研究的条件下,采用替代的方法,达到某个确定的研究目的。常用的替代方法分为相对替代和绝对替代。相对替代是使用比较低等的动物或者动物细胞、组织、器官替代动物;绝对替代就是不使用动物,而是使用数理化方法模拟动物进行研究和实验,其中最常见的就是计算机模型。

所谓减少,就是尽量减少动物的使用量,具体的方法包括:一体多用,用低等动物,以减少高等动物的使用量;尽量使用高质量的动物,用质量换取数量;使用正确的实验设计和统计学方法,减少动物的使用量。

所谓优化,就是通过改善动物的生存环境、精心地选择设计路线和实验手段,优化实验操作技术,尽量减少实验过程对动物机体和情感造成伤害,减轻动物遭受的痛苦和应激反应。

第三节　生物医学研究伦理学审查

一、伦理审查委员会

1. **伦理审查委员会的概念**　伦理审查委员会（Institutional Review Board, IRB）是保护人体受试者的健康、权益和权利,保证涉及人的生物医学研究合乎伦理的一个重要机构,建立伦理审查委员会,并由该委员会对研究项目进行审查。

2000年,世界卫生组织在《生物医学伦理委员会评审工作指南》指出:"国家、单位和社区应该努力建立伦理委员会和伦理审查系统,以保证能为未来的研究参与者提供尽可能广泛地保护,并为生物医学研究科学和伦理方面取得尽可能高的质量做出贡献,如果适当的话,政府应该促进在国家、单位和地方建立独立的、多学科的、多部门的、多元的伦理委员会。伦理委员会需要行政和财政的支持。"

2000年,为规范医学科技行为,保护受试者和研究者的合法权益,强化法制观念,我国卫生部成立了"医学伦理专家委员会"。委员会的职责是负责行业科技发展中有关伦理问题的咨询和审查,并于2007年对该委员会的人员进行了调整,并制定了《涉及人的生物医学研究伦理审查办法（试行）》。2015年12月,为了满足新形势下卫生计生工作和医学科学技术发展对医学伦理管理的要求,组建了国家卫生计生委医学伦理专家委员会,并于2016年发布并施行《涉及人的生物医学研究伦理审查办法》。

2. **伦理审查委员会的构成**　伦理审查委员会的组成应该是多学科、多部门的,要涵盖有关的知识专长,其成员在研究领域或研究方法方面应该具有广泛的专业背景。最新的《涉及人的生物医学研究伦理审查办法》规定了国家卫生行政部门成立国家医学伦理专家委员会,负责对涉及人的生物医学研究中的重大伦理问题进行研究,提供政策咨询意见,指导省级医学伦理专家委员会的伦理审查相关工作。省级卫生行政部门成立省级医学伦理专家委员会,协助推动本行政区域涉及人的生物医学研究伦理审查工作的制度化、规范化,指导、检查、评估本行政区域从事涉及人的生物医学研究的医疗卫生机构伦理委员会的工作,开展相关培训、咨询等工作。

（1）原国家卫生计生委医学伦理专家委员会组成:包括公共卫生、法学、临床医学、药理学、医学伦理学、哲学、生命伦理学、公共卫生伦理学等多个学科、专业的专家。

（2）机构伦理委员会的组成:《涉及人的生物医学研究伦理审查办法》规定,伦理委员会的委员应当从生物医学领域和伦理学、法学、社会学等领域的专家和非本机构的社会人士中遴选产生,人数不得少于7人,并且应当有不同性别的委员,少数民族地区应当考虑少数民族委员。必要时,伦理委员会可以聘请独立顾问。独立顾问对所审查项目的特定问题提供咨询意见,不参与表决。伦理委员会委员任期5年,可以连任。伦理委员会设主任委员一人,副主任委员若干人,由伦理委员会委员协商推举产生。

伦理委员会委员应当具备相应的伦理审查能力,并定期接受生物医学研究伦理知识及相关法律法规知识培训。

二、伦理审查委员会的职责、权限和义务

国际医学科学组织理事会规定：各级伦理审查委员会必须确保《赫尔辛基宣言》的规定在所有涉及人类受试者的生物医学研究中得到贯彻实施。

1. 伦理审查委员会的职责 卫生行政部门设立的委员会，主要针对重大伦理问题进行研究讨论，提出政策咨询意见，必要时可组织对重大科研项目的伦理审查；对辖区内的机构伦理委员会的伦理审查工作进行指导和监督。

机构伦理委员会主要承担伦理审查任务，对本机构或所属机构涉及人的生物医学研究和相关技术应用项目进行伦理审查和监督；也可根据社会需求，受理委托审查，同时组织开展相关伦理培训。机构伦理审查委员会的审查职责包括：审查研究方案，维护和保护受试者的尊严和权益；确保研究机构不会将受试者暴露于不合理的危险中；同时对已经批准的研究进行监督和检查，及时处理受试者的投诉和不良事件。

2. 机构伦理委员会的权限 要求研究人员提供该知情同意书，或者根据研究人员的要求，批准免除知情同意书程序；要求研究人员修改研究方案；要求研究人员中止或结束研究活动；对研究方案做出批准、不批准或修改后再审查的决定。

3. 伦理委员会的义务 伦理委员会接受本行政区域和国家卫生行政部门的监督和管理；伦理委员会应当为接受伦理审查的研究项目保密；伦理委员会按照伦理原则自主做出决定，不受任何干扰；审查结果应当及时传达或发布。

三、伦理学审查相关规定及规范流程

1. 伦理审查委员会的审查要素

（1）国家法律、法规和规章的规定：伦理委员会对违反国家法律、法规和规定的科研项目审查申请不予受理。

（2）公认的生命伦理原则：公认的生命伦理原则包括尊重原则（其中包括尊重自主权、知情同意权、保密和保护隐私等）、不伤害原则（包括首先考虑受试者的伤害、进行风险/受益以及伤害/受益的评估，以最大限度减低伤害等），有利原则（包括确有助益、效用原则等）、公正原则（包括基本权利平等、非基本权利平等以及补偿原则等）。

（3）涉及人的生物医学研究的伦理审查的具体规范：包括人的自主与知情同意、受试者至上、经济减免、隐私与保密、免费治疗与赔偿、脆弱人群的特殊保护等。

（4）涉及人的生物医学研究的伦理审查的内容：具体包括研究者的资格、经验、技术能力等是否符合试验要求；研究方案是否科学，并符合伦理原则的要求。中医药项目研究方案的审查，还应当考虑其传统实践经验；受试者可能遭受的风险程度与研究预期的受益相比是否在合理范围之内；知情同意书提供的有关信息是否完整易懂，获得知情同意的过程是否合规恰当；是否有对受试者个人信息及相关资料的保密措施；受试者的纳入和排除标准是否恰当、公平；是否向受试者明确告知其应当享有的权益，包括在研究过程中可以随时无理由退出且不受歧视的权利等；受试者参加研究的合理支出是否得到了合理补偿；受试者参加研究受到损害时，给予的治疗和赔偿是否合理、合法；是否有具备资格或者经培训后的研究者负责获取知情同意，并随时接受有关安全问题的咨询；对受试者在研究中可能承受的风险是否有预防和应对措施；研究是否涉及利益冲突；研究是否存在社会舆论风险；需要审查的其他重点内容。

2. 伦理审查的程序

（1）申请：涉及人的生物医学研究项目向伦理委员会提出申请，需提交伦理审查申请表、研究或者相关技术应用方案和受试者知情同意书。

（2）审核：伦理审查委员会根据审查标准，通过上述提交的材料，对研究项目的科学方面和伦理方面进行具体审查。通过审查可以做出批准、不批准或者做必要修改后再审查的决定。伦理委员会做出的决定应当得到伦理委员会三分之二委员的同意。

（3）回避：伦理委员会中的委员若与申请项目有利益冲突时，应当主动回避。无法回避的，应当向申请人公开这种利益。

3. 对涉及人的生物医学研究伦理审查的监督管理

（1）监督管理的内容：县级以上地方卫生健

康委员会等行政部门应当加强对本行政区域涉及人的生物医学研究伦理审查工作的日常监督管理。具体内容包括:

医疗卫生机构是否按照要求设立伦理委员会,并进行备案;伦理委员会是否建立伦理审查制度;伦理审查内容和程序是否符合要求;审查的研究项目是否如实在我国医学研究登记备案信息系统进行登记;伦理审查结果执行情况;伦理审查文档管理情况;伦理委员会委员的伦理培训、学习情况;对国家和省级医学伦理专家委员会提出的改进意见或者建议是否落实;其他需要监督检查的相关内容。

(2)监督管理的管辖:卫生行政机构对本行政区域内的伦理审查委员会的审查工作负有监督管理的责任。

(3)研究人员的责任:在涉及人的生物医学研究中,进行结题验收时,应当要求项目负责人出具经过相应的伦理委员会审查的证明。在学术期刊发表学术成果时,研究人员出具该项目经过审查同意的证明。研究人员违反伦理原则的行为,研究项目负责人所属单位以及卫生行政部门有权给予相应的处罚,并进行公开批评,取消获得奖励的资格;视情节轻重中止研究项目的实施,对触犯国家法律的,应移交司法机关处理。

附录一 生物学研究的国际与国家伦理规范文件

1.《纽伦堡法典》(1947年) 在纽伦堡审判中,法官将进行研究的基本伦理原则编成法典,是第一个描述医学研究职业伦理原则的国际性标准,开始了保护人类研究受试者的新纪元。在《纽伦堡法典》的10个要点中包括"受试者自愿同意是绝对必要的"的阐述;要求动物实验应在人类试验前进行;应避免所有不必要的身体和精神的痛苦及损伤;受试者的危险不得超过"实验所解决问题的人道主义的重要性",应通过"合适的准备"使危险最小化;受试者能够自由地从实验中退出等内容。从1950年起该法典成为很多专业和政府法律的模型,事实上也是第一部规范涉及人类受试者的医学研究的国际性标准的基础。

2.《赫尔辛基宣言》(1964年) 该宣言在研究伦理的历史上占有很重要的地位,是第一个医学界规范自己的有意义的尝试,是国际性协议的里程碑。其具体内容详见附录二。

3. CIOMS指南(1982年) 国际医学科学组织理事会(CIOMS)发表了《涉及人类研究受试者的医学研究国际性伦理指南》(CIOMS指南)。CIOMS代表国际生物医学界的科学利益,积极传播伦理准则。CIOMS在1993年的传播题目为涉及人类受试者的生物医学研究的国际伦理准则。这15个准则提出了包括知情同意、外部检查标准、受试者招募和其他问题。该指南分别在2002年和2016年进行了修订,《涉及人的健康相关研究国际伦理准则》(2016版)考虑了近年来生物医学研究领域的变化,将指南范围从先前版本的"生物医学研究(biomedical research)"扩展为"健康相关研究(health-related research)",涵盖了观察性研究、临床试验、生物样本库以及流行病学研究。

4.《贝尔盟报告》(1979年) 美国生物和行为研究保护受试者委员会制定了题目为《保护人类研究对象的伦理学原则和指南》的报告。该报告是在对人的尊重、受益和公平基础上的保护受试者的伦理学准则和联邦法律的基础文件。

5.《涉及人的生物医学研究伦理审查办法》(2016年) 2016年10月12日,国家卫生和计划生育委员会颁布了《涉及人的生物医学研究伦理审查办法》(以下简称《办法》)。办法旨在保护人的生命和健康,维护人的尊严,尊重和保护受试者的合法权益,规范涉及人的生物医学研究伦理审查工作。办法分七章,共五十条,主要规定涉及人的生物医学研究伦理审查原则,伦理委员会的设置,伦理审查的程序、方法,以及审查的监督与管理等。与2007年原卫生部发布的试行审查办法相比,新版《办法》在伦理审查范围、程序、内容、监督管理等方面都有重要调整,明确医疗卫生机构未设立伦理委员会的,不得开展涉及人的生物医学研究工作。新版《办法》对研究的定义更加准确,将对人的心理和行为研究,收集有关人的数据、生物样本,以及公共卫生领域的诸如流行病学研究,都包含在涉及人的生物医学研究定义中。办法还规定伦理委员会应当配备专(兼)职工作人员、设备、场所等。伦理委员会的委员应当从生物医学领域和伦理学、法学、社会学等领域的专家和非本机构的社会人士中遴选产生，人数不得少于7人，作出的决定应当得到半数以上委员的同意，这比2007版试行审查办法规定的2/3有所降低。新版《办法》对知情同意过程和内容的要求更明确，且规定受试者参加研究受到损害时，应当得到及时、免费治疗，并依据法律法规及双方约定得到赔偿。新版《办法》还提出，医疗卫生机构应当在伦理委员会设立之日起3个月内向本机构的执业登记机关备案，并在医学研究登记备案信息系统登记。违反《办法》规定的机构和个人，给他人人身、财产造成损害的，应当依法承担民事责任；构成犯罪的，依法追究刑事责任。

6.《药物临床试验质量管理规范》（2003年）为保证药物临床试验过程规范，结果科学可靠，保护受试者的权益并保障其安全，国家食品药品监督管理局于2003年6月4日颁布实施了《药物临床试验质量管理规范》。该规范明确指出，所有以人为对象的研究必须符合世界医学大会《赫尔辛基宣言》，即公正、尊重人格、力求使受试者最大限度受益和尽可能避免伤害。

附录二　世界医学会《赫尔辛基宣言》（2013中文版）
——涉及人类受试者的医学研究伦理原则

在第18届世界医学会联合大会通过，芬兰赫尔辛基，1964年6月

并在以下几届修订：

第29届世界医学会联合大会，日本东京，1975年10月

第35届世界医学会联合大会，意大利威尼斯，1983年10月

第41届世界医学会联合大会，中国香港，1989年9月

第48届世界医学会联合大会，南非西萨摩赛特，1996年10月

第52届世界医学会联合大会，苏格兰爱丁堡，2000年10月

第53届世界医学会联合大会，美国华盛顿，2002年10月

第55届世界医学会联合大会，日本东京，2004年10月

第59届世界医学会联合大会，韩国首尔，2008年10月

第64届世界医学会联合大会，巴西福塔雷萨，2013年10月

前言

1. 世界医学会（WMA）制定《赫尔辛基宣言》（以下简称《宣言》），是作为关于涉及人类受试者的医学研究，包括对可确定的人体材料和数据的研究，有关伦理原则的一项声明。《宣言》应整体阅读，其每一段落应在顾及所有其他相关段落的情况下方可运用。

2. 与世界医学会的授权一致，《宣言》主要针对医生。但世界医学会鼓励其他参与涉及人类受试者的医学研究的人员采纳这些原则。

一般原则

3. 世界医学会的《日内瓦宣言》用下列词语约束医生："我患者的健康是我最首先要考虑的。"《国际医学伦理标准》宣告：医生在提供医护时应从患者的最佳利益出发。"

4. 促进和保护患者的健康，包括那些参与医学研究的患者，是医生的责任。医生的知识和良心应奉献于实现这一责任的过程。

5. 医学的进步是以研究为基础的，这些研究必然包含了涉及人类受试者的研究。

6. 涉及人类受试者的医学研究，其基本目的是了解疾病的起因、发展和影响，并改进预防、诊断和治疗干预措施（方法、操作和治疗）。即使对当前最佳干预措施也必须通过研究，不断对其安全性、效果、效率、可及性和质量进行评估。

7. 医学研究应符合的伦理标准是，促进并确保对所有人类受试者的尊重，并保护他们的健康和权利。

8. 若医学研究的根本目的是为产生新的知识，则此目的不能凌驾于受试者个体的权利和利益之上。

9. 参与医学研究的医生有责任保护受试者的生命、健康、尊严、公正、自主决定权、隐私和个人信息。保护受试者的责任必须由医生或其他卫生保健专业人员承担，决不能由受试者本人承担，即使他们给予同意的承诺。

10. 医生在开展涉及人类受试者的研究时，必须考虑本国伦理、法律、法规所制定的规范和标

准,以及适用的国际规范和标准。本《宣言》所阐述的任何一项受试者保护条款,都不能在国内或国际伦理、法律、法规所制定的规范和标准中被削减或删除。

11. 医学研究应在尽量减少环境损害的情况下进行。

12. 涉及人类受试者的医学研究必须由受过适当伦理和科学培训,且具备资质的人员来开展。对患者或健康志愿者的研究要求由一名能胜任的并具备资质的医生或卫生保健专业人员负责监督管理。

13. 应为那些在医学研究中没有被充分代表的群体提供适当的机会,使他们能够参与到研究之中。

14. 当医生将医学研究与临床医疗相结合时,只可让其患者作为研究受试者参加那些于潜在预防、诊断或治疗价值而言是公正的,并有充分理由相信参与研究不会对患者健康带来负面影响的研究。

15. 必须确保因参与研究而受伤害的受试者得到适当的补偿和治疗。

风险、负担和获益

16. 在医学实践和医学研究中,绝大多数干预措施具有风险,并有可能造成负担。只有在研究目的的重要性高于受试者的风险和负担的情况下,涉及人类受试者的医学研究才可以开展。

17. 所有涉及人类受试者的医学研究项目在开展前,必须认真评估该研究对个人和群体造成的可预见的风险和负担,并比较该研究为他们或其他受影响的个人或群体带来的可预见的益处。必须考量如何将风险最小化。研究者必须对风险进行持续监控、评估和记录。

18. 只有在确认对研究相关风险已做过充分的评估并能进行令人满意的管理时,医生才可以参与到涉及人类受试者的医学研究之中。当发现研究的风险大于潜在的获益,或已有决定性的证据证明研究已获得明确的结果时,医生必须评估是继续、修改还是立即结束研究。

弱势的群体和个人

19. 有些群体和个人特别脆弱,更容易受到胁迫或者额外的伤害。所有弱势的群体和个人都需要得到特别的保护。

20. 仅当研究是出于弱势人群的健康需求或卫生工作需要,同时又无法在非弱势人群中开展时,涉及这些弱势人群的医学研究才是正当的。此外,应该保证这些人群从研究结果,包括知识、实践和干预中获益。

科学要求和研究方案

21. 涉及人类受试者的医学研究必须符合普遍认可的科学原则,这应基于对科学文献、其他相关信息、足够的实验和适宜的动物研究信息的充分了解。实验动物的福利应给予尊重。

22. 每个涉及人类受试者的研究项目的设计和操作都必须在研究方案中有明确的描述。研究方案应包括与方案相关的伦理考量的表述,应表明本《宣言》中的原则是如何得到体现的。研究方案应包括有关资金来源、申办方、隶属机构、潜在利益冲突、对受试者的诱导,以及对因参与研究而造成的伤害所提供的治疗和或补偿条款等。临床试验中,研究方案还必须描述试验后如何给予适当的安排。

研究伦理委员会

23. 研究开始前,研究方案必须提交给相关研究伦理委员会进行考量、评估、指导和批准。该委员会必须透明运作,必须独立于研究者、申办方及其他任何不当影响之外,并且必须有正式资质。该委员会必须考虑到本国或研究项目开展各国的法律、法规,以及适用的国际规范和标准,但是本《宣言》为受试者所制定的保护条款决不允许被削减或删除。该委员会必须有权监督研究的开展,研究者必须向其提供监督的信息,特别是关于严重不良事件的信息。未经该委员会的审查和批准,不可对研究方案进行修改。研究结束后,研究者必须向委员会提交结题报告,包括对研究发现和结论的总结。

隐私和保密

24. 必须采取一切措施保护受试者的隐私并对个人信息进行保密。

知情同意

25. 个人以受试者身份参与医学研究必须是自愿的。尽管与家人或社区负责人进行商议可能是恰当的,但是除非有知情同意能力的个人自由地表达同意,不然他/她不能被招募进入研究项目。

26. 涉及人类受试者的医学研究,每位潜在受试者必须得到足够的信息,包括研究目的、方法、资金来源、任何可能的利益冲突、研究者组织隶属、预期获益和潜在风险、研究可能造成的不适等任何与研究相关的信息。受试者必须被告知其拥有拒绝参加研究的权利,以及在任何时候收回同意退出研究而不被报复的权利。特别应注意为受试者个人提供他们所需要的具体信息,以及提供信息的方法。在确保受试者理解相关信息后,医生或其他合适的、有资质的人应该设法获得受试者自由表达的知情同意,最好以书面形式。如果同意不能以书面形式表达,那么非书面的同意必须进行正式记录并有证明人在场。必须向所有医学研究的受试者提供获得研究预计结果相关信息的选择权。

27. 如果潜在受试者与医生有依赖关系,或有被迫表示同意的可能,在设法获得其参与研究项目的知情同意时,医生必须特别谨慎。在这种情况下,知情同意必须由一位合适的、有资质的、且完全独立于这种关系之外的人来获取。

28. 如果潜在受试者不具备知情同意的能力,医生必须从其法定代理人处设法征得知情同意。这些不具备知情同意能力的受试者决不能被纳入到对他们没有获益可能的研究之中,除非研究的目的是为了促进该受试者所代表人群的健康,同时研究又不能由具备知情同意能力的人员代替参与,并且研究只可能使受试者承受最小风险和最小负担。

29. 当一个被认为不具备知情同意能力的潜在受试者能够表达是否参与研究的决定时,医生在设法征得其法定代理人的同意之外,还必须征询受试者本人的这种表达。受试者的异议应得到尊重。

30. 当研究涉及身体或精神上不具备知情同意能力的受试者时(比如无意识的患者),只有在阻碍知情同意的身体或精神状况正是研究目标人群的一个必要特点的情况下,研究方可开展。在这种情况下,医生必须设法征得法定代理人的知情同意。如果缺少此类代理人,并且研究不能被延误,那么该研究在没有获得知情同意的情况下仍可开展,前提是参与研究的受试者无法给予知情同意的具体原因已在研究方案中被描述,并且该研究已获得伦理委员会批准。即便如此,仍应尽早从受试者或其法定代理人那里获得继续参与

研究的同意意见。

31. 医生必须完全地告知患者在医疗护理中与研究项目有关的部分。患者拒绝参与研究或中途退出研究的决定,绝不能妨碍患者与医生之间的关系。

32. 对于使用可辨识的人体材料或数据的医学研究,通常情况下医生必须设法征得对收集、分析、存放和或再使用这些材料或数据的同意。有些情况下,同意可能难以或无法获得,或者为得到同意可能会对研究的有效性造成威胁。在这些情况下,研究只有在得到一个伦理委员会的审查和批准后方可进行。

安慰剂使用

33. 一种新干预措施的获益、风险、负担和有效性,必须与已被证明的最佳干预措施进行对照试验,除非在下列情况下:在缺乏已被证明有效的干预措施的情况下,在研究中使用安慰剂或无干预处理是可以接受的;或者有强有力的、科学合理的方法论支持的理由相信,使用任何比现有最佳干预低效的干预措施、或使用安慰剂、或无干预处理对于确定一种干预措施的有效性和安全性是必要的并且接受任何比现有最佳干预低效的干预措施、或使用安慰剂、或无干预处理的患者,不会因未接受已被证明的最佳干预措施而遭受额外的、严重或不可逆伤害的风险。要特别注意,对这种选择必须极其谨慎以避免滥用。

试验后规定

34. 在临床试验开展前,申办方、研究者和主办国政府应制定试验后规定,以照顾所有参加试验,并仍需要获得在试验中确定有益的干预措施的受试者。此信息必须在知情同意过程中向受试者公开。

研究的注册、出版和结果发布

35. 每项涉及人类受试者的研究在招募第一个受试者之前,必须在可公开访问的数据库进行登记。

36. 研究者、作者、申办方、编辑和出版者对于研究成果的出版和发布都有伦理义务。有责任公开他们涉及人类受试者的研究结果,并对其报告的完整性和准确研究者性负责。他们的报告应遵守被广泛认可的伦理指南。负面的、不确定的结果必须和积极的结果一起发表,或通过其他途

径使公众知晓。资金来源、机构隶属和利益冲突必须在出版物上公布。不遵守本《宣言》原则的研究报告不应被接受发表。

临床实践中未经证明的干预措施

37. 对个体的患者进行治疗时,如果被证明有效的干预措施不存在或其他已知干预措施无效,医生在征得专家意见并得到患者或其法定代理人的知情同意后,可以使用尚未被证明有效干预措施,前提是根据医生的判断这种干预措施有希望挽救生命、重建健康或减少痛苦。随后,应将这种干预措施作为研究对象,并对评估其安全性和有效性进行设计。在任何情况下,新信息都必须被记录,并在适当的时候公之于众。

(胡志斌)

参 考 文 献

1. 吴敏英. 伦理学教程. 成都: 四川大学出版社, 2002.
2. 王学川. 现代科技伦理学. 北京: 清华大学出版社, 2009.
3. 翟晓梅. 生命伦理学导论. 北京: 清华大学出版社, 2005.
4. 王明旭. 医学伦理学. 北京: 人民卫生出版社, 2018.
5. 比彻姆, 邱卓思. 生命医学伦理原则. 李伦, 译. 北京: 北京大学出版社, 2014.
6. 高桂云, 郭琦. 医学伦理学概论. 北京: 中国社会科学出版社, 2009.
7. 秦玉明. 医学伦理学. 济南: 山东人民出版社, 2010.
8. 郑文清, 周宏菊. 现代医学伦理学导论. 武汉: 武汉人民出版社, 2012.
9. 王明旭. 医学伦理学. 北京: 人民卫生出版社, 2010.
10. 詹启敏. 医学科学研究导论. 北京: 人民卫生出版社, 2010.
11. 李中琳. 医学伦理学. 郑州: 郑州大学出版社, 2012.
12. 张金钟, 王晓燕. 医学伦理学. 北京: 北京大学医学出版社, 2009.
13. 陈晓阳. 医学伦理学. 北京: 人民卫生出版社, 2010.
14. 赵迎欢. 医药伦理学. 北京: 中国医药科技出版社, 2012.
15. 王福玲. 世界医学会《赫尔辛基宣言》: 涉及人类受试者的医学研究的伦理原则. 中国医学伦理学, 2016, 29 (3): 544-546.

第四章 观察性研究

导读 流行病学的观察性研究是描述疾病的分布特征、认识疾病的病因及影响因素的重要方法,主要包括现况研究、疾病监测、病例对照研究和队列研究。在进行流行病学研究时,往往将这几种研究方法结合应用,从描述疾病的分布现象入手,逐步揭示疾病在人群中发生的本质和规律。通过观察性研究也可为卫生决策提供依据。本章将重点论述这几种观察性研究的基本原理和方法,通过教学和自学,使学生能学会应用这几种方法开展医学科学研究和实际工作。本章还介绍了医学科研中存在的选择偏倚、信息偏倚、混杂偏倚及其控制方法。阐述了交互作用与效应修饰的概念、它们之间的相互关系和分析方法。

第一节 现况研究

一、现况研究的基本原理

现况研究(cross sectional study)是按照事先设计的要求,在某一特定人群中,调查收集特定时间内某种疾病的患病情况,以及患病与某些因素之间的联系。从时间上来说,这项研究工作是在特定时间内进行的,即在某一时点或在较短时间内完成的,所以也称它为横断面调查。又由于所收集的有关因素与疾病之间的联系资料既不是通过回顾调查过去的暴露史,也不是通过前瞻性的随访调查所获得的结果,而是通过调查当时的患病情况以及某因素的存在情况,来分析疾病的患病率和疾病与因素的关联,故称它为现况研究。现况研究在病因探索中是一种基础性研究方法,可以确切的描述疾病与因素的分布状态,可为进一步的病因研究奠定基础并提供线索。

二、现况研究的用途

1. 描述某种疾病在人群中的分布特征 卫生行政部门只有在充分了解疾病的分布及特征的情况下,才能做出科学合理的卫生决策和切实可行的预防控制措施。因此,现况研究的用途之一就是描述某种疾病在人群中的分布特征,为卫生决策及预防措施的制定提供依据。

2. 为病因研究提供线索 描述并分析某些因素与疾病之间的关联,为进一步的病因研究奠定基础及提供线索。通过现况研究可详细描述疾病的分布特征,从分布的特征出发寻找病因线索。

3. 评价防治措施的效果 在采取某项防治措施一段时间后,重复进行现况调查,根据前后患病率变化的分析,可考核评价所实施的防治措施的效果。

4. 为疾病监测提供基础 除日常疾病监测外,有时由于特殊需要,对特殊卫生问题需进行重点监测,这时就需要在特定人群中进行现况调查,以更准确的了解疾病的分布和相关因素的分布情况。

三、现况研究的方法和步骤

（一）现况研究的方法

1. 普查

（1）普查的概念:将某一特定范围的人群中每一成员均作为调查对象,在某一特定时间内调查某病的患病情况及患病与某些因素的关系,这样所作的调查或检查,称为普查。普查的特点是:①在特定时间内进行调查或检查。特定时间意味着时间较短,可以是某一时点,可以是几天或几周,大规模普查可持续数月。②研究对象是某一特定范围内人群中的每一成员。

（2）普查目的:①早发现和早治疗患者。②当有疫情发生时,了解疾病的疫情及分布。③了解健康水平,如儿童发育、营养调查。④确定某些反映人体正常生理生化指标的正常值范围。

（3）开展大规模普查时应注意的问题:①明确目的是为了早发现和早治疗患者。②所普查的疾病最好是患病率比较高的。③普查所用的检验和检查方法应具备较高的灵敏度和特异度,且适宜现场操作。④要有足够的人力、物力和财力保证。

（4）普查的优缺点:优点包括①由于是调查或检查某一人群的所有成员,所以在确定调查对象上比较简单。②通过普查可完整地描述所调查疾病的分布特征,即可了解疾病分布的全貌。③通过普查可较全面获得有关疾病影响因素和流行因素的线索。缺点有①不适用于患病率很低和诊断技术复杂的疾病的调查。②由于普查对象多,调查期限短,漏查是难免的。③参加普查的工作人员一般较多,使调查和检查质量不易得到控制。

2. 抽样调查

（1）抽样调查的概念:在调查研究工作中,若不是为了早发现和早治疗患者,而是要揭示疾病的分布规律及与某些因素的关系,用普查就比较麻烦,有时很难做到。在这种情况下,我们只需要在研究对象的总体中抽取一部分有代表性的人群（称为样本）来进行调查,通过对样本的调查结果来估计总体的参数,这种调查方法称之为抽样调查。这是以小测大,以局部估计总体的调查方法。因此,样本具有代表性是决定抽样调查质量的关键。

（2）抽样调查的优缺点:优点是省时省力,调查工作易做得细致,适宜做流行病学研究。缺点是设计、实施与数据分析比较复杂;重复和遗漏不易发现;不适于变异很大的人群;不适于需要普查普治的计划;发病率很低的疾病,小样本不能供给所需的数据,而样本达到总体的75%时则不如直接普查。

（3）保证样本具有代表性的条件:抽样调查的结果能否用来推论总体,关键取决于样本是否具有代表性。样本代表性取决于两个方面:①是否做到了随机抽样,在一个人群中,某些因素或某些方面的特征并不是均匀分布的,必须采用一定抽样技术进行随机抽样,以保证样本的某些特征

与总体相同或相近。②样本的大小,这个随机的样本还必须足够大,必须满足统计学上用样本来估计总体所需的调查对象的最小数量,即达到统计学上的把握度要求。只有满足上述两个条件,样本才具有真正的代表性。

（4）抽样方法

1）单纯随机抽样（simple random sampling）:单纯随机抽样的基本原则是每个抽样个体被抽中选入样本的机会是相等的,也即把目标人群中的每一个个体都作为抽样的对象。简便、易行的科学抽样方法是利用随机数字表。简单随机抽样首先要有一份所有研究对象排列成序的编号名单,再用随机的方法选出进入样本的号码,已经入选的号码一般不能再次列入,直至达到预定的样本含量为止。

用法举例:要从500名学生中随机抽查100名,检查服用驱虫药后排出的蛔虫数。自随机数字表中取出500个4位数记在学生卡片上,按随机数大小将卡片排列成序:以头100个卡片或末100个卡片为样本,或每5个卡片抽1个卡片为样本。

单纯随机抽样的优点是简便易行。缺点是在抽样范围较大时,工作量太大难以采用。

2）系统抽样（systematic sampling）:系统抽样是按照一定顺序,机械地每隔一定数量的单位抽取一个单位进入样本。每次抽样的起点必须是通过随机确定的,这样系统抽样才是一种随机抽样的方法。例如,拟从10 000人口中选5%的人口作为样本（即抽样比为1/20）,将10 000个人按一定顺序编号排列,可先从1~20间随机选个数,假设这个数为14,第14号就是选出的起点,再加上20,得34,34加20得54,54再加20得74,74加20得94。这样,14号、34号、54号、74号和94号就是前100号中入选样本的个体,以后依此类推。

系统抽样代表性较好,但必须事先对总体的结构有所了解才能恰当地应用。

3）分层抽样（stratified sampling）:分层抽样是从分布不均匀的研究人群中抽取有代表性样本的方法。先按照某些人口学特征或某些标志（如年龄、性别、住址、职业、教育程度、民族等）将研究人群分为若干层,然后从每层抽取一个随机样

本,各层的随机样本组成一个大的样本,即研究的样本。分层抽样又分为两类:一类叫按比例分配分层随机抽样,各层内抽样比例相同;另一类叫最优分配分层随机抽样,各层抽样比例不同,内部变异小的层抽样比例小,内部变异大的层抽样比例大,此时获得的样本均数或样本率的方差最小。

分层抽样要求层内变异越小越好,层间变异越大越好,这样可以提高每层的精确度,而且便于层间进行比较。

4)整群抽样(cluster sampling):整群抽样的单位不是个体而是群体,如居民区、村、乡、县、工厂、班级、学校等。首先将整个目标人群分成若干单位,然后在这些单位中进行随机抽样。抽到的各单位就构成了研究的样本,将抽到的各单位内的所有个体均作为研究的对象进行调查,这样的抽样方法就称为整群抽样。整群抽样方法的优点是在实际工作中易为群众所接受,抽样和调查均比较方便,还可节约人力、物力和时间,适用于大规模调查。但整群抽样要求群间的变异越小越好,否则抽样误差较大,不能提供总体的可靠信息。

5)两级或多级抽样(two-stage or multistage sampling):这是大型调查时常用的一种抽样方法。从总体中先抽取范围较大的单元,称为一级抽样单元(例如县、市),再从抽中的一级单元中抽取范围较小的二级单元(如区、街),这就是两级抽样。还可依次再抽取范围更小的单元,即多级抽样。多级抽样常与上述其他抽样方法结合应用。

(5)抽样误差(sampling error):前面谈到抽样时要注意随机原则,否则样本不能代表整个研究人群。事实上,尽管严格遵守随机原则,所获得的样本统计量与总体参数也会有差别。这种由于抽样而引起的样本统计量与总体参数之间的差别,称之为抽样误差。在实际工作中这种误差是难以避免的,但只要样本是随机抽取的,抽样误差是随机的,就可以用统计学方法来估计其大小,并通过样本来估计总体。

不同的抽样方法各有其计算抽样误差的方法,具体计算方法可参考相关统计学书籍。

(6)抽样调查的样本含量:抽样调查时,样本过大不但浪费人力物力,且因工作量过大,调查不够仔细反而易引起偏倚;样本过小则没有代表

性。样本大小取决于两个因素:①预期现患率或感染率。如现患率或感染率高,则样本量相对较小,反之则样本量较大;②对调查结果精确性的要求,精确性高即容许误差小,则样本量较大,精确性低即容许误差大,则样本量较小。

一般样本大小可用下列公式计算:

$$SE=PQ/N \qquad 式 4-1$$

式中 SE= 标准误 P= 某病的预期现患率或感染率,$Q=1-P$,N 为样本大小。

当研究要求容许误差为 0.1P,95% 可信限水平 $t=2$ 时,设样本率 p 与总体率 P 之间的差 $d=P-p=t×SE$,则 $SE=d/t$。

根据上述公式,可得下列简便公式:

$$N=400×Q/P \qquad 式 4-2$$

式中 N= 样本大小,P= 预期现患率或感染率,$Q=1-P$。

若容许误差 $d=0.2P$,则:

$$N=100×Q/P$$

例 4-1 某疾病预防控制中心想了解某厂矿职工携带乙型肝炎表面抗原(HBsAg)情况,该厂矿共有职工 10 000 多人,已知该地区 HBsAg 携带率约 7%,现拟采取抽样调查方法,要求容许误差为 0.1P,计算需抽样调查多少人。

当容许误差 $d=0.1P$ 时,则:

$N=400×0.9/0.07=5 143$,需调查 5 143 人。

(二)现况研究的步骤

1. 选题和确定研究的目的 选题可根据实际工作来考虑,如在实际工作中发现有某一问题需要解决,可针对此问题立题研究。也可参考有关文献报道,结合当地具体情况,认为有必要对此进行现况调查,也可立题进行研究。不管通过何种途径选题,都必须明确立题的依据是什么,本次调查要解决什么问题,解决这个问题有什么意义。

2. 确定调查对象 确定合适的研究对象也是现况研究的关键环节。在确定研究对象时,根据研究的目的,对调查对象的人群特征及范围的大小要有明确的规定,还要考虑在这个人群开展研究的可行性问题。

3. 确定样本含量和抽样方法 根据研究目的采用相应的确定样本含量的公式。如果调查的目的是了解某病的患病率或患病与某些因素的关系,应采用调查患病率的公式;如调查的目的是

要了解某一生理生化指标或确定其正常值范围，应采用样本均数的公式（参阅有关书籍）。当样本的大小确定了以后，要根据研究对象的人群特征来确定其抽样方法。

4. 拟订调查表 调查表是流行病学调查的主要工具。一份调查表设计的好坏，直接影响调查工作的质量及结果的分析。一份好的调查表应该是充分体现研究的内容，并便于实施调查及资料的分析。

调查表没有固定的格式，内容的繁简、提问和回答的方式应服从于调查的目的，并适应整理和分析资料的要求。

调查表的内容一般包括两个部分。第一部分是一般项目，包括调查对象的姓名、性别、年龄（出生年月）、出生地、文化程度、职业、民族、工作单位、现住址等。对于一般性项目应十分重视，因为现况研究是基础性研究，很可能在现况研究之后，进行其他类型的研究，如果在调查时一般性项目记录清楚，那么在将来进行其他项目调查时就十分方便。另外，一般项目中的年龄、性别本身就可能与所研究疾病有关系。调查表的另一部分——调查研究的内容，是调查研究的实质部分。这部分的内容形式多样，安排方式也不尽相同。虽然如此，但在设计这部分内容时，应遵守下列原则：①与本次调查有关的项目一项都不能缺少，而与本次调查无关的项目一项也不应增加。②每个调查项目都要用通俗的文字准确无误地表达出来，不应使被调查者误解或出现不同的理解。③应尽量选用那些能以客观指标来回答的问题询问调查对象。④调查内容的排列顺序应符合一定的逻辑并便于后期对资料的分析。

5. 确定测量和检验方法 在人群中进行疾病的现况调查时，有时需要应用临床检查和检验技术。应尽量采用简单、易行的技术以及灵敏度和特异度均较高的检验方法进行检查和检验。

6. 建立必要的质量控制措施 在现况研究的整个过程中，要采取必要的质量控制措施，包括调查员的培训、调查过程中的检查和抽查评价等。

7. 对调查资料进行整理和分析 通过现况调查所获得的资料可以按下列步骤进行整理与分析：

1）检查与核对原始资料：对原始资料的准确性、完整性等进行检查，填补缺漏，删去重复，纠正错误等，以免影响调查质量。检查与核对原始资料应在调查的当天完成，以便发现问题及时纠正。

2）按统计技术与流行病学需要来整理原始资料，进行归纳、分组、列表等。根据研究的目的，计算相关的统计学指标，包括均数、标准差、标准误以及各种率与比等。有时需要对某些指标进行各组间比较，这时还需进行统计学的显著性检验。

3）流行病学分析：有了各种统计指标后，要应用流行病学的原理与方法，对各种统计指标进行分类、比较、综合，归纳、推理、研究疾病的规律性。要从统计出来的各种现象特征中总结出规律性的东西，通过本次研究能揭示什么问题，解决了什么问题，为今后的进一步研究工作提供了哪些有价值的资料。同时也应重视对研究工作中存在问题的分析，总结经验教训，为今后同类研究提供借鉴。一般流行病学分析是通过论文或研究报告的形式表达出来的。

第二节 病例对照研究

一、病例对照研究的基本原理

病例对照研究（case control study）是 20 世纪 50 年代之后陆续发展起来的一种流行病学研究方法。自 Doll 和 Hill 进行了著名的吸烟与肺癌关系的病例对照研究（1948—1952 年）以来，这种实用的研究方法不断得到发展和完善。病例对照研究相对于其他研究方法简便易行，特别对一些罕见疾病，用其他流行病学研究方法难以调查时，病例对照研究方法更能显出其优越性。

病例对照研究是以已确诊患有某疾病的一组患者作为病例组，以不患有该病但具有可比性的另一组个体作为对照组。通过调查回顾两组过去的可疑危险因素的暴露史，测量并比较病例组与对照组可疑危险因素（暴露因素）的暴露比例差异，经统计学检验，判断可疑危险因素与疾病是否存在联系及其联系程度。在评价各种偏倚对研究结果的影响之后，再借助流行病学的专业知识，结合其他的研究方法所得出的结果，推断出诸暴露因素中的某一个或多个是疾病的危险因素或不是疾病的危险因素。病例对照研究方法,从它获得有关危险因素的方向来看是回顾性的,有关危险因素的资料是通过回顾调查得到的,从因果关系的时间顺序来看是从果查因的研究方法。病例对照研究的原理可用表4-1加以解释和说明。

表 4-1　病例对照研究资料整理表

暴露史或特征	病例	对照	合计
有	a	b	$a+b$
无	c	d	$c+d$
合计	$a+c$	$b+d$	$a+b+c+d$

表4-1是病例对照研究最简单的形式。在实际研究工作中,可调查多个暴露因素或者一个暴露因素可分成多个暴露等级,这样可在表4-1的基础上,增加暴露因素或把一个暴露因素分成多个暴露等级。

在病例对照研究中,比较 $a/(a+c)$ 与 $b/(b+d)$,如果 $a/(a+c)$ 显著大于 $b/(b+d)$,我们就说暴露因素与疾病存在关联。如果某因素在病例组和对照组有同等的比例,就谈不上这个因素与疾病存在关联,有时某因素在病例组的比例大于在对照组的比例,但差异没有达到选定的统计显著性水平就不认为这个因素与疾病有关联。

二、病例对照研究的用途

病例对照研究的主要用途包括:①探索不明原因疾病的可疑危险因素:在疾病的病因未明时,可以通过筛选机体内外环境中各种可疑的危险因素,以提出病因线索;②验证病因假设:通过描述性研究,初步产生了病因假设后,可以通过严谨设计的病例对照研究来验证假设。对于罕见病的病因研究,病例对照研究是最可行的研究方法。

病例对照研究的主要优点是:非常适合于罕见疾病和长潜伏期疾病的病因研究;省时、省人力、省物力,能充分地利用资料信息;只需较少数量的研究对象即可进行;一次研究可探索多种可疑因素。

病例对照研究的缺点包括:研究中选择偏倚和回忆偏倚控制的难度大;对照组的选择较困难;难以完全控制外部变量。

三、病例对照研究的方法和步骤

(一)病例和对照的选择

在选择病例与对照时要考虑以下几点:①病例和对照要拥有良好的可比性。②应随机抽取样本以保证样本的代表性,从而减小选择偏倚;③样本含量应能够满足分析要求,以保证统计推断的正确性;④研究对象应按可能的混杂因素进行分层设计,以提高统计分析的效率。

在病例对照研究中,最关键的问题是病例和对照之间的可比性。为达到病例和对照组间有良好的可比性,通常在选择病例和对照时,采用限制的方法。所谓限制性方法是根据一个或多个限制性变量,使符合条件的病例和对照作为研究对象。限制性变量可以是病例和对照的内、外部特征,也可以是病例与对照的来源地。在病例对照研究中可采用一种特殊性限制方法,即采用个体匹配和频数匹配的技术,要求对照(组)在几个限制性变量上与病例(组)保持一致。应用某些限制性方法的目的在于控制外部变量,以增强病例组与对照组的可比性。

关于在病例对照研究中是否采用随机样本的问题,主要考虑到所确定的病例和对照这两个研究人群,是否对目标人群中的病例和对照有代表性。其目的是为了把研究结果推论到一般人群。但需强调的是,当总体性质不清楚时,不宜考虑用随机抽样的方法。在病例对照研究中,使病例和对照具有代表性是很困难的,特别是对照具有代表性则更难,所以在病例对照研究设计中,更强调病例与对照的可比性。

关于样本含量问题,是指从目标人群抽样时或通过其他途径选择对象时,为保证统计推断的正确性,需有足够的样本含量。

关于研究对象是否按可能的混杂因素进行分层设计,主要考虑:一是在设计阶段,病例和对照的随机抽样,按研究中常出现的混杂因素分层进行随机抽样的办法来确定研究对象,如按年龄、社会经济状态等进行分层。二是在设计阶段不打算按分层随机抽样确定研究对象,而打算在分析阶段进行分层分析。上述两种做法的目的在于控制混杂和提高统计分析效率。

1. 确定研究的病例　确定病例时,要对病例的内外部特征、病例的类型及其来源有明确的规定,这样才能保证研究的病例具有同质性。

(1)病例内外部特征的限制:病例应是患同一种疾病的患者,而且患病部位、病理学类型、诊断标准要有一个明确的限制。这也是病例对照研究所必须遵循的重要原则,因为不同种疾病会有不同的病因,甚至同一种病患病部位不同或病理类型不同,其病因可能也是不同的。若无明确的诊断标准,则病例中会混入非患者,影响研究结果的正确性。选择病例时,也要求对病例的外部特征如年龄、性别、种族、职业等有一个明确的限制。其目的一是尽量使研究的病例具有同质性,二是为选择对照作参考依据。

(2)病例类型的选择:有三种类型的病例可供选择,即新发病例、现患病例和死亡病例。在病例对照研究中,应首选新发病例,因为新发病例的发病时间距病因暴露时间相对较短,易于获得暴露历史和各种记录,所获得的信息丰富,相对于另外两种病例类型,回忆偏倚要小些;而现患病例是以往新发病例中的幸存者,一是存在代表性问题,二是易引起回忆偏倚,因为对现患病例进行调查时,被调查者的回忆极易受患病后改变了的环境条件和生活习惯的影响,不易辨别因素与疾病的时间关系。但在研究某一罕见病时,由于获得足够的新发病例很难,这时也必须选择现患病例作为研究的病例。死亡病例由于是他人代述历史,偏倚较大,极少应用。但当调查的因素是某一重要的事件或某一特殊暴露时,选择死亡病例也是可取的。

(3)病例来源的选择:按照病例和对照的来源,可分为以人群为基础的病例对照研究和以医院为基础的病例对照研究。以人群为基础的病例对照研究是在某一特定时间和地区内,经过普查、疾病登记或医院汇总,找出所研究疾病的全部病例。根据全部病例的数量的多与少,可以将所有病例作为研究对象,或抽取其中一随机样本作为研究对象。在以医院为基础的病例对照研究中,可在一个医院或不同医院中选取病例,也是根据医院中患者的数量,或者选取全部患者或者选取其中一随机样本作为研究的病例。为保证病例样本具有较好的代表性,最好在不同等级的多家医院里选择病例。

2. 确定研究的对照 对照的选择是十分重要的问题,选择一组合适的对照也十分困难。影响对照选择的主要因素有:①病例的特征和来源。在选择对照时,必须保证对照的内外部特征、类型及来源与病例有同质性。②还要充分考虑对所研究疾病的病因认识。在进行以医院为基础的病例对照研究时,不要选择与所要研究疾病的病因相同或者有联系的疾病的患者作为对照。例如,当研究肺癌时,不能选择肺结核患者或慢性支气管炎患者作为对照。③对照的代表性问题。对照应足以代表目标人群中的未病人群。在医院中选对照,难以代表未病人群的暴露情况,因而代表性差。而以人群为基础的病例对照研究,选择的对照是目标人群中未患病者的一个随机样本,因而它的代表性就好。在一般人群中选择对照从理论上似乎解决了代表性问题,但随之而来的就是对照与病例的可比性问题,就是对照的外部特征与病例是否相同或相近。所以在病例对照研究中,所选的对照既具有很好的代表性,又有良好的可比性,是难以做到的。因此,在病例对照研究中往往更强调病例与对照的可比性。为了尽量避免选择对照时造成的偏倚,最好的办法就是选择多组对照,选择不同来源的对照组。

如要充分考虑混杂因素在选择研究对象时所产生的影响,选择对照时常用限制法或匹配法要求对照(组)在需要控制的混杂因素上与病例(组)保持一致。

(1)成组对照:①一组病例与一组对照,按照相应的限制条件,选取一组与病例同一医院的其他病种的患者作为对照,也可在一般人群中选择一组对照。②一组病例与两组对照,在对所研究的疾病有关病因了解甚少,不能确定选什么类型的对照合适时,常采用一组病例和两组对照。在以医院为基础的病例对照研究时,选择住院患者为对照组,考虑到其暴露率与一般人群不同,往往应用一组病例与两组对照,在医院选一组对照的同时,在一般人群中另选一组对照,作为前一个对照组的补充。这样可通过比较两组对照间的差别,判断出医院患者的对照组有无选择偏倚。从某种意义上,采取这样的对照形式,可增强研究的判断依据。③一组病例多种对照,在病例对照研究中,可设立多种对照。如在医院里选对照,可选择多病种的患者作为对照,即每一病种设立一个对照组,也可同时在医院和人群中选择多组对照。这样一方面可判断出由于选择对照所造成的选择偏倚,另一方面可进一步增强研究的判断依据。

（2）匹配（matching）：是指在选择对照时,应用一种限制性方法,使对照与病例在某些混杂变量上保持同质性,以达到控制混杂因素的目的。有两种匹配的方法,个体匹配和频数匹配。个体匹配是一个病例与一个或多个对照匹配。其中匹配一个对照者称 1∶1 配比,匹配多个对照者称 1∶M 配比。频数匹配又称成组配对,它的做法是首先弄清病例组匹配因素的频数分布,然后按此频数分布去选对照组,使其与病例组一致或相近。

匹配因素的确定：①已知或非常怀疑是混杂因素,应将此因素作为匹配条件。若某因素可能是疾病的新危险因素,则不能作为匹配的条件。②某些复合变量作为匹配条件：例如,居住地或血缘关系,它们分别代表着若干因素组成的复合变量。用复合变量作为匹配条件的目的是为了消除组成该复合变量各种成分的不可预见的混杂效应。③匹配因素的数量一般不超过 5 个,否则匹配难以实现。④匹配因素中年龄、性别是最常见的混杂因素,它们与许多疾病和许多危险因素都有联系。

匹配过头（overmatching）：匹配过头是把不起混杂作用的变量也作为匹配因素进行了匹配。这些因素有可能是疾病的潜在危险因素,一旦作为匹配条件进行了匹配,其与疾病之间的真正联系就会被掩盖。

（二）样本含量的估计

病例对照研究的样本含量取决于以下四个特定的值：①对照组在目标人群中估计的暴露率;②根据有关资料,估计出的各研究因素的相对危险度或暴露的比值比（RR 或 OR）;③所希望达到的显著性水平;④期望的把握度。

确定样本含量时,计算所得的样本数分别是病例组和对照组的人数,即病例组的人数与对照组的人数相等,但在实际应用时,可根据具体情况而定,一般来说,对照组人数可适当增加,计算公式如下：

$$N=(K_\alpha \sqrt{2P_0Q_0}+K_\beta\sqrt{P_1Q_1+P_2Q_2})^2/(P_2-P_1)^2$$
式 4-3

式中 N 为病例组或对照组人数,K_α 及 K_β 分别为与 α 及 β 值对应的标准正态分布分位数,该数可从相关的统计数中查出,P_1 与 P_2 分别为估计的对照组及病例组中某因素的暴露率。

$$Q_1=1-P_1, \quad Q_2=1-P_2$$
$$P_0=(P_1+P_2)/2, \quad Q_0=1-P_0$$
$$P_2=(OR \times P_1)/(1-P_1+OR \times P_1) \quad 式 4-4$$

式 4-3 也可简化成下式：

$$N=2P_0Q_0(K_\alpha+K_\beta)^2/(P_2-P_1)^2 \quad 式 4-5$$

此时,$P_2=(P_1 \times RR)/[1+P_1(RR-1)]$
式 4-6

（三）研究（暴露）因素的选择

1. 因素或变量的选定　在研究设计阶段,要选择好研究的因素。选择因素的依据或者来源于工作实际或者来源于文献报道。在设计时还要考虑所选的研究因素是否能通过调查获得较准确的信息,当然所选的研究因素最好是能有客观记录,或者是生活中所经历的重要事件,或者是部分人固定的生活习惯及嗜好,这样在调查时就能较准确地获得研究开始前某段时间所研究因素的信息。

2. 因素或变量的规定　准确的定义因素或变量也十分重要。在对变量定义时,要尽可能地采取国际或国内统一的标准,以利于交流比较。

3. 因素或变量的定性与定量　关于病例与对照研究因素的暴露情况首先是定性的,即有或无;然后还应进一步了解暴露的水平,即暴露的定量资料。在进行放射线与白血病关系的病例对照研究中,首先应调查在过去若干年前,是否接受过放射线照射,然后还应调查接触的次数及每次的照射剂量。这些定量资料最好通过查阅有关的记录来获得。如通过查阅门诊病历、住院病历、检验单等来获得过去用某药的历史及其剂量、接受放射线照射的历史及其照射的剂量等。调查有关职业暴露史及其剂量时,可查阅工厂的相关档案。

（四）暴露因素的调查

暴露因素的调查就是收集暴露资料的过程,如何收集要取决于研究的设计规定。有些因素只能通过调查询问获得,有些因素还可通过查阅相关记录获得。一般来说,主要是通过调查员询问,填写调查表收集有关信息,有可能的话,辅以查阅档案、病历、检验检测报告等记录资料来收集。无论通过什么样的方式和手段收集，都要严格按设计要求进行。在资料的收集过程中必须同等程度地对待病例组和对照组。

（五）调查资料的整理和分析

在病例对照研究中，主要分析病例组和对照组有关暴露的比例是否存在差异，即是否存在统计学的联系，如存在统计学的联系，可进一步分析联系的强度以及剂量反应关系。

1. 资料的整理

（1）资料的核查：首先要对收集的资料进行核查，以发现资料中存在的问题，剔除不合格的调查表格，对于不合格的表格如可能应尽量设法补救。这一工作最好在每一例调查结束后就进行，以便及时纠正和弥补。调查资料的高质量是进行统计分析的基础和前提。

（2）数据的录入：这一步骤是将原始的数据录入计算机并以数据库的形式保存。选择合适的数据库软件，采取双遍录入的方法，以确保数据库的准确性。

2. 资料的分析

（1）描述性统计：①描述研究对象的一般特征，如病例和对照的性别、年龄、职业、出生地、居住地、疾病类型等的分布。②均衡性检验，是在病例组和对照组之间比较研究因素以外的某些因素或特征是否相同，目的是考察病例组和对照组之间的可比性。

（2）推断性统计：主要是分析暴露与疾病的统计学联系以及联系强度。

下面以单因素的病例对照研究为例加以叙述。

1）调查资料按暴露因素的有无整理成表4-2的四格表形式：

表4-2 病例对照研究资料整理表

暴露史或特征	病例	对照	合计
有	a	b	$a+b$
无	c	d	$c+d$
合计	$a+c=m_1$	$b+d=m_0$	$a+b+c+d=n$

例4-2 一项探讨母亲孕期接触放射线与儿童白血病关系的病例对照研究，研究者从肿瘤登记处获得了100例白血病儿童，从病例的邻居获得了非白血病对照儿童200名，通过调查获得儿童母亲怀孕期间是否接受过放射线照射。结果病例中有30位母亲和对照中有45位母亲曾在怀孕期做过放射诊断。将这项研究资料整理成如表4-3所示的四格表。

表4-3 母亲孕期接触放射线与
儿童白血病的病例对照研究

放射暴露	病例	对照	合计
有	30	45	75
无	70	155	225
合计	100	200	300

2）检验病例组与对照组两组的暴露比例有否差异：将资料整理成上述表格后，可用一般四格表的 χ^2 或校正的 χ^2 检验公式来计算 χ^2 值。

本例中病例组暴露率为 $a/m_1=30/100=0.3$，对照组的暴露率为 $b/m_0=45/200=0.225$，将四格表中的数据代入公式。

$\chi^2=(ad-bc)^2n/[(a+b)(c+d)(a+c)(b+d)]$，作 χ^2 检验，

得 $\chi^2=(30\times155-45\times70)^2\times300/(75\times225\times100\times200)=2$

查 χ^2 界值表，$0.20>P>0.10$。

以 $\alpha=0.05$ 的检验水准判断，母亲孕期接触放射线与儿童白血病无统计学显著性联系，认为母亲接触放射线与儿童白血病无关。

3）计算暴露与疾病的联系强度：在表示暴露因素与疾病的联系强度时，常用的指标是相对危险度。在病例对照研究中，由于没暴露人群和非暴露人群，所以不能直接求出相对危险度，但可用比值比（odds ratio，OR）来代替。用病例组和对照组的两个暴露比值之比，即 $(a:m_1/c:m_1)/(b:m_0/d:m_0)=ad/bc$ 来代替。

$$OR=ad/bc \qquad \text{式4-7}$$

以表4-3的资料为例，可计算出其比值比：
OR=$(30\times155)/(45\times70)=1.48$

相对危险度（比值比）的意义：当 OR 为1时，表示暴露与疾病无关联，当 OR>1 时，说明暴露导致疾病的危险性增加，也叫做"正"关联；当 OR<1 时，说明暴露使疾病发生的危险性减少，叫

做负关联（参见第三节队列研究）。

表 4-3 资料得到 OR=1.48，根据上表，可以初步认为母亲孕期放射暴露对儿童白血病有微弱的有害关联，与前述两组暴露率差异的检验结果相一致。

4）OR 的可信限：即估计 OR 值的置信区间，通常采用 95% 置信区间。计算 95% 置信区间的方法很多，较常用的是 Woolf 法。Woolf 法是建立在 OR 方差的基础上的。

lnOR 的 95% 置信区间（95%CI）用下式计算：

$$lnOR（95\%CI）= lnOR ± 1.96 \sqrt{V_{ar}（lnOR）}$$

$$式 4-8$$

其反对数即 OR 的 95% 置信区间，上限用 OR_u 表示，下限用 OR_L 表示。

以表 4-3 的资料为例，利用式 4-8 计算 OR 的 95% 置信区间：

$$V_{ar}（lnOR）=1/30+1/45+1/70+1/155=0.076\,3$$

$$lnOR（95\%CI）=ln1.48 ± 1.96 \sqrt{0.076\,3}$$

$$=0.392 ± 0.541\,4$$

$$=0.933\,4 \sim 0.149\,4$$

求上述数值的反对数即为 OR 的上限与下限值：

$$exp（0.933\,4 \sim 0.149\,4）=2.54 \sim 0.86$$

即 OR_u=2.54，OR_L=0.86

本例的 95% 置信区间下限值小于 1，说明如果进行多次研究，其 OR 值有一定比例会小于 1，可能母亲孕期接受放射诊断与儿童的白血病无关，这与前述判断相一致。

第三节　队列研究

队列研究（cohort study）是用来检验病因假设的一种重要的流行病学方法。它比病例对照研究更直接地检验病因假设。"队列"（cohort）是指在相同时期（如一年）内出生或有共同经历的一批人。在队列研究中，"队列"是泛指共同暴露于某一因素（如吸烟或从事医院放射诊断工作等）或者具有某种共同特征（如血清胆固醇和血糖水平偏高等）的一组人群。

队列研究亦被称为前瞻性研究（prospective study）、发病率研究（incidence study）、纵向研究（longitudinal study）或随访研究（follow-up study）。

一、队列研究类型和基本原理

（一）前瞻性队列研究

从一个人群样本中选择和确定两个群组，一个群组暴露于某一可疑的致病因素（接触 X 线、联苯胺、口服避孕药等）或者具有某种特征（某种生活习惯或生理学特征，如高胆固醇血症），这些特征被怀疑与所研究疾病的发生有关。这一群组称为暴露群组（exposure group or study cohort）；另一个群组则不暴露于该可疑因素或不具有该特征，称为非暴露群组或对照群组（non-exposure group or comparison cohort）。两个群组除暴露因素有差别外，其他方面的条件应基本相同。这两个群组的所有观察对象都被同样地追踪一个时期，观察并记录在这个期间内研究疾病的发生或死亡情况（观察结局，outcome），然后分别计算两个群组在观察期间该疾病的发病率或死亡率并进行比较，如果两组的发病率或死亡率确有差别，则可以认为该因素（或特征）与疾病之间存在联系。队列研究有如下特点：①群组的划分是根据暴露因素的有无来确定的；②暴露因素是客观存在的，并不是人为给予的；③其研究方向是纵向的、前瞻性的，即由因到果的研究方向，在研究开始时有"因"存在，并无"果"（结局）发生，在"因"的作用下，直接观察"果"的发生；④可直接计算发病率，并借此评价暴露因素与疾病的联系。

（二）历史性队列研究

历史性队列研究是根据历史记载的有关暴露情况来划分暴露组和非暴露组，把观察的起点放到过去某一时段，然后调查分析从过去某一时段到现在，两个群组疾病的发病率和死亡率，并进行比较。关于历史性队列研究的较典型例子是关于放射线与白血病关系的研究。该研究于 1964 年开始进行，研究者把观察的起点放在 1937—1955 年，观察对象是根据医院 1937—1955 年的病历记录中诊断和治疗方法的不同分为两组（非放射治疗组、放射线治疗组）。然后再追溯所有观察对象到 1961 年 12 月 31 日为止发生急性白血病及其死亡的情况，并对调查结果进行分析。像这样的研究即属于历史性队列研究。如果在这个观察期间内的疾病发生例数或死亡例数不能满足研究的需要，则可继续向前观察，那么，在这个研究中即包括历史性队列研究也包括前瞻性队列研究。

二、队列研究的用途

队列研究的主要用途包括：①验证疾病病因假设，验证病因假设是队列研究的最主要目的。在进行病因研究时，往往先通过现况研究提出一定的病因线索，然后经队列研究加以验证。②描述疾病的自然史，通过队列研究往往可提供疾病自然史的有关资料，例如美国的 Framingham 心血管病研究工作中，发现早年具有某些危险因素（如一过性脑贫血发作、高血压、高血脂）的人以后发生脑卒中的危险性较高，从而认识了脑卒中的发生过程，也就认识了脑卒中的自然史，并为预防对策和措施的制定提供了科学依据。

在决定是否采用队列研究之前，应考虑以下几个问题：①研究目的要明确。队列研究是一项较复杂的流行病学研究，如果研究目的不明确，就会造成较大的人力、物力和财力的浪费，达不到预期的目的。②检验的病因或危险因素要选择得比较准确。在进行队列研究之前，应有充分的前期工作基础和必要的文献准备。对要研究的因素要有一定的研究工作支持的证据。③所研究疾病在人群中的发病率或死亡率应较高。对所研究的疾病必须有较高的发病率或死亡率，否则就难以满足统计分析的要求，也难以达到研究的目的。④有充分把握获得观察人群的暴露资料。暴露人群的选择至关重要，因为研究的目的就是要研究暴露因素与疾病的关系。只有获得了可靠的暴露资料后，才可能正确的划分暴露人群和非暴露人群。⑤有简便、可靠的手段和方法确定结局（发病或死亡）。队列研究往往是较大规模的流行病学研究，观察的人数多，时间长，所以应用于队列研究的诊断方法必须简便可靠。⑥选择到足够数量的符合条件的观察人群，即暴露群组和非暴露群组。⑦观察人群的绝大部分能够被追踪观察到研究结束，即要选择相对稳定的人口作为观察对象，这样可以保证绝大多数的观察对象能被观察到研究结束。⑧有充足的人力、物力和经费支持长期追踪观察。

三、队列研究的步骤和方法

（一）暴露组的选择

暴露人群常从以下几种人群中选择。

1. 特殊暴露人群 特殊暴露是指人群经历过某一特殊的事件或较长期固定的接触某一有害物质。一般来说，特殊暴露的接触剂量较高，有利于探索有关因素与疾病之间存在的联系。例如，在研究放射线辐射与急性白血病的关系时，选择受过原子弹爆炸辐射的人群，用 X 线治疗的脊柱硬化症患者，在胎儿期受 X 线照射过的婴幼儿以及从事放射线工作的医生作为研究的暴露群组。

某种职业人群也是特殊暴露人群。例如，20 世纪 50 年代初期，英国在进行有关联苯胺与膀胱癌的关系研究时，选择染料厂工人为研究的暴露群组。又如选择铀矿工人作为暴露群组研究接触放射物质与肺癌的关系等。

2. 有一定组织的人群 这种人群往往具有共同的经历，这种共同的经历有时也可能具有某种危害性，是值得研究的因素。当这种有组织的人群数量较多或他们共同暴露是一种常见习惯（如吸烟）时，作为研究人群就特别有意义。Doll 和 Hill 关于吸烟与肺癌关系研究选用医生登记册上的所有男医生就属于这一类人群。

3. 特定地区的人群 特定地区的人群是指在某行政区或地理区域内居住的一般人群，如某城市的市区人口、某城镇的全部人口、农村地区的人口等。有三种情况常用地区性人群作为观察对象。①所要研究的因素和疾病都是人群中常见的；②观察一般人群的发病情况及疾病的自然史；③观察某一地区环境因素与疾病的关系。例如，在 20 世纪 40 年代，美国公共卫生署在马萨诸塞州东部选了一个名叫 Framingham 的小镇，从这个镇随机选取了 5 000 名 30—59 岁的居民作为观察对象，以研究心血管病及有关危险因素，他们对所选择的研究对象进行了长达 60 年的观察，观察这个人群中心血管疾病的发病情况，最终阐明了心血管病的发病规律及其危险因素。这就是后来被称为"Framingham 心血管病研究"的著名前瞻性研究实例。

（二）非暴露组的选择

在选择非暴露人群的时候，要注意非暴露人群和暴露人群的可比性，即非暴露人群除了未暴露于所研究的因素外，其他各种特征（如年龄、性别、文化程度、民族等）都应尽可能地与暴露组人群相似。选择非暴露人群的常用方法有以下几种：

1. **选择内对照** 在前面列举的"吸烟与肺癌"和"Framingham 心血管病研究"中，首先选定男医生或 Framingham 镇的 30—59 岁居民为观察对象，然后调查男医生的吸烟习惯或测定居民的血清胆固醇水平。根据调查或检测得到的资料，将男医生分为吸烟组和不吸烟组，居民分为血清胆固醇值高于正常组和正常组，不吸烟的男医生和血清胆固醇值正常的居民则为非暴露人群组，像这种在同一个人群中选择非暴露组的方式即为内对照。有时，暴露因素在人群中很难简单的划分为有或无，而是在人群中都不同程度地存在着暴露因素，在这种情况下，可将人群中的暴露水平由低到高划分为不同的水平，暴露水平最低的人群可为对照组，这也可称为内对照。

2. **选择对照群组** 当以特殊暴露人群或特殊环境的居民为研究的暴露群组时，再另外选取一个人群作为对照人群。对照群组除不暴露于特殊因素或特殊环境外，其他人口学特征应与暴露群组相似。例如，若以放射科医生为暴露群组来研究接触 X 线与急性白血病的关系，则可以不接触 X 射线的其他科室的医生为非暴露群组。

3. **与总人口的发病率或死亡率比较** 在以特殊暴露人群作为暴露群组时，往往会遇到这样一个问题，就是特殊暴露人群的数量较少，因而不易进一步分组计算年龄别发病（死亡）率、性别发病（死亡）率，这时可用一般人群中不同年龄、性别该病的发病率或死亡率与暴露群组的相应年龄性别的人数来计算出预期发病数或死亡数，然后进行比较。将实际观察到的发病（死亡）人数与预期发病（死亡）人数作比较，看看实际发病或死亡的人数是否比预期的增多了。用这种方法作比较时，有几点要注意：①一般人群中的总人口与暴露群组必须在地理上是可比的，也就是说，最好用暴露群组本地区的总人口的发病率或死亡率来作比较。②必须有相应的可供比较的总人口的发病率或死亡率资料。③应用与暴露群组追踪观察期相同时间的总人口的发病率或死亡率。

4. **选择多种对照** 即用上述几种方法同时作比较。多种比较的优点是可以避免用一种方法比较时可能带来的偏倚。

（三）队列研究资料的收集

1. 暴露资料的收集

（1）暴露资料的内容：暴露资料一般应包括三方面的内容，一是确定暴露的标准；二是开始接触暴露的时间；三是暴露程度的资料（暴露定量或半定量）。资料应尽可能具有客观性，也就是有据可查。如医院病历、处方、职工登记卡片、户籍卡片或测量记录等。

（2）暴露资料的来源：暴露资料可通过下列四种方式获得，①常规记录，如医院住院病历或门诊病历、医院药房处方、人事和劳动档案、职工登记表、环境监测资料等。②询问调查，对于无常规记录可查或记录不完整的暴露资料，则可通过对观察对象询问调查获得。提高询问调查技术是获得较可靠的资料的重要保证。③辅助医学检查，对有些暴露资料，如血压、血脂、血糖等，只能通过对观察对象的医学检查来获得。采用既简便又具有一定可靠性的检查或检验的方法，以及提高检查检验人员的技术水平，是保证获得准确检查、检验结果的重要措施。④环境因素检测，在研究职业环境或生活环境因素与疾病的关系时，如果没有常规的环境因素记录资料，就需要进行现场的环境检测。环境检测时应注意采样点的代表性，还要注意采样的时间，当环境中危险物质的浓度或剂量不稳定时，一次检测的结果往往不能代表全面的暴露情况。宜采用连续、多次检测的方法，将多次的检测结果进行综合，计算出平均的暴露水平。

2. 一般人群特征资料的收集 在收集暴露资料的同时，还必须收集观察对象的一般特征资料。这类资料可以用来评价暴露群组和非暴露群组的可比性，并有助于分析它们对暴露因素的混杂作用。一般人群特征资料包括人口学资料和社会经济状况资料等，如年龄、性别、民族、婚姻状况、文化程度、经济收入、职业等方面的资料。

3. 结局资料的收集 队列研究的重要任务就是追踪观察这些对象，确定他们在观察期间的结局，即是否发病和死亡。有几个问题在收集结局资料时应加以考虑：①结局指标的选择。以发病还是以死亡为观察的结局指标，要根据所观察疾病的诊断技术、死因判断的可靠程度、病死率的高低、病程的长短，以及常规发病或死亡登记报告制度的有无和完整性等因素来决定。病死率高且病程短的疾病可用死亡作为观察的结局,如白血病等病死率高的疾病,一般只选用"死亡"作为结局指标,因为死亡与发病接近。如果病死率低、病程长的疾病,用死亡作为观察结局的指标,则很难反映疾病的发生情况,也就很难判断暴露与疾病之间的真正联系。因此,对这些疾病,常常用发病作为判断结局的指标。如心血管疾病,常用"发病"为结局指标。②两个群组所有观察对象确定结局的方法应相同,特别要注意所获得的结局资料的可靠程度和完整性应不受暴露与否或暴露程度的影响。利用常规发病或死亡登记的资料一般可以比较好地满足这个要求。对于通过调查获得的结局资料,在调查的过程中应加强质量控制措施,确保在两组的观察方法相同。③为了提高效率,所选用的常规资料来源要能满足查到绝大多数观察对象中的发病或死亡病例,以避免遗漏而造成偏倚。

(四)调查表的制定和调查员的培训

调查表是收集资料的重要工具,也是调查工作的基本纲要。它将记录反映人群暴露情况及结局资料的各种信息。调查表也是最后进行数据分析的依据。因此调查表设计的好坏将直接影响整个研究结果。制定调查表的基本原则是:①项目应完整,且能满足调查研究的目的和资料分析的要求。②结果的记录应详细,尽可能采用定量记录。③项目的定义应明确,记录方式应简便易懂。④项目的排列应尽可能符合逻辑顺序。⑤记录结果要方便数据输入。

调查员是指调查研究中查阅所有常规记录、进行医学检查、环境检测、询问调查和随访的全部工作人员。调查员必须要经过选择和统一的培训。在调查工作中的不同阶段应对调查员调查技术的一致性进行抽查评价。在询问调查中,为保证各调查员调查技术的一致性,应制订统一的询问调查提纲。对调查员还应进行有关检查检验技术的培训,以统一标准和方法。

(五)队列研究的偏倚

在队列研究中,最常见的偏倚是失访偏倚(follow-up bias)。失访是指在追踪观察的过程中,某些对象由于种种原因脱离了观察,观察者无法了解到他们的结局,从而造成观察结果偏离了实际结果的情况。常见的失访原因有以下几种:

1. 迁移　迁移到比较远的地区而失掉联系;
2. 拒绝参加　有些人中途不愿再合作而拒绝继续被观察;
3. 因其他原因死亡　使观察者无法判断与暴露有关的结局发生情况。

失访所产生的偏倚对结果影响的大小,主要取决于失访率的高低及失访者与未失访者的特征有无差异。当失访率小于5%,并且所研究疾病的病死率较高时,失访对研究结果所造成的偏性影响可以认为很小。

在某一特定的队列研究中,当失访人数较多时,由于影响失访的因素比较复杂,将很难正确估计失访偏倚影响的方向和大小。因此解决失访偏倚唯一正确的方法是尽可能地减少失访。预防失访的措施包括以下几个方面:①尽可能地选择比较稳定的人群作为观察对象;②争取观察对象的热情支持与合作;③定期医学检查应采用简便易行和易被观察对象接受的方法;④尽可能利用多种来源收集结局资料;⑤多次反复随访。

(六)队列研究的样本含量估计

队列研究样本大小可用下列公式,即

$$N=\frac{(K_a\sqrt{2PQ}+K_\beta\sqrt{P_0Q_0+P_1Q_1})^2}{(P_0+P_1)^2} \qquad \text{式4-9}$$

这里P_1为暴露组的发病率,P_0为非暴露组发病率,$Q_1=1-P_1$,$Q_0=1-P_0$,$P=(P_0+P_1)/2$,$Q=1-P$

如已知P_0与估计相对危险度(RR),则

$$P_1=RR\times P_0 \qquad \text{式4-10}$$

(七)队列研究的分析

队列研究的分析主要计算并比较各组的发病率或死亡率,分析暴露因素与疾病是否有关联。如存在关联,则进一步计算关联指标。

在计算队列研究的发病率或死亡率时有两种计算方法,如研究的暴露人口及非暴露人口在观察期间较固定,可用固定暴露人口及非暴露人口作分母计算发病率。用这种方法计算出的发病率又称累积发病率(cumulative incidence rate)。但如果暴露人口及非暴露人口由于失访或死亡而发生变化时,这时需计算人时(person-time)发病率或死亡率。时间可用日、周、旬、月和年为单位。此种发病率又称发病密度(incidence density)。在

队列研究中究竟用哪一种发病率取决于研究人群的稳定性及观察的时间长短。一般来说以人时计算为好,但累积发病率计算简单而且易于分析。

计算发病密度和累积发病率资料整理表格分别见表 4-4 和表 4-5。

表 4-4 队列研究发病密度资料整理表

暴露史	发病	观察人时数	发病密度
有	a_i	N_{1i}	a_i/N_{1i}
无	c_i	N_{0i}	c_i/N_0
合计	M_{1i}	T_1	M_{1i}/T_1

表 4-5 队列研究累积发病率整理表

暴露	发病	未发病	合计	发病率
有	a_i	b_i	N_{1i}	a_i/N_{1i}
无	c_i	d_1	N_{0i}	c_i/N_0
合计	M_{1i}	M_{0i}	T_1	M_{1i}/T_1

1. 观察人时数的计算 在进行队列研究时,研究对象进入各组的时间往往是不同的,在观察过程中,有的对象或早或晚因死亡、迁出等其他原因退出各组。在这种情况下,各组成员所观察的时间是不同的,必须折算成相同的基数才能计算暴露组和非暴露组发病率并进行比较。一个简单的方法是以暴露人年或暴露人月为基数。例如10 个人经过 10 年观察则暴露人年为 100,如果100 人暴露一年或 200 人暴露半年,亦均为暴露100 人年。

有两种计算人年的方法,分别为:①累积年平均存活人数计算暴露人年;②应用寿命表法计算暴露人年。具体的计算方法参阅相关书籍。随着计算机技术和各类统计软件的普及,计算暴露人年主要通过计算软件由计算机自动完成。

2. 联系强度的测量与评价

(1)相对危险度:又称危险比(risk ratio,RR)或率比(rate ratio),相对危险度是暴露组发病(或死亡)率与非暴露组的发病(或死亡)率的比值。

$$RR=I_e/I_u=(a/N_1)/(c/N_0) \qquad 式 4-11$$

式中 I_e(暴露组发病率或死亡率)$=a/N_1$

I_u(非暴露组发病率或死亡率)$=c/N_0$

相对危险度说明暴露组发病或死亡为非暴露组的多少倍。也就是说,暴露组人群相对于非暴露组人群发病危险性的大小。相对危险度越高,表明暴露导致人群发病的危险性越大。

RR>1 说明存在"正"的暴露 – 疾病联系,即暴露因素是疾病的危险因素。

RR<1 说明存在"负"的暴露 – 疾病联系,即暴露因素不是疾病的危险因素,可能对人群还有保护性作用。

RR=1 说明暴露因素与疾病无联系,即暴露不是疾病的危险因素。

(2)特异危险度(attributable risk,AR):又称"率差"(rate difference)。在队列研究中,暴露组和非暴露组(对照组)都会有病例发生,如果暴露因素是病因,那么,暴露组发生的病例就会多于非暴露组。完全由某因素所致的危险度叫做特异危险度,特异危险度用暴露组的发病率(或死亡率)减去非暴露组的发病率(或死亡率)的差值表示。

$$AR=I_e-I_u=a/N_1-c/N_0 \qquad 式 4-12$$

相对危险度和特异危险度的关系:

由于 $RR=I_e/I_u$,所以 $I_e=RR \times I_u$

$$AR=I_e-I_u=RR \times I_u-I_u=I_u(RR-1) \qquad 式 4-13$$

由公式可见,当已知相对危险度和非暴露组发病率时,即可求出特异危险度。

AR 受相对危险度(RR)与非暴露组的发病率或死亡率(I_u)的影响。

尽管相对危险度和特异危险度都可用来表示暴露与疾病的联系强度,但含义却有所不同。用表 4-6 进一步说明相对危险度和特异危险度含义的不同。

表 4-6 吸烟者与非吸烟者死于不同疾病的 RR 与 AR

疾病	吸烟者 (1/10 万人年)	非吸烟者 (1/10 万人年)	RR	AR (1/10 万人年)
肺癌	8.33	4.49	10.8	43.84
心血管疾病	294.67	169.54	1.7	125.13

由表 4-6 可见，与非吸烟者比较，吸烟者死于肺癌的相对危险度为 10.8，而死于心血管病的相对危险度只有 1.7。但是吸烟导致的心血管疾病死亡率比吸烟导致的肺癌死亡率大。

从以上可见，相对危险度与特异危险度的意义不同。相对危险度更侧重于表示暴露因素与疾病发生的因果联系程度，而特异危险度更侧重于表示暴露因素能使多大比例的人群发病或死亡，因此特异危险度更具有公共卫生意义。

第四节　临床个案报告与病例分析

临床个案报告（case report）是对临床上特殊少见、罕见病例或疑难重症的临床特征、病情、诊断或治疗方法以及治疗效果的书面报告。一般情况下，个案报告的病例数最多不超过 5 例。个案报告的病例有从未被认识的临床表现或发病过程，有特殊的鉴别诊断，或有不同于过去的治疗经验，易造成误诊、误治。为了引起临床工作的重视，或有加深认识的必要，往往撰写成论文进行临床报道。

一、个案或病例的观察与评价

以往个案报告或病例报道通常是一些首次发现并通过病例报告被人们所认识的病例，如艾滋病、军团病等。目前的个案报告或病例报道不局限于新发现疾病，也关注已知疾病的特殊临床表现、影像学及检验学等诊断手段的新发现和诊断治疗中的经验教训等。个案报告取材的关键是其诊断必须明确无误。个案报告或病例报道通常按以下几个方面进行：

（一）对病因的评价

病因（cause of disease）是指致病因子（etiologic agent）而言，即引起疾病的原因，大致包括：①生物因素，如细菌、病毒等；②物理因素，如创伤、烧伤、放射性损伤等；③化学因素，通常引起职业病、中毒性疾病；④社会心理因素。

一些原因不明的疾病发生与流行，总是从个别病例的发现开始的，并以个案报告或系列病例的分析报告形式予以报道，提出有关病因的假设。

例如：艾滋病（AIDS）病毒的发现，就是经过一系列的个案或病例报道，最终对该病有了较为全面的认识与了解。1983 年 5 月，Luc Montagnier 等人首次在《科学》杂志上报道了法国巴斯德研究所肿瘤病毒研究室从 1 例持续性全身淋巴结病综合征的男同性恋患者的 T 细胞培养中，分离出 1 株新的逆转录病毒（lymphadenopathy associated virus，LAV）。同年 9 月，Montagnier 又报道了 5 例淋巴结病综合征患者和 3 例 AIDS 患者检测到 LAV。之后，陆续有一些相关的个案报道。1984 年，Joseph Levy 等在《科学》杂志上又报道了抗原结构上与 LAV 相似的 AIDS 患者末梢血中分离出的 1 株逆转录病毒，称为艾滋病相关病毒（AIDS-related virus，ARV），并且最终将 AIDS 病毒命名为人类免疫缺陷病毒（human immunodeficiency virus，HIV）。

又如，1960 年 Kosenar 首先报道了 2 例状如海豹前肢的新生儿短肢畸形，此后英国与德国也相继发表了这类畸形的病例报告。从病因分析中发现，有些孕妇因怀孕早期反应而服用沙利度胺（Thalidomide），因而推测这种畸形的发生与服用药物（沙利度胺）有关，随之对已服用药物的孕妇开始了广泛的调查研究。

（二）对诊断的评价

诊断是对疾病的认识过程，包括诊察和判断两个阶段。一般过程是运用临床的各种诊察手段，经过综合分析衡量比较，做出对疾病的初步判断，并在以后的治疗中，不断验证这一诊断。许多诊断的建立，最初也是源于特殊少见的病例、罕见病或疑难重症报告的积累。这些个案报告有着不同于一般的临床表现或发病过程，或有特殊的鉴别诊断。此外，个案报告的诊断必须要有足够的实验室、影像学以及其他辅助检查的证据，最好还要有可靠的病理学证据，以说明该特殊病例诊断的确凿性。

（三）对临床疗效的评价

在对疾病作出正确诊断之后，所面临的问题就是进行正确有效的治疗。个案中报道的病例应是采用常用的临床治疗方法无效，有着治疗中极为罕见的特殊情况，只有在特殊的用药或特殊的剂量下，才得以治愈。对于个案病例疗效的观察，尤应注意的是疗效测定指标应与疾病有高度的关联性与客观性,以增加对疗效评价的说服力。

二、个案报告或病例报道的书写

个案报告是一种常见的临床医学写作文体,有如下书写形式:

1. 个案报告或病例报道　个案报告的选题应具有特殊性,主要报告少见、罕见或有特殊表现的病例,或治疗疾病的新方法、常规疗法失败的教训,以及罕见的药物不良反应。当然,要确定一个病例是否罕见,还要认真全面地进行文献资料的检索,以了解他人有无类似的报道,以及本病例与其他已报道病例有何不同。个案报告的行文应短小精悍,叙述清楚,并以突出特殊性与新颖性为特点,包括题目、前言、病例摘要或临床资料、讨论。

前言:前言是个案报告的开场白。通常以简明的文字阐述病例的相关背景资料,说明为什么要对该病例进行报告。

病例摘要:病例摘要或临床资料是个案报告的主要部分。包括病例来源及时间,患者的特异表现,做了哪些检查及结果,必要时可增加病理或影像学图片、形态学照片,但应避免带有可以分辨患者体貌特征的照片。病情叙述时应以罕见或有特殊意义的资料为主,不必要的病情叙述及检验数据可一带而过。应准确描述发病的过程以及临床特点,病例就医的过程、诊断标准、诊断过程和方法、治疗经过和治疗的效果。

讨论:个案报告的讨论部分应是病例介绍的延伸。应重点针对病例的特殊性与罕见性、观察到的新发现、治疗过程的成功经验或失败的教训展开讨论。还应讨论本病例报道对今后临床工作的指导和借鉴的意义,尤其要提醒相关临床医师注意有意义但易被忽略的问题。

2. 临床病例讨论　临床病例讨论属学术讨论性文稿,主要是以研讨疑难复杂病例、罕见病例,或易误诊、误治,表现不典型的病例,在诊断、治疗、发病机制以及鉴别诊断等专业方面的学术问题,借以促进学术交流。临床病例讨论的撰写应突出该病例的特殊性、罕见性,或误诊、误治的过程。如有病理诊断,应根据病理结果由专家进行较深入的总结分析,包括在诊断与治疗过程中的经验教训,以及相关理论的探讨。临床病例讨论的撰写格式通常为:题目、病例摘要、临床讨论、病理报告、病理讨论,以及总结性发言摘要。

题目:临床病例讨论的题目与一般医学论文不同,通常情况下是用最简洁的文字将 3~5 个临床表现作为文题,如:"发热、皮疹、淋巴结肿大"。在题目中列出的症状与体征,应在该病例中最主要且最具有代表性。

病例摘要:病例摘要的撰写应简明扼要,重点突出。通常按时间先后顺序记录发病过程、体格检查、实验室检查、临床诊断,以及治疗经过等。对重要内容必须交代清楚,不可遗漏。

临床讨论:临床讨论是该类文稿的主要部分。书写前需要将每位发言者的观点进行整理、提炼,并加以概括,使读者从文字中可以了解参加讨论人员分析问题的思维方式、临床经验,和运用医学理论分析问题与解决问题的能力。尤其是在大家意见不一致的情况下,重点阐述争论的焦点。在整理成文时,既不失真,也要避免将口语写入论文。

病理报告:病理诊断的报告是对临床讨论答案的揭晓,是确诊的关键性材料。通常在讨论的结束之前予以宣布,包括尸检、活检、大体或组织切片等结果,并且提出病理诊断。临床病例讨论有时不包括该部分内容。

病理讨论:病理讨论是在参加讨论人员知晓病理诊断之后,将临床表现与病理结果结合起来,补充或纠正临床诊治的讨论。该部分的撰写,常采用一些专家较为深入的总结分析意见。

3. 临床病例分析　临床病例分析属临床总结及经验交流类文稿。它是根据作者临床经验的积累和写作意图,将某一时期相同疾病的病例资料汇总,进行分析和统计学处理,最后得出结论,提出作者的见解与建议。其目的是使读者通过阅读这些有益的经验、教训分析之后,提高对疾病的认识,指导临床工作。

作为临床病例分析选题的病种应具有特色。创新性、先进性与实用性是撰写临床病例分析的关键。如对有价值的地方病、暴发流行的传染病、病例较多或罕见的病种,临床特点有变化的病种等,都可以进行立题,并分析报道。

临床病例分析可以是综合性分析,如"恶性高热 12 例临床分析",或某些疾病的部分病情的分析,如"急性心肌梗死伴心衰 56 例临床分析""香港严重急性呼吸综合征（SARS）10例病例的聚集分析"。其文章的结构一般分为四部分：前言、临床资料、结果、讨论或结论。

前言：应对所要分析的临床病例的历史、现状、存在的问题等背景资料进行简明的叙述，并写出本文的目的以及要解决的问题。

临床和流行病学资料：临床资料可包括一般资料（病例数、病例来源、收治时间、病例的人口统计学资料等）、入选标准（临床表现、实验室检查、特殊检查，以及诊断标准、分型分期标准）、流行病学特征资料、治疗经过与效果、随访。由于临床病例分析多为回顾性，常难以规范化，因此在撰写的过程中，应注意：①资料必须准确可信；②对于比较性的资料分析，必须具有可比性。

结果：结果是临床资料经整理归纳后的必然产物。它是通过数据资料、图片，结合文字来描述或揭示事物发展的规律。结果的描述应力求简明准确，有层次、按逻辑展开。切忌按主观需要进行"舍取"，切忌用文字描述无谓的重复图表内容。

讨论或结论：讨论是临床病例分析最重要的部分，是对临床资料与结果的理论性分析。在讨论中，常需列举国内外同一领域研究近况的异同，以此反映出本文的特色、新发现以及新见解，说明本组资料的价值与意义。

第五节　常见的偏倚、交互作用与控制

一、误差与偏倚

研究（测量）结果与真实情况的差异即为误差。误差有两类：①随机误差（random error）；②系统误差（systematic error）或称偏倚（bias）。

偏倚是指在调查研究设计或实施阶段，由于某种或某些因素的影响，使得研究或推论结果与真实情况存在系统误差，或者指在研究或推论过程中所获得的结果系统地偏离其真实值。偏倚造成的结果与真值间的差异，具有方向性，它或偏向于正方向，使原来的真值被夸大；或偏向于负方向，使原来的真值被缩小。

二、偏倚的类型与控制

（一）选择偏倚

设计阶段选择观察对象时，被选入的对象同未入选的对象间在与研究有关特征方面有系统差别所导致的研究结果系统地偏离真实情况，即选择偏倚（selection bias）。选择偏倚可产生于设计阶段研究对象的选择和资料收集阶段的失访或无应答等。常见的选择偏倚种类如下：

1. 入院率偏倚（admission rate bias）　又称伯克森偏倚（Berkson's bias），指利用医院就诊或住院患者作为研究对象时，由于入院率不同导致的偏差。

用医院住院患者作为病例和对照时，由于对照是医院的某一部分患者，而不是全体目标人群中的一个随机样本；又由于病例是该院或某些医院的特定病例，因为患者对医院及医院对患者双方都有选择性，所以作为病例组的病例也不是全体患者的一个随机样本，因此，同时在社区和医院做同一病因学调查，其结论是否相同，取决于病例和对照到医院的就诊率或入院率。

2. 现患病例－新发病例偏倚（prevalence-incidence bias）　又称奈曼偏倚（Neyman bias），用于病例对照研究或现况研究的病例一般是研究期间的现患病例，而不包括死亡病例和病程短、轻型、不典型的病例。存活病例中又有新发和现患病例。存活和死亡病例在所研究的因素方面有系统差异，同样新发和现患病例间也有系统差异；此外，某些患者患病后，可能会改变原来的某些暴露因素，这种用于研究的病例类型（现患病例）显然会与队列研究或试验研究不同（多用新发病例），而产生的偏倚即为现患病例－新发病例偏倚。

3. 健康工人效应偏倚（healthy worker effect bias）　生物学群体中，个体差异普遍存在，暴露于同一危险因素后不同个体的易感性可能不同，高易感性的个体又有主动避免继续暴露的倾向，而低易感性者可能并不在意暴露。进行职业性肿瘤的前瞻性研究时，选择接触职业性毒物的工人作为观察对象，这些人有可能是不易患肿瘤的人员，而对该毒物敏感的那些人可能一开始就不选择该职业，或者虽然选择了这一职业但因不适应很快调离去从事其他职业或早已转出而失访,这种偏倚称健康工人效应偏倚,或称易感性偏倚。

4. 无应答偏倚(non-response bias) 是因为研究样本中的无答复者,即调查对象中那些没有按照研究设计对被调查的内容予以应答或不依研究设计接受干预者,由于其身体素质、暴露状况、患病情况、嗜好等可能与应答者不同,这样所产生的偏倚称为无应答偏倚。应强调的是:不应答者泛指研究设计中应予调查但因各种原因拒绝回答问题的人或失访的人。不应答能否带来偏倚,取决于不应答者在疾病暴露等方面的特征与应答者是否有区别。如果差别显著,则产生无应答偏倚。无应答偏倚可以出现在各类研究中。

5. 检出征候偏倚(detection signal bias) 指在疾病和暴露之外存在一个征候因素,即一种临床症状或体征。这种症状或体征不是疾病的危险因素,但人们因具有这种征候去就诊,从而提高早期病例的检出率,导致过高估计暴露程度而发生系统误差,最终可能得出该征候因素与该疾病有联系的错误结论。对慢性病如恶性皮肤肿瘤、动脉硬化、结石等进行病因研究时,这种偏倚的意义特别重要。

(二)信息偏倚

指在研究实施阶段,由于各种原因导致所获研究对象相关信息偏离了真实情况称为信息偏倚(information bias)。信息偏倚可发生在各种类型的流行病学研究中,可来自于研究对象、研究者本身,测量的仪器、设备、方法等。常见的信息偏倚有以下几种类型:

1. 暴露怀疑偏倚(exposure suspicion bias) 研究者在收集并确定病例组的暴露比例时所具有的认真、细致、深入程度同对照组相比有大的差别。这种偏倚主要见于病例对照研究。研究者若事前了解研究对象的患病情况或某种结局,可能影响采用与对照组不可比的方法探寻认为与某病或某结局有关的因素,如多次认真地调查和询问病例某因素的暴露史,而漫不经心地调查和询问对照组,导致错误结论,即暴露怀疑偏倚。

2. 诊断怀疑偏倚(diagnostic suspicion bias) 研究者带有"先入之见"的主观倾向性,以一种主观偏见或愿望来左右诊断,由于研究者事先了解研究对象研究因素的暴露情况,怀疑其已患病,或在主观上倾向于应该出现某种阳性结果,因此在作出诊断或分析时,倾向于自己的判断。于是对暴露者和未暴露者在询问暴露史、疾病史和做各种检查时,采取了不可比的做法,如对暴露者或实验组进行非常细致的检查,而对非暴露者或对照组则不然,这样各比较组所获得的资料就会出现偏差,即诊断怀疑偏倚。多见于临床试验和队列研究中,有时病例对照研究也可产生。

3. 测量偏倚(detection bias) 指对研究所需指标或数据进行测量时产生的偏倚。所用仪器、设备、试剂等不符合要求,均可导致测量不正确。

4. 回忆偏倚(recall bias) 指研究对象在回忆以往发生的事件或经历时,由于记忆失真或不完整致使信息在准确性和完整性上出现偏差。回忆偏倚最容易发生于病例对照研究,在现况研究和回顾性的队列研究中,凡涉及需要回忆的调查内容也都可能发生。

5. 报告偏倚(reporting bias) 与回忆偏倚不同,报告偏倚是研究对象有意的夸大或缩小某些信息而导致的偏倚。最常见的报告偏倚见于敏感问题的调查,例如调查性乱史和中小学生吸烟史,有相当一部分有意掩盖阳性行为。另一种情况,被调查者为了达到个人目的而有意说谎。

6. 错误分类偏倚(misclassification bias) 每项病症所用的客观诊断试验或测定仪器都有一定的灵敏度和特异度,而灵敏度和特异度都不可能是100%,于是就会产生一定的假阳性和假阴性错误即误诊和漏诊。这就发生了错分,即本应是患者,错将其分入对照组,而本应是健康者,错将其分入病例组。错分偏倚在病例对照研究和前瞻性研究中都可能发生。

(三)混杂偏倚

在评价暴露因素和疾病之间的关联时,由于一个或多个既与研究疾病有关又与暴露因素有关的外来因素(extraneous factor)的存在,使得资料中暴露因素的效应与外来因素的效应混在一起,从而全部地或部分地掩盖或夸大了暴露因素与疾病之间的真实联系。这些外来因素称为混杂因素(confounding factor),由这些混杂因素所导致的偏倚称为混杂偏倚(confounding bias)。混杂因素的基本特点:①必须是所研究疾病的独立危险因素或效应修正因素;②与所研究的暴露因素有关,但不是暴露因素作用的结果;③不应是疾病因果链中的中间变量;④混杂因素在人群中的分布与所研究的暴露因素(研究因素)的分布相关。

(四)偏倚的控制

偏倚存在于研究的各个阶段。只有制定科学和可行的研究设计,合理选择研究对象,正确应用调查或实验方法,准确收集信息,才能减少或控制偏倚。

1. 设计阶段

(1)严格的科研设计:在设计阶段,偏倚可来源于选择研究对象或对照的不妥,如抽样方法不正确,诊断标准、排除标准、纳入标准不统一,样本大小不适当,各比较组间缺乏可比性等。如果在设计上不对偏倚加以控制,偏倚一旦发生,则一般很难在资料分析阶段加以消除。

(2)限制(restriction):即对各组研究对象的条件加以某种限制。两组进行比较,除研究因素外,其他因素(非研究因素、非处理因素)应当均相同,这样两组的均衡性好,才能比较研究因素在两组中是否有差异。

(3)匹配:是指为病例组的每一个研究对象匹配一个或几个具有同样特征的对照,然后进行比较,即在病例组和对照组中使一个或多个潜在的混杂因素(即匹配因素)的分布相同或接近,从而消除混杂因素对研究结果的影响。

(4)随机化(randomization):指按随机化原则使研究对象都有等同的概率(同等的机会)被分配到各处理组中,从而使潜在的混杂因素、可测量或不可测量及无法预知的非处理因素(非研究因素)在各组间分布均衡。随机化方法常用于实验性研究。随机化方法进行分组是消除选择偏倚最好的方法,它不仅能平衡掉实验组和对照组的各种可能影响结局的因素,而且也平衡了各种未知的可能影响结局的因素。

2. 实施阶段

(1)盲法(blinding或masking):分为单盲(single blind)、双盲(double blind)和三盲(triple-blind),具体内容参见有关章节。盲法是避免观察者和观察对象发生偏倚的最有效方法,也是消除信息偏倚的有效手段。

(2)进行质量控制(quality control)培训:对调查员要进行统一培训,使其充分了解调查项目的内容或含义,统一标准,统一方法,统一调查技巧。对研究对象要作好宣传、组织工作,以便取得研究对象的密切合作,使其能如实、客观地提供拟收集的信息。对研究中使用的仪器、设备事先应予标定,试剂、试药事先测定以确定是否符合要求。

3. 分析阶段

(1)分层分析(stratification analysis):分层是最常用的检出和控制混杂偏倚的方法之一,也是分析阶段控制偏倚的常用手段,特别适用于在设计阶段考虑不周或实施阶段执行不力,尚有一定的可疑混杂因素存在,可做分层分析。可以将研究资料按照混杂因素分层,可用Mantel-Haenszel分层分析方法进行分析,得到将混杂因素调整后的效应估计值。

(2)标准化(standardization):标准化的方法可以看成是对分层分析方法的补充手段。用于两个(或多个)样本(或总体)的指标进行比较时,排除由于内部构成不同对指标可比性的干扰。当不同暴露水平组间混杂因素分布不均匀时,可以选择一种标准构成来调整原来分布的不均匀性。标化的实质在于考虑某因素分层后的权重。

(3)多因素分析法(multivariate analysis):当分析的因素较多时,分层分析常不适用,可考虑应用多因素分析的方法。在多因素分析时,研究因素和每个混杂因素,都被放在同等地位做分析。常用的多元分析法有:多元协方差分析、Logistic回归模型、Cox比例风险模型和对数线性模型(loglinear model)等。

三、交互作用与修饰效应

1. 交互作用(interaction) 指两个或多个因素相互依赖发生作用而产生的一种效应。生物学上是指两个或多个因素互相依赖发生作用而引起疾病发生或阻止疾病发生,即生物学交互作用(biological interaction)。研究资料中各研究因素间存在交互作用时,说明各研究因素的作用不是独立的,一个因素水平改变时与它有交互作用的因素的效应也将发生改变;相反,如相互独立,一个因素水平的改变不会影响其他因素的效应。

2. 效应修正作用（effect modification）　当暴露因素按第三变量分层后，估计暴露在每一层中与疾病的联系强度时，效应修正被定义为暴露因素在各层中与疾病的联系强度（测量的效应）因第三变量的存在情况不一而大小不同，该第三变量称为效应修正因素（effect modification factor）。第三变量在一项研究中是否成为效应修正因素，取决于选用判断暴露和疾病之间联系的指标是用率差（rate difference，RD）还是用率比（rate ratio，RR）。

如果暴露效应的测量值（发病概率、率差、率比）在按第三变量分层后在不同层次表现不一致，则可将每一层的效应测量值发病概率、率差、率比分别描述，以显示效应修正因素的效应修正作用。一个潜在的混杂因素在分析时可能发现还是一个效应修正因素。

3. 混杂因素与效应修正因素　进行多因素效应研究的目的是消除混杂作用，尽力发现并精确描述效应修正作用。

混杂作用与效应修正作用的主要区别在于：①混杂作用产生的机制是混杂因素在暴露组与非暴露组或各比较组中分布比例不均衡所致，它是一种系统误差，而效应修正作用是由于暴露因素与效应修正因素（即分层的第三变量）之间存在交互作用所致，它不是一种偏倚，而是因素间的联合作用。②混杂作用是研究者希望并极力加以防止或控制的一种偏倚，它属于偏倚范畴中的混杂偏倚，是混杂因素（第三变量）对暴露因素与研究疾病两变量之间联系强度的一种歪曲，它可以通过在设计阶段运用限制法、匹配法或在资料分析阶段通过恰当的统计分析技术加以去除。而效应修正则是研究者极力希望报告的一种结果，它不属于偏倚范畴，而是因素间的联合作用。③混杂被认为是不利于研究的偏倚，其存在与否取决于研究设计。而效应修正作用不会有损于研究结果的真实性，它的存在与否取决于研究分析的指标，是研究中存在的一种客观现象，研究者应尽可能地把研究中的效应修正因素寻找出来。

4. 效应修正作用的识别

（1）初步判断：可通过比较分层后层间的率比（RR）与率差（RD）对第三变量是否产生效应修正作用进行初步判断。

例 4-3　某前瞻性研究观察某团体中甲苯磺丁脲治疗组和安慰剂组各种原因死亡数情况（表 4-7）。

研究因素：甲苯磺丁脲使用情况。

分层前，$cRR = \dfrac{30/204}{21/205} = 1.44$，

治疗组与安慰剂组率差 $RD = 30/204 - 21/205 = 0.045$；

分层后 $RR_{<65} = \dfrac{8/106}{5/120} = 1.81$　$RR_{>65} = \dfrac{22/98}{16/85} = 1.19$

分层后 $RD_{<65} = 8/106 - 5/120 = 0.034$　$RD_{>65} = 22/98 - 16/85 = 0.036$

测量效应用 RD 表示时，年龄不是效应修正因素，对甲苯磺丁脲与各种原因死亡数之间的联系不产生效应修正作用。

测量效应用 RR 表示，年龄是效应修正因素，对于年龄 <65 岁使用甲苯磺丁脲治疗组比年龄 ≥65 岁使用甲苯磺丁脲治疗组更易因各种原因而死亡。

（2）用统计学方法判别效应修正因素：提出研究中可能存在的效应修正因素，然后按该因素将资料分层，计算每一层内暴露因素与疾病之间的效应测量值 RR 和 RD，并初步比较各层的 RR 和 RD 的大小是否一致，鉴于各层 RR 和 RD 值的变异有可能是机遇所致，为此必须进行统计学上的显著性检验以确定由机遇所致的概率。

统计检验时，无效假设 H_0 被定义为层间测

表 4-7　某团体中甲苯磺丁脲治疗组和安慰剂组各种原因死亡数的年龄别比较

	年龄 <65 岁		年龄 ≥65 岁		合计	
	治疗组	安慰剂	治疗组	安慰剂	治疗组	安慰剂
死亡	8	5	22	16	30	21
生存	98	115	76	69	174	184
合计	106	120	98	85	204	205

量值是一致的,若 $P<0.05$,拒绝无效假设,说明各层 OR_i 间表现的差别由机遇所致的概率小于 5%,认为某因素可作为暴露因素与研究疾病联系强度 OR 的效应修正因素。主要有两种检验方法,①Mantel-Haenszel 方法;②直接分层估计的 χ^2 一致性检验方法。有关内容可参阅相关专业书籍。

（张永红）

参 考 文 献

1. 梁万年. 医学科研方法学. 北京:人民卫生出版社,2002.
2. 刘民. 医学科研方法学. 2 版. 北京:人民卫生出版社,2014.
3. 詹思延. 流行病学. 8 版. 北京:人民卫生出版社,2017.

第五章 试验性研究

导读 本章主要介绍临床试验和现场试验研究的特点、方法、技术。在临床试验中,讨论了临床试验常见类型的设计原理、适用范围、优缺点、临床试验注册制度以及多中心临床试验研究的组织与设计。现场试验主要介绍了现场试验的定义、特点、分类、设计原则和主要内容。同时讨论了试验研究的基本要素以及数据质量控制等问题。通过本章的学习,可重点解决医学试验研究的设计方法和技术问题,并在实践中自觉遵循试验设计原则以及灵活运用各种设计类型和方法,能在较短的时间内对常见的试验设计方法和原则进行全面的了解。通过多中心临床试验研究的组织与设计一节的学习,读者能够了解多中心临床试验研究中的相关问题,为今后参与或进行多中心临床试验研究提供借鉴。

医学研究按照有无人为施加的干预,可分为实验性研究和观察性研究两大类型。观察性研究已在第四章专门论述。实验性研究是指研究者根据研究目的人为地对受试对象(包括人或动物)设置干预措施,按重复、对照、随机化原则控制非干预措施的影响,总结干预因素的效果。它是在人为地造成、控制或改变受试对象状态和条件下来考察受试对象,以阐明处理因素作用于受试对象后所产生的实验效应。因此,实验性研究实质上就是针对实验三要素——处理因素、受试对象、实验效应而进行的周密计划和安排下的研究。

实验中的处理因素是指对受试对象人为地施加外部因素,是研究者要观察、研究的因素。处理因素的性质可以是物理性的(如针刺、射线、高温等)、化学性的(如药物、毒物等),也可以是生物性的(如微生物、寄生虫等),处理因素的性质、强度、施加方法等都对实验结果有着极大的影响,因此在进行实验研究时应对其严格限制,并执行标

准化。实验中的受试对象主要是人或动物(包括动物的器官、组织)。实验效应是指处理因素作用于受试对象后产生的一系列变化或反应,它主要是借助观察或实验指标来反映。如使用某种新研制的降压药物(处理因素)来治疗临床高血压患者(受试对象),观察患者服药前后血压变化情况(实验效应),这就是药物临床试验。

现今教科书趋于将以人作为研究对象的实验性研究称之为"试验性研究",以动物为受试对象的实验则称为动物实验。本章将以人作为研究对象的试验性研究分为临床试验、现场试验(field trial)、类试验(quasi-trial)。动物实验(animal experiment)研究内容未纳入本章介绍,读者可参考相关参考书。

第一节 临 床 试 验

临床试验(clinical trial)是指以人(患者或健康人)为受试对象而进行的实验性研究。在医学科研工作中,临床试验主要用于研究疾病的治疗和预防,根据其研究目的又可将其分为治疗试验和预防试验。由于不同的试验,其研究对象、观察指标都各不相同,因而设计时应按各自的特点和要求分别进行。临床试验除了要遵循"重复、对照、随机、盲法"的基本原则外,还要考虑到伦理、失访、依从性、主观感觉对研究结果的影响。对于药物临床试验来说,我国国家食品药品监督管理总局在《药物临床试验质量管理规范》给出的定义是:临床试验,指任何在人体(患者或健康志愿者)进行药物的系统性研究,以证实或揭示试验药物的作用、不良反应及/或试验药物的吸收、分布、代谢和排泄,目的是确定试验药物的疗效与安全性。

基于是否随机分组,按照对照类型,临床试验可以分为随机同期对照试验(random concurrent

controlled trial, RCCT)、非随机同期对照试验（non-random concurrent controlled trial, NRCCT）、前后对照试验（before-after trial, BAT）、交叉设计（cross-over design, COD）试验和序贯试验（sequential trial）等。

一、随机同期对照试验

（一）设计原理

首先根据诊断标准确定研究对象的目标人群总体，再根据研究的纳入标准和排除标准，选择合格的研究对象，从中排除不愿意参加的研究者。按照随机分配的原则将愿意加入研究的合格对象随机分配至试验组或对照组，向各组施加相应的处理（治疗措施和安慰剂或不给予任何措施），观察一定时期后，比较试验组与对照组结果的差异，做出结论（图 5-1）。

（二）适用范围

1. 临床治疗或预防性研究　随机同期对照试验研究常用于治疗或预防性研究，借以探讨和比较药物、治疗方案、筛检方案等治疗措施或预防措施对疾病的治疗和预防的效果，同时评价其安全性，排除非治疗和干预因素造成的毒副作用，为正确的医疗卫生决策提供科学依据。

2. 特定的病因学研究　多数情况下，随机对照试验并不适用于病因学研究，当所研究的因素被证明对人体确实没有危险性，但又不能排除与疾病的发生有关时，随机化同期对照试验可用于病因的研究。若已有研究证明某一因素对人体有害，就不允许将该因素用于人体进行随机对照试验。

（三）优缺点

1. 优点

（1）可比性好。随机分配，可防止研究因素以外的其他干扰因素的影响，并做到试验组和对照组间基线状况的相对一致性，试验组与对照组研究条件相同，研究时间同步，故可比性好。

（2）盲法观察。保证研究结果客观、真实。

（3）诊断和实施过程标准化。研究对象明确，具有严格的纳入和排除标准、标化的防治措施和评价结果的客观指标，以保证试验的可重复性。研究的措施（如药物治疗、手术等）是人为施加的、人为控制的，而不是自然发生的。

（4）数据统计分析效能高。由于大多数统计分析方法是建立在随机抽样基础上的，因此随机对照试验更适合统计方法设定的条件，更适用于 χ^2 检验或 t 检验等常用的基本统计方法。

2. 缺点

（1）不适用于发生概率极低的副作用的评价。例如棉酚作为男性避孕药服用后引起的低血钾软瘫，其发生概率约为五千分之一。

（2）不适用于某些远期副作用的评价。例如母亲使用雌激素与子代阴道癌关系的研究。

（3）对一些罕见病，往往难以保证足够的病例数。

（4）涉及医学伦理问题。对 RCT 持反对意见者认为，设立平行对照，使近半数的人不能获得新疗法或可能更有效的治疗。而 RCT 的支持者认为不设立对照可能把无效判为有效。例如曾有报告己烯雌酚治疗先兆流产的疗效非常好，然而经严格随机双盲对照试验却证实根本无效。此外，不设平行对照常不易发现副作用的存在，导致一些有严重副作用的药物被使用，同样缺乏医德。

（5）外部真实性受限。研究结果均来源于合格的研究对象，具有良好的同质性，因此，导致其研究结果的代表性和外推到一般人群时受到一定的限制。

二、非随机同期对照试验

（一）设计原理

根据标准选择合格的、愿意参加的研究对象，非随机的将研究对象分为试验组和对照组，施予不同的措施，然后观察比较他们的结局（图 5-2）。非

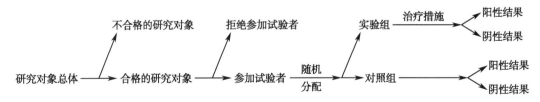

图 5-1　随机同期对照试验设计原理

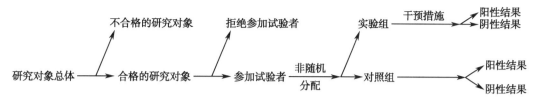

图 5-2　非随机同期对照试验设计原理

随机分配对象是指研究对象的分配不能完全按照随机分配的原则进行,往往是一种自然存在的状态。如研究某种新药对某种疾病的疗效时,可以将一个医院的住院患者作为对照组,另一个医院的住院患者作为试验组来进行研究。在这种情况下,研究中的试验组与对照组患者并不是随机分配的。

本方法的适用范围与随机化同期对照试验相似。

（二）优缺点

1. 优点

（1）方法简单,易于掌握,可操作性强,实施方便。

（2）短时间内可获得较大的样本,尤其是当某一医院合格的病例数较少或对某一疾病不同医院施行不同疗法时,本设计方法较为适用。

2. 缺点　可比性差,由于分组不是随机的,试验组与对照组往往缺乏良好的可比性,研究过程中也难以用盲法评价试验结果,使得许多已知或未知的偏倚影响观测结果的真实性,从而影响结论的可信度,有时甚至会得出完全错误的结论。如患者源于不同的医院,则医院间的医疗水平、诊断方法、患者病情等可能存在不可比的情况。本设计模式的研究结果的论证强度虽远不及随机对照试验研究,但在尚无随机对照试验研究结果或不能开展随机对照试验研究时,还是可取的,尤其是对于大样本的非随机同期对照试验研究结果,仍具有重要的临床价值。

三、前 - 后对照试验

前 - 后对照试验可分为同一病例自身前 - 后对照试验研究和不同病例的前 - 后对照研究。

它们对病例的要求和效果评价有所区别,分别介绍如下:

（一）自身前 - 后对照试验研究

1. 设计原理　自身前 - 后对照试验（before-after trial in the same patient）是每一受试对象,先后接受试验和对照两种不同措施进行试验研究,然后将两次先后观测的结果进行比较的一种设计方案。因为是以个体自身为对照,它可以避免个体差异对结果的影响。在研究过程中,试验和对照两种措施的先后安排可以是随机的,也可以是非随机的,当然,最好是采用随机方法安排先后措施。本研究的设计原理如图 5-3 所示。

2. 适用范围　自身前 - 后对照研究仅适用于慢性反复发作疾病的防治性研究。

3. 特点

（1）研究方向是前瞻性的,属从“因”到“果”的研究。

（2）前后两种处理都在同一个体中进行,可排除不同个体间的差异,故可比性较好。

4. 优缺点

（1）优点:①每一患者在研究过程中均有接受新疗法或新药治疗的机会,符合伦理;②消除了个体差异,可比性好;③每个病例既作试验,又作对照,所需样本可节省一半,节约时间和成本;④减少了自愿者偏倚和研究人员意愿偏倚;⑤可以实现试验措施的标准化;⑥试验中如采用盲法观察并采用随机方法安排前后措施,结果可信度提高,结果可信;⑦单个患者可单个试验,逐步积累到所需要的病例数,即可进行总结,比较符合临床实际,可行性较强。

（2）缺点:①若两阶段观察期过长,可能使

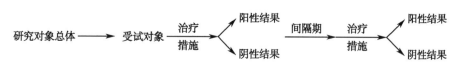

图 5-3　自身前 - 后对照试验设计原理

两阶段开始前的病情不一致,导致可比性较差。②研究分为两个处理阶段,两个阶段间有一个洗脱期(wash-out period),目的是尽可能地避免第一阶段措施的"顺序效应",包括药物效应和研究对象的一些重要心理效应。对洗脱期的长短应有适当估计,估计的原则是保证第二阶段开始时,研究对象的一些重要指征(如病情等)应同第一阶段开始时相同或相似。一般根据药物半衰期的长短来确定洗脱期的长短,需要注意的是,如洗脱期过长可能影响患者的及时治疗。③试验的应用范围有限,只适用于慢性、复发且不能自限自愈的疾病。

(二)不同病例前 - 后对照研究

1. **设计原理** 不同病例前 - 后对照研究(before-after trial in different patient)是以现在开始的前瞻性研究资料作为试验组,以既往的研究资料作为对照组,进行比较,因此也称之为历史性对照研究(historical controlled trial, HCT)。研究对象为非同期患者,前后资料也不来源于同一批患者。这种方案是非随机、非同期性质的对照试验,其设计原理如图5-4所示。

2. **适用范围** 适用于各种疾病治疗效果的评价性试验。所需病例没有严格的疾病类型的限制,对照资料既可以是历史上的文献资料记载,也可以是不同时期与试验组疾病诊断相同的患者。如以不同时期与试验组疾病诊断相同的患者作为对照,应该尽量以本单位的历史资料为对照,因为同一单位疾病的诊断标准及预后措施的变化容易掌握,可增加可比性。此种资料作为对照要优于以文献资料作为对照。

3. **特点**

(1)研究方向是前瞻性的,属从"因"到"果"的研究。

(2)研究疾病的范围广,适用性大。

(3)现在开始的前瞻性研究样本含量较小,研究时间较短,易于组织实施。

(4)因研究对象来自不同的总体,研究时期不同步,可比性难以保证,结果的说服力较弱。

4. **优缺点**

(1)优点:①同时期内所有患者都可接受新疗法或新药物,符合医学伦理原则;②可减少自愿者偏倚和研究人员意愿偏倚;③可充分地利用既往的病历等常规资料,省时、省力、节约经费。

(2)缺点:①过去的条件(如诊断水平、诊断标准、医护质量等)与现在的状况可能有所不同,可比性差;②患者来自不同的总体,代表性不好,而且可能存在个体差异;③不能施行双盲法;④受既往资料完整性的限制,有时既往研究对象或既往研究资料难以满足研究的需要。

四、交叉试验

(一)设计原理

交叉试验(cross-over trial)是随机对照试验的一种特例,整个过程分两个阶段。首先全部受试对象按随机要求分成两组,在第一阶段一组患者用所研究的治疗措施,另一组患者作为对照组。经过一段间隔期后进入第二阶段,即两组互相交换处理措施,原运用治疗措施的一组改为对照组,原对照组改为用所研究的治疗措施。最后对结果进行对照比较,它兼有随机对照试验和自身前后对照试验的优点。设计原理详见图5-5。

交叉试验设计一定要注意前后两个试验阶段药物洗脱期的时间设置,通常以药物的5个半衰期为宜,不宜过长或过短,或者易受偏倚干扰的影响。

(二)适用范围

一般而言,本方法仅适用于慢性病且不宜根治并需要药物维持治疗的某些疾病的研究。如支气管哮喘、高血压病、冠心病心绞痛等。因为这些

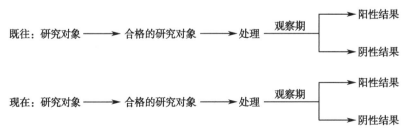

图5-4 不同病例前 - 后对照试验研究设计原理

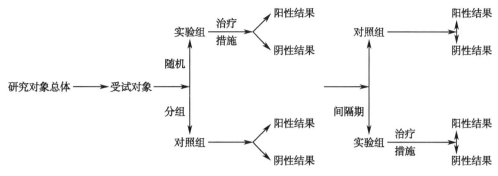

图 5-5 交叉试验设计原理

疾病通常不用药物治疗会反复发作。对于某些一治即愈的疾病则不应采用交叉试验设计方案。此外,在新药的开发和研究中,为减少样本量,Ⅰ期临床试验常采用交叉试验方法来观察药物的毒副作用,以便消除或减少个体间偏倚的影响。

（三）特点

研究期间两种措施都交叉用于每一位受试对象,可进行患者自身疗效的比较,或不同患者间的疗效比较,试验效率高。

（四）优缺点

1. 优点　交叉试验作为随机对照试验的特例,采用随机分组、盲法观察和同期对照的方法,具有随机对照试验的全部优点,有效控制了选择偏倚、信息偏倚和混杂偏倚,保证了试验组与对照组之间的均衡性,试验结果真实可靠。而且基于交叉试验理论上可使所需试验的人数减少一半。患者自身比较,效果观察较准确。

2. 缺点　①应用范围受限。只适用于慢性且不宜根治并需要药物维持治疗的、复发性疾病。②两阶段治疗可能存在顺序效应;③若每个阶段用药周期过短,药效可能不易充分发挥;若周期过长,则难以保证良好的依从性。④试验过程包括一定的洗脱期（间隔期）,如过短难以避免两种措施的沾染,过长影响试验周期,甚至使患者长时间得不到应有的治疗,影响预后。⑤每个病例在接受第二阶段治疗时,很难保证患者的病情处于试验第一阶段开始时的相似状态,降低第二阶段的可比性,影响疗效评价。

五、序贯试验

（一）设计原理

序贯试验（sequential trial）是指事先不规定

多少次重复实验,就是说,在开始研究时对受试者的数量不作任何规定,而是在研究过程中,按照试验研究者规定的检验标准,随着受试对象的加入,不断进行统计学分析,检查比较组间的差别,以决定下一步试验,直到能在统计学意义上判断出结果为止。即在研究之前不规定样本量,而是随着试验进展情况而定。这样就可以用较少的病例得出结论,这种不断加入病例不断进行检验的方法即为序贯试验。采用序贯试验必须预先确定停止研究的条件,并严格执行。

（二）设计类型

1. 质反应与量反应　根据观察指标是计数资料还是计量资料而定。

2. 封闭型与开放型　封闭型试验需预先确定试验的最多样本数,当试验达到预先确定的样本量时试验即终止;开放型序贯试验则不预先确定最多样本数,试验一直进行至达到预先规定的有效或无效标准为止。

3. 单向与双向　按单侧及双侧检验可分为单向序贯试验和双向序贯试验。当比较两种药物（A 与 B）的疗效时,单侧检验是只要求回答 A 药是否优于 B 药,双侧检验是要回答 A 药是优于 B 药,还是 A 药劣于 B 药。

（三）适用范围

1. 符合临床患者陆续就医的临床实际,对患者有利,尤其适合于新药和老药或新药与安慰剂配对比较,随时观察试验进展,达到预先规定的有效或无效标准立即停止试验;比较适用于仅以单一指标作结论依据,并且能较快获得结果的试验研究,不适用于慢性病、长病程以及多变量研究和远期随访研究。

2. 在灵长类动物实验中,因成本高,条件不允许成组进行比较,可选用序贯试验方法。

3. 来源困难或贵重药品的效应和毒性(半数致死量)的研究。

(四)特点

1. 采取"边做边分析"的办法,逐个试验、逐个分析,一旦可下结论,即可停止,尤其适合于临床科研。

2. 可预先规定阳性结论所允许的假阳性率(α)和阴性结论所允许的假阴性率(β),一般 α、β 定为 0.05 或 0.01。这与临床病例总结不同,序贯试验是建立在严格的数理统计原则上得到的结论。

(五)优缺点

1. **优点** 这种试验的特点是既可避免盲目加大各组的试验样本数而造成浪费,又不致于因试验样本个数太少而得不到结论,能用较少的样本得出结论,比一般试验方法节约 30%~50% 的样本。试验过程患者陆续进入试验,及时分析结果,一旦发现试验干预措施(比如试验药),不优于对照措施(比如对照药),可立即停止试验。

2. **缺点** ①不适用于一般的药物筛选。一般的药物筛选,试验必须大规模地进行,逐一进行药物试验往往不切实际。②不能用于慢性病的疗效研究。慢性病由于疗程长,不能很快获得药物是否有效的结论,使研究时间过长。③不适用于急性烈性传染病(如霍乱)与传播很快的非烈性传染病的研究。因序贯试验是逐个试验,逐个分析,不利于对传染病疫情的控制。④回答问题单一,仅适用于单指标的试验。⑤不适用于多中心的联合试验。⑥由于不断地进行中间分析,组间的差别可能由于机会而产生,导致假阳性的错误结论。

六、临床试验注册制度

(一)临床试验注册制度简介

2005 年 8 月 1 日,世界卫生组织国际注册平台秘书组成立并发布公告:"临床试验注册具有伦理和科学意义。所有试验参与者都期望他们对生物医学知识的贡献能被用于改善全社会的医疗保健。公开正在进行和已完成试验的信息是试验研究者的义务和道德责任,并可提高公众对临床研究的信任和信心。临床试验注册不仅能确保追溯

每个临床试验的结果,公开在研试验或试验结果信息,还有助于减少不必要的重复研究。"

2007 年 5 月,世界卫生组织国际临床试验注册平台(World Health Organization International Clinical Trial Registration Platform, WHO ICTRP)正式运行,澳大利亚 – 新西兰临床试验注册中心(Australian and New Zealand Clinical Trials Registry, ACTR)、美国国立医学图书馆临床试验注册中心(National Library of Medicine)、英国国际标准随机对照试验号注册库(International Standard Randomised Controlled Trial Number Register, ISRCTN)成为首批一级注册机构。同年 6 月,中国卫生部正式确认中国临床试验注册中心(ChiCTR)是代表我国的 WHO 临床试验注册机构,并通过 WHO ICTRP 认证,成为第 4 个 WHO ICTRP 一级注册机构。WHO ICTRP 的正式运行,标志着按统一标准对临床试验进行注册并颁发统一注册号的临床试验注册制度正式在全球建立并运行。

临床试验是在人体进行的试验,每一个临床试验本身就是一个公共事件,具有社会属性。因此,任何人都有权知晓每一个临床试验的实施过程和结果细节。将试验负责人、实施单位和试验信息公之于众,是对全人类负责。临床试验不再被看成是某些个人的行为,将每一个临床试验都纳入有序的管理,是医学科学认识上的一大进步。由 WHO 领导,实施全球统一的临床试验注册制度,对临床医学发展具有全方位和深远的影响,表明各国政府、医学科学工作者和医学期刊编辑们对全人类健康事业的高度社会责任感、人道主义精神和国际合作精神,是为全人类健康事业做出的巨大贡献,是 21 世纪临床试验领域的里程碑事件。全球医学期刊和医学伦理委员会均要求:所有临床试验在招募受试者前,必须在 WHO ICTRP 一级注册机构注册。

中国临床试验注册中心的宗旨是"联合中国和全球的临床医师、临床流行病学家、统计学家、流行病学家和医疗卫生管理者,严格科学地管理中国临床试验信息,提高其质量,为广大医务工作者、医疗卫生服务消费者和政府卫生政策制定者提供可靠的临床试验证据,让医疗卫生资源更好地服务于中国人民和全人类的健康事

业。"ChiCTR 依托原卫生部中国循证医学中心、Chinese Cochrane Centre 和国际临床流行病学网华西资源与培训中心（INCLEN CERTC）的人才、研究和方法学支撑平台,联合48家核心期刊于2006年4月发起成立了中国临床试验注册与发表协作网（Chinese Clinical Trial Registration and Publication Collaboration, CHICTRPC）,并创建中国临床试验注册与发表机制,大力推广临床试验报告规范（Good Publication Practice, GPP）,从临床试验的入口和出口把关临床试验质量。ChiCTR负责临床试验注册,同时提供临床科研方法学指导和培训,指导完善临床试验的设计,提供中央随机和隐蔽分组服务,指导试验报告和论文写作;医学期刊作为临床试验的出口,监督临床试验的注册,与 ChiCTR 共同指导试验报告和论文的写作和发表。ChiCTR 于 2016 年 3 月 14 日开始将原始数据共享计划列入临床试验注册内容,在临床研究公共管理平台（Research Manager, ResMan）的临床试验原始数据（individual participant data, IPD）共享平台上传临床试验结果数据。2017 年 12 月 1 日, ResMan 对预注册临床试验开放,免费使用,成为面向全国和全球的包括注册信息、试验结果数据、试验原始数据的临床试验信息源。

临床试验注册制度是一种透明化机制,它与临床科研方法学一起,构成保证临床试验真实性的外部保障系统,使临床试验的实施有章可循,尽可能减少一切人为或非人为的偏倚对临床试验真实性的影响。相对于外部保障系统,临床试验实施者对临床试验真实性的影响往往是决定性的。临床试验注册制度倡导用循证医学的基本哲学原理——社会责任、人道主义和专业技能,作为临床试验研究者的思想和行为准则,作为临床试验真实性的内部保障系统。

（二）临床试验注册范围

包括所有在人体中和采用取自人体的标本进行的研究,各种干预措施的疗效和安全性的有对照或无对照的研究（如随机对照试验、病例对照研究、队列研究及非对照研究）、预后研究、病因学研究和包括各种诊断技术、试剂、设备的诊断性试验,均需注册并公告。

（三）临床试验申请注册程序

1. 全部注册程序均为在线申报。

2. 首先在中国临床试验注册中心网站上建立申请者账户,点击 ChiCTR 首页右侧的"用户登录"区的"注册"。

3. 弹出个人信息注册表,请将您的信息录入此表后点击"注册",则您的账户就建立起来了。

4. 返回 ChiCTR 首页。

5. 在"用户登录"区输入您的用户名和密码,点击"登录"就进入用户页面。

6. 点击用户页面上方的"注册新项目",则出现注册表,在第一行的语言选择项选择"中、英文"注册。

7. 将标注有红色"*"号的栏目填完后,点击注册表最后的"提交"。

8. 如一次填不完注册表内容,可分步完成,每次均需选择"未填完",并点击注册表下方的"保存"。

9. 所有内容填完后请选择"待审核"和"保存",然后点击"提交"。

10. 在未完成审核前,申请表内容均可修改。

11. 所有申请注册的试验均需提交伦理审查批件复印件（扫描后在注册表中"伦理批件"上传文件中提交）。

12. 所有申请注册的试验均需提交研究计划书全文和受试者知情同意书（模版可在网站"重要文件"栏中下载）（电子版在注册表中"研究计划书"上传文件中提交）。研究计划书和知情同意书只限用于在预审时了解注册研究的设计,以及该研究是否做了充分的准备,不会公开。

请注意:为了推动我国临床试验的规范化和提高质量,中国临床试验注册中心要求按照 GCP 规范制定研究计划书、病例观察表及知情同意书。国家药品监督管理局发布的 GCP 法规和国际人用药品注册技术协调会（The International Council for Harmonisation of Technical Requirements for Pharmaceuticals for Human Use, ICH）制定的 GCP 规范参见注册中心网站首页。凡研究计划书达不到 GCP 规范要求者,一律不接受注册。

13. 中国临床试验注册中心审核专家随时对完成的注册申报表进行审核。

14. 如果资料有任何不清楚者,注册中心均会通过电子邮件或电话与申请者联系,商量、讨论或要求提供更为完善的资料。

15. 如资料合格,审核完成后,自提交注册表之日起两周内获得注册号。

注:以上临床试验注册制度有关内容主要引自"中国临床试验注册中心"网站(http://www.chictr.org.cn/),有需要的和有兴趣的读者请注意该网站的相关内容及内容更新情况。

第二节　多中心临床试验研究的组织与设计

在临床试验中,需要考虑的一个问题就是患者的获取。在许多试验中,患者的招募占用了整个试验周期中相当大部分的时间。比如,一个只要 3 个月就能完成的哮喘病的研究,可能最后会耗费 15 个月的时间,其中 12 个月用于患者的招募。整个试验的时间越长,花费就越大。一般每项临床试验都有一定的时间限制,在可接受的招募时间内满足大多数临床试验中要求的样本量,只能通过让招募到的患者同时进入多个中心进行试验。因此,尽管多中心试验中存在诸多问题,但不可否认,多中心试验还是非常必要的。实际上,很多临床试验不是一个研究机构所能完成的,因此,大多数临床试验是多中心试验。

多中心临床试验(multicenter clinical trial)是指有多名研究者在不同的研究机构内参加并按同一试验方案要求用相同的方法同步进行的临床试验。多中心试验由一位主要研究者总负责,并作为临床试验各中心间的协调研究者。

多中心临床试验具有以下特点:①在较短的时间内能够收集较多的受试者。临床试验要有一定数量的受试者参加以满足临床试验的样本含量要求,而一所研究机构所能收集到的受试者的数量总有一定限制,但临床试验规定有一定的完成期限,希望按期完成。试验规模大、受试者人数多、试验期限紧的试验必然采取多中心的形式。②多中心试验可以有较多的受试者人群参与,涵盖的面较广,可以避免单一研究机构可能存在的局限性,因而所得结论可有较广泛的意义,可信度较大。③多中心试验有较多研究者的参与,相互合作,能集思广益,提高临床试验设计、执行和解释结果的水平。

从科学性出发,临床试验应当尽量保持均一性,要求减少内部的差异,而多中心试验增加了发生这一方面问题的机会。因为研究者人数越多,各研究者对试验的认识、经验和技术水平的差别很容易存在;研究机构越多,各机构的设备条件、工作常规也可能有差别,不同研究机构所收治的患者的背景,如民族、文化水平、生活方式会有偏向和差别,众多的差别都能影响临床试验的均一性,增加了试验的复杂性。要进行多中心试验,就必须尽量设法减少各种差别,或减少差别所产生的影响。

一、多中心临床试验的设计

大规模临床多中心研究设计必须采取严格的随机对照试验设计才有意义和科学价值。在参照随机化对照试验进行设计的同时,也要充分考虑多中心研究的特点。

(一)研究计划的制定

制定研究计划(study protocol)或试验方案通常由试验的申办者(sponsor)会同主要研究者(principle investigators)共同拟订,并征求统计学家和临床研究方法学家的意见。设计方案最后由各个中心的主要研究人员共同商讨定稿。研究计划应该在试验开始前完善,形成最后定稿版本,以文件形式发往各有关单位(中心)贯彻执行。研究计划是整个临床试验的指导性文件,在整个试验过程中它起到规范和协调临床试验的作用,所有试验期间的质量控制、资料收集、监督管理都应严格按照该计划书执行。

多中心临床试验的研究计划应包括研究背景(background)、一般目标(general aims)、特定目的(specific objectives)、研究对象的纳入和排除标准(patient selection criteria)、干预方案(intervention schedules)、对患者评价的方法(methods of patient evaluation)、试验设计(trial design)、研究对象的注册、分层及随机化(registration, stratification and randomization)、患者的知情同意书(informed consent)、样本含量估计(sample size estimation)、试验过程的监测(monitoring of trial progress)、表格与资料处理(forms and data processing)、研究方案的违背(protocol deviations)、资料统计分析计划(plans for statistical analysis of data)、管理职

责（administrative responsibilities）、经济补偿计划（reimbursement）、经费预算和来源（budget and source of funding）。

（二）协作单位的选择

协作单位的选择是大样本多中心临床试验的关键环节，直接关系到试验的进展和质量，课题组必须对协作单位的选择进行严格把关。在选择协作单位时应考虑以下几个问题：

1. **受试者来源、地区性及种族差异**　受试者来源、地区性及种族差异是关于样本代表性的问题，评价治疗性证据的实用性，一定要考虑社会人口学特征，因此，受试者的来源不能仅局限于某一个或几个地区和医院，应该根据课题的研究背景、研究目的意义，选取能够代表不同人群的协作单位。

2. **有关的流行病学调查资料的考虑**　一些重大疾病的发病率、死亡率存在着明显的地区差异，且不同单位的病源数量、治疗手段也不尽相同。因此，有关的流行病学调查数据需作为选择协作单位的重要依据，否则试验开始后会导致病例入组困难，影响试验任务的按时完成。

3. **所需协作单位的数量**　参加项目的协作医院数量不宜过多，以免加大质控工作的难度、浪费资金等；但也不宜过少，以免出现不能按时完成病例入组等研究任务的情况。课题组应提前进行必要的调研工作，病源较多的医院大约能纳入多少病例，病源较少的医院大约能纳入多少病例，事先要有一个初步计划。然后根据方案要求的样本数，估算出大约需要的协作医院数量。

4. **协作单位的入选条件**　入选的协作单位一般来说应该具备病源稳定、实施临床试验的能力，且为国家批准的临床试验基地。但一些大样本多中心临床试验协作单位往往需要几十家甚至是几百家，观察周期几个月至几年，此时若仅仅局限在国家批准的临床试验研究基地选择协作单位显然是比较困难的。但是，设置在各个省市的临床试验分中心应当是国家批准的临床研究基地，充分利用基地进行临床研究的有利条件和组织临床试验的丰富经验，协助试验中心在本地区选择协作医院，以及组织培训、临床监查、质控等工作。

5. **协作单位对课题研究的重视程度**　实施多中心临床试验必须考虑到参加医院和科室的重视程度，组织很多个不太重视项目研究的严格要求且又不能提供必要保证的医院参加试验，将给整个试验的质量控制带来困难和不良影响。再者，大规模、长时间地服用研究用药观察期间，受试者的依从性，尤其是出现不良事件的处理，在很大程度上要依靠协作单位及其研究人员去解决。如果协作单位不重视课题的研究工作，产生各种差错与问题的可能性较大，就会给整个项目的研究工作带来麻烦。因此，在选择协作单位时，充分考虑协作单位对课题研究的重视程度至关重要。

（三）样本大小的确定

按我国的有关规定，一期临床试验可在10~30例，二期一般应不少于300例，必须另设对照组，其病例数根据专业和统计学要求而定。临床验证一般应不少于100例，必须另设对照组，其病例数根据专业和统计学要求而定。理论上，多中心试验的样本大小，需考虑下列五个方面因素计算相应的样本估计量：

（1）第 I 类误差 α，α 越小，所需样本越大。

（2）第 II 类误差 β，$1-\beta$ 称为试验的效能（power），β 越小，$1-\beta$ 越大，样本也越大。

（3）容许误差与检验的差值，其值越大，所需样本亦大。

（4）总体的标准差，其值越大，所需样本亦越大。

（5）单侧还是双侧检验，一般地说双侧检验需要样本较大。

样本大小确定后，在各个中心的分配应是均衡的，即各个中心所含的病例数大致相等，决不可以因某个中心能收治更多的病例而分配到太多的样本，而其他中心仅仅作为点缀而样本太小。

（四）研究的实施

与随机化对照试验相似，多中心临床试验在制定实施计划后须严格按照计划实施。但在实施过程中应注意以下问题：

1. **研究人员培训**　多中心试验必然在多个研究机构中有较多研究者参加，除每一研究机构的主要研究者外，更多的是协助主要研究者进行临床试验的研究人员。为使众多的协助研究者对研究中的临床试验有一个共同的认识，在执行临床试验中有统一的行动，除了各研究机构的主要研究者在制订研究方案时统一认识外，还要求按照研究方案对协助研究者进行培训,使他们按同一标准来执行研究方案中的每一个具体细节。

2. 研究时间 临床试验要在各研究机构同步进行,因此应规定各个研究机构中第一名受试者入组时间、最后一名受试者入组和完成时间。这可以使临床试验在一定时间内完成,也使各研究机构不至于因为时间相差大而影响其相互的一致性。

3. 随机化 所有患者经筛选后将其资料传至中心,由中心统计专业人员随机派定随机号,进行统一随机化。这种做法在有条件选用治疗的随机分配时更为重要,但需要有较好的联系条件如传真、电话。

4. 方法选择 多中心临床试验中采用的评价安全性和疗效的方法必须统一。这里所说的方法包括实验室检查和临床检查方法,范围广泛,从常规的血、尿检查、生化指标、肝肾功能、X线、心电图,到特殊的形态和功能检查。所有检查都有方法、试剂、材料、正常值范围等方面的标准化问题。不同的实验室采用不同的方法和材料做同一个检查项目,其结果就很难汇总,也很难比较。为了解决这一问题,在临床检验方面,当前主张采用中心实验室的办法。所谓"中心实验室"是指专门为多中心试验的特殊需要而建立的一种实验室,其各个检查项目均采用国际上公认的方法,所用的试剂质量可靠,检查有明确的标准操作规程和质控,并经过权威机构定期质量稽查和确认。此外,还应建立一套标本的收集、运送、接受、储藏体系,将各中心的标本集中到中心实验室进行检验,最后发出检验结果的报告。中心实验室可以有效地避免不同实验室存在的差异,提高临床试验的质量,但也会增加临床试验的经费,样本在传送的过程中有时也可能发生一些问题,如标本的损坏、延误等。此外,血液或其他标本在运送中出入国境时应按照《出入境特殊物品卫生检疫管理规定》和海关总署等相关国家部门的规定和要求完成相关手续。

5. 数据管理与分析 多中心临床试验要求按照研究方案对数据进行统一管理,包括数据录入、数据核查、数据存储以及数据分析。对于多中心试验的数据管理,应有专门负责人,其职责是全程参与研究方案、病例报告表的设计,提出统计分析要求,定期访问各试验中心,监控数据收集质量。统计分析人员应全程参与研究方案的设计,负责制订统计分析计划和撰写统计分析报告,同时要参与撰写试验报告和研究论文等。

(五)伦理学要求

多中心临床试验的研究方案及其附件要由伦理委员会讨论通过并做出书面同意后方能执行。多中心试验涉及一个以上研究机构,因而涉及各研究机构的伦理委员会。原则上研究方案及其附件要由伦理委员会讨论通过并做出书面同意。在实际中可能会遇到两种情况。一是各个研究机构的伦理委员会对事物的认识和考虑会有不同,可能多数研究机构的伦理委员会同意研究方案及其附件,而个别研究机构的伦理委员会持不同意见或不给予赞同意见,此种情况下研究者可以多做解释,争取理解。但如仍得不到同意,则该研究机构只能不参加该有关临床试验。另一种情况是可能个别研究机构尚未建立伦理委员会,此时以该临床试验的主要负责单位的伦理委员会的同意意见和批件作为覆盖性的措施,也是一种变通办法,但这种办法不适用于上述有伦理委员会且已有不同意见的情况。

二、多中心临床试验研究的组织管理

(一)临床多中心研究的项目组织

为了实施临床多中心研究的项目,必须要调配一定的人员、资源,组建起某种形式的组织去实施项目。多中心试验由一位主要研究者总负责,并作为临床试验各中心间的协调研究者。每个中心研究项目组中一般包括项目负责人、医学助理、监查员和统计学人员。具体人数视试验规模和需要而定。项目成员的职责如下:

(1)项目负责人:负责制定计划、人员培训、经费管理及文件管理等各方面的组织协调工作,并随时与申办者及主要研究者保持密切联系,及时通报临床试验进展情况、遇到和发现的重要问题,以及解决问题的建议和结果。

(2)医学助理:负责临床试验方案和病例报告表设计、文献查询、资料准备、撰写临床研究总结报告等与医学有关的事宜。

(3)监查员:负责监查临床试验方案的执行情况、核对病例报告表的填写、发现存在问题、提交临床监查报告等。

（4）统计学人员：负责临床试验方案和病例报告表设计、设盲揭盲及数据统计分析中与统计学有关的事宜。

各项目组成员在每个试验开始前，均要就每个项目的具体情况，从各个方面进行充分的讨论和研究，分析可能遇到的问题，明确各自职责，并确定所要执行的各项标准操作程序。项目组织是具有一定的临时性和随机性的组织。随着项目的任务调配人员组建起相应的项目组织去实施，项目结束，项目组织自行解散，等到有下一个项目时再行组建。任何项目组织都要经历组建、发展和解散的过程。

对于规模大、研究时间长、参加的研究机构多的多中心临床试验，则要设立下列组织：

（1）执行委员会（executive committee）：这是一项临床试验总的管理组织，其成员包括研究者及其学术顾问，掌管临床试验的重大决策，包括对内和对外各种学术的和非学术的事务。人数一般在10人左右，视需要而定。

（2）指导委员会（steering committee）：这是一项临床试验学术方面的管理组织，包括执行委员会的成员，各参加国或地区的负责人——协调者，人数可以较多。

（3）工作委员会（operations committee）：这是贯彻执行临床试验的主要组织，在临床试验中设立此组织，其成员包括主要研究者和来自申办者的代表，研究对内和对外各种学术的和非学术的事务，人数不超过10人。

（4）数据监测委员会（data monitoring committee）：在大规模试验中，数据都会传给一个独立的数据处理中心，数据监测委员会定期监测和分析数据的变化。

（5）安全性监测委员会（safety monitoring committee）：负责对收集到的不良事件进行分析、评估。

（6）终点委员会（endpoint committee）：负责对试验的病例中达到终点状况的监测，从而判断试验是否终止、继续或延长。

以上各组织中，执行委员会、指导委员会和工作委员会的任务涉及面较广，另三个委员会则是专业性的，其工作要与前三个委员会相联系。

（二）多中心临床试验研究组织管理中常见的问题

在多中心临床试验研究中，在组织管理方面经常会遇到一些相似的问题。对这些问题也有一些相应的处理办法，表5-1列举了多中心临床研究中常见的问题及其相应的处理方法。

表5-1 多中心临床试验研究中常见的问题及其相应的处理方法

常见问题	处理方法
各中心研究水平参差不齐	选择研究者时应认定资格和能力
各中心试验进度跟计划不一致	试验前应对患者来源进行实地调研
研究者处理问题的方法不一	召开阶段性研究者会议并及时通报情况
试验中发现方案欠缺	试验前多方征求专家意见
擅自修改或偏离试验方案	建立不良记录，严重者不能够使用其结果
病例报告表填写时间滞后	按试验流程分时分批收集病例报告表
可评价病例的标准不明确	试验开始前确定方法
不良事件与严重不良事件判断不一致	提供充分信息与重点监查

三、多中心临床试验研究中的质量控制与质量评价

（一）多中心临床试验研究中的质量控制

1. 设计阶段的质控措施

（1）研究对象的选取和研究方法要标准化：在研究设计阶段要统一研究对象选取的标准、排除标准以及对失访问题处理的统一标准。对患者的临床表现和试验处理后的结局，都要准确记录，还要制定一系列的临床标准用于结果判断，研究对象必须要符合确凿的诊断标准，不能似是而非。例如：对治疗高血压病的药物疗效评价，不仅要明确规定高血压病诊断标准，还要有标准化的测量血压的方法和条件，同时应该对血压计等进行校正。对治疗试验的有关标准，也应明确规定。例如：有效的标准既要有临床症状的改善或某些特征的消失，也要有量化检查指标的依据。

（2）实验室检查方法要准确且能重复：要

严格注明操作程序和条件,结果要用标准试剂校正。凡属图像性的资料,如 X 线片、特殊造影等,应抽样检验。有时需对同一资料进行二次的盲法诊断,分析诊断的一致率,以衡量资料的可靠性。

（3）制定研究要观察的项目表,保证重要的信息不致遗漏。

（4）编写执行研究课题须知手册:摘录研究设计方案的关键问题、注意事项等,做到执行者人手一册,使他们了解全局,明确本职工作的重要意义。这部分工作在多中心研究中是防止出现低质量的重要措施之一。

（5）规定质量控制指标:要预先规定诸如应答率、调查符合率、失访率、中途退出率、错误率等质量控制指标,并作为以后考评的重要标准。

2. 预调查　在正式调查前,需要进行预调查。预调查应选在调查表定稿前进行。规模应是实际调查额的 5%~10%,而且预调查对象的年龄、性别等相关特征的分布应与预期调查的总体人群一致。预调查的目的是为了发现调查表中设计的不足、存在的问题以及调查时可能发生的情况,进而完善调查设计,并事先考虑好可能出现问题的对策。

3. 调查员培训　任何一个调查,不论调查员的经验、素质如何,都应该进行专门的培训,因为每个调查的问卷和要求都不会完全相同。对调查员的培训过程,实际是将调查员的调查统一化和规范化的过程。这是控制和减少调查过程系统误差极为重要的一环。

调查员是影响应答者积极性及能否正确回答的最关键的人,调查员的态度和责任心对获取准确的信息起着决定性的作用。如果调查员对研究很有兴趣,对工作很热情,对应答者很友好,这些都会感染应答者,调动应答者参与的积极性。相反,如果调查员表现厌烦、缺少热情或催促应答者赶快回答,则可能会在应该出现"阳性"结果时得到"不知道"的答案,而且还会对应答者的答案出现漫不经心地错误记录。要鼓励调查员并创造条件使调查员改进技术,让他们充分了解研究目的,以及他们在研究工作中的地位,是调动调查员积极性最好的办法。此外,在调查过程中还要及时向调查员反馈调查进程、已取得的成绩和存在的

问题,让其感到是研究工作的主人。调查员培训的内容及方法主要包括以下几个方面:

（1）概况介绍:在培训的开始,应向调查员介绍本次研究的性质、目的和意义。不能把调查员看成是不用思考的调查机器,或只是做常规工作的技术操作员。一般地说,如果调查员了解为什么要做这个调查,就会较愉快和认真地工作。还应介绍研究的主持或参加单位,如何抽取样本,怎样设计问卷,将如何处理分析资料等,使调查员感到自己的工作是整个调查不可分割的一部分。

培训的开始,还应讲清一些行政管理方面的问题。如调查要持续多长时间,调查员每天工作几小时以及工资待遇、工作守则及奖惩规定等。有可能的话,研究者应书面散发"调查员须知"一类的手册,把主要的内容列出,有经验的调查员看了以后还会提出改进意见,使工作做得更好。

（2）问卷学习:问卷学习包括问卷本身及调查说明（或填表说明）的学习。调查员、现场指导员、项目领导均从头至尾逐题讨论。在此阶段中,常常会提出"如果应答者说……,我该怎么办?"之类的问题。此时,主持人需回到说明书寻找解决此情况的办法,并解释清楚。

（3）用角色扮演的方法进行课堂练习:由于调查是一个实践性很强的工作,用"角色扮演"的方法培训调查员会收到事半功倍的效果。具体做法是把调查员每两人一组在课堂上进行表演,让其中一个调查员扮演不合作的应答者,任务是给调查员"出难题",另一个调查员则扮演调查员,任务是"千方百计地按规定程序进行调查,并取得成功"。每表演一段,就由参加培训的调查员共同讨论"调查员"做得对不对? 有什么需要修改的? 这种培训方法由于充分调动了参与者的积极性和创造性,与会者兴趣极大,气氛活跃,效果会更好。

（4）现场实习:课堂练习结束后,应组织调查员进行现场实习。这部分培训要完全像真的一样去做。一般要找在调查样本内的人作为调查对象,由调查员用正式的问卷去调查,而且不能让应答者知道这是"实习调查",否则会影响实习的效果。实习过程中,调查员要填写时间表、写工作日志等。将全部资料带回并与现场指导员一起,仔

细复习每一份调查表。一般5份完整的调查表，即可判断调查员是否完全掌握了本次调查的要求，或是否能胜任本次调查。合格者参与正式调查，不合格者则应淘汰。

4. 应用于应答者的技术措施 应答者即调查对象，他们是研究的主体，研究所需要的资料全靠他们提供，如何正确调动他们的积极性，是取得高质量资料的关键。

（1）应答者的积极因素：一般来说，当受到别人重视或能表现自己的才能时，人们往往有种满足感。调查中若能正确利用人的这种心理特点，充分调动应答者的积极性，对调查将很有益处。例如，告诉应答者，他的配合将起什么作用，研究者是多么需要他的帮助等；对某些困难的问题，说明研究者很需要他们的独到见解使应答者感到配合调查是一种挑战性的工作。另外，有的应答者具有"助人为乐"的美德，当看到调查员（例如一些年轻的学生调查员）工作很辛苦和认真时，常常愿助其一臂之力。

（2）应答者的消极因素：调查时，应答者最大的消极因素是害怕心理。有的害怕自己的谈话被公布于众；有的甚至猜疑调查员是另有目的，如调查经济收入时，怀疑调查员是税收人员等。另外，有些应答者对某些调查员存有戒心。研究者在调查前，应了解分析应答者的心态，尽可能消除、减少其消极因素，以获取高质量的应答资料。同时也要注意不要"过分调动"其积极因素，以免引起另外的误差，比如出现迎合偏倚。

（3）来自应答者的偏倚：现场调查中，有许多因素能使应答者不愿意确切完整的回答。这些因素包括不了解研究目的、害怕邻里及同事的反应、认为调查员与自己的差距太大、害怕调查员不满意自己的回答等，这些偏误会导致调查结果不准确甚至出现假结果。以下是几种常见的来自应答者的偏误：①礼貌偏倚：这类偏倚是Jones于1963年在南亚的调查中首先提出的。在许多发展中国家，尤其是农村地区，人们把调查员看成是"上面来的"，于是非常礼貌，为了维持愉快、赞同的气氛，应答者对任何问题都回答"是""对"。②迎合偏倚：当应答者曲解调查的意义时，常常出现应答者迎合与讨好调查员的情况。这时，应答者假设调查员爱听什么话，他的回答就尽量满足调查员的期望。这种偏误往往发生在调查员表现过分友好，而且在调查当时就强调自己欣赏什么的情况下。③社会期望偏倚（social desirability bias）：当应答者认为自己的回答可能与社会上的多数看法不一致时，常常会隐瞒真实情况，而按社会舆论的看法来回答。如调查"吸烟对身体健康的影响"时，如调查事先未讲清调查目的，未解除应答者的思想顾虑，应答者往往会说出一系列吸烟有害健康内容，但却未必是其真实想法。

5. 考核评估

（1）调查前的考核：主要是考核调查员对调查表的理解程度、解答能力和现场应变能力。考核方式有书面考试、实际操作考评等。通过考评，可以了解调查员的能力，督促他们严格地要求自己。

（2）期间评估：在调查开始后适当时间，可抽查调查员的调查问卷，看调查问卷填写内容的真实性如何及是否有遗漏。可以选取调查表中若干项目作为抽查内容，也可抽查全部问卷。考评指标有项目符合率、项目遗漏率等。一般抽查率为5%，原则上，要求调查员调查结果与考核小组复查结果的符合率达100%。而且还要将情况反馈给调查员。

（3）终末评估：在全部调查结束后，还要对所有收上来的调查表进行总体评估。评估指标仍然为项目符合率及遗漏率，并根据情况决定调查表的取舍，不合格的要弃去，合格的才能进行整理分析。

（二）多中心临床试验的质量评价

多中心临床试验的质量事关结果的真实可靠性，在设计和对结论的推断中应注意的评价原则为：

1. 研究课题的重要性和先进性评估 ①是否为影响人类健康的多发病和常见病？②是否能解决临床实践中具有广泛意义的重要问题或基本问题？③是否对医学科学的发展具有突破性的意义？④是否具有创造性的医学科研价值？

2. 课题设计的科学性评估 ①临床试验是否满足设计的基本要求，如随机、双盲、前瞻性和大样本？②各协作单位的资料是否按照统一的要求执行？③试验组与对照组的可比性如何？④选择的试验终点是否能达到试验的目的？

3. 研究结果的实用性评估 ①试验预期的效果是否达到目标？②应用的可行性如何？③是否有经济学的评价？

第三节 现 场 试 验

一、概述

所谓现场试验研究就是通过在不同人群中实施不同的干预措施，从而评价这些干预措施效果的研究。现场试验有时也称为干预研究或干预试验。现场试验研究具有很强的科学性，设计和实施比较复杂，而且涉及面广、花费巨大。因此，全面了解现场试验研究的设计、实施、质量控制以及资料收集、整理、分析等内容，对于医学工作者来说是非常必要的。

二、现场试验的定义

现场试验（field trial）是以"社区现场"（工作场所、家庭、部队、学校、社区等）作为研究环境，以尚未患病的自然人群作为研究对象，将其随机分为两组或几组；一组作为对照组，其他一组或几组作为接受某种预防措施的试验组，随访观察并评价预防措施的效果。

三、现场试验的特点

现场试验除了具备一般性试验研究的基本特征，如是一种前瞻性研究；有明确的由研究者所控制的一种或多种干预措施；每一个研究对象都必须是来自同一个合格总体的抽样人群，并且被随机地分配到两组（或多组）试验和对照组中；有较严格的平行对照组，与各试验组均衡可比等基本特征，还具有以下显著的特点：

1. 论证效力最强的试验性研究之一 它具备区分试验性研究和非试验性研究两个最主要特征：主动干预和随机分组。主动干预是指研究者主动对研究对象实施干预因素（预防措施），对何对象以及实施何种处理是由研究者决定的；随机分组是指研究者遵循随机化原则，将研究对象分配到若干组中，任何研究对象分在各组中的概率是相等的。随机分组的原则能够最大限度地控制影响结果的混杂因素，在样本足够大的前提下，能够使已知的混杂因素和未知的混杂因素均匀地分布到各组中。该特点与临床试验相同，也是现场试验比其他观察性研究循证能力强的主要原因。

2. 研究对象为健康人群或高危人群，研究现场为自然的"社区现场" 这是与临床试验相区别的最主要特征，临床试验的研究对象是患有某种疾病的患者，研究的场所一般在医院或诊所，而现场试验的对象是自然环境中的健康人。由于在未患病的人群中进行研究，发病的危险性不如临床试验相关事件的发生率高，因此所需要的观察对象相对就多，花费的人力、物力和财力较多。研究者为了观察或测量对象，必须直接到现场（工作场所、家庭、学校、社区等）进行调查和研究，或督促研究对象到建立的中心检查，这些都无疑大大增加了研究的成本。因此，常常选择高危人群作为研究对象，如在吸毒者（AIDS 高危人群）中进行 AIDS 疫苗的现场试验研究。

3. 干预因素为预防性措施 这是区分临床试验的第二个重要特征，临床试验主要是对治疗性措施或方法进行评价，如某种新药、手术方法、护理措施等，以判断这些方法（措施）对患者的治疗效果，从预防分级的角度来说属于三级预防；而现场试验的处理因素为某个预防性的措施或计划，属于一级预防，主要效应是减少新病例的发生。干预措施常分为预防疾病感染或发病的药物干预、疫苗的预防干预、媒介生物控制干预、健康教育措施干预和环境改变措施等方面。

四、现场试验的分类

现场试验根据接受干预的基本单位不同，可以分为个体现场试验（individual field trial）和群组现场试验（group field trial），后者常常又被称为社区试验（community trial）。两种不同的设计类型见示意图（图 5-6、图 5-7）。个体现场试验接受干预措施的基本单位为单个健康人，在随机分组中基本的抽样框为单个个体；群组现场试验是个体现场试验的扩展，其接受干预措施的基本单位是整个社区，或某一人群的各个亚人群，如某学校的班级、某工厂的车间或某城市的街道等。如食盐中统一加碘，使整个研究地区的人群食用，来预防地方性甲状腺肿就属于此类研究。

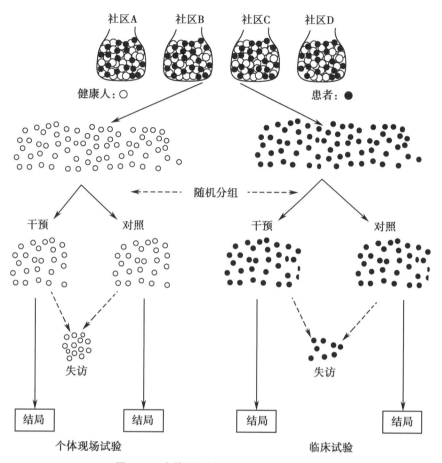

图 5-6　个体现场试验和临床试验示意图

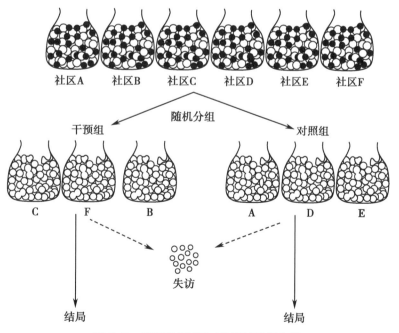

图 5-7　群组现场试验 / 社区试验示意图

从统计学的功效来看,由于已知和未知的混杂因素容易控制,个体现场试验比群组现场试验的效率高,但是由于如下一些实际和特殊的原因,采取群组现场试验更为可行。

(1)干预措施必须在某个地理区域或社区内实施,最常见的措施是环境的改善、媒介控制和健康教育。例如饮用水加氟和公共场所禁烟计划只能在群组(社区)水平上进行。

(2)干预措施容易进行和容易被实施对象接受,避免受试对象互相受到"污染"。如疟疾的药物干预研究,家庭内所有成员用药比家庭内个别成员用药更实际,也避免家庭内所有成员共享药物的危险;将飞往旅游胜地的航班随机分组,分别给予避免阳光暴晒的健康教育要比将同一航班的乘客随机分组实施健康教育更为实际可行。

(3)如果干预措施针对传染病的传播,实施的单位应该是"传播区域",该区域内的人、媒介生物和中间宿主可能相互作用,并有共同的病原生物群落,实施范围的大小只能根据他们三者的活动情况加以确定。

(4)有些干预措施在个体研究中证明有效,但需要比较干预措施在不同系统中的效果,这常常用于成本-效果的比较研究。

五、现场试验设计的原则

遵循试验设计原则的目的是为了减少误差,提高试验的效率,因此根据误差产生的来源,在设计时必须遵守对照、随机化分组、重复和盲法原则。

由于群组现场试验抽样框为群组(家庭、学校、社区等),常由于参加的群组个数有限(如学校、社区),很难保证群组间的可比性。虽然可以用统计方法试图解决此问题,但是结果的循证能力可能还是会降低。所以群组现场试验的随机化常常是配对后的随机分组,即首先将群组按可能影响结果的因素配对(分层),然后在层内随机分组,有时群组现场试验尽管在基本抽样框单位基础上做到了随机,但是由于组内对象的复杂性和流动性,混杂因素仍然不可避免地影响试验结果,这点在结果的解释中应该引起足够的重视。

尽管群组现场试验的分析结果可以以个体为单位进行评估,但分析时仍然要按群组为单位进行分析,在计算最小所需的样本含量时,计算的公式与个体现场试验也不相同,具体见后文"样本含量"部分。我们常将群组分配和个体分配所需样本含量之比称"设计效率",设计效率随群组结局的变异和群组内样本量大小而变化,一般来说群组现场试验的总样本量往往大于个体现场试验。

六、现场试验设计的内容

1. 确定研究目的 研究目的是指研究中要阐明和解决的主要问题,研究开始前研究目的必须明确、清楚和详细。研究目的还应当向读者简明扼要地表达被评价的干预措施的类型,以及效应测定的最后时点,或者研究设计预期测定结果,有时也包括描述研究结果对公共卫生政策的影响和对科学的贡献。

在此阶段对研究意图是科学性的还是实用性的判断也是很重要的,如果是科学性的验证,试验必须在理想的条件下进行,这样才有可能得到干预的最大效益,为确保较高的依从性,在志愿者中进行研究是明智的;实用性的研究是评估在现实环境下干预对公共卫生的作用效果,这些研究往往由于依从性的降低使干预的真实效果可能变小。

2. 研究现场和研究对象选择 根据研究目的确定目标人群,并进一步选择研究现场和研究对象。选择研究对象时应制定出严格的入选标准(inclusion criteria)和排除标准(exclusion criteria),以避免某些因素影响研究的真实效应或存在医学伦理问题。例如,凡对干预措施有禁忌者、无法追踪者、可能失访者、拒绝参加试验者,以及不符合标准的研究对象,均应排除。但要注意,被排除的研究对象愈多,结果外推的面愈小。同时要严格按照知情同意原则确定试验对象,用那些符合入选标准又愿意加入试验的对象组成真正的研究人群(study population)(图5-8)。

选择研究对象的主要原则有以下几点:

(1)选择对干预措施有效的人群。如对某疫苗预防某疾病的效果进行评价,应选择某病的易感人群为研究对象,要防止将患者或非易感者选入。

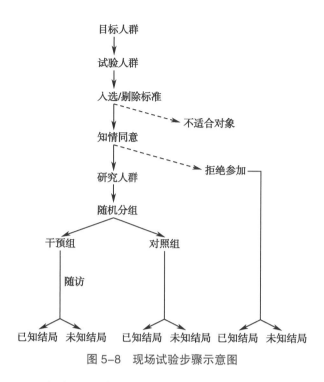

目标人群

↓

试验人群

↓

入选/剔除标准 ----→ 不适合对象

↓

知情同意 ----→ 拒绝参加

↓

研究人群

↓

随机分组

干预组   对照组

随访

已知结局 未知结局 已知结局 未知结局 已知结局 未知结局

图 5-8　现场试验步骤示意图

（2）要注意研究对象的代表性，即样本应具备总体的基本特征，如性别、年龄、种族等特征要与总体一致。

（3）选择预期结局事件发生率较高的人群。如评价疫苗预防传染病的效果，应选择在相应传染病高发区人群中进行。

（4）容易随访的人群。例如可选择有组织的人群、离试验中心不太远的人群等。

（5）选择干预措施对其有益或至少无害的人群。例如在碘缺乏地区开展碘盐预防地方性碘缺乏病的试验研究，对该地区的人群有利。要充分估计干预措施可能产生的不良反应，若干预措施对其有害，一定不能选作研究对象。

（6）选择依从性好、乐于接受并坚持试验的人群。所谓依从性（compliance）是指研究对象能服从试验设计安排并能密切配合到底。为了防止和减少不依从者的出现，对研究对象要进行宣传教育，讲清试验目的、意义和依从性的重要性；要注意设计的合理性，试验期限不宜过长；要简化干预措施等，以便取得研究对象的支持与合作。

3. 样本含量的计算　研究所需样本量的计算是为了满足现场试验重复性原则，对于个体现场试验，样本含量的计算可参照相应的临床试验部分，本节中主要介绍群组现场试验（社区试验）的样本量计算问题。样本量的计算需要根据评价

指标的不同而采取相应的公式，一般将评价的指标分成频率指标（率或构成比）和尺度指标（均数和标准差等）两大类，如果是尺度指标，一般不以社区作为基本单位来分析，而对于频率指标除了根据个体单位评价以外，还需要以社区为单位进行评估。如果社区间研究的结局没有差异，则所需总样本量与以个体为基础单位的大致相同，但是对于大多数情况来说，社区间的差异总是存在的，因此所需的样本量将超过以个体现场试验所需的样本。

（1）发病率比较：以个体为单位计算样本含量公式为：

$$y = \frac{\left[(\mu_\alpha + \mu_\beta)^2(p_1 + p_2)\right]}{(p_1 - p_2)^2} \qquad 式 5-1$$

其中：y 为人年数；μ_α 为取一定显著水平所对应的界值，如取显著性水准为 0.05（双侧）所对应的值为 1.96；μ_β 为一定把握度所对应的界值，如当把握度分别取 80%、90%、95% 单侧所对应的界值为 0.84、1.28 和 1.64；p_1，p_2 分别为各组的发病率。

例 5-1　某地进行口服疟疾疫苗的干预试验，假设对照组疟疾发病率为 10/1 000 人年，如果使用疫苗后可以使发病率下降 70%，取 80% 的把握度得到显著性效应，则每组观察人年数为多少？

根据以上例子，p_1 为 0.01，p_2 为 0.003，μ_α 为 1.96，μ_β 为 0.84，根据公式 5-1 计算得：

$$y = \frac{\left[(1.96 + 0.84)^2(0.003 + 0.01)\right]}{(0.007)^2} = 2\,080（人年）$$

以社区为分析基本单位计算样本量时需要按社区间的内部变异进行调整，假设进行两组间发病率的比较，所需社区数公式为：

$$C = 1 + \frac{(\mu_\alpha + \mu_\beta)^2\left[(p_1 + p_2)/y + k^2(p_1^2 + p_2^2)\right]}{(p_1 - p_2)^2}$$

式 5-2

其中 C 为所需社区数；y 为每个社区内人年数；p_1、p_2 分别为试验组和对照组的平均率；k 为社区间内部变异系数，即每组内社区间（真实）发病率的变异系数，将率的标准差除以平均发病率，k 的估计值可以根据该社区以往的研究或预试验获得，如果无资料可查，可自行定义一个较合理的值，一般取 0.25，表明每组实际率大致介于

$p_i \pm 2kp_i$ 之间，即 $0.5p_i$ 至 $1.5p_i$ 之间，一般来说 k 不能超过 0.5。

同样还是疟疾干预试验，以村为单位进行分组，干预前疟疾的发病率为 10/1 000 人周，如果干预措施可以降低 50% 的发病率，取 90% 的把握度，每村有 50 例儿童参与试验，连续观察 1 年，则每组需要村数为多少？

根据例中已知的有关信息，μ_α 为 1.96，μ_β 为 1.28，$y=50 \times 50=2\ 500$ 周，p_1 为 0.01，p_2 为 0.005，k 未知而取 0.25，根据公式 5-2，则

$$C=1+\frac{(1.96+1.28)^2\left[(0.01+0.005)/2\ 500+0.25^2(0.01^2+0.005^2)\right]}{(0.01-0.005)^2}$$

$$=6.8\approx7$$

这样每组选 7 个村，每村 2 500 人周，总共需要 17 共需要 8 人周，如果是以个体为单位随机分组则需要 6 300 人周（读者可以自己计算）。

（2）比例的比较：以个体为单位的样本含量：

$$n=\frac{\left[(\mu_\alpha+\mu_\beta)^2 2\bar{p}(1-\bar{p})\right]}{(p_1-p_2)^2} \qquad 式5-3$$

$$\bar{p}=\frac{p_1+p_2}{2} \qquad 式5-4$$

其中，p_1，p_2 为试验组和对照组中的比例。

以社区为单位的样本含量：

$$C=1+\frac{(\mu_\alpha+\mu_\beta)^2\left[2\bar{p}(1-\bar{p})/n+k^2(p_1^2+p_2^2)\right]}{(p_1-p_2)^2}$$

$$式5-5$$

$$\bar{p}=\frac{p_1+p_2}{2} \qquad 式5-6$$

其中，p_1、p_2 为试验组和对照组中的平均比例，n 为每个社区中的样本数。

4. 研究对象的随机化分组　随机化分组（random location）的目的是保证试验组和对照组具有可比性，从而减少偏倚，增加试验结果的正确性。在现场试验中，对照组的处理严格来说应给予安慰剂，但是由于人类试验的伦理道德，如果已知干预确实是有效的，而对对照组不施加任何有效因素将违反伦理原则，因此在现场试验中如果是对某干预因素的初步探索，对照组可以用安慰剂或不施加任何因素，如果进一步证实效果的大小，对照组常常施加传统的干预方法。有的现场试验根本就无法使用安慰剂对照，例如健康教育或卫生政策等。

5. 试验观察期限　试验观察期限是根据研究的目的确定的，在进行试验设计时必须明确观察的时间，包括研究的起点和终点。根据不同研究目的及试验本身特点，所确定的观察期限应符合疾病规律以及干预措施对机体的作用规律。过短得不出应有的结果，过长浪费人力、物力，有时实施也很困难。如传染病的免疫预防措施，至少研究一个流行季节。开始时间也非常重要。如疫苗效果评价选择流行季节前 1~2 个月开始比较适宜，至少观察一个流行季节。有的干预试验的时间可能很长，在评估干预效果时常常分为短、中、长几个不同时间点进行判断其近、远期效果，例如关于艾滋病传播的健康教育干预，最终的效果应该是人群对艾滋病的传播途径有正确的认识，并且形成正确的、有效预防艾滋病传播的健康行为（如安全的性行为、戒毒等）和艾滋病发病率的下降，从正确知识获得到健康行为的形成以至于艾滋病流行的控制需要很长的一段时间，不同时期效果的评估均有其特殊的意义和价值。

6. 依从性　一项干预措施的有效实施必须具备 2 个条件：研究人员要正确执行干预措施程序和研究对象良好的合作。执行干预措施程序对于研究者来说是可以控制的，然而研究者对研究对象的依从性很难把握。良好的依从性才能保证各组间效果的差异真实反映干预措施所产生的效应，因此保证良好的依从性也是现场试验设计和进行中一个重要的问题。尽管在一些实用性的试验（如确定干预措施公共卫生意义）中，一定程度的非依从性可能更加反映真实环境中的效果测量值，对于解释性的科学试验，因其目的是估计在理想的环境中干预所产生的最大潜在效益，那么它所要求的依从性越高越好。

只有测量现场试验的依从性水平，才能估计依从性对结果的影响大小和方向。常用的测量方法是"自我报告"测量，即由研究对象自己报告对干预措施的接受情况，例如预防药物的服用情况、疫苗的接种次数、接受健康教育的次数等。"自我报告"方法完全依赖于研究对象的判断和记忆以及真实应答，在有些时候该方法比实验室测量要有效，但是其有成本高和只能测量当时情况的缺点。

此外，现场试验中必须建立监测机制以便研究对象出现严重的副反应时，则允许破坏随机化

的原则,副反应的监测无论在保证研究对象的安全上还是帮助评价干预的真实益处和危险都是必要的。

改善依从性的措施包括:①加强宣教,提高研究对象遵从试验要求的正确认识;②提高研究人员的人际沟通能力;③干预措施力求简单方便;④将干预措施的安排与研究对象的日常生活行为结合起来;⑤改善管理,提高服务质量,提高研究对象的合作度;⑥为研究对象提供一份小礼品。

7. 结局的测量　大部分现场试验是为了评价一个或多个干预因素对发病率、患病率或一些特殊疾病的严重程度的影响,或者一些相关的中间变量的影响,对干预措施的影响效果的测量称之为结局测量。在试验开始之前必须清楚定义结局,这样才能在试验后无偏倚地对不同组进行比较。此外,在整个试验期间,测量的定义应保持不变才能使测量在其他试验中得到重复,对不同调查者不同时期做的试验进行比较。干预试验最有意义的结局测量应该是接受不同干预措施的人群疾病发病率的不同,尽管一项干预措施可通过诱导产生免疫(疫苗)来预防或控制感染,也可以通过控制媒介密度减少传染病的传播,或者通过改变行为减少感染机会,但最终的目的还是减少疾病的发病率,因此对于导致最终结局中间变量的测量往往是干预试验短中期影响的测量对象。结局的确定必须考虑:①这种结局是否具有公共卫生意义;②这种结局的作用是否达到满意的程度;③这种结局是否可以被准确记录。

结局常用的评价指标有发生率、死亡率、保护率、抗体阳转率等。关于结局测量的类型常常分为以下几类:

(1)临床诊断:临床诊断不仅是疾病定义的基础,还是结局测量的基础,临床诊断需要依靠病史、体格检查、实验室检查以及其他辅助检查共同完成。

(2)疾病定义:在干预研究设计中,应当对关注的疾病"病例"或特征给出合适的、明确的定义。

(3)死亡确诊和登记:死亡常被假定是具有高度的敏感性和特异性的一个结局变量。但不能认为死亡都是准确无误的,每个人都可能有不同的理由去掩饰其家庭成员的真实生命状况(如非

法妊娠)。对于新生儿,很难区分是死胎还是早期新生儿死亡,除非询问其母亲以证实婴儿是否表现一些生命的特征,如动胳膊或哭闹。确定死亡最好的方法是对研究人群进行多重连续监测,例如可以选择村长或居委会有关人员进行调查,因为他们生活在所研究的社区内,容易获得居民死亡信息。死亡信息还可以通过定期对整个人群的调查来确定,在调查时应仔细询问调查范围内每一个不在现场人的情况。死亡登记部门的资料也是获得死亡信息的一种常用途径,例如从户籍部门、防疫部门、殡葬部门等,各个部门资料的相互补充、交叉核对可以减少遗漏的死亡比例。对于许多干预试验的评价,测量总死亡率是评价干预措施对大众健康综合影响的最重要测量方法,但不同的干预措施会影响不同的死亡原因,因此必须知道试验人群中死亡者的死因和总的死亡人数,要做到这一点是非常困难的,死亡地点和诊断水平常常会影响死因的正确判断,例如死亡在医院要比在其他地方的死因诊断可靠,上级医院要比基层医院诊断可靠。

(4)行为改变:为了改变一些可增加疾病危险性的特殊行为,可以用一些干预措施改变知识和态度。知识或态度的改变可通过问卷或合适的询问方式来评价,行为改变用描述性研究来确定。例如,在调查促进女性性工作者使用避孕套防止性病传播的健康教育运动的研究中,评价教育活动后每个女性性工作者对使用避孕套的必要性是否有更深的了解是很简单的评价,更需要比较活动前后避孕套使用的频率是否发生改变,以至于进一步研究行为的改变是否导致性病发病率的下降。

(5)减少传播:生物媒介控制或环境改变(包括自然环境和社会环境)的干预,其目的是减少或阻断传染性病原因子的传播。直接效果的测量主要是判断对媒介昆虫数量的影响,如果干预对媒介昆虫的影响很小,可以认为干预对人类疾病的影响也很小;如果使媒介昆虫的数量有所下降,我们不能得出对疾病的影响也随之下降。对评价传播中发生的变化,可以用以下一种或几种不同的结局来判断:①疾病发病率的改变;②疾病严重程度的改变;③疾病患病率的改变;④感染密度的改变(特别对于蠕虫);⑤传播媒介中传

染因子强度的改变。

（6）不良反应：不良反应的监测是研究的重要组成部分，不良反应的测量和其他结局变量相同，只是在研究设计和开始阶段不太了解不良反应的性质，再加上无论是研究者还是受试对象从主观上都不愿意出现不良反应，严重的不良反应可能会引起研究者和参与者的注意，轻微的反应往往容易被遗漏。但是如果是对照试验，不良反应仍然是可以测量和比较的，如果使用了盲法将更会增加其可信度。有些研究者可能会被动地从有关医疗机构收集不良反应的登记记录，实际上这存在选择偏倚，因为登记的常常是严重的不良反应。

影响结局测量选择的因素主要有：①相关性，即所选结局变量与研究目的有本质的联系，并能确切反映研究因素的效应。不同的研究目的，体现相关性的指标也不一样。结局变量的选择应能最大限度地反映这些目的，在选择中间变量时，应该特别注意选择与主要结局直接相关的变量。例如，在健康教育预防艾滋病的研究中，HIV 感染是主要结局变量，安全性行为的提高是一个与主要结局密切相关的中间结局变量，但如果仅用受教育率作为中间变量评估就不合适。②可行性，结局变量的测量必须是可以做到的。若针对人群某个慢性病，以死亡为结局变量，所需样本量太大，观察时间太长，可能较难圆满完成，倒不如精心设计一个较小规模的试验研究，评价其对一些中间结局的影响。对待相关性和可行性问题往往采取折中的办法，两者兼顾，既要选择与主要结局变量直接相关的变量作为目标，又要考虑到该目标的测量有条件完成。试验研究所提供的物力、有经验的工作人员以及实验室支持等因素对结局测量的选择影响很大。③可接受性，一种结局变量测量方法在研究人群中的可接受性是一个试验研究能否成功实施的关键。当结局测量的方法会产生疼痛或对参与者带来不方便时，就有必要修改或放弃所选择的结局变量。④客观性，包括变量指标本身的客观性和有客观的测量方法。应尽可能选择本身具有较强客观性的指标，应用科学的方法建立对定性指标、软指标观测的量化体系，减少观察偏倚。⑤灵敏性和特异性，应选择灵敏度和特异度都高的诊断试验方法，减少假阴性和假阳性结果，提高效应的真实性。

8. 确定基线数据，建立监测系统 选定结局变量后，就必须确定该变量在现场人群的基线数据（baseline data）。基线资料一般包括研究人群的基本人口特征、结局指标的基线水平、其他可能影响研究结果的因素等。有了基线数据，结局变量的评价相对比较容易。调查开始和结束时确定基线数据的方法必须相同，以便正确评价干预效果。为了获得基线数据，对于社区试验，还应该获得社区的支持，社区各方面领导的支持不但有利于所需监测系统的建立，还将有利于使用社区已有的相关系统为监测服务。所用的监测系统，可以是当地生命和健康统计系统、医院诊断结果或社区调查。监测系统必须有相对低的成本和较高的灵敏度。

监测和随访观察的内容，主要有三方面：①干预措施的执行状况；②有关影响因素（预后影响因素）的信息；③结局变量。

9. 资料分析

（1）资料整理：资料整理是资料分析的首要步骤。整理资料是依据研究目的和设计对研究资料的完整性、规范性和真实性进行核实，并进一步录入、归类，使其系统化、条理化，便于进一步分析。需要注意的是，对进入研究的所有对象的资料都应该进行整理，与研究目的相关联的正反两方面资料都应当选取，不能只选用与预期结果相符合的所谓"有用资料"，而舍弃与预期结果不符的资料，要说明退出者和缺失资料情况。

资料整理时要注意以下对象的资料：

1）不合格（ineligibility）的研究对象：在资料整理时，一般要把不合格的研究对象剔除，包括不符合纳入标准者、一次也没有接受干预措施或没有任何数据者。

2）不依从（noncompliance）的研究对象：是指研究对象在随机分组后，不遵守试验所规定的要求。试验组成员不遵守干预规程，相当于退出（withdrawal）或脱落（drop-out）试验组，对照组成员不遵守对照规程而私下接受干预规程，相当于加入（drop-in）试验组。研究对象不遵守实验规程的原因一般有以下几种：①试验或对照措施有副作用；②研究对象对试验不感兴趣；③研究对象的情况发生改变，如病情加重等。

3）失访（loss to follow-up）的研究对象：是指研究对象因迁移或与本病无关的其他疾病死亡等而造成失访。在研究中应尽量设法减少失访，一般要求失访率不超过 10%。在试验中出现失访时，尽量用电话、其他通信手段或专门访视进行调查。

（2）分析策略

1）分析方法类型：对于完全随机对照的个体现场试验，根据受试对象是否纳入或纳入分析受试对象的不同可分为意向性治疗分析［intention-to-treat（ITT）analysis，或译为"维持原随机分组方案分析"］、随机处理分析（on randomized treatment）和遵循研究方案分析［per-protocol（PP）analysis］等类型。"意向性治疗分析"指的是当研究对象被随机分配到各组后，无论何种原因导致受试对象可能出现漏服、忘服、拒服、停药、接受其他处理等情况，但在对结局进行统计分析时，他们仍然保留在原组内不被剔除，以保证其随机的宗旨；而随机处理分析指的是分析时根据受试对象接受何种处理来分组，它是对接受了实际干预措施者进行分析，所以也称为接受干预措施分析。其在分析过程中抛弃原设计时对象的随机性将会导致严重的偏倚，偏倚来源于干预组和对照组的不同参与水平和退出或接受其他处理的受试者不同于坚持到底的受试者。因此"意向治疗分析"是分析完全随机对照的个体现场试验的正确处理方法，尽管这种苛刻的分析方法可能会降低干预的真实效果。遵循研究方案分析则只对试验依从的人进行分析，能反映试验药物的生物效应，但由于剔除了不依从者，可能高估干预的效果。

2）进行性分析（ongoing analysis）：现场试验中，在数据收集的过程中进行分析是监测试验过程的重要方式。对每天（周）大量召集来的试验参加者的管理分析以及对不同现场试验工作者所收集数据的管理分析，对于质量控制也是很重要的。在大型的现场试验中常常建立单独的"数据监测管理委员会"以便当新的人员加入试验时保证随机化原则和进行定期监测分析。如果有证据表明存在与干预有关的不良反应的危险时，委员会应该有权力终止新的受试者加入；同样如果证据显示某种干预优于其他处理（差于其他处理），

委员会能够建议停止目前干预的状态，所有的受试者全部接受更好（有较少危害）的处理。这点对于研究者本身来说，他们在决策时保证这种客观和公正性是很难的。

3）终末分析（final analysis）：终末分析的第一步是比较各组在试验开始前基线调查的有关数据，以评价组间的可比性，判断随机化是否使主要因素在各组间的分布均衡。可比性分析常常构成研究报告中"结果"部分的第一张表格。人们经常用统计学检验来评价组间基线资料的差异，这样做实际上是不正确的，统计学检验的结果反映由于机会变异而至少发现所观察到差异的概率，无论其大小都是由于受试对象的随机分组而产生，因此用统计学检验来评价研究组间基线特征是否相似则是多余和不合适的。组间基线特征的检查还可以帮助揭示在随机化过程中发生的许多未知问题，例如，如果基线的数据反映各组间分布不同，整个随机化的过程则需要进一步检查。当各组间的可比性确定以后，下面就要判断干预是否有价值，评价各组间差异的大小。

4）亚组分析（subgroup analysis）：亚组分析是判断干预对具有某些特征的亚组人群（例如男性、老年人、吸毒人员等）的作用效果，这些亚组分析可能会带来许多重要的问题。如果亚组是按照基线特征定义的，结果将来源于所有随机化分组的受试对象中的一小部分，必然导致检验效果能力的丢失。如果进行多重比较分析，其中有一些结果会有统计学意义，对于它们的解释将主要依赖于生物学的解释、实验室结果以及其他流行病学研究所获得的先验假设。

总之，随机化后的亚组分析应该得到足够关注，由于在亚组中潜在的混杂变量将不再随机分布，它们的结果绝对不应该作为试验的主要结果来报告，只能将其作为某个感兴趣的问题，在以后的试验中进一步证实。

（3）统计分析：采用相应的统计处理方法，计算有关指标，反映数据的综合特征，阐明事物的内在联系和规律。

1）统计描述：用统计指标、统计表、统计图等方法，对资料的数量特征及分布规律进行测定和描述。如描述调查对象的一般特征，进行比较组的均衡性检验，计算疾病发病频率指标、死亡频

率指标等。

2）统计推断：推断性统计主要包括参数估计、显著性检验和置信区间的计算等。

不同的设计方案和数据类型，所采用的统计分析方法不同，具体的方法可参考有关统计学著作。

（4）评价指标：现场试验的分析指标依据结局的测量结果来定义，不同的研究目的有不同的评价指标。因为现场试验主要是评价某些预防性措施，如疫苗预防性研究、某项卫生政策的推行等，因此本节中只是罗列一些最常用的干预措施评价指标，在实际运用时读者应要根据具体情况选择合适的指标。

1）抗体阳转率

抗体阳转率 =（抗体阳转人数/接种总人数）×100%　　　　　　　　式 5-7

2）抗体几何平均滴度（GMT）

$$GMT=(Antilog_2 m) \times C$$

或　　　　　　$$GMT=2^m \times C$$　　　　式 5-8

C 为编码滴度为 0 时，血清稀释倍数的倒数；m 为编码滴度的算术均数。

3）预防分值（preventive fraction，PF）及置信区间

$$预防分值 = \frac{对照组发病率 - 干预组发病率}{对照组发病率} \times 100\%$$
式 5-9

置信区间为：

$$PF \pm 1.96 \sqrt{\frac{1}{p_1^2} \times \frac{p_2 q_2}{n_2} + \frac{p_2^2}{p_1^4} \times \frac{p_1 q_1}{n_1}} \times 100\%$$
式 5-10

其中：p_1 为对照组发病率，n_1 为对照组人数，q_1 为对照组未发病率；

p_2 为干预组发病率，n_2 为干预组人数；q_2 为干预组未发病率。

预防分值是干预措施减少的疾病发病率所占的百分比，如果是疫苗预防效果评价研究，"预防分值" 等同于 "疫苗有效率" 或 "疫苗保护率"。

如果相对危险度 RR 已知，则 PF=（1-RR）×100%。

"人群预防分值（PPF）" 是指 "总人群" 中预防措施减少的病例所占的比例，它不仅与 RR 有关，还与人群中接受预防措施的人所占的比例 p

有关，PPF=p×（1-RR）×100%，假设不接种卡介苗的人群中结核的发病率为 2.5‰，接种组为 0.5‰，则接种组的相对危险度为 0.2。

4）效果指数（index of effectiveness，IE）

效果指数 = 对照组发病率 / 试验组发病率
式 5-11

效果指数实际上就是两个率之比，流行病学中最常用的一个率比指标就是相对危险度（RR），如果将试验组的干预看作某种 "暴露"，那么 IE 反映的就是对照组相对于干预组发病的倍数，因此 IE 是 RR 的倒数，从相反方向反映干预的效果。

5）不良事件发生率（adverse event rate）

$$不良事件发生率 = \frac{发生不良事件病例数}{可供评价不良事件的总病例数} \times 100\%$$
式 5-12

6）相对危险度降低（relative risk reduction，RRR）

$$RRR = \frac{对照组事件发生率 - 实验组事件发生率}{对照组事件发生率}$$
式 5-13

7）绝对危险度降低（absolute risk reduction，ARR）

$$ARR = 对照组事件发生率 - 实验组事件发生率$$
式 5-14

8）需治疗人数（number needed to treat，NNT）

$$NNT = \frac{1}{ARR}$$　　　　式 5-15

在评价治疗或预防疾病措施效果的试验研究中，NNT 表示在特定时间内，为防止 1 例某种不良结局或获得 1 例某种有利结局，用某种干预方法处理所需要的人数，NNT 越小越好。例如，有一项关于加强胰岛素治疗减少视网膜病变恶化的随机对照临床试验，ARR 为 25%，那么，NNT=1/ARR=1/25%=4，即每 4 例用加强胰岛素治疗的患者，可防止 1 例发生视网膜病变恶化。如 NNT 为负数，表示在特定时间内，用某种干预引起 1 例某种不良事件所需要的人数（number needed harm，NNH），NNH 用于评价干预造成的有害效应，NNH 越大越好。现有文献分别将 NNT 称之为 "益 1 需治人数"、NNH 称之为 "害 1 需治人数"。

此外还可采用卫生经济学指标进行评价，如成本效果比、成本效益比、成果效用比等。

对慢性非传染性疾病的评价指标常采用以下中间结局变量：①人群知识、态度、行为的改变；②行为危险因素的变化，如吸烟、膳食、体育运动等；③生存质量的变化，包括生理（身体）功能、心理功能、社会功能、疾病的症状体征、对健康总的感受和满意程度等。

七、类实验

类实验（quasi-experiment），又称半实验（semi-experiment）研究，如果一项实验研究缺少其中一个或几个随机对照试验的特征，这种实验就称为类实验。类实验一般没有设立对照组，或者设立了对照组但没有随机分配。

类实验根据是否设立对照又可分为两类：

（1）无对照组：不设立专门的对照组，只是比较干预前后的数据或干预组结果与某个已知的不给干预因素的结果进行比较。如高血压患者服用降压药物后的前后血压的比较，和将某个接受健康教育的社区与某个未接受健康教育的社区比较等。

（2）有对照组：这是最常见的类实验，例如前面所讨论的"群组现场试验"很多都是类实验，有对照组，但由于各种原因使得接受试验的"群组"无法随机分组，"群组"数目的稀少则是最常见的原因。

由于类实验无法随机，已知的和未知的混杂因素就无法像随机对照试验那样均匀分布在各组中，特别是对于无对照的类实验，效果的判断更是很难完全归因于干预措施，因此在类实验效果分析时需要足够谨慎。

（孙业桓）

参 考 文 献

1. 梁万年 . 医学科研方法学 . 北京：人民卫生出版社，2002.
2. 刘民 . 医学科研方法学 . 2 版 . 北京：人民卫生出版社，2014.
3. 刘续宝，孙业桓 . 临床流行病学与循证医学 . 5 版 . 北京：人民卫生出版社，2018.
4. 黄悦勤 . 临床流行病学 . 4 版 . 北京：人民卫生出版社，2014.
5. 王家良 . 临床流行病学：临床科研设计、测量与评价 . 3 版 . 上海：上海科技出版社，2009.
6. 詹思延 . 流行病学 . 7 版 . 北京：人民卫生出版社，2012.
7. 方积乾 . 卫生统计学 . 7 版 . 北京：人民卫生出版社，2012.
8. 颜虹 . 医学统计学 . 2 版 . 北京：人民卫生出版社，2010.
9. 吴泰相，李幼平，李静，等 . 临床试验的里程碑事件：全球临床试验注册制度建成运行 . 中国循证医学杂志，2007，7（7）：479-480.
10. 吴泰相，卞兆祥，李幼平，等 . 临床试验原始数据透明化与共享：关于医学研究伦理的哲学命题及其对临床试验的意义 . 中国循证医学杂志，2018，18（6）：538-542.

第六章 医学研究中的统计思维

导读 医学研究离不开统计理论的指导和统计方法的正确运用。本章在简要介绍统计学基本概念的基础上,以医学研究的自然进程为主线,阐述了医学研究各阶段需要考虑的统计学问题,重点阐述了观察性研究和实验性研究的统计设计、统计数据处理的一般过程及方法、统计图表在医学研究结果表达中的正确运用以及统计分析结果的正确解释等问题。为了便于读者应用,本章内容着重强调了针对不同研究设计类型和不同资料类型的统计分析方法的选择,弱化了统计理论的论述和统计计算过程的推演,旨在培养医学科研人员的统计思维,帮助其在医学研究中进行科学的统计设计、准确和完整地记录原始数据、正确地选择统计分析方法,并对统计分析结果进行恰当的表达与解释,从而增强研究结果的科学性与可读性。

第一节 概　　述

一、统计学在医学研究中的作用

医学研究的基本任务是通过观察和实验认识生命的过程,探索疾病病因,揭示疾病发生和转归的规律,从而达到预防和治愈疾病的目的。这里的"观察和实验"是获取研究数据的主要途径。研究数据是对研究者关注的事物或医学现象的量化测量。通过对测量结果的分析,达到认识生命过程、探索疾病病因、揭示疾病发生和转归规律的目的。

然而,由于生物的变异性是普遍存在的现象,导致医学观察和实验的结果具有不确定性,这种不确定性使人类在探索病因、揭示疾病发生与转归规律、寻求疾病治疗有效措施等研究领域面临着诸多的困惑。例如在一项临床试验研究中,研

究者分别用两种不同的治疗方法治疗一定数量的某病患者,并观察其治疗结果,目的在于通过该试验结果判断两种不同治疗方法对该疾病的治疗效果是否有差异。然而,由于患者个体的差异性,导致研究者在分析试验结果时无法直接对两种疗法孰优孰劣做出正确的判断。因为患者的治疗结果除了受不同治疗方法的影响之外,还受到患者个体特征(如病情、年龄、性别等)和其他不确定因素的影响。同样,由于患者的个体差异性,即使用同一种药物治疗某病患者时,患者的最终治疗结果亦具有不确定性,表现为一部分患者疗效明显,而另一部分患同样疾病的患者疗效可能不明显,甚至无效。那么,研究者该怎样比较不同治疗方法的疗效是否有差异? 怎样判断某种药物的疗效呢? 要解答这些问题,就必须运用统计学的理论与方法。

统计学(statistics)是关于数据(data)收集、表达和分析的普遍原理和方法的一门学科,其显著特征是通过重复观察,对不确定现象进行描述,并发现不确定现象背后隐藏的统计学规律。统计学理论与方法应用于医学研究领域,能够指导医学研究者进行科学的研究设计、有效地收集数据、正确地分析和表达数据,并对分析结果做出合理地解释,从而得到可靠的结果和科学的结论。正如著名统计学家 Galton 所言:"当人们在探索问题的丛林中遇到难以逾越的障碍时,唯有统计学工具可以为其开辟一条前进的通途"。

随着医学的发展,统计学方法在医学研究中的应用在不断扩展与深化。这种趋势促进了经验医学向循证医学(evidence based medicine, EBM)的转变。医学决策不再完全依赖专家意见、临床经验和病例报告,而转向以医学科研成果为基础的"循证决策"。提供"证据"、收集"证据"和对"证据"进行科学的解释已经成为医学研究的主

流。越来越多的医学研究人员认识到,要使自己的研究结果能够成为被同行认可的科学证据,医学研究就离不开统计理论的指导和统计方法的运用,它贯穿于医学研究的始终,即从研究设计、数据处理、结果表达与解释,直到撰写研究报告的各个阶段,均需要考虑相关的统计学问题。如在研究设计阶段,研究者需要考虑受试对象数量、如何对受试对象进行分组、采用何种实验设计形式等问题;在数据处理时,需要考虑如何针对不同数据类型选择适宜的统计指标,如何进行对比组之间的比较等问题;在结果表达及撰写研究报告时,需要考虑如何正确运用统计图表对研究结果进行表达、如何对统计分析结果进行合理的解释等等。可见,医学研究离不开统计理论与方法的正确运用,它是医学科研人员一项必备的基本功。

二、数据的基本类型

统计工作的基础是数据,因此必须对数据的类型及其特点有充分的了解。数据可按不同属性分成不同的类别,统计上把反映这类属性的指标称为变量。变量的类型不同,其分布的规律不同,对它们作统计处理的方法也有所不同。

统计数据也称统计资料,一般可以分为定性资料、定量资料和等级资料三类。

1. **定性资料**　定性资料(qualitative data)也称分类资料,是指将观察单位按某种属性或类别分组,分别汇总各组观察单位数后而得到的资料。其变量值是定性的,表现为互不相容的属性或类别,如试验结果的阳性和阴性,患者血型分类(A、B、AB、O)等等。根据分类不同,定性资料可分二分类资料和多分类资料。

(1)二分类资料:观察单位的某些属性只能定性地划分成两个互相排斥的类别,分别汇总这两类别的观察单位数得到的资料称为二分类资料。如患者的性别可分为男女、药物反应可分为阴性和阳性等。二分类资料的两个类别相互对立,互不相容,如生存、死亡;阳性、阴性;有效、无效等。

(2)多分类资料:观察单位的某些属性只能定性地划分成两个以上且互相排斥的类别,分别汇总这多个类别的观察单位数得到的资料称为多

分类资料。如观察某人群的血型分布,以人为观察单位,观察结果可分为 A 型、B 型、AB 型与 O 型四个互不相容的类别,分别汇总不同血型的观察单位数,所得资料即为多分类计数资料。

2. **定量资料**　定量资料(measurement data)的变量值是定量的,表现为数值大小,一般有度量衡单位。如调查某地某年 7 岁正常男童的身体发育状况,以男童为观察单位,男童的身高、体重、血压的测量结果为计量资料。

3. **等级资料**　等级资料(ranked data)又称半定量资料(semi-quantitative data)或有序分类变量(ordinal categorical variable)资料。是将观察单位按某种属性的不同程度划分等级后,分别汇总不同等级的观察单位数而得到的资料。其变量值具有半定量性质,表现为不同类别之间具有等级大小或程度强弱。如观察某人群血清反应,以人为观察单位,根据反应强度程度不同,观察结果可分 –、±、+、++、+++ 五级;又如观察用某药治疗某病患者的疗效,以每名患者为观察单位,治疗结果可分为治愈、显效、好转、无效四级,按照不同等级分别汇总各组观察单位数,所得资料为等级资料。

分清统计资料的数据类型非常重要,它与统计分析方法的选择密切相关。在资料分析过程中,可根据专业需要,对不同的资料类型进行适当的转化,以满足不同统计分析方法的要求。如检测某人群血液中甲胎蛋白的含量($\mu g/L$),其测量结果为计量资料。若根据专业知识,按甲胎蛋白测量值是否小于 $8.00\mu g/L$ 将观察对象划分正常和异常两类,再分别清点这两类的观察单位数,这样就可将计量资料转化为二分类计数资料;同理,年龄是计量资料(岁),若按照不同年龄段进行划分,可将观察对象划分为儿童、青少年、中年、老年四个不同年龄等级。以上的例子是先获取计量资料后向计数资料或等级资料的转化,这提示我们在研究设计中,对于能进行定量测量的指标,尽可能设计为定量指标,便于后期分析时根据需要进行适宜的资料转换。

三、数据的基本结构

医学研究中绝大多数的数据都具有相同的数据结构,即共有多少观察单位,每个观察单位共记

录了多少项目。这样就可以将所有数据排列成一个方阵,称之为数据矩阵。方阵的行数就是观察单位数,方阵的列数就是记录的项目个数,行数列数就是通常所说的数据量。目前,常用的统计软件,如 SAS、SPSS 都可采用这样的数据格式。如表 6-1 是 100 例高血压患者的疗效观察的数据矩阵。

表 6-1　100 例高血压患的疗效观察

患者编号	舒张压 /kPa	收缩压 /kPa	心电图检查结果	疗效判定
1	11.47	18.67	0	3
2	12.53	20.00	0	2
3	10.93	17.33	1	2
4	14.67	22.67	1	1
⋮	⋮	⋮	⋮	⋮
100	11.73	16.80	1	3

1. 观察单位　观察单位是根据研究需要确定的采集数据的基本单位,可以是一所医院、一个地区、一个国家,也可以是一个人、一个脏器、一种生物材料等。无论是什么观察单位,在同一个数据资料中,观察单位一定要统一。在临床试验中,多以受试者作为观察单位,在动物实验中,多以动物作为观察单位。表 6-1 中,观察单位是高血压患者,每位患者的观察结果记录为一行。

2. 记录项目　是记录的每个观察单位的所有观察项目,一般包括三方面的内容,一是观察指标,二是分组因素,三是已知对观察指标有影响的混杂因素。

（1）观察指标:是指结局指标,又称反应变量(response variables),是表示观察或实验结果的数量指标,至少有一个,有时多达几十个、上百个。如 100 例高血压患者经一周时间治疗,观察结果可用数据矩阵表示如表 6-1 中,每位患者的观察结果为一行,观察指标有 4 个,其中舒张压和收缩压是定量资料,心电图检查结果为二分类资料(正常 =0,异常 =1),疗效判定为等级资料(无效 =1,有效 =2,显效 =3)。

（2）分组因素:在实验研究中,分组因素是指干预因素或处理因素,如高血压患者分别用三种不同治疗方治疗,这里的不同治疗方法就是干

预因素,也是试验单位的分组因素。在观察性研究中,分组因素为专业上有意义的对比因素,如吸烟与非吸烟。一项研究中如果没有分组因素,就无法比较各观察指标组间差异。

（3）混杂因素:是已知对观察或实验结果有影响的变量或因素。如在疗效比较的临床试验中,通常需要记录患者年龄、性别、病情等,这些因素会对实验结果产生影响,称为混杂因素。在实验研究中,混杂因素和分组因素比较容易区分,因为混杂因素是观察对象本身具有的特征,分组因素则是人为干预。在观察性研究中,由于许多分组因素无法进行人为设置,研究者要根据需要自行确定哪些因素为分组因素,哪些因素为混杂因素。因此,在许多情况下,分组因素和混杂因素统称为解释变量(explanatory variable)。

四、数据误差及质量检查

误差(error)是指实测值与真值的之差,按其产生的原因可分为随机误差、系统误差和非系统误差(nonsystematic error)。随机误差是一类随机变化的误差,由多种无法控制的因素引起。随机误差是不可避免的,但可用统计学的方法进行分析。系统误差指由非分组因素造成的、使测量值具有一定方向性的偏差,如测量仪器未校正时的测量偏差等。系统误差可以通过一定的技术措施来消除或减少。非系统误差也称过失误差,是指由于操作失误引起的误差,如抄错数字,或仪器失灵记录的数据等。过失误差应坚决避免。过失误差或系统误差应在采集数据的过程中检查和纠正。

医学科研中的观察指标是随机变量,允许有一定的自然变异(natural variation),但不应超出随机误差的范围。在数据分析前还应作一次全面的数据质量检查,基本方法如下:

1. 直观检查　主要检查有无逻辑错误,数据的最大值或最小值是否在可能的范围内。

2. 频数分布检查　通过绘制频数分布表或图,检查每个观察指标的频数分布是否近似服从经验分布。

3. 异常数值检查　将任两个彼此相关的观察指标作散点图,看是否有远离群体数据的异常值(outlier)。

4. 系统误差检查 将观测者或仪器作为分组因素计算统计量,检查测量值是否存在系统偏差。

5. 缺失数据检查 检查是否有缺失数据。缺失数据的位置应有适当标记,如记作 –1 或 9 999,以便后期根据数据分析的需要做进一步处理。

需要说明的是,过分强调数据的精度(如保留过多的小数位数)并不能提高数据质量,反而会给数据的整理计算带来麻烦。因此,数据的精度应从专业上考虑周到,不要过粗,也不要过细,并且按照"四舍五入"的原则取舍,使相同指标具有同样的数据精度。

五、统计工作的基本步骤

统计工作是在统计理论与方法指导下的统计实践,大致可分为以下五个基本步骤:

1. 统计设计 任何一项医学研究在实施前都需要有科学严谨的研究设计。医学研究设计需要从两个方面进行考虑,即专业设计和统计设计。专业设计主要是研究者根据研究目的,从专业角度明确医学研究期望探索或求证的主要问题(如病因、影响疾病发生或转归的因素、干预因素的效应等),考虑如何制订研究对象的纳入和排除标准、选择观察指标和明确可能影响观察结果的混杂因素等。统计设计主要是依据研究目的,结合专业设计的内容,进一步明确研究因素和效应指标、确定研究对象的选择方法和数量、选择研究设计的类型、明确数据收集、整理和分析的方法,直至研究结果的表达和解释。实际操作时,专业设计和统计设计很难截然分开。正如 Fisher 在他的著作中多次强调,"统计学家与科学研究者的合作应该始于在试验设计阶段,而不是在需要数据处理的时候。试验完成后再找统计学家,无异于请统计学家为试验进行'尸体解剖',统计学家或许只能告诉你试验失败的原因"。有关统计设计的详细内容见本章的第二节和第三节。

2. 资料收集 资料收集(collection of data)指获取研究数据的过程。研究者应该采用统一的数据采集标准,如统一问卷和调查方法、测量工具和测量方法、记录方法、数据精度等,以便获取准确可靠的数据。

3. 整理资料 整理资料(sorting data)是将原始数据净化、系统化和条理化的过程。净化数据是指对原始数据的清理、检查、核对和纠错等;系统化和条理化是指根据研究目的,对原始数据进行合理分组与汇总等。通过整理数据的结果,研究者可以对数据质量进行核查,如发现异常值、观察数据分布特征、初步判断数据是否符合特定统计方法所要求的条件等。

4. 分析资料 分析资料(analysis of data)又称统计分析(statistical analysis),主要内容包括统计描述(statistical description)和统计推断(statistical inference)。统计描述是指选用恰当的统计指标,对资料的数量特征及其分布规律进行测定和描述,并运用统计图表对结果进行表达。常用的统计指标有均数、标准差、率、构成比、相对比、相关系数等。统计推断是指如何在一定的可信程度下由样本信息推断总体信息,包括参数估计(parameter estimation)和假设检验。参数估计是指如何由样本统计量(statistic)来估计总体参数(parameter),如总体均数(总体率)的置信区间等。假设检验是通过分析样本差异来推断总体之间是否存在统计学差异的统计分析方法,用于实验组与对照组的组间差异比较。常用的假设检验方法有用于均数比较的 t 检验和方差分析、用于率或构成比比较的卡方检验以及基于秩次的非参数检验方法等。对多数医学科研工作者来说,统计分析方法的正确运用是统计数据处理的难点之一。有关统计分析的详细内容见本章的第四节。

虽然人为地将统计工作分为以上四个基本步骤,但它们是紧密联系,不可分割的整体,缺少或忽视任何一步,都会影响整个研究结果的真实性和可靠性。

第二节 观察性研究设计中的统计学考虑

医学科学研究有多种分类形式,常见的是从研究形式上分为观察性研究(observational study)和实验性研究(experimental study)。观察性研究又称调查研究,是指研究者不对研究因素进行人为控制,而是通过现场调查分析的方法进行的研究,可分为横断面研究(现况调查)、病例对照研究和队列研究。观察性研究的主要特点是研究对象及其相关因素(包括研究因素和非研究因素)是客观存在的,并且不能通过随机化分组来均衡混杂因素对研究结果的影响,研究者只能被动地对研究对象进行观察,并客观地记录观察结果。

观察性研究结果的可靠性离不开严密科学的研究设计。本节主要从统计学的角度阐述观察性研究设计中需要考虑的主要问题。有关实验设计的内容详见第三节。

一、统计指标设计

观察性研究的结果需要通过统计指标来反映,而统计指标的设计取决于研究目的。研究目的往往是研究者根据医学实践工作的需要提出来的,通常表述为抽象的描述。如某地进行的一项人群高血压的现况调查,其目的是了解该地人群高血压的患病情况,探索高血压病的潜在风险因素,为疾病防治提供依据,为病因研究提供线索。显然,该研究目的的表述是抽象的,无法直接指导调查的实施,因此,需要将研究目的转化为具体的统计指标,通过统计指标使疾病的病情得以量化,如可设置“高血压患病率”来反映疾病负担,通过比较不同性别、不同年龄别、不同饮食习惯、不同行为方式等人群的“高血压患病率”,探索高血压的危险因素。

二、研究总体和观察单位的确定

研究总体(population)是根据研究目的确定的同质的观察单位的全体,总体中的每个个体就是观察单位。这就要求研究者根据有关专业知识划清总体的同质范围,确定组成总体的观察单位。观察单位可以是一个人、一个家庭、一个单位、一个地区等,如我国每五年开展一次的国家卫生服务调查,其中家庭健康询问调查的调查对象就是一个家庭(户)。

三、调查方法和调查表设计

常用的调查方法有普查、抽样调查、典型调查、病例对照研究、队列研究等。调查方法的选择应根据调查目的来确定。如欲了解总体参数,可选择普查或大样本抽样调查;若调查目的是探索病因或疾病的危险因素,可选择病例对照研究或队列研究等。

调查表是收集数据的主要工具,调查表设计是否科学合理显得非常重要。调查表设计的关键是设计调查项目,调查项目设定应满足统计指标的数据要求。研究者应根据调查指标确定对每个观察单位的调查项目,包括分析项目和备查项目。分析项目是直接用来计算调查指标所必需的项目,如调查指标为某地某病的年龄别死亡率时,分析项目必须包括调查对象死亡时的实足年龄、疾病诊断、当地人口的年龄别人口数。备查项目是指为了保证分析项目填写完整性、准确性,便于核查、补漏和纠错而设置的调查项目,如列出调查对象的住址有助于追踪到调查对象,列出调查者和调查日期,有助于查询调查情况和明确责任等。调查项目要精选,备查项目不宜过多。

调查项目按提问的逻辑顺序列成表格,供调查时使用,就是调查表。调查表的设计应遵循调查表的制表原则,并取得被调查者的知情同意方能进行。“知情同意”是一项重要的伦理原则,它与人的尊严、权利和利益密切相关。

调查表的填写应力求简洁、规范,调查项目的答案尽可能采用“封闭式”,多用选择、填空,少用文字叙述,以方便调查对象填写,也有利于后期的资料整理与统计分析。在设置调查项目的备选答案时,尤其应注意调查项目取值的“标准化和规范化”。若存在可利用的国际、国家及行业数据标准,则应遵循这些标准。如ICD-10(国际标准)、《个人基本信息分类与代码　第1部分:人的性别代码》(GB/T 2261.1—2003)、《个人基本信息分类与代码　第2部分:婚姻状况代码》(GB/T 2261.2—2003)(国家标准)、《卫生信息数据元值域代码》(WS 364—2011)等都是在调查项目设计时应遵循的标准。

四、抽样设计

抽样调查是常用的调查方法之一,它是从总体中抽取一定数量的观察单位组成样本,对样本进行深入细致的研究,获得详实的样本信息,进而用样本信息推论总体信息。对于抽样研究来说,样本的代表性非常重要。一般而言,样本的代表性取决于两个条件：一是样本是否是来自于总体的"随机样本"，也就是在选择样本时是否遵循"随机抽样"的原则，使总体中的每个观察单位都有"相同的概率"进入样本。常用的随机抽样方法有单纯随机抽样、系统抽样、分层抽样、整群抽样、两阶段或多阶段抽样等。每种抽样方法都有各自的优缺点，研究者应根据研究条件选择适宜的抽样方法。二是样本是否有足够的样本含量（sample size），也就是需要进行样本含量的估计。估计样本含量的目的是在一定的可信度下确定最少的观察单位数。抽样方法不同，则抽样误差的估计方法不同，样本含量的估计方法也不同。各种抽样方法抽样误差的大小一般是：整群抽样误差≥单纯随机抽样误差≥系统抽样误差≥分层抽样误差。其中，系统误差的大小因抽样间隔不同而不同，因此，系统抽样没有统一的样本含量估计方法。

观察性研究样本含量估计需具备以下的条件：

1. 可信度 $1-\alpha$　在进行总体参数估计时所需样本含量的计算，研究者需事先指定总体参数估计的可信度。可信度越大，总体参数置信区间估计的可靠性越好。但所需的样本含量也越大。通常 α 取 0.05，则可信度为 0.95。

2. 总体标准差 σ　总体标准差 σ 一般从以前的研究资料或预调查中获得。σ 越大，所需样本含量也越大。

3. 容许误差 δ　是样本统计量（$\bar{X}$ 或 P）与相应总体参数（μ 或 π）的差值。

在满足上述条件之下求得的样本含量的含义是：当样本含量为 n 时，用样本统计量来估计总体参数，二者之差不超过 δ 的可能性为 $1-\alpha$。

下面分别介绍单纯随机抽样、分层抽样和整群抽样样本含量的估计方法。

（一）单纯随机抽样样本量估计

1. 估计总体率所需的样本量　按式 6-1 或式 6-2 计算。其中式 6-1 适用于从无限总体中抽样的样本量估计；有限总体抽样还需将根据式 6-1 计算得到的 n 代入式 6-2 做校正，求出有限总体抽样的样本含量 n_c。

$$n = \frac{u_{\alpha/2}\pi(1-\pi)}{\delta^2} \qquad 式 6-1$$

$$n_c = \frac{n}{1+n/N} \qquad 式 6-2$$

式中，π 为总体率，N 为有限总体包含的观察单位数。若 π 同时有几个估计值可参考，应选择最接近 0.5 者；若对总体一无所知，亦可设 π 为 0.5 进行估计，因为此时所估计的样本量最大，最保守。

2. 估计总体均数所需样本含量　无限总体抽样按式 6-3 估计样本含量，有限总体按式 6-2 进行校正。

$$n = \left(\frac{u_{\alpha/2}\sigma}{\delta}\right)^2 \qquad 式 6-3$$

（二）分层抽样样本含量估计

1. 估计总体率所需的样本含量　按式 6-4 计算。

$$n = \frac{\left(\sum W_i \sqrt{p_i q_i}\right)^2}{V + \dfrac{\sum W_i p_i q_i}{N}} \qquad 式 6-4$$

式 6-4 中，$W_i = N_i/N$，N_i、p_i、q_i 分别为第 i 层的观察单位数、阳性率、阴性率；N 为有限总体包含的观察单位数，V 为估计总体率的方差，一般 $V = (\delta/u_{\alpha/2})^2$。

估计总体率的各层样本含量 n_i 按式（6-5）计算：

$$n_i = \frac{n N_i \sqrt{p_i q_i}}{\sum N_i \sqrt{p_i q_i}} \qquad 式 6-5$$

2. 估计总体均数所需样本含量的估计　按式 6-6 计算。

$$n = \frac{\sum W_i^2 S_i^2 / \omega_i}{V + \sum W_i S_i^2 / N} \qquad 式 6-6$$

式中，$W_i = N_i/N$，$\omega_i = N_i S_i / \sum N_i S_i$，$N_i$ 和 S_i^2 分别为第 i 层的观察单位数和方差；N 为有限总体包含的观察单位数，V 为估计总体均数的方差，一般 $V = (\delta/u_{\alpha/2})^2$。

估计总体均数的各层样本含量 n_i 按式 6-7 计算：

$$n_i = \frac{n N_i S_i}{\sum N_i S_i} = n \times \omega_i \qquad 式 6-7$$

（三）整群抽样样本含量估计

1. 估计总体率所需的样本含量　对无限总体估计样本含量按式 6-8 计算。

$$k_0 = u_{\alpha/2}^2 \sum \frac{m_i^2 (p_i - p)^2}{(k_y - 1)\bar{m}^2 \delta^2} \qquad 式 6-8$$

式中，k_0 为无限总体应调查的群数，k_y 为预查的群数，m_i 和 p_i 分别为预查的群体中第 i 群的观察单位数和某事件的发生频率；$\overline{m}$ 和 p 分别是 k_y 群的平均调查人数和平均发生频率；δ 为容许误差。

对于有限总体估计样本含量用式 6-9 进行校正。

$$k_1 = k_0(1 - k_0/K) \qquad 式 6\text{-}9$$

式中，k_1 为应调查的群体数，k_0 为按式 6-8 计算的结果，K 为所有群数。

2. 估计总体均数所需样本含量的估计　对无限总体估计样本含量按式 6-10 计算。

$$k_0 = u_{\alpha/2}^2 \sum \frac{m_i^2 (\overline{X}_i - \overline{X})^2}{(k_y - 1)\overline{m}^2 \delta^2} \qquad 式 6\text{-}10$$

式中，$\overline{X}_i$ 为预查的群体中第 i 群的某项观察指标的均数，$\overline{X}$ 为 k_y 个预查群中该项观察指标的均数；其他符号的含义同前。

对于有限总体估计样本含量依然用式 6-9 进行校正。

上面讨论的是单项指标的样本含量 n 的估计，实际工作中一项调查通常要调查多项指标，这就需要对各指标分别估计样本量 n 后再综合考虑。通常是多个指标的估计样本量是不等的，甚至相差很大，这时若能在预算范围内满足最大样本量的要求，则以估计的最大样本量作为所有指标共同的样本量；若部分指标的估计样本量过大无法满足，则应适当降低精准度，使 n 减小，或者可放弃一些次要指标以集中人力、财力，保证重点指标。

五、统计数据质量控制

在完成上述调查设计的基础上，研究者还应制订细致周密的组织实施计划，并在调查实施过程中严格进行数据质量控制，以确保取得真实、完整、可靠的调查数据。对于大型调查来说，调查的组织实施计划是否完善周密，调查过程的质量控制是否严格，会直接影响统计数据的质量。

组织实施计划的内容主要包括调查的组织架构设置、人员配备、调查员培训、任务分工与联系、调查进度及经费预算等。质量控制主要是对调查误差的控制，包括抽样误差和非抽样误差。抽样误差是在抽样过程中产生的，是不可避免的，但有一定的规律性，可以通过统计方法进行估计，如单纯随机抽样的抽样误差估计。非抽样误差是指由

人为因素或偶然因素造成的误差，包括系统误差和过失误差。如由于调查设计不周、数据汇总或计算方法错误等都会造成非抽样误差。非抽样误差的控制不仅与调查设计人员有关，还涉及众多的调查人员和观察对象，而且贯穿于设计、资料收集、整理与分析的全过程。

六、数据收集、整理与分析计划

调查设计中还应该明确原始数据的收集方式，如采用调查表、通过直接观察测量或采访等方式来收集数据。原始数据收集后，还需要制订明确的数据质量核查方法和数据整理与分析计划，包括对数据的完整性和准确性进行核查、如何对原始数据进行编码录入、确定数据如何分组整理、应计算哪些统计指标来观察研究结果、如何分析指标之间的关联性等等。

综上所述，调查设计是观察性研究能否成功的关键，其要点是要将调查目的转化为拟分析的指标，再将指标转化为调查项目，并制订调查表进行资料的收集、整理与分析。调查过程的每一步都有周密的专业设计和统计设计，其目的在于用尽可能少的人力、物力、财力和时间，获得符合统计学要求的调查资料，得出科学可靠的结论。

第三节　实验研究设计的统计学考虑

实验研究是指研究者根据研究目的人为地设置干预措施，按照重复、对照、随机化的基本原则控制非干预因素对实验结果的影响，并通过对实验结果的分析，评价干预措施的效果。与观察性研究相比，实验性研究的优点在于能够通过随机分组，较好地控制非干预因素的影响，使组间具有较好的可比性。实验性研究可根据实验对象的不同，分为以人为研究对象的"临床试验"和以动物、标本或其他生物材料为研究对象的实验性研究。

在医学研究实践中，实验研究和观察性研究经常交互循环使用，观察性研究为实验研究提供线索和依据，实验研究能够对观察性研究结果进行验证，两者具有很强的互补性。表 6-2 是实验性研究与观察性研究的特征比较。

表 6-2　实验性研究与观察性研究的比较

特征比较	实验性研究	观察性研究
对比因素	可干预	不可干预,如各种危险因素 或可干预,但不能控制受试对象
均衡措施	随机分组	配对或统计分析使用统计模型
数据收集	前瞻性	现状调查、回顾性调查或前瞻性调查
伦理问题	突出	不突出
统计推论	因果	关联
结论可靠性	以 P 值作为概率保证	分析判断、逻辑推理

如同观察性研究一样,实验研究也需要科学周密的研究设计。研究者在研究设计过程中,有以下几个问题最为关键:①研究对象是什么?从哪里来?要达到研究目的需要多少个研究对象?②如何安排实验所规定的干预措施或称处理(treatment)?③在诸多的影响因素中,如何分离出干预因素对实验结果的效应?这些问题涵盖了实验设计的基本要素和基本原则。

一、实验设计的基本要素

任何一项实验研究都包括三个基本要素,即实验单位(experiment unit)、处理因素(treatment factor)和实验效应(experimental effect),三者缺一不可。研究者在进行实验设计时,首先应明确这三个要素,再根据他们来制订详细的研究计划。

1. 实验单位　又称研究对象或受试对象,是处理因素作用的客体,是接受处理因素的基本单位。根据研究目的不同,实验对象可以是人或动物,也可以是器官、组织、细胞或血清等生物材料。

在医学研究中,实验单位的选择除了专业上的要求外,如临床试验选择研究对象的纳入标准和排除标准、患者的依从性等,主要的统计学问题是如何选定一批具有代表性的实验单位,并且有足够多的数量。

2. 处理因素　处理因素是根据研究目的施加于受试对象,在实验中需要观察并阐述其效应的因素。与处理因素同时存在,能对实验结果产生影响的因素称为非处理因素,即混杂因素。在

确定处理因素时应注意两点:①分清处理因素和非处理因素;②保持处理因素恒定不变,即处理因素的标准化。

处理因素取决于研究假设和主要研究问题,主要的统计学问题是如何设立对照组,选择合适的分组方法和实验设计模型,尽可能使非处理因素在各处理组中的分布均衡(balance)。

3. 实验效应　实验效应是处理因素作用于受试对象的反应和结局,它通过观察指标来体现。选择观察指标的依据是:指标应满足实验设计所要求的有效性、精确性和敏感性。

观察指标有主观指标与客观指标之分,主观指标是由受试者回答或研究者定性判断来描述观察结果;而客观指标则是借助仪器等手段进行测量获得的观察结果。特别是在临床试验中,主观指标易受研究者和受试对象心理因素影响,例如"疼痛程度"这个指标虽然可用阈值表达,但它可因医生抚慰而减轻,亦可随患者耐受性降低而加重。因此应尽量选用客观的、定量的指标。

处理效应的表达与研究目的、观察指标和测量方法有关,统计学主要考虑的问题是对测量结果的分类和进一步的统计处理,如判断测量值的统计分布、计算合适的统计指标以及选择适宜的统计推断方法等。

二、实验设计的基本原则

实验设计的主要作用就是减小误差、提高实验的效率,因此根据误差产生的来源,在设计时必须遵守三个基本原则,即重复原则、对照原则及随机化原则。

(一)重复原则

重复(replication)是指实验组和对照组应有一定数量的重复观察结果,即要达到一定的样本含量。只有在相同条件下,对同一观察指标的进行多次重复测定,才能用统计方法估计受试对象的个体差异。个体差异也称自然变异,通常用标准差表示。

$$S = \sqrt{\frac{\sum (X - \bar{X})^2}{n-1}} \qquad 式 6-11$$

式 6-11 中,n 为样本数,也就是说每组样本数不能少于 2 例。如果用 X 表示 n 个患者的临床的疗效(如住院天数、疼痛评分等),$\bar{X}$ 表示样本

均数,抽样误差用标准误度量。标准误的计算见式 6-12。

$$S_{\bar{X}} = \frac{S}{\sqrt{n}} \qquad 式\ 6\text{-}12$$

式 6-12 中,n 越大,标准误越小,越容易发现疗效差别。同理,样本太小,即使实际疗效差别很大,统计上也很难得到有"差别"的结论。当然,也不能说样本越大越好,样本量太大,一方面造成不必要的浪费,另一方面不易严格地控制试验条件。所以,在研究设计时应正确估计所需要的样本量。

(二)对照原则

对照(control)是指没有"处理"因素存在时提供的参比数据,用于评价"处理"因素的效应。与实验组相比,对照组除"处理"因素外,其他对实验结果可能有影响的因素都应与实验组相同,也就是具有组间"均衡性"。只有对照组和实验组的非处理因素达到均衡,才能把处理因素的效应充分显露出来。使对比组间具有"均衡性"是控制各种混杂因素的基本措施。

1. 医学研究中常见的对照形式

(1)随机化同期对照(randomized concurrent control):在同一时间段里,将观察对象随机分为试验组和对照组,即避免了历史对照和自身前后对照诊断标准不同、试验条件不一致的缺点,也保证了试验组和对照组观察对象的可比性。

(2)自身前后对照(self-control):用试验前数据作为基线的单样本研究。多用于易控制实验条件的急性动物实验。

(3)非随机化同期对照(nonrandomized concurrent control):在同一时间段里,将观察对象分为试验组和对照组,避免了历史对照和自身前后对照诊断标准不同、试验条件不一致的缺点,常见于"暴露"因素不能人为分组的情况,如将健康人、非手术患者、正常出生婴儿作为对照组。

(4)历史对照(historical control):用历史文献报道的治疗结果(如有效率),或以常规治疗结果作为基线的单样本研究。历史对照要选用公认的标准值(大样本研究结果),并且诊断标准、疗效评价指标的检测方法等均无变化。

以上四种对照形式可简单归纳为两种。一种是非随机对照(nonrandomized control),另一种是随机对照(randomized control)。随机对照是医学研究最可靠的对照形式。

2. 对照组的常用干预形式

(1)假干预对照:对照组与实验组操作过程相同,通常用于有损伤、有刺激的动物实验。例如,实验组动物注射药物,对照组动物注射无药理作用的生理盐水。类似的假干预还有假灌注、假手术、假照射等,目的是保证实验组和对照组接受的损伤和刺激相同。

(2)安慰剂对照:是一种假干预对照,主要用于临床试验。安慰剂(placebo)的主要成分是乳糖、淀粉、生理盐水等,不含任何有效药物成分,但其外型、大小、味道与试验药相同。对照组使用安慰剂,目的是保持对照组与试验组患者心理作用对疗效评价的影响均衡。使用安慰剂要以不损害患者健康为前提,在没有可靠对照药物时才允许使用。在临床试验中,安慰剂对照属于盲法试验。受试者不知道真实分组情况,称为单盲。如果疗效评价者和受试者都不知道真实分组情况,称为双盲。在双盲的基础上,如果资料分析人员也不知道真实分组情况,则称为三盲。

(3)标准对照:对照组的干预采用公认的"标准"方式,主要用于临床试验。如伦理上不允许在患者身上采用空白对照或假干预来试验新的药物或治疗方法,对照组患者应采用目前疗效确定的药物或治疗方法。特别在新药临床试验研究中,应采用目前疗效最好的药物作为对照药。

(4)空白对照:不给任何干预的对照,通常用于无损伤、无刺激的实验室研究、动物实验和临床试验。如评价肺癌患者术前呼吸锻炼对减少术后并发症的效果,试验组患者术前做呼吸锻炼,对照组患者不做术前呼吸锻炼。

(三)随机化原则

随机化(randomization)是指在实验分组时,每个观察对象具有相同的机会(概率)被分配到试验组或对照组。随机化是一种实验设计的分组程序,不能理解为随心所欲的"随便""随意"和"非选择性"。

在医学研究中,随机化的主要作用如下:

(1)保证试验组和对照组各种已知或未知的特征(如患者的年龄、性别、病情、用药史,等等)都达到均衡。随机化分组后,试验组和对照组观察指标的差异反映干预的效应的组间差异,若差异有统计学意义,则认为干预有效。

（2）避免研究者依主观愿望破坏试验组和对照组的均衡性,如有意（或无意）将轻患者分配到试验组,将重患者分配到对照组。因此,在临床新药试验中,随机化分组过程和分组结果必须作为档案保存,以便监督部门核查。

（3）随机化分组是所有统计假设检验（如 t 检验、卡方检验）推论的前提条件。

（四）常用随机分组方法

随机化分组需要用到随机数。随机数可取自已有的"随机数表"（一般统计教科书中均附有随机数表）,也可由计算器或计算机自动产生。下面介绍几种常用的随机化分组方法。

1. 完全随机分组　设 A 和 B 分别代表处理组和对照组。分组步骤是先将全部受试者编号（如按患者的就诊顺序）,然后给每个受试者分配一个随机数,再将随机数按大小排序,最后根据随机数序号决定组别。

例 6-1　将 12 名受试者随机等分为两组。

解:（1）将 12 名受试者编号;

（2）从随机数表中的任意处开始,如从表中第 19 行第 25 列开始,依次向右读取 2 位的随机数,即 27,69,85,…,若遇到随机数相同者,则弃去,读下一个两位随机数。这样就可得到 12 个不重复的随机数,与每位受试者的编号对应;

（3）将随机数按大小进行排序;

（4）随机数排出序号后,指定随机数序号为 1~6 者为 A 组,7~12 为 B 组。

分组过程如下:

受试者编号	1	2	3	4	5	6	7	8	9	10	11	12
随机数	27	69	85	29	81	94	78	70	21	94	47	90
随机数序号	2	5	9	3	8	11	7	6	1	12	4	10
分配组别	A	A	B	A	B	B	B	A	A	B	A	B

2. 分段随机分组　分段随机分组适用于大样本的随机化分组。首先将所有受试者进行编号,再按编号顺序将其划分为若干区段,每个区段的受试者数是试验组数的整数倍（ T ）, T=2,3,4,5,…,然后,再对每个区段的受试者按照完全随机分组的方法进行分组。以临床试验为例,其分组步骤如下:

例 6-2　将 160 名患者用随机排列分段随机化的方法分 A、B 两组。

解:令 T=4,区段长度为 2×4=8,160 名受试者划分为 20 个区段。 R 为随机数按由小到大排序后的序号,规定每个区段内 R 为 1~4 者为 A 组,5~8 者为 B 组,第 1 个区段的分组结果如下:

受试者编号	1	2	3	4	5	6	7	8
随机数	67	74	36	55	28	12	32	81
R	6	7	4	5	2	1	3	8
分配组别	B	B	A	B	A	A	A	B

重复以上过程,即可得到另外 19 个区段的分组结果。再将 20 个区段的分组结果合并,就完成了大样本的随机分组。

三、实验研究样本量估计

实验研究样本量估计取决于以下 4 个条件,它们也是估计公式推导的理论依据。

1. I 类错误概率 α 　即假设检验水准, α 越小,所需样本量越多。

2. II 类错误概率 β 　即假设检验的 II 类错误, β 越小,所需样本量也越多。

3. 总体平均数 μ （或总体率 π ）、总体标准差 σ 　这些总体参数往往未知,通常以样本统计量 $\bar{X}$、S 作为估计值,样本统计量多由预实验、查阅文献、经验估计而获得。

4. 处理组间的差别 δ 　是所比较的两个总

体参数间的差别 δ，如 $\delta=\mu_1-\mu_2$。若研究者无法得到总体参数的信息，可通过作预实验来估计，也可根据专业要求由研究者规定。

根据以上需要考虑的条件，按照研究目的，选择下面介绍的方法估计样本含量。若总体参数间确实相差 δ 时，则预期按 α 检验水准，有 $1-\beta$ 的概率得出有统计学差异的结论。

（一）两样本均数比较

两样本均数比较时所需样本含量计算公式见式 6-13：

$$n_1 = n_2 = 2\left[\frac{(t_{\alpha/2}+t_\beta)S}{\delta}\right]^2 \qquad 式 6-13$$

式中 n_1 和 n_2 分别为两样本所需样本含量，一般要求相等；S 为两总体标准差的估计值，一般假设其相等或取合并方差之方根；δ 为两均数之差值。

例 6-3　用两种处理作动物冠状静脉窦的血流量实验。A 处理平均血流量增加 1.8ml/min，B 处理平均血流量增加 2.4ml/min。设两处理的标准差相等，均为 1.0ml/min，$\alpha=0.05$，$\beta=0.10$，若要得出两种处理差别有统计学意义的结论，需多少实验动物？

本例 $\delta=2.4-1.8=0.6$，$S=1$，双侧 $\alpha=0.05$，$\beta=0.10$。先以 $\nu=\infty$ 查 t 界值表得双侧 $t_{0.05/2}=1.96$，单侧 $t_{0.1,\infty}=1.282$，代入式 6-13

$$n_1 = n_2 = 2\left[\frac{(1.96+1.282)\times 1}{0.6}\right]^2 = 58.4，取 59$$

再以 $\nu=2(59-1)=116$，查 t 界值表，得双侧 $t_{0.05/2,116}=1.982$，单侧 $t_{0.01,116}=1.289$，代入上式

$$n_1 = n_2 = 2\left[\frac{(1.982+1.289)\times 1}{0.6}\right]^2 = 59.4，取 60$$

两次计算结果相近，故可认为每组需动物 60 只，两组共需 120 只。

（二）两组样本率比较

两组样本率比较所需样本含量的计算公式为

$$n_1 = n_2 = \frac{1}{2}\left(\frac{u_{\alpha/2}+u_\beta}{\sin^{-1}\sqrt{p_1}-\sin^{-1}\sqrt{p_2}}\right)^2 \qquad 式 6-14$$

式中 n_1 和 n_2 分别为两样本所需含量；p_1 和 p_2 分别为两总体率的估计值；u_α 和 u_β 分别为检验水准 α 和第二类错误的概率 β 相对应的 u 值。这里角度单位应为弧度。双侧 $u_{0.1/2}=1.645$，$u_{0.05/2}=1.96$，$u_{0.01/2}=2.58$；单侧 $u_{0.1}=1.282$，$u_{0.05}=1.645$，$u_{0.01}=2.326$。

例 6-4　观察甲、乙两药对某病的疗效，预试验得甲药有效率为 60%，乙药为 85%。现拟进一步作治疗试验，设 $\alpha=0.05$，$\beta=0.10$，问每组最少需要观察多少病例？

本例用双侧检验，$p_1=0.60$，$p_2=0.85$，双侧 $u_{0.05/2}=1.96$，单侧 $u_{0.1}=1.282$，代入式 6-14 得

$$n_1 = n_2 = \frac{1}{2}\left(\frac{1.96+1.282}{\sin^{-1}\sqrt{0.60}-\sin^{-1}\sqrt{0.85}}\right)^2 = 63.8 \approx 64$$

即每组最少需要 64 例，两组共需 128 例。

四、常用的实验设计类型

成功的实验研究离不开科学的实验设计。实验设计就是通过适当地将处理分配给实验单位，以此来控制或减少由实验单位的变异性所带来的误差。实验设计类型不同，数据分析处理的方法也不同。下面对介绍几种常用的实验设计类型。

1. **完全随机设计**　是采用完全随机化分组方法将同质的实验单位分配到 k 个处理组，各组分别接受不同的处理。完全随机设计（completely randomized design）是比较 $k（k\geq 2）$个处理组间差别的最简单的实验设计类型。其优点是设计简单，易于实施，出现缺失数据（missing value）时仍可进行统计分析。缺点是小样本时，均衡性较差，抽样误差较大。图 6-1 为完全随机设计方案的示意图。

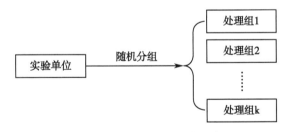

图 6-1　完全随机设计方案示意图

2. **配对设计**　配对设计（paired design）是将符合设计要求的实验单位，在随机分组之前先按其生物学属性相近配对，再将每对中的两个实验单位随机分配给两种不同的处理。如在动物实验中，将同一窝的动物配对，将体重相近的动物配对，将同一动物身体上的部位、器官配对等。在临床试验中，患者的年龄、性别、病情等都可作为配对因素。配对设计方案示意图见图 6-2。

在医学科研中，配对设计主要有以下两种

情形：

（1）将两个条件相同或相近的受试对象配成对子,分别接受两种不同的处理。如欲研究维生素 E 缺乏时对肝中维生素 A 含量的影响,将同种属的大白鼠按性别相同,月龄、体重相近配成对子,分别随机喂以正常饲料和维生素 E 缺乏饲料。

（2）同一受试对象分别接受两种不同的处理或同一实验单位在不同的时间接受不同的处理。后者又称自身前后配对设计,如临床试验中常用的患者治疗前后的对比。自身前后配对设计若存在时间效应,应考虑设置平行对照组,以便分析时间对实验结果的影响。

配对设计和完全随机设计相比,其优点在于抽样误差较小、实验效率较高、所需样本含量也较小;其缺点在于当配对条件未能严格控制造成配对失败或配对欠佳时,反而会降低效率。

3. 随机区组设计 随机区组设计（randomized block design）又称随机单位组设计或配伍组设计,它实际上是配对设计的扩展,通常是先将属性（如动物的性别、体重,患者的病情、性别、年龄等非处理因素）相同或相近的实验单位组成区组（或称单位组、配伍组）,再分别将各区组内的实验单位随机分配到各处理,每个区组内的实验单位数等于处理组数。设计时应遵循"区组间差别越大越好,区组内差别越小越好"的原则。随机区组设计的示意图见图 6-3。

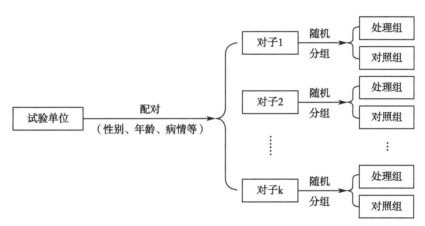

图 6-2 配对设计方案示意图

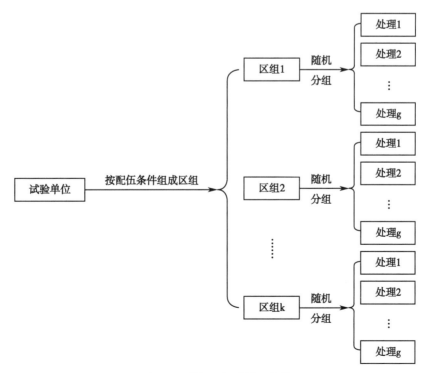

图 6-3 随机区组设计示意图

与完全随机设计相比,随机区组设计的特点是随机分配是分别在每个区组内进行,其优点是每个区组内的实验单位有较好的同质性,比完全随机设计减少了误差,因而更容易发现处理组间的差别,提高了实验效率。缺点是要求区组内实验单9位数与处理数相等,实验结果中若有数据缺失,统计分析较麻烦。

4. 拉丁方设计 拉丁方设计(Latin square design)是一种二维设计,用于研究三个因素且各因素水平数相同的情形。当用 g 个拉丁字母排成 g 行 g 列的方阵,且每行、每列中每个字母都只出现一次时,这样的方阵称为 g 阶拉丁方或 $g \times g$ 拉丁方。

拉丁方设计就是利用拉丁方阵安排研究因素,可以看作是双区组设计,是控制两种非处理因素(配伍因素)的单因素实验设计方法。在拉丁方设计中,实验单位按两种属性(非处理因素或配伍因素)形成区组,即每个实验单位既属于一个行区组,又属于一个列区组,因此,拉丁方设计的基本单位是一个"方格",有 g 行 g 列($g \geq 3$),有 $g \times g$ 个实验单位,每个区组内共安排 g 个处理,每种处理用拉丁字母表示。拉丁方设计的方法是:①根据处理数选定基本拉丁方。②将基本拉丁方随机化。基本型拉丁方的随机化通过列的重排和行的重排来实现,但行(列)交换或移动时必须整行或整列进行,不能将列或行拆散。③确定行、列、字母所代表的因素和水平。

例 6-5 欲比较甲、乙、丙三种饲料对小白鼠体重的影响,为了控制小鼠窝别和初始体重差异的影响,可按 3×3 拉丁方安排实验,其中,拉丁方的行表示小鼠窝别,列表示各窝小鼠按初始体重排序后序号,拉丁字母 A、B、C 表示甲、乙、丙三种饲料。本例的拉丁方设计见图 6-4。

列(初始体重)

行(窝别)	1	2	3
1	A	B	C
2	B	C	A
3	C	A	B

图 6-4 3×3 拉丁设计

与随机区组设计比较,拉丁方设计控制了两个非处理因素,进一步缩小了实验误差,可以得

到比随机区组设计更多一个因素的均衡,因而误差更小,效率更高。拉丁方设计的优点是可以大大减少实验次数,尤其适合于动物实验和实验室研究。缺点是要求处理数必须等于拉丁方的行(列)数,一般的实验不满足此条件,而且数据缺失会增加统计分析的难度。拉丁方设计的设计要求有:①必须是三个或三个以上因素的实验,且各个因素的水平数相等;②行间、列间、处理间均无交互作用;③各行、列、处理的方差齐。

5. 交叉设计 交叉设计(cross-over design)是按事先设计好的试验次序,在各个时期对研究对象先后实施各种处理,以比较各处理组间的差异。交叉设计时受试对象可以采用完全随机设计或随机区组设计方法来安排。交叉设计最简单的形式是完全随机分组的二处理、二阶段交叉设计——2×2 交叉设计。设有两种处理 A 和 B,首先将 n 例受试对象完全随机分为两组,使一组受试对象在第 I 阶段接受 A 处理,第 II 阶段接受 B 处理,试验顺序为 AB;另一组受试对象在第 I 阶段接受 B 处理,第 II 阶段接受 A 处理,试验顺序为 BA。设计模式见表 6-3。

表 6-3 2×2 交叉设计模式

受试对象编号	阶段 I	洗脱阶段	阶段 II
1	处理 A	无处理	处理 B
2	处理 B	无处理	处理 A
3	处理 B	无处理	处理 A
4	处理 A	无处理	处理 B
5	处理 B	无处理	处理 A
6	处理 A	无处理	处理 B
…	…	…	…
n	处理 A	无处理	处理 B

在上述 2×2 交叉设计中,每个受试对象都接受了 A、B 两种处理,同时 A 和 B 两种处理在两个时间阶段 I 和 II 上都进行了试验,这样使处理 A 和 B 先后试验的机会均等,平衡了试验顺序的影响,而且能把处理方法间的差别、时间先后之间的差别和受试者之间的差别分开来分析。同理,交叉设计亦可以划分为三个或三个以上的试验阶段,以便安排更多的不同处理。如三个处理的比

较用三阶段交叉设计,四个处理的比较用四阶段交叉设计。

交叉设计虽然在形式上与随机区组设计相近,但与随机区组设计相区别的显著特征是,交叉设计的处理是按不同时间阶段分别安排的,因而可以减少受试对象的数量。

交叉设计的优点:一是节约样本含量;二是能够控制个体差异和时间对处理因素的影响,故效率较高;三是在临床试验中,每个受试对象同时接受了两种处理,因此均等地考虑了每个患者的利益。交叉设计的缺点:一是每个处理时间不能太长,因在同一受试对象上实施多种处理,处理时间过长会导致整个试验周期过长,受试对象可能中断试验;二是当受试对象的状态发生根本变化时,如死亡、治愈等,后一阶段的处理将无法进行;三是受试对象一旦在某一阶段退出试验,就会造成该阶段及其以后的数据缺失,增加统计分析的困难。

应用交叉设计时应当注意:

(1)交叉设计中的各种处理方法不能相互影响,即受试对象在接受第二种处理时,不能有前一种处理的残留效应(carry-over effects)。因此,两次处理之间应有适当间隔——洗脱阶段(washout period)。

(2)交叉设计试验应采用盲法进行观察,使研究者和患者都不知道有效药物在哪一阶段使用,以提高受试对象的依从性,消除心理因素的影响,避免偏倚。

(3)不宜用于具有自愈倾向或病程较短的疾病研究。

6. 析因设计　析因设计(factorial design)是将两个或两个以上处理因素的各水平进行组合,对各种可能的组合都进行实验,又称完全交叉分组实验设计。医学研究中常采用析因设计研究两个或多个处理因素的效应以及各因素间的交互作用。

析因设计的显著特征是有两个或两个以上处理因素,每个处理因素至少有两个水平,每种处理都是各因素各水平的一种组合,总处理组数是各因素各水平的全面组合数,即各因素各水平数的乘积。在析因设计中要求各个处理组内的实验单位数相等且每组至少有两个实验单位,否则

无法分析因素间的交互作用。析因设计中实验单位可以采用完全随机设计或随机区组设计方法来安排。

在析因设计中,通常用数学表达式表示不同因素和水平数的设计。如2×2析因设计表示有2个因素,每个因素有2个水平;3×5析因设计表示有2个因素,其中一个因素有3个水平,另一个因素有5个水平。最为简单的析因设计是2×2析因设计。表6-4为2×2析因设计模式,共有$2 \times 2=4$种处理。

表6-4　2×2析因设计模式

处理因素 A	处理因素 B	
	B_1	B_2
A_1	A_1B_1	A_1B_2
A_2	A_2B_1	A_2B_2

析因设计的优点在于其全面性、高效性。析因设计可以全面均衡地对各因素的不同水平进行组合,分组进行实验,探讨各因素不同水平的效应,同时可分析各因素间的交互作用;通过比较各种实验组合,还能寻求最佳组合。其缺点是当因素个数多于3个时,所需处理组数、实验单位数、实验次数和计算量剧增。如四因素三水平的析因设计其处理数为81。其统计分析不但计算复杂,而且给众多交互作用的解释带来困难。因此,含有较多因素和水平的实验一般不采用析因设计,而采用非全面实验的正交设计,可大幅度减少实验次数。

7. 正交设计　正交设计(orthogonal design)是按正交表(orthogonal layout)安排部分实验,即各因素各水平的组合方式要查正交表才能决定。正交设计与析因设计不同的是:析因设计是全面实验,g个处理组是各因素各水平的全面组合;正交设计则是非全面实验,g个处理组是各因素各水平的部分组合,或称析因实验的部分实施。当实验因素较多时,采用正交设计可成倍地减少实验次数。但是要注意,正交设计之所以能成倍地减少实验次数,是以牺牲分析各因素的部分或大部分交互作用为代价的。因此,正交实验一般要有较充分的理由认为因素间交互作用不存在时才可使用,否则,通过正交实验找出的各因素各水平的"最佳"组合不一定是真正的最佳组合。

第四节 统计数据处理的
一般过程与方法

当研究者按照研究设计实施并完成研究之后,就需要对研究获得的数据进行统计学处理了。统计数据处理的一般过程包括原始数据的录入与核查、统计描述、统计推断、统计分析结果的表达以及统计结果的解释等。一般需要借助统计分析软件来完成这一过程。常用的统计分析软件有 SPSS、SAS、Stata 等,研究人员应该学会使用统计软件处理数据。

一、原始数据的记录形式与计算机录入

(一)原始数据的记录形式

医学研究的原始数据通常以二维结构数据矩阵形式记录。如表 6-5 所示的 100 例高血压患者治疗后的临床记录。每一行称为一个记录(record)或一个观察单位(case);每一列称为一个变量(variable)。表 6-5 记录的原始数据是一个由 100 例观察单位和 8 个变量组成的数据集。

原始数据中,变量可分为标识变量和分析变量两种。标识变量主要用于数据管理,包括数据的核对与增删等,是研究记录中不可缺少的内容。分析变量则是数据分析的主要内容,又可被分为反应变量(response variable)和解释变量(explanatory variable)。反应变量是表示实验效应或观察结果大小的变量。解释变量是可能对反应变量有影响的变量。表 6-5 中"患者编号"即为标识性变量;年龄、性别、职业、治疗分组、收缩压、舒张压、心电图、疗效均为分析变量。在 8 个分析变量中,收缩压、舒张压、心电图、疗效均为研究中的效应指标,即为反应变量;治疗分组、年龄、性别、职业均为解释变量。

(二)计算机录入

在进行统计分析前,原始数据需录入计算机。录入数据时需要使用数据处理软件。建议研究者使用统计分析软件进行数据录入和处理。常用的统计分析软件有 SPSS、SAS、Stata 等。当然也可使用 Excel 办公软件录入数据,并进行简单的统计分析;使用不同的应用软件录入数据,生成的数据文件格式可能会有所不同,但绝大多数都可以相互转换。

无论使用何种应用软件录入数据,都应遵循便于录入,便于核查,便于转换,便于分析的原则。对于定量资料,录入数据时应注意同一变量的取值保持相同的精确度,即小数位数相同;对于定性资料,录入时需要对观察结果进行编码。如表 6-5 中,"性别""心电图结果"为定性资料,其取值为互不相容的类别,录入时可先对这些变量的取值进行编码,再以代码的形式录入数据。如性别的取值有两个,即男和女,编码时可规定"男"=0,"女"=1,录入数据时输入值的代码即可,这样可以大大节约数据录入的时间和费用,也便于后期数据核查和处理。如图 6-5(文末彩图)是将表 6-5 数据用 SPSS 软件录入编码后的数据格式示意图。

二、数据预处理

在进行数据分析之前,还需对数据的质量进行核查,并对可疑数据进行预处理,以确保数据的准确性和真实性。数据核查一般考虑以下几个方面:

表 6-5 100 名高血压患者治疗后的临床记录

患者编号	年龄 / 岁	性别	治疗分组	收缩压 /kPa	舒张压 /kPa	心电图	疗效
1	37	男	甲药	18.67	11.47	正常	有效
2	45	女	对照	20.01	12.35	正常	有效
3	43	男	乙药	17.33	10.93	正常	有效
4	59	女	对照	22.67	14.67	异常	无效
⋮	⋮	⋮	⋮	⋮	⋮	⋮	⋮
100	54	女	乙药	16.81	11.73	正常	有效

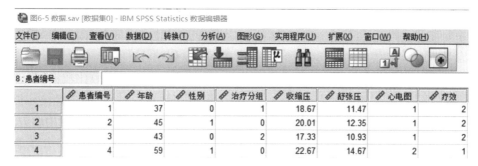

图 6-5　表 6-5 数据的 SPSS 数据格式示意图

1. **数据逻辑检查**　数据录入后,首先须对录入的数据进行逻辑检查。常用的核查方式是通过运行统计软件中的基本统计量过程,列出每个变量的最大和最小值,如果某变量的最大或最小值不符合逻辑,则数据有误。例如,在核查变量"年龄"的取值时,出现最大值为"300"时,数据一定有误。此时就需要利用软件的查找功能可立即找到该数据,然后根据该数据对应的标识值找出原始记录,并更正该数据。必要时,在数据录入完成之后,还需要将原始数据与录入的数据一一核对,错者更正。为慎重起见,常采用双份录入的方式,然后用程序作一一比较,不一致者一定是录错的数据。

2. **离群值的处理**　当个别数据与群体数据严重偏离时,被称为离群值(outlier)或极端值(extreme value)。统计软件一般都有判断离群值的方法。若有离群值出现,则需要进一步寻找离群值产生的原因。若离群值明显有逻辑错误,又无法纠正,可直接删除该数据。若离群值并无明显的逻辑错误,可将该离群值剔除前后各做一次分析,若结果不矛盾,则不剔除,若结果矛盾,并需要剔除,则必须给以充分合理的解释,说明产生该数据的可能原因。

三、单变量资料的统计分析

完成统计数据的预处理,就可以进行统计分析了。统计分析的关键在于正确选择统计分析方法。具体的计算过程可借助统计分析软件完成。统计分析首先需要根据研究目的分析判断是对单变量、双变量还是多变量进行分析,然后再针对不同的情况选择适宜的统计分析方法,一般包括统计描述和统计推断,后者包括参数估计和假设检验。下面根据不同资料类型,介绍几种常用的单变量统计分析方法。

(一)定量资料的统计分析

1. **统计描述指标的选择**　定量资料的统计描述主要通过平均数指标描述其平均水平,变异指标描述其离散程度。常用的平均数指标有均数、中位数,变异指标有标准差、四分位数间距。指标的选择应根据资料的分布类型来确定。

(1)若资料服从或近似服从正态分布,则适宜选择均数、标准差来进行描述,即 $\bar{X} \pm S$。

(2)若资料为偏态分布、存在不确定值(如某人的收缩血压测量值记录为 >140mmHg)或资料分布类型未知且是小样本资料,则适宜选择中位数、四分位数间距来进行描述。

(3)若资料经对数转换后呈对称分布,则适宜用几何均数描述其平均水平。

2. **参数估计**　参数估计是用样本统计量估计总体参数的方法,包括点估计(point estimation)和区间估计(interval estimation)。点估计是指直接用样本统计量估计总体参数,其优点是简单,但未考虑抽样误差,仅适用于大样本参数估计;区间估计是指在一定的可信度(1−α)下所确定的包含总体参数的数值范围,即总体均数的置信区间(confidence interal, CI)。区间估计是总体参数估计的主要方法。分以下两种情况:

(1)当总体标准差 σ 未知,用样本标准差 S 作为 σ 的估计值时,总体均数的置信区间按式 6-15 计算:

$$\bar{X} - t_{\alpha/2,\nu}S_{\bar{X}} < \mu < \bar{X} + t_{\alpha/2,\nu}S_{\bar{X}} \qquad \text{式 6-15}$$

式中,$\bar{X}$ 为样本均数,α 为检验水准,$1-\alpha$ 为可信度(置信概率),$t_{\alpha/2,\nu}$ 为自由度 ν 时,t 分布双侧尾部面积为 α 的 t 界值,$S_{\bar{X}}$ 为均数的标准误。

(2)当总体标准差 σ 已知,或 σ 未知但 n 足够大时,总体均数的置信区间按式 6-16 计算:

$$\bar{X} \pm u_{\alpha/2}\sigma/\sqrt{n} \qquad 式6\text{-}16$$

式中，$u_{\alpha/2}$ 为 u 分布双侧尾部面积为 α 时的 u 界值，n 为样本含量。

常用的均数置信区间为 95%CI 或 99%CI。置信区间具有两个要素：一是准确度（accuracy），即置信区间包含 μ 的概率 $1-\alpha$ 的大小，一般而言概率越大越好。二是精密度（precision），反映区间的长度，区间的长度越窄，估计的精密度越好，反之越差。在样本含量一定的情况下，二者是相互矛盾的，若考虑提高准确度（即减小 α），则区间变宽，精密度下降。因而在实际中不能笼统地认为 99%CI 好于 95%CI。在通常情况中，以 95%CI 较为常用。在置信度固定的前提下，要提高精密度的唯一方法是扩大样本含量。

3. 假设检验（hypothesis test） 用于推断两组或多组均数间的差异是否有统计学意义。均数比较常用的假设检验方法有 t 检验、方差分析及非参数检验；选择哪种方法通常需要结合实验设计类型和资料分布类型来考虑。

（1）样本均数与总体均数的比较：当样本均数与已知总体均数比较时，需要先对样本数据进行正态性检验，如果服从正态分布，则宜选用样本均数与总体均数比较的 t 检验（one-sample t-test），也就是通常所说的单样本 t 检验；如果样本数据不服从正态分布且样本量较小，则考虑用非参数检验方法中的威尔科克森（Wilcoxon）符号秩检验。

（2）两个相关样本均数的比较：当实验设计类型为配对设计，资料类型为计量资料，描述统计量为均数时，此时就是通常所说的两个相关样本均数的比较。分析时，需要先对成对的观察值的差进行正态性检验，如果差值服从正态分布，则选用配对 t 检验（paired t-test）；如果差值不服从正态分布，则要选用非参数检验方法中的配对样本比较的 Wilcoxon 符号秩检验。

（3）两个独立样本均数的比较：当实验设计类型为完全随机设计，资料类型为计量资料，两个对比组的描述统计量为均数时，就是两个独立样本均数比较。分析时，首先需要对两样本资料进行正态性和方差齐性检验，如果方差齐同，且两样本均服从正态分布，则选用两样本均数比较 t 检验（two-sample t-test）；如果方差不齐或两样本不

服从正态分布，则应选择非参数检验中的两样本比较的秩和检验（Wilcoxon two-sample test/Mann-Whitney U test）。

（4）多个样本均数比较：单变量计量资料多个样本均数比较时，根据实验设计类型不同和资料分布特征，选用不同的假设检验方法。

1）完全随机设计：若多个样本的总体方差齐同，且各样本均服从正态分布，应选择多个样本均数比较的方差分析（ANOVA），也就是通常所说的单因素方差分析；若方差不齐，或某样本不服从正态分布，则应选择非参数检验中的多个独立样本比较的 Kruskal-Wallis H 检验（Kruskal-Wallis H test）。

2）随机区组设计：随机区组设计资料涉及两个因素，一个是处理因素，另一个是区组因素。如果样本数据满足方差齐性和正态分布两个条件，则选用两因素方差分析（two-way ANOVA）；如果不满足上述两个条件，则应选用非参数检验中的随机区组设计资料的 Friedman M 检验（Friedman M test）。

3）均数多重比较：若多组均数比较的方差分析结果拒绝 H_0，可推断总体均数不等或不全相等。这时还需要进一步做均数的多重比较，来明确多个均数两两比较是否有统计学意义。多重比较一般需要借助统计软件实现，如 SPSS、SAS 等统计软件。均数多重比较常用 SNK 法或 LSD 法等。

（二）定性资料的统计分析

1. 定性资料的统计描述 定性资料分为二分类资料和多分类资料，常用的统计描述指标包括率、构成比、比值比等。如发病率、患病率、患者的职业构成等。

2. 总体率估计

（1）点估计：类似于样本均数的点估计，直接用样本 p 去估计相应的总体率，即 $\hat{\pi}=p$。

（2）区间估计：当 n 足够大，且 np 与 $n(1-p)$ 均大于 5 时，p 的抽样分布近似正态分布，可按式 6-17 计算总体率 $100(1-\alpha)\%$ 的置信区间

$$(p-u_{\alpha/2}S_p, p+u_{\alpha/2}S_p), \quad 或 \quad p \pm u_{\alpha/2}S_p$$

$$式6\text{-}17$$

式中 S_p 为率的标准误，p 为样本率。

3. 率或构成比的假设检验 单变量定性资料常用统计指标有率、构成比。组间比较假设检

验方法的选择应符合相关要求。

（1）两独立样本率比较（四格表资料）：两样本率比较，其资料可整理成四格表形式，也就是通常所说的四格表资料。四格表资料假设检验方法的选择需要结合资料满足的条件。两样本率比较的四格表资料基本形式见表6-6。

表6-6　四格表资料的基本形式

处理组	阳性事件发生数	阳性事件未发生数	合计
甲	$a(T_{11})$	$b(T_{12})$	$a+b$
乙	$c(T_{21})$	$d(T_{22})$	$c+d$
合计	$a+c$	$b+d$	n

注：a、b、c、d 为实际观察的频数，T 为理论频数，n 为样本例数。

1）当 $n \geq 40$ 且所有格子的理论频数均大于5时，用 χ^2 检验的基本公式计算检验统计量；

2）当 $n \geq 40$ 但有 $1 \leq T < 5$ 时，用四格表资料 χ^2 检验的校正公式计算检验统计量；

3）当 $n < 40$ 或出现 $T < 1$ 时，用四格表资料的 Fisher 确切概率法。

4）大样本时（$n \geq 60$），样本率的分布服从正态分布，因此，大样本两样本率的比较可用 u 检验。

（2）两相关样本率的比较：若实验设计类型为配对设计，即配对设计两相关样本率的比较，应选用配对 χ^2 检验（McNemer test）；计数资料的配对设计常用于两种检验方法、培养方法、诊断方法的比较，其四格表资料的基本形式见表6-7。

表6-7　两个相关样本率资料的四格表形式

		乙处理	
		+	−
甲处理	+	a	b
	−	c	d

值得注意的是，配对 χ^2 检验一般用于样本含量不太大的资料。因本法仅考虑了两种方法处理结果不一致的两种情况（b，c），而未考虑样本含量和两法结果一致的两种情况（a，d）。所以，当 n 很大且 a 与 d 的数值很大（即两法的一致率较高），而 b 与 c 的数值相对较小时，即便是假设检验结果有统计学意义，其实际意义往往也不大。

（3）多个样本率或多个构成比的组间比较（$R \times C$ 表资料）：多个样本率或多个构成比的组间比较的资料可整理成 $R \times C$ 表资料的形式，即由 R 行、C 列组成的表格。$R \times C$ 表资料组间比较假设检验方法的选择应考虑以下情形：

1）当 $T > 1$，且 $1 \leq T < 5$ 的格子数不超过总格子数的 1/5 时，用 $R \times C$ 表资料的 χ^2 检验（Pearson χ^2 检验）。

2）当 $T < 1$ 或 $1 \leq T < 5$ 的格子数超过总格子数的 1/5 时，可采取几种措施处理：①增大样本含量，以达到增大理论频数的目的，属首选方法，但有些研究通常无法增大样本量，如同一批号试剂已用完等。②根据专业知识，考虑能否删去理论频数太小的行或列，或将理论频数太小的行或列与性质相近的行或列合并（此法会损失部分信息）。

值得注意的是，当多个样本率比较的 χ^2 检验结果为拒绝 H_0，接受 H_1 时，只能认为各总体率之间总的来说有差别，但不能说明任两个总体率之间有差别。若要对每两个总体率之间作出有无差别的推断，可用 χ^2 分割法进行率的多重比较。多个样本率比较的资料可整理成 $2 \times k$ 表资料，经行 × 列表资料 χ^2 检验的结论为拒绝 H_0，接受 H_1 时，直接用分割法把 $2 \times k$ 表 χ^2 分成多个独立的四格表 χ^2 进行两两比较，必须检验水准进行校正，其目的是为保证检验假设中 I 型错误 α 的概率不变。多个率两两比较时，通常按式6-18来估计校正后的检验水准 α'。

$$\alpha' = \alpha / k \qquad 式6-18$$

式中，α' 为调整后的检验水准，k 为两两比较的次数，两两比较的 p 值需要与调整后的 α' 进行比较。若 $p \leq \alpha'$，推断两样本率比较差异有统计学意义；若 $p > \alpha'$，则尚不能认为两样本率比较差异有统计学意义。由式6-18可以看出，重复比较的次数越多，校正 α' 就越小。

（三）等级资料的统计分析

等级资料的整理形式通常是行 × 列表，其统计描述指标是构成比，组间比较的假设检验应根据不同的实验设计类型选用适宜的非参数检验方法：①若为配对设计等级资料的比较，应选 Wilcoxon 单样本秩和检验（Wilcoxon 符号秩检验）；②若为两组独立样本等级资料的比较，应选两样本比较的 Wilcoxon 秩和检验（Wilcoxon two-sample test/Mann–Whitney U test）；③若为多组独立样本等级资料的比较,应选 Kruskal-Wallis 秩和检验。

特别值得注意的是,有些研究人员常常用 χ^2 检验进行等级资料的组间比较,这种做法是不妥的,因为 $R \times C$ 表资料的 χ^2 检验不考虑观察变量分类之间的等级程度差别。因此在实际应用中,对于观察结果为等级资料的 $R \times C$ 表的资料,应选择相应的非参数检验方法进行组间等级、程度差别的比较。

四、双变量资料的统计分析

常用的双变量资料统计分析方法有相关分析和回归分析。最简单的相关与回归分析方法就是线性相关与回归分析。

(一)线性相关分析

线性相关(linear correlation)分析又称简单相关(simple correlation)分析,用于分析两个变量间是否确有直线相关关系,及其相关的方向和相关程度。描述双变量相关关系的统计指标是相关系数(r)。相关系数没有单位,其值为 $-1 \leqslant r \leqslant 1$。$r$ 值为正表示正相关,r 值为负表示负相关。r 的绝对值等于 1 为完全相关。在生物界由于影响因素众多,因此很少完全相关。r 值多界于 -1 与 1 之间。线性相关的性质可由散点图直观的说明,见图 6-6。

图 6-6 中,图(1)的散点呈椭圆形分布,两变量同时增大,变化趋势是同向的,称为正相关(positive correlation);图(2)的散点呈椭圆形分布,但两变量呈反向变化,称为负相关(negative correlation)。图(3)散点分布在一条直线上,且两变量是同向变化,称为完全正相关;图(4)散点分布在一条直线上,但两变量呈反向变化,称

为完全负相关。图(5)到图(8)散点分布特征显示两变量间没有直线相关关系,称为零相关(zero correlation)。

分析两变量的线性相关关系时,首先需要检验两变量是否满足二元正态分布,若满足,则可选 Pearson 积矩相关分析,描述统计量为简单相关系数 r;若两变量不满足二元正态分布,可选 Spearman 秩相关分析(Spearman correlation),描述统计量为秩相关系数 r_s。由样本数据计算得到的是样本相关系数 $r(r_s)$,因此还需要通过假设检验推断其总体相关系数 $\rho(\rho_s)$ 是否不为零。相关系数假设检验可 t 检验。

(二)$R \times C$ 表资料的关联性分析(双向无序 $R \times C$ 表资料)

$R \times C$ 表资料中两个分类变量都是无序分类变量时称为双向无序 $R \times C$ 表资料。对于此类资料,研究者常常需要分析两个分类变量之间是否有关系以及关系的密切程度,此时可用 $R \times C$ 表资料 χ^2 检验来推断两个分类变量之间有无关系(或关联);在有关系的前提下,若须进一步分析关系的密切程度时,可计算 Pearson 列联系数 C,计算见式 6-19。

$$C = \sqrt{\frac{\chi^2}{n + \chi^2}} \qquad \text{式 6-19}$$

式中 χ^2 为行 × 列表的 χ^2 值,n 为样本含量。列联系数 C 取值范围在 0~1 之间。0 表示完全独立;1 表示完全相关;愈接近于 0,关系愈不密切;愈接近于 1,关系愈密切。

(三)线性回归分析

线性回归(linear regression)是回归分析中最基本、最简单的一种,故又称简单回归(simple regression),用于描述应变量 y 随自变量 x 变化而

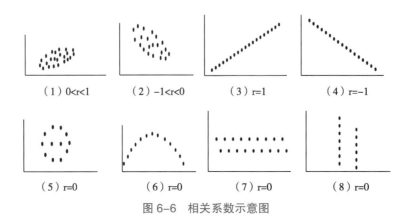

图 6-6 相关系数示意图

变化的线性规律,说明两变量间依存变化的数量关系。

线性回归分析首先应绘制散点图,当散点图呈椭圆形分布,呈线性趋势时,再求线性回归方程。线性回归方程的一般形式见式 6-20

$$\hat{Y}=a+bX \qquad 式 6-20$$

式中 a 为回归直线在 Y 轴上的截距(intercept),b 为回归系数(regression coefficient),即直线的斜率(slope)。$b>0$,表示直线从左下方走向右上方,即 Y 随 X 增大而增大;$b<0$,表示直线从左上方走向右下方,即 Y 随 X 增大而减小;$b=0$,表示直线与 X 轴平行,即 X 与 Y 无直线关系。

由样本数据计算的回归系数 b 还需要通过假设检验推断其总体回归系数(β)是否不为零。回归系数假设检验可用方差分析或 t 检验。同一资料的回归系数与相关系数假设检验的结果是等价的。

(四)曲线拟合

当双变量回归分析绘出的散点图中应变量 Y 和自变量 X 间呈非线性趋势时,可以通过曲线拟合(curve fitting)方法来刻画两变量间数量上的依存关系,也就是曲线回归。如服药后血药浓度-时间曲线的关系就是非直线形式。

曲线拟合的关键是根据两变量散点图呈现的趋势,结合专业知识及既往经验,选择合适的曲线形式。常用的曲线类型有:指数曲线、多项式曲线、生长曲线以及 Logistic 曲线等。实际操作中可结合散点图的特点,尝试拟合几种不同的曲线方程,并计算其决定系数(R^2),一般来说 R^2 较大时拟合效果较好。但最终选取哪种曲线方程,不能只考虑 R^2 的大小,还应充分考虑专业知识和模型参数的可解释性,并结合应用效果来确定。

五、多变量资料的统计分析

多变量资料的统计分析也称多元统计分析,是同时对多个变量的观测数据进行分析。多元统计分析的计算都较复杂,实际应用中大多需采用统计软件(如 SAS、SPSS 等)来完成。下面从应用的角度,简单介绍几种常用多元统计分析方法。

(一)多变量资料的数据形式

多变量资料大致可根据有无应变量分为两种类型,如表 6-8 和表 6-9。不同的数据形式、不同的分析目的,所选择的统计分析方法以不同。

表 6-8　多元分析的数据类型一(有应变量)

观察单位	应变量	自变量					
	Y	X_1	X_2	$\cdots$	X_k	$\cdots$	X_m
1	Y_1	X_{11}	X_{12}	$\cdots$	X_{1k}	$\cdots$	X_{1m}
2	Y_2	X_{21}	X_{22}	$\cdots$	X_{2k}	$\cdots$	X_{2m}
3	Y_3	X_{31}	X_{32}	$\cdots$	X_{3k}	$\cdots$	X_{3m}
$\cdots$	$\cdots$	$\cdots$	$\cdots$	$\cdots$	$\cdots$	$\cdots$	$\cdots$
n	Y_n	X_{n1}	X_{n2}	$\cdots$	X_{nk}	$\cdots$	X_{nm}

表 6-9　多元分析的数据类型二(无应变量)

观察单位	变量					
	X_1	X_2	$\cdots$	X_k	$\cdots$	X_m
1	X_{11}	X_{12}	$\cdots$	X_{1k}	$\cdots$	X_{1m}
2	X_{21}	X_{22}	$\cdots$	X_{2k}	$\cdots$	X_{2m}
3	X_{31}	X_{32}	$\cdots$	X_{3k}	$\cdots$	X_{3m}
$\cdots$	$\cdots$	$\cdots$	$\cdots$	$\cdots$	$\cdots$	$\cdots$
n	X_{n1}	X_{n2}	$\cdots$	X_{nk}	$\cdots$	X_{nm}

(二)常用的多变量资料分析方法

1. 多元线性回归分析　多元线性回归分析(multiple linear regression)是分析一个应变量 Y 与多个自变量 X 之间回归关系的一种分析方法,其数据格式如表 6-8。它适用于应变量 Y 为数值型随机变量,且服从正态分布,自变量满足多元正态分布的情形。多元线性回归通过建立的回归方程定量地描述一个应变量 Y 与多个自变量 X 间的线性依存关系,主要用于因素筛选及统计预测。多元回归方程的基本形式见式 6-21。

$$\hat{Y}=b_0+b_1X_1+b_2X_2+\cdots+b_mX_m \qquad 式 6-21$$

式中 $\hat{Y}$ 为各自变量取某定值条件下应变量均数的估计值,$X_1,X_2,\cdots,X_m$ 为自变量,m 为自变量个数,b_0 为回归方程常数项,也称为截距,$b_i(b_1,b_2,\cdots,b_m)$ 称为偏回归系数(partial regression coefficient),表示在除 X_i 以外的其他自变量固定条件下,X_i 每改变一个单位 Y 的平均变化。

与直线回归相同,多元线性回归模型的参数估计可以用最小二乘法得到,回归方程的假设检验用方差分析法,它是将回归方程中所有自变量 $X_1,X_2,\cdots,X_m$ 作为一个整体来检验它们与应变量 Y 之间是否具有线性关系,并对回归方程的预测或解释能力做出综合评价,在此基础上进一步对各变量的重要性做出评价。评价回归方程优劣的一个重要统计量是决定系数 R^2,用于说明自变量 X_1,X_2,$\cdots$,X_m 能够解释 Y 变化的百分比。$0 \leqslant R^2 \leqslant 1$,其值愈接近于 1,说明模型对数据的拟合程度愈好。

多元线性回归方程中所包括的自变量是研究者根据专业知识和经验事先选择好的。然而在许多回归分析的应用中,由于没有清晰的理论依据,回归模型所包含的自变量难以预先确定,如果将一些不重要的自变量也引入方程,会降低模型的精度,因此选择有意义的自变量常常是回归分析的第一步。选择自变量的方法有多种,其基本思路是:尽可能将回归效果显著的自变量选入回归方程中,作用不显著的自变量则排除在外。选择自变量常用的方法有前进法(forward regression)、后退法(backward regression)及逐步法(stepwise regression),以逐步法最为常用,因为它能够有效地遏制有较强相关关系的自变量同时进入方程,即有效克服自变量间的共线性。采用不同算法、不同准则及不同的统计检验界值可能得到不同的回归方程,在不同方程中经常被选入的变量可能是较好的自变量子集。

2. Logistic 回归分析 Logistic 回归分析(Logistic regression analysis)是概率性非线性回归,研究二分类(可扩展到多分类)观察结果(Y)与若干影响因素(X_1,X_2,$\cdots$,X_m)之间关系的一种多变量分析方法。若因变量 Y 为二分类变量或多分类变量,且以分析危险因素为主要目的,如果为配比设计,选条件 Logistic 回归;如果无配比设计,选非条件 Logistic 回归。回归模型形如式 6-22。

$$\ln[P/(1-P)] = \beta_0 + \beta_1 X_1 + \beta_2 X_2 + \cdots + \beta_i X_i + \cdots + \beta_m X_m \qquad \text{式 6-22}$$

3. 生存分析 生存分析(survival analysis)是将事件结果(如死亡)和出现这一结果所经历的时间(生存时间)结合起来分析的一类统计分析方法。由于生存资料通常存在删失值,且生存时间一般不服从正态分布,所以生存分析通常有其独特的统计分析方法。统计描述指标有中位生存时间、生存率、生存曲线,用 Kaplan-Meier 法估计生存率,计算置信区间,绘制生存曲线。对于两组或多组生存率的比较,常用 Log-rank 检验(也称 Mental-Cox 检验)和 Breslow 检验(也称 Wilcoxon 检验)。

4. 判别分析 判别分析(discriminant analysis)是根据判别对象若干个指标的观察结果,判别其应属于哪一类的统计分析方法。常用语临床辅助鉴别诊断。经典的判别分析方法有 Fisher 判别和 Bayes 判别。Fisher 判别又称典则判别(canonical discriminant),适用于两类和多类判别。Bayes 判别是根据概率大小进行判别,要求各类近似服从多元正态分布,多用于多类判别。

5. 聚类分析 聚类分析(cluster analysis)是研究如何将样品或变量进行分类的一种方法。与判别分析方法相比,前者是在已知分为若干个类的前提下,判定观察对象的归属,而后者是在不知道分多少类合适的情况下,借助数理统计的方法用已收集的数据找出研究对象的适当归类方法。若欲将 n 个观察单位聚为 k 类($k \leqslant n$),则选样品(Q 型)聚类方法;若欲将 m 个变量(指标)聚为 k 类($k \leqslant m$),则选指标(R 型)聚类方法。

6. 主成分分析 主成分分析(principal components analysis)是从多个数值变量(指标)间的相互关系入手,利用降维的思想将多个变量转化为少数几个互不相关的综合变量的统计分析方法。若多变量资料为无应变量的形式,分析目的是为达到既降低变量维数,又对变量进行分类,可选用主成分分析或因子分析。

7. 相关分析 若分析一个变量与一组变量的相关关系,可选多重线性相关分析;若分析一组变量与另一组变量的相关关系,可选典型相关分析(canonical correlation analysis)。

第五节 统计分析结果的表达与解释

统计表(statistical table)与统计图(statistical chart)是应用十分广泛的统计描述方法,也是统计分析结果表达的主要工具。通过统计表和统计图可以对数据进行概括、对比及直观的表达。

一、统计表

统计表是表达统计分析结果中数据和统计指标的表格形式,是统计描述的重要方法,也是科研论文中数据表达的主要工具。它能够清晰地展示数据的结构、分布和特征,方便阅读、比较和计算,在研究论文中可代替冗长的文字叙述。

"规范化"是正确运用统计表的关键,因此必须明确统计表的基本结构及制作要求。

1. 统计表的结构　统计表的基本结构见图6-7。

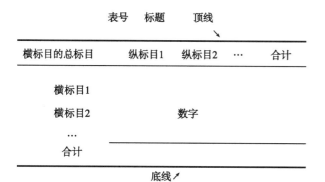

图6-7　统计表的基本结构

形式上看,统计表由以下四个部分构成:

(1)标题:任何统计表都要有一个标题,使读者看到标题便知统计表的内容。表的标题应位于表的上方,要用一句精练的语言表明主要内容,必要时注明资料的时间和地点。

(2)标目:有横标目、纵标目及总标目之分。横标目位于表的左侧,说明各横行数字的含义,纵标目位于表的上端,说明各纵列数字的含义,必要时,纵标目可冠以总标目。标目的文字应简明,有单位的要在后面注明。

(3)线条:统计表中的线条应尽量减少,最基本的线有三条,即顶线、底线和纵标目与表体之间的分隔线。如需合计,则各组数字与"合计"数字之间也要有分隔线。如果需要总标目,则纵标目与总标目之间也要划线分开。表内不应有竖

线,表的左上角也不要划斜线。

(4)数字:表内一律采用阿拉伯数字。同一指标小数位要一致,小数点上下要对齐,当数字暂缺或无数字时,可用"…"或"—"表示。一般情况下,应将计算相对数的绝对数同时列出,以便读者了解和核算。

如表6-10描述了某地某年不同职业、性别人群高血脂症的患病情况,标题概括了表中数据表达的内容,横标目为"职业",是分组因素;总标目为另一分组因素"性别",纵标目为"调查人数、患病例数、患病率",一般为统计指标。

特别需要说明的是,若统计表中出现某些符号或有特殊事项需要说明时,可作为注放在表的下方。注不是统计表的构成部分,不能在统计表内设"注"专栏,只能放在统计表的下方。如表6-10中的注。

2. 统计表的制表原则　在设计统计表时,应遵守两条基本原则:一是简单明了的原则,一张统计表最好表达一个中心内容,不要包罗万象。两三个简单的小表往往比一个包罗万象的大表好得多。二是主语与宾语要划分清楚的原则,一般情况下,都把主语放在表的左侧,而把宾语放到表的右侧。

3. 统计表的种类　统计表可分为简单表和组合表两种。

(1)简单表:只按一种标志(即研究特征)分组,如表6-11,其中"科别"为分组因素,"就诊人数"为观察指标。

(2)组合表:是将两种或两种以上标志结合起来分组,如表6-10,三个观察指标按照"职业、性别"两个分组标志进行分组,可以用来分析不同职业、不同性别的观察对象血脂异常的患病率。

表6-10　某地某年不同职业、不同性别人群高脂血症的患病情况

职业	男性			女性		
	调查人数	患病例数	患病率	调查人数	患病例数	患病率
工人	102	3	2.9%*	80	20	25.0%#
农民	77	7	9.1%*	86	2	2.3%
职员	107	18	16.8%	91	10	11.0%#
合计	286	28	9.8%	257	32	12.5%

注:*P<0.05,与职员组比较。

　　#P<0.05,与农民组比较。

表 6-11　某医院某周各科门诊就诊人数

科别	就诊人数
内科	370
外科	280
儿科	190
妇产科	125

4. 常见的不良统计表　虽然上文详述了统计表的基本结构和制表原则，但在实际应用中，还会犯许多错误。统计表应用常见的错误有以下几种：

（1）统计表过大、内容过多：这是初学者常犯的错误。表过大、内容过多往往会导致表述混乱不清，既不便于阅读，也不便于阅读比较。遇到这种情况，可将复杂的内容进行分解，用几个简单表来表达。

（2）标目设置不合理，导致统计表内容表述混乱：若横标目和纵标目设置不合理，就会打乱人们阅读的阅读习惯（如通常习惯从左到右，从上到下的阅读），影响人们对统计表内容的理解。

（3）线条过多：规范的统计表对线条的运用有严格的要求。除了基本结构中规定的线条外，其他线条一律从简，尤其是不能在表中出现竖线、斜线。

（4）数字区有空项，同一指标小数位不同：这会影响到数据的完整性和准确性。实际工作中若有数字暂缺或其他特殊情况，则需要在缺失处作特殊标记，并在备注中进行说明，不能留空项。

（5）将备注列于统计表中：备注不是统计表的组成部分，只能列于表的下方。

（6）统计表基本结构中要素缺失：无标题、少线条等。一般统计表绘制完成后，应核查基本构成部分是否完备，不应出现统计表基本要素缺失。

二、统计图

统计图是用点、线、面等各种几何图形来形象化地表达统计数据的图形。与统计表相比，统计图具有形象直观的特点，易于给读者留下深刻的印象；但不像统计表那样，能提供精确的数值。

正确运用统计图的关键是统计图的选择和规范制作。

（一）统计图的基本结构

统计图的基本结构见图 6-8。

从形式上看，统计图由下列各部分构成：

1. 标题　统计图都应有标题，其要求与统计表的标题一致。所不同的是统计图的标题列在图的下方。

2. 图域　除圆图外，图域一般呈个矩形，其长宽之比一般要求为 7 : 5，此图形较美观。

3. 标目　统计图的纵横两轴应有标目，即纵标目和横标目。纵标目放在图的左侧，横标目放在图的下方，并注明单位。

4. 尺度　纵轴尺度自下而上，横轴尺度自左至右，一律由小到大，同时刻度要适中，不要过松或过密。如图 6-8 中的横坐标和纵坐标。

5. 图例　表示两种或几种事物时，要用图例说明。如图 6-8 中的男、女分别用实线和虚线

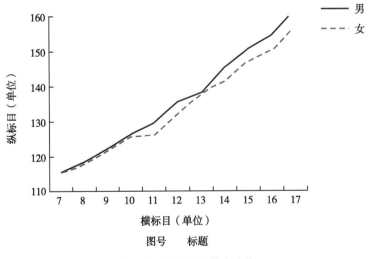

图 6-8　统计图的基本结构

表示。

（二）常用统计图的绘制方法及注意事项

统计图的种类很多，在医学研究中常用的有：条图、圆图、百分条图、线图、半对数线、散点图、直方图等。

1. 条图　条图（bar chart）是用等宽的直条长度表示事物的数量，常用来比较各个相互独立的统计指标。常用的有单式条图、复式条图两种。

（1）单式条图：具有一个统计指标，一个分组因素。如图 6-9 为某年某市几种主要疾病死亡率（1/10 万）的单式条图。

（2）复式条图：适用于有两个或两个以上分组因素、一个统计指标的比较。如图 6-10 为某单位职工 2013 年、2016 年四项生理指标异常检出率的复式条图。图中两个分组因素是"指标类别、年份"，指标是"检出率"。

条图绘制要点：①图中各直条要有同一基线，其尺度必须从"0"开始，否则会改变直条间的比例关系。②直条的排列顺序由高到低，如事物有自然顺序者，也可按自然顺序排列。③各条的宽度要一致，直条间的空隙要相等，直条间的空隙一般不要大于条宽。④尽量避免用折断或回转的直条。

2. 圆图　圆图（pie chart）是用扇形面积，也就是圆心角的度数来表示数量大小，用于表示事物内部的构成情况。如图 6-11 是某年某地 1 560 例后天性聋哑病因构成分布的圆图。

绘制圆图时应注意：①各扇形应按大小或自然顺序自时钟 9 时或 12 时处开始，顺时针方向排列；②各扇形内要注明简要的文字和百分比。

3. 百分条图　百分条图（percent bar graph）的功能与圆图相同，但百分条图可以将多组数据

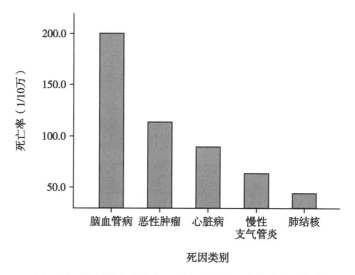

图 6-9　某年某市几种主要疾病死亡率的比较（1/10 万）

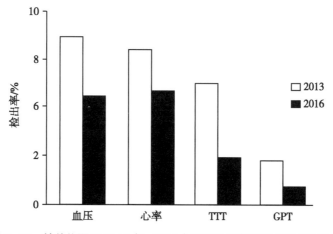

图 6-10　某单位职工 2013 年、2016 年四项生理指标异常检出率比较

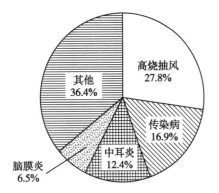

图 6-11 某地 1 560 例后天性聋哑各类病因构成

排列在一起进行比较。例图 6-12 图为某病甲乙两疗法疗效构成图。图中两个长条均表示 100%。各部分的排列视需要确定。本例按疗效由好至差排列。在其他场合也可按照比重大小排列。

4. 线图 线图（line graph）在直角坐标系中，用线段的升降表达一事物随另一事物数量变化的趋势，或某事物的数值随时间变化的过程。线图的纵、横坐标均为算术尺度，其刻度可以不从"0"开始，坐标点应描在组段的中间，相邻两个点以直线连接。同一线图中可以用不同的线条表示不同的对比组，同时附图例说明，但对比组不宜太多。图 6-13 某地某年食管癌年龄别性别发病率（1/10 万）的线图。

5. 半对数线图（semi-logarithmic line graph）半对数线图（semi-logarithmic line graph）是将横轴取算术尺度，纵轴取对数尺度，适用于表达一事物随另一事物数量变化的速度。图 6-14 是根据图 6-13 的数据绘制的半对数线图。前面的图 6-13 给人的印象是从 55 岁以后男性发病率上升速度要比女性的上升速度快得多，这是由于两者的基数不同而造成的错觉。在这种情况下应该使用半对数线图较为合理。

6. 直方图 直方图（histogram）用于表示连续变量的频数分布。常以横轴表示被观察指标，纵轴表示频数或频率，以各矩形（宽度为组距）的面积代表各组段的频数或频率，图 6-15 为某地 150 名正常成年男子红细胞数（10^{12}/L）频数分布图。

直方图绘制要点：①直方图的纵轴应从"0"点开始，而横轴可以不从"0"点开始。②直方图中各矩形之间可划直线隔开，也可以不划。③当各组的组距不等时，不能直接用各组频数绘图，而应将频数除以组距作高度再作图，否则会给人以错误的印象。

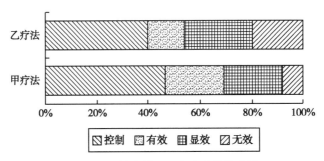

图 6-12 某病甲乙两疗法疗效构成图

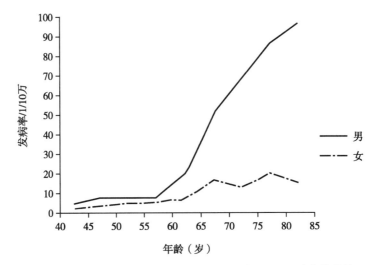

图 6-13 某地某年食管癌年龄别性别发病率（1/10 万）变化趋势

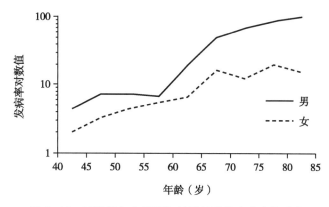

图 6-14　某地某年食管癌年龄别性别发病率变化速度

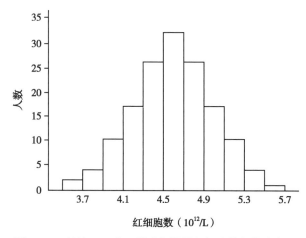

图 6-15　某地 150 名正常成年男子红细胞数频数分布图

7. 散点图　散点图（scatter plot）是用点的密集程度和散布趋势表示两种指标间的相关关系。如将表 6-12 的数据在直角坐标系中描点，以横轴代表指标 X，以纵轴代表指标 Y，就可得散点图 6-16。从图中可以看出，各点的散布呈线性趋势。

表 6-12　15 例健康成人凝血时间与凝血酶浓度测量值

受试者号	凝血酶浓度 /ml	凝血时间 /s
1	1.1	13
2	1.2	13
3	1.0	15
4	0.9	15
5	1.5	13
6	1.1	14
7	0.8	16
8	0.6	17
9	1.0	14
10	0.9	16

续表

受试者号	凝血酶浓度 /ml	凝血时间 /s
11	1.1	15
12	0.7	16
13	1.1	14
14	0.6	18
15	0.7	17

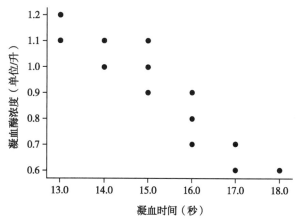

图 6-16　15 例健康成人凝血时间与凝血酶浓度数据的散点图

三、统计分析结果的解释

统计分析结果的解释主要集中在"讨论"部分，作者往往要在"讨论"部分引用统计结果作为支持其新发现、新结果和新观点的统计学依据。在解释统计结果时，应正确理解 P 值大小的含义，还要注意区分"统计显著"和"临床疗效显著"两种不同的结论。

一般来说，假设检验得到的 P 值越小，提出"有差别"的观点或结论的证据就越充分，但不能说 P 值越小，组间实际差别就越大，"P 值"越小只说明"统计学意义的显著",不说明"实际效果的显著"。如一项评价某降压药物的疗效的临床试验,试验组和对照组疗效差别比较后,得到假设检验的 $P<0.05$,统计结论为"试验组和对照组疗效差别有统计学意义",但从试验的实际结果来看,两组疗效指标的均数差仅为 1mmHg。若从临床实际疗效的角度考虑,认为降压药的降压效果平均在 5mmHg 以上才有临床意义,那么,此时的"差别有统计学意义"就不能认为是"临床疗效显著"。相反,如临床试验中,某项处理在临床上有"显著"的疗效,但可能会由于临床试验的样本量过小,通过假设检验得到了较大的"P 值",反而得到了统计学不显著的结论。因此,对于统计分析结果中"P 值"的解释一定要结合专业知识进行判断,不能将"统计显著"和"专业显著"混为一谈。

（王 霞）

参 考 文 献

1. 刘民 . 医学科研方法学 . 2 版 . 北京:人民卫生出版社,2014.
2. 孙振球,徐勇勇 . 医学统计学 . 4 版 . 北京:人民卫生出版社,2015.
3. 胡良平,余红梅,高辉 . 基础医学统计设计与数据分析 . 北京:电子工业出版社,2014.

第七章 社会学定性研究方法

导读 本章介绍了医学科研中经常使用的社会学定性研究方法。重点介绍了观察法、访谈法和专家咨询活动，并就每类研究方法的含义、分类、适用范围以及使用时注意的问题等进行了详细的介绍。本章还对定性研究资料的处理和分析方法进行了专门的简介。通过学习，读者可以了解在医学科研中常用的一些社会学定性研究方法的性质、类型和用途，并可以在今后的科研实践中尝试使用这些方法。

随着疾病谱的改变和现代医学模式从生物 – 医学模式向生物 – 心理 – 社会医学模式的转变，医学科学研究的范围也在相应地扩大，从急性病到慢性病、传染病到非传染病、从疾病到健康、从疾病预防控制及突发公共卫生事件的处理到医药卫生政策的制定等。医学科学研究已经应用到疾病防治的全过程，即从防止疾病发生、发展到疾病治疗和康复等方面，并且也应用到卫生服务和卫生管理等领域。随着疾病谱的改变，一些与人们行为、心理相关的疾病如心脑血管疾病、艾滋病、伤害、精神疾病等逐渐成为影响人群健康的重要疾病，使得人们更多地关注一些与疾病发生、发展以及传播有关的社会因素和行为。而这些社会因素和行为又受到不同种族、不同文化、不同环境、不同风俗等诸多因素的影响。要想获得有关人们心理、行为和情感等方面的真实、可信的资料，仅靠医学科研中传统的定量研究方法很难解决所有的问题。近几十年来，国内外的很多学者在医学科研中借鉴和使用一些社会学研究领域中的定性研究方法来探讨有关疾病、健康、卫生服务、卫生管理等问题，取得了较好的效果。本章将重点介绍在医学科研中经常使用的一些社会学定性研究方法。

第一节 概 述

一、定性研究的含义

定性研究（qualitative research）是指在自然环境中，通过现场观察、体验或访谈收集资料，对社会现象进行分析和深入研究，并归纳总结出理性概念，对事物加以合理解释的过程。定性研究是一种形成性研究，也被称为"质性研究""质化研究"。它提供一种特殊的技术，以获得人们想法、感受等方面的较深层反应的信息，主要用于了解目标人群有关态度、信念、动机和行为等有关问题。定性研究可与定量研究相结合，以得到人们对情感、思想方面的感受的信息，并对定量研究的结果进行补充。定性研究是一个发现问题的过程，并可以帮助解释定量研究的结果，主要回答"为什么"的问题。

二、定性研究的用途

定性研究主要用于以下几个方面：首先，定性研究是产生新想法的工具。定性研究可以通过对目标人群的观察和倾听获取第一手资料，给研究者提供产生新想法的信息。通过定性研究，研究者可以了解自己不知道或不了解的有关目标人群的语言和行为范围，了解目标人群在受到语言或非语言的刺激后产生的想法和反应，为更好地交流提供信息。其次，定性研究是定量研究的先前步骤。定性研究可以探讨人们行为、情感、思想等领域里的一系列问题，了解这些问题的变化范围，为定量研究的问卷设计提供了必要的信息，同时也是进行定量研究前的必要步骤。再次，定性研究可以帮助理解和解释定量研究的结果。定性研究可以帮助研究者了解非预期结果的原因，并能够补充定量研究的结果,使研究者对所研究的问题有较为客观、全面的解释。最后,定性研究也是收集原始资料的一种方法。它主要是以开放式的问题或访谈提纲的形式来收集资料。所收集到的资料较为全面,通过适当地整理、处理可以客观、准确地反映被研究者的情感、思想、行为等方面的问题,是一种较好地、有时也是唯一的可以应用的收集资料的方法。

与定量研究相比,定性研究在其哲学基础、研究范式、逻辑过程、理论模式、分析方法等方面均存在不同(表7-1)。在医学研究实践中,研究者需要根据研究问题的性质决定采用定性研究方法还是定量研究方法,或者结合采用两种研究方法(例如混合研究方法)。

表 7-1　定性研究与定量研究的比较

	定性研究	定量研究
哲学基础	人文主义	实证主义
研究范式	自然范式	科学范式
逻辑过程	归纳推理	演绎推理
理论模式	理论建构	理论检验
分析方法	文字描述与阐释	统计分析
主要方式	实地研究、个案研究	实验、调查
资料收集	参与观察、深入访谈等	问卷、量表等
关注问题	为什么? 理解复杂内在关系	多少? 确定相关/因果关系

第二节　实地研究

在社会学研究方法中,实地研究是一种具有定性研究性质的研究方法。它在方法论背景、研究目标、研究策略以及资料收集和分析方面都与其他的定量研究有着很大的区别。在医学科学研究中经常使用的定性研究方法均属于实地研究的范畴。

一、概念及研究类型

在社会学研究方法中,实地研究(field research)是一种深入研究现象的生活背景,以参与观察和无结构访谈方式收集资料,并通过这些资料的定性分析来理解和解释所观察现象的一种研究方法。

根据不同的分类标准,实地研究常常可分为"参与观察""访谈法"和"个案研究"等。"参与观察"强调"参与",即要求研究者必须深入到研究对象所生活的社会背景之中。"观察"并不只是狭义的"用眼睛看",而是指广义的"了解",它要求研究者通过与所研究的对象的共同生活了解研究对象所思、所想、所为,即体验、感受和理解研究对象状况,达到收集真实可信资料的目的。"访谈法"强调研究者与研究对象面对面的交谈,通过提问、追问、复述等方式了解所需研究问题的详细信息。"个案研究"强调的则是"个案",即仅对一个研究对象进行研究。这一个研究对象可以是一个人、一件事件、一个单位、一个群体、一个社区等。"个案研究"往往要求研究者有相当长的一段时间生活于这一研究对象的环境中,收集深入、完整的资料来反映研究对象的特征。

实地研究的基本特征是强调"实地",即研究者一定要深入到研究对象的社会生活环境,要求研究者与研究对象共同生活一段时间,通过观察、询问、感受和领悟去理解所研究的对象。其基本的逻辑结构是,研究者在确定了所要研究的问题或现象之后,不带任何假设地进入到现象或研究对象所存在或生活的背景之中,通过参与观察、访谈等方式收集的各种定性资料,在对资料进行初步分析和归纳之后,又进行更深一步的观察和归纳,通过多次循环往复,逐步达到对现象和过程的理论概括和解释。

二、实施过程

实地研究从实施过程来说,可以分为选择研究现场、获准进入、取得信任和建立友好关系、收集资料、整理分析资料以及报告研究结果六个阶段。

(一)选择研究现场

要想进行实地研究,首先就得选择合适的研究现场。研究现场应该尽量地选择那些与所研究的问题或现象密切相关的地方,同时要考虑当地政府、居民的接受情况。一般来说,应该选择那些有一定基础并能够被当地政府、居民接受的地方。对研究者是否应该选择自己所熟悉的地区作为研究现场,在社会学界仍然存在争议。一些观点认为,研究者应该选择自己熟悉的地区进行研究,这样使得研究很方便,在语言上无障碍、能够得到当地居民的认同,同时可以了解到一些"外来者"所得不到的信息,而后者往往对研究来说是至关重要的。另一些观点则认为,如果研究者选择了自己熟悉的环境,特别是研究者本人的某种经历与研究现场有关联,那么,在研究中,研究者很难避免自己已经形成的观点或情感对研究的影响,使得研究结果的真实性难以得到保证。从医学科学研究的角度来看,选择研究者熟悉的环境进行研究,对结果真实性的影响可能不会有对社会学研究结果的影响那么大。

(二)获准进入

获准进入是实地研究中非常关键的环节。与一些定量研究相比,实地研究中的获准进入要困难得多。正式的、合法的身份以及单位或组织的介绍信,并不是保证能获准进入的充分条件。研究者出示工作证、单位介绍信等并不一定就能够获准进入,而一些"重要知情人""中间人"的帮助却能够使"进入"方便得多。这些"重要知情人""中间人"可以是社区中德高望重的人、研究者的朋友、亲戚以及一些社区居民可以接纳的人。例如,在艾滋病的预防干预研究中,有一种称之为"深入吸毒人群的社区干预"策略就是通过一些"中间人"帮助来达到干预目的。"深入吸毒人群的社区干预"策略起源于 20 世纪 60 年代末期,当时人们为了对付使用海洛因的问题在美国芝加哥开展了干预工作。干预项目雇佣了一些曾经用过海洛因的人,让他们深入到毒品交易所去接近那些仍在注射海洛因的吸毒者,说服他们接受美沙酮治疗。20 世纪 80 年代,美国旧金山和芝加哥地区的一些艾滋病预防项目也借鉴这种做法来解决艾滋病在静脉吸毒者中传播的问题。

(三)取得信任和建立友好关系

获准进入研究现场只是实地研究开始的第一步,要想真正进入研究的实质阶段,还得要取得研究对象的信任,并与他们建立友好的关系,这一步是保证研究成功的关键所在。研究者对研究对象来说,始终是一个"外来者",人们对"外来者"始终抱有戒备心,有时可能还心存敌意。在这种情况下,研究者要获得真实资料的可能性不大。即

使人们知道研究者的身份、目的,但与研究者交谈时仍然不很轻松。研究者只有在社区生活一段时间,让当地的居民了解研究者的习惯,慢慢地习惯并接受在生活中有研究者出现,只有这样居民才能够按照自然状态生活,研究者也才能够得到最接近真实的资料。

(四)收集资料

实地研究中无论是参与观察还是访谈,收集资料的方式多以文字记录和录音为主。参与观察的资料记录通常是先观察,然后再记录在本子上,或用手机或录音笔先录音再转录到计算机上。研究者一般在观察事物或访谈后立即将观察到或访谈到的信息仔细地回忆并记录下来。观察时应该注意观察行为、现象、人物、事件以及关键人物的关键语言。记录时,最好将研究对象的原话、句子记录下来。每天记现场工作笔记是研究者每天的基本工作之一。在访谈法中,有正式的和非正式的访谈之分。在正式的访谈时,研究者和研究对象都是事先有所准备,因此,访谈的问题也比较明确。这时,研究者可以征求研究对象的意见,是否可以当场记录或用录音机记录,如果研究对象不同意,那么研究者只能够靠事后回忆记录了。而在非正式的访谈中,由于是从非正式或闲聊开始,事后的记录要仔细和认真,要从很多无关的谈话中找出研究者真正需要的信息。在记录时,应该将研究者当时的感受、认识、评价等都在现场工作笔记中记录下来,以便日后分析时作为参考之用。

(五)整理分析资料

实地研究中的资料多以现场工作记录、录音数据等形式保存下来,对这些资料的处理与分析在后面的部分将有详细的介绍。

(六)报告研究结果

当资料收集、整理与分析后,最后的工作就是要将研究的结果报告出来,与他人分享。通常用撰写研究报告的方式将研究结果展现出来,有关研究报告的撰写见本书的相关章节。

三、特点、优点及局限性

(一)实地研究的特点

与定量研究相比,实地研究的突出特点表现

为实地研究不仅是一个收集资料的过程,同时也是一个理论形成的过程。实地研究的基本特点就是研究者作为真实的社会成员和行为参与者参与到被研究对象的社会生活中去。通过直接的观察和访谈全面地收集具体、详细的定性资料,根据研究者的主观体验来理解所收集到的资料,在归纳、概括的基础上建立起对这些现象的理论解释。

(二)实地研究的优点

1. **在自然状况下观察和研究人们的态度和行为** 实地研究是在一种自然状态下进行的,研究者与研究对象之间的关系是一种自然状态下的人与人之间的关系。这种关系特别适合于研究那些不可能或不方便用问卷调查的社会现象或人的社会行为。定性研究可以获得定量研究得不到的信息,如应答者内心对一些问题的深层次反应。这一点也是定性研究优于定量研究的地方。

2. **研究的效率高** 与定量研究相比,实地研究所用的费用相对来说比较少,所需的技术设备较简单,而获取的信息则较丰富。它可以用很多生动、翔实的事例来对某一概念进行诠释。

3. **方式比较灵活,弹性较大** 实地研究的研究设计可以随着研究的进展而不断地加以修改完善,在研究过程中依据具体的情况来改变研究对象、甚至修改研究目标。与事先有详细设计的定量研究相比,实地研究的研究方法要显得灵活,而且事先的准备工作要少一些。

4. **适合研究现象发展变化的过程及其特征** 由于实地研究不仅要深入实地,还要在实地生活一段时间,因此适合研究某现象的发展变化过程及其特征。尤其是在对个人或小群体的研究中,这种优势更为明显。

(三)实地研究的局限性

1. **概括性较差** 实地研究所得到的资料都为定性资料,而且多为个案资料,无法概括大的总体。因此,所得结论也难以推广到更大范围的人群,这是实地研究的最大缺陷之一。

2. **信度较低** 实地研究所获得的资料容易产生观察者或研究者偏倚。资料的获取易受到观察者或研究者个人的知识、背景等限制,这给结果的解释带来了较大的误差。同时,由于时间、地点和人物的改变,研究的问题和情景很难重复,这使研究结果的信度难以检验。

3. **对研究者的影响** 实地研究者的观察并非真正处于所观察的研究对象之外。实际上,观察者是正在观察的对象的一部分。无论是参与观察还是实地访谈,研究者的参与对其所研究的对象可能都会造成影响。

4. **研究所需时间较长** 实地研究的性质就决定了其研究期限较长。参与观察少则数月、多则数年。这样长的研究期限对研究者本人和研究对象来说都是一个很大的障碍。因此,对一些需要在特别短时间内完成的项目,不可能使用实地研究方法。

四、应用时应该特别注意的问题

一项成功的定性研究,除了需要有明确的理论框架、严格的设计、正确的资料收集方法以及研究者敏锐的洞察力以外,还有一些问题需要特别的注意。

1. **学会询问"为什么"** 在定性研究中,在询问"为什么"的问题时,应注意问题的特异性,不要引起误解。所问的问题要适合于应答者认知水平,使问题能够得到清晰的理解,特别是在对敏感问题的调查时更需注意。在进行访谈前,研究者应事先认识到可能会出现的偏倚,这样在资料收集过程中多加注意,尽可能地收集到真正想收集到的资料。

2. **学会倾听** 研究者在访谈过程中,应注意听取被访问者的回答。学会积极的倾听可以与被访问者产生共情,真正了解应答者的感受,了解应答者语言中隐藏的意思。积极的倾听还能捕捉到应答者的一些非语言信息,如应答者的自信、不安和焦虑等的情绪,由此得到所需要的信息。

3. **学会不断地发现问题** 定性研究在某种程度上,与侦探的破案过程相似。它是一个不断发现问题不断产生假设的过程。这就要求研究者在研究的过程中,根据所发现的问题不断地修改假设,不断地寻找科学可行的方法进行验证和解释,以适用于特殊问题的研究。

第三节 观 察 法

一、含义与分类

在社会学研究中,观察法(observation)指的是带有明确目的,研究者用感官和辅助工具有针对性地、直接地了解正在发生、发展和变化的现象。观察法要求观察者的活动具有目的性、计划性和系统性,要求观察者对所观察到的事实做出实质性的和规律性的解释。

不同的学者对观察法的分类有着不同的界定。一般来说,按照研究者在观察法中所处的位置或角色可以将观察法分为参与观察法和非参与性观察法;按照观察地点可以将观察法分为实验室观察和实地观察;按照观察方式的结构程度可以将观察法分为结构观察和无结构观察;按照观察的内容也可以分为行为观察、绘制地图等。观察法的常见分类及特征见图7-1。

在一项研究中上述各种类型可能会同时使用,也可能会交替使用。本节重点介绍在医学科研中常用的几种类型。

二、参与观察法与非参与性观察法

(一)参与观察法

参与观察法(participant observation)也称实地观察,它是指研究者参与到研究对象的生活中,与研究对象一起生活和工作,在密切的相互接触和直接体验中倾听和观察研究对象的言行。即研究者生活在研究对象的社区文化氛围之中,观察、收集和记录研究对象在社区中日常生活的信息。这种方法是人类学家研究原始的非本族文化时最

常使用的一种方法。参与式观察是由多种方法组合而成,包括深入访谈、行为观察、网络分析和非正式访谈等。研究者从社会系统的角度揭示所要进行研究专题的影响因素,观察记录这些因素与其他因素的相互关系及意义。简言之,参与观察法就是将每天的谈话和每天的观察(非结构面谈和非结构观察)记录下来,整理成为现场工作笔记,以便分析使用。

参与观察法主要是用一段文字或一个故事来记录所研究的内容。这些内容主要包括:研究现场发生了什么?人们在说什么、做什么?他们的行为怎样?他们怎么交流、交流什么?他们使用什么样的身体语言?所观察的活动什么时候发生、持续多长时间?这些活动与其他的活动有什么样的联系?研究者在每一个观察地点追踪观察记录,在整个研究中,这些记录将成为一份连续的记录,对研究来说非常有意义。

例如在艾滋病行为研究领域中,参与观察法的应用是指研究者在干预地点(指高危险行为可能发生或可被激发的地点)用文字描述的形式记录目标人群每天的生活和所发生的事件。它提供了目标人群在特定的地点、特定的文化背景下所发生的事件,能够较为准确地解释定量研究中各指标的意义。

参与观察法的优点在于研究者将自己的看法和观点强加于所研究的现象或问题的可能性较小,因为研究者常常是在"没有先入为主"的前提下进入研究现场来探讨研究问题,因此,参与观察法是获得研究真实结果的一种很好的方法。而其他的研究方法如问卷调查法就要求研究者在开始调查之前对所研究的问题或现象进行猜想、判断,设计出研究者认为问题的可能的备择答案,

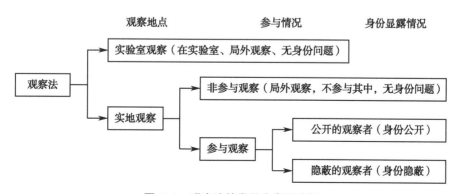

图7-1 观察法的常见分类及特征

这样问卷调查的结果不可能超出研究者事先的想象,调查结果也不一定是真实情况的反映。参与观察法的缺点主要是所得资料往往缺乏可靠性,同时,由于参与观察法很大程度上依赖于观察者的敏感性、领域能力和互动技巧,因此受研究者本人的背景、文化等主观因素的影响较大。此外,作为一种研究方法,它的研究程序并不十分明确,所得结果难以用数量表达。

(二)非参与性观察法

非参与性观察法(non-participant observation),又称为局外观察,是指研究者处于所观察的对象或现象之外,完全不进入研究对象的日常生活。研究者通常置身于被观察的世界之外,作为旁观者了解事情的发展动态。在一些情况下,研究者可以使用摄像机等工具对研究现场进行录像。这种方法常用来了解儿童或人们的行为。这种研究方法特别适合于在一项研究开始阶段了解项目最基本情况时使用,它可以帮助研究者确定研究重点或形成研究假设。

非参与性观察法的优势就是研究者可以与研究对象保持一定距离,比较"客观"地观察研究对象的所作所为,操作起来也相对容易。与参与观察法相比,非参与性观察法也有明显的不足。首先,观察的情景是人为设定的,很多情况下研究对象知道自己被观察,使得研究结果往往会受到"研究效应"或"社会期望"的影响。其次,研究者对所研究的问题或现象较难进行比较深入的了解,不可能像参与观察法那样遇到问题或疑问立即向研究对象提问,以求得对问题的深入理解。最后,非参与性观察法可能会受到条件、环境的限制,如观察距离远,不可能对研究对象和研究现场所发生的问题都非常清楚或了如指掌,因此,可能会对结果也产生一些影响。

三、结构观察和无结构观察

(一)结构观察

结构观察(constructed observation)指的是按照一定的程序、采用明确的观察提纲或观察记录表格对所要研究的现象进行观察。结构观察多采用非参与性观察法的方式进行。结构观察的观察内容是事先确定的,用观察记录表(类似于结构式问卷)按照统一的要求对每个研究对象进行统

一的观察和记录。其结果可以进行定量分析。下表为一份对某户外活动区幼儿探索性行为进行结构观察所使用的观察记录表(表7-2)。

表7-2 某户外活动区幼儿的探索性行为观察表

1. 观察开始时间_____时_____分 观察结束时间_____时_____分
2. 被观察对象情况 (1)男童 (2)女童
3. 所在的活动区域 (1)泥沙区 (2)积木区 (3)滚筒区 (4)梯木方箱区 (5)螺丝区
4. 所在班级_____ (0)不知道
5. 探索行为由谁引起 (1)幼儿自己 (2)同伴 (3)教师
6. 语言 (1)无语言 (2)自言自语 (3)与同伴交流 (4)与教师交流 (5)同伴和教师
7. 探索策略 (1)独自探索 (2)同伴帮助 (3)教师指导
8. 主要运用的方法 (1)试误法 (2)观察模仿 (3)重复练习 (4)其他
9. 幼儿情绪 (1)低落 (2)一般 (3)愉悦
10. 专注度 (1)不专注,容易受干扰 (2)比较专注 (3)非常专注,不受干扰
11. 探索时长 (1)<10min (2)10~20min (3)>20min

(二)无结构观察

无结构观察(non-constructed observation)指的是没有任何统一的、固定不变的观察内容,也没有统一的观察记录表格,完全依据现象的发生、发展和变化过程所进行的自然观察。无结构观察通常使用现场工作记录的方式记录所收集的资料,并常以参与观察的方式进行,其结果只能按照定性资料的处理与分析方式进行。

四、行为观察与绘制地图

(一)行为观察

行为观察(behavior observation)是指根据事先设计好的行为分类标准,通过观察、记录来收集行为资料,这种方式通常在乡村、社区和城市的邻里间以及医院和诊所中使用。行为观察主要特点是要区别行为和活动,它是研究行为的本质特点,与其他的定量和定性研究方法相比,行为观察能得到更深入的信息和对行为有较深入的理解。在

现场实施时,研究者多使用调查指南和量表将观察到的行为进行分类,并对特定的环境和条件进行观察和记录。如为了了解一家有从事非法性交易歌舞厅的人员行为状况,可以在歌舞厅内或入口处观察进入歌舞厅的人员的特征、行为举止以及在歌舞厅内所发生的行为情况。用事先设计好的量表,记录各种相关行为,以了解可能发生的高危险行为种类和频率。有学者为了了解农村卫生服务的利用情况,对乡村医生的责任心进行考察。研究者深入到卫生服务利用不同的两个村的诊所,对乡村医生每天的工作情况进行实地观察和行为观察。结果发现,除了其他的条件相同外,卫生服务高利用诊所的乡村医生在工作态度、投入的时间、对待患者态度以及工作质量方面都比卫生服务低利用诊所的乡村医生表现要好。因此,研究者认为基层医务人员的素质是影响基层医疗卫生服务利用的重要因素之一。

(二)绘制地图

绘制地图(mapping)是一项重要的收集资料的方法。在人类学研究和行为学研究中,学者们常会用到该方法。研究现场的地图能够显示主要的活动地点,社区分工,重要地点的方向与距离,自然景观如:山脉、河流、森林等。地图的制作一般需要花费较多的时间,可以利用原始的或别人的资料。当地的行政区划地图是一种很好的可以利用的资源。在地图上用明显的标记标出工作地点、居民区、商业区等。绘制完成的地图要经过研究人员加以证实。

在艾滋病的行为研究中,地图可以清楚地显示目标人群聚集的地点,如酒吧、洗浴中心、火车站或其他交易场所,也可以显示医院、性病诊所、药店以及安全套销售点的地理位置等。地图为研究者在实施干预前确定干预地点提供了一种有用的视觉工具。

五、观察法的用途

与其他研究方法相比,观察法特别适用于以下几种情况:

1. 对一些较少为人所知的社会现象(如吸毒、性工作、同性恋等)进行研究时,观察法可以保证研究者较为顺利地进入研究现场,获得相对真实的资料。由于对当地社区的影响较小,操作起来相对容易。

2. 当研究者需要了解研究现象或问题的连续的、相关的背景信息时,观察法可以获得其他研究方法所不能够得到的信息,而这些信息对帮助研究者理解和解释研究结果非常重要。

3. 当研究者发现"事实"与当事人所说的有很大差别时,或"外来者"与"当地人"对同一事物的看法不一致时,观察法可以帮助澄清事实,了解事情真相并能够理解差异所在。

4. 当进行"个案研究"时,观察法可以帮助研究者全面深入地了解研究对象的深层次的信息,并能够将研究对象放在当时的社会文化环境之中,对事件的发生过程以及社区成员间行为互动关系有较为直接全面的了解。

5. 当研究对象不能够进行语言或文字交流时,如研究聋哑人、盲人或婴儿或少数民族成员的问题或现象,观察法有时是唯一可用的研究方法,它具有其他研究方法所不具有的优势。尽管没有语言文字交流失去了很多重要信息,但观察法同样也能够获取到丰富的信息。

6. 作为其他研究方法的补充。在访谈法和问卷调查实施之前使用观察法了解更为详细的信息,可以帮助理解和解释其他研究方法所得结果。

第四节 访 谈 法

一、含义和分类

在社会学研究中,访谈法与观察法一样是一种收集资料的重要研究方法。在实地研究中,访谈法与定量研究中的结构型访谈有很大的差别,它是一种无结构的访谈,有时看起来像是一种一般的、随意式的闲聊。

访谈法可以分为无结构访谈和结构化访谈。无结构访谈也称为深入访谈或自由访谈,它是依据事先设计好的访谈主题或范围,由访谈员与被访者围绕主题或范围进行自由的交谈。它的主要作用是通过深入的交谈,获得被访对象丰富的定性资料,并通过研究者观察、分析从中归纳出概括性的结论。而结构性访谈要求访谈过程、访谈内容、访谈方式等方面尽可能统一,做到标准化。在医学科研中常使用的是无结构访谈来获取所需要的定性资料。

按照访谈对象的数量,无结构访谈可分为个人访谈和专题小组讨论两种。另外,在医学科研中,有一种改良的专题小组讨论方式,称之为定群小组讨论,在此也一并介绍。

二、个人深入访谈

个人深入访谈(individual depth interview)是指一个访谈者与一个被访者面对面地进行交谈。当被访者为重要知情人时,该种访谈方法也称为重要知情人访谈。

个人深入访谈的应用范围并不是很广泛,但在一些特殊的情况下,使用个人访谈非常适合。如在调查的主题较复杂或很敏感,或者因为被访者的居住地点很分散以及由于同伴压力(peer pressure)等情况下,使用个人访谈能更为全面地了解所需的内容,在某些情况下它是唯一可用的研究方法。

访谈的内容和过程都可以规范化。研究者可以用一份事先拟好的访谈提纲或写有开放性的问题的问卷进行访谈。访谈的问题最多不超过6个问题,20min左右能够完成。在访谈中可以记录,也可以用录音机录音,但事先应征得被访者的同意。访谈结束后,将访谈的内容整理出来。在访谈过程中,可能会出现一些与访谈者事先设想不一样的情况,也可能出现由于受访谈者观察能力限制或者由于访谈者与被访者知识文化方面的差异所造成的理解误差等。这就要求访谈者具有较好的获取信息的能力、较好的记忆力、判断力以及应变力。一次成功的个人深入访谈所获取的资料对于研究者来说,是非常重要和有意义的。

在艾滋病的社会行为研究中,经常涉及人们的性行为、性偏好、性心理等诸多敏感问题,很多学者在项目的进行过程中,经常使用个人深入访谈的方法,对不同的高危人群进行研究,为进行有效的预防干预提供重要的信息。

三、专题小组讨论

专题小组讨论(focus group discussion)是指为了了解有关人们行为的信念、态度以及经历等信息,将一组人召集在一起,就某一特定的问题进行深入的讨论。它多在一个项目开始以前,或实施以后用于收集基线调查资料或者评价项目的进程和结果。

典型的专题小组讨论应有5~7个人参加,他们的年龄、文化、专业、婚姻状况应相似或基本相同,男女在同一组较为理想。讨论由一名受过训练的主持人主持,有时可以有一位助手参加,帮助记录讨论的内容以及负责录音。会场安排环形座位,以便交流。理想的讨论的时间是1~2h。专题小组讨论主要用于探索对项目有用的,但研究者并不了解的经验、情感和信念等方面的问题。它通过对一系列问题的讨论,使研究者了解人们支持、反对以及是否关心等态度问题。专题小组讨论参加者们所发表的意见并不仅仅是反映了他们个人的意见,而是代表了与他们相似的一类人的观点、态度和行为。专题小组讨论所需进行的次数一般按照不同的专题来确定。当同一个专题的讨论不能发现新的线索或者不能再提供新的信息时,对同一个专题的讨论将不再进行。

在艾滋病的行为研究中,如果要探讨性行为、安全套等问题时,在不同的背景下的目标人群中使用专题小组讨论,可以得到非常有用的信息。而这些信息恰恰是行为调查和行为干预中最为重要的资料。很多学者在艾滋病的预防干预研究项目中,多次使用专题小组讨论了解项目地区人们对艾滋病性病的知识、HIV的传播、性伴的情况以及安全套的使用等问题,为后来的知识态度和行为调查结果的理解解释提供了有用的信息。表7-3显示在选择使用专题小组讨论或个人深入访谈时应该考虑的情况。

四、选题小组讨论

选题小组是一种经过改良的小组讨论方式,也是一种程序化的小组讨论,其目的是为了寻找问题,并把所发现的问题按其重要程度排出顺序来。

1. 操作程序

(1)由6~10名参加者组成一个小组。

(2)主持人给出要讨论的问题。

(3)小组成员间互不交谈,每个人在一张纸上列出自己认为重要的几项内容。

(4)小组中每个成员上交所写的内容,由一个人统一写在黑板或大白纸上。

表 7-3　专题小组访谈和个人深入访谈的应用时机

考虑的问题	应用专题小组讨论	应用个人深入访谈
小组相互影响	应答者之间相互影响可能会激发新的有价值的想法	小组相互影响无成效时
小组/伙伴的压力	小组/伙伴的压力在激发应答者的想法和解释冲突意见时有价值	小组/伙伴压力会抑制应答和无法明白访谈结果的意义
主题的敏感性	访谈主题不敏感,不会造成应答者不应答,或不回答	访谈主题敏感,不便公开谈论
个人应答的深度	10min 大多数应答者能说清楚有关的问题	个人应答非常深入,访谈主题复杂,用于知识型对象
信息的连续性	深入考察单一主题的范围	有必要了解态度和行为与个体特征之间的关系
访谈提纲	建立有意义的访谈提纲	每一次访谈之后修改访谈提纲
居住地	研究对象相对集中	研究对象居住分散,不宜集中
费用和时间	经费有限,时间紧	费用较高,费时

（5）每个小组成员向大家解释自己所写的每一项内容。

（6）再发给每个小组成员一张纸,让小组成员从所有项目中选出自己认为最重要的几条,排出先后顺序,并将每个项目按照重要性大小分别打分。分值为 1—10 分,最重要的给 10 分,其次给 9 分,最不重要的给 1 分。

（7）每个小组成员上交自己的结果,主持人将结果统计并按分数排序。排序在前的则代表小组共同的意见。

2. 选题小组的优缺点

（1）优点

1）每个人都有平等表达意见的机会。

2）每个人都要积极参与,提出自己的看法。

3）受他人的影响较小。

4）每个讨论都有一个肯定的结果。

（2）缺点：受到参与者文化水平的制约。

五、访谈法的用途

与观察法相比,访谈法主要有以下几个方面的用途：

1. 访谈法可以深入地了解被访者所思所想,了解他们的情感感受、价值观以及行为规范。

2. 使用访谈法可以了解被访者所经历的事件或相关情景,了解他们对这些事件的看法和对他们本人所造成的影响。

3. 使用访谈法可以使研究者从被访者的角度对所要研究的现象或问题进行深入的了解,为全面、客观地了解事件或问题真相提供了较为广阔的视角。

4. 在访谈中,还可以对某些不清楚的问题进行及时的追问、复述,这样可以使研究者与被访者对所研究的问题在一定程度上形成共识,避免在其他研究方法中可能会出现的理解偏差。

5. 利用访谈法可以使研究者与研究对象建立彼此的信任关系,为其他研究方法的实施奠定了基础。

第五节　专家咨询法

一、含义

专家咨询法(expert consultation activity)是以专家为索取信息的对象,请专家运用自己的知识和经验,对某临床征象进行分析综合,从中找出特征或规律,进行临床归因,并对治疗与预后作出判断。然后对各专家的意见进行整理归纳,得出病因归属及临床防治结论。如专家会诊就是临床常见的专家咨询法。

二、专家预测法

以专家为索取信息的对象,这里的专家主要

指年资高的、具备丰富相关领域经验的人员,请专家运用自己的知识和经验,对预测对象(如疾病或健康问题)的过去、现在进行分析综合,从中找出规律,并对今后的发展趋势作出判断。然后对各专家的意见进行整理归纳,得出预测结论。一般采用两种形式:

1. 专家个人判断 其优点是可以最大限度地利用个人的创造能力,不受外界干扰和影响,没有心理压力。但容易受专家的知识面、知识深度、各人所占资料以及对所预测问题的兴趣等的限制,难免带有片面性。

2. 组织专家会议 邀集有关专家进行会议,请教他们对预测对象未来发展的看法。这种方法简便易行,会议讨论可以互通信息,集思广益、互相启发,最终从不同的见解中寻求一个共同的看法,达到预测的目的。但这种方法也有缺点:参加会议的代表总是有限的,代表面可能不够广;专家权威性的心理因素影响较大,意见往往容易被权威左右,或由于自尊心,不愿意修正已经发表的不成熟的意见等。目前,这种形式现有时会被上述的专题小组讨论所取代。

三、德尔菲法

德尔菲法(Delphi method)是20世纪40年代由O.赫尔姆和N.达尔克首创,经过T.J.戈尔登和兰德公司进一步发展而成的。1946年美国兰德公司首次使用这种方法进行定性预测,后来该方法被迅速广泛采用。在医学研究领域,目前该方法常常被用于各类指标体系的构建。

(一)德尔菲法的使用方式

德尔菲法实质上是一种专家几轮函询的预测法。其使用方式是:

1. 把欲咨询的内容写成若干条含义十分明确的问题。

2. 专家们在背靠背、互不通气情况下阐述个人对问题的看法,作出书面回答。

3. 把回收到的专家意见进行定量统计归纳。

4. 将统计归纳的结果反馈给专家们,每个专家根据结果再行修订和发表意见,送交组织者手中。

上述步骤经过2~3轮的反馈过程,就可以取得比较集中的意见了。德尔菲法主要依靠人的经验、知识和综合智能进行预测。

德尔菲法既可避免由于专家会议面对面讨论带来的缺陷,又可避免个人一次性通信的局限性。在收到专家回信后,将他们的意见分类统计,并综合、整理、归纳,不带任何倾向性地将结果反馈给各个专家,供他们作进一步的分析判断,提出新的估计。如此多次反复,意见便会渐趋接近,得到一个较好的预测结果。其缺点是信件往返需要较长的时间,对信息的分析整理也需要时间,所以比较费时。

德尔菲法的组织领导、专家选择、预测对象、预测过程以及结果的处理和表达方式都需要一定的技巧和规则,以便尽可能地既简便明了,又客观可靠。

(二)德尔菲法的特点

1. 应答者具有某种程度的匿名性。

2. 在统计评估的基础上建立集体的判断和见解。

3. 征询的答复经过统计处理,至少一次以上反馈,每个专家都可知道集体答复的分布及其与众不同的理由。

4. 每个应答者至少有一次机会修改自己的意见,因此不会产生顾虑。

(三)德尔菲法的适用范围

1. 面对复杂的问题,专家们以往没有交流思想的历史,他们的经验和专业背景不同。

2. 专家人数多,面对面交流时效率低。

3. 时间与费用的限制不能开会。

4. 需保持参加者的多种身份,避免因权威人士或人数众多而压倒其他意见的"乐队"效应。

(四)德尔菲法资料处理及注意问题

1. 简单排序法 将德尔菲法获得的资料按先后、轻重等顺序进行排列。

2. 评分排队法 根据专家打分的分值大小,对德尔菲法获得的资料进行排队。

在处理德尔菲法获得的资料时应注意:专家主观概率多大;专家意见集中程度如何;专家意见协调程度如何。据此规定相应的权重,最终反映在分值上,从而影响资料的排列顺序。

四、德比克法

为了对德尔菲法的缺点进行修正,出现了德比克法。具体做法是:把专家请来分成小组,每人发一张卡片,虽在同一小组内也互不通气,只能书面形式回答问题。小组负责人把答案收集后,将各种意见都公布出来,请专家们进一步考虑,然后投票表决,只表示同意与否,不作辩论。形成小组意见后,再开全体专家会议讨论,重新投票,按票数取得预测意见。这种方法比德尔菲法省时间,但组与组之间可能有压力,结果可能出现某种程度的倾向性。

五、头脑风暴法

头脑风暴原意指精神病患者神经错乱和胡言乱语,这里转借其意为咨询人员思想可以无拘无束、自由奔放地思考问题。其具体方法是:

1. 召集不同专业的 6~10 人开会。

2. 主持者并不明确会议的目的,而是就某一方面的总议题鼓励和启发大家提方案,会上不引导争论,主持人也不发表自己意见,引导大家完善他人的意见和标新立异。

3. 会议时间为 20~60min,对个人也实行限时发言,对各种意见进行记录。

4. 会后组织专门人员整理记录,寻找创造性意见,并获得结论。

这种方法的好处是使参加会议的人互相启发、互相影响、互相刺激,产生连锁反应,诱发创造性设想。不足之处是这种方法属直观预测性方法,讨论出的见解受与会者个人经验、知识和智力的影响。

六、哥顿法

这是美国人哥顿于 1964 年发明的一种专家咨询方法。其具体做法是:

1. 召集有关人员开会,让与会者提方案。

2. 把要解决的问题分解开分别提方案,会议之初主题保密。

3. 在会议进行到适当时机时,主持人把主题揭开,让大家提出完整的方案。

实际上,这种研究方法采取的是由专业化到综合化的过程,采用这种方法可以避免一开始就综合化的某些弊端。

第六节 定性资料的整理与分析

在实地研究中得到的资料多为定性资料(qualitative data),它是研究者从实地研究中获得的以文字、符号表示的各种观察记录、现场工作笔记以及访谈笔记等。定性资料的整理与分析和定量资料的整理与分析有着明显的不同,本节将重点介绍把定性资料整理分析成为有用的信息的基本方法与步骤。

一、定性资料的特点

从实地研究中研究者所获取的资料多为现场工作笔记、访谈录,其中有研究者在研究现场观察到、感受到的以及访谈到的各种事件描述、谈话记录以及观察记录等,有些记录是现场完成的,有的是事后补记的,这些资料有别于定量研究的资料,它具有以下几个特点:

1. 来源的多样性 定性资料可以来源于研究者的工作笔记、谈话记录和观察记录,也可以来源于当地媒体的报道、官方公布的信息等,使得定性资料的来源不像定量资料那样单一和准确性高。

2. 表述形式的多样性 定量研究的调查表有统一规范的格式,而定性资料则更多的是一段故事、一段对话或只言片语。因此,定性资料在表述上存在有多样性,给整理分析带来了一定的困难。

3. 研究时期的多样性 由于定性研究所需的时间长,特别是参与观察法,这使得研究资料在不同的研究期间具有多样性。在整理分析阶段应该注意研究时期的问题,应该按照研究的时间将各种资料整理出来。

二、定性资料的整理

(一)整理笔记、建立档案

在实地研究中,研究者通过观察、访谈和座谈收集到了一些凌乱的、无结构的、无顺序的现场笔记。整理这些工作笔记是定性资料分析开始的第一步。传统的方法是将资料写在卡片上,分别标以不同的代码,然后按不同的类别归类放置。随着计算机技术的飞速发展,定性资料的整理工作大大简化,效率大大提高。通常的办法是将现场笔记全部录入计算机,存在磁盘上,变成可以随时调用、不断复制、任意组织和处理的文件。录入时应该保持原始记录的状态,不做任何修改。

在资料的整理过程中,研究者要着手建立各种资料档案,这些档案包括背景档案、传记档案、参考数目档案和分析档案,后者是最重要的档案。

（二）定性资料的编码

定性资料处理中的编码是指研究者将原始资料组织成概念类别,提出主题或概念,然后用这些主题或概念来分析资料。编码是在研究问题的指导下进行的,而结果又会提示新的问题。它是研究者在原始资料细节的基础上来考虑这些资料,引导研究者提出新的概念。

编码分为三个级别,即一级编码——开放式编码,二级编码——轴心式编码,三级编码——选择式编码。

1. 一级编码　又称开放式编码。具体做法是,研究者事先设置一些主题,将最初的代码分配到资料中,将大量的、零散的资料转变成不同类别。研究者仔细阅读现场工作笔记,寻找评论的项目、关键的事件或主题,然后标上记号。按照不同的主题分别标上不同的编码。应该注意的是,事先要有一张记有不同主题词的编码表,以便在开始编码时使用。

2. 二级编码　又称轴心式编码。它是研究者从一组初步的主题或概念开始,发现和建立资料类属之间的各种联系,以表示资料中各个部分的有机关联。这些联系可以是因果联系、时间先后联系、相似关系、差异关系等。二级编码可以激发对概念与主题间联系的思考,同时也可以提出新的问题。另外,也可以加强证据与概念间的连接。

3. 三级编码　又称选择性编码或核心编码。它是在浏览资料和进行开放式或轴心式编码工作的基础上,有选择的查找那些说明主题的个案,并对资料进行比较和对照。选择性编码在主题中找到可以统领其他一些相关主题的核心主题,将所有的研究结果统一在这个核心主题的范围之内,这种方法比较适合建立"扎根理论"。选择性编码的具体的做法是:

（1）明确资料的故事线。

（2）对主类属、次类属及其属性进行描述。

（3）检验已经建立的假设,补充和发现概念属别。

（4）找出核心概念属。

（5）在核心概念属和其他类属之间建立起系统的联系。

（三）形成概念

概念的形成是定性资料分析过程中的一个完整部分,在收集资料时就已经开始。在定性资料的整理过程中,研究者往往通过对资料提出评论性的问题来进行概念化或者形成概念。概念的形成为定性资料分析提供了一种很好的基础和框架。研究者根据某种主题、概念或特征将资料分门别类整理,从中发展出新的概念,并考察概念间的关系,最终将概念相互联系,组成理论。

（四）撰写分析型备忘录

分析型备忘录是研究者对于编码过程中的想法和观点的一种备忘录或一种讨论记录。这种备忘录是给研究者本人看或留给研究者以后分析时使用的。一些研究者的经验显示,撰写分析型备忘录是一种很好的整理资料的方式,下面是一些学者撰写分析型备忘录的经验。

（1）在资料的整理编码过程中,随时随地撰写分析型备忘录,以记录当时的一些想法或思维火花。

（2）对写好的备忘录要反复比较,将有差别的编码进行比较核对,以求准确。

（3）对每一概念或主题做专门的分析型备忘录,将所有与概念或主题相关的资料、方法、问题、案例以及研究者的想法、感受等记录在一起,以便日后分析使用。

（4）在撰写主题分析型备忘录时,要考虑与其他主题之间的差异性、相似性以及因果关系。

（5）将分析型备忘录与资料记录分开写,因为两者目的不同。资料记录是证据,而分析型备忘录则具有概念的和理论构建的目的。

三、定性资料的分析

（一）分析目标

与定量资料分析相似，定性资料分析也是将描述和理解作为其基本目标。定性资料分析的主要目标是将大量的、特定的细节组织成一幅清晰的图画，一种概括的模式，或一组相互连接的概念。它试图发现或提出某种理解的模型，提出某种理论解释，而不去证明某种规律，主要回答"为什么"的问题。

（二）分析过程

定性资料的分析过程是一个对资料进行分类、描述、综合、归纳的过程。分析的方法主要是归纳法，即从具体的、个别的和经验的案例中概括、抽象到概念和理论。定性资料的分析过程主要有以下三个阶段：

1. 初步浏览阶段 该阶段的目的是对全部资料的整理有所了解和熟悉，为原始资料的处理打下基础。

2. 阅读编码阶段 在初步浏览阶段的基础上，重新阅读现场记录，边阅读边编码，并将有关内容和感受记录入分析型备忘录中。这时资料就具有很清楚的轮廓了。

3. 分析抽象阶段 在这个阶段研究者阅读分析型备忘录，比较各主题或概念之间的联系与差别，从具体的案例中归纳抽象出能够解释和说明现象的主要变量、关系和模式，这一阶段的工作也是最为困难的工作。

（三）分析方法

定性资料分析的方法就是寻找相似性和差异性，从不同的个案中找出共同的行为模式或找出其差异性。有学者建议用频率、程度、结构、过程、原因和后果等六种方法寻找资料中的模式。例如，分析一个地区妇女被虐待情况，可以从以上方法中产生意义。

1. 频率 多长时间发生一次虐待妇女事件？要弄清楚真正的发生频率与人们告诉你的情况之间的差异。

2. 程度 虐待的程度如何？伤害有多重？

3. 结构 虐待有哪些形式？身体的？心理的？是否有性虐待？虐待是否与某种特定的状况有关？

4. 过程 虐待是否存在有顺序？虐待者是否从心理虐待开始，到身体虐待再到性虐待？每次虐待的顺序是否有所不同？

5. 原因 虐待妇女的原因是什么？是否在某个人群中（不同的职业、不同的经济状况）比较普遍？是否在经济状况不好时才发生？

6. 后果 对受害者造成什么样的影响？长期的？短期的？对施虐者又产生什么样的影响？

定性资料的分析方法并非总是一成不变，举例说明法、连续接近法、比较分析法和流程图方法也是四种常用的分析方法。

（1）举例说明法：指用经验证据来说明某种理论，是最常用的分析方法。常有两种不同的方式，一种是主要表明理论模型是如何说明或解释了特定个案或现场的，其所列举的主要是一个个案或一种现象的证据。另一种是平行列举多个不同的个案，比如多个不同的单位，或多个不同的时间周期等，以说明这种模型可以应用于多个不同的个案。例如，一个研究二孩生育意愿的研究者先发展出一种有关该意愿形成的原因或条件的分析模型，然后分别从甲地区、乙地区、丙地区等不同个案中提供证据，来共同说明这一模型。

（2）连续接近法：指的是通过不断反复和循环的步骤，使得研究者从开始时一个比较含糊的观念以及杂乱、具体的资料细节，到达一个具有概括性的综合分析的结果。研究者通常从所研究的问题和一种概念与假设的框架出发，通过阅读和探查资料，寻找各种证据，并分析概念与资料中所发现的证据之间的适合性，以及概念对资料中的特性的揭示程度。研究者再从资料中收集另外的证据，来对第一阶段中所出现的尚未解决的问题进行探讨。通过不断重复，在每一阶段，证据与理论不断相互塑造。这种过程被称作"连续接近"，通过多次的反复和循环，修改后的概念和模型几乎"接近"了所有的证据，也更加准确。

（3）比较分析法：主要有一致性比较法和差异性比较法两种类型。一致性比较法是将注意力集中于各个不同个案中的所有共同特征上，并通过运用一种排除的过程来进行比较和分析。例如表 7-4，研究者考察四种不同的群体，都具有共同的结果（特性 A），进一步比较分析发现，除了特性 C 外，其他几种特性都不为四个群体所同时具有。根据一致性比较法，特性 B、D 都从可能的原因中被排除掉，而仅特性 C 才是结果 A 的原因。差异性比较法是一致性比较法的"双倍应用"。例如表 7-5，研究者先找出在许多方面相同，但少数方面不同的个案；然后找出不同的个案（群体 1 和群体 2）中相同的特性（B、C），再查找那些不出现结果特性 A 的个案中，也没有出现的原因特性 B。这种没有出现的原因特性 B 就是结果 A 的原因。

表 7-4 一致性比较法举例

群体 1	群体 2	群体 3	群体 4
A	A	A	A
B		B	
C	C	C	C
D	D		

表 7-5 差异性比较法举例

群体 1	群体 2	群体 5	群体 6
A	A	X	X
B	B	B	P
C	C	E	C
D	F	N	F

除了分析方法的发展，专门处理定性资料的分析软件也得到了飞速发展。常用的软件有 MAXQDA、Nvivo、ATLAS.ti、Alceste、InfoRapid 等。无论使用什么样的分析方法或软件，都应该注意：定性研究的分析过程是一个开放式结构，如果初步建立的分析框架、类别以及研究的问题不符合收集到的原始资料，研究者可以随时修改。定性研究在理论建树上强调"扎根理论"，即在原始资料的基础上发展理论。如果前人建立的理论可以用来深化对研究结果的理解，研究者可以借助现存的理论；如果这些理论与本研究的结果不符，研究者应该尊重自己的发现，真实地展现研究对象看问题的方式和观点。

第七节 社会学定性研究
方法研究实例

"亚健康状态"的概念于 1997 年正式提出。近年来，随着亚健康研究的逐渐增多，人们对亚健康状态的关注也不断增加。中华中医药学会在 2006 年发布的指南中对亚健康状态进行了定义，但因操作性较差，较难标准化及推广使用。由于缺乏统一的亚健康状态判断标准以及标准化的测量工具，使得研究结果缺乏可信性。目前，在亚健康研究领域中，尚无一套能够被广泛接受的用于流行病学研究使用的亚健康状态评价工具，使得人群亚健康状态分布不清，也很难对亚健康状态的危险因素进行深入研究，阻碍了亚健康状态的预防与控制。建立一套具有科学性、标准化且易于操作的亚健康状态评价指标体系，成为亚健康状态的流行病学研究最迫切需要解决的问题之一。

我国学者为建立适用于流行病学研究的亚健康状态评价指标体系，使用德尔菲法，通过召开专家咨询会，并进行两轮函询建立了亚健康状态评价指标体系。研究者首先建立了亚健康状态评价指标体系的框架结构，筛选相关领域专家参与研究，通过两轮函询完成专家咨询活动，计算专家权威程度、协调系数等指标，依据统计结果及专家意见对指标体系进行修改。结果发现，两轮函询专家应答率分别为 73.9% 和 100.0%。专家权威程度中位数为 0.75；指标体系中，疲劳状态、失眠状态、抑郁状态、焦虑状态 4 个 1 级指标的专家权威程度中位数均为 0.75；第 1 轮函询 4 个 1 级指标下指标权重及指标可操作性的协调系数分别为 0.30、0.13、0.34、0.36、0.13、0.14、0.09、0.08；第 2 轮函询 4 个 1 级指标下指标权重及指标可操作性的协调系数分别为 0.49、0.24、0.45、0.38、0.33、0.37、0.32、0.13。该研究建立了亚健康状态评价指标体系，指标体系由 4 个 1 级指标，16 个 2 级指标，46 个 3 级指标构成，并具有相应的权重。通过德尔菲法构建了一个适用于中国人群亚健康状态流行病学研究的工具。

（刘 珏）

参 考 文 献

1. 巴比. 社会研究方法. 8 版. 邱泽奇, 译. 北京: 华夏出版社, 2000.
2. 邓津, 林肯. 定性研究: 方法论基础. 风笑天, 译. 重庆: 重庆大学出版社, 2007.
3. 刘民. 医学科研方法学. 2 版. 北京: 人民卫生出版社, 2014.
4. 风笑天. 社会研究方法. 5 版. 北京: 中国人民大学出版社, 2018.
5. 马宁, 刘民. 应用改良 Delphi 法建立亚健康状态评价指标体系. 中华疾病控制杂志, 2013, 17（1）: 77-81.

第八章　医学科学研究的常用技术

导读　本章详细地介绍了医学科学研究中常用的八项技术。它们包括问卷设计技术、访谈技术、社会特征测量技术、移动互联网调查技术、双盲双模拟技术和紧急个案揭盲技术、决策分析技术、敏感问题调查技术以及捕获－标记－再捕获技术等。本章以分节的形式对上述各项技术给予详细的介绍。通过对本章的学习，读者可以对各项技术的含义、适用范围、设计技巧、操作步骤以及注意的问题等有详尽的了解，为今后的科研工作提供可操作性的指导。

第一节　问卷设计技术

问卷（questionnaire）是指为某项调查研究而专门设计的、以提问的方式表达问题的表格。研究者利用设计合理的问卷对所研究的疾病问题或健康现象进行测量，可收集到可靠、有用的资料。在医学科研中，问卷作为收集资料的重要工具经常被使用。

一、问卷类型

根据问题类型的不同，可将问卷分为三类：开放型问卷、封闭型问卷和图画型问卷。

（一）开放型问卷

开放型问卷又称非结构型问卷，它是指在问卷中只列举问题，不设立备选答案，研究对象根据自己的情况作自由回答的问卷形式。这种形式比较适合于有深度的、调查人数较少的、资料不必量化的定性研究。例如：（1）您对现今的医患关系问题有何看法？（2）您对公共场所禁止吸烟有何感想？

开放型问卷的优点有：①适用于探索性研究，所得资料丰富生动。由于让研究对象自由回答，有时可以得到研究者意想不到的结果。②使用灵活，回答者有较多的报告或表现自身观点的机会。然而，开放型问卷也有其缺点，包括：①对回答者的知识水平和文字表达能力有一定要求。由于研究对象的文化水平、知识层次不同，对问题的认识存在着较大差异，无法保证所得信息都能够使用。②调查结果不便于标准化，资料较难进行编码和统计分析，也不易进行相互比较。③花费时间较多，拒答率相对较高。

（二）封闭型问卷

封闭型问卷又称结构型问卷，它是指在问卷中不仅列举问题，而且在每个问题的后面附备选答案，研究对象可根据自己的情况选择填写的问卷形式。这种形式的问卷适合于大范围的现场调查。

例如：（1）您现在的职称是？

①高级职称　②中级职称　③初级职称④无职称

（2）您认为吸烟对身体有害吗？

①有危害　②无危害　③不知道

封闭型问卷的优点有：①回答是标准化的，易于作统计分析；②回答简单，只需调查对象在备选答案上打"√"，应答率高；③如果问卷设计合理、简单明了，调查结果的可信度较高。

封闭型问卷的缺点有：①由于事先设立了备选答案，研究对象的创造性被限制，因而不利于发现新问题；②容易造成研究对象盲目回答。当研究对象不理解或不完全理解所列举的问题时，或者是没有适合于研究对象的答案时，可能会盲目填写，使收集的资料产生偏倚。

（三）图画型问卷

图画型问卷是以生动、形象的图画形式向研究对象提出问题，研究对象根据自己的情况选择适合自己的图画来回答问题的问卷形式。这种形式，表现新颖，能引起研究对象的兴趣，便于填写。

适合于小范围、问题少的调查。也适合于儿童或文化程度较低的调查对象使用。

二、问卷的设计要求

（一）表述、提法要规范而明确

1. 问卷使用的语言要精练、清楚、明白。避免重复和含糊不清的语句，尽可能选用温和的中性语言，避免使用诱导性、暗示性语言。避免提及有争议的、敏感的和忌讳的问题。

2. 备选答案的内容要明确，答案间避免有交叉或重复。数字答案要准确。

（二）结构合理、项目俱全、说明细致

1. 问卷的前面应附有给研究对象的说明信，主要介绍研究的目的、内容、填写时应注意的问题等。

2. 问卷的填写说明应将问题解释清楚，对容易出现差错的问题要加以提醒。

3. 问卷的项目要齐全。如名称、编号、页码、调查时间、地点、调查员姓名等。

4. 问卷的制作应规范化、大小应适宜，以方便发送。如使用电子版问卷或使用网络在线调查方式时，应考虑到填写者的方便。

三、问卷设计程序

设计问卷实质上是一个理论假设逐步操作化的过程。假设只停留在理论层次上，而在问卷中，则是要使用操作指标将理论问题表述出来，使研究计划具有可操作性。因此，问卷设计的思路应该是：概念 – 指标 – 问题。图 8-1 表示问卷设计程序。

问卷设计程序共分为以下几个步骤：

（一）确定研究课题

课题的来源有多种。一般为研究者向国家或政府部门申请，也有根据自己的研究兴趣来自行选题。

（二）查阅文献

查阅文献是对课题的研究进行理论准备，它能对课题的性质、意义、目的，国内外研究动态以及发展趋势等方面进行全面的了解。同时也为确定研究目标、界定研究总体提供理论依据。

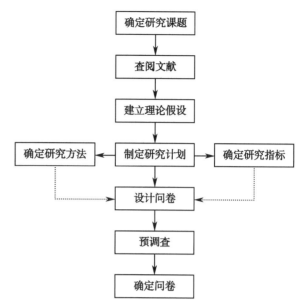

图 8-1 问卷设计程序图

（三）建立理论假设

这是直接与设计问卷有重要关系的前奏性工作。建立理论假设是指研究者依据其对问题、事实的了解，假定现象与问题或事实之间存在有某种关联。

（四）制定研究计划

根据理论假设，研究者制订出为验证假设而进行的可操作的具体研究计划。在计划中应包括研究的具体目标、具体调查方法、样本大小、组织实施等工作。

（五）设计问卷

经过上述几个步骤后，拟定问卷的初稿。问卷初稿应尽可能包括所有调查内容，不要漏项。初稿中可能存在很多问题，要反复进行修改、讨论后形成一个问卷雏形。

（六）预调查

将问卷初稿用于小规模的调查，即预调查，以发现问卷中存在的问题，以及在实际应用中可能遇到的问题等，并根据反馈的信息来修改问卷。

（七）确定问卷

将预调查遇到的各种问题和不妥之处进行修改调整后，可对问卷定稿。定稿后的问卷，一经交付印刷或使用，便无更改可能，故应在定稿前尽量完善。

四、问卷内容

虽然实际调查中所用的问卷各不相同，但是一份完整的问卷往往包含以下几个部分：封面信、

填表说明、问题及答案、编码等。

（一）封面信

封面信是指在问卷的首页上附给研究对象的简短说明或调查员的自我介绍。这是用来说明调查单位或调查者的身份、调查目的、内容和意义以及对结果保密的措施等，以消除被调查者的紧张和顾虑，希望研究对象给予真诚合作。封面信的语言应简短、中肯，篇幅不宜长，一两百字为宜。它的内容与作用分别是：

1. **说明调查者身份** 一般附有研究机构和研究者的署名，可使研究对象增加信任感和安全感，较易进行合作。

2. **说明本次调查目的、内容和意义** 通常用一两句话概括、笼统地指出大致的调查目的和内容，使被调查对象了解本次调查的意义，其作用为激励研究对象的责任感，使其乐于合作。

3. **匿名保证** 问卷中可能会涉及一些敏感的问题。为了不使研究对象产生畏惧心理，应在说明书中告诉研究对象，此次调查的结果仅为科学研究之用，没有其他用途，更不会对调查对象的生活和工作产生影响，请研究对象放心。同时很多问卷调查，不需要留研究对象的姓名、单位等信息，使匿名得以保证。在信的结尾处，一定要真诚地感谢被调查者的合作与帮助等。

4. **调查者的联系方式** 说明信的最后可以留下调查者的联系方式，欢迎研究对象对研究者或对调查问题提出意见与评价，这样做可以表明研究者是认真负责和值得信赖的。

下面是一份实际调查问卷的封面信实例：

尊敬的居民：

您好！我们是第五次国家卫生服务调查的调查员。本次调查由国家卫生管理部门统一组织，调查内容经过了国家统计局的批准。国家卫生服务调查的主要目的是要了解居民健康状况和医疗卫生服务利用情况，为国家制定卫生政策，改善居民健康水平提供信息。所有调查内容仅用于统计分析，我们将按照《中华人民共和国统计法》相关条款要求，对您及家人的信息予以保密。希望您能如实回答下面的问题，非常感谢您的支持与配合！

第五次国家卫生服务调查组
年 月 日

总负责人：××
联系电话：×× E-mail：××

（二）填表说明

填表说明的作用是解释问卷中某些指标的含义，并指导研究对象或调查者如何填写。有些问卷将此内容写在说明书中。

填表说明应包括下列内容：

1. **对选择答案时所用符号的规定** 如请您在所选答案后面的"（ ）"中打"√"。

2. **对开放式问题的规定** 如请将您的实际年龄填写在"＿＿＿"中。

3. **对所用代码表格的解释** 例如：某调查中，设有九个编码空格：第1个"（□）"填写调查地点编码；第2、3个"（□）"填行政村编码；第4、5个"（□）"填写村民组的编码；第6、7个"（□）"填写户的编码；最后两个"（□）"填写家庭成员编码。

4. **对访问、自填或邮寄等有关方面的特殊说明** 这些说明不必过多，以免分散研究对象的注意力。

下面是填表说明的实例：

问卷填写说明：

1. 对有备择答案的问题，只需在你选择的答案编号上面划圈。

例如：你最后离开的学校是（1）大学 （2）高中（3）初中 （4）小学

2. 对没有备择答案的问题，在问题下的横线上填写简单数字或文字：

例如：今年你多大？ ＿＿35＿＿ 岁

（三）问题及答案

1. **选择问题类型** 问题的类型按其内容，可以分为四类：

（1）事实型：如年龄、性别、职业等。

（2）行为型：如是否有过某种行为，是否常有某种行为等。

（3）态度情感型：如赞成、不赞成；喜欢、不喜欢；愿意、不愿意等。

（4）原因或理由型：如为什么这样、有这种行为的原因等。

按形式可分为开放性和封闭性两种，其含义、适用范围、优缺点等已在前面述及。研究者可根据自己的研究目的、内容等选择适宜的问题类型。

2. **设计问题** 在设计问题时，除了按照研究

目的设计问题外,还要特别注意以下原则,即"五不问":

（1）可问可不问的问题不问。

（2）复杂或难回答的问题不问。

（3）研究对象不愿回答的问题不问。

（4）需要查阅资料才能回答的问题不问。

（5）通过别的途径能够得到的问题不问。

3. 问题的数目和顺序　问卷中问题的数目不能一概而论,也没有统一的规定。通常以回答者在20min以内完成为宜,最多也不宜超过30min。问题太多,易造成研究对象产生厌倦心理,影响填答的质量和回收率。

问卷中问题排列的顺序也有一定的规则,其目的是便于回答者思考,减少拒答的可能性。这些规则有:

（1）容易回答的问题在前,难回答的问题在后。

（2）问题按一定的逻辑顺序排列,同类问题、有关联的问题放在一起;时间也应按一定顺序排列,或由近至远,或由远至近。

（3）敏感问题排在后面。例如政治观点、个人隐私等方面的问题如果放在前面,回答者可能产生反感,因而拒绝回答其他的问题。

（4）自由回答或开放性的问题放在后面。通常封闭型问题容易回答,放在前面,而需要自由发挥的或开放性的问题放在后面。因为回答这些问题需要思考和组织语言,必然要花较多的时间。

4. 问题的语言　对问卷问题的理解、回答取决于问题的语言,设计时应加以注意。一般有以下的要求:

（1）语言清楚、明白、避免使用专业术语。

（2）问题的提法应肯定和具有客观性,不应带有倾向性或暗示性。

（3）一个问题不要询问两件事,或一个事情的两个方面。如"你是否喜欢打球和唱歌?"这一问题,对于仅喜欢打球,不喜欢唱歌的人,无法回答。

（4）问题的语言要精确、具体。如"你的孩子经常生病吗?",回答者可能回答"经常",或者不知道该怎么回答。因为对"经常"这个词,没有定量规定。如改为"你的孩子在近一年中患了几

次病?"就比上面的问题要容易回答。

5. 问题及答案的编写格式　问卷中问题及答案的编写格式有多种,在此主要介绍常见的7种形式。

（1）二项式:设有2个备选答案,研究对象只能回答其中的1个。

如:你听说过艾滋病吗?

1）没有　2）听说过

（2）多项式:每个问题下面设立了2个以上的备选答案,研究对象只能回答其中的1个。

如:您最早吸烟的种类:

1）旱烟或烟斗　2）无滤嘴香烟　3）有滤嘴香烟　4）手卷烟　5）水烟

（3）矩阵式:这种方式是将两个或两个以上的问题集中起来,用1个矩阵表示。

如:请您对医院的服务进行评价（在每一行选一格打√）

内容	评价		
	满意	一般	不满意
医务人员的服务态度			
医院提供的服务项目			
在医院的候诊时间			

（4）序列式:指所选答案具有程度上的差异并可排序。

如:您对目前的职业满意吗?

1）满意　2）比较满意　3）一般　4）不太满意　5）很不满意

（5）填入式:研究对象直接将数字或文字填入所留的空格。

如:您的年龄:(　)周岁。

（6）自由式:自由式问题在问卷中,是为了对某些不太清楚的问题作探索性调查,或对于较重要的问题进行深入调查。它要求被调查者对所提问题自由地发表自己的看法。

如:您认为您的患者在生育健康服务方面还需要得到哪些服务?

_____

（7）尺度式:是将答案分成两个极端,中间

分为若干距离,要求回答者在其认为适当的地方或程度处进行标记,以示回答。示例见图8-2。

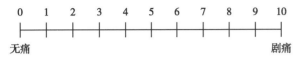

图8-2 疼痛程度的数字等级评分尺

如:将疼痛程度用0~10的数字表示,0表示无痛,10表示剧痛。请您在刻度尺上标出最符合您现在疼痛程度的数值。

(四)编码

1. 编码方式 在一般医学科研所得到的问卷调查资料中,为了将被调查者的回答转换成数字,输入计算机进行后续处理和定量分析,需对回答结果进行编码(coding),即赋予每一个问题及答案一个数字或英文字母作为其代码。

常用的编码方式有两种,即预编码和后编码。预编码是指在设计问卷时,就对回答的种类指定好编码,如:

您的性别:男 □ 女 □ 编码:男=1 女=2

预编码适用于封闭型问题,而对开放型问题无法进行先编码。后编码是在问卷回收后,每发现一种回答,便指定一种编码,这种方法费时、费力。

2. 编码原则

(1)编码必须单一:每个编码只代表1种特殊的回答,不可重复代表不同的回答。

(2)编码必须包容各种情况:每种回答应有自己的编码,并且是唯一的编码。例如:小学=1;初中=2;高中=3

(3)编码必须简单,符合逻辑:有些问题,本身即为数字,编码可取其本身。

例如:你的年龄是____周岁,如果回答是62岁,则编码为62。

(4)对无回答的编码:无回答或拒绝回答,本身就是一种答案,应给予它特殊的编码,不应出现空格。一般常用9.99或999来表示。

例如:您的年龄?如果拒答则编码为999。

3. 编码表格 在问卷设计时要考虑到编码问题,只需在问卷上留出一些编码表格。一般将表格留在问卷旁边的空白处。其注意点有:

(1)编码格应设置在相应问题的右边,并对齐,便于调查者操作。

(2)预留编码格数应考虑问题回答可能出现的数字或最多的分类数。如家庭人口数,只需留两格,最多也不会超过99人。

4. 编码表 将答案与相应的编码值排列成一份字典似的对照表,就是编码表,又称编码薄。它是编码工作的工具。

例如,性别编码:同所在标准答案前的括号。性别为女(2),则编码为2。

年龄编码:编码同所填周岁数。如年龄为25周岁则编码为25。

五、问卷设计中常见错误及影响问卷调查结果的因素

一份问卷从开始构思、拟定初稿、到定稿、使用、分析结果等各个阶段都可能出现偏差,而每种偏差的出现都可能导致研究结果的失真。在此,重点讨论问卷设计过程中常出现的错误。

(一)设计问题时出现的差错

问卷中的问题是根据研究目的设计的。有时考虑不周,遗漏了必须了解的问题,或者将问题弄错,都可导致所收集的资料不全或无法利用。避免这种差错的方法是从多学科、多方面加以考虑讨论,尽可能使问题周全。

(二)选择问卷类型与形式时出现的差错

每项研究,采用何种问卷类型,选择什么样的问题形式,都与研究的性质、目的和范围有关。探索性研究宜采用开放式问卷,以便发掘出更多的新问题和新信息。而对于特定目的的调查,则宜使用封闭式问卷。问卷的形式也能给研究对象以心理影响,采用形式不当,就有可能使应答者不说真话,甚至说假话。问题或备选答案的用词不当,也会影响资料的真实性与完整性。

概括起来,影响问卷调查结果的主要因素有:①回答者对所调查内容的认识与态度;②回答者对调查者的印象与态度;③回答者对所调查内容的兴趣;④回答者的智力、学识水平;⑤回答者对问卷中问题的理解和熟悉程度。

六、问卷调查的优缺点

(一)优点

1. 调查范围广,花费时间短,适用性强。

2. 适用于不便于面对面交谈问题的调查。

3. 不受样本大小限制。

4. 实施方便灵活,可以由调查对象自己填写、调查员访问,邮寄信件或电子邮件调查,也可以电话调查或网上在线调查等。

5. 便于调查对象思考,自由表述意见。

6. 可控制调查项目及内容。

7. 资料便于统计分析。

（二）缺点

1. 只能在一定范围内取得资料,弹性较小。

2. 单纯使用问卷调查,调查内容的深度常常不够,有一定的局限性。

3. 问卷的信度较低,质量难以保证。

4. 自填式问卷调查、网上在线调查等不适宜于文化程度较低的人使用。

5. 一旦设计有错,很难更正。

（刘　珏）

第二节　访谈技术

在医学科研中,有很多研究类型都需要使用访谈技术。访谈技术是一种很重要的研究资料收集方法,访谈技术使用的好坏,有时能够决定研究的成败。

一、概念、类型与原则

（一）概念

访谈技术（interview method）是指访谈员为了获得准确可靠的研究资料,按照访谈提纲或问卷,通过个别面谈或集体交谈的方式,引导调查对象说出研究所需要信息的技巧和策略。

访谈技术适用范围很广:既能用于定性研究,又能用于定量研究;既可以了解客观现实问题,又可挖掘人的动机、感情、价值等主观问题;既可以了解现实资料,又可以追溯较长时间的历史事件;既可验证假设或理论,又可提出假设和理论;既能收集到语言提供的信息,又能获得大量非语言资料;既适用于读写能力强的对象,也适用于读写能力很差的对象。但由于是访谈员与访谈对象间的双方互动过程,它不适用于一些尖锐性、敏感性、隐私问题的研究。同时与其他技术相比,访谈技术所需人力较多,费用较高,这限制了访谈的规模。

（二）类型

1. 结构式访谈　又称为标准化访谈、问卷访谈,它的最大特点是整个访谈过程是严格控制和标准化的。访谈对象是按照统一的标准与方法选取,通常采用概率抽样。访谈中,访谈员对访谈对象提出的问题都必须严格按照统一问卷上问题的顺序和方式,根据访谈指南的统一口径对访谈对象的疑问做出解释,同时对访谈对象回答的记录也是完全统一的。

2. 半结构式访谈　半结构化访谈指按照一个粗线条式的访谈提纲而进行的非正式的访谈。该方法对访谈对象的条件、所要询问的问题等只有一个粗略的基本要求。访谈者可以根据访谈时的实际情况灵活地做出必要的调整,至于提问的方式和顺序、访谈对象回答的方式、访谈记录的方式和访谈的时间、地点等没有具体的要求,由访谈者根据情况灵活处理。

3. 非结构式访谈　又称为非标准化访谈、深度访谈、自由访谈和开放式访谈,是一种半控制或无控制的访谈。与结构式访谈相反,它事先没有统一的问卷、提问的标准顺序,而只是一个大致范围或一个题目细化后的问题大纲,由访谈员与访谈对象在这一范围就问题大纲自由交谈,而具体问题可在访谈过程中边谈边形成边提出。

（三）原则

1. 访谈员应取得访谈对象的理解与信任,得到他们的真诚合作。

2. 访谈员应对自己的工作有所了解,明确研究目的和主题。

3. 访谈员应采取公正、中立的立场,不能让被访者有压抑感,委屈感和不受尊重感等。

4. 获取访谈的知情同意,告知被访对象访谈目的、主题和权益,特别是如果需要录音,那么事先要征得对方同意。

5. 保护被访者的名誉和利益,特别对于涉及个人隐私、家庭关系、同事纠纷等问题更应严守秘密,不失信用。

6. 访谈时紧扣主题,抓住要点按计划进行,防止谈话偏离访谈提纲。

7. 每次访问,尽量一次完成。临近结束时,再次检查访谈提纲,以防遗漏重大问题。

8. 访谈员应掌握恰当的记录技术,保证资料的准确性。

9. 访谈结束时,真诚感谢对方的配合。

二、访谈员的素质要求

访谈的实质其实是一个访谈员与访谈对象互动的过程,这一过程是通过人与人之间面对面交谈来实现的。一方面访谈员能相对控制访谈环境,收集到访谈对象的非文字性资料和背景资料,而且能对对方所回答的内容继续追问,从而收集到有深度、有广度、更有价值的靠别的方法难以收集到的资料;另一方面,访谈技术虽然更能发挥访谈员的主动性、创造性,但是访谈员的价值观、社会经验、思想方式、访谈技巧等都会影响访谈对象回答的积极性,同时使获得的资料带有较强的个人色彩。

因而,访谈技术对访谈员的素质有一定的要求,主要包括:

1. **专业知识** 访谈员必须熟悉自己的专业,明确访谈的目的、内容,对被访者提出的疑问能够及时给予合理的解释。

2. **语言表达能力** 访谈员应具有较好的语言表达能力,善于将访谈目的和要求向被访者叙述清楚,解释明白。

3. **人际交往能力** 访谈工作是访谈员向陌生人获取信息的过程。访谈员必须善于在短时间内同陌生人迅速建立起相互信任、理解的关系,取得对方的信任。

4. **记忆能力** 在访谈时,有时为了不影响访谈气氛,常常当场不作记录。访问结束后,访谈员靠回忆将谈话内容加以整理,因此要求访谈员具有良好的记忆能力。

5. **分析判断能力** 对被访者回答问题过程中的表现及内容能准确判断,辨别真伪,确定取舍。

6. **身体素质** 访谈工作是一项艰苦的工作,要求访谈员有较好的身体素质,以保证有精力、体力去完成工作。

三、访谈前的准备工作

1. **准备好问卷或访谈提纲** 当使用结构式

访谈调查时,由访谈员叙述或提出问题,被访者回答问题,然后由访谈员将答案填入问卷之中。调查时,应事前准备好问卷。当使用非结构型问卷调查时,事前应将谈话的目的作出规定,并设计出谈话的方式、顺序。如果是进行结构式访谈,访谈员应事前设计出访问提纲,在访谈过程中围绕访谈提纲自由交谈。

2. **事先告知被访者** 为了减轻被访者的思想负担,应尽量事先向被访者打招呼,告诉他们本次访谈的目的、内容和意义,还要特别告知访谈资料匿名,并能对谈话内容保密等,以打消被访者的疑虑。如果需要录音,也需要征得被访者的同意,方能进行。

3. **了解被访者的一般情况** 了解被调查者的一般情况,如年龄、性别、职业、经历等,对缩小与被访者之间的距离很有好处,并能以此选择合适的访谈者及谈话方式。

在选择访谈员时,应根据不同的访谈目的考虑访谈员与被访者的性别与年龄问题。访谈内容涉及家庭、性关系等,最好选择与被访者同性别的访谈员,以便能更真实地获取访谈资料。对于老年或女性被访者,也应尽量选择年龄相近或同性别的访谈员,便于沟通。

一般的做法是将不同年龄、性别的调查员混合编组,以便能够使不同的被访者都很快熟悉起来。

4. **准备好访谈工具与物品** 访谈前,应准备好下列物品:①调查员本人的身份证和介绍信;②访谈的知情同意书,用以说明访谈的目的、主题和受访者的权益保护;③受访者名单及简历;④笔、笔记本、访谈项目表、访谈提纲或问卷;⑤照相机、录音机、摄像机之类的器材;⑥小纪念品,作为配合访谈的感谢之用。

四、访谈技巧

1. 谈话技巧

(1)开场白一定要说好。要简明扼要、意图明确、重点突出。要告诉被访者你是什么人,你想干什么,为什么要进行这次访谈。目的就是解除被访者的戒心和疑虑。

(2)访谈主题和所提问题要明确一个好的开场后,紧接着就要用简单清楚的语言告诉被访者你所要了解的问题。对每个所提问题都应简单明了,尽量少用或不用专业术语,使用的语言要适合于被访者,特别是对文化程度较低的被访者,更应使用通俗易懂的语言。不要将所有的问题一次提出来,要先提出容易回答、不需要思考的一些问题,等到被访者进入谈话状态后再提出一些复杂的、敏感的或需要思考的问题。在这个过程中尽可能地调动被访者回答问题的兴趣,建立轻松、融洽的谈话气氛。

（3）控制话题,掌握插话和提问时机。访谈是一门艺术。在访谈过程中,访谈员应能够熟练地控制谈话内容。对于那些喜欢言语,爱唠叨的被访者,应根据需要用适当的语言及时控制其谈话思路,对于偏离主题的谈话要及时将其引导到主题上来。对不爱表达的受访者,要有耐心地询问。当感觉到被访者对所提的问题不理解或不清楚时,要通过重复问题来帮助他们理解。当访谈者自己对被访者的回答有疑问时,也应该及时地应用复述或追问的方式来确认或澄清。可以通过适时的插话和提问来巧妙地掌握和控制访谈进程。在被访者叙述的过程中,除了十分重要的细节外,一般不要提问,不要过多插话,以免打断访者的思路。

（4）针对不同的场合、对象使用不同的谈话方式。对于老年人,说话声音应大些,速度应缓慢些。有些被访者不愿意用语言表达,可使用一些图片、卡片让其选择,以示回答。

（5）选择访谈地点。访谈时,应尽量选择安静的地方,无关者不要在场,这样可集中被访者的注意力,使回答不受影响。

2. 谈话态度　访谈者在访谈中,应采取自然、亲切的态度去接近被访者。尊重被访者的观念和习惯,对其忌讳的事情不要冒犯,要举止大方,彬彬有礼,要表现出礼貌、虚心、诚恳、耐心的表情。社会学家建议,访谈者在访问时要扮演"一般人可接受的无知（socially acceptable incompetent）"这样的角色。访谈者应该让自己看起来不太知情,这样更容易激发被访者有交谈的愿望。

3. 访谈中的非语言交流　非语言交流是指在人际交往过程中,人们通过目光、表情、姿态等非语言形式发出信息,表达感情。在访谈中,适当地应用这些非语言形式往往能达到较好的访谈效果。如点头、微笑与被访者目光接触等都可以鼓励被访者继续说下去。听被访者回答时,一定要专心,不能够表现出心神不定或出现接听电话等行为,以免影响被访者谈话的情绪。在访谈结束时,一定要热情地向被访者表示感谢,同时给出事先准备好的小礼品以示感谢。

（冯占春）

第三节　社会特征测量技术

一、概念

（一）测量的概念

在社会研究中,一项重要的工作就是对被研究现象或事物进行测量,测量是对现象或事物进行研究的必要手段。测量是指根据一定的原理和方法确定现象或事物的数量和性质。从这个意义上说,社会研究的过程就是社会测量的过程。

社会测量（sociometry）这一概念最早由美国学者史蒂文斯（Stevens SS）提出,并被广泛采用。社会测量是指按照一定的规矩,用数字和符号来表示某种事物或者某一社会现象的属性和特征。测量的主要作用在于确定一个特定分析单位的特定属性的类别或水平,既能对该属性做定性的说明,也能做定量的说明,从而做出准确的分类和比较。

社会特征测量是医学科学研究活动中的重要组成部分。如在研究吸烟与肺癌关系的研究过程中,研究者需要对选定研究对象的社会属性和社会特性进行详细的描述,详细描述患者的吸烟频率、吸烟强度等,排除患者个人因素后通过一定的统计学方法研究吸烟与肺癌之间的关系。

（二）测量的要素及特点

从测量的概念上来看,测量主要包括三个要素:测量内容、数字或符号、测量规则。

1. 测量内容（测量客体）,即调查对象的属性或特征,它们可以用变量来表示。

2. 数字或符号,用以表示各个调查对象在属性上、特征上的数量差异或类别差异,是表示测量结构的工具。

3. 测量规则,是把数字符号分派给调查对象的统一标准,是一种索引或操作方法。测量中较困难的是确定规则,规则必须具备完备性和互斥性。

与自然科学相比,社会测量的特点包括:自然科学测量的对象是有形物质的自然属性,社会测量的对象不仅涉及人的自然属性,如年龄、性别等,更多地涉及人的社会属性,如意识、行为、态度等;自然现象的测量工具大多是标准化的仪器,信度、效度相对较高,测量的误差易于求得,社会测量工具的外在形式是问卷题目或量表,信度和效度相对较低,测量误差较难掌握。与此同时,在社会测量中,被测量客体中不仅存在多种测量内容的相互作用,还存在测量主体对测量客体的影响。因此,社会测量中存在"测不准原理"。

二、社会特征测量的层次

由于社会调查研究中所涉及的现象具有各种不同的性质和特征,因而,对他们的测量也就具有不同的层次和标准。社会学家史蒂文斯于1951年创立测量层次分类法,分为定类尺度、定序尺度、定距尺度和定比尺度。不同层次的测量方法所对应的测量对象则分别称作:定类变量、定序变量、定距变量和定比变量。

(一)定类测量

定类测量(nominal measures),也称类别测量或名义测量,是测量层次中最低的一种,它实质上是一种分类体系。定类测量是将调查对象的不同属性或特征标以不同的名称或符号,以确定其类别。定类测量的结果也可以用数字表示,但是这些数字只是识别的标志,是编码,并不反映这些事物自身的数量状况。定类测量的数学特征主要是等于(=)或不等于(≠)、属于或不属于。

(二)定序测量

定序测量(ordinal measures),也称等级测量或顺序测量,是对测量对象的等级或顺序的鉴别。其结果可以将调研对象按照某种逻辑顺序排列出高低或者大小,确定其等级及次序。它不仅能区别调查对象的类别,而且能衡量其大小、高低、先后、强弱等顺序上的差异,其数学特征比定类测量高一个层次,可用">""<"来表示。

(三)定距测量

定距测量(interval measures),也称等距测量或区间测量,不仅能区分类别和等级,而且能以等距的测量单位衡量不同类别或不同等级间的差距。定距测量没有绝对的零点,因此这一测量类型得出的数据只能做加减,而不能做乘除等运算。

(四)定比测量

定比测量(ratio measures),也称比例测量或等比测量,是测量对象之间的比例或者比率关系的测量。除有前三种测量的功能外,它还有一个具有实际意义的零点,这是定距测量和定比测量的唯一区别。

四种测量层次的数学特征总结如表 8-1 所示。

表 8-1 四种测量层次的数学特征

数学特征	定类测量	定序测量	定距测量	定比测量
类别区分(=, ≠)	√	√	√	√
次序区分(>, <)		√	√	√
距离区分(加减)			√	√
比例区分(乘除)				√

需要特殊说明的是,由于数据分析目的不同,同一种指标可以用不同的测量层次描述。以测量甲、乙二人生命为例,四种不同测量层次的效果比较如表 8-2 所示。

表 8-2 四种测量层次的效果比较及示例

测量层次	测量结果	计算方法	信息数量	其他层次信息
定类测量	甲乙有生命	无	甲乙有生命	职业类型、婚姻状况、性别
定序测量	甲为中年人 乙为青年人	无	甲乙有生命 甲比乙年长	学历、职称、职务

续表

测量层次	测量结果	计算方法	信息数量	其他层次信息
定距测量	甲 1953 年生 乙 1983 年生	加、减	甲乙有生命 甲比乙年长 甲比乙大 30 岁	出生日期、身高、体重、血压、血糖
定比测量	甲 60 岁 乙 30 岁	加、减、乘、除	甲乙有生命 甲比乙年长 甲比乙大 30 岁 甲的年龄是乙的 2 倍	经济收入、日均吸烟量、$PM_{2.5}$ 指数

三、社会特征测量的指标

（一）社会指标、调查指标的概念

社会指标是衡量、监测社会状况和社会发展的统计指标，由美国社会学家雷蒙德·鲍威尔（Raymond Bauer）提出。社会指标体系是通过系统研究而制定出来的一系列系统指标。它们不仅能对宏观社会现象做出描述、评价和预测，而且能为社会调查提供指导。

调查指标是在具体调查中使用的数量指标和分类指标，它主要用于衡量某一变量（或具体现象）。调查指标可以从现有的社会指标体系中选择，也可以根据研究来具体制定。

社会指标与调查指标之间的区别与联系如表 8-3 所示。

表 8-3 社会指标与调查指标之间的区别与联系

关系	社会指标	调查指标
区别	1. 通过系统研究而制定，测量的标准化程度较高； 2. 主要用于衡量、监测客观现象，而且主要指数量指标。	1. 研究人员在某项调查中选择和制定的，标准化和精确性程度较低； 2. 主要用于对具体现象的衡量，不仅包括衡量数量差异的指标，也包括衡量性质差异的分类指标。
联系	1. 都用于衡量社会现象； 2. 社会指标是通过调查指标而发展、完善的，反过来，它又可作为制定调查指标的依据和指南； 3. 可以从现有的社会指标体系中选择某些指标作为调查指标。	

（二）操作化

在科学研究中必须使用变量语言来描述和说明具体现象，变量是可观测的，它能反映现象或事物在规模程度、性质、种类上的具体差异。操作化是将抽象的概念转换或演绎成为可观测的具体指标的过程，是依据抽象定义所界定概念的内涵与外延提出一些可观测的调查指标或调查项目来说明如何度量一个概念。

如人口增长是一个抽象的概念，对人口增长的操作定义是：

人口增长 =（出生人口 – 死亡人口）+（迁入人口 – 迁出人口）

操作化具有重要作用：

1. 可以使抽象概念与经验现象联系起来，从而使经验研究成为可能。

2. 有助于对现象进行精确、客观的描述和比较，如比较不同人的智力水平。

3. 有助于对调查研究结论进行客观检验。

操作化主要包括两方面的工作，一是界定概念，二是选择指标。对于一个概念可以用不同的指标来衡量，但其中有的指标反映程度较差且不易操作，这就需要在多种指标中进行选择。不同研究者对同一概念的操作定义有所不同，因此会选择不同的指标。

在操作化之后需进行测量。测量不是分别描述一个个具体指标测量的结果，而是通过对一个个指标的测量来说明与指标对应的、比较抽象的概念。因此，测量结束后还要对指标进行归纳和

综合。

（三）量表

广义地说，在量化研究中所有用来收集资料的工具都是量表，量表也分为主观量表和客观量表。在社会测量或调查研究中所涉及的量表主要是用来测量人们的主观状态，包括态度、意见、价值观念等，因此又称为态度量表，它能够反映被测试者主观看法的一套有关联的叙述语句或问题，主要用于社会心理学的研究。对主观状态程度的测量有总加量表、累积量表和语义差异量表。

1. 总加量表 总价量表也称为李克特量表，根据被测试者在一组语句上测得分数相加之后，反映他们在这个量表上所测量出来的态度强弱。李克特在原单向的总加量表的基础上，加入了反向语句，回答的类别也由两个（同意、不同意）增加到了五个（非常同意、同意、不确定、不同意、非常不同意），李克特量表的回答类型也可以是两个、三个、六个或七个。

2. 累积量表 累积量表也称为戈特曼量表，是一个单维量表，在其语句结构中含有非常严格的由强变弱或由弱变强的逻辑关系。累积量表与总加量表的区别包括：首先，总加量表的回答类型没有限制，而累积量表的回答类型只有两个；第二，累积量表比总加量表的语句结构更具有严密的逻辑关系；第三，累积量表的语句是单向的，而总加量表的语句可以是单向也可以是双向的，尤其是李克特量表的语句只能是双向的。此外，从量表的制作方法来说，总加量表是"事前量表"，需要经过试验性测试确定正式量表，测试结果一般不影响量表是否能够成立。而累积量表不需要经过试验性测试，设计完毕后即可以直接用于正式测试，然后根据测试结果决定量表能否成立或者测试是否成功，是"事后量表"。

3. 语义差异量表 语义差异量表是由若干对意义相反的形容词组成，一对意义相反的形容词之间可以分为七个等级，分别用1、2、3、4、5、6、7或这用 +3、+2、+1、0、−1、−2、−3 表示，被测试者只要在其中认为合适的地方打勾即可，测试结果能反映人们对某种现象的评价。

（四）常见社会指标

社会发展指标体系（PLQI）是由总部设在巴黎的经济合作与发展组织建立的指标体系，得到了普遍的应用。该体系包括15个领域33个指标：具体情况如表8-4所示。

表 8-4 经济合作与发展组织的社会指标体系

序号	共同关切问题	指标
1	寿命	（1）在出生及 1、20、40 和 60 岁时的平均期望寿命 （X 岁的平均期望寿命 $=Lw/Lx$，Lw 指生命表中年龄从 $X+1$ 岁开始，把以后逐年一直到生命表终极的生存人数，Lx 指年龄 X 岁的生存人数） （2）出生前后的死亡率（死亡率 = 年死亡人数 / 年平均人数 ×1 000‰）
2	生活健康情况	（1）短期失去工作能力（根据工作能力限制的天数计算每人每年不参加工作的天数） （2）长期失去工作能力（根据失去工作能力计算的人口百分数）
3	教育设施的利用	（1）正常教育经历（上学年数） （2）成人教育（每年成人受教育的百分数）
4	文化程度	（1）扫盲率（实际扫盲人口的百分数）
5	就业机会	（1）失业率（未就业劳动力百分数） （2）非自愿的部分时间工作（部分时间工作者寻求全日就业人数的百分数） （3）受阻劳动力（适于就业者，由于认为无就业希望而不寻求就业的人数之百分数）
6	工作生活质量	（1）平均工作时间 （2）上班路程所需时间 （3）每年带薪假日 （4）典型的工作班次（各种班次的百分数，如白班、夜班或节假日上班等） （5）收入分配（雇员在受雇单位所得收入的份额） （6）职业性伤害或致命事故（每十万人） （7）工作环境的公害（在高温、低温、高噪音和多灰尘条件下工作的工人数）

续表

序号	共同关切问题	指标
7	时间利用	（1）闲暇时间（每周平均小时数） （2）业余时间（经常参加所选择的各类业余活动者的百分数）
8	收入	（1）收入分配（不同收入水平的居民数比重） （2）低收入（最低收入居民户的收入在分配总额中的比例） （3）物质贫困（低于中位数水平收入的居民数比重）
9	财富	（1）财富分配（分位户组所得国民收入份额）
10	住房条件	（1）室内居住面积 （2）可使用室外面积（享有这种条件的城市人口百分数） （3）基本享受（独户享有抽水马桶、自来水、固定盆浴和室内厨房等的住户人口百分数）
11	服务设施	（1）几种选定的服务设施的使用（在一定时间内使用某种服务设施的人口百分数）
12	环境公害	（1）受空气中污染物之害（人口百分数） （2）受噪音污染之害（人口百分数）
13	社会现象	（1）自杀率（每十万人中的自杀人数）
14	危险事故	（1）致命伤害（每十万人中意外死亡人数） （2）严重伤害（人口百分数）
15	受到威胁	（1）担心人身安全（夜间害怕单独在住家附近走动的人口百分数）

世界卫生组织于 1996 年公布的健康城市标准与评价指标体系中，将体系界定为"直接地或间接地衡量质量、数量及时间特性的变量，反映健康及与健康有关的状况，并且评价其进展，还为修改规划提供根据"，包含 12 个维度，见表 8-5。

表 8-5 世界卫生组织健康城市评价指标体系（举例说明）

序号	维度	指标
1	人群健康	（1）生活满意度平均分 （2）出生期望寿命（男性、女性） （3）年均住院率
2	城市基础设施	（1）自来水覆盖面积 （2）每千米公共道路上交通指标牌数 （3）居民区面积占整个城市规划面积的百分数
3	环境质量	（1）大气中氮氧化物浓度的年度中位数（$\mu g/m^3$） （2）方圆 3km，植物平均覆盖面积的标化值
4	家居与生活环境	（1）每天能直接日晒 5h 或以上的寓所百分率 （2）人均住房面积 （3）人均城市公园面积
5	社区作用及行动	（1）人均公共运动设施数 （2）人均娱乐场所面积 （3）公共环境卫生信息系统的公众知晓率

续表

序号	维度	指标
6	生活方式及预防 行为	（1）现有抽烟人数占总人口的百分数 （2）每周喝酒超过 14 次的人口百分数 （3）每周锻炼 15min 或更多的人口百分数 （4）儿童健康检查的参与率 （5）六岁以上儿童全程免疫接种率
7	保健、福利以及环境 卫生服务	（1）具有家庭医生的家庭百分数 （2）人均医生数 （3）人均医院床位数 （4）距离医疗设施 500m 或以内的寓所百分数
8	教育及授权	（1）平均每一所小学的学生数 （2）义务教育结束后不再上学的学生百分数 （3）经年龄校正的受教育年限的男女比率
9	就业及产业	（1）失业率 （2）第一产业的劳工注册者占总劳工数的百分数 （3）常住人口人均零售商店数
10	收入及家庭生活 支出	（1）年家庭年收入 （2）每一位纳税人年度纳税数量 （3）教育支出占家庭总支出的百分数 （4）在国家贫困线以下家庭的百分数
11	地方经济	（1）当地税收与当地政府总收入比例 （2）当地用于健康服务的支出比例 （3）批发业、零售业、饮服业工作人数的增长率
12	人口学统计	（1）人口增长率 （2）人口的年龄结构 （3）出生率 （4）每年流动人口数

四、社会特征测量的信度及效度

（一）测量信度

1. 信度的概念　测量的信度（reliability）是指测量的可靠性，即测量工具能够稳定、一致地反映事物属性的程度。即对同一或相似主体重复调查或测验，所得结果相一致的程度。

2. 信度系数　指在所测对象实得分数的差异中有多大的比例是由测量对象本身的差别决定的。信度系数越高表明测量的一致性程度越高，测量的误差越少。信度系数一般用相关系数（r）来表示。对信度系数的要求没有统一的标准，一般来说 $r \geq 0.80$ 就可认为该测量是达到了足够的信度。

3. 信度系数的类型　一般而言，测量中误差变异的来源有所不同，所以不同层次的信度代表不同的含义，信度主要有以下三个类型：

（1）再测信度（test-retest reliability）：是指根据受测者同一测验的两次测验的分数，计算其相关系数。

（2）复本信度（alternate form reliability）：是指受测者接受同一项目的不同测量工具调查，根据受测者接受两种测验的得分计算相关系数。

（3）折半信度（split-half reliability）：是指一种测验只能实施一次的时候，采用折半法来估计测验的信度。

所有信度系数的计算均涉及较为复杂的统计学公式，这里不再赘述，请感兴趣的读者参阅相关统计学书籍。

（二）测量效度

1. 效度的概念 测量的效度（validity）是指测量的有效性，即测量工具能真实、准确、客观地度量事物属性的程度。效度越高表示测量结果越能显示出所要测量对象的真正特征，效度是任何科学的测量工具所必须具备的条件。

2. 效度的主要类型 效度是一个多层次的概念，它是相对于特定的研究目的和研究侧面而言的，可以从三个角度去看，也可分为三种效度类型：

（1）内容效度（content validity）：是指测试内容与选题是否相符，也即测量所选题目是否符合测量目的和要求。如图 8-3 所示，测量工具 X_1 对变量 X 是有效的。

（2）准则效度（criterion validity）：也可称为校标效度或实证效度，是指用几种不同的测量方式或不同指标对同一变量进行测量时，将其中的一种方式或指标作为准则，其他的方式或指标与之对比，如果具有相同的效果，则其他的方式与指标就具有准则效度。如图 8-3 所示，已知测量工具 X_1 对变量 X 是有效的，测量工具 X_2 与 X_1 之间有关系，现在用测量工具 X_2 对变量 X 进行测量并将测量结果与测量工具 X_1 的结果进行比较，若测量结果相同或相近，则测量工具 X_2 就有准则效度。

（3）建构效度（construct validity）：是通过对某些理论概念或特征的测量结果的考察，来验证该测量对理论建构的衡量程度。如图 8-3 所示，自变量 X 与因变量 Y 之间存在因果关系，用变量 X 的指标 X_1 与变量 Y 的指标 Y_1 对 X 和 Y 的关系进行测量，因果关系成立，那么现在用 X_2 与 Y_1 进行复测，若所得结果相同，则称指标 X_2 具有建构效度。

3. 三种效度类型的区别与联系 效度测定的三种类型从逻辑上看可视为一个积累的过程，从内容效度到准则效度，再到建构效度，效度测定后面的每一类型不仅包括前面所有类型的成分，也具有某些新的特征。内容效度只需要对单一概念的单一测量工具，准则效度则需要一个概念的两个以上的测量法，而建构效度则需要两个甚至以上的相关概念以及两种或两种以上的测量工具。由于这一原因，建构效度常被认为是最强有力的效度测定程序，也即建构效度 > 准则效度 > 内容效度。图 8-3 表示三种效度类型的比较。

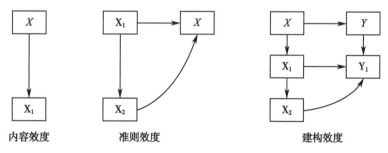

图 8-3 三种效度类型比较

图中，X 和 Y 表示变量，X_1、X_2、Y_1 表示测量工具。

（三）信度与效度影响因素之间的关系

1. 影响信度的因素

（1）样本特征：样本群体异质性的影响，平均能力水平的影响。

（2）测量长度：一般来说，在一个测试中增加同质的题目可以使信度提高。

（3）测验难度：理论上只有测验难度为 50% 时才能使测验分数分布范围大，求得的信度也最高。

（4）时间间隔：只对重测信度和不同测量时的复本信度有影响。

2. 影响效度的因素 除了影响信度的因素外，还有以下三个因素：

（1）测验本身：包括项目的质量和数量。

（2）测验的实施：在实施时不遵照指导语、作弊、环境太差、评分指标不客观、计分错误等都会影响其效度。

（3）被试者：包括其身心状态即被试样本的

特点,越一致其测验效度越高。

3. 信度与效度的关系 信度和效度是一种测量工具具有科学价值的重要保证。测量工具要有效度就必须有信度,没有信度就没有效度,但是有了信度不一定有效度;信度低,效度不可能高,因为如果测量的数据不准确,也并不能说明所研究的对象,所以不可能存在唯有效度而没有信度的情况。信度对于效度是必要条件,但不是充分条件,信度高不能够保证效度高,但效度高,信度必定也高。信度是为效度服务的,信度是效度的基础,效度是信度的目的,效度不能脱离信度单独存在。二者的具体关系体现在:信度低,效度不可能高;信度高,效度不一定高;效度低,信度很可能高;效度高,则信度必然高。

(冯占春)

第四节 移动互联网调查技术

随着互联网科技的发展,智能手机等移动终端设备的不断升级和普及,为众多领域带来了新的发展契机。调查研究领域的发展,不仅表现在学科、方法和理论方面,基于移动互联网新技术的调查工具的开发,也为调查研究领域带来了巨大变化,主要表现在从固定的调查方式向移动式调查的转变与发展,并且在数据收集、访谈员、受访者等多方面都明显地表现出这种具有移动特性的发展趋势,为调查者进行调查研究提供了新方法。

一、基本概念

(一)移动互联网

移动互联网指利用移动通信设备无线接入的互联网,是移动数据通信与互联网结合的产物。它区别于传统互联网的突出特征即是可移动性。根据中国互联网络信息中心 2014 年 8 月发布的《中国移动互联网调查研究报告》中的描述,按照上网设备的不同,移动互联网可分为广义和狭义两种。广义的移动互联网是指用户使用手机、上网本、笔记本等移动终端,通过移动网络获取移动通信网络服务和互联网服务;狭义的移动互联网是指用户使用手机终端,通过移动网络浏览互联网络和手机网站,获取多媒体、定制信息等其他数据服务和信息服务。本节所述的"移动互联网"采用狭义定义。

(二)智能手机

智能手机是指具有独立操作系统,可以由用户自行安装软件、游戏等第三方应用程序的手机。目前主流的操作系统包括:iOS 和 Android。部分手机,比如 MTK 平台的手机,虽然可以支持安装 Java 版本的程序,但由于其功能简单,应用程序扩展性较差,并不属于智能手机。

(三)互联网应用与服务

互联网应用(application, APP)与服务是指可以在手机终端运行的软件,也叫手机应用程序。类似电脑上的软件,安装在手机桌面后,点击桌面的图标即可进入软件查看内容,不需要登录浏览器访问网址等复杂步骤。

(四)移动互联网调查

移动互联网调查是指调查者通过手机等移动终端,借助移动通信技术,基于网页或应用程序进行问卷开发,并通过手机、平板电脑或其他手执移动终端设备发放与回收问卷,最终从自愿参加调查的样本中收集信息的过程。

该过程的实现需要满足两个条件:第一,必须使用手机、平板电脑等移动终端设备;第二,必须接入移动互联网络。随着智能手机的普及,本节将移动互联网调查终端限定为智能手机。

二、移动互联网调查的方式

作为一种新兴的调查方法和技术,对移动互联网调查的分类、实现形式等尚未形成一致的看法和观点。移动互联网调查的实现方式与传统的网络调查有相似之处,即依托互联网,超越时空,具有及时性、范围广、反馈快等特点,但基于移动网络的特性又有所区别。传统基于计算机客户端的调查,虽然会使用 QQ 等聊天软件进行在线讨论访谈,但是更多的是选择网页调查的形式,通过浏览器接入互联网,进行各种形式的网页调查。以智能手机为代表的移动互联网调查,其方式具有移动性、社交化、用户可使用碎片化时间完成等特点,因此,主要通过以下三种形式来实现。

(一)电子邮件调查

电子邮件调查指将调查问卷作为附件或邮件

内容通过电子邮件发送给被调查者的一种调查方法。问卷数据的回收一般也采用电子邮件形式完成，另外也可将调查问卷的链接通过电子邮件发送给被调查者，被调查者点击链接后直接进入问卷页面填答，可实现数据的自动采集。

以智能手机为代表的各类移动终端设备一般会内置电子邮箱绑定功能，即使无此功能，用户仍然可以通过浏览器连接互联网后登录邮箱，因此，电子邮件调查不仅是传统网络调查形式，在移动互联网环境下同样可以使用。

电子邮件调查存在以下特点：①受限于电子邮件地址的获取。因此，该方法适用于针对固定人群的调查，这类人群往往容易获得较为完整的电子邮件列表。②由于邮件设置的问题，一些调查邮件可能会被视为垃圾邮件而直接转入垃圾邮箱，从而影响调查的开展。③由于网络病毒的盛行，被调查者通常不会接受和打开以附件形式发送的调查问卷。

由于通过移动终端的电子邮件调查与面向计算机的传统网络调查无本质差别，且中国互联网络信息中心的调查数据显示，2018年手机网民使用手机邮件功能的比率仅为32.6%，使用率较低。因此，其并不是移动互联网调查的优先调查方式。

（二）网页调查

网页调查是指问卷以网页作为载体的网上调查形式。截至目前，搜索和网站浏览依然是手机浏览器的主要功能。

在移动互联网环境下，通过网页调查可以实现数据收集功能，但调查页面需要经过专业的开发，以适应移动终端设备。

以计算机为终端的网页调查往往能够利用多媒体技术的优势，调查问卷可包含图片、动画、声音、视频等多种形式，以提高调查的参与性。然而与传统网络调查不同，由于流量及通讯费用的限制，这种多媒体调查并不适用于移动终端，使这种方法在应用过程中受到了一定的限制。

（三）APP 软件调查

APP 软件调查是指利用打开事先安装在智能终端上的软件，进行问卷填写，并将问卷数据提交的一种方式。

可以用作移动网络调查载体的 APP 软件首先在内容产生上要具有开放性，即调查平台至少

能够让调查设计者将问卷嵌入 APP，或通过平台将问卷发送给被调查者。因此，对于一般的调查设计者来说，一些具有社交属性的 APP，如微信、微博、手机社交软件等可用作调查平台。另外，越来越多的专业调研网站推出相应的移动 APP，其作为计算机端网站的延伸，与计算机端共享资源，可以在手机端方便地进行问卷设计与管理，并实时追踪调研进度，这类专业的 APP 也是调查设计者的备选平台。

用户使用率是问卷顺利送达被调查者处的前提，也是提高调查准确性的必要条件。因此，作为调查开展平台的 APP 还应当具有一定程度的用户使用率，否则难以满足调查代表性的要求。

三、移动互联网调查设计原则

（一）调查内容要有吸引力

移动互联网调查通常是依托调研平台推送问卷信息，吸引被调查者主动参与调查。调查信息类似于邮寄问卷的封面，由于被调查者使用智能手机等移动终端参与调查时，往往利用碎片化的时间，使用时间有限，因此，调查信息本身的图文编排要具有吸引力。例如，依托某微信公众号推送调查信息时，推送内容一般包含调查说明、物质激励信息和填答问卷的网页链接，平台运营商推送信息文案的撰写需要将学术语言与适当的网络词汇相结合，配图要生动有趣，这些往往能够让调查信息在众多信息中脱颖而出，成功吸引被调查者。

（二）问卷设计要简单短小

人们利用智能终端上网时，往往倾向于利用碎片化的时间。在无人监督的情况下，受制于移动终端设备的屏幕大小，网络连接的流畅性，问题结构复杂、图片繁多的问卷设计会给被调查者造成填答困难。因此，移动互联网调查适合进行问卷长度较短、设计简单的调查。

（三）设置纠错功能

调查开展过程中，可能会遇到调查者事先无法预料的问题，比如选答题设置错误无法进行跳答，一方面，调查信息界面设置上需要留给被调查者反馈问题的渠道，另一方面，调查者有能够纠正错误的途径，方能使调查顺利进行。此外，督促未完整填写问卷的对象补充信息，向

调查人员报告调查进展情况等，都是动态化的体现。

（四）合理控制成本

有研究认为，互联网调查相对于传统纸质问卷调查而言，有一个突出的优势，就是低廉的调查成本，表现在人力、印刷、邮寄等方面费用的减免。然而，移动互联网调查成本的高低需要注意两个方面：一方面是调查平台的使用成本，由于移动互联网服务提供商或优质自媒体平台垄断着用户数据，要获得高质量的样本库，调查者需要与服务提供商或自媒体平台合作，因而不可避免地会产生平台使用费用；另一方面是物质激励成本，为提高被调查者的响应率，调查者从成本和效果两方面综合权衡，对被调查者给予一定的物质激励，例如对每位完成调查的被调查者给予小额的物质奖励，或者是采用抽奖方式，对中奖的被调查者给予较大金额的物质奖励。

（五）信息安全与保密

信息的安全性是移动互联网调查实施的基础，涉及到调研平台安全性、终端设备安全性、网络传输安全性等技术性问题；保密性涉及数据查阅与使用权限等。移动互联网调查需要借助即时通信工具或 APP 软件平台，数据的保存、传输、使用等权限需要加以规定。

四、移动互联网调查的实例

（一）案例内容

为验证微信在调查研究中的效果，某研究团队利用基于微信的电子问卷和纸质版问卷对盆底肌功能紊乱女性开展了调查研究。该研究共招募了 68 名盆底肌恢复期女性，随机分为两组。一组先是完成纸质版问卷，再完成微信版问卷；另一组是按相反的顺序完成问卷调查。两周后，每组再按照与第一次相反的顺序完成两个版本问卷调查。所有参与者都完成了两种形式的问卷。使用组内相关系数和测试 – 再测试可靠性进行微信版本的可靠性评估。

微信问卷调查内容与纸质版相同，研究人员根据智能手机特点，开发了基于微信的触摸屏手机（平板电脑）应用程序，用于收集被调查者信息和问卷数据。首先，研究人员创建了一个二维码，当用智能手机扫描二维码时，会链接到问卷界面，

引导参与者通过触摸屏幕上的按钮来回答问题。在收到回复后，程序自动进入下一个问题。每个问题均需要作答，如果未完成回答，则无法继续下一个问题。数据库存储在网络服务器上，结果输出形式为 Excel 文件。

通过对数据进行分析，这项初步试验表明，与纸质问卷相比，利用微信问卷收集的调查数据一样可靠。一般来说，女性（尤其是年轻女性）更喜欢微信格式。其他优势还包括减少人力需求和计算机技能的需要，不存在纸版问卷处理过程中的误差，并且避免了丢失数据或信息不全的问题。

（二）提示信息

利用微信为代表的移动社交软件进行调查，优势在于用户基数庞大，具有私密性、传播可控性、准实名性。利用移动互联网软件平台真正做到了无纸化调查，同时调查平台设置了防止漏选和多选的功能，尽可能避免了无效问卷出现。用户端可由软件直接导出数据，无需专人进行数据录入及核对，避免人工录入数据错误，节约了数据整理的时间和人力成本。在开展移动互联网调查时，由于上网流量问题或调查人员未提供免费无线网络，有部分被调查者因此拒绝进行调查，是这类研究实施过程中需要注意的问题。

（王全意）

第五节　双盲双模拟技术和紧急个案揭盲技术

一、双盲双模拟技术

在双盲临床试验中，为了减少受试者和研究者对药物疗效结果的主观偏性，特别制备与研究药物感观相似但缺乏试验药物有效成分的模拟剂，也称为安慰剂，这种技术称为模拟技术。如果临床试验仅需要对一种试验药物设置安慰剂，这种模拟技术称为单模拟技术。在双盲、阳性药物对照的临床试验中，如果试验药与阳性对照药剂型不同，或剂型相同但外观不同、服用量不同（如试验药为 2 次 /d，2 片 / 次，而对照药为 3 次 /d，3 片 / 次），则需要分别对试验药与阳性对照药

设置安慰剂,这种模拟技术称为双盲双模拟技术(double dummy)。

在双盲临床试验中,无论是安慰剂对照,还是阳性药物对照,均需通过药品检验部门的检定,同时要求试验药物与对照药物在剂型、外观、溶解度、气味等方面一致。但是在双盲、阳性药物对照的临床试验中这是难以实现的。此时可采用双模拟技术,即为试验药与对照药各准备一种安慰剂,以达到试验组与对照组在外观与给药方法上的一致。即由申办者制备一个与试验药外观相同的安慰剂,称为试验药的安慰剂;再制备一个与对照药外观相同的安慰剂,称为对照药的安慰剂。试验组的受试者使用试验药加对照药的安慰剂;对照组的受试者则使用对照药加试验药的安慰剂。各药和其安慰剂服用方法相同。因此从整个用药情况来看,每个受试者所服用的药、每天次数、每次片数在外观上或形式上都是一样的,这就保证双盲法的实施。

假设某试验药物和某阳性对照药物的外观不同、用量不同,试验药每天 1 次,每次 2 片;对照药每天 1 次,每次 3 片。两种药物及各自的安慰剂如图 8-4(a)所示,则双盲双模拟的给药方案为图 8-4(b)所示。这样保证了试验中试验组和对照组的用法用量一致。

试验药　　　试验的安慰剂　　　阳性对照药　　　阳性对照药的安慰剂
(a)两种药物及各自的安慰剂

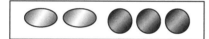 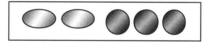

试验组:试验药+阳性对照药的安慰剂　　　对照组:阳性对照药+试验药的安慰剂
(b)实际用药分配方案

图 8-4　双盲双模拟示意图

例如在某个化学药物的多中心、随机、双盲双模拟、阳性对照药物的平行对照临床试验研究中,试验药物的规格为 20mg/ 片,2 次 /d;阳性对照药物的规格为 15mg/ 片,2 次 /d。则分别需要为试验药物制备一个规格为 20mg/ 片的模拟剂;为阳性对照药物制备一个规格为 15mg/ 片的模拟剂。在临床试验过程中,试验组的受试者每天服用 2 次 1 片 20mg 的试验药物和 1 片 15mg 的模拟剂;对照组的受试者每天服用 2 次 1 片 15mg 的阳性对照药物和 1 片 20mg 的模拟剂。

二、紧急个案揭盲技术

在双盲试验中,应该严格落实整个临床试验处于盲态状况,但在揭盲前发生任何非规定情况下的盲底泄露称为破盲。在双盲试验中,若个别患者发生紧急情况(如严重不良事件,或患者需要抢救)必须知道该患者接受的是何种药物时,以便决定相应的救治方案,此时若将密封的全部盲底打开,则等于双盲临床试验失败,这就发生了破盲情况。在临床试验过程中需要考虑伦理学问题,此时在个别患者发生紧急情况下可以使用紧急个案揭盲技术。

在双盲试验中,除了盲底外,为每一个编盲号(受试者)设置一个应急信件(emergency letter),应急信件是根据药物编号设计的一种密封文件,信件内容为该编号的受试者所分入的组别。应急信件是密封的,应急信封上的编号与编盲号一致。应急信件随相应编号的试验药物发往各临床试验中心,由该中心负责人保存,非必要时切勿拆阅。应急信件的模板见图 8-5,其中灰色背景的内容为密封的内容。

只有在发生紧急情况下(如受试者出现严重不良事件),研究者为了后续处理与治疗,必须要知道该患者接受的是何种药物时,由该中心临床试验负责人拆阅该药物编号所对应的应急信件,完成对该受试对象的“紧急个案揭盲技术”。应急信件一旦被拆阅,该药物编号受试者就作为脱落(drop out)病例处理,并根据当时的情况和临

应急信件

注意：本应急信件只有在受试者发生了紧急情况（严重不良事件等）且该情况的进一步处理依赖于受试者使用的是何种药物时才可以拆阅，采用前请与本临床研究的监查员联系，拆阅的日期、时间及原因必须详细记录。

研究题目：
申办方：方案号
研究药物：药物编号

使用药物编号为××××号的受试者，已经被分为××组，使用药品为：××××。

拆阅原因：————————————————————

拆阅人签字：——————————拆阅日期——————

图 8-5　应急信件

床试验方案的定义决定是否计入疗效分析的不同分析集，但必须计入安全性分析，紧急个案揭盲比例较高的临床试验在试验执行和统计分析中应该高度关注。

试验结束时，所有应急信件在试验结束后应该随病例报告表一起收回。考虑到已破盲者可能对原设计样本随机性产生影响，应对破盲的范围、原因、时间以及其他有倾向性的特点作出分析，这是对疗效和安全性评价的重要参考。拆阅一封应急信件不会影响整个临床试验。但是，如果应急信件的拆阅率过高（例如超过 20%），意味着双盲试验的失败。

在采用交互式网络响应系统（interactive web response system，IWRS）的随机双盲临床试验中，紧急个案揭盲可以在线下调查（如采用应急信件的方式），也可以在线上完成。线上的紧急个案揭盲是研究者登录 IWRS 系统，通过改变受试者在系统中状态的操作（如将"随机化"状态改变为"紧急个案揭盲"状态）而完成紧急个案揭盲。该系统操作设计应防止研究者的错误操作或随意进行紧急个案揭盲，当研究者触及紧急揭盲按钮时，系统应该显示有关警示图标，提醒研究者"紧急揭盲"的严肃性、告知研究者紧急揭盲前通知相关人员、填写相关原因。紧急个案揭盲后，系统能够自动生成文档供研究者打印存档。系统能够立刻自动发送邮件，告知相关人员有关紧急揭盲的信息，如执行紧急揭盲的研究中心、研究者、受试

者编号、揭盲的原因和时间等。

（杨土保　陈　峰）

第六节　决策分析技术

一、决策的含义

决策是管理者为应对所面临的机会或威胁或为了达到某种目标，运用科学的理论或方法，通过分析备选方案，就未来的几种行动方案做出决定并付诸实施的过程。

（一）决策的基本要素

决策问题一般包括五个基本要素：决策主体、决策目标、行动方案、自然状态和损益函数。

1. **决策主体**　决策是由人做出的，人是决策的主体。在决策分析过程中，只承担提出问题或分析和评价方案等任务的决策主体称为"分析者"，而在决策分析过程中，能做出最后决断的决策主体称为"领导者"。

2. 决策至少有一个希望达到的目标。决策是围绕着目标展开的，决策的开端是确定目标，终端是实现目标。决策目标既体现了决策主体的主观意志，也反映了客观事实，没有目标就无从决策。

3. **行动方案**　行动方案就是可供选择的替代方案，也即决策方案。任何决策问题必须具有两个或两个以上的行动方案。

4. **自然状态** 自然状态就是问题面临的客观状态。任何决策问题，无论采取哪种行动方案，都面临着一种或几种自然状态。决策问题中的自然状态是不可控因素，是随机事件。在决策问题中，在某一确定的时间条件下，各种可能的自然状态只可能出现一种。

5. **损益函数** 在某一具体的状态下，特定的行动方案必然产生一定的效果，这种效果通常用损益函数来描述。损益函数可以描述收益，也可以描述损失，可以用货币的形式表示，也可以用时间、产量等来描述。

（二）决策的类型

从决策问题的不同角度可将决策进行分类。

1. 根据决策环境可以分为确定型决策、风险型决策和不确定型决策。

（1）确定型决策（decision making under certainty，DMC）是指在稳定条件下进行的决策，决策者能够确切地知道未来所要发生的事情。因此，决策者可以准确地预测结果。

（2）风险型决策（decision making under risk，DMR）是指每个方案的执行都可能出现几种结果，各种结果的出现都有一定的概率，决策的结果只有按照概率来确定，存在着风险的决策（已知各种自然状态及其发生概率）。

（3）不确定型决策（decision making under uncertainty，DMU）是指在不稳定条件下进行的决策。每个方案的执行都可能出现不同的结果，但各种结果的出现概率是未知的，完全凭决策者的经验、感觉和估计做出决策。

2. 根据决策问题重要性可以分为战略决策、策略决策和执行决策。

（1）战略决策是指涉及组织发展和生存有关的全局性、长远性问题的决策，如医院的功能定位、重点专科建设的方向等。

（2）策略决策是指为完成战略决策所规定的目标而进行的决策，如重点专科建设方案等。

（3）执行决策是根据策略决策的要求对执行行为方案的选择，如重点专科学科带头人选拔标准的制定等。

3. 根据决策结构可以分为程序决策和非程序决策。

（1）程序决策是指有章可循的、按照一定规则定期执行的决策。如医院定期召开的院长大会、职工代表大会讨论医院发展方向等。

（2）非程序决策一般是无章可循的、没有固定应对策略的决策。如应对新发传染病的部署等。

本章内容笔者按照决策的环境介绍不同的决策分析方法。

（三）决策的基本条件

一个决策问题必须具备以下基本条件：

（1）存在一个明确且可以达到的目标，如收益最大或损失最小。

（2）存在两个或两个以上的行动方案。

（3）可行动方案所面临的、可能的自然状态完全可知。

（4）各行动方案在不同状态下的损益值可以被计算或被定量地估计出来。

（四）决策的过程

决策是一个全过程的概念，包括环境分析、拟定备选方案、分析方案、选择方案、实施方案、评估方案的整个过程。一般决策分析共有五个步骤：

1. 形成决策问题，包括提出方案和确定目标。

2. 判断自然状态及其概率。

3. 拟定多个可行方案。

4. 评价方案并做出选择。

5. 评估方案。

（五）决策的效用理论

在决策的过程中，多数决策问题均建立在期望值准则基础上，当决策问题的实验次数较少时，期望值就不能作为决策的依据了。另一方面，不同决策者对各损益下风险的承受能力不同，态度不同。因此，有必要用能反映出决策者主观意图的指标作为决策时的准则。效用值就是其中的一种有效准则。效用就是度量决策者对风险的态度、对某事物的倾向或对某种后果的偏爱等主观因素强弱程度的数量指标。实际工作中，一般用效用曲线反映决策者对风险的态度。

二、决策分析方法

（一）确定型决策方法

1. 线性规划（linear programming，LP） 是求解"最优化"问题的重要工具。线性规划是运筹学的重要基础,被认为是运筹学中研究较早、发展较快、应用广泛且方法成熟的一个重要分支。

线性规划法主要用来研究两类问题:

(1)在现有人力、物力、财力等资源条件下,如何安排、计划,使某一目标达到最佳。

(2)目标确定以后,如何计划、安排使用最少的人力、物力和财力等资源。

两类问题同一本质:在一定约束条件下实现目标函数最优化。这两类问题中都含有三个部分,即决策变量、约束条件和目标函数:

(1)决策变量:用一组变量表示某个方案,一般这些变量取值是非负的。

(2)约束条件:存在一定的约束条件,可以用线性等式或线性不等式来表示。

(3)目标函数:都有一个要达到的目标,可以用决策变量的线性函数来表示。

满足以上条件的数学模型称为线性规划模型。

线性规划具有广泛的应用,可以运用于经济管理、交通运输、工农业生产等经济活动中,其运用广泛的原因是:

(1)大部分结构化决策问题可以表示为线性规划模型。

(2)线性规划有十分有效的算法:单纯形算法。

(3)线性规划便于灵敏度分析(或称最优解分析)。

例 8-1 (人员安排)医院医生和护士排班问题

某大型三甲公立医院某科室每天各时间区段所需医生和护士人数如表 8-6 所示。假设医生和护士分别在各时间区段一开始时上班,并连续工作 8h,问该科室至少需配备多少名医生和护士。

表 8-6　某科室对医生和护士的需求情况

班次	时间段	所需医生数	所需护士数
1	08:00~12:00	20	18
2	12:00~16:00	12	14
3	16:00~20:00	20	18
4	20:00~24:00	14	12
5	00:00~04:00	8	10
6	04:00~08:00	8	10

解:设 $x_i x_i, y_i y_i (i=1, 2, \cdots, 6)$ 分别表示第 i 班次开始上班的医生和护士人数,根据上述介绍,可有线性规划数学模型:s.t.

$$x_1+x_2 \geq 12, \quad y_1+y_2 \geq 14$$
$$x_2+x_3 \geq 20, \quad y_2+y_3 \geq 18$$
$$x_3+x_4 \geq 14, \quad y_3+y_4 \geq 12$$
$$x_4+x_5 \geq 8, \quad y_4+y_5 \geq x_4+x_5 \geq 8, \quad y_4+y_5 \geq 10$$
$$x_5+x_6 \geq 8, \quad y_5+y_6 \geq x_5+x_6 \geq 8, \quad y_5+y_6 \geq 10$$
$$x_6+x_1 \geq 20, \quad y_6+y_1 \geq x_6+x_1 \geq 20, \quad y_6+y_1 \geq 18$$
$$x_i, y_i \geq 0, x_i, y_i \geq 0, (i=1, \cdots, 6)$$

线性规划可借助 EXCEL、LINGO/LINDO、SCILAB 和 MATLAB 等软件进行求解,具体操作请读者查阅相关书籍。

2. 动态规划　动态规划是 1951 年由美国学者 R. Bellman 等人提出的一种用于解决多阶段决策问题的最优化方法(路径)。这种方法在进行多阶段决策时,将问题变换成一系列相互联系的单阶段问题,通过解决一系列单阶段问题,来解决多阶段决策问题。

依据决策变量的取值为连续或离散,动态规划可以分为连续性动态规划和离散型动态规划;按照决策过程演变的确定或随机,动态规划可以分为确定性动态规划和随机性动态规划,组合起来共有离散确定性、离散随机性、连续确定性、连续随机性四种动态规划。以离散确定性动态规划为例,本节简单介绍其基本概念:

(1)阶段:求解多阶段决策问题时,根据问题特点将其划分为若干相互联系的阶段,以便能按一定的次序去求解。一般按照时间和空间的自然特征来划分。

(2)状态:是指每个阶段开始所处的自然状况或客观条件,既反映前面各阶段系列决策的结局,又是本阶段决策的出发点。

(3)决策:表示决策者在某一阶段对所面临的若干方案做出的决定或抉择。

(4)策略:由所有阶段的决策所构成的决策序列称为一个策略。使问题达到最优效果的策略称为最优策略。

(5)状态转移方程:用来描述相邻两阶段状态与决策相互关系的表达式。

(6)指标与指标函数:指在阶段决策时带来的目标函数损益值的表达式。

（7）最优函数：指目标函数的最优值。

动态规划主要求解如下问题：最短路问题、资源分配问题、背包问题、排序问题、生产库存问题、可靠性问题、不确定采购问题等。

例 8-2　（最短路线问题）

患者到医院看病需要经历挂号－缴费－检查的过程，其中，挂号和缴费各有 3 个窗口，每个窗口的排队时间图 8-6 所示（单位：min），求甲患者从进入医院到进检查室的最短时间。

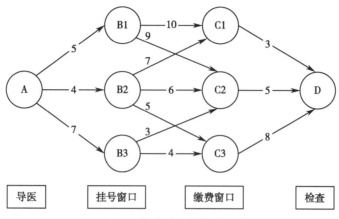

图 8-6　每个窗口的排队时间

动态规划的解法主要有两种，即后向算法和前向算法，又称为逆序解法和顺序解法。一般来说，当问题的初始状态给定时，用后向算法比较方便；当问题的终止状态给定时，用前向算法比较方便。最常用的动态规划求解软件是 LINDO/LINGO。具体操作请读者参阅相关书籍。

3. 多阶段决策过程　在生产活动中，有些活动可以分为若干相互联系的阶段，每一阶段都需要作出决策，以使整个过程达到最好的活动效果。其中，各个阶段的决策不是任意确定的，它依赖于当前面临的状态，又影响以后的发展。当各个阶段决策确定后，就构成了一个决策序列，因而就决定了整个过程的一条活动路线。这种前后关联具有链状结构的多阶段过程就称为多阶段决策过程（图 8-7），这种问题就称为多阶段决策问题。

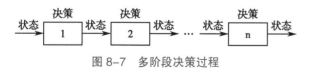

图 8-7　多阶段决策过程

（二）风险型决策方法

1. 最大可能准则（maximum likelihood criterion）　最大可能准则就是在风险决策的情况下，选择一个概率最大的自然状态进行决策，而不考虑其他自然状态。这样，就把风险决策问题变成了一个确定性决策问题。该准则适用于有一个状态的概率明显大于其他状态的概率，当各状态的概率相差不大时，不宜使用该方法。

2. 期望值准则（expected value criterion）期望值准则将每个行动方案在各自然状态下的损益值看成是离散的随机变量，其取值就是各行动方案所对应的损益值。先计算各方案损益值的数学期望，然后加以比较，选择期望值收益最大（或损益最小）的行动方案为最优方案。

3. 决策树法　决策树（decision tree）法是一种利用树状图进行决策分析，以期望值作为决策准则的方法。决策树法直观形象，思路清晰，能很好地解决多级决策等较复杂的风险决策问题。其分析的具体步骤如下：

第一步：绘制决策树。

第二步：自右向左计算各方案的损益期望值，并将结果写在相应的方案节点上方。

第三步：选择收益期望值最大的方案作为最优方案，并将结果写在对应的状态节点上方。

图 8-8 为一个决策树。

决策树图中符号意义如下：

□——决策点，从该节点引出方案分支，每一分支表示一个行动方案。

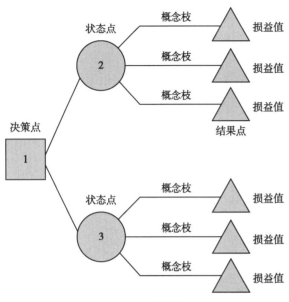

图 8-8 决策树

○——方案节点,节点上方的数字表示该方案的期望收益值,从方案节点引出的分支称为状态分支,每一分支表示一个状态,分支上方注明状态名及其出现的概率。

△——结果节点,其旁边的数字表示各方案在相应状态下的损益值。

例 8-3 某药厂生产一种新药的需求量情况有 4 种自然状态,分别是:较高(40 万人次/年),一般(30 万人次/年),较低(15 万人次/年),很低(8 万人次/年)。为此,制定了 3 个生产新药的方案:A——新建一条水平较高的自动生产线;B——改建一条一般水平的流水生产线;C——采用原设备生产,部分原材料外购。具体的损益情况如表 8-7 所示。

表 8-7 各自然状态下各方案的损益值

单位:万元

方案	较高 (S_1)	一般 (S_2)	较低 (S_3)	很低 (S_4)
A	80	40	−20	−30
B	60	30	−15	−20
C	40	20	10	−40

解:

1)最大可能准则:假如案例中各自然状态发生的概率分别是 0.2、0.5、0.2、0.1,则首先选择概率最大的自然状态 S_2,其次选择该自然状态下

的最大收益方案 40 万元。故最大值 40 对应的 A 方案为最优方案。

2)期望值准则:先求出各方案对应的期望值,然后取出期望值最大的对应的方案。

$$E(A)=0.2 \times 80+0.5 \times 40+0.2 \times (-20)+ \\ 0.1 \times (-30)=35$$

$$E(B)=0.2 \times 60+0.5 \times 30+0.2 \times (-15)+ \\ 0.1 \times (-20)=27.5$$

$$E(C)=0.2 \times 40+0.5 \times 20+0.2 \times 10+0.1 \times \\ (-40)=31$$

故 A 方案为最优方案

3)决策树:案例 3 的决策树如图 8-9 所示。

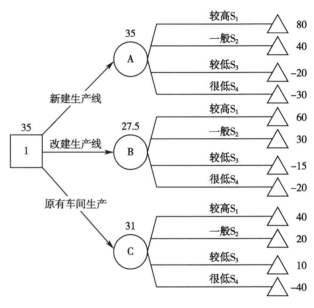

图 8-9 新药生产的决策树

（三）不确定型决策方法

1. 悲观主义准则（max-min guidelines/criterion,坏中取好） 从最不利的角度考虑问题,先选出每个方案在不同自然状态下的最小收益值,然后再进行比较,从中选择最大值对应的方案为最优行动方案。

2. 乐观主义准则（max-max guidelines/criterion,好中取好） 与悲观主义相反,在乐观主义准则下,决策者从最有利的角度考虑问题,先选出每个方案在不同自然状态下的最大收益值,然后进行比较再从中选择最大值对应的方案为最优行动方案。

3. 等可能性准则（laplace guidelines/criterion） 根据等可能性准则,决策者认为各自然状态发生

的可能性是相同的,即若有 n 种自然状态,则每种自然状态出现的概率均为 $1/n$。这样决策者就可以计算各行动方案的收益期望值,以最大期望值所对应的方案为最优方案。

4. 乐观系数准则(compromise guidelines/criterion,折中准则) 乐观系数准则是一种介于乐观准则和悲观准则之间的折中准则,也称为折中准则。其数学描述为:

$$d_i = \propto \max\{r_{ij}\} + (1-\propto)\min\{r_{ij}\}, i=1, \cdots, m$$

式中,$\propto$ 为乐观系数,r_{ij} 表示在状态 j 下决策 i 的损益值,d_i 表示乐观系数准则下方案 i 的最终损益值。$0 \leqslant \propto \leqslant 1$,当 $\propto =1$ 时,为乐观主义准则;$\propto =0$ 时,为悲观主义准则。

5. 后悔值准则(min-max regret guidelines/criterion,遗憾值准则) 决策者在制定决策之后,如果实际情况未能达到理想结果,必将感到后悔。该准则将各自然状态下各方案的最大收益值确定为理想目标,在该状态下各方案的收益值与理想值之差称为相应方案的后悔值,然后从各方案的最大后悔值中找出一个最小值,对应的方案就为最优方案。其数学描述为:

$$h_{ij}=\max\{r_{ij}\}-r_{ij}, i=1, \cdots, m; j=1, \cdots, n$$

式中,h_{ij} 为在状态 j 下采取方案 i 的后悔值,r_{ij} 表示在状态 j 下决策 i 的损益值。

如:用上述 5 种方法分别求解例 8-3。

(1)悲观主义准则:根据悲观主义准则的决策原理,三种方案的损益值最小分别是 -30、-20、-40,从最小损益中选择最大的,故方案 B 改建生产线为最优方案。

(2)乐观主义准则:根据乐观主义准则的决策原理,三种方案的损益值最大分别是 80、60、40,从最大损益中选择最大的,故方案 A 新建生产线为最优方案。

(3)等可能性准则:等可能性准则即四种自然状态的概率均为 0.25,则三种方案的期望损益值分别是 17.5、13.75、7.5,故方案 A 新建生产线为最优方案。

(4)乐观系数准则:假定乐观系数为 0.7,则三种方案的折中值分别为 47、36、16,故方案 A 新建生产新为最优方案。

(5)后悔值准则:根据后悔值的计算方法,各方案的最大后悔值如表 8-8 所示。

表 8-8 各自然状态下各方案的后悔值

单位:万元

方案	较高 (S_1)	一般 (S_2)	较低 (S_3)	很低 (S_4)	最大 后悔值
A	0	0	30	10	30
B	20	10	25	20	25
C	40	20	0	0	40

从各方案的最大后悔值中找到最小后悔值为 25,故方案 B 改建生产线为最优方案。

(四)贝叶斯决策

决策者为了更好地进行决策,通过某些手段,获得关于自然状态出现概率的新信息作为补充信息,用它来修正原来的先验概率以得到对自然状态更好的概率估计,这种概率成为后验概率。后验概率通常比先验概率准确可靠,可作为决策者进行决策分析的依据。这种概率的修正需要借助于贝叶斯定理,相应的决策称为贝叶斯决策(Bayes decision making)。

贝叶斯决策具体步骤如下:

1. 由以往经验和资料获得状态发生的先验概率。

2. 通过各种手段获得各状态下各试验事件发生的条件概率,利用贝叶斯定理计算出各状态的后验概率。

贝叶斯公式为:

$$P(B_i|A)=P(B_i)P(A|B_i)/$$
$$\sum P(B_j)P(A|B_j)$$

式中,$P(B_i)$ 为状态 B_i 的先验概率;$P(A|B_i)$ 为试验获得的信息,其含义是在 B_i 状态的情况下出现 A 的概率;$P(B_i|A)$ 表示当试验事件为 A 时状态 B_i 的后验概率或条件概率。

3. 用后验概率代替先验概率进行决策分析。

例 8-4

某药企要在 5 年内批量生产某新药,其生产批量的大小要根据市场需求情况制订。市场需求通常有 3 种情况,根据以往经验,其发生的概率分别为 0.3、0.5 和 0.2,该企业三种生产方案的损益值如表 8-9 所示。

决策者为了更好地决策,决定花费 1 万元请咨询公司调查该新药的市场需求情况,其调查结果如表 8-10 所示。

表8-9 不同生产批量在不同需求状况下的损益值

单位:万元

生产方案	需求量大 (S_1) $P(S_1)=0.3$	需求量一般 (S_2) $P(S_2)=0.5$	需求量小 (S_3) $P(S_3)=0.2$
大批生产	20	12	-6
中批生产	10	16	6
小批生产	8	10	12

表8-10 市场需求与销售概率的关系

销售概率	需求量大 (S_1)	需求量一般 (S_2)	需求量小 (S_3)
销路好 A_1	0.8	0.6	0.3
销路差 A_2	0.2	0.4	0.7

根据得到的调查结果如何进行决策。

贝叶斯决策的步骤如下:

(1)需求量自然状态下发生的先验概率分别为:$P(S_1)=0.3$,$P(S_2)=0.5$,$P(S_3)=0.2$。

(2)根据贝叶斯公式计算后验概率

销路好时:

$$P(A_1)=P(S_1)P(A_1|S_1)+P(S_1)P(A_1|S_1)+$$
$$P(S_1)P(A_1|S_1)$$
$$=0.3\times0.8+0.5\times0.6+0.2\times0.3$$
$$=0.6$$

则,各需求量的后验概率为:

$$P(S_1|A_1)=P(A_1|S_1)P(S_1)/P(A_1)$$
$$=0.8\times0.3/0.6=0.4$$
$$P(S_2|A_1)=P(A_1|S_2)P(S_2)/P(A_1)$$
$$=0.6\times0.5/0.6=0.5$$
$$P(S_3|A_1)=P(A_1|S_3)P(S_3)/P(A_1)$$
$$=0.3\times0.2/0.6=0.1$$

同理,可计算出销路不好时的各需求量后验概率分别为:

$$P(S_1|A_2)=0.12, \quad P(S_2|A_2)=0.5,$$
$$P(S_3|A_2)=0.35$$

(3)用后验概率代替先验概率计算期望收益

1)当销路好时,三种方案的期望收益分别为13.4、12.6、9.4。因此选择方案大批生产。

2)当销路差时,三种方案的期望收益分别为6.9、11.6、10.4。因此选择方案中批生产。

因此,样本信息的最大收益

$$E=13.4\times0.6+11.6\times0.4=12.68$$

(冯占春)

第七节 敏感问题调查技术

敏感问题在医学调查研究中常常遇到。对这类问题,采用直接调查的方式难以获取真实可靠的信息,而某些特殊的调查技术与手段有利于提高应答率、降低不真实回答率。下面就敏感问题的概念和常用的调查方法与技术作简单介绍。

一、敏感问题的概念及分类

1. 概念 敏感问题(sensitive problem)是指涉及调查者个人(或单位)的隐私或利益的问题,以及大多数人认为不便在公开场合表态或陈述的问题,也包括一些与社会认同相悖或不能被社会所接受的行为,如医学研究中涉及的吸毒、性行为、避孕手段、同性恋、性传播疾病等。对被调查者进行直接问询,往往会遭到拒绝回答或给出虚假的答案。拒绝回答或无应答率较高,就会产生无应答偏倚;社会期望反应定势(social desirability response set),即人们具有倾向于按照社会期望的取向进行回答问题的习惯,容易诱使应答者对敏感问题给出虚假或不真实的答案。

2. 分类 依据答案的性质,敏感问题可分为分类特征敏感问题和数量特征敏感问题。敏感问题的答案如只需给出类别或属性特征,则称之为分类特征敏感问题,这类敏感问题主要用于估计具有敏感问题特征的人在总体中所占的比重,也可称为敏感性比例问题或属性特征敏感问题,如"是否有吸毒行为?"和"是否有婚外性行为?"等就属于此类敏感问题。敏感问题的答案需要给出特征的数值大小,则被称为数量特征敏感问题,它一般用于估计敏感问题数值的均数,故也可称为敏感性均值问题,如"你有几个婚外性伴侣?"或"你每月的工资外收入有多少?"等就属于数量特征敏感问题。

二、敏感问题调查方法和技术

(一)释疑法

敏感性问题调查宜采用自填式问卷。一般来说,问卷的形式分为调查员填写的"访问式"和自行填写的"自填式"两类。出于对自身敏感性特征的保护,面对面访问式调查,被调查者往往可能不愿真实回答；自填式问卷，由被调查者自行填写，内容他人并不知晓，有利于克服其心理障碍，常用于敏感性问题调查。自填式问卷一般不设姓名、学号、工号等项目，所有问题只需写字母、数字或打勾的封闭式答案，或提供保守个人隐私的协议书，有利于消除调查者的顾虑和担忧。特殊情况下，"非面对面"的电话调查法也可用于敏感性问题调查。

（二）间接询问法

间接询问法是通过假定或对象转移方式等委婉询问的方法，从而获得所需的敏感信息。

假定法：是用一个假定性条件句（假设某一情景或现象存在）作为问题的前提，然后再询问应答者的看法，如"如果我国不再将退休年龄限制在60岁，您愿意60岁以后继续工作吗？"。

转移法：指采用第三人称方式提问，将本该被调查者根据自己实际情况回答的敏感性问题，转移到根据他人情况作答以降低敏感度，如调查中学生对早恋问题的态度，可以这样问："有人认为中学生早恋是很正常的，你觉得呢？"。

间接询问法：如数值归档法：询问家庭积蓄，可以分解成几个不敏感且易回答的问题，如：

"1. 你认为你的生活水平在本地区属于哪一个层次？

①富裕 ②较好 ③一般 ④偏低 ⑤困难；

2. 你认为每月支出在何种水平上才称得上是

①富裕＿＿＿元/月 ②较好＿＿＿元/月
③一般＿＿＿元/月 ④偏低＿＿＿元/月
＿＿＿元/月"。

（三）随机应答技术

1. 概念 随机应答技术（randomized response technique，RRT）是指在调查过程中使用特定的随机化装置（randomized device），使被调查者以一个预定的基础概率 P 从两个或两个以上的问题中选择一个问题进行回答，除被调查者本人以外的所有人（包括调查者）均不知道被调查者的回答是针对哪一个问题，以便保护被调查者的隐私，最后根据概率论的知识计算出敏感问题特征在人群中的真实分布情况的一种调查方法。随机应答技术已经发展出一系列的系统模型，且在多项敏感问题的调查中取得较为满意的结果，该技术是目前敏感问题调查中最常用的方法之一，下面作

一些简单介绍。

2. 常用的随机应答技术

（1）用于二分类敏感问题调查的RRT

1）一对相关问题的RRT模型，又称沃纳模型（Warner model），Warner 于1965年提出。该模型示例如下：

首先根据敏感问题设计两个相关且完全对立的问题，例如，欲了解某地男青年婚前性行为发生率（P_1），设计成以下两个问题：

①您有过婚前性行为？ A. 是 B. 否
②您没有过婚前性行为？ A. 是 B. 否

利用一种特定的随机装置，让每个回答者随机选择回答问题①，或问题②。如，将60个卡片置于一个盒子：其中36个写"1"，24个写"2"，也就是说回答问题①概率是 $p=\dfrac{36}{60}=0.60$（p 不能为0.50）。从该地抽取1 000名学生（$N=1\,000$），从中随机抽取一张卡片，抽到"1"，就对问题①据实回答；抽到"2"，就对问题②据实回答。不论被调查者回答"是"或"否"，除应答者本人，其他人均不知道其具体回答的是哪个问题。接着，统计这两个问题的答案，假设470人回答"是"，530人回答"不是"，$\lambda=\dfrac{470}{1\,000}=0.47$。

问题①的发生率：$P_1=\dfrac{\lambda-(1-p)}{2p-1}$ 式 8-1

注：$2p-1\neq 0$，故 $p\neq 0.50$

本例，$P_1=\dfrac{0.47-(1-0.60)}{2\times 0.60-1}=0.35$

问题①发生率的方差：

$$V_{ar(P_1)}=\frac{P_1(1-P_1)}{N}+\frac{p(1-p)}{N(2p-1)^2} \quad \text{式 8-2}$$

或 $$V_{ar(P_1)}=\frac{\lambda(1-\lambda)}{N(2p-1)^2} \quad \text{式 8-3}$$

本例，$V_{ar(P_1)}=\dfrac{0.35\times(1-0.35)}{1\,000}+$

$$\dfrac{0.60\times(1-0.60)}{1\,000\times(2\times 0.6-1)^2}=0.006\,23$$

或 $V_{ar(P_1)}=\dfrac{0.47\times(1-0.47)}{1\,000\times(2\times 0.6-1)^2}=0.006\,23$

问题①发生率的95%置信区间：

$$P_1\pm 1.96\times\sqrt{V_{ar(P_1)}} \quad \text{式 8-4}$$

本例，95%置信区间是 $0.35\pm 1.96\times 0.078\,9$，

即（0.195，0.505）。

该模型优点是无论应答者回答"是"或"否"，他人都无法知其回答的是哪个问题。保密性极好，而且不需重新组织调查，调查方案实施简便。但两问题相互否定，容易造成误答。

2）两个不相关问题的 RRT 模型：又称西蒙斯模型（Simmons model）。1967 年西蒙斯对沃纳模型进行了改进，用无关的问题代替了沃纳模型中敏感性问题的对立问题，从而提高了被调查者的合作态度。西蒙斯模型示例如下：

首先将敏感性问题设计成无关的两个问题，例如，欲了解高校学生考试作弊的发生率（P_1），设计以下两个问题：①您有过考试作弊行为吗？②您的生日是双数吗？

从某高校抽取 200 名学生，让其掷硬币，国徽朝上者据实回答问题 1，否则据实回答问题 2，$p=0.50$，假如 60 人回答"是"，140 人回答"不是"，$\lambda = \dfrac{60}{200} = 0.30$。然后，让 200 人对问题 2 再回答一遍，得到 70 人回答"是"，$P_2 = \dfrac{92}{200} = 0.46$。

问题①的发生率：$P_1 = \dfrac{\lambda-(1-p)P_2}{p}$ 式 8-5

本例，$P_1 = \dfrac{0.30-0.50 \times 0.46}{0.50} = \dfrac{0.07}{0.50} = 0.140$

问题①发生率的方差：

$$V_{ar(P_1)} = \dfrac{\lambda(1-\lambda)}{Np^2} \qquad 式\ 8\text{-}6$$

本例，$V_{ar(P_1)} = \dfrac{0.30 \times 0.70}{200 \times 0.50^2} = 0.004\ 20$

问题 1 发生率的 95% 置信区间：

$$P_1 \pm 1.96 \times \sqrt{V_{ar(P_1)}} \qquad 式\ 8\text{-}7$$

本例，为 $0.14 \pm 1.96 \times \sqrt{0.004\ 20}$，即（0.752，0.205）。

3）三个无关联问题的 RRT 模型：只针对敏感性问题提出一个问题，未抽到敏感问题的人则直接回答随机装置提供的答案。如制作三种卡片，第一种卡片印有"你是否有过同性恋行为？"，另外两种卡片，一种只印有"是"，还有一种只印"否"，三种卡片数量比例为 $P_1 : P_2 : P_3$（$P_1+P_2+P_3=1$）。在没有他人在场的情况下，抽到第一种卡片的人根据自己的实际情况回答"是"或"否"，抽到另外两种卡片则直接回答抽到卡片上的"是"或"否"。被调查者回答"是"的比例为 λ，被调查人群敏感问题的发生率为 π，则

$$\pi = \dfrac{\lambda-P_2}{P_1} \qquad 式\ 8\text{-}8$$

$$方差\ V_{ar(\pi)} = \dfrac{1}{n} \times \left[\dfrac{1}{16\left(P_1-\dfrac{1}{2}\right)^2} - \left(\pi-\dfrac{1}{2}\right)^2 \right]$$

式 8-9

$P_1 \neq 0.5$。

（2）用于多分类敏感问题的 RRT

模型示例：将敏感性问题分为 k 种互斥的类别，如对在校学生某两学期考试作弊行为进行调查，敏感性问题答案为：①作弊 0 次；②作弊 1~2 次；③作弊 >2 次。设计随机化装置，将分别写有 0，1，2，…，k 的 $k+1$ 种卡片，按数量比例 $P_0 : P_1 : P_2 : \cdots : P_k$（$P_0+P_1+P_2+\cdots+P_k=1$），混合放入袋中。本例，$k=3$，$P_0 : P_1 : P_2 : P_3 = 0.4 : 0.2 : 0.2 : 0.2$。每位被调查者有放回地从袋中随机抽出一张卡片，若卡片上写 0，根据个人的实际情况给出真实答案所对应的序号，否则，直接回答卡片上写有的数字。假设调查 853 名（N）学生中，$m_1 : m_2 : \cdots : m_k$（m_i）是计数出来的敏感性问题答案 1、2…k，$\lambda_i = m_i/N$。敏感问题答案为 i 的概率可使用公式计算：

$$\pi_{i(i=0,1,2,\cdots,k)} = \dfrac{\lambda_i-P_i}{P_0}, \qquad 式\ 8\text{-}10$$

$$估计方差为\ V_{ar(\pi_i)} = \dfrac{\lambda_i(1-\lambda_i)}{NP_0^2} \qquad 式\ 8\text{-}11$$

本例，统计有 399 个数字 1，$m_1=399$ 名，$\lambda_1 = 399/853$，$\pi_1 = \dfrac{399/853-0.2}{0.4} = 0.669\ 4$，$V_{ar(\pi_1)} = \dfrac{399/853(1-399/853)}{853 \times 0.4^2} = 0.001\ 824$。

（3）用于数量特征敏感问题的 RRT

1）数量特征敏感问题的无关联问题 RRT 模型，这种模型与 Simmons 模型相似，设计的两个问题中一个为敏感问题，一个为非敏感问题，不过被调查者回答的是该变量的实际数值，而不仅仅为"是"或"否"；如问题①：你每月工资外收入是多少？问题②："你的月工资是多少？"。注意非敏感问题的度量单位应与敏感问题相同，数值大小应与敏感问题接近。

设计两套随机装置，每套装置中放有一定比

例的红球和白球,两套随机装置中的红球比例不能相等。红球代表敏感问题,白球代表非敏感问题。研究人群随机抽取两独立样本,样本量分别为 n_1 和 n_2,为每个样本随机选择一套随机装置,每个被调查者在别人看不到的情况下抽球,摸到红球回答敏感问题,摸到白球回答非敏感问题。被调查者回答完问题后把球放回原装置中并混匀。

然后分别计算出两个样本所有回答值的均数和方差,分别用 μ_1、$V_{ar(\mu_1)}$ 和 μ_2、$V_{ar(\mu_2)}$ 表示。样本 1 红球比例为 P_1,样本 2 红球比例为 P_2,但 $P_1 \neq P_2$。用 μ_x 表示敏感问题特征的均值(如平均每月工资外收入),用 μ_y 表示非敏感问题特征的均值(如月平均工资)。则

$$\mu_x = \frac{(1-P_2) \times \mu_1 - (1-P_1) \times \mu_2}{P_1 - P_2} \qquad 式8-12$$

$$\mu_y = \frac{P_2 \times \mu_1 - P_1 \times \mu_2}{P_2 - P_1} \qquad 式8-13$$

$$V_{ar(\mu_x)} = \frac{1}{(P_1 - P_2)^2} \times$$
$$[(1-P_2)^2 \times V_{ar(\mu_1)} + (1-P_1)^2 \times V_{ar(\mu_2)}] \qquad 式8-14$$

$$V_{ar(\mu_y)} = \frac{1}{(P_1 - P_2)^2} \times [P_2^2 \times V_{ar(\mu_1)} + P_1^2 \times V_{ar(\mu_2)}]$$
$$式8-15$$

2)数量特征敏感问题的单样本单问题 RRT 模型

该模型示例:首先设立一个定量的敏感问题,比如,“你有几个婚外性伴侣?”,假设最多婚外性伴侣的数量为 5 个($k=5$)。设计一个随机装置,在一个袋中放入红、白两种颜色的球,其中红球 40 个,没写任何数字;白球 20 个,其中写有“0”“1”“2”“3”的白球各 4 个,“4”“5”的白球各 2 个。被调查者在无人的条件下,进行抽球,然后不记名地回答。抽到红球,应答者就根据自己的实际情况回答,如被调查者有 2 个婚外性伴侣则回答“2”,若没有婚外性伴侣则回答“0”。摸到白球,则回答白球上的数字。红球的比例 $P = \frac{40}{60} = 0.667$,以 P_i 表示数字 i($i=0,1,2,3,\cdots,k$)的白球比例,本例 $P_0=P_1=P_2=P_3=4/60=0.067$,$P_4=P_5=2/60=0.033$。以 λ_i 表示回答数字 i 的人占总调查人数的比例,假设本次调查 300 名已婚年男子,得到 $\lambda_0=0.60$,$\lambda_1=0.12$,$\lambda_2=0.10$,$\lambda_3=0.12$,

$\lambda_4=0.05$,$\lambda_1=0.04$。那么 $\pi_{i(i=0,1,2,3,4,5)} = \frac{\lambda_i - P_i}{P}$,如

$$\pi_0 = \frac{0.6 - 0.067}{0.667} = 0.8;\ \pi_i\ 的方差为\ V_{ar(\pi_i)} = \frac{\lambda_i(1-\lambda_i)}{nP^2},$$

$$V_{ar(\pi_0)} = \frac{0.6 \times (1-0.6)}{300 \times (40/60)^2} = 0.001\,8;总体\ \pi_i\ 的\ 95\%\ CI$$

为 $\pi_i \pm 1.96 \times \sqrt{V_{ar(\pi_i)}}$,$\pi_0$ 的 95% CI 为 $0.8 \pm 1.96 \times \sqrt{0.001\,8} = (0.74 \sim 0.86)$;余类推。

3)数量特征敏感问题的加法乘法 RRT 模型:这一模型是用一个无关的随机变量(如随机数字表)与被调查者敏感问题特征的实际值的和或积作为答案,对敏感问题进行数值估计。

具体操作为:首先设计随机装置,如纸箱装有写有一串随机数字的小球,完全混匀。从研究人群中随机抽取一个样本,让每个被调查者在别人看不到的情况下摸球,然后将本人敏感问题特征的数值与球上的数值相加(加法模型)或相乘(乘法模型),被调查者将相加或相乘后的结果报告给调查员,并把球放回随机装置中混匀。由于从随机装置中摸到的数字只有被调查者本人知道,故可起到保密的作用,易取得其合作。

假设被调查者敏感问题特征的数值为 x,随机变量的数值为 y,用 z 来代表 x 与 y 的和或积,敏感问题特征的均值与方差为:

加法模型,均值:$\mu_x = \mu_z - \mu_y$ $\qquad$ 式8-16

$$方差为:V_{ar(\mu_x)} = \frac{s_z^2}{n} \qquad 式8-17$$

乘法模型,均值:$\mu_x = \frac{\mu_z}{\mu_y}$ $\qquad$ 式8-18

$$方差为:V_{ar(\mu_x)} = \frac{s_z^2}{n \times \mu_y^2} \qquad 式8-19$$

4)数量特征敏感问题的随机截尾 RRT 模型:该模型可以调查确定数值变量敏感问题和不确定数值变量敏感问题,其设计如下。确定敏感性问题特征值 x 的取值范围 $(a, a+t)$,将该取值范围按一定的间距均匀地分割成 n 个数值,如确定 x 取值范围为 0~1 000,可按 100 为间距将该取值范围分割为(0,100,200,300,$\cdots$,900,1 000)。设计一个随机装置,内置一套卡片,将上述 n 个数值写在卡片上。

被调查者在无人的条件下从随机装置中摸卡片后不记名回答。若抽到的卡片上所写的数字大

于或等于自己敏感性问题特征量则回答"1"，相反，若抽到的卡片上所写的数字小于自己敏感性问题特征量则回答"0"。由于别人不知道被调查者敏感性问题特征量，也不知道卡片上所写的数值，故能起到保护隐私的目的。设被调查者敏感问题特征的数值为 x，敏感性问题特征值 x 的取值范围为 t，回答"1"的人的比例为 λ，n 为 x 取值范围被分割成的数值个数，则有：

均值：$\mu x = t \times \lambda$　　　　式 8-20

方差为：$V_{ar(\mu x)} = \mu_x(t - \mu_x)/n$　　式 8-21

例 8-5　调查某地区 1 000 对已婚夫妇每月的性生活次数，估计其值范围为 0~30 次。在随机装置中装入卡片 31 张，写（0，1，2，…，29，30）的数字，在无人的条件下，让被调查者从袋中摸卡片，若抽到的卡片上所写的数字大于等于自己每月的性生活次数则回答"1"，相反则回答"0"。结果回答"1"的人有 357 人，求该地区的已婚夫妇每月的性生活次数的估计值。

$$t=30, \quad \lambda=357/1\,000=0.357, \quad n=31$$

$$\mu_x = 30 \times 0.357 = 10.71$$

$$V_{ar(\mu x)} = 10.71 \times \frac{30-10.71}{31} = 6.66$$

3. 应用 RRT 时的注意事项

（1）RRT 的样本：RRT 样本的选择一定要遵循随机化原则，否则其研究结果代表性差。样本含量要能够满足 RRT 分析的需要，否则难以保证对敏感问题调查结果的真实性。

（2）调查员的要求：调查员应了解并掌握 RRT 的原理及实施方法，可以对应答者作详细的解释，以利于他们明白 RRT 的保密性，消除其顾虑，否则使用 RRT 效果不佳。

（3）注意被调查者的特征：被调查者的理解和合作是 RRT 方法应用成功的前提。一般来说，文化程度较高的人群容易理解该技术，对 RRT 配合程度较高。

（4）随机装置：设计应科学合理、保密性好，易于操作，制作要坚持方便、有效和经济的原则。在调查过程中，一定要保持装置的随机性，答题后必须把球或卡片放回原处，并混匀。

（5）RRT 模型的选择要合适：不同的 RRT 模型适用于不同类型的敏感问题调查，需要根据实际调查的敏感问题的特征及其调查人群的特点

等，选择合适的 RRT 模型。

（王　斌）

第八节　捕获－标记－再捕获技术

捕获－标记－再捕获（capture-mark-recapture，C-M-R）方法，简称为捕获－再捕获（capture-recapture，C-R）法，最初由野生动物学家用于估计限定区域内某种野生动物的数量。其基本原理是从某限定区域内随机捕获一定数量的某种野生动物，标记后将它们放回原生物种群，经过适当的时间，从该生物种群中随机再捕获一批此种野生动物，然后利用两次捕获样本中的个体数和第二次捕获样本中的带标记的个体数来推断限定区域内该种野生动物的总数 N。它的理论和方法随着生物统计学的发展已经逐步完善，现在也被用于研究人类疾病和健康问题。以下就对常用的 C-R 方法作简单介绍。

一、两样本 C-R 法

两样本 C-R 法，假设从一个总数为 N 的生物群体中随机捕获一个含有 M 个体的样本，将其标记并释放到原生物群体中；随后，再从该生物群体随机捕获含量为 n 的第二个样本，其中带有标记的个体数为 m。若两样本是独立性的，则有

$$\frac{\hat{N}}{M} = \frac{n}{m}$$

则　　　　　$$\hat{N} = \frac{Mn}{m}$$　　　　式 8-22

$\hat{N}$ 的方差为

$$V_{ar}(\hat{N}) = \frac{Mn(M-m)(n-m)}{m^2(m-1)}$$　　式 8-23

其 95% 置信区间（95%CI）为 $\hat{N} \pm 1.96\sqrt{V_{ar}(\hat{N})}$

式 8-24

其中，$\hat{N}$ 是 N 的估计值，只有当该生物群体很大时，用以上公式估算才比较准确。实际应用中，由于总体的数量有限，这种估计存在偏倚，为此 Chapman 等提出了无偏估计公式，即

$$\hat{N} = \frac{(M+1)(n+1)}{m+1} - 1$$　　式 8-25

$$V_{ar}(\hat{N}) = \frac{(M+1)(n+1)(M-m)(n-m)}{(m+1)^2(m+2)}$$　　式 8-26

C-R 法可用于任何具有 2 个或 2 个以上个不完整资料的总体估计。应用两样本 C-R 法时，需要满足以下 4 个假设条件：

（1）封闭：总体是封闭的，调查期间，被调查人群（或种群）没有变化，无增加或减少。

（2）匹配：标记没有丢失，个体在捕获和再捕获间，能够相互匹配。

（3）随机：两次捕获都是随机样本，即每个个体都有同等机会被捕获。

（4）独立：两个样本是相互独立的，即第二次每个个体被捕获的机会不受第一次捕获到与否的影响。

在实际研究中选择限定的人群时，（1）条件基本能够满足；（2）条件能否得到满足，取决于匹配的变量的唯一性，即第二次捕获的个体所登记的代码必须与第一次相同，否则估计可能出现偏倚。（3）（4）项条件难以得到真正满足，而且（3）条件得不到满足，（4）也往往不满足，也就是说，既然每个个体捕获的机会不相等，可能意味着第二次被捕获的个体会受到第一次捕获的影响，即两捕获样本具有相关性。若某第一捕获样本的个体容易被第二捕获样本所捕获，就会低估总体的数量，反之，则会高估总体的数量。另外，每个个体因年龄、性别、所在位置、活动性、病情严重程度或其他个体特性的不同，被捕获的概率可能也不尽相同，这种异质性同样也可以导致总体数量 N 的高估或低估。因此，应用两样本 C-R 法应注意这些偏倚的出现。

二、多重 C-R 法

多重 C-R 法是利用 3 个或 3 个以上来源的资料估计某生物群体大小的方法，资料可用 Bernoulli 调查法或对数线性模型进行分析。

Bernoulli 调查法是将多个不同来源的样本配对，通过比较不同配对的样本所估计的结果来分析偏倚和依赖性，若怀疑某对样本有依赖性，则将其合并作为同一来源的样本，如此重复，直到样本间不再提示有依赖性。

对数线性模型法：为了估计封闭群体中个体的总数 N，对其进行 k 次调查（捕获），得到 k 个样本，将不同来源的数据列成不完整的 2^k 列联表，其中有 2^k-1 个格子为已知数据，该表显示人群中

所有个体再捕获的经历，有 1 个格子为空，即 k 次捕获中均未被捕获的个体数，根据已捕获样本的个体数，通过对数线性模型来估计未知格子的个体数，从而得到个体总数 N 的估计值，表 8-11 为三来源 C-R 模型数据结构。不同来源的资料之间的依赖性通过对数线性模型中的交互作用项加以体现。此外，因为异质性会导致 N 的高估或低估，其处理方法可利用相应的协变量，将群体按类别分成几个同质的亚群体，分别在各层内进行分析（对每层数据拟合对数线性模型或其他合适的模型，以得到各层的亚群体总数），然后相加各层内的亚群体总数，即可得到最终的群体总数。对数线性模型计算过程复杂，一般需要利用统计分析软件，如 SAS、GLIM 等来完成。

表 8-11　三来源 C-R 模型的布局数据（n_{ijk}）

来源 1（A）	来源 3（C）			
	是		否	
	来源 2（B）		来源 2（B）	
	是	否	是	否
是	n_{111}	n_{121}	n_{112}	n_{122}
否	n_{211}	n_{221}	n_{212}	n_{222}

n_{ijk}：i、j、k 分别表示第一次、第二次、第三次捕获。数字 1 代表"是"，表示被捕获；2 代表"否"，表示未被捕获。如 n_{111} 表示第一、第二、第三次都被捕获的个体数，n_{211} 表示第一、第二次未被捕获，仅第三次被捕获的个体数。n_{222} 即 3 次捕获中均未被捕获的个体数。

三、C-R 法应用的基本步骤

（1）确定数据源：拟调查的样本或数据源应满足不同 C-R 法应用的前提条件。同时，还需要注意以下问题：两样本 C-R 法（封闭性群体）研究，两个样本应该具有代表性；多重 C-R 法，样本或数据源的数量选择上，既需要考虑成本，还要考虑它们数量增多时，估计结果的变异将可能增大。因此，使用 2~5 个数据源为宜。

（2）标记与匹配：实施过程中需要确保标记的有效性，若标记的丢失率过高，将严重影响总体参数的估计精度。用于匹配的变量应是所有数据

源共有的变量。常用的匹配方法有精确匹配、宽松匹配等。精确匹配是从不同数据源找到具有完全相同字段值的个体,宽松匹配不需要在变量上精确对应,允许存在一定程度误差。

(3)模型选择:当调查时间相对较短时,研究对象的出生、死亡及迁移可以忽略不计,被视为封闭性群体;否则,则视为开放性群体。捕获分若干次进行,称离散时间模型;捕获连续进行,为连续时间模型。研究对象的个体差异,如性别、体重等的不同,可能导致它们被捕获的概率不同。针对以上各种情况,有多种 C-R 法模型可以使用,选择 C-R 法模型,不仅要考虑数据源间不独立和数据源内部的异质性,还应综合考虑研究设计、调查数据、模型应用条件等多种因素。目前,应用于医学研究的 C-R 法主要是普通两样本 C-R 模型和 K(K>2)次捕获样本的对数线性模型。

四、应用实例

为更好理解捕获 – 再捕获的基本方法,下面分别介绍一个两样本和三样本 C-R 法的实例。

例 8-6 为计算某地 15 岁以下儿童糖尿病的患病率,从两个不同途径收集患病人数。第一个来源是该地两所大医院,发现儿童糖尿病患者 40 人;第二个来源是当地糖尿病学会,发现糖尿病患者 20 人,其中与第一个来源重复的患者有 10 人。试求该地儿童糖尿病患病率(假定调查期间该地平均人口数为 40 万人)。

依据校正公式

$$\hat{N} = \frac{(40+1)(20+1)}{10+1} - 1 = 77$$

$$V_{ar}(\hat{N}) = \frac{(40+1)(20+1)(40-10)(20-10)}{(10+1)^2(10+2)} = 177.89$$

95%CI 为 $77 \pm 1.96 \times \sqrt{177.89}$,即(51, 103)。

调查期间,该地儿童糖尿病患病率点估计值为:

77/40 万 × 100 000/10 万 =19.25/10 万。

总体患病率的 95% CI 为:

51/40 万 × 100 000/10 万 ~103/40 万 × 100 000/10 万,即 12.75/10 万 ~25.75/10 万。

例 8-7 分别从①死因监测系统②乡镇计划生育办公室(乡镇计生办)的死亡登记③各村、社区(居委会)基层干部和基层医生等回忆整理这

3 个途径,获取某市某两年常住人口的死亡资料,见表 8-12。

表 8-12 某市某两年不同样本来源死亡人数分布

网报 （A）	乡镇 计生办 （B）	村委会 （C）	死亡 人数 符号	死亡人数	构成比 /%
1	2	2	n_{122}	789	6.13
1	1	2	n_{112}	1 767	13.72
1	2	1	n_{121}	426	3.31
2	1	2	n_{212}	757	5.88
2	1	1	n_{211}	905	7.03
2	2	1	n_{221}	388	3.01
1	1	1	n_{111}	7 843	60.92
2	2	2	n_{222}	—	—
合计				12 875	100.00

注:1 代表"是",表示被捕获。
　　2 代表"否",表示未被捕获。
　　— 表示未知。

以 A、B、C 分别代表网报、乡镇计生办和村委会的独立项,AB、AC 和 BC 为它们的交互项,利用 SAS 9.4 软件 Genmod 模块采用连接函数为对数(log),可以计算出 8 种不同的对数线性结构模型,见表 8-13。由于饱和(全)模型"A,B,C,AB,AC,BC"拟合值必须与实际数据完全符合,因而,为得到 $\hat{N}$ 的更有效估计,通常采用比它少一些参数的模型。按照最小信息准则(Akaike information criterion, AIC),即以 AIC 值最小的作为最优模型,因此,本例选择"A, B, C, AB, BC"作为最终模型,此模型下,网报、乡镇计生办和村委会三个途径均未获取到的死亡人数的估计值公式

$$\hat{n}_{222} = \frac{\hat{n}_{111}\hat{n}_{221}\hat{n}_{122}\hat{n}_{212}}{\hat{n}_{121}\hat{n}_{211}\hat{n}_{112}},$$ 本例为 $\hat{n}_{222} = 719$;

该市两年来常住人口死亡人数估计值公式

$\hat{N} = n + \hat{n}_{222}$,本例为 $\hat{N} = 12\,785 + 719 = 13\,594$。

$\hat{N}$ 渐进方差估计公式为 $V_{ar}(\hat{N}) = (\hat{n}_{222})^2$

$$\left(\frac{1}{n_{221}} + \frac{1}{n_{122}} + \frac{1}{n_{121}} + \frac{n_{121}}{n_{221}n_{122}} \right),$$ 本例为 $V_{ar}(\hat{N}) = 3\,916.30$;

95%CI 为 $\hat{N} \pm 1.96 \sqrt{V_{ar}(\hat{N})}$,本例为(13 471,13 717)。

表 8-13 不同的对数线性模型拟合效果比较

模型结构	AIC	模型结构	AIC
A，B，C	1 663.65	A，B，C，AB，AC	1 160.34
A，B，C，AB	1 482.92	A，B，C，AB，BC	599.97
A，B，C，AC	1 444.65	A，B，C，AC，BC	704.40
A，B，C，BC	1 047.26	A，B，C，AB，AC，BC	75.43

（王 斌）

参 考 文 献

1. Stone DH. Design a questionnaire. BMJ, 1993, 307: 1264–1266.
2. 经济合作与发展组织. 社会概览 2011: 经济合作与发展组织社会指标. 孙迎春, 译. 北京: 国家行政学院出版社, 2012.
3. 晏捷. 移动互联网的传播互动空间发展现状与趋势分析. 东南传播, 2010, 67 (3): 21–23.
4. 罗华. 中国移动互联网发展报告 (2019). 北京: 社会科学文献出版社, 2019.
5. Sun ZJ, Zhu L, Liang M, et al. The usability of a WeChat-based electronic questionnaire for collecting participant-reported data in female pelvic floor disorders: a comparison with the traditional paper-administered format. Menopause–the journal of the north American Menopause Society, 2016, 23 (8): 856–862.
6. 陈峰, 夏结来. 临床试验统计学. 北京: 人民卫生出版社, 2018.
7. 布莱洛克. 社会统计学. 沈崇麟, 译. 重庆: 重庆大学出版社, 2010.
8. 巴比. 社会研究方法基础. 邱泽奇, 译. 北京: 华夏出版社, 2010.
9. 陈振明. 社会研究方法. 北京: 中国人民大学出版社, 2011.
10. 仇成轩, 施侣元. 捕获 – 再捕获方法及其在流行流学中的应用. 中华预防医学杂志, 1998: 32 (1): 54–55.
11. Warner SL. Randomized response: a survey technique for eliminating evasive answer bias. Journal of the American

Statistical Association. 1965, 60 (309): 63–66.
12. Horvitz DG, Shah BV Simmons WR. The unrelated question randomized response model. American statistical association, 1967 (326): 65–72.
13. Chaudhuri A. Randomized response and indirect questioning techniques in surveys. Boca Raton: Crc Press, 2010.
14. 丁正伟, 郭巍, 李培龙, 等. 常规和随机应答技术调查性病门诊男性就诊者高危性行为结果比较. 疾病监测, 2017, 32 (4): 313–317.
15. 张永青, 陆伟, 叶冬青. 数量特征敏感问题调查技术. 疾病控制杂志, 2003 (6): 542–544.
16. Royle, JA, Dorazio RM. Hierarchical Modeling and Inference in Ecology:: the analysis of data from populations, metapopulations and communities. London: Elsevier Ltd, 2008.
17. 叶冬青. 医学社会科学研究方法. 合肥: 中国科学技术大学出版社, 2011.
18. Raskind-Hood C, Hogue C, Overwyk KJ, et al. Estimates of adolescent and adult congenital heart defect prevalence in metropolitan Atlanta, 2010, using capture-recapture applied to administrative records. Annals of epidemiology, 2019, 32: 72–77.
19. Dahab M, Abdelmagid N, Kodouda A, et al. Deaths, injuries and detentions during civil demonstrations in Sudan: a secondary data analysis. Conflict and health, 2019, 13: 16.

第九章 诊断试验研究和筛检的设计与评价

导读　诊断试验是对疾病进行诊断的试验方法,包括各种实验室检查、影像学诊断等。诊断试验的应用非常广泛,例如疾病的诊断、病原学诊断、疗效和预后的判断、药物不良反应的监测,以及应用于人群中的普查、筛检等。临床诊断技术在不断创新和发展,但是这些新的诊断技术和方法必须经过科学的评价,才能正确地应用于临床医疗实践,以有效提高诊断效率和水平。筛检是在一级和二级预防策略下发展起来的一种的具体措施,即利用简便、廉价和快速的医学检查方法,对某一特定的目标人群进行逐一的健康检查,发现高危人群及处于临床前期的患者,采取针对性的预防措施,控制疾病流行,促进人群健康。本章将重点论述诊断试验评价研究设计原理、各种评价指标及临床应用。介绍筛检的概念、应用原则及其评价方法。通过教学及自学,使学生学会如何进行诊断试验评价研究的设计及评价,掌握筛检的概念、评价方法和应用原则。

诊断的本质是将患者与非患者区别开来,用于诊断的试验方法称为诊断试验(diagnostic test)。诊断试验的含义是广义的,包括病史和体格检查所获得的临床资料;各种实验室检查,如生化、血液学、细菌学、病毒学、免疫学、病理学等项目检查;影像学检查如超声诊断、计算机断层扫描(CT)、磁共振成像(MRI)和放射性核素检查等;各种器械诊断如心电图、内镜检查等;以及各种诊断标准,如诊断系统性红斑狼疮的Jones诊断标准,此类诊断标准称之为"组合性诊断标准"(constructing diagnostic criteria)。诊断时利用诊断试验,对疾病和健康状况作出确切的判断。

诊断试验评价是临床医疗工作和临床科研工作必不可少的研究方法,是临床医学科研工作

的一个重要内容。随着医学科学的不断发展,新的诊断试验不断出现,已有的诊断项目不断需要更新,需要医生对试验的真实性、可靠性及其临床应用价值作出准确科学的评价,才能正确地应用于临床医疗实践,提高诊断效率和水平。筛检则是在一级和二级预防策略下发展起来的一种的具体措施,它通过简便易行的筛检试验方法从人群中筛选出可疑病例,从而达到早诊断早治疗的目的。本章将重点论述诊断试验评价性研究的设计原理、各种评价指标及临床应用;介绍筛检的概念、应用原则及其评价。通过教学及自学,使学生学会如何进行诊断试验评价性研究的设计及评价,掌握筛检的概念、评价方法和应用原则。

第一节　诊断试验评价研究的设计与评价

在临床工作中,医生要根据就诊患者的临床症状、体征、实验室化验和影像学检查结果等资料,对疾病作出临床诊断,那么医生所用的这些诊断试验方法准确性怎么样? 也就是说,如果前来就诊的患者确实患有某种疾病,医生所用的诊断试验方法能正确诊断出来的可能性有多大;如果前来就诊的患者确实未患某种疾病,医生所用的诊断试验方法能正确排除的可能性有多大,要解决这些问题就要采用科学的研究方法对诊断试验进行评价。这不但能提高临床诊断的效率和水平,也对疾病的准确、合理的临床治疗提供有力的依据。对诊断试验的评价理论最早是以Yerushalmy(1947)提出灵敏度和特异度为标志。Youden(1950)综合考虑灵敏度与特异度两个指标,建立了约登指数。Vecchio(1966)提出预测

值的概念。

一、诊断试验评价研究的设计原理及常用指标

某一待评价的诊断试验方法必须与公认的、准确的、可靠的诊断方法相比较,才能甄别出这种诊断试验方法的好与坏。这种当前临床医学界公认的、最可靠的、准确的诊断某病的方法,在诊断试验评价研究中称之为诊断该病的金标准(gold standard)。如活体组织病理检查、手术探查、病原体的分离及抗体检测等。有些疾病尚无特异性诊断标准,则以专家制定、得到公认的组合性临床诊断标准为依据,如急性风湿热的临床诊断标准等。诊断试验评价研究就是要用金标准来确定要诊断的疾病是否真正存在,从而对待评价的诊断试验方法的真实性及可靠性做出评价。

当对一种新的诊断试验方法进行评价时,要对参加试验的对象同时应用金标准方法和待评价的诊断试验方法进行检查。用金标准进行检查或检验后,可将试验对象分为两组,即金标准确诊的患某病组及金标准排除的未患某病组。待评价的诊断试验检测结果用阳性表示"患病",阴性表示"未患病",用待评价的诊断试验方法检测的阳性结果与阴性结果和金标准方法所得出患病与未患病的结果进行比较,据此对待评价的诊断试验的方法进行评价,如果待评价的诊断方法检测所得的结果与金标准试验所得结果符合程度越高,则这个待评价诊断试验方法的诊断价值就越高,反之亦然。金标准检查结果与待评价的诊断试验的检查结果可用四格表(表9-1)加以说明。从四格表可看出,基于金标准的结果,通过诊断试验可以获得真阳性、假阳性、假阴性和真阴性四个值,这四个值分别用 a、b、c、d 代表。真阳性(true positive, TP)表示用金标准方法确诊患某病而用待评价诊断试验方法试验亦判定为阳性者;假阳性(false positive, FP)是指用金标准方法确诊未患某病而用待评价诊断试验方法试验却判定为阳性者;假阴性(false negative, FN)是指用金标准方法确诊患某病而用待评价诊断试验方法试验却判定为阴性者;真阴性(true negative, TN)是指用金标准方法已确诊未患某病,而用待评价诊断试验方法试验也判定为阴性者。

表 9-1　诊断试验评价性研究资料整理表

诊断试验	金标准		合计人数
结果	有病	无病	
阳性	真阳性 a	假阳性 b	$a+b$
阴性	假阴性 c	真阴性 d	$c+d$
合计人数	$a+c$	$b+d$	N

(一)诊断试验真实性的评价指标

诊断试验的真实性(validity)也称效度或准确性(accuracy),是指测量值与实际值(金标准的测量值)符合的程度,即正确地判定受试者有病与无病的能力。评价诊断试验真实性的指标有灵敏度、特异度、假阳性率、假阴性率、约登指数、总一致性和似然比等。

1. 灵敏度(sensitivity, Se)　又称敏感度、真阳性率,是实际患病且待评价的诊断试验检测结果也为阳性的概率,反映被评价的诊断试验发现患者的能力。该值愈大愈好。灵敏度只与有病组有关。

$$灵敏度 = \frac{TP}{TP+FN} \times 100\% \qquad 式 9\text{-}1$$

假阴性率(false negative rate, FNR),又称漏诊率(omission diagnostic rate)或第二类错误(type Ⅱ error; β error),是实际患病但诊断试验结果为阴性的概率,与灵敏度为互补关系,也是反映待评价的诊断试验发现患者的能力,该值愈小愈好。

$$假阴性率 = \frac{FN}{TP+FN} \times 100\% = 100\% - 灵敏度$$
$$式 9\text{-}2$$

选择灵敏度高的诊断试验,则其假阴性率就低,其阴性检查结果有助于排除疾病。

2. 特异度(specificity, Sp)　又称真阴性率,是实际未患病且待评价诊断试验结果也为阴性的概率,反映鉴别未患病者的能力。该值愈大愈好。特异度只与无病组有关。

$$特异度 = \frac{TN}{FP+TN} \times 100\% \qquad 式 9\text{-}3$$

假阳性率(false positive rate, FPR),又称误诊率(misdiagnosis rate)或第一类错误(type Ⅰ error; α error),是实际未患病而诊断试验结果阳性的概率,与特异度为互补关系,也是反映鉴别

未患病者的能力。该值愈小愈好。

$$假阳性率 = \frac{FP}{FP+TN} \times 100\% = 100\% - 特异度$$

式 9-4

选择特异度高的诊断试验，则其假阳性率就低，其阳性检查结果有助于确诊。

3. **总符合率（crude agreement rate）** 又称总一致性，表示诊断试验中真阳性例数和真阴性例数之和占全部受检总人数的百分比。反映正确诊断患者与非患者的能力。

$$总符合率 = \frac{TN+TN}{TP+FN+FP+TN} \times 100\%$$

式 9-5

总符合率，反映了正确判断有病和无病的能力，在缺乏规范的参照标准（金标准）的情况下，常是比较两种诊断方法的主要评价指标。

4. **约登指数（Youden's index，YI）** 又称正确诊断指数，是一项综合性指标。该指数常用来比较不同的诊断试验。约登指数于 0~1 间变动。判断诊断试验能正确识别有病和无病的能力。其值愈大愈好，但该指标丧失了部分信息，约登指数大，并不知道是其中的灵敏度高还是特异度高。例如，A 试验的灵敏度和特异度为 0.7 和 0.3，B 试验的灵敏度和特异度是 0.3 和 0.7，显然这是两个特征完全不同的试验，但这时两试验的约登指数是相同的。

$$约登指数 = （灵敏度 + 特异度）-1$$ 式 9-6

5. **似然比（likelihood ratio，LR）** 在应用灵敏度和特异度评价诊断试验时，两者彼此是独立进行的，但实际上诊断试验中两者的关系存在本质的联系，不可截然分开。不同的试验临界值具有不同的灵敏度和特异度，灵敏度升高，特异度下降；特异度升高，灵敏度下降。因此，在评价诊断试验时仅仅描述灵敏度和特异度远不能反映诊断试验的全貌。似然比也是反映诊断试验真实性的一个指标，是反映灵敏度和特异度的复合指标，从而能全面反映诊断试验的诊断价值，并且似然比非常稳定，不受受检人群患病率的影响。

似然比是诊断试验的某种结果（阳性或阴性）在有病组中出现的概率与无病组中出现的概率之比。说明有病者出现该结果的概率是无病者的多少倍。在四格表中，阳性似然比（positive likelihood ratio，LR+）为诊断试验阳性结果在有病组中出现的概率（真阳性率）与在无病组中出现

的概率（假阳性率）之比。阴性似然比（negative likelihood ratio，LR-）为假阴性率与真阴性率之比。似然比是评价诊断试验真实性的重要综合指标，阳性似然比愈大愈好，它表明阳性结果的正确率高，受查对象的实际患病概率高。阴性似然比愈小提示患病可能性愈小，阴性结果正确率愈高。

$$LR+ = \frac{TP/(TP+FN)}{FP/(FP+TN)} = \frac{灵敏度}{1-特异度}$$ 式 9-7

$$LR- = \frac{FN/(TP+FN)}{TN/(FP+TN)} = \frac{1-灵敏度}{特异度}$$ 式 9-8

例 9-1 为了评价甲胎蛋白（AFP）对肝癌的诊断价值，对 1 000 例肝癌高危对象进行了 AFP 检测，结果如表 9-2 所示，现以表中的数据为例说明诊断试验评价中各项指标的计算。

表 9-2 AFP 诊断试验对肝癌诊断结果的真实性评价资料整理表

		金标准		合计
		肝癌	非肝癌	
AFP	阳性	56	178	234
	阴性	44	722	766
	合计	100	900	1 000

资料来源：李立明. 临床流行病学. 北京：人民卫生出版社，2011.

注：表中数据为虚拟数据。

灵敏度 =56/100 × 100%=56.0%

特异度 =722/900 × 100%=80.2%

假阴性率 =44/100 × 100%=44.0%

假阳性率 =178/900 × 100%=19.8%

阳性似然比 =（56/100）/（178/900）=2.83

阴性似然比 =（44/100）/（722/900）=0.55

总符合率 =（56+722）/1 000 × 100%=77.8%

约登指数 =0.560+0.802-1=0.362

似然比对疾病诊断非常有帮助，它的统计含义是使验前比提高或降低了多少。根据试验前研究对象的患病率（验前概率，pre-test probability），结合做了某项试验后得出的似然比，可以估计研究对象新的患病率，即验后概率（post-test probability）。步骤如下：

验前比 = 验前概率 /（1- 验前概率）

验后比 = 验前比 × 似然比

验后概率 = 验后比 /（1+ 验后比）

请注意概率必须先转换成比数（odds）后才能与似然比相乘，而相乘后得出的验后比，也要再

转变为概率,即验后概率。

似然比大于 1,则表明应用该诊断试验对疾病诊断的概率增大;小于 1,则表明诊断试验对疾病诊断价值减小。临床实践中若似然比 >10 或 <0.1,使验前概率到验后概率发生决定性的变化,基本可确定或排除诊断;似然比 1~2 或 0.5~1 对疾病诊断帮助不大。

例 9-2　某女性患者,30 岁,体检发现肝实质性占位性病变,来医院进一步确诊。需要鉴别的疾病有原发性肝癌或肝良性占位性病变。根据文献了解 30 岁女性原发性肝癌的患病率为 5/10 万,根据公式计算验前比:

验前比 = 验前概率 /（1- 验前概率）=0.000 05/（1-0.000 05）≈ 0.000 05

如发现肝脏实质性占位性病变（其似然比 ≈ 10）,可计算其验后比和验后概率:

验后比 = 验前比 × 似然比 =0.000 05 × 10= 0.000 5

验后概率 = 验后比 /（1+ 验后比）=0.000 5/（1+0.000 5）=0.000 5=50/10 万

以上结果说明当患者被发现肝脏实质性占位性病变后,她患原发性肝癌的概率就从 5/10 万升高到 50/10 万。该患者又行 HBV 和 HCV 检查,结果均为阴性（其似然比 ≈ 0.11）。

验前比 = 验前概率 /（1- 验前概率）=0.000 5/（1-0.000 5）≈ 0.000 5

验后比 = 验前比 × 似然比 =0.000 5 × 0.11= 0.000 055

验后概率 = 验后比 /（1+ 验后比）=0.000 055/（1+0.000 055）=0.000 055=5.5/10 万

检查 HBV/HCV 后,患者患原发性的概率又回到了 5.5/10 万。

似然比的应用并不仅限于诊断试验阳性或阴性二分变量,如诊断试验是连续变量时,还可以针对某一区间进行分析,可参考相关教材。

6. 诊断试验评价有关指标的统计学推断　诊断试验评价研究为一个样本研究,所得灵敏度、特异性、约登指数等均为样本值,因此存在抽样误差。从样本值来推断总体值,需进行统计推断。不同方法的比较应排除抽样误差,进行统计学检验。有关指标的统计学推断方法见表 9-3,两个诊断试验总一致性和两个试验约登指数比较的统计学检验方法见表 9-4。两个试验灵敏度和特异度的比较实质上就是率的组间比较,若是非配对设计,样本量较大时,可采用两独立样本率比较的 u 检验或普通四格表的 χ^2 检验;样本量较小时,可采用确切概率法。配对设计时,可采用配对设计的 McNemar 检验。

表 9-3　诊断性试验评价研究指标的参数估计

样本指标	样本标准误	置信区间
灵敏度（Sen）	$S_{se} = \sqrt{ac/(a+c)^3}$	$Sen \pm U_{a/2}S_{sen}$
特异度（Spe）	$S_{sp} = \sqrt{bd/(b+d)^3}$	$Spe \pm U_{a/2}S_{spe}$
阳性预测值（PPV）	$S_{ppv} = \sqrt{ab/(a+b)^3}$	$PPV \pm U_{a/2}S_{ppv}$
阴性预测值（NPV）	$S_{npv} = \sqrt{cd/(c+d)^3}$	$NPV \pm U_{a/2}S_{npv}$
符合率（PA）	$S_{PA} = \sqrt{(a+d)(b+c)/N^3}$	$PA \pm U_{a/2}S_{PA}$
Youden 指数（γ）	$S_{\gamma} = \sqrt{\dfrac{ac}{(a+c)^3} + \dfrac{bd}{(b+d)^3}}$	$\gamma \pm U_{a/2}S_{\gamma}$

表 9-4　诊断试验评价指标的假设检验

	计算公式	标准误
两个试验总一致率的比较	$U = \dfrac{PA_1 - PA_2}{S_{PA}}$	$S_{PA} = \sqrt{S_{PA_1}^2 + S_{PA_2}^2}$
两个试验约登指数比较	$U = \dfrac{\gamma_1 - \gamma_2}{S_{(\gamma_1 - \gamma_2)}}$	$S_{(\gamma_1 - \gamma_2)} = \sqrt{S_{\gamma_1}^2 + S_{\gamma_2}^2}$

（二）诊断试验的可靠性评价

可靠性（reliability），又称可重复性（repeatability）或精密度（precision），系指某诊断试验在完全相同的条件下，进行重复试验获得相同结果的稳定程度。影响诊断试验可靠性的因素有：

1. 测量仪器、试剂等实验条件所致的变异 实验的仪器和试剂的质量不好，常是影响测量结果不一致的原因。

例如，仪器不稳定、电源不稳定、试剂批号不一致等。

2. 观察者的变异

（1）不同测量员间的测量变异：不同测量员同时测量一批受检标本时，常可因测量员间检测技术或能力的不一致而导致测量结果的不一致。

（2）同一名测量员不同次测量间的测量变异：同一名测量员在不同的测量时间测量同一批标本时，因测量员的自身因素，同样会造成测量结果的不一致。

3. 受检对象的生物学变异 例如：测量血压常可因受测对象的生理状态、精神状态不稳定而表现出血压随时间变动，从而导致不同时间测量值变动较大。

4. 可靠性评价指标 计量资料可考虑选用标准差及变异系数（CV）等指标；计数资料可选用观察符合率、Kappa 一致性。诊断试验可靠性的评价指标主要用来评价测量变异的大小。

（1）计量资料：可靠性的评价指标可采用标准差及变异系数。变异系数 = 标准差 / 均数 × 100%。变异系数和标准差越小，可靠性越好。也可选择相关系数结合组间均数差异的显著性检验来评价计量资料的诊断试验的可靠性。

（2）计数资料：可靠性的评价指标可选用观察符合率与卡帕值（Kappa value）。观察符合率又称观察一致率，指两名观察者对同一事物的观察或同一观察者对同一事物两次观察结果一致的百分率。前者称观察者间观察符合率，后者称观察者内观察符合率。

例 9-3 两名放射科医生分别对 100 名粉尘工人的胸片进行读片，结果见表 9-5：

观察符合率 =（A+D）/N × 100%=（52+16）/100 × 100%=68%

表 9-5 两名放射科医生对 100 名粉尘工人胸片的读片结果

甲医生	乙医生		合计
	无或轻尘肺	中或重尘肺	
无或轻尘肺	A（52）	B（18）	R_1（70）
中或重尘肺	C（14）	D（16）	R_2（30）
合计	C_1（66）	C_2（34）	N（100）

Kappa 值是判断不同观察者间校正机遇一致率后的观察一致率指标。其含义是实际符合率与最大可能符合率之比。计算过程如下：

$$观察符合率(P_0) = \frac{A+D}{N} \times 100\% \quad 式 9\text{-}9$$

$$机遇符合率(P_c) = \frac{R_1 C_1/N + R_2 C_2/N}{N} \times 100\%$$
$$式 9\text{-}10$$

实际符合率 = 观察符合率 – 机遇符合率 = $P_0 - P_c$

最大可能符合率 = 1– 机遇符合率 = $1 - P_c$

$$Kappa = \frac{实际符合率}{最大可能符合率} = \frac{P_0 - P_c}{1 - P_c} \quad 式 9\text{-}11$$

根据这些公式，计算上例中的 Kappa 值：

$$Kappa = \frac{P_0 - P_c}{1 - P_c} = \frac{0.68 - 0.56}{1 - 0.56} = 0.27$$

Kappa 值充分考虑了机遇因素对结果一致性的影响，Kappa 值范围介于 –1～1。Fleiss 提出三级划分：0.75–1.00 符合很好，0.40–0.74 符合一般，0.01–0.39 缺乏符合。

二、诊断试验评价研究的设计原则

（一）确定合适的金标准

确定合适的金标准是进行诊断试验评价研究的前提，如果金标准选择不当，就会造成对受试者诊断分类上的错误，使整个试验的评价失去准确性的基础，因此金标准的选择至关重要。临床常用的金标准包括组织病理学检查、外科手术所见、特殊的影像学检查，以及因缺乏特异性诊断方法而采用的医学权威机构颁发的或临床医学界共同制定的公认的诊断标准。长期临床随访所获得的肯定诊断也可用作标准诊断。在进行一项诊断试验评价研究时，选择什么样的诊断方法作为金标准，要根据具体情况而定。一方面应考虑所选的金标准要有很高的准确性,还要考虑医院的具体条件,所选的金标准在你所工作的医院里能否可行。纳入诊断试验评价研究的每一个对象均应同步地接受金标准试验与待评价诊断试验两种检查,才能得到评价新试验的结果,从而避免发生错误分类偏倚对灵敏度和特异度等真实性指标的影响。

(二)选择合适的试验对象

诊断试验评价研究的主要目的是评价诊断试验的临床诊断价值,诊断试验的临床诊断价值就在于它能否正确地将真正患某病的人诊断出来,能否正确地将未患某病(在外表上可能与所要诊断的疾病相同)的人区别开来。一个完整的诊断试验建立,通常需要三个阶段的研究:

(1)在建立试验研究的初期,正常人也可作为无病组(对照组),有病组可以是典型的患者。

(2)在试验研究的中期,研究对象应选择早期和轻微的患者,还包括会干扰诊断试验结果的有合并症患者。例如评价 MRI 诊断肺癌时,在这个阶段研究对象应包括有肺小结节(<3cm)的患者,和合并有肺结节和间质性疾病的患者。无病组应包括其他肺病患者,如间质性疾病但未合并有肺结节的患者。

(3)在试验研究的后期,最好选取多中心、较大样本的患者。这组研究对象代表目标临床人群,包括该病的各种临床类型,如不同严重程度(轻、中、重)的病情,不同病程阶段(早、中、晚),不同症状和体征(典型和不典型),有无并发症,还有那些确实无该病但易与该病相混淆的其他疾病,以使试验的结果具有代表性。

这样的诊断试验评价结果具有较大的科学意义和临床实用价值。因此,综合考虑上述三个阶段的情况,诊断试验在选择研究对象时必须考虑以下几个方面:①研究对象应包括临床某病的疑似病例;②病例组应该包括所研究疾病的各临床类型,如轻、中、重型,典型与非典型,病程长与短等,以使病例组对该病患者群体有较好的代表性;如果疾病组只包括病情严重、表现典型的患者,则此诊断试验不适用于早期的或非典型的患者,从而失去临床应用价值;③在未患该病的对照组中,应该纳入与病例组有相似临床表现的其他临床易混淆的疾病患者,以利于测试诊断试验的鉴别诊

断能力;如未患病组只包括健康自愿者,则诊断试验的特异度必然很高,但对该疾病的实际诊断价值却大打折扣。

(三)诊断试验的可靠性

在进行正式诊断试验评价之前,应对诊断试验进行可靠性评价,即由同一观察者在不同时间或由不同观察者重复进行该试验,检验新试验在观察者内或观察者之间的变异情况,如计算变异系数和一致率等,如果观察者内或观察者间的变异系数较小或检测结果的一致率较高,说明这个诊断试验方法的可靠性较好。在正式试验前,还应检查试验条件、仪器、试剂等是否符合标准;还应制定相应的质量控制措施,对观察者要进行严格的培训。只有达到设计的要求时,才能正式开展诊断试验的评价研究。

(四)盲法判定试验结果

观察者对诊断试验的结果的判断应采取盲法,要在不知道金标准诊断结果的情况下,观察试验结果,以避免过高或过低估计诊断试验与金标准的符合程度,避免观察者偏倚。

(五)如实报告试验结果

在报告诊断试验评价性研究结果时,不能仅仅简单比较分析所研究的诊断试验与金标准的结果差异,报告单纯的统计学检验的结果,而应全面分析、评价和报告诊断试验的真实性、可靠性,同时应如实报告试验中出现的难以解释的结果或现象,以评价、分析和处理诊断试验评价研究中可能出现的偏倚或随机误差。

现推荐国际上较认可的《诊断准确性研究报告规范》(*Standards for Reporting Diagnostic Accuracy Studies*, STARD)2015 年更新版来指导诊断试验评价研究的报告。STARD 项目是为了改进诊断准确性研究报告质量而发起的,首版 STARD 声明于 2003 年问世,2003 年 1 月,2003 版 STARD 同时发表于 7 家生物医学期刊,其目的是通过建立一个科学、规范、循证的报告标准,使得读者能够通过完整、准确的报告评价研究结果的内部有效性(潜在偏倚)和外部有效性(适用性)。

(六)样本含量的估计

诊断试验同样需要一定数量的样本,如果受试对象人数过少,诊断指标就可能不稳定,影响对

诊断试验结果的评价。目前,诊断试验的结果与金标准诊断结果的关系通常用四格表的形式表示,这种四格表资料与配对计数资料的形式相同,故诊断试验评价研究样本含量的估计可以参照统计学中关于配对计数资料的样本含量计算公式进行计算。此外,也可根据待评价的诊断试验的灵敏度和特异度,按照统计学中有关总体率的样本含量计算方法,分别计算病例组和对照组样本含量。样本含量的估算公式如下:

$$n=u_a^2 p(1-p)/\delta^2$$

公式中 p 为灵敏度或特异度,δ 为容许误差,α 为第一类错误的概率,u 值由界值表查得。样本大小估计与显著性水平 α 值、允许误差 δ、试验灵敏度、特异度有关。α 值越小,所需样本量越大,一般取 $\alpha=0.05$。δ 越大,样本量越小,一般 δ 取 0.05 或 0.1。病例组样本量由灵敏度估计,对照组样本量由特异度估计。

(七)确定诊断试验的阈值

评价诊断试验时需把疑似患者按试验结果的阳性和阴性进行分类,这就需要有一个判断的标准,不同的试验方法有不同的判断标准和方法。许多诊断试验,特别是实验室诊断多为连续性变量的指标,对于这种连续变量需要选择一个区分正常与异常的诊断界值(cutoff value)或称之为截断点(cutoff point)。在诊断试验中经常用到的确定界值的方法有下列几种:

1. **均数加减标准差法** 当测量值为正态分布,确定正常和异常的界限时,双侧常用"均数 ± 1.96 标准差"表示其双侧正常值范围,即两端各有 2.5% 是异常的;单侧则用"均数 +1.64 标准差"表示测定值太大为异常,或"均数 −1.64 标准差"表示测定值太小为异常来界定。

2. **百分位数法** 适用于偏态分布类型或分布类型尚不能确定的数据,若双侧用 $P_{2.5} \sim P_{97.5}$,单侧用 P_{95} 或 P_5 界定。其缺陷同均数加减标准差法。

3. **临床判断法** 按照大量临床观察或系列追踪观察某些致病因素对健康损害的阈值,作为诊断正常水平的分界值,如血清胆固醇 ≤6.5mmol/L 定为正常,高于这种诊断界值则定为异常。空腹血糖水平 ≤6.1mmol/L 定为正常,高于这个界值则定为异常。对机体测量指标的界值则是通过大量临床研究确定的,如收缩压 ≥140mmHg(1mmHg=133.322Pa)为异常,舒张压 ≥90mmHg 为异常,这个界值标准就是通过长期的高血压病的治疗实践得出的公认的结论。

4. **ROC 曲线法** ROC 曲线(receiver operator characteristic curve),也称为受试者操作特征曲线。诊断性试验用计量资料表达结果时,将测量值按大小顺序排列,并将诊断试验的连续变量设定出多个不同的临界值(至少 5 组),从而计算出一系列的灵敏度 / 特异度对子,再以灵敏度为纵坐标,1− 特异度(误诊率)为横坐标绘制出曲线,这个曲线就是 ROC 曲线(图 9-1)。ROC 曲线下的面积反映了诊断试验的准确性,取值范围在 0.5-1.0,面积越大,越接近 1.0,其诊断的真实度越高,越接近 0.5,其诊断的真实度越低。当诊断试验完全无诊断价值,即完全凭机会区分患者与非患者时,ROC 曲线是一条从原点到右上角的对角线,即线段(0,0)~(1,1),这条线称为机会对角线(chance diagonal),其曲线下面积为 0.5;而最理想的诊断试验的 ROC 曲线应是从原点垂直上升至左上角,然后水平到达右上角,其曲线下面积为 1.0,此时可完全把患者判为阳性、把非患者判为阴性,但实际上这样的诊断试验是不存在的。

图 9-1 曲线 A 位于 45° 处,是无意义的试验;曲线 B、C 和 D 为临床应用价值逐步提高的试验;曲线 E 为最好的诊断试验,灵敏度和特异度均接近 100%。如果假阴性结果和假阳性结果消耗同样的费用,那么最理想的分界点是取灵敏度和特异度之和的最大值,如图 9-1 中的曲线 E。ROC 曲线越向左上偏,曲线下的面积越大,其诊断试验识别患者和非患者的能力越高(图 9-1 的 E 线)。

应用 ROC 曲线确定诊断试验的阈值,对临床医生做出合理选择很有帮助。ROC 曲线的优点是简单、直观、图形化;能直观表示灵敏度与特异度之间的相互关系;不受群体发病率的影响。目前认为 ROC 曲线法是确定诊断试验截断点较为理想的方法。但是其局限性是 ROC 曲线图上显示的不是真正的判断值;作图和显著性检验比较烦琐,但这些内容都可以借助计算机统计分析软件实现(如 SPSS、SAS、Stata 等)。

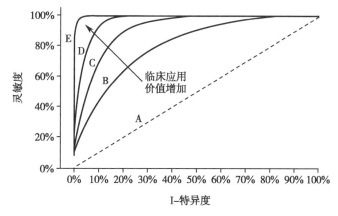

图 9-1　ROC 曲线

［聂绍发，施侣元　见谭红专主编《现代流行病学》（2001）图 24-2］

三、估计验后概率及其临床应用价值

前面从诊断试验方法的本身讨论了诊断试验的真实性和可靠性，但诊断试验最终必定要应用于临床，所以对诊断试验临床应用价值评价也必不可少。临床应用价值是诊断试验有关临床收益的内容，包括估计验后概率、预测值的估计和经济学评价等。

（一）估计验后概率

临床医生对疾病进行诊断试验的目的是提高对疾病诊断的准确性，及时进行合理的有针对性的治疗。因此，应善于估计就诊个体患病的验后概率，即诊断试验为阳性（或阴性）时受试对象患某病（或未患该病）的概率。

在计算时，首先应将患病率，即验前概率转换为验前比（pre-test odds）：

验前比 = 验前概率 /（1- 验前概率）

然后可通过诊断试验的似然比计算验后比：

验后比 = 验前比 × 似然比

最后，将验后比转换为验后概率：

验后概率 = 验后比 /（1+ 验后比）

诊断试验的似然比综合了灵敏度、特异度的信息（如前述），在已知患病率与似然比的情况下，可以根据诊断试验特定测量值相应的似然比计算验后比，从而准确地估计单个患者的患病概率，以帮助临床医生的诊断决策。

例 9-4　患者女，50 岁，有间歇性的胸前绞痛，当地医生怀疑心肌梗死，根据该医院的病例统计，该年龄段有此症状的妇女患心肌梗死可能性为 64%（验前概率）。在实验室进一步作血清肌酸激酶检查，结果为 120u/L。该医院曾以冠脉造影检查作金标准，用血清肌酸激酶诊断心肌梗死的阈值为 80u/L，血清肌酸激酶水平大于这个值为急性心肌梗死，其灵敏度为 90%，特异度为 83%。判断该患者患急性心肌梗死的概率是多少？

验前概率 =0.64

验前比 =0.64/（1-0.64）=1.8

阳性似然比 =SE/（1-SP）=0.9/（1-0.83）=5.3

验后比 = 验前比 × 似然比 =1.8×5.3=9.54

验后概率 = 验后比 /（1+ 验后比）=9.54/（1+9.54）=0.91

该患者在血清肌酸激酶试验阳性后，患急性心肌梗死概率比验前概率明显升高，为 91%，因此，对该患者患急性心肌梗死的诊断有 91% 的把握。

（二）预测值

灵敏度是指患者中诊断试验阳性率，特异度是非患者中诊断试验阴性率。但这种方式并不符合大多数临床医生的思维习惯。临床医生在应用诊断试验时，更希望根据试验的结果来判断诊断对象真正患病的可能性的直接证据，而不是考虑灵敏度、特异度的间接证据。这样就提出了预测值的概念。预测值（predictive value，PV）是反映应用诊断试验的检测结果来估计受试者患病或不患病可能性大小的指标。根据诊断试验结果的阳性和阴性，将预测值分为阳性预测值和阴性预测值。

（1）阳性预测值（positive predictive value，PPV）：是诊断试验结果为阳性者中真正患者所占的比例。对于一项诊断试验来说,PPV 越大,表示诊断试验阳性受试对象真患病的概率越高。

（2）阴性预测值（negative predictive value, NPV）：是诊断试验结果为阴性者中真正无病者的概率,PV 越大,表示诊断试验阴性受试对象为无病者的概率越高。其计算公式如下:

阳性预测值 = TP/（TP+FP）× 100%   式 9-12

阴性预测值 = TN/（FN+TN）× 100%   式 9-13

仍以表 9-2 的结果为例。阳性预测值 = $56/234 \times 100\% = 23.9\%$, 阴性预测值 =$722/766 \times 100\% = 94.3\%$。通过计算,临床医生可以了解,在这个目标人群中,若 AFP 阳性,诊断肝癌的可能性为 23.9%;若 AFP 阴性,诊断为非肝癌的可能性为 94.3%。

（3）影响预测值的因素:与诊断试验预测值有关的影响因素包括灵敏度、特异度和疾病的患病率。预测值与三者的关系如下:

$$PPV = \frac{p \times Se}{p \times Se + (1-p) \times (1-Sp)}$$
式 9-14

$$NPV = \frac{(1-p) \times Sp}{p \times (1-Se) + (1-p) \times Sp}$$
式 9-15

其中 p 为目标人群的患病率,Se 为灵敏度,Sp 为特异度。

当患病率固定时,诊断试验的灵敏度越高,则阴性预测值越高,当灵敏度达到 100% 时,若诊断试验结果阴性,那么可以肯定受试者无病;试验的特异度越高,则阳性预测值越高,当特异度达到 100% 时,若诊断试验阳性,可以肯定受试者患病。

当诊断试验的灵敏度和特异度确定后,阳性预测值和患病率成正比,阴性预测值和患病率成反比。一般说来,人群中某病的患病率越高,所诊断的病例数就越多,阳性预测值也就越高。然而,当患病率很低时,即使诊断试验的灵敏度和特异度均较高,其阳性预测值也不高。所以将诊断试验用于人群疾病筛查时,这时患病率很低,会出现较多的假阳性,阳性预测值也会很低。

（三）卫生经济学评价

任何一项新的医疗措施在临床上的应用,不仅需要保证医疗上的获益,还需要有卫生经济学方面的考虑。卫生经济学评价主要涉及成本与获益两方面内容,常用的方法有成本 – 效果分析、成本 – 效益分析、成本 – 效用分析等,具体方法参见本书的相关章节。

四、提高诊断试验效率的方法

（一）增加验前概率

预测值的大小受诊断试验灵敏度、特异度及待诊疾病目标人群患病率（验前概率）的影响。但当灵敏度和特异度一定时,主要受目标人群患病率影响。在不同等级医院就诊的人群中,由于受到患者来源不同的影响,待诊疾病患病率可能从很小到很大,甚至接近 100%。而诊断试验的灵敏度、特异度却是相对稳定的指标。在临床上,患病概率为 50% 左右时最需要应用诊断试验以达到确诊或排除诊断的目的,在这种情况下进行诊断试验检查,诊断效能也较高。

比如:在高等级医院的门诊、病房经常有大量从下级医院转来的患者,需上级医院给予确诊;在各种专科医院或专科门诊就诊的患者往往具有明确的患某病的倾向,在这样的人群中某些疾病的患病率较高,也就是说可增加某些病的验前概率,因此,诊断试验的临床诊断效率会比较高。

（二）联合试验

临床医疗实践中,几乎没有尽善尽美的诊断试验,一种诊断试验同时有高灵敏度及高特异度的机会是很少的,似然比大小也可能不尽如人意。为了提高诊断试验的灵敏度与特异度,提高临床诊断效率,根据诊断的客观需要及可能性,除了探索新的试验方法之外,可以将现有的两种以上的试验结合起来应用,称联合试验或复合试验（multiple tests）。如联合检测血清 AFP 与影像学检查诊断肝癌已作为肝癌诊断规范。

联合诊断试验包括平行试验和序列试验两种方法。

1. 平行试验（parallel test） 也叫并联试验,同时做几个诊断试验,只要有其中一个试验阳性即可认为平行试验阳性,只有全部试验结果均为阴性才认为平行试验为阴性。该法可以提高灵敏度、降低特异度。采取并联试验,不易漏诊,阴性预测值提高,有利于排除其他诊断,但其代价是降低特异度,容易造成误诊。

在两个诊断试验的灵敏度分别为 60% 和 80% 的条件下，如果较好的试验能发现较差试验所发现的所有病例，平行试验的灵敏度就为 80%；如果其中一项试验所漏诊的病例被另一试验全部诊断出来，则平行试验灵敏度就为 100%。平行试验的判断方法总结见表 9-6。多个诊断试验平行联合使用时灵敏度增加的幅度取决于各试验是否彼此独立。如果两个诊断试验彼此完全独立，则可采用下列公式计算并联诊断试验的灵敏度和特异度：

平行试验的灵敏度 =A 实验的灵敏度 +B 试验的灵敏度 ×（1−A 试验的灵敏度）

平行试验的特异度 =A 试验的特异度 ×B 试验的特异度

表 9-6　两项平行试验的判断方法

试验 A	试验 B	平行试验最终判断结果
+	不必做	+
+	−	+
−	+	+
−	−	−

2. 序列试验（serial test） 也叫串联试验，依次做多个诊断试验，只有当所有试验皆阳性才认为序列试验阳性，只要任何一项诊断试验结果为阴性就认为序列试验结果为阴性。选用系列试验可以提高诊断的特异度、减少误诊。在做序列试验时，先后次序上应该考虑各个试验的临床价值、风险和价格等因素。比如，某些诊断试验本身价格昂贵或有一定危险性，为确诊某病又不得不做，这时可以选择几种虽特异度不高但简单安全的方法进行序列试验。

序列试验使特异度增加，阳性预测值增加，其代价是灵敏度降低，漏诊率增加。序列试验的结果判定方法总结见表 9-7。

表 9-7　系列试验的判断方法

试验 A	试验 B	系列试验最终判断结果
+	+	+
+	−	−
−	不必做	−

两项系列试验的灵敏度和特异度计算公式为：

灵敏度 =A 试验的灵敏度 ×B 试验的灵敏度

特异度 =A 试验的特异度 +B 试验的特异度 ×（1−A 试验的特异度）

在应用联合试验时，如果两个试验的费用、安全性相近，则先使用特异度较高的试验，效率较高，因为假阳性病例较少，更少的患者需接受多种诊断试验；但当一个试验更便宜，危险性更小则应先应用这一个试验。应用序列联合试验后患者患病概率可通过似然比计算：验前概率（患病率）换算成验前比，与第一个诊断试验的阳性似然比相乘之积为第一个诊断试验完成后的验后比；此验后比可看作第二个诊断试验的验前比，如此类推，最后一个诊断试验的验后比换算成验后概率，即得出系列联合试验阳性时的患病验后概率。

在做联合试验评价研究时，既要交代各单项试验的评价指标，还必须计算联合试验评价的相关指标。理论上，如果两个诊断试验的结果彼此完全独立，应用概率论原理可以估计联合试验后的灵敏度和特异度。但在临床实践中，能够诊断同一种疾病的多个诊断试验，彼此独立的可能性很小，因此在评价最终结果时应比分别单独应用诊断试验时的结论保守一些。

五、诊断试验评价研究中常见的偏倚

诊断试验评价研究中同样应考虑偏倚对评价结果的可能影响，常见的偏倚有检查偏倚、疾病谱偏倚、参考试验偏倚等。

（一）检查偏倚

检查偏倚（work-up bias），也译为工作偏倚，也被称为部分证实偏倚（partial verification bias）。检查偏倚指只有对诊断试验出现阳性结果者才进一步用金标准方法加以确诊，而结果阴性者则不再做进一步检查就简单地认定无病，结果造成假阴性资料的缺乏。这种偏倚在肿瘤诊断试验中非常普遍，如应用 AFP 检测诊断肝癌，AFP 阴性者常会被认为无癌，但实际上原发性肝癌中 AFP 灵敏度只有 60% 左右，这样会出现很大一部分假阴性的患者，造成灵敏度虚高，特异度虚假。再比如：确定病史、体检在冠心病诊断中的作用的评价研究报告，1 030 例门诊怀疑冠心病的患者，通过病史、体检有 168 例进一步做心导管确诊,报告诊断灵敏度 74%,特异度 84%,而实际上无偏差的灵敏度为 54%,特异度 93%,这是因为做常规检查(病史、体检)阴性者没有被包括在最后的分析中,故会发现灵敏度的假升高,特异度的假降低,即出现了检查偏倚。据报告:1990—1993 年世界主要期刊有关诊断试验评价的文章中有 38% 的研究有这种偏倚。

(二)参考试验偏倚

参考试验偏倚(reference test bias)是指因诊断试验的金标准不妥造成的偏倚。由于金标准不够准确,会造成错分(misclassification),即将有病者判为无病者,而将无病者判为有病者,因此影响诊断试验评价的准确性。任何一个金标准只是在特定历史条件下医学发展的产物,其真实性是相对的,过去可能是金标准,而现在不一定是,因此认真选择金标准是提高诊断试验研究与评价质量的关键。若被评价的诊断试验比金标准更灵敏,则待评价的诊断试验的阳性病例在金标准下就成了假阴性,需要应用更复杂的方法加以鉴别。例如,评价 B 超对胆石症的诊断价值,采用口服胆囊造影剂检查作为诊断胆石症的金标准,发现其中有少数患者 B 超呈阳性结果,口服胆囊造影剂检查阴性,而手术探查证实有胆结石,实际上作为金标准的口服胆囊造影剂检查要比 B 超差,从而造成灵敏度、特异度评价结果的不正确。

(三)疾病谱偏倚

诊断试验研究对象要求能很好地代表临床目标人群,包括该病的各种临床类型,如不同严重程度病情,不同病程阶段,有和无并发症者,还有哪些确实无该病,但易与该病相混淆的其他疾病等。有些诊断试验评价研究的研究对象为明确的健康者与诊断明确的患者,因为没有纳入与该病混淆的其他疾病,亦即没有纳入检验结果呈"灰色带"的患者,从而高估该诊断试验的各项参数。这种试验的研究对象不能代表试验应用的目标人群情况,从而产生疾病谱偏倚(spectrum bias)。疾病谱偏倚受多种因素影响,包括研究对象的年龄、性别、临床特征和诊断试验所适应的目标人群。

(四)缺乏无病人群试验结果的信息所造成的偏倚

如果诊断试验的评价只在病例组中进行,缺乏非患者人群试验结果的信息,就会造成这种偏倚。例如评价 MRI 诊断腰背痛患者病因诊断的价值,如只在腰背痛的患者中进行评价,可以发现许多患者有椎间盘膨出,故常用此结论来解释腰背痛的原因,并给予治疗。而事实上,有一篇文章报道在 98 例无症状的志愿者中进行 MRI 检查,结果发现 2/3 无症状者也有椎间盘膨出,其发生率略低于有症状者,两者在统计学上差异无显著性,说明前者结论存在偏倚。

(五)组合诊断标准掺杂偏倚

是指某些情况下,在一些研究中,金标准建立在一系列试验和相关临床资料基础上,此时,金标准不能包括待评价的诊断试验,若把待评价试验结果也纳入直接当作金标准,可增加两者的一致性,夸大诊断准确性,过高估计诊断试验的价值,造成掺杂偏倚(incorporation bias),也有译作联合偏倚或合并偏倚。比如 MRI 诊断多发性硬化,最后的诊断依据多项可获得的信息,包括 MRI 诊断结果、脑脊液分析结果,还有临床随访观察,这种研究显然高估了磁共振成像诊断多发性硬化的临床价值。

(六)疾病进展偏倚

于同一时间在同一名患者身上进行待评价试验和执行金标准并得出结论是最理想的。若试验需要推迟进行,就可能出现因疾病自愈、干预治疗、进展至更严重阶段或是新疾病的出现导致的误诊。疾病进展偏倚(disease progression bias)用于描述这一种偏倚。某些病例第一次检查结果呈阳性,但进行了有效治疗后,导致在后来的检查中结果呈阴性,若纳入这些病例而没有检查时间的界定时,就容易发生疾病进展偏倚。在不同的疾病状态下,可能导致这种偏倚的时间间隔长短也不同。例如,对于慢性病间隔数日可能问题不大,但对于很多感染性疾病,试验方法和金标准的执行时间仅间隔数日就可能导致结果不一。若金标准是多年的临床随访(延迟性证实),有时甚至要等到尸检的结果(比如阿尔茨海默病的诊断),那么对于慢性病也可能出现这类偏倚。

(七)评价者临床解读偏倚

评价者临床解读偏倚与干预研究中的"盲法"类似。知道金标准的结果可能就会影响对待评价试验结果的判读,反之亦然,被称为评价偏倚

（review bias）。评价偏倚对试验结果的影响程度取决于试验结果判读的主观程度，主观程度高在诊断试验的判读时受金标准影响大，程度小则影响就小。

在试验方法结果判读过程中，临床资料可能影响诊断。临床资料定义很广，包括通过直接观察所获取的有关患者的所有信息，如年龄、性别、症状、体征，还有实验室及影像资料。较主观的影像资料判读时常受到这些临床资料的影响。但对于客观的诊断标准，影响就相对少些。诊断方法的判读容易受已知诊断结果的影响，例如，起初超声检查发现肝内一个较难定性的结节，如果该患者最近 CT 提示肝内结节为转移灶，这时超声医生很可能把该结节也诊断为转移灶。虽然，这种情况在临床实践过程中是可行的，但在诊断试验研究中就容易产生偏倚。经验证据表明，这种偏倚增加了灵敏度，但对特异度的影响较小。

六、诊断试验评价研究的评价原则

（1）是否与金标准同时进行试验并实施盲法判断：在对一项诊断试验进行评价时，首先要看研究对象是否同时接受金标准试验及新的诊断试验。还要注意检查所用的金标准是否是公认的准确性高的诊断方法。还应考查研究者是否进行了盲法的判断（即研究者不知金标准试验结果时加以判定）。

（2）病例组是否包括了各类型的患者，非病例组是否包括了易与所诊断疾病相混淆的其他疾病：能正确诊断各种类型、病情严重程度各不相同的患者，能正确鉴别出有类似临床表现的其他疾病患者，这个诊断试验才有临床应用价值。

（3）样本含量是否足够：诊断试验如同其他类型的研究一样，也有个代表性问题。除了上述所论述的在选择研究对象时要注意的问题外，还应考虑试验的对象是否足够。只有在选择的试验对象满足了一定的要求，并且样本数量足够大时，这个样本才真正具有代表性。对于诊断试验评价研究而言，病例组和对照组的样本量至少应该在30例以上，否则不能保证样本具有代表性。

（4）对研究地点、环境、试验对象等是否作了充分描述：试验的地点、环境、试验对象的来源等不同，就可能影响到验前概率（患病率）。如在不同等级的医院或不同性质的医院，前来就诊的患者群体其患病率可能会有较大差异，这将直接影响诊断试验对疾病的预测值。所以，在报告诊断试验评价研究结果时，应详细地报告试验的环境、试验对象的特征等，以便读者判断该研究是否适应于自己的情况，确定可否应用于自己的患者或进行重复验证。

（5）诊断试验的可重复性：一项诊断试验作为诊断是否患某病的标准，应在不同的时间地点具有可重复性，即应有良好的精密度或可靠程度。针对同一疾病所进行的诊断试验，观察者反复多次测量或不同观察者进行测量，均应得到同样结果。因此，要求在试验的过程中，应该严格控制试验条件，将观察者变异控制在一定范围内。

（6）对诊断界值或诊断标准的规定是否准确合理：对诊断界值或诊断标准的规定直接影响诊断试验的灵敏度、特异度等指标，也影响诊断试验本身的真实性及其应用价值，故在评价诊断试验评价研究时，应分析确定界值的方法是否合理，所确定的诊断界值是否合理可靠。

（7）联合诊断试验时是否对每一个诊断试验的灵敏度与特异度等重要指标都进行了测量：只有对联合试验中每一个单独的诊断试验进行全面评价，才能准确判断联合试验的真实性，并为读者提供了解及应用这些试验的客观依据。

（8）是否交代了诊断试验的具体操作步骤：一个好的诊断试验的价值还体现在它能否被普及应用，使更多的患者得到更方便准确的诊断及治疗。因此，在有关诊断试验评价研究报告中，要详细介绍诊断试验的操作步骤及所用仪器、设备、试剂、试验条件等，以利于推广和应用。

（9）是否对诊断试验的使用价值作了实事求是的评价：一个诊断方法的推广和应用是一个十分严肃的事情，因为它关系到众多患者的切身利益。一个好的诊断方法应该是简便、安全、准确。研究者应该以高度负责的态度对待诊断试验的结果，给予诊断试验的价值实事求是的评价。具体讲，就是对诊断试验目前的诊断价值、应用前景、可能带来的社会经济效益、安全性等到做出评价。

第二节 筛 检

医学的最终任务是预防与控制疾病及促进健康,不同的学科实现该任务的策略和手段不尽相同。如临床医学通过对有病个体实施有效治疗,缓解症状,促进康复(三级预防策略);而预防医学则通过对人群实施病因学预防和疾病早期防治,降低人群疾病发病率、复发率以及死亡率等,实现人群健康(一级和二级预防策略)。筛检(screening)便是在一级和二级预防策略下发展起来的一种的具体措施,即利用简便、廉价和快速的医学检查方法,对某一特定的目标人群进行逐一的健康检查,发现高危人群及处于临床前期的患者,采取针对性的预防措施,控制疾病流行,促进人群健康。

筛检起源于 19 世纪初的结核病防治,之后应用于慢性病的早期发现、早期诊断和早期治疗("三早"措施),20 世纪中期以后筛检应用范围扩展到对高危人群的筛查,以实施病因预防。可见,筛检已成为促进人群健康的一种重要的措施。然而,疾病预防与控制的医学实践告诉我们,由于人群、疾病以及筛检试验本身等诸多原因,筛检措施并不必然地导致人群健康的改善。因此,在实施一项筛检之前,有必要对其适用性、风险、收益以及筛检后进一步的诊断、治疗效果进行有效的评价。

一、筛检的概念

1951 年美国慢性病委员会正式提出了筛检定义:"通过快速的检验、检查或其他措施,将可能有病但表面上健康的人,同那些可能无病的人区分开来。筛检试验不是诊断试验,仅是一种初步检查,对筛检试验阳性者或可疑阳性者,必须进行进一步确诊,以便对确诊患者采取必要的措施。"根据定义可知,筛检是在目标人群中开展的、以早期发现某种疾病个体为主要目的的一种快速的流行病学调查,所用的检验、检查或措施是简便的、快速的、经济的、安全的、有效的、群众乐于接受的检测方法,称为筛检试验(screening test),它被用于疑似某种疾病的初步检查,筛检试验不是诊断试验,筛检试验阳性或异常者须进一步确诊,并积极治疗。在目标人群实施有计划、有目的的筛检工作时,文献中也称之为筛检项目(screening program)。

图 9-2 所示为筛检过程流程图,首先利用筛检试验将受检人群根据筛检试验结果分为两部分。结果阴性者为健康人群,结果阳性者为可疑患病个体,依据筛检方案建议后者做进一步的诊断,如果诊断试验结果也为阳性则判断为患者,需接受相应的治疗。图示也告诉我们,筛检不是一项一劳永逸的工作,而应依据不同疾病的特征,定期地、有计划地开展。

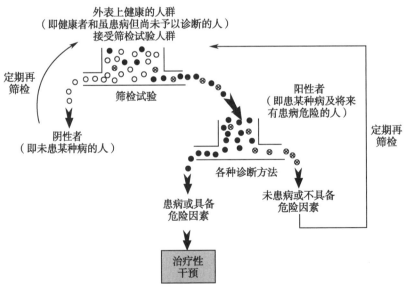

图 9-2 筛检过程流程图

图9-3所示为采用巴氏涂片作为筛检试验方法进行宫颈癌筛检的实例。由图9-2和图9-3所示可以看出,筛检是一个复杂的系统工程,需要科学设计、整体实施,并非仅仅是采用一种筛检试验进行一次检测。

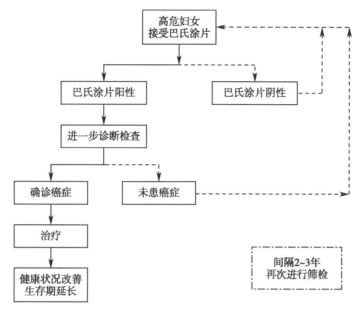

图9-3　巴氏涂片法筛查宫颈癌高危人群流程

二、筛检的目的

近年来,筛检的应用范围进一步扩大,目前主要用于下述四个方面。

(一)疾病的早期发现、早期诊断和早期治疗

疾病的早期发现是以可识别的疾病标志为筛检试验指标,查出那些处于疾病潜伏期、临床前期及临床初期的患者,以便早期诊断,提高治愈率,这是筛检方法建立以来应用最多的,属疾病二级预防的内容,对疾病的防治作出了很大的贡献,如结核、高血压、糖尿病及某些恶性肿瘤(如宫颈癌)等。

(二)检出某种疾病的高危人群

高危人群指该人群发生某种疾病的可能性显著高于一般人群。传统的筛检主要从疾病的形成阶段入手,以早期发现患者为目的。随着流行病学的发展,疾病防治的需要,强调筛检从健康阶段入手,检出某病的高危人群,实施相应的干预,减缓或阻止疾病的发生,降低疾病发病率,促进群体健康。如筛检高血压预防脑卒中,筛检高胆固醇血症预防冠心病,近年来筛检疾病易感基因和有害基因方面也做了许多工作,如某种人群精神分裂症易感基因的筛检,成年健康人心血管疾病高危人群的筛检等等,这类的筛检属疾病的病因学预防,即一级预防。

(三)传染性疾病和医学相关事件的预防和控制

在一些特殊人群和职业人群中探查和控制传染源或某些医学相关事件的诱因,以保护大多数人群免受其伤害和影响,如餐饮业人员的伤寒和痢疾杆菌等感染标志的筛检。

(四)了解疾病的自然史,开展流行病学监测。

三、筛检的类型

依据不同的指标和要素,筛检可以划分为不同的类型。

(一)依筛检的目的不同可将筛检划分为治疗性筛检和预防性筛检

如果筛检是为了早期发现、早期诊断和早期治疗某种疾病的患者,称为治疗性筛检(therapeutic screening),如乳腺癌的筛检;如果筛检的目的是为了查出某病的高危人群,进行健康教育等措施的干预和采取必要的治疗,以预防某种疾病,则称为预防性筛检(preventive screening),如筛检高血压预防脑卒中。

（二）依筛检人群选择的不同可分为整群筛检和选择性筛检

筛检的对象可以是整个目标人群，称为整群筛检（mass screening），如某社区结核病的筛检；亦可以筛检群体中的一个亚群或有某种特征的人群，称为选择性筛检（selective screening），如在某社区 55 岁以上的人群中老年性痴呆的筛检。

（三）依所用筛检方法的多寡可分为单项筛检和多项筛检

筛检可以用某一种筛检性质的检查方法作为筛检试验在人群中筛检某种疾病，称单项筛检（single screening），如用餐后 2h 血糖筛检糖尿病；也可同时用多种检查方法作为筛检试验进行筛检，称为多项筛检（multiple screening），如联合应用胸透、痰中结核菌培养和结核菌素试验筛检结核病。

四、筛检的实施原则

在一项筛检实施前，要认真考虑一系列与筛检项目实施有关的实施原则，即衡量标准。美国健康保健组织（Group Health Cooperative）提出衡量筛检项目的 6 条规范化标准。Wilse 和 Junger 在 1968 年提出了实施筛检计划的 10 条标准。在此基础上，世界卫生组织提出了筛检计划成功与否的 7 条标准。1999 年 Crossroads 提出了评价筛检计划更全面的 13 条原则。概括起来主要体现在如下六个方面：

1. 所筛检疾病或状态应是该地区当前重大的公共卫生问题；

2. 对所筛检疾病或状态的自然史有比较清楚的了解；

3. 有可识别的早期临床症状和体征；

4. 有可检测出早期临床症状和体征的筛检手段，且该手段应易于被群众接受；

5. 对筛检阳性者，有相应的进一步的诊断和治疗方法，或者有可行的预防措施；

6. 开展筛检的资源投入有较好的社会经济效益。

总之，较为理想的筛检是每一项标准均能达到，满足的标准愈多说明筛检项目愈成熟。然而实际情况总会有一项或多项标准不能满足，尽管

如此，对于某些疾病的筛检仍值得实施。最基本的条件是：适当的筛检方法、有进一步的确诊方法和有效的治疗手段，三者缺一不可，否则将导致卫生资源浪费，给筛检试验阳性者带来生理和心理上的伤害等不良后果。

作为疾病预防策略之一，筛检工作虽已被广泛地应用于各种疾病的控制方案中，但对不同疾病防治作用的效果评价很不一致。高血压病、先天性髋关节脱臼、缺铁性贫血、苯丙酮尿症经筛检后早期治疗有效已得到公认。癌症筛检一直是学界关注的热点，但争议也一直存在。癌症筛检是希望患者在出现临床症状前，或者在肿瘤发生浸润前，能借助于各种检查方法将其早期检出，从而达到早期发现、早期诊断、早期治疗的目的，以期通过早期及时的治疗而彻底治愈，借此改变肿瘤的预后而达到降低死亡率的目的。对于肿瘤的筛检一致公认效果肯定的是，对 20~70 岁的妇女，每隔 3 年进行一次宫颈检查和巴氏刮片检查，可降低宫颈癌的死亡率。乳腺癌、胃癌、大肠癌、肝癌等筛检效果均无定论。肺癌和食管癌等被认为筛检毫无效果。关于前列腺癌的筛检，自从 1970 年 Ablin 在前列腺中发现前列腺特异性抗原（prostate-specific antigen，PSA）以来，有研究发现血液中也存在 PSA，且研究显示，前列腺癌患者血液中 PSA 明显高于正常人，由此 PSA 作为前列腺癌的血液标志物进入研究者视野，并将其应用于前列腺癌筛检，作为前列腺癌筛检的标志物，但近年来对于此筛检的评价出现较大争议。2018 年 *BMJ* 发表的一篇系统综述，总结了 5 个大型随机对照试验 72 万多人的研究结果，发现 PSA 检查的确可发现一倍多的前列腺癌患者，但与无筛检（即观察性等待，watchful waiting）对照比较，PSA 筛检组前列腺癌死亡率虽略有下降，但全死因死亡率并没有降低，说明其他死因抵消了筛检的好处，不支持筛检有效。再比如，超声波和 CT 检查用于甲状腺癌筛检，韩国曾制定了超声波和 CT 的免费筛检的惠民政策，在免费筛检的政策下，1993—2011 年的 18 年期间，韩国甲状腺癌的发病率显示增加了 14 倍，但其死亡率却变化不大，说明绝大多数甲状腺癌患者不会死于这个癌症，存在严重的过度诊断和过度治疗问题。鉴于癌症过度诊断普遍存在的可能性、癌症筛检较差的成

本效益、医疗卫生费用的不断攀升、医患矛盾的普遍存在，有学者建议，所有癌症筛检都应该在被筛检者知情的情况下谨慎决策，预防对患者无益且浪费资源的过度诊断和过度治疗。

因此，对不具备筛检条件的疾病进行筛检，往往造成一系列不良结果，主要表现在下述几方面：

1. 造成卫生资源浪费，如患病率很低的病。

2. 对患者或高危人群常带来很大的精神压力，如尚无有效治疗方法的疾病。

3. 对社会造成一定的压力。

五、筛检试验的选择原则

筛检试验（即筛检检测方法）是筛检项目实施的必要条件。一项作为筛检试验的检测方法首先必需安全可靠，有较高的灵敏度和特异度，能有效地区别患者和非患者，才能用于筛检。其次，还需考虑价格和被群众接受程度。一种价格昂贵，对被检查者有创伤或造成被检查者痛苦的检测方法一般不能用于筛检，用于诊断也要慎

重。另外，筛检检测方法还要求快速、简单和容易进行。

一般认为一项好的筛检试验应具备以下 5 个特征：

1. **简便** 指易学习、易操作，即便是非专业人员经过适当的培训也会操作。

2. **价廉** 费用-效益是评价筛检的一个重要标准，筛检试验的费用越低，则筛检的费用-效益越好。

3. **快速** 指能快速得到检测结果。

4. **安全** 指不会给受试者带来任何身体和心理的伤害。

5. **易接受** 指易于被目标人群接受。

此处，笔者要说明的是，筛检试验和诊断试验（见本章第一节）并无本质的区别，当一项诊断试验方法满足筛检试验的基本特征并应用于筛检工作中即是筛检试验。筛检试验的评价方法与前文所述的诊断试验的评价方法是相同的。两者的相对区别，参见表9-8。

表 9-8　筛检试验与诊断试验的区别

	筛检试验	诊断试验
对象	健康人或无症状的患者	患者或筛检阳性者
目的	发现可疑患者	进一步把患者与可疑有病但实际无病的人区分开来
要求	快速、简便、安全，高灵敏度	复杂、特异度高，相对于筛检试验的结果，诊断试验的结果具有更高的准确性
费用	经济、廉价	一般花费较高，多应用实验室、医疗器械等手段
处理	需进一步用诊断试验确诊	试验阳性者要严密观察和及时治疗

六、实施筛检的伦理学问题

不论是在医疗实践还是医学研究中，受试者都可能面临一定程度的风险。筛检也不例外，对受试者的影响同样具有不确定性，因此在实施时，必须遵守尊重个人意愿、有益无害、公正等一般伦理学原则。

1. **知情同意原则** 筛检的宗旨是给受试者带来好处，但作为计划的受试者，有权利对将要参与的计划所涉及的问题"知情"。研究人员也有义务向受试者提供足够的信息，包括参与这项计划的利益与风险，并使他们理解提供的信息，据此做出理性的选择，决定是否同意参加。

2. **有益无害原则** 由于筛检的对象是健康人群，因此筛检必须安全可靠，无创伤性，不会给被检者带来身体和心理上的伤害，结果有益于提高社区人群整体健康水平。对筛检试验阳性者，有进一步的诊断、治疗方法，不会给他们带来不必要的心理负担，对健康产生负面影响。再者，筛检获得的是受试者个人的健康资料，因此个人的隐私权应受到尊重。除非得到本人允许，否则不得向外泄露。

3. **公正原则** 公正原则要求公平、合理地对待每一个社会成员。如果筛检的价值和安全性已确定，并将用于医疗实践，给群众带来益处时，无论受试者的年龄、职务、性别、经济地位及与医务人员的关系如何，均应受到平等的对待。

4. 遗传易感性（基因）检测的伦理问题　随着人类基因组计划的完成，特别是近年来新技术和新发现的涌现，基因检测更实用、成本更低廉，遗传易感性的检测成为现实可能，其应用领域也越来越广泛，然而，基因技术及其应用已经引起一系列伦理、法律及社会问题，应进行冷静而深入的思考。基因检测应遵循以下伦理原则：

（1）知情同意原则：参与基因检测要得到受试者本人的同意，并且同意是在知情基础上获得的，应告知当事人实验的性质、检测目的、步骤、对个人和家庭的风险、检测结果和遗传咨询的不确定性、个人撤回权利等，让其认识到方案有何益处，可能发生的损害以及伤害事件发生之后的解决途径。《世界人类基因组与人权宣言》规定，每个人均有权决定是否要知道一项遗传学检测的结果及其影响，并且这种权利应受到尊重。基因检测完成以后，检测机构应如实告知检验结果。

（2）基因隐私保护原则：基因检测可以获取一个人的基因信息，基因提供者对其享有的权益应视为一种隐私权来予以保护。因为基因信息具有独特性、概率性、家族性和不可控制性等特点。只要是与公共利益无关的基因信息，都有权隐瞒，并防止其受到歧视（如就业、入学、婚姻和保险中的歧视）或其他不公平待遇。通过立法对就业、医疗、保险等容易发生基因歧视的领域尤其要特别规定一些保护基因隐私的措施，因为这些部门往往有可能掌握个人的基因资料，稍有疏忽，就有泄露和侵犯基因隐私权的可能。

（3）尊重个人遗传特征原则：坚持尊重遗传特征原则，倡导基因尊重观念，这是基因科学研究以及成果运用所独有的伦理准则。基因科学研究直接破解人类遗传奥秘，而个体的基因是存在差别的，这种基因差别可能导致所谓"优质基因"和"劣质基因"的人群分类，从而带来新的歧视：基因歧视。《世界人类基因组与人权宣言》在第一章中宣布：人类基因组意味着人类家庭所有成员在根本上是统一的，也意味着对其固有的尊严和多样性的承认。象征性地说，它是人类的遗产。将宣言中的这些原则变为有效保护个人不受歧视威胁的实际行动，是国际社会、各个民族、国家以及正在从事基因测试的专业和商业团体必须肩负的道义责任。

（4）有益于社会原则："有益于社会，有益于他人"是整个科学研究应当遵循的伦理规则，也是基因科学研究以及成果运用应当遵循的伦理规则。人类基因组研究以及基因知识的应用不应该给患者、当事人、受试者以及利益相关者造成伤害，在利害均存在的情况下，应权衡利害得失，让受试者充分了解并自己选择。

（5）基因检测准入原则：什么机构有资格进行基因检测，从业人员应当具备哪些资质，由哪个管理部门进行监督，管理部门如何对相关检测机构进行监测及基因检测的运用范围等均有待于明确。有关基因检测应用的标准还不健全，亟须规范。

（6）WHO 建议的遗传筛检和遗传检验的伦理准则：①遗传筛检和遗传检验应为自愿而非强制性，以下第⑧点提出的情况为例外（自主）；②在遗传筛检和遗传检验之前应对筛检或检验的目的及可能的结果，以及有几种合适的选择提供适当的信息（自主、无害）；③为流行病学目的作匿名筛检，可在通知要加以筛检的人群后进行（自主）；④未经个人同意，不应将结果透露给雇主、保险商、学校或其他人，以避免可能发生的歧视（自主、无害）；⑤在极少的情况下，透露信息可能符合个人或公共安全的最佳利益，这时医疗卫生服务提供者可与该人一起工作，使其作出决定（行善、无害、公正）；⑥得出检验结果后应随即提供遗传咨询，尤其是在检验结果不利的时候（自主、行善）；⑦如存在或可以得到有效的治疗或预防措施，应尽早予以提供（行善、无害）；⑧如早期诊断和治疗有益于新生儿，则新生儿筛检应为强制性且不予收费（行善、公正）。

（7）WHO 建议的症状前检验和易感性检验的伦理准则：①对有心脏病、癌肿或可能有遗传因素的其他常见病家族史的人们，应鼓励进行遗传易感性检验，检验提供的信息可有效地用于预防或治疗（行善）；②所有易感性检验应为自愿，在检验之前应提供适当信息，并得到本人的知情同意（自主）；③在正确咨询和知情同意之后，对处于风险的成年人应予提供所需的症状前检验，即使缺乏治疗措施（自主）；④对儿童和未成年人的检验，只应在对儿童和未成年人可能有医学上好处时才予进行（自主、行善、无害）；⑤不应让雇主、保险商、学校、政府部门或是其他单位第三者接触检验结果(无害)。

总体上,基因检测作为一项新兴的科学技术是造福人类的。当然目前相关的法律法规不够完善、人们的认识不够充分、监督管理不够规范等会产生一些社会伦理问题。但是只要遵循一定的伦理原则就能使基因检测充分发挥作用。对于我们国家而言,如何加强管理监督,制订基因检测准入规则是一项紧迫的工作。基于我国现有法规或规章制度,更多是关于规范基因检测和诊断的技术要求和实验室认证方面,为了保护被检测者及其家属的权益,国家人口与健康科学数据共享服务平台联合中国医师协会医学遗传医师分会、中国医师协会病理科医师分会、全军临床病理学研究所、*Journal of Bio-X Research* 和《中国医学伦理学》杂志共同组成《分子遗传学基因检测送检和咨询规范与伦理指导原则》共识制定专家组。针对我国基因检测实践中的应用现状,全外显子组检测(WES)和全基因组测序(WGS)等多基因检测的应用现状和前景,参考国际普遍做法,结合我国分子遗传检测的实际需求,草拟完成我国分子遗传学基因检测送检和咨询整体规范和伦理指导原则 2018 中国专家共识。该共识为分子遗传基因检测送检和咨询的总体指导原则,结合分子遗传学基因检测的基本程序,结合潜在主要问题提出了相应的指导意见。

七、筛检评价的研究设计

对筛检项目进行评价可采用随机研究和非随机研究两类方法。

(一)随机研究

随机研究(randomized study),即随机对照试验(randomized controlled trial, RCT),这是对筛检实施的效果、成本进行客观评价的最可靠的手段。经过预试验确定目标疾病或状态、筛检方法、筛检方案及目标人群后,将人群随机分成筛检组和对照组,筛检组按统一方案实施筛检,筛检组和对照组按相同的时间频度进行随访,记录新发的目标疾病或状态或预后。筛检的 RCT 是前瞻性研究,其研究终点是所研究的疾病在目标人群中发病率和死亡率的改变,往往需要长期的随访。与临床试验不同,筛检项目评价性研究很少做到双盲,且难以做到个体随机分组,可行的方法是采用整群随机化对照试验研究(cluster randomized controlled trial)。但如果可能的话,在结果分析时应做到盲法。随机研究不足之处在于可能存在伦理问题,组织一项大型、有效的社区或人群干预试验研究受经济条件的制约。

(二)非随机研究

在不可能随机化确定筛检人群和对照人群,无法实施 RCT 的情况下,可应用下列非随机研究(nonrandomized study)设计方案进行筛检项目的评价。

1. 自身前后对照研究　评价筛检项目非随机研究方案之一是对一确定的人群在实施筛检项目前后的发病率、死亡率和生存率进行对比研究,以判断筛检的效果。为避免时间趋势带来的偏倚,拟定的筛检地区至少有 10 年以上疾病发病率和死亡率的可靠资料,可以此作趋势的预测。同时为了保证研究的效能,随访的时间应足够长,人群样本也应比 RCT 更大。

2. 病例对照研究　作为筛检有效性的评价方法,近年来病例对照研究设计已引起越来越多的关注。采用本研究设计方案,是以筛检项目拟定所筛检的疾病患者为"病例",以未发生所拟定的筛检的疾病的人群为对照,"筛检"作为暴露因素,通过回顾两组人群的"筛检暴露史"并比较组间暴露率的差异来评价筛检项目的有效性,若筛检项目有效,则对照组的有筛检史的比例应高于病例组,由此资料计算的 OR 值应小于 1。

3. 队列研究　队列研究应用于评价筛检项目的有效性是根据参与筛检与否分为暴露组(筛检组)和非暴露组(未参与筛检人群),通过比较筛检组和非筛检组的发病率、死亡率、病死率和生存率等指标的改变,用以评价筛检的效果。相对于随机研究,其结果会受到更多其他因素的影响,因此,应慎重考虑偏倚对结果的影响。

八、筛检的评价

筛检项目成败的评价标准应根据筛检的目的来制定,主要包括:提高目标人群的筛检认知度和参与度;提倡首次筛检人群的参与;改善试验(或实验室)性能;降低不必要医疗程序的利用;降低疾病发病率和死亡率等。

（一）筛检项目评价的终极指标与筛检早中期替代终点指标

1. 筛检项目评价的终极指标 筛检项目评价的最终指标主要有病死率、死亡率、生存率、相对危险度等。

（1）病死率：可比较所筛检疾病的患者的病死率是否低于未经筛检的患者。使用该指标时，应考虑时间性，否则比较的意义不大。

（2）死亡率：可比较筛检人群与未筛检人群之间的被筛检疾病的死亡率的差异。但死亡率不是一项很好的评价指标，受观察时间长短的影响，观察时间越长，筛检出的患者存活者越少，其年死亡率之差就会减少。此外，由于不能控制筛检阴性者中新病例的发生和死亡，这部分死亡病例与筛检作用无关，用总死亡率做分析时，会减小所观察到的筛检的效果。

（3）生存率：是评价筛检效果的一项比较好的指标。常用1、3、5年筛检组和非筛检组的生存率来评价癌症的筛检计划。

（4）需筛检人数（number needed to be screened，NNBS）：是近年来出现的新的评价指标，评价筛检项目的效果具有简单明了的特点。

基本原理：为评价某项筛检试验的效果而开展随机对照试验时，通常将研究对象随机分为筛检组（干预组）和对照组，以目标疾病的死亡率作为结局的测量指标，随访一定期限后，将对照组的某病死亡率（m_c）和干预组的某病死亡率（m_l）之差定为绝对危险度下降值（ARR），然后将 ARR 取倒数值，得到需邀请参加筛检人数（number needed to invite，NNI），即 NNI=1/ARR。NNI 表示欲使目标人群在一定的时期内预防一例因某病导致的死亡，需邀请多少人参加该筛检项目。由于在实际执行筛检规划时，在多数情况下，干预组人群的筛检率（p）不会达到100%，存在着研究对象的不依从性现象，且可能会由于干预组中接受筛检人群和不依从的未受筛检人群在某些特征上的差异而产生选择偏倚。所以，应在 NNI 的基础上进一步计算 NNBS。

$$NNBS=NNI \times Pa \qquad 式9-16$$

NNBS 表示欲使目标人群在一定时期内预防一例因某病导致的死亡而需要实际筛检的人数，NNBS 越小，说明筛检的效果越好。式中的 Pa 表示校正筛检率。

校正筛检率 Pa 的计算：

设 $E(m_u)$ 为干预组人群如果不接受筛检干预时的某病期望死亡率，m_h 表示干预组中的受检人数。如果未参加筛检而造成的某病死亡率是一个虚拟假设值，m_n 表示干预组中未筛检人群的某病死亡率，则：

$$E(m_u)=pm_h+(1-p)m_n \qquad 式9-17$$

由于随机对照试验中，研究对象的分组是随机的，在假定都不干预的情况下，两组的期望死亡率应该是相同的，即（$\hat{m}_u=m_c$）。代入上式得：

$$P\hat{m}_n=m_c-(1-p)m_n$$

最后得到计算校正筛检率的公式为：

$$Pa=(P\hat{m}_n)/(m_c)=[m_c-(1-p)m_n]/m_c$$
$$式9-18$$

如果欲将文献中某项筛检试验的报告结果应用于另一目标人群，计算该人群的预期 NNI 和 NNBS。可以先利用文献的结果计算筛检试验的校正 RRs 值：

$$RRs=[RRi-(1-p)RRn]/[1-(1-p)RRn]$$

其中 RRi 为干预组与对照组的某病死亡率之比，RRn 为干预组中未筛检者与对照组的某病死亡率之比，然后再将目标人群在相应时期内的某病累积死亡率 m'_c 代入公式 $NNBS'=1/[(1-RRs)m'_c]$，就可以得到目标人群的预期需筛检人数。进一步结合小范围的预调查了解目标人群对筛检试验的欢迎程度，估计人群的预期筛检率（P'），代入公式 $NNI'=NNBS'/P'$，就可以估计目标人群的需邀请参加筛检人数。

NNBS 指标具有局限性。首先，某一具体研究的 NNBS 取值不能直接外推到另一人群。它是一个绝对效应值，它的取值会随着目标人群中某病基线死亡危险度的变化而改变，因此将其外推到另一个不同的目标人群总体时，就需要对其中的有关参数值进行调整。另一方面，NNBS 的取值与研究对象的随访期限也密切相关，所以在报告 NNBS 时应同时说明随访的时间。此外，NNBS 的取值不太稳定，更容易受随机误差的影响。总之，在筛检项目总效果的评价中，除了使用传统的指标以外，结合使用 NNI 和 NNBS 可以为筛检项目评价和干预决策的选择提供更多的信息。

2. 筛检早中期替代终点指标　筛检的终极评价指标一般需长期随访才能得出,在筛检的早中期,我们可用其他替代的研究终点(endpoint)指标作评价,包括人群的筛检率、检出病例数、检出早期病例的比例、检出病例的生存期,以及检出病例的年龄是否提前等。在采用替代指标作评价时,尤应注意偏倚的影响。

(二)收益

收益(yield)系指经筛检后能使多少原来未发现的患者得到诊断和治疗。筛检的收益与以下几个因素有关:

1. 筛检试验的灵敏度　一项筛检试验必须能筛出相当数量的病例。如灵敏度低,试验只能筛检出少量患者,不管其他因素怎样,收益依然是低的。

2. 人群中某病的患病率　患病率越高,筛检出的病例数就越多。所以筛检宜针对高患病率人群,即选择性筛检。

3. 筛检的次数　首次在人群中作筛检时,筛出的病例数较多。如经一段时间后,再作筛检,筛出的人少。但目前确定筛检某种疾病的最佳次数是比较困难的。随着对疾病的自然史、治疗的疗效、危险因子单因素和多因素联合作用的理解逐步深入以及知识的积累,就可以提出关于某种疾病筛检次数和筛检间隔时间的建议并不断加以改进。

4. 多项筛检　多项筛检即在一次筛检中应用多种试验或方法筛检几种疾病,优点为花费少、效率高。如在某些筛检工作中,不但筛检不同部位的癌,而且还筛检高血压和青光眼。由于要检验多种疾病,发现任何阳性结果的概率将会增加。当然,每一项筛检方法均会产生一些假阳性。另外,随着开展筛检项目的增加,整个随访的费用也将增多。

5. 参加筛检及随访　除非人们既参加筛检,又于发现任何问题后能按筛检的要求采取行动,否则筛检就不能增进人们的健康。某些心理和社会因素与筛检工作的成败密切相关,如人们察觉到疾病的威胁,即知道这种疾病;人们认识到该病可能对健康构成严重危险;感觉到不够安全;坚持只要参加筛检就会出现有意义的结果。若上述因素中不存在,人们就不愿意参加筛检项

目。显而易见,目标人群中有些人未参加筛检,会使结果产生误差,从而影响筛检工作的收益和质量。

(三)筛检效果的卫生经济学评价

从公共卫生的角度讲,筛检效果还应进行卫生经济学评价。原则上,一项好的筛检计划,要求发现和确诊的患者要多,而投入的卫生资源要少。卫生经济学评价可从以下三个方面进行。

1. 成本－效果分析(cost-effectiveness analysis, CEA)　指分析实施筛检计划投入的费用与获得的健康产出,这些健康产出表现为健康的结果,用非货币单位表示。通常可估计每个病例的平均筛检成本(直接与间接成本),及在健康改善方面所取得的效果(临床指标的改善和生存期的延长等),并以此计算成本效果的比率(每延长一年生存期所消耗的成本)。成本－效果分析的基本思想是以最低的成本去实现筛检项目确定的计划目标,使达到计划方案既定目标的成本较低;或者使消耗的一定卫生资源在使用中获得最大筛检效果,即从成本和效果两方面对筛检的经济效果进行评价。

2. 成本－效用分析(cost-utility analysis, CUA)　是把生命数量和质量的结果加以综合研究,分析实施筛检计划投入的费用与经质量调整的健康产出,它是成本－效果分析的一种发展。这里的"效用"指在卫生领域中,人们对不同健康水平和生活质量的满意程度,一般采用质量调整生命年(quality adjusted life year, QALY)和失能调整生命年(disability-adjusted life year, DALY)等生命质量指标来表示。

3. 成本－效益分析(cost-benefit analysis, CBA)　指分析实施筛检计划投入的费用与获得的经济效益的比值。成本－效益分析是将投入与产出均以货币单位来衡量,可用直接和间接投入的成本与直接和间接获得的效益进行比较。

九、筛检项目评价性研究的偏倚问题

(一)偏倚的来源

在实际工作中人们常常无法开展随机对照研究来评价筛检项目,多采用的是非随机研究,主要包括在非随机分配的人群中比较由筛检检出的和根据临床症状诊断出的病例病死率;比较筛检人

群和非筛检人群某病的发病率和死亡率;观察筛检工作的深度和广度与发病率或死亡率之间的关系以及在一个人群中检查开展筛检前后某病的发病率和死亡率;另外还包括采用病例对照研究方案的评价研究。非随机研究评价筛检项目更可能受到偏倚的影响。

(二)与筛检项目评价有关的偏倚

1. 选择偏倚

(1)自我选择偏倚(self-selection bias):也有称之为志愿者偏倚(volunteer bias)。筛检参加者与不参加者之间,某些特征可能存在不同,使得通过筛检发现病例的预后较临床期确诊的病例的预后好。如参加筛检者可能因文化水平、卫生保健知识水平较高,平时比较注重健康问题,对吸烟、饮酒等不良生活习惯较为注意,对身体出现的异常症状也较为警惕,有较好的医疗依从性,这些都会对今后的存活率产生影响,从而引起偏倚。

应用随机化对照试验研究可有效控制患者自我选择偏倚。

(2)病程长短偏倚(length bias)或称预后偏倚(prognostic selection):一些恶性程度低的肿瘤患者常有较长的临床前期,而恶性程度高的同类肿瘤患者的临床前期较短。因此,前者被筛检到的机会较后者大,而前者的生存期又比后者长,从而产生筛检者要比未筛检者生存时间长的假象(图9-4)。

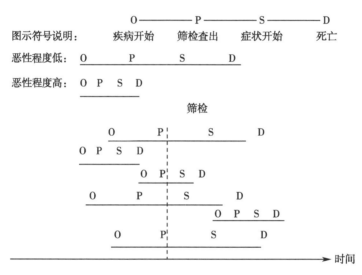

图9-4 病程长短偏倚示意图

在设计时利用随机化对照试验的方法;资料分析阶段应用生存率分析,可控制病程长短偏倚。

2. 领先时间偏倚(lead time bias) 领先时间(lead time)是指通过筛检试验,在慢性病自然史的早期阶段,如症状出现前(临床前期),提前做出诊断,从而赢得提前治疗疾病的时间,即领先时间就是从筛检发现到临床期发现所能赢得的时间。有时在实际工作中我们观察到虽然筛检能早期发现患者,以便及时作出诊断,但却不能推迟该患者的死亡时间,实际是延长了从诊断到死亡的间隔。这样,比较各非随机人群组存活率时,可以看出自诊断那一时刻算起,经筛检而检出的病例组其存活时间要比根据症状确诊的对照组长。领先时间偏倚是指筛检诊断时间和临床诊断时间之差被解释为因筛检而延长的生存时间。这种表面上延长的生存时间,实际是筛检导致诊断时间提前所致的偏倚(图9-5)。

控制领先时间偏倚的方法有2种,一种用年龄别死亡率代替生存时间进行资料分析;另一种如果可以估算出领先时间,则可去除领先时间后进行比较。

3. 过度诊断偏倚(overdiagnosis bias) 过度诊断(overdiagnosis)指的是经由筛检检测出的疾病可能并不具临床重要性,不致对患者的生存期产生影响。在这些患者中,有些并不需要治疗,对其为了早期诊断而进行的筛检将导致过度诊断偏倚。过度诊断必将会浪费不必要的医疗资源,而因过度诊断引发的检测和治疗则会对患者造成损害,因此我们有必要重视筛检中可能存在的过度诊断偏倚。

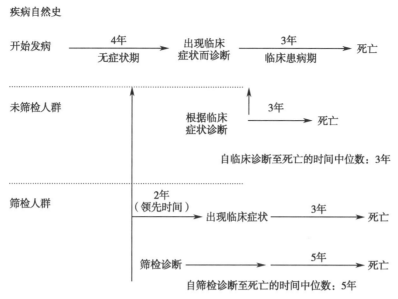

图 9-5　领先时间偏倚示意图

（Thomas JG 2001）

十、评价筛检效果随机对照试验的内容清单

对筛检项目效果的评价最终取决于有关随机对照试验的结果。Welch 教授以循证医学工作组评价治疗和预防措施的框架为依据,提出了一个评估筛检效果随机对照试验的内容清单,包括研究是否适用于我的临床实践、研究的结果是否真实、筛检检查和随后治疗的结果是什么。内容清单如下,读者可以参考本清单对筛检效果随机对照试验进行评价。

1. 研究是否适用于我的临床实践?

（1）研究适用于哪些人?

（2）我是否能做筛检的筛检检查并具有同样的操作和诠释结果的能力?

（3）研究实施之后筛检试验技术是否有所改变?

2. 研究的结果是否真实?

（1）筛检初步检查开始时两组人群特征是否一致?

（2）结局判断是否采用了盲法?

（3）数据分析是否维持了原随机分组（intention-to-treat analysis, ITT analysis）?

3. 结果是否什么?

（1）关于筛检初步检查的结果

①筛检组是否查出了更多的早期患者?

②筛检组是否查出了较少的晚期患者?

（2）筛检的总效果（即早诊断早治疗的总效果）

①筛检组晚期患者比例是否低于对照组?筛检组的疾病别死亡率是否低于对照组?两组死亡率的绝对差别是多少?

②早期检查和治疗是否产生了净收益?两组全死因死亡率的差别是什么?

（孙业桓）

参 考 文 献

1. Gordis L. Epidemiology. 5th ed. Philadelphia：ELSEVIER Saunders，2014.

2. Ahrens W，Pigeot I. Handbook of Epidemiology. Berlin Heidelberg：Springer-Verlag，2005.

3. 梁万年 . 医学科研方法学 . 北京：人民卫生出版社，2002.

4. 刘民 . 医学科研方法学 . 2 版 . 北京：人民卫生出版社，2014.

5. 刘续宝，孙业桓 . 临床流行病学与循证医学 . 5 版 . 北京：人民卫生出版社，2018.

6. 李立明. 临床流行病学. 北京: 人民卫生出版社, 2011.

7. 李立明. 流行病学. 6 版. 北京: 人民卫生出版社, 2007.

8. 刘俊平. 诊断试验偏倚来源的研究进展. 中国循证医学杂志, 2011, 11（7）: 835-840.

9. 朱一丹, 李会娟, 武阳丰. 诊断准确性研究报告规范（STARD）2015 介绍与解读. 中国循证医学杂志, 2016, 16（06）, 730-735.

10. 周元, 蔡善荣, 邓甬川. 基因检测应用的社会伦理问题. 中国医学伦理学, 2008, 21（2）: 102-119.

11. 陈仁彪. 医学伦理学（7）: 医学遗传服务中的伦理准则. 诊断学理论与实践, 2006, 5（4）: 附 24- 附 28.

12. 《分子遗传学基因检测送检和咨询规范与伦理指导原则 2018 中国专家共识》制定专家组. 分子遗传学基因检测送检和咨询整体规范和伦理指导原则 2018 中国专家共识. 中华医学杂志, 2018, 98（28）: 2225-2232.

13. 唐金陵, Glasziou P. 循证医学基础. 2 版. 北京: 北京大学医学出版社, 2016.

第十章　临床治疗试验的设计和评价

导读　面对繁多的新药与新疗法,临床医生总希望选择疗效高、副作用小、患者容易接受的药物或治疗方法,用以提高治疗的有效率,尽快使患者得到康复,降低病死率。为此,在临床实践中,常常需要选择经过严格的临床试验证实确有实效的药物或治疗方法,而不是单凭经验进行治疗。本章针对临床实践中经常需要解决的问题,重点介绍了与临床治疗试验有关的设计、质量控制和疗效评价等内容。目的是使医学科研人员和临床医生学习和掌握临床治疗试验的基本方法,能够正确进行临床治疗试验的设计,合理地评价治疗药物和治疗方法的效果,以及客观地评估相关的文献和资料等。

20世纪80年代以来,国外在临床治疗效果评价研究的方法上有了较大的进展,越来越多的学者采用多中心随机对照临床试验评价药物的疗效和安全性。国内在临床治疗试验研究方面虽然存在较多问题,但是在设计、实施和管理等方面已经日趋规范。目前,我国医疗卫生和药品管理部门加强了对临床治疗试验的管理,并制定了一系列相关的管理办法和规范的操作规程,这对改善我国临床治疗试验的质量,提高临床治疗的效果起到了积极的推动作用。

第一节　临床治疗试验的决策基础

验证新药或新疗法是否有效,并对其实际效果做出科学评价的试验方法就是临床治疗试验。医学研究者或临床医生选择合理的临床治疗试验决策是临床医生的责任,也是临床医生经验与才能的集中体现。选择科学合理的决策并非易事,单凭临床经验是不够的。只有对各种决策的利弊得失进行权衡比较,才可能作出合理决策。

任何一项临床试验或研究都有其研究的背景、立题依据或决策的基础,即过去和目前此方面的研究状况怎样,为什么要做这项试验,期望通过这项试验达到什么样的目的,以及这项试验有什么实际意义等。阐述清楚上述情况,将会使人们充分地了解试验的必要性,也可避免简单地重复别人的工作。对是否应该实施某项临床治疗试验所进行的思考和论证的过程是临床治疗试验决策的基础。通过这一决策过程,欲开展临床治疗试验的研究者将对此项研究的设计和技术路线有了初步的构思。在此基础上即可比较容易地对研究的目标、目的、内容、方法和实施计划做出具体方案,为有的放矢地设计、实施和完成一项具体的临床治疗试验作好前期准备工作。

第二节　临床治疗试验的设计

一、确定研究目的

一项临床试验的研究目的是否明确,在很大程度上取决于研究者的学识和经验。研究者在确定具体的研究目的前应仔细查阅文献,收集与本试验研究相关的信息,了解国内外同类研究已达到的水平和最新研究进展,并借鉴过去的经验,以使该研究的目的明确、具体。

一般在确定一项临床治疗试验的研究目的时,期望通过一项临床治疗试验能够反映整个临床试验的所有结局。在以往进行的临床治疗试验中,研究目的可能只是对某药或治疗方法治疗某病的临床有效性和安全性做出评价,并与已知有效的药物或疗法作对比观察。在进行临床治疗试验时,可设立一个主要的试验目的,在主要的试验目的下还可附带观察一至两个次要试验目的。例如,在设计中药治疗肥胖性脂肪肝的临床治疗试验时,主要目的是观察中药治疗肥胖性脂肪肝的效果,而设计的次要目的可以是观察此中药治疗高脂血症和减肥的效果。在试验研究目的设计中,应改变过去仅仅以疾病为核心的研究模式,而是要同时注意到与该疾病相关的症状改善情况。如在中药治疗肿瘤的临床治疗试验中,除了观察中药治疗肿瘤的效果外,还可同时观察中药加常规化疗药联合治疗时是否会提高单一化疗药的治疗效果,能否减轻化疗药的副作用,以及能否改善睡眠或减轻疼痛等。

二、试验设计的基本内容

(一)病例的选择

应根据研究目的、要求选择不同来源的病例。一般情况下,门诊的病例人数较多,尤其是轻型病例较多,所以可在短时间内获得足够的病例样本,并且在研究轻型病例时的代表性较好。但是门诊病例的依从性差,失访率高,外来干扰因素多,且不容易控制。若有足够数量的住院患者,应尽可能少选择或不选择门诊病例作为研究对象。选择住院患者的优点是依从性好,外来干扰因素少,失访率低。多家医院即多中心协作研究比在一所医院试验代表性好。从多家医院收集的患者,在病情、社会经济状况和教育程度等方面更具有代表性,同时能在相对短的时期内提供足够数量的研究对象。但多中心研究需要严密的组织,周密的计划,必须统一设计、统一诊断标准、统一疗效测量方法和疗效判定标准,这样才能保证结果的可比性和可靠性。

1. 统一诊断标准　在试验中可根据国际或国内制定的统一的、公认的诊断标准选择病例。在研究时,有的疾病可能没有公认的统一诊断标准,此时,则需自行拟定诊断标准,称为工作定义。自行拟定的诊断标准,只适用于当时的试验研究,在临床实践中应用时可能受限。诊断标准要尽可能利用客观的诊断指标,少用或不用主观指标。如应用病理组织学、微生物学、内镜和心电图检查等客观指标。即使用了客观标准进行诊断,有时还需根据多次检查结果及多个医生的一致判断来最后确定病例。如在X线诊断时,应由两名以上的医师读片,以便相互核对,避免诊断错误。

2. 病例纳入标准　除了规定明确的诊断标准外,在选择病例时还应严格规定病例的入选标准,以便排除不符合研究标准的患者。在制订纳入标准时应考虑以下几个方面:

(1)尽可能选择对治疗措施有反应的病例作研究对象,以便较易获得试验结果。一般认为,旧病例、重症患者有时不能充分反映药物疗效,所以,对常见病、多发病应尽可能选择新发病例作为临床试验的对象。

(2)要使研究对象具有代表性,如样本在性别、年龄、疾病类型、病情轻重比例等特征方面,应与总体一致。

(3)在临床上经常见到"向均数复归现象",即一些极端的临床症状或体征有向均数回归的现象。患者往往在病情很重,或情况紧急时就医,如血压远超出正常范围,或体温很高时才去就诊。医生采用了某种治疗措施后,这些体征可能会出现好转或减轻。但这种病情在较为严重情况下测量值的下降,有的可能归于"向均数复归现象"。因为对于这些病情特别严重的极端患者来说,即使不采用任何治疗措施,经过一定时间后再测量,也会出现减轻或好转的结果。例如,血压水平特别高的重症高血压病例,即使不经过治疗,过一段时间测量血压时,也可能会有所降低。所以,为了观察到明显的疗效,有意寻找重症病例作为研究对象的做法是不可取的。从这样的试验结果中,很难区分所观察的结果是治疗的效果还是"向均数复归现象"。轻型病例对药物治疗的效果可能会好,但也需注意其自然恢复的趋向。在选择轻型病例作为研究对象并设立严格对照时,若得到治疗有效的结果,也只能说明其对轻型患者有效,而不能说明对各种类型的患者均有效。

在临床试验中,可以根据具体情况,先把纳入标准规定在易取得效果的人群内,当试验证明有效后,再放宽标准,评估在更广泛的患者中的效果。例如,1970年,美国退伍军人协会研究高血压的治疗效果,选取舒张压在115~129mmHg（15.3~17.2kPa）范围内的高血压患者为研究对象,药物治疗证明有效后再放宽标准,后证实对舒张压在90~104mmHg（12.0~13.9kPa）的高血压患者也有效。

3. 明确排除标准 当所选病例患有另一种影响疗效的疾病时,不宜选作研究对象。例如,患有胃肠道疾病时,不宜选作某些口服药物的试验对象,因为胃肠疾病会影响药物的吸收。一般来说,研究对象也不宜患有研究疾病以外的其他严重疾患。例如,在做心脏病研究时,如选有严重肝肾疾病和癌症等患者作为研究对象,往往在试验过程中可能因死亡或病情严重而被迫停止试验。已知对研究药物有不良反应者也不应被选为研究对象。例如有胃出血病史者,不应选作抗炎药物试验的研究对象。在用呋喃唑酮治疗消化性溃疡的临床试验中,纳入研究的标准规定为经胃镜证实有活动性溃疡的病例,排除标准为:

（1）胃手术后吻合口溃疡。

（2）伴有严重肝病。

（3）伴有胃癌。

（4）对呋喃唑酮过敏。

一次临床试验,由于受试的人群范围,如性别、年龄、病情等均做了一定的限定,受试的人数有限,应用的地区也较局限。因此,试验结果的代表性会受到一定的影响,其结果外推也受限。在结果的解释和下结论时应充分考虑其局限性,研究结果的外推只能局限在相应的地区或患者范围内。经过了多次临床试验后,随着受试人群范围的逐渐扩大,试验结果的代表性亦逐渐增大。

（二）对照的选择

对照是临床试验的最重要原则。只有通过与对照组的比较,才能获得客观的疗效结果。通过对照组可排除受试因素以外的其他因素的影响。

1. 设立对照的必要性 临床试验的目的是观察治疗措施是否能改变疾病的自然进程,使之向痊愈或延缓病情发展。为了评价一个疗法或药物的效果,必须有可供比较的对照组。对照组是与试验组处于相同条件下的一组受试者。如果不设立对照组,而是用比较患者治疗前后临床结局的方法来评价疗效,可能会产生错误的解释。理由如下:

（1）病程难以预料:大多数疾病,特别是慢性病的自然病程是不能预料的。不同患者之间的临床经过和转归也极不相同,所以,通过比较治疗前后病情和病程的改变来评价疗效的方法是极不可靠的。

某些疾病有自然好转的趋势,许多急性自限性疾病,如上呼吸道感染、甲型肝炎或胃肠炎等,患者往往在症状最严重的时候求医,在诊治后可能即开始恢复。然而,这仅仅是疾病的自然发展过程,而与医生给予的治疗药物或方法可能关系不大。若试验中不设对照组,则很难区分这是自然康复的结果,还是治疗的效果。

（2）安慰剂效应（placebo effect）:安慰剂效应是指患者受到医生特别的关心和照料,包括接受一种与被评价的新药毫无关系的、无治疗作用的药物（如维生素C、生理盐水等）,从而改变了他们的行为,或使其在心理上和精神上得到了安慰,使所患疾病得到了改善,而这种改善与他们正在接受的治疗措施无关。

在进行治疗试验时,医生总是希望自己的试验得到阳性结果,所以对试验组患者的治疗和检查可能会比对照组患者更加仔细。另一方面,患者感觉受到了医生的特殊关照,导致自觉疾病的症状好转。从许多应用安慰剂作对照的治疗试验结果可以看出,安慰剂组确实有一定比例的患者出现病情好转或显著改善。例如,有人用呋喃唑酮治疗消化性溃疡,发现治疗组完全愈合者为72.97%,而安慰剂组溃疡完全愈合者为24.24%,这反映在药物治疗消化性溃疡的疗效中有一部分是安慰剂效应。某些镇痛药、降压药等在治疗中也可呈现明显的安慰剂效应。一般认为,药物治疗的疗效中,安慰剂效应可达30%左右。因此,不设对照组的治疗试验,不能准确客观地反映治疗的真实效果,无法将安慰剂效应与治疗的实际效果区分开。

（3）向均数复归现象:如果有对照组作比较,则可消除此现象给结果带来的误差。

2. **对照的分类** 临床试验的对照分为安慰剂对照、阳性药物对照、空白对照、历史对照和自身对照等。

（1）安慰剂对照（placebo control）：安慰剂（placebo）通常以乳糖、淀粉和生理盐水等成分制成。其外观如剂型、大小、颜色、重量、气味和口味等都与试验药相同，但不含有试验药物的有效成分。安慰剂虽对人体无害，但亦无疗效，必须注意使用范围，只用在研究的疾病尚无有效药物治疗或在使用安慰剂后对该病情、临床经过、预后影响小或无影响时使用，一般与盲法观察结合使用。

安慰剂对照的优点是：

1）能最大限度地减少受试者和研究者的主观期望效应和偏倚。

2）能够直接度量试验药物和安慰剂之间的疗效和安全性上的差异，从而以较小的样本给予试验药物合适的结论。

（2）阳性药物对照（positive control）：在临床上采用已知的有效药物作为试验药的对照称为阳性药物对照或有效对照。阳性药物对照是临床试验中较为常用的一种对照。阳性药物或疗法对照是以常规或现行的最好药物或疗法作对照，适用于已知有肯定治疗方法的疾病。作为阳性对照的药物必须是医务界公认的、疗效肯定的药物。如进行抗结核病的新药疗效试验时，可以链霉素和异烟肼为对照，而不以疗养或一对症药物作对照。以一种低疗效的方法作对照来提高试验疗法的效果是毫无意义的，甚至是有害的。当比较几种疗法对某病疗效差别时，可将符合病例入选标准的研究对象分为几个比较组，各组间也可互为对照。

（3）空白对照（blank control）：在临床试验中，对选定的对照组并未加以任何对照药物称为空白对照。一般情况下，不设空白对照。空白对照适用的情况主要有：

1）由于处理手段非常特殊，安慰剂盲法试验无法执行，或者执行起来极为困难。例如，试验组为放射治疗、外科手术等。

2）试验药的不良反应非常明显，以致无法使研究者处于盲态。这时用安慰剂作对照的意义不大，不如采用空白对照。

（4）历史对照：又称外部对照（external control），是使用研究者本人或他人过去的研究结果与试验药进行对照比较。试验药物的受试者与外部对照的受试者不来自同一个患者总体，他们也不是随机入组的。外部对照的可比性很差，所以其应用十分有限，非必要时一般不使用。

（5）自身对照：即试验前后以同一人群作对比，试验与对照在同一受试对象身上进行。例如观察某降压药的疗效，用药前后血压值的比较。

（三）随机分组

正确的分组是保证组间具有良好可比性的关键之一，目的是使非研究因素在对比组间的分布均衡，以减少偏倚，增加试验结果的可靠性。在比较新疗法与旧疗法的疗效时，若把那些症状轻的新病例分到新疗法组，而把那些久治不愈的老病例分在旧疗法组，得到的试验结果必然会高估新疗法的疗效。

正确的分组应遵循随机化的原则。随机化是将临床试验的受试对象随机地分配到所设的治疗组和对照组中。在分组前，研究者和患者都不知道每个具体患者将分到哪一组。在随机分组时，每一受试对象均有完全相等的机会被分配到治疗组或对照组。随机化分组可使所研究疾病的临床特征及可能影响疗效的因素在治疗组和对照组病例中相似或分布均衡，即具有较好的可比性。

1. **简单随机化分组** 是最简单易行的一种随机化分组方法。具体操作时可先将病例编号，如按入院顺序号或就诊顺序号编号，然后利用随机数字表或按计算机产生的随机数字等方法进行分组。必须指出的是，交替地将受试对象分至治疗组和对照组的分配方法（ABABAB…）不是随机化分组。如果研究者知道下一例患者将分配到哪一组，就会导致研究对象选择上的偏倚。

2. **区组随机化** 区组随机化的突出特点是通过随机区组设计可以保证两组试验对象的人数永远相等。区组随机化最常见的操作方法是将每个区组分配四个研究对象，按照 AB 字母的不同排列共产生六种不同的组合方式，即 AABB、

ABAB、ABBA、BBAA、BABA 和 BAAB。在分组时对陆续入组的研究对象赋以不同的字母标识，使之被随机分配到不同的试验组中。当此六种组合的排列字母顺序用完后，可以再依次轮流地循环使用。

3. **分层随机化分组**　当某因素（如病情，年龄等）对疗效有影响时，可根据影响因素的不同特征，将试验对象先分为若干层，然后在各层内随机分配患者至试验组和对照组。分层随机化的目的是使那些影响疗效的因素在治疗组和对照组患者中的分布尽可能相等。在受试对象数量较大的临床试验中，根据概率理论，简单随机化即足以使各因素在治疗组和对照组中的分布相似，则不需要进行分层随机化。但是，一般的临床试验中的样本都不会非常大，所以，分层随机化常常还是必要的。

在临床实践中，患者往往是陆续就医的，研究者不可能待患者都集中后再分组进行治疗试验，所以应在研究开始前即按就医的顺序号将患者分组，一旦患者就医并符合入选条件时，就可将患者随机地分配到试验组或对照组。

（四）样本含量估计

一般情况下，样本越大，试验结果就越接近总体的真实情况，抽样误差和随机误差越小，组间可比性越好，可靠性越大。但是，较大样本所花费的人力、物力和财力也多，完成试验的时间也长。样本太大，病例来源困难，病例选择条件不易严格控制，疗效观察的准确性也会受到影响，而且可能会得到一个有统计学意义，但不一定有临床意义的结果。即由于样本较大，试验组与对照组疗效虽有统计学差别，但因两组疗效的实际差别可能太小而无临床意义。样本太小则易导致假阴性结果，即两组疗效本有差别，但由于样本太小，以致两组疗效的统计学差异不显著。临床治疗试验所需样本含量估计，因定性和定量结果的不同，计算的方法也不同。

1. **样本量的大小一般受到以下几个因素的影响**

（1）第一类误差 α 越小，所需的样本量越大。

（2）第二类误差 β 越小，检验效能 $1-\beta$ 越大，所需的样本量越大。

（3）容许误差与检验的差值 d 或 ε 值越小，所需的样本量越大。

（4）总体的标准差越大，所需的样本量越大。由于总体的标准差为未知，可根据统计理论或前人的研究，或预试验的结果估计之。

（5）一般来说，双侧检验所需的样本量比单侧检验所需的样本量大。

2. **样本大小的计算方法**

（1）定性结果样本大小的计算方法：最简单的定性结果是二分类的，即每位患者的结果为"有效"与"无效"。计算时首先要确定以下四项数据：

p_1：第一种疗法的有效率。第一种疗法一般为标准疗法，如安慰剂组。

p_2：另一种疗法（试验疗法）的有效率。

α：第一类错误的概率，通常设为 0.05。

$1-\beta$：把握度，通常设为 0.80 以上。

计算样本量的公式为：

$$n = \frac{p_1 \times (100 - p_1) + p_2 \times (100 - p_2)}{p_1 - p_2} \times f(\alpha, \beta)$$

式 10-1

式中 $f(\alpha, \beta)$ 是 α 与 β 的函数，其值可由表 10-1 查得：

表 10-1　$f(\alpha, \beta)$ 值表

α（第一类错误的概率）	β（第二类错误的概率）			
	0.05	0.10	0.20	0.50
0.10	10.8	8.6	6.2	2.7
0.05	13.0	10.5	7.9	3.8
0.02	15.8	13.0	10.0	5.4
0.01	17.8	14.9	11.7	6.6

（2）定量结果样本大小的计算方法

计算时首先要确定以下四项数据：

μ_1：标准治疗组的均数

σ：标准治疗组的标准差

μ_2：估计治疗组的均数

δ：$\mu_2 - \mu_1$

α：第一类错误概率，一般设为 0.05

β：第二类错误概率，一般设为 0.10

$1-\beta$：把握度

计算公式为：

$$n = \frac{2\sigma^2}{\mu_2 - \mu_1} \times f(\alpha, \beta) \qquad \text{式 10-2}$$

式中 $f(\alpha, \beta)$ 仍由表 10-1 查得。

为方便起见，估计样本大小也可用查表法（略），请参见相关的医学统计学参考书。

（五）盲法的应用

临床试验是通过询问病史，观察患者的反应，以及测定临床指标获得研究资料。在搜集资料过程中，若对可能出现的影响因素不加以控制，则很容易出现信息偏倚。如患者对治疗的反应不完全是治疗因素的作用，它还包含患者的心理状态、生活条件及社会因素等的影响。对治疗有影响的心理因素，不仅来源于患者本身，也来源于研究者和患者周围的人员。所有这些因素都可能使患者的症状和病情得到改善或恶化，或出现副作用。多数患者可表现为疼痛、失眠、食欲减退、血压升高等非特异性反应。有许多疾病受心理因素的影响更为明显，如癔症、精神病、原发性高血压等。除了患者本身的心理因素以外，研究者、医务人员、检验人员等参与研究的人员，总希望自己的研究得出理想的阳性结果，有时可能会有意无意地偏重于对新疗法组患者的观察或照料。例如，在观察一种止痛药物的效果时，研究者希望用药后，患者的疼痛减轻或消失。所以在询问患者时会自觉或不自觉地暗示患者，而患者为了迎合医生的意图，或者知道这种药可能有止痛效果时，可能由于心理作用的影响而自觉症状减轻。在临床试验中，为了消除这些影响因素对疗效可能产生的影响，在进行试验设计时，应尽可能采用盲法进行观察和试验。

1. 分类

（1）单盲：只有研究者了解试验的分组情况，研究对象不知道自己被分配到试验组还是对照组。单盲的优点是可避免来自患者方面的因素对试验的干扰，研究者可以更好地观察研究对象，在必要时可以及时地处理研究对象可能发生的意外情况。缺点是不能避免来自研究人员和医务人员方面的主观偏倚的影响。

（2）双盲：研究对象和研究者均不知道研究对象的分组情况，而是由研究设计者来安排和控制全部试验。其优点是可以避免研究对象和研究者的主观因素的影响；缺点是设计方法复杂，有一定的操作难度，而且一旦出现意外，较难及时处理。

在实施双盲试验时，要有一套严格的管理与监督措施。全部受试者都要有编号，安慰剂及各种装药的容器、所有观察记录、化验单等也都要使用编号，而且要特别注意防止分组的密码泄露。此外，要有一套保证安全的有效措施，以便当试验中的患者出现病情危重，或严重的不良反应而必须停止试验时，能立即采取积极有效的措施。

（3）三盲：研究对象、研究者及负责资料收集和分析者，均不知道研究对象的分组情况，只有研究者委托的人员掌握密码编号，并直到试验结束，结果统计分析完毕，以及论文撰写的初稿完成后才可揭密。虽然三盲法是一种客观、合理和严谨的临床试验观察方法，但由于其优点和效率与双盲试验基本相同，而且实施的难度更大，所以在临床试验中很少应用。

2. 注意事项

（1）盲法是控制临床试验中偏性的有效方法，但它不是一种独立的临床试验方法，在试验设计时需要与其他临床试验方法结合使用。

（2）实施盲法试验时，必须制定一套严格的管理与监督措施、防止泄密。一旦泄密，试验设计的科学性、随机性和严谨性等都会受到破坏，其结果的可靠性可能还不如一般的临床试验。例如，新药 Khellin 的动物实验结果显示有扩张冠状动脉的作用。在临床试验阶段，用安慰剂作对照进行试验，由于试验中的泄密，医生知道了两组患者的用药分配情况，最后的试验结果显示，Khellin 疗效优于安慰剂。

当发现上述临床试验过程中的泄密情况后，Gold 在双盲法试验中，制定了一套严格的保密规定及监督措施，保证了实施中无泄密现象。此次试验观察了 3 000 例研究对象，结果显示 Khellin 与安慰剂的疗效差异无统计学意义。由此，可以认为 Khellin 无扩张冠状动脉的作用，所以不能用于治疗冠心病。

（3）盲法临床试验有其局限性，危急、重症患者不能采用。

（六）疗效测量的指标

1. 测量指标的选择　疗效测量指标应符合以下条件：

（1）关联性：指标要有高度的关联性，能正确反映研究课题的主要问题。例如，研究肝炎时，肝功能和肝炎感染标记是关联性指标；研究高血压病时，收缩压和舒张压是必不可少的指标。

（2）客观性：在疗效评价中，应尽可能地选择能用客观方法精确测量的指标。如心电图、血管造影、病理活检、体重和检验指标等。定量指标比定性指标精确，在可能的情况下，要尽量将定性指标量化。对临床症状等观察指标可用问卷法、量表法等方法进行量化处理，例如：有发烧、头痛、咳嗽、咯痰等症状的急性病，可按症状改善的时间和程度等的变化情况加以量化。以病原菌为指标的疾病，可以按病原菌的数量及其消失时间定出标准。

2. 测量方法的选择　在选择测量方法时应注意使用方法的敏感性、特异性、重复性和实用性。

在检测患者是否受到乙型肝炎病毒感染时，可用反向血凝法、ELISA 法与 RIA 法检测血清 HBsAg，也可用 DNA 分子杂交法与 PCR 法检测 HBVDNA。用不同的方法进行检测，在人群中检出的阳性率是不同的。在以上方法中，越靠后面的方法敏感性越高，漏检的可能性越小。

重复性是指试验在完全相同的条件下，进行重复操作获得相同结果的稳定程度。在选择疗效判断指标时，应尽量选择检测方法及技术稳定的，重复性好的指标。测量方法不宜太复杂，应使测量人员易于掌握。检查方法对患者不应造成伤害或损伤轻微，患者易于接受，检测费用不能太高。

3. 测量时间与空间的限定　在时间上，测量值仅代表测量时点上的人体状况。测量时间不同，得到的测量结果可能不同。因此，在试验设计时应充分考虑测量时间、间隔时间和持续时间等因素，并对此作出明确规定，使测量时间具有代表性。例如丝虫病的检查，只能在晚8时到午夜

2时之间，因为只有这期间，微丝蚴才出现于末梢血液内。又如血压的测量，一般早上偏低，下午偏高，活动后偏高，情绪激动时偏高。所以在以血压值作为观察疗效的指标时，可以明确规定血压测量的时间，以排除测量时间不同造成的血压波动的影响。

在空间上，临床检测标本往往只是测量总体的一部分，而且可能仅是极小的一部分。例如病理活检、血液、尿和粪便标本的常规检查等。因此，在进行检测时，抽取标本的部位是否恰当准确，对测量结果的影响很大，所以，有必要采取标本的部位作出规定。

第三节　临床治疗试验的质量控制

一、研究人员培训

在试验开始实施前，应对所有参加试验的研究人员进行培训，使他们能够掌握并应用统一的诊断标准、测量方法和试验操作技术等。在对试验组和对照组进行观察和检测时，不要安排一个人负责试验组，另一个人负责对照组，而应由同一人同时参与对两组人员的观察，以避免产生来源于研究者的信息偏倚。

二、测量的注意事项

测量误差可来自于仪器没有校准、被测量者、测量者，以及测量过程中的客观条件。例如被测量者因不了解测量目的，或由于其他原因不配合引起测量失真；测量者可因经验多少、技术水平差异等原因导致测量误差。测量过程中可因测量环境不佳、方法不妥、样品处理不当、测量仪器不准和试剂批号不同等原因导致测量误差。例如检测试剂不同，试剂生产的厂家不同，以及批号不同等原因均可导致系统误差。因此，在测量过程中，自始至终要注意对测量过程的质量控制。

在测量前要对患者作好思想工作，争取患者积极配合。在同一治疗试验中，治疗前后最好能

有统一的测量人员,并进行盲法测量。在报告临床疗效评价的结果时,研究者要对检测的质量做出分析和客观评价。

三、一致性检验

在多中心试验时,涉及的工作人员众多,即使事前进行了严格的培训,对于一些评定量表(或治疗效果的评价),仍需作一致性检验(consistency test)。其中包括:几位评分者对同一病例的独立检查评分,一个评估者对同一病例的多次检查评分,采用合适的统计分析方法进行一致性检验。在多中心试验进行的各个阶段都需进行上述检验,以保证评分的一致性。经常进行一致性检验可以不断地提醒研究人员熟悉并记住各项评分标准。

一致性检验的优点在于提供了误差的大小值,依此可以推测疗效结果判断的可靠性。例如,研究者拟用治疗前后某项量表评分值的改变大小作为痊愈、显效、有效及无效的标准,则必须知道在该量表上评分的误差。如果规定量表分值改变3分作为有效,改变5分作为显效,那么,当一致性检验结果显示误差在5分左右时,则可认定疗效判断的结果是极不准确的。

四、研究对象选择中应注意的问题

(一)严格控制不符合标准的患者进入试验的比例

在研究方案中必须清楚地说明哪些患者应包括在试验中,哪些患者不应进入试验。在只有少量不符合标准的患者进入试验时,可将这部分患者剔除。如果不符合标准的患者过多,若达到10%或以上,则说明患者纳入标准中某些判断依据的界定可能不够明确,使研究人员掌握不好标准尺度。此外,也可能因为研究者的诊断水平相差太大,或对诊断标准掌握的程度不一,以致影响了诊断结果的一致性。

在试验中应尽量减少不符合标准的患者,为此可从以下几个方面着手。

1. 将接受或排除患者的标准列于一张检查表上,使每一个参加研究的医师在接受每一位患者时,均能仔细地参照检查表进行核对。

2. 在患者登记时,对患者是否符合标准再一次进行筛选。

3. 在整理患者记录时进行核对,但此时查出不符合标准的患者则较难改正。在整理患者记录时,要注意不能因为患者对治疗的反应与研究者的期望不符而加以剔除,如癌症患者在开始治疗后不久死亡,这时就不应加以剔除。

(二)提高符合标准的患者参加试验的比例

在试验中,如果有很多符合标准的患者不参加试验,则有理由怀疑研究对象的代表性。在报告结果时,应当说明有多少比例符合要求的患者参加了试验。对于未参加试验的患者应当记录其未参加试验的原因,以便分析参加试验者与不参加试验者的特征是否具有显著差异,以此估计其对试验结果的影响。

(三)提高患者的依从性

在临床实践中,经常会发生一些患者不遵照医师的治疗方案的情况。在临床试验中,为了保证试验质量,研究者必须考虑如何有效地提高患者的依从性。具体做法是:

1. 在患者进入试验时,对患者详细说明治疗方案及试验的意义、目的,赢得患者的配合。

2. 在所提供的药品包装上清楚地写明用药的方法。

3. 对需要长期随访的患者,要确定一个适当的随访间隔。间隔太长,则中间缺少督查。间隔太短则易引起患者厌烦而不合作。

4. 治疗方案采用患者易于接受的剂量、剂型和用药途径等。

5. 在制订研究方案时进行一次预试验,对患者的依从性进行评价,找出影响依从性的因素,调整或修改试验方案。

6. 必要时可以血或尿中药物浓度的测定来间接判断受试对象的依从性。

(四)减少数据缺失

由于患者不够合作或疏忽而未参加所有的随访时会导致数据缺失。如果这种情况是随机发生的,那么在数据分析时就不会发生偏倚。但是,如果患者因为病情过重而失访或未进行某些检查时,在结果分析时则会发生偏倚。

在数据分析时应包括所有符合试验标准的患

者,所以对试验中退出治疗的患者也应进行数据分析,这样会减少数据信息的损失,使治疗效果的评价趋于保守,但会更加符合临床实际。此时所应用的统计学方法为意向性治疗分析。

五、数据分析中缺失值的处理

在临床研究中,由于各种原因导致受试者信息缺失或收集的数据不全的现象是经常发生的,尤其是在大样本研究或随访研究中更是突出的问题。如果这种情况的发生是随机的,即缺失数据在两组间的分布是均衡的,那么在结果分析时可能不会发生明显的偏倚。在临床研究中,由于患者依从性的原因或研究方法等限制,使缺失值的出现成为几乎难以避免的现象。在数据分析时,如果不对缺失值进行适当的处理,则会因其在比较组间分布不均而导致疗效结果失真,更严重的是误导临床实践。目前,对缺失值的处理并没有统一的标准或方法,缺失值处理可以依据结局观察指标不同而选择适当方法。即使对于同一个观察指标,其缺失值处理也会因研究人群或分析侧重点不同而使用不同的方法。例如对于血压缺失值的处理有几种方法可供选择:一是可以用研究对象的血压平均值代替缺失值;二是用相同性别的血压平均值代替缺失值;三是用相同性别和年龄组的血压平均值代替缺失值。在数据分析时采用哪种处理方法主要取决于研究者的需要,在上述三种血压缺失值的处理方法中,当然以最接近研究对象特征的血压值来代替缺失值会达到最好的替代效果。

在疗效分析中,一种简单易行的缺失值处理方法是"末次观测值结转法"。该方法是以患者最后一次测量值替补随后该变量出现的所有缺失值。其他比较复杂的方法是"多重插补法",该方法通过回归模型预测类似患者缺失变量的均值及其变异程度,然后再从该分布中随机选择一个值进行替补。因为该法计算过程复杂,所以需要借助专门的统计软件实现,如 Stata 软件。

在实际应用中,研究者也可以根据本领域专家对缺失值替代的建议或同行共识原则选择处理的方法。例如,在评价肺动脉高压治疗效果时应用六分钟步行距离作为疗效判断指标,对于该

指标的缺失值进行处理的方法包括:对于非临床恶化和死亡病例,缺失值用随访中的最后一次观察值代替;对于死亡病例,缺失值以 0 代替;对于临床恶化病例,缺失值以本研究的全部研究对象中"疗效最差值"进行代替。疗效最差值即是本研究中所观察到的最大恶化百分比与该恶化病例的基线观察值的乘积,而其恶化百分比是用恶化病例基线时的六分钟步行距离与治疗恶化后的六分钟步行距离之差除以其基线时的六分钟步行距离。

目前,在正规的临床研究报告中均需要对缺失值处理的方法进行说明。研究者不应回避这个现实问题,也不应因为有了缺失值处理方法而放松对研究过程的质量控制。缺失值处理只是减少数据缺失对结果影响的一个手段。即使可以选择不同方法替代缺失值,其作用也是有限的,因为它毕竟不是真值。

第四节 临床治疗试验的评价

对于临床治疗试验的评价要从研究的选题、目的、研究设计的科学性,疗效测量及实施的质量控制等多方面进行综合评价。

(一)选题是否恰当

所评价的治疗问题是否是当前临床上急需解决的治疗问题? 问题的提出有无充分的实践基础,或科学依据? 其临床意义如何? 拟进行的试验研究在原有的基础上有何改进与创新? 试验题目是否明确、具体,能否反映试验的主要内容或方法? 题目与内容是否相符? 有的临床试验研究题目很大,但内容与题目不符。如在评价治疗甲型肝炎的效果时,不宜以病毒性肝炎治疗作为题目。

(二)研究对象的选择是否合适

1. **受试对象的代表性** 研究对象的来源是否描述清楚? 是来源于门诊病例,还是住院病例? 是随机选择的病例,还是有意选择的病例? 是否包括了不同病情的病例? 报告病例的代表性与论文题目、结论是否相符等。一次治疗试验的代表性是有局限的,在讨论分析时是否作了说明。

2. 诊断标准是否统一 试验中应用的某些疾病的诊断标准,不但需要能够区别患者与非患者,而且还要求区分疾病的病情程度。在试验报告中,应说明所选诊断标准的依据,是国际通用的标准,全国统一的标准,还是其他来源的标准。

3. 纳入与排除患者的标准是否明确 在疗效评价的报告中,应详尽地说明病例纳入及排除标准。例如,应排除什么样的患者? 试验中对选择病例的性别、年龄和病情等有何限定? 纳入与排除的标准是在设计时为保证研究质量而规定的选择研究对象的条件,而不是在研究结束后对受试患者特征的总结。

(三) 试验组和对照组的可比性

1. 是否真正随机分组 当前发表的疗效研究论著,多数未写明随机分组的具体方法,有些临床试验研究虽然说明采用的是随机分组,但实际上的分组过程是随意的。在临床试验报告中应写明具体的随机分组方法,如应用的是随机数字表方法,还是区组随机化方法等。

2. 是否进行了均衡性检验 在总结分析时,应对各比较组进行均衡性检验。一个好的临床试验应该是除了治疗措施外,其他影响疗效的因素在两组间的分布均衡,这样会使两组间具有良好的可比性。

3. 对照组的选择及干预 疗效报告中应写明选择对照的方式,以及为对照组施加的具体措施等。例如,在药物治疗试验中采用的是药物对照,还是安慰剂对照。

(四) 是否应用了盲法观察

在试验报告中,应写明是否采用了盲法进行观察,以及采用的是单盲,还是双盲等。在盲法试验中,还要说明防止泄密的措施,以及有关揭盲的规定等。

(五) 治疗方案是否实用和统一

提出的治疗方案有无充分的科学依据;对所应用治疗措施的描述是否清楚,该措施是否易于掌握和便于推广;是否介绍了用药指征及剂量,以及是否可以在不同的临床单位和不同类型的患者中都能应用。在治疗措施的执行中,是否保证了依从性;有无沾染及干扰。

(六) 试验记录是否完整

要记录有关患者的情况,治疗的条件,观察和随访的次数,以及治疗结果的详细情况。

(七) 疗效测量的结果是否真实可信

治疗效应的测量方法是否客观;测量方法的敏感性与特异性如何;测量过程中如何进行了质量控制。

(八) 疗效的统计学差异与临床意义

在对临床疗效分析的结果进行评价时,应注意应用的统计学分析方法是否恰当和正确,试验的样本含量是否足够。目前,多数临床疗效评价研究的样本偏小。但值得注意的是,在样本含量足够大的情况下,若统计学差异和临床效果差异均不显著,则可认为治疗结果的差异无显著意义;两组疗效在统计学上有显著差异时,不一定具有临床意义。如当样本含量无限增加时,很小的临床疗效差异也可能会得到统计学上具有显著性差异的结果。因此,在评价疗效时,应同时考虑统计学意义与临床实际意义。无论样本含量大小,只有统计学意义,而无临床意义的试验结果,可以反映所评价的治疗方法没有实用价值。但对样本含量小,有临床意义而无统计学意义的结果,应继续扩大样本再行试验,以进一步验证疗效结果。

(九) 报告结果是否真实及结论是否恰当

1. 是否报告了全部临床结果 治疗试验不仅要注意近期疗效,而且还要注意远期疗效。在疗效结果中,既有有效的结果,也应有无效的,以及副作用的效应。在临床试验报告中应真实地报告正反两方面的情况,绝不能只报阳性结果,而故意回避和掩盖阴性结果或出现的不良反应等。此外,还应对研究中可能存在的偏倚进行估计与分析。

2. 结果分析时是否包括了全部纳入研究的病例 在研究结果和结论中,应把临床治疗试验中所有被纳入的研究病例的情况都报告出来。治疗试验的报告最常出现的问题是,只报告试验中资料齐全的病例,而未报告中途退出试验的病例。在临床治疗试验中,一般要求中途退出试验,或失访的病例不应超过总样本数的10%,一旦失访或退出者超过了20%,则会因试验结果会严重失真,而导致试验失败。

3. **试验结果的外推**　在对试验结果做了充分地分析后,可以作出谨慎和合理的结论,并注意不要使试验结果的外推超过试验所涉及的范围。例如,若高血压治疗试验选择的是轻度和中度患者,则疗效评估的结果不适用于重度高血压患者,只可为评估重度高血压患者的治疗效果提供参考。此外,试验的结论还应与现有的医学知识或理论相符。

（单广良）

参 考 文 献

1. 梁万年.医学科研方法学.北京:人民卫生出版社,2002
2. 刘民.医学科研方法学.2版.北京:人民卫生出版社,2014.
3. 詹思延.流行病学.8版.北京:人民卫生出版社,2017.

第十一章 疾病预后研究的设计与评价

导读 本章重点要学习疾病预后、预后因素、疾病自然史、临床病程的概念，疾病预后因素的种类，疾病预后研究中常见的偏倚；疾病预后研究常用的设计方案和常用的一些指标；学习用寿命表法及 Kaplan-Meier 曲线法进行疾病预后的生存分析，用 Log Rank 检验进行生存率的比较；用分层分析、多元回归、Logistic 回归和 COX 模型分析影响疾病预后的因素；学习疾病预后评价的方法。通过对上述内容的学习，达到掌握疾病预后研究设计、分析及其进行正确评价的目的。

在临床上，当一种疾病被确诊后，无论患者、家属或是医生都会关心疾病的发展进程及其结局。患者及家属常常关心治疗该病有多大的危险性，能否治愈，有无并发症，复发的可能性有多大，治疗后可能存活多长时间，有无后遗症以及今后生活质量能否下降等问题。对临床医生而言，最关心的问题是疾病可能发生的结局以及有无明确的可用于患者治疗的研究证据，然后结合患者的实际情况采取一种适合该患者的治疗选择，以达到最理想的预后效果。如：一个肺癌患者被诊断后，要考虑是早期还是晚期，是哪一种病理类型，有无转移及转移的程度，是否错过了手术的最佳时期，是化疗还是放疗，然后依据该病群体的预后结果，选择能使该病患者获得最佳预后的治疗方案。此外，临床医生还可能经常考虑，为什么诊断为同一种疾病的患者会有不同的结局？在整个疾病的预后过程中除了干预因素之外，其他因素扮演什么角色？是危险因素还是保护因素？要提高某种疾病的治疗水平，除了主要的干预手段外还应该采取哪些方法等。这些问题提示我们不仅要考虑疾病发生不同结局的概率，还应同时考虑影响疾病结局的因素。

综上所述，有关预后的问题可以概括为以下几个方面：将会有什么样的结局发生？发生此种结局的可能性有多大？这样的结局会在什么时候发生？影响结局发生的因素有哪些？要回答上述问题，仅仅依靠临床医生的临床经验是不够的，而要以较大患者群体为观察对象来研究不同疾病的预后及影响因素。

第一节 概　述

一、疾病预后

（一）定义

预后（prognosis）是指在疾病发生之后，对该病未来的发展过程和不同结局（治愈、复发、恶化、并发症发生、伤残、死亡等）做出的事先估计。这种估计多是以较大的研究样本为观察单位，通常以概率形式表示，如：生存率、治愈率、复发率等。临床上因疾病性质的不同，预后结局也不同。有的疾病预后很清楚，有的则不明确。疾病预后研究的主要内容包括疾病各种结局发生的概率估计及影响预后的各种因素分析。

（二）疾病预后研究的意义

疾病预后研究的意义主要有以下几个方面：

1. **为了了解或者明确各种疾病的发生、发展的规律以及判断各种不同结局发生的可能性** 有的疾病是自愈性疾病，有的疾病经过治疗可以控制其发展，减少并发症，提高生活质量；有的疾病目前尚无有效的治疗方法。只有对疾病发展趋势和结局有了清楚的了解，才能帮助临床医生做出正确的治疗决策。

2. **研究影响疾病预后的各种因素** 因为影响疾病结局不仅仅与干预因素有关，而且受多种因素的影响，有的是有利因素，有的是不利因素。只有了解疾病预后的影响因素，才有助于改变疾病的结局,提高临床治疗水平。如某医院拟提高目前该医院肺癌手术患者的生存率,首先就必须找到影响该医院肺癌手术患者生存率的因素,如果分析发现淋巴结的转移距离明显影响生存率的高低,则提示手术中如何彻底清除转移的淋巴结是一个关键问题。这样可以集中精力研究此类技术问题,解决后应用于临床,提高临床的治疗水平。

3. 用于正确评价治疗措施的效果 在临床上,对同一疾病并非仅有一种治疗措施,而可能是两种甚至是多种。究竟哪一种具有更好的治疗效果,通过预后研究就可以回答这一问题。例如,冠心病介入治疗有药物支架和裸架两种选择,通过预后研究比较两种方法的生存曲线就可以判定究竟哪一种方法更为有效,或者是没有疗效差异。另外一点,对于疾病治疗方法的不断发展和变化,一种新的手术方法,一种新的药物是否带来了更好的治疗效果也可以通过疾病预后研究加以评价。例如,可以对某医院 2013 年和 2018 年两个时期乳腺癌术后生存率进行比较研究,以反映该医院近期对乳腺癌治疗水平是否有所提高,但要结合疾病预后的评价原则进行合理评价。

二、预后因素

(一)定义

预后因素(prognostic factor)是指影响疾病结局的一切因素,是强调患者具有某些因素,其病程发展中可能会伴有某种结局的发生。疾病的预后是不同的,有的患者可以痊愈或生存期较长,预后较好;有的患者预后较差,可以发生致残或死亡。这主要是因为在疾病的发生发展过程中不同患者受各种因素的影响是不同的。例如胰腺癌手术患者,虽然都是在同一所医院甚至是同一个医生做的手术,但生存率会有很大的差别,其原因就是每一个患者所具有的预后因素不同。预后因素多种多样,可以影响到疾病的全过程。因此,一个临床医生必须对患者的全过程做细致的观察,详细的记录,以便发现影响结局的各种因素。

(二)预后因素常见种类

影响疾病预后的因素复杂多样,主要包括以下几个方面:

1. 疾病本身特征 主要包括疾病的病情、病期、病程、临床类型、合并症等诸多方面。无论是传染病还是非传染病,疾病本身的特征对预后的影响都很大。如恶性肿瘤的生长部位、组织类型、有无淋巴结转移及转移程度;急性心梗患者的梗死部位、梗死范围、有无休克及心律不齐等。同样是艾滋病病毒感染的患者,病毒载量高、CD4 水平低、伴有并发症的患者预后就很差。在临床上,许多医生很注重疾病本身特征对预后的影响,尽管这一点很重要,但还应该知道影响疾病预后的因素除了疾病本身特征外,还存在着其他的重要因素。

2. 患者的机体状况 主要包括营养状况、体质强弱、体重、精神心理状况、内分泌及免疫系统状况等。体质状况对预后的影响很明显,如患癌症的患者,不管其接受放疗还是化疗,对于身体素质差、营养状况不良的患者,很难耐受达到治疗效果的剂量,从而无法控制病情的发展,导致预后不良。而对于一个身体素质好的患者,可以比较从容的接受正规的放疗及化疗,使病情得以控制,甚至达到治愈的效果。此外,精神心理状态对疾病的预后影响也十分突出,如对于一个肺癌的患者,性格开朗者和心胸狭窄者的预后可能会完全不同。

3. 医疗条件 不同级别医院的差别主要是医疗条件的差别,而医疗条件直接影响疾病的预后。同样的一种疾病,其预后在不同医疗条件的医院可能明显不同。如一位重症感染的患者,在医疗条件差的医院可能仅凭临床经验选择抗生素,结果难以获得好的疗效。而在医疗条件好的医院,则可以结合细菌培养、药物敏感试验合理地选择抗生素,往往会获得良好的预后。但需要注意的是,由于不同级别医院患者的疾病严重程度不同,因此,医疗条件好的医院某种疾病的预后不一定优于医疗条件差的医院。医生的治疗水平也是医疗条件的重要方面,这主要包括治疗方法、用药种类、用药剂量水平、有无药物副作用等。在临床上,医生如果能采取恰当的治疗方法,选择合理的治疗方案,对疾病预后的影响将十分明显。

4. 患者及医护人员的依从性 这是影响疾病预后的另一个重要方面。依从性是医护人员、患者对医嘱的执行程度。可以分为完全依从性,部分依从性及拒绝医嘱。显而易见,一个好的临床治疗方案若要达到好的治疗效果，一定是以患者和医护人员的配合为前提，否则难以奏效。如原发性高血压的降压药物种类较多，尽管临床医生花费很大气力为患者选择了一种适合他服用的降压药物，但如果患者本人不能坚持每天服用，再好的药物也无法得到良好的治疗效果。因此，对于不同预后结果的分析除了要考虑治疗方法外，不要忘了依从性也在起作用。

5. **早期诊断、早期治疗** 有些疾病能否早期诊断及早期治疗对预后的影响非常大。如各种恶性肿瘤，一般来讲，越能早期发现，早期治疗，其预后就越好。如果没有早期发现，并已出现全身多处转移，失去了手术根治的机会，只能姑息治疗，预后就很差。例如，通过经常自查乳腺或常规体检，发现的乳腺癌患者的生存率会明显高于自然发现者。有报道，早期发现的乳腺癌患者生存五年后再生存十年的概率在85%以上。由此可见，如能早期发现患者，采取适当治疗方案，常会得到较好的预后。

6. **患者、遗传因素、社会因素** 主要包括患者的年龄、性别、家庭经济状况、文化程度、医疗制度、社会保障制度等。这些因素对预后的影响也是显而易见的。如年龄大的患者的预后往往不如年轻者；经济困难的患者求医时往往由于延误，表现为病情较重，导致预后不良；不同的文化程度导致患者对疾病的认识、态度不同，对预后也有影响。社会医疗体制、保障制度也会明显影响疾病的预后。

（三）预后因素与危险因素

预后因素与危险因素在应用和意义方面是有一定区别的。

危险因素（risk factor）是指能增加疾病发生概率的任何因素，多指在健康人群中由于暴露于某种或某些因素而使疾病发生的可能性增加，即以疾病的发生作为事件。从而可知危险因素往往出现在病因学研究中。

预后因素是强调在已患病的情况下有哪些因素会影响疾病的结局。即若患者具有某种或某些影响因素，其病情发展过程中出现某种结局的概率就会改变。即以结局（死亡、存活等）的出现作为事件。

但对于同一种疾病而言，有时同一因素既可以是该病的危险因素，又可能是该病的预后因素，在大多数情况下同一疾病的危险因素及预后因素差别较大，甚至有时同一因素在某病发生及预后的作用上是相矛盾的。例如关于急性心肌梗死的发病和预后，年龄对急性心梗发生及其预后均有关系，即随着年龄的增加患病的危险性增加，预后也不良；而血压的高低意义正相反，即低血压时可以降低罹患急性心肌梗死的概率，但若患者正处于急性心梗期间，低血压是一个不良的征兆，预后较差；而性别、吸烟史、血清胆固醇水平是急性心梗发作的危险因素，而与预后并无关系；心前壁梗死、充血性心衰、窦性心律不齐仅仅是影响急性心梗的预后因素。

三、疾病自然史

疾病自然史（natural history）是指在没有任何医学干预的情况下，疾病自然发生、发展直至最终结局所经历的过程。它包括以下几个不同阶段：

1. **生物学发展期** 又称易感期，是指病原体或者致病因素作用于人体引起有关脏器的生物学反应病变，发生较为复杂的病理生理学改变。

2. **临床症状前期** 指病变的脏器受损害加重，出现了临床症状前期的改变，患者没有表现出明显的症状，往往处于"亚健康"状态。

3. **临床期** 指患者病变的脏器损害进一步加重，出现了形态学改变和功能障碍，发生了较为典型的症状、体征和实验室检查结果的异常，从而被临床医生诊断并做出治疗。

4. **结局发生期** 指疾病经过上述的发展变化过程最终出现了结局，如治愈、死亡、伤残、复发等。

每一种疾病的发生、发展都要经历这几个阶段，但不同疾病的演变过程是完全不同的。有的疾病自然史较简单，阶段清楚、变化小、结局不复杂，如一些急性感染性疾病的预后。但有的疾病自然史较复杂，持续时间长，有的甚至不清楚，如恶性肿瘤、心血管疾病、糖尿病等。这些疾病的自然史较长，变化多，结局复杂。

疾病自然史是疾病预后研究的基础，同时对病因研究、早期诊断和疾病防治效果都有重要的意义。

四、临床病程

临床病程（clinical course）是指疾病的临床期，即首次出现症状和体征到最后结局所经历的全过程。在此期间，患者通过临床医生所采取的各种治疗措施接受了各种医疗干预，使得疾病的病程得到了一定的改变。不同疾病的临床病程是不同的，而不同的临床病程与疾病预后关系密切。因此，清楚地掌握和了解各种疾病的临床病程特点对预后的判定有重要意义。

与疾病自然史不同，疾病病程可以因受到各种治疗措施的影响而发生改变，从而使疾病预后发生变化。在不同病程时期对疾病进行干预治疗，其效果是不同的。如在病程早期就采取积极的治疗措施，就可以明显的改善预后；而在病程较晚时期进行医疗干预，治疗效果可能就不会明显，预后往往较差。

五、疾病预后研究常见偏倚

在临床研究中，无论是进行哪一方面的研究，研究过程中存在的偏倚都可以概括为三大类，即选择偏倚、信息偏倚和混杂偏倚。但不同的研究内容所具有的特征性偏倚有所不同，疾病预后研究常见偏倚主要包括以下几种。

（一）失访偏倚

失访偏倚（follow-up bias）是无应答的一种表现形式。失访偏倚是疾病预后研究中的一种重要偏倚。它是指在研究过程中，研究对象可因种种原因脱离了观察队列，使得研究者无法继续随访以获得完整资料，由此对研究结果所造成的影响称作失访偏倚。该种偏倚多由于研究观察时间长，观察对象迁移、外出、药物副作用及死于非终点事件等原因造成。通常认为失访率不超过10% 对研究结果的影响不大。

控制失访偏倚的主要方法是选择符合条件且依从性好的研究对象。

（二）选择偏倚

选择偏倚（selection bias）指暴露人群和非暴露人群在一些重要因素方面存在差异，如疾病的严重程度、病程的长短、有无合并症、病期、疾病类型、既往疾病史、既往治疗史以及个体特征等等。也可以发生在以下方面，如选定的研究对象中有

人拒绝参加；部分对象的记录资料不完整；早期患者在研究开始时未能被发现等，都可以产生选择偏倚从而导致非真实性的研究结果。控制选择偏倚的主要方法是需要有严格的设计方案。

（三）测量偏倚

测量偏倚是在对研究队列实施随访观察的过程中由于所采用的观察方法或测量方法不一致所致。如果某个队列里病例的结局检出机会多于另外的队列，就可能产生测量偏性。有些疾病的结局，如死亡、脑血管意外等是明显的，不易产生遗漏，但有些不是十分清楚的。因此，应通过采用盲法并严格执行预后结局的判定标准才能减少测量偏倚的发生。

第二节　常用方法及指标

一、疾病预后研究常用的设计方案

如同疾病的疗效评价和病因研究一样，许多临床上常用的研究设计方案均可以被用于疾病的预后研究，如描述性研究、分析性研究（队列研究、病例对照研究）、试验性研究（随机对照试验）等。在这些方案中，可以根据不同的研究目的采用不同的研究设计方案，以用于疾病预后的评价及研究疾病预后的因素。

（一）队列研究

首先要强调的是，队列研究是疾病预后研究设计方案中最常用的设计方案。队列研究是指在"自然状态"下，根据某暴露因素的有无将选定的研究对象分为暴露组和非暴露组，随访观察两组疾病及预后结局（发病、治愈、药物反应、死亡等）的差异，以验证暴露因素与研究疾病之间有无因果联系的观察分析方法。

例如，一组诊断明确、临床基线可比性好的肺癌术后患者，有的患者术后愿意接受化学疗法及放射疗法；另一些患者则由于各种原因而选用中药或者不接受其他任何治疗。研究者拟研究肺癌术后放化疗的疗效以及对远期预后的影响。于是采用队列研究的设计，将术后接受放、化疗者作为一个队列"暴露组"，接受中药或者不接受其他任何治疗的作为另一队列（非暴露组），进行同步随访观察，追踪两个队列的病死率及生存率，借以评

价肺癌术后接受放、化疗的患者的预后是否优于对照队列。上述患者"暴露"的有无是在自然状态下产生的，既非随机分组也不是人为实施干预。

队列研究根据研究对象构成队列的特点可以分为固定队列（fixed cohort）和动态队列（dynamic cohort），前者是研究对象在固定时期或一个短时期之内进入队列并随访至终止，不加入新成员；后者是在某时期确定队列后，可随时增加新的观察对象。前者较适合人群研究，而后者适合临床研究。队列研究属于观察性研究，而非试验性。但同试验性研究一样，也是前瞻性的；要求设立对照组；研究是在疾病发生前开始的，即是从因到果的研究，所得结果有较强的论证强度，但往往弱于试验性研究。

（二）纵向研究

纵向研究（longitudinal study）属于描述性研究，是对某期间确定的某组患者经过一定时期的随访，观察不同时期各种事件的发生情况，如生存率、病死率、致残率、复发率等指标。例如：某大学附属医院对手术后食管癌患者的预后研究发现，全组 1 014 例食管癌患者切除术后一年生存率为 85.9%，三年生存率为 54.9%，五年生存率为 45.9%，十年生存率为 39.3%。

（三）随机对照试验

随机对照试验（randomized control trial，RCT）是通过随机分组、设立对照、实施盲法等手段有效控制若干偏倚或混杂因素的干扰，确保研究对象具有一定的代表性以及各组间基线的可比性，以科学地评价某种措施的效果。RCT 与队列研究有相同的地方，即它们都是前瞻性研究，都需要设立对照组等。但两者主要的不同点是 RCT 需要将患者随机分为试验组及对照组，并通过随机手段人为施加干预措施。而队列研究组别的形成和干预因素的选择都是在自然的状态下形成的。例如，拟采用 RCT 方案评价放射疗法及化学疗法对肺癌生存率的影响（如果患者同时满足两种治疗方法），首先选择符合诊断标准的合格患者，并按年龄、病期、病理类型等因素进行分层随机，组成两组，然后由医生根据随机的原则决定哪一组用放射疗法，哪一组用化学疗法，最后观察两组各自的生存率，以得到哪种疗法更优的结论。由于 RCT 的设计比队列研究科学，所以结论更可靠。

RCT 是治疗性研究设计首选的方案，获得研究结果的真实性最佳，因此被誉为临床试验的金标准方案。但在预后研究中，由于受某些条件的限制，随机对照试验并非首选方案，而是在一定条件下才可以选用。

（四）病例对照研究

病例对照研究（case control study）是根据同类疾病患者的不同结局分为"病例组"和"对照组"。如将患者的死亡、恶化、并发症、复发等特征作为"病例组"，而将无此类表现的同类患者作为"对照组"，然后比较两组患者过去某期间所接受的治疗措施及人口学特征等方面的差异性，以找出影响不同预后的措施或因素。同样，也可以用生存时间较短的患者作为"病例组"，以生存时间长的患者作为"对照组"，比较两组过去的治疗措施的差异性，有显著意义的措施就可能是影响预后的因素。例如采用病例对照研究方法探讨患者自控静脉镇痛（PCIA）引起术后认知功能障碍（POCD）的危险因素，以择期行骨科手术的全麻病例 POCD 组 103 例和未发生 POCD 组 103 例为研究对象进行 1：1 配对病例对照研究，以年龄、性别为匹配条件，探讨影响 POCD 的影响因素。研究结果发现，脑外伤史、VAS 评分、受教育程度与 PCIA 引起 POCD 有关，PCIA 引起 POCD 的危险因素为曾经有过脑外伤史、VAS 评分低下，而受教育程度高可能是其保护因素。

总之，有许多研究方案可以被用于疾病预后的研究，对其他方法则不一一列举。上述方案及方法请参考本书相关章节。

二、疾病预后研究的常用指标

疾病预后的评价不仅包括疾病生存状况，也包括症状的改善、病理变化、生化变化、生活质量等方面的内容。因此，预后评价的指标较多，主要包括以下指标：

1. **生存率（survival rate）**　生存率是指在接受某种治疗的患者或者患某病的人中，经过一段时间的随访（通常为 1、3、5 年）后，尚存活的病例数占观察病例的百分比。

$$n \text{ 年生存率} = \frac{\text{随访满 } n \text{ 年尚存活的病例数}}{\text{随访满 } n \text{ 年的病例数}} \times 100\%$$

生存率适用于病程长，病情较重，致死性强的疾病的远期疗效观察,如恶性肿瘤、心血管疾病、结核病等。多用 Kaplan-Meier 法分析或寿命表法进行分析。

2. 病死率(fatality rate) 病死率是表示在一定时期内,患某病的全部患者中因该病死亡的比例。

$$病死率 = \frac{某时期某病的死亡人数}{同时期患某病的患者总人数} \times 100\%$$

病死率主要用于短时期内可以发生死亡的疾病,如各种急性传染病、中毒、脑卒中、心肌梗死及迅速致死的癌症(如急性粒细胞白血病)等。

3. 治愈率(cure rate) 治愈率是指患某病治愈的患者人数占该病接受治疗患者总数的比例。

$$治愈率 = \frac{患某病治愈的患者人数}{患该病接受治疗的患者总数} \times 100\%$$

治愈率多用于病程短而不易引起死亡并且疗效较为明显的疾病。

4. 缓解率(remission rate) 缓解率是指某种疾病患者经过某种治疗后,病情得到缓解的患者占治疗总人数的比例。临床上缓解可分为完全缓解、部分缓解和自身缓解。

$$缓解率 = \frac{治疗后病情得缓解的患者数}{接受同种治疗的患者总数} \times 100\%$$

缓解率多用于表示病程长、病情重、死亡少见但又不易治愈的疾病,在整个患病期间,疾病的临床过程比较复杂。

5. 复发率(recurrence rate) 复发率是指某病患者中在缓解或病愈后的一段时期内又复发者所占的比例。

$$复发率 = \frac{某病复发者人数}{接受治疗缓解或病愈患者总人数} \times 100\%$$

同缓解率一样,复发率也多用于病程长、反复发作、不易治愈的疾病。

6. 致残率(disability rate) 致残率是指出现肢体及器官功能障碍者占观察者总数的比值。

$$致残率 = \frac{发生致残的患者数}{接受观察的患者总数} \times 100\%$$

致残率多用于病程长、病死率低、病情重又极难治愈的疾病。

7. 反应率(response rate) 反应率是指经"干预"后出现某些改善症状者的比例。

$$反应率 = \frac{出现改善者的患者人数}{被"干预"的患者总数} \times 100\%$$

该指标主要适于轻度功能障碍性疾病,而此类疾病难以做出缓解、痊愈的判断。

三、疾病预后研究中应用率指标的注意问题

因疾病预后的多样性及复杂性,所以引用的有关率的指标也较多,在应用率描述预后时应注意以下几个问题:

(一)"零时"规定

"零时"(zero time)又称"零点",是对进入队列的各个患者被随访的始点所做的规定,例如以症状出现、诊断时间或治疗开始时间为始点。在一项预后研究中,每一例患者都应是相同的起始点,而不应该有几种不同的始点在同一随访队列中存在。零时的规定对率的测量影响很大。不同的零时所对应的队列会得到完全不同的率的结果。例如现在要观察肝癌患者队列的疾病过程,以死亡作为发生的结局。在这项研究中,如果有的患者的零时是按筛选发现的时间确定,有的是按症状出现的时间确定,有的是按诊断、住院、治疗开始或出院的时间确定,由于这样队列的零时是混合的,所以难以解释率的准确性和其真正的预后。

(二)时间的规定

对患者随访时期应有足够长的时间以使可能的事件(如死亡)在这期间发生。如果不能保证观察的病例在随访期间内发生预期结局,将使观察到的率的真实性降低。

(三)规定终止观察发生的事件

即规定每一被随访病例观察的终点。如死亡、致残、复发等。如果不采用统一的终点,将会导致率的不一致性。

(四)规定研究对象的有关影响预后特征

这主要包括年龄、性别、病期、病程、病情等有关因素,从而保证研究队列的代表性、可比性以及结论的外推性。

(五)注意率所反映的信息

用上述率指标表示预后很简明、易理解,便于交流及比较。但这类指标也有不足之处,就是其所反映的信息不够充分,它仅能提供疾病在某个

时点的预后信息,而不能反应某种疾病的整个预后过程。有些疾病的存活率虽然相同,但其预后的过程却相差很大。如孤立性肺结核、夹层动脉瘤和慢性粒细胞白血病患者经治疗后 5 年存活率均约为 10%,但相同的率却不能反映不同疾病各自预后的动态变化。图 11-1 显示了三种疾病及活至 100 岁老人 5 年的生存过程,从各个疾病的生存曲线中可以观察到如下特点:

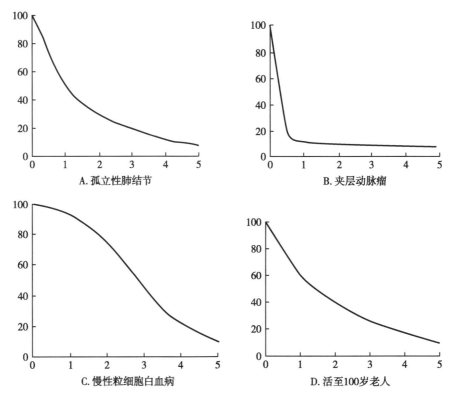

图 11-1 相同五年生存率的不同预后过程

A. 孤立性肺结节:图中显示出一组患孤立性肺结节的肺癌患者,刚开始时死亡速度较快,以后死亡的危险性逐渐下降,这是一种死亡由快向慢转换的预后过程;B. 夹层动脉瘤:夹层动脉瘤早期死亡率极高,特别是在前三个月。一年内生存率下降至 10% 左右,之后基本保持在 10% 的生存率水平,说明避免早期死亡的该类患者再受夹层动脉瘤的影响很小。这种疾病的预后过程是由死亡急速下降突然转至平稳状态;C. 慢性粒细胞白血病:该类疾病在诊断后的早期对患者存活的影响不大,之后死亡速度逐渐加快,至第五年时生存率接近 10%。这是一种由慢转快的死亡过程;D. 活至 100 岁老人:这代表一种基线水平,与上述三种疾病比较,表示一般人群中活至百岁老人的 5 年存活率,该存活率呈逐渐平稳下降至 10% 的水平

从上述分析中可以看出,生存曲线不仅可以获得一种疾病预后过程不同时点的生存率,同时还可详细了解该病预后过程的全貌。这样结果所提供的信息远远超过点估计值,同时也优于以病死率及治愈率作为预后指标的观察。

第三节 疾病预后研究的分析方法

生存分析是疾病预后研究的主要评价方法。它是将研究对象的随访结果和随访时间结合在一起进行统计分析,因此能充分地利用所获得的信息,更加准确地评价和比较预后结果。其内容包括生存过程的描述,具体研究生存时间的分布特点,估计生存率及平均存活时间、中位生存时间,绘制生存曲线等;生存过程的比较;影响预后的因素分析,主要探讨影响生存时间的因素,包括有利因素和不利因素。

一、疾病预后生存分析的计算方法与比较

常用的生存率计算方法有三种:直接法,又称粗生存率法;Kaplan-Meier 分析法(乘积极限

法）和寿命表法。现将这几种方法作简要介绍：

（一）直接法

在病程的某一时点（如症状出现时，诊断时或治疗开始时）收集某病病例的队列，而后对他们进行随访直至患者出现欲观察的结局。一般可按性别、年龄分组。

直接法生存率计算公式：

$$_nP_0 = \frac{随访满 n 年存活病例数}{随访满 n 年病例总数} \times 100\%$$

式 11-1

式中 P 代表生存率，P 后下标 0 表示随访第 0 年（即随访开始），P 前下标 n 表示随访经过的年数，$_nP_0$ 即随访第 0 年开始经过 n 年后的生存率。

标准误计算公式：

$$S_{nP_0} = \sqrt{_nP_0 \times _nQ_0 / _nN_0}$$

式 11-2

$_nQ_0 = 1 - _nP_0$ $_nN_0$ 为观察满 n 年的病例数。

直接法计算生存率简便，在病例较多时误差不大，但例数少时会出现后一年比前一年生存率高的不合理现象，这种方法获得资料效率低，目前该方法已经不再推荐使用。

（二）Kaplan-Meier 分析法

该方法属于非参数法，是用乘积极限法估计生存率，故又称为乘积极限（product-limit）法。它以时间 t 为横轴，生存率 P 为纵轴，表示时间与生存率关系的函数曲线，其生存曲线称 Kaplan-Meier 曲线。利用该曲线可对某病例的预期生存时间大于 t 的概率做出估计。

该方法适合于小样本和大样本，可充分利用截尾数据，也不需要对被估计的资料分布做任何假定。随访观察的时间单位越小，估计的精确性越高。

（三）寿命表法

寿命表法（life table method）也称间接法，是利用概率论的乘法定律估计各个观察组在任一特定随访时期患者的生存率。此法的基本原理是先计算出患者观察日开始后（确诊日、各种疗法的开始日等）各年的生存概率 $_nP_x$，$_nP_x$ 表示活过 X 年者再活 n 年的概率，然后将各年的生存概率相乘，获得不同观察时点的累积生存概率。

n 年的生存率 $_nP_0 = _1P_0 \times _1P_1 \times _1P_2 \times _1P_3 \times \cdots \times _1P_{n-1}$

式 11-3

例如 5 年生存率 $_5P_0 = _1P_0 \times _1P_1 \times _1P_2 \times _1P_3 \times _1P_4$

生存率标准误的计算公式：

$$S_{nP_0} = _nP_0 \sqrt{_1Q_0/(_1P_0 \times _1N_0) + _1Q_1/(_1P_1 \times _1N_1) + \cdots + _1Q_{n-1}/(_1P_{n-1} \times _1N_{n-1})}$$

式 11-4

寿命表法适用于大样本或者无法准确得知研究结果出现时间的资料。可充分利用各种数据，例如在随访期间内的失访者，观察年限内的病例与死于其他原因者（不是死于所研究的疾病）。寿命表法还可用于描述其他结局，例如癌症复发、移植的排斥或再感染等任何定期随访资料的分析比较。

（四）疾病预后生存分析的比较

在临床实践中，有时需要对比不同病情，不同治疗对疾病预后的影响以及对比不同时期预后差别等，均需进行生存率的比较研究。最常用的方法是 Log-Rank 检验，又称时序检验。它可以用来比较两个或多个生存率，运用 χ^2 检验分析实际观察值与理论值之间的差别意义大小。

二、疾病预后影响因素的分析方法

临床随访研究的目的不仅在于描述患者在任一时点生存概率的大小，而且还期望探索和发现影响预后的因素。近年来随着统计学方法的发展及计算机分析软件的开发利用，使得多因素分析方法有了很大的发展，目前已有一些成熟的统计分析模型用于疾病预后因素的分析中，其中分层分析、多元线性回归、Logistic 回归、Cox 模型就是代表。以下将简介这几种方法，关于各方法的原理、计算步骤、方程的产生等内容可参考有关书籍。

（一）分层分析

分层分析（stratification analysis）是在资料的分析阶段将某个或者某些影响因素分成数层进行分析，从而获得了调整混杂影响后的真实结果。该方法非常适合在临床资料分析中用于偏倚的控制。既简单实用，又易于操作。

（二）多元回归

对因变量是定量反应指标并存有多个自变量的资料，可以采用多元回归（multiple regression）方法进行分析。多元回归要求因变量与各自变量之间具有线性关系；各例观测值相互独立；因变量具有相同的方差，并且服从正态分布。

（三）Logistic 回归模型

当把患者分类为有反应及无反应的定性反应

时,如治愈与未愈、生存与死亡、发病与未发病等。这类资料由于 Y 是二分类,因此用多元线性回归分析是不合适的。此时可用多元 Logistic 回归模型(Logistic regression model)进行分析。

Logistic 回归是一种适用于因变量为二分类的多因素曲线模型,现在也已用于因变量为多分类资料的分析。

（四）Cox 模型

在临床医学中,对患者治疗效果的评价有时需要用时间长短来衡量。生存时间的长短与治疗措施、患者体质、病情轻重及免疫状态等因素有关,由于时间 t 往往不满足正态分布和方差齐性的要求,不便用多元线性回归来分析生存时间与预后因素之间的关系,有时用其他生存分析模型来拟合也会感到困难。Cox 回归模型(Cox regression model)是以顺序统计量为基础,对生存时间的分布形式没有严格的要求,它可以允许存在截尾(censoring)数据以及随访时间迟早不一、随访时间长短不一及资料失访的数据,因此,在临床上有很强的应用价值。

在 Cox 模型中,强调某患者生存到 t 时刻的死亡风险函数 $h_i(t)$ 是基础风险函数 $h_0(t)$ 与预后因素函数 $f(\beta X)$ 的乘积,即 $h_i(t)=h_0(t)\times\exp(\beta_1 X_{i1}+\beta_2 X_{i2}+\cdots+\beta_p X_{ip})$,此式经自然对数转变后为:

$$\text{Ln}\left[h_i(t)/h_0(t)\right]=\beta_1 X_1+\beta_2 X_2+\cdots+\beta_p X_p$$

模型参数 β 为回归系数,其临床意义是,当预后因素 X_j 每改变一个测量单位时所引起的相对风险度的自然对数改变量。从而可知,在做 Cox 模型分析时,可以得到相对危险度值。

第四节　疾病预后的评价

对于一项预后研究应从研究的真实性、重要性及实用性三个方面给予评价。

一、真实性评价

判断疾病预后,研究结果真实性是一个很重要的问题。因为在疾病预后研究中,会常常发现结果不一致,甚至差别很大。因此,对任何一项预后研究结果应充分进行真实性评价。目前主要采用下列评价原则:

（一）明确疾病预后研究的始点

始点又称"零点"(zero time)指在随访队列中的成员被随访的开始点。疾病早期和晚期的预后差别很大,如晚期发现的恶性肿瘤相比早期发现的恶性肿瘤预后差别极其悬殊。同一个患者从入院开始到出院为止,在该期间内采用不同的始点,对预后的影响也很大。例如对肺癌预后的研究采用诊断日期、手术日期、出院日期作为不同的始点会产生不同的预后结果。因为三个不同始点所对应患者状况有很大差别。因此,开展一项疾病预后研究时,应使得被观察的患者具有统一的始点,如确诊日期、手术开始日期、出院日期以及开始的治疗时间等。应注意的是,尽管在一次研究中选用了相同的始点,也不能保证每一患者均处在同一病程期。因此,对纳入的病例仍要描述某些方面的特征。

（二）明确队列中所研究病例的来源

病例的来源会直接影响研究对象的代表性及可比性。首先要考虑的是所选病例是来自于哪一级医院。因为不同级别医院所收治的患者的严重程度是不同的。如重症、伴有并发症的患者往往集中于大医院及专科医院,中小医院所收治的患者均是经过重症病筛选之后而遗留下来的轻型患者。如急性心肌梗死患者,多是在基层医院诊治后不能进行有效治疗而使之转到上级医院,这时采用不同级别医院的独立样本进行预后研究会带来不同的预后结果。其次疾病的严重程度、病期等因素的构成不同对疾病的预后也有很大影响。因此,在研究中应时刻注意要比较组间的可比性,在不同治疗方案预后的比较研究中,最好采用随机的原则。

（三）明确疾病预后结局的客观标准

预后结局的指标要求明确、具体、客观、特异,因在临床上,疾病预后不仅仅表现为存活或死亡,而是有着较为复杂的中间过程,如残疾、并发症等等。所以,应在预后研究之前就明确拟采用的结局指标,使之具体化,同时采用公认的诊断标准,在观察过程中保持不变。

在结局指标的确立上要尽可能选择客观指标,而不是主观指标,如头痛、疲劳等。对一些由诊断设备所测结果但由医生判断最终诊断的指标也应引起注意,尽管诊断过程及结果是客观的,但最后的诊断仍是由医生通过对结果的认识而由个人做出的，因此也具有主观的方面。类似的判定应对医生的判定能力做出一定的评价，并以专家组的形式做出集体诊断，这会增加结局的可信性。

如果一项试验的检测结果与疾病的预后有关，可以用这样的指标替代临床结局。

对疾病预后结局的判定除了要求有非常客观的结局如死亡、存活外，对需要经过医生进行一定的临床分析后才能做出判断的结局，如不稳定型心绞痛、心肌梗死等疾病以及难以判断的疾病结局，如残疾的有无及程度等，还应该采用盲法，以消除偏倚对此产生的影响。

（四）明确研究队列成员的随访率

在一项临床预后观察中，期望对期初进入队列的每一个观察对象随访至最终的结局出现。随访的持续时间对随访率有明显的影响，即如果随访时间不充分，在观察截止时间时大部分被观察者均未发生任何结局，产生大量的截尾数据，因此，在回答该病的预后问题时显得证据不够充分。若随访时间过长，则可能容易产生较大量的失访，使结果的真实性下降。

在一项队列观察中，如果失访率小于5%，一般认为对最终结果不会有影响，如果失访率大于20%，则严重影响结果的真实性。预后结局的率越小，失访的影响越大，对于介于5%~20%之间的失访率可以用"敏感性分析"进行判断。

（五）明确影响预后的其他因素及是否进行了调整

在预后研究中，一种疾病结局的发生往往要受到诸多因素的影响，即在进行两种预后的比较时，除了干预因素外，其他因素要尽可能相同，如果存在其他因素的差异，则应进行及时调整，否则将会影响结果的准确性。例如，甲乙两个医院胃癌根治术后一年生存率各为82%和75%，甲医院好于乙医院，故认为甲医院对该病的手术治疗水平高于乙医院。但经过深入的比较，发现乙医院胃癌患者术前淋巴结转移率明显高于甲医院，因此影响了该医院的生存率。

对于预后因素的调整可以采用分层分析、标准化、多因素分析等方法。对于较为简单、数量少的因素可以采用前两种方法，较为复杂的可以采用多因素分析，如多元回归、Logistic 回归和 Cox模型。

除了上述评价原则外，有时还要考虑预后结局概率的精确性，即可信限以及生存过程，同时还要考虑其实用性和重要性。

二、重要性评价

对研究的重要性评价既需要临床资料，又需要统计学的方法。

（一）研究结果发生的可能性

一旦获得满意而真实的研究结果，则需要了解在一段时间内该研究结果发生的可能性有多少。一般常用的统计指标是生存率。有以下三种方法描述生存率：①在某一特定时间点的生存百分数，如1年生存率或5年生存率，即用简单的率来表示结果发生的平均概率；②中位生存时间（median survival），即研究中50%的患者死亡所需的时间；③生存率曲线（survival curve），即在每一个时间点，研究样本中没有发生该结果（死亡）的比例（通常以百分数来表达）（图11-2）。

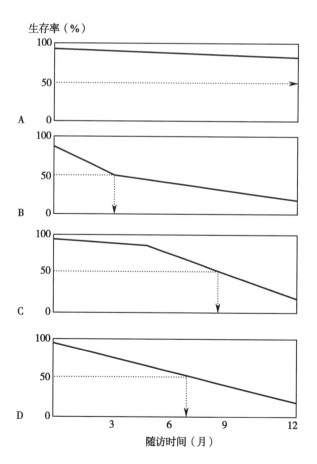

图 11-2　用生存曲线表示的预后

图 11-2 中 A 表示至研究终点,几乎没有患者死亡,有两种可能,第一种说明预后良好(这也许是我们所期望找到的有意义的研究结果);第二种可能是研究时间太短(这种情况不适合寻找到最好的研究结果)。图中 B、C、D 都说明某种疾病的 1 年生存率只有 20%,也就是说可以告知患者或者家属,一旦诊断为该疾病,其生存时间超过 1 年的可能性是 20%,但是请注意这三条曲线的形状不同,即中位生存时间不同(即达半数死亡的时间不同)。图中 B 表示到 3 个月时有 50%的患者死亡,即中位生存时间为 3 个月。图中 C 代表到 9 个月时 50%的患者死亡,即中位生存时间为 9 个月。图中 D 表示生存率随着时间推移呈稳定下降的趋势。

因为 1 年生存率、中位生存时间和生存曲线反映预后的信息是不同的,因此作为一项完整的预后研究,应该同时有这三方面的结果。

(二)结果的精确性估计

预后研究中的样本也是抽样的,只包括了该类疾病的一部分患者,这样就会存在着抽样误差,因此,在判断预后研究的结果时,需要知道由于"机遇"造成的结果变化范围,也就是置信区间,即代表患有该病的患者的预后 95%可能所在的范围。需要注意的是,在大多数生存曲线中,由于失访的存在或是有些患者入组时间较晚,随访早期的一段与晚期的一段相比,有随访结果的患者更多。也就是说,生存曲线的前一部分精确度较高,表现在生存曲线上,就是曲线左侧部分的点的估计值的 95%置信区间较窄。

还有一种估计可能性大小的方法,就是通过对预后因素的相对危险度来计算置信区间。一般预后的研究结果都应提供 95%的置信区间,区间越窄,精确度越高。如果文章中未提供置信区间,必要时应根据需要将文章中的数据按照相关公式计算置信区间。

三、实用性评价

在证明了预后研究的真实性和有效性后,就要结合自己的患者,认真评价该项研究结果是否适合应用。

1. 研究中的患者与实际患者的可比性 研究中有关患者的人口学特征、社会经济状况、临床基本资料和病例来源的描述,以及诊断、病情和治疗方法等,如果研究和实际的临床患者相似,那么该研究结果就具有借鉴性。当然,完全相同的研究是不存在的,患者的特征越与作者研究中所描述的研究人群的临床特征接近,就越有把握将作者的研究结果用于自己的患者。

2. 将预后结果运用于临床实践 经过采用循证的方法筛选出较为优秀的文献之后,要将结果运用于临床。如果文献的结果提示患者不治疗也会有很好的预后,那么就应慎重考虑是否给患者采取治疗。如果可能出现"患者不治疗,预后将会很差"的现象,就应该马上给患者进行治疗。即使预后研究的结果并不能直接产生一项有效的治疗决策,但它仍能对临床患者的处理给予指导和帮助。上述情况都应向患者或者家属进行说明。

(时景璞)

参 考 文 献

1. 梁万年. 医学科研方法学. 北京:人民卫生出版社,2002.
2. 刘民. 医学科研方法学. 2 版. 北京:人民卫生出版社,2014.
3. 刘续宝,孙业桓. 临床流行病学与循证医学. 5 版. 北京:人民卫生出版社,2018.
4. 李立明. 临床流行病学. 北京:人民卫生出版社,2011.
5. 黄悦勤. 临床流行病学. 4 版,北京:人民卫生出版社,2014.

第十二章 疾病病因学研究的设计与评价

导读 本章介绍病因的概念,包括病因的定义、病因模型、疾病发生的多因性以及因果联接方式;介绍病因研究的测量指标,包括病因研究的关联线索、关联强度指标、干预效应指标以及生物标志等;重点介绍了病因研究设计方法,包括描述性流行病学方法提供线索,提出病因假设,分析性流行病学方法验证假设以及实验流行病学方法验证病因等等,同时以反应停与先天性短肢畸形关系为例,详细地介绍了在疾病病因学研究中,不同的研究方法在探索病因的过程中的作用。本章还介绍了病因学研究的评价,包括研究中的偏倚及控制、研究设计的评价、研究结果的真实性与可靠性的评价,以及将研究结果与其他证据的比较等。

病因学(etiology)是研究致病因素侵袭人群,在内外环境综合影响下引起人体发病过程及发病机制的科学。致病因素导致人体发病,是一个相当复杂的效应过程,它既取决于机体内的各种病理生理和免疫防御机制的应答反应,也受外界经济、文化等社会因素以及自然环境的影响。因此,病因学研究即寻找疾病的病因(cause of disease),探讨各种病因因素的相互关系以及它们对疾病发生发展的影响。研究和探讨病因是医学研究的主线之一。只有了解疾病发生的原因,才有可能对其做出正确的诊断、治疗,并采取有效的干预对策与措施,从而预防、治疗和控制疾病。基础医学、临床医学和预防医学各学科都致力于病因探索,但阐述问题的角度和研究方法不同。不同学科的研究方法各有所长、各有特点,相互补充。多学科研究方法密切协作,相互结合并产生了诸多交叉学科。一方面,基础研究发现可以为临床和流行病学病因研究提供生物学功能证据,流行病学研究和临床研究则可为基础医学病因研究提供人群、临床证据和病因分析的线索。不同研究方法获得的病因证据相互验证,将有力促进疾病病因研究的深入发展。

流行病学在病因研究方面取得了卓越的成就,并发展了系统的病因研究和病因推断(disease inference)方法。本章介绍的病因学研究设计要点与评价主要参考了流行病学病因研究的理论和方法。

第一节 病因的概念

一、病因的定义

(一)人类对病因的认识与发展

病因就是指疾病发生的原因。随着人类对疾病及其病因的认识程度和研究疾病方法水平的提高,对病因的认识经历了一个由"简单"到"系统"、由"单因论"到"多因论"的演变过程。最初,人类对疾病的认识主要归因于鬼神或天谴神罚,后来人们逐渐意识到疾病的发生与所处的环境存在密切关系。公元前五世纪,我国首先创立了阴阳五行学说,认为疾病的发生与发展皆与金、木、水、火、土五行的消长密切相关。古希腊的希波克拉底(Hippocrates)认为疾病的发生与水、空气和所处地理位置有关。Sydenham 等人关于疾病的"瘴气学说(miasma theory)"。这些都是朴素的唯物主义病因观,摆脱了唯心主义的束缚。

19 世纪末,随着显微镜的发明,人类发现许多疾病是由于某种特定微生物引起的,提出了特异病因学说。意大利人 G.Fracastoro(1478—1553)最早提出:特异的疾病与特异的"传染物"有关,其同行 G.Carclano 于 1557 年指出:疾病的种子是能繁殖其本身的微小动物。每一种疾病必定是由某一种特异的致病因子(病原微生物)引起的。例如,霍乱弧菌引起霍乱等。Koch 首次提出了确定特异性病原体致病的 Koch 法则(Koch's postulates):①每一例患者体内都可以通过纯培养分离得到该病原体;②在其他疾病患者中没有发现该病原体;③该病原体能够使实验动物引发同样的疾病;④被实验感染的动物中也能分离到该病原体。如结核杆菌引起结核病等。Koch 法则有力地推动了病因研究,至今仍然是新发传染病(如严重急性呼吸综合征)特异性致病微生物病因推断的主要原则。随后,人们以此为鉴,认为每一种疾病都是由某种必不可少的特异致病因子引起的,没有这种特异致病因子,某疾病就不能发生。这就是"特异病因学说",也可称之为单一的病因论。

然而,在 1880 年,德国慕尼黑的 Von Pettenkoffor 用霍乱弧菌作自身试验时,亲自口服了一杯新鲜的霍乱弧菌混悬液,但未患霍乱,否定了单病因学说。

实际上,疾病的发生和流行,往往涉及多方面的因素。"一病一因"的情况是罕见的,即使是具有严格生物特异性的传染病,病原体也不是唯一的病因,因为病原体是发病的必要条件,但不是充分条件。例如,霍乱的发生和流行,除了霍乱弧菌这一必需的致病因子以外,还受到许多因素的影响。这些因素包括:霍乱弧菌的毒力和数量、机体的抵抗力、自然水体的温度、pH 值和某些无机盐的含量、社会经济条件、上下水道设施和人们的卫生习惯等。随着医学的发展,人们发现越来越多疾病的病因无法用这些法则来准确判断,如很多病毒感染并不都引起机体发病出现临床症状和体征。尤其是非传染性疾病如心血管疾病与遗传、代谢、饮食、体力活动、精神紧张等多种因素有关;遗传、免疫、代谢、生活习惯以及环境中的多种物理、化学、生物致癌因子均在不同阶段、不同程度上参与癌症的发病过程。因此,要探索疾病的病因则须从多方面的因素来考虑,这就是疾病的"多因子复合病因学说",也称为"多因论"。这一学说不仅适用于传染病,更适用于非传染性疾病。

(二)传统病因概念

传统的决定论病因观认为,一定的原因必然导致一定的结果。实际上,从经验证据得出的结论只能是归纳性的,归纳性结论只能是概率性的。而且更重要的是,客观世界本身的发展变化就是概率性的。

(三)现代病因概念

1. **现代流行病学病因定义** 当人们逐渐意识到客观世界发展变化的概率性特点,相应地产生了现代科学的概率论病因或称广义病因,并尝试用不同的病因模型如三角模型、轮状模型、病因网模型加以解释。20 世纪 80 年代,美国约翰斯·霍普金斯大学流行病学教授 Lilienfeld,从流行病学角度对病因进行定义"那些能使发病概率增加的因素就是病因,减少这些因素中的一个或多个就会降低疾病发生的概率"。哈佛大学流行病学教授 MacMahon 从预防疾病的角度提出疾病病因"事件或特征类别之间的一种关联,改变某一类别(X)的频率或特征,就会引起(It may not always be possible to demonstrate this alteration,即不是必然引起)另一类别(Y)的频率或特性的改变,这样 X 就是 Y 的原因(病因)"。90 年代,Rothman 在另外一个角度上提出"病因是疾病发生中起重要作用的事件条件或特征,没有这些条件的存在,疾病就不会发生"。这些病因的定义具有多因素性、群体性和可预防性的特点,体现了现代流行病学主要特征。

2. **危险因素与保护因素** 当前,流行病学中的广义病因一般地称为危险因素,其含义就是使疾病发生的概率即危险升高的因素,常用于探讨复杂疾病或未明确病因的致病因素。保护因素是指那些能使患病率下降或维持在较低水平的因子。危险因素的范围很广泛,有外界的物理、化学、生物因素,有社会经济文化、精神因素及内在遗传因素等。一方面意指疾病的具体微观致病因素,有助于探讨疾病的具体发病机制;另一方面,也包含影响疾病发生、流行的各个环节(自然因素和社会因素),在人群防治实践中有助于疾病防治措施的制订和实施,尤其是针对病因未明确或尚缺乏有效临床治疗措施的疾病。

3. **继发疾病的病因和干预原因** 从临床角度,很多继发病(并发症)的病因则包括首发疾病及继发诱因、临床治疗干预因素。而人群防治试验的群体干预措施(如预防接种、改变接触危险因素机会和水平)也可理解为人群监测疾病发病率(或患病率)改变的干预病因。

二、病因模型

（一）病因模型概述

病因模型是指用简洁的概念关系图来表达因果关系。病因模型提供了因果关系的思维框架、涉及的各个方面甚或因果关系的路径（通径）。纯动因论只把疾病起动因素或病原体作为病因，忽视了环境因素和宿主的自身因素；条件病因论只强调外环境，而忽视了宿主自身的因素；单纯生物医学病因观点寻找生物学方面因素，而忽视了心理和社会因素。从 19 世纪末至今，随着医学研究的不断发展和对因果关系的理解或侧重点的不同，流行病学家提出了多种疾病发生的病因模型，包括三角模型、轮状模型、病因链模型和病因网模型。借助这些形象的模型，人们对疾病发生的认识更加系统深入，同时有力地推进了疾病病因研究和防治实践。

（二）三角模型

疾病发生的三角模型也称流行病学三角（epidemiologic triangle），最先由 Gorden、Ront 等以图予以表示（图 12-1）。该模式认为疾病的病因是致病因子（agent）、宿主（host）和环境（environment）这三个要素相互作用的结果。正常情况下，三个要素保持动态平衡，人们处于健康状态。一旦三要素中一个或多个发生变化导致平衡受破坏，疾病就会发生。例如，在环境因素不变的情况下，致病因子比重增加，如 A 型流感病毒发生变异出现新的亚型，则平衡被破坏，可导致流感流行。

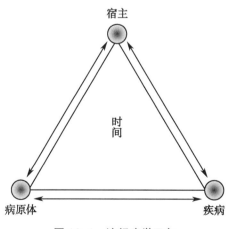

图 12-1　流行病学三角

三角模型最适合于由生物学病原引起的疾病。即人的机体的内在因素与外环境因素的协同作用，致使疾病的发生和流行。

流行病学三角模型对疾病病因的解释虽然明显优于单病因学说，但其缺点是将三要素等量齐观，特别是不适于对一些慢性非传染性疾病的发生与流行的解释。

（三）轮状模型

轮状模型（wheel model）是由 Susser 于 1973 年提出。如图 12-2 所示，轮状的中心（轮轴）是宿主，宿主处于环境的包围之中。环境又分为生物环境、理化环境和社会环境，宿主还包括遗传内核。

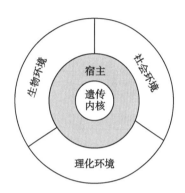

图 12-2　轮状模型

轮状模型将病因分为以下几类：

1. **宿主方面**　遗传因素是来自宿主方面最重要的病因之一；此外，年龄、性别、发育、行为生活方式、营养状态、心理与免疫状态等也与疾病发生有关。

2. **生物环境**　包括细菌、病毒及其他微生物、寄生虫、动物和媒介节肢动物等。

3. **物理、化学环境**　包括营养素、天然有毒动植物、微量元素、气象、地理、水质、大气污染、电离辐射、噪声等。

4. **社会环境**　包括社会制度、人口、经济、家庭、医疗、文化、职业、宗教、风俗等。

轮状模型各部分的相对大小可随不同的疾病而有所变化，如在主动脉瘤疾病中遗传内核较大，而在麻疹中宿主（免疫状态）和生物环境（空气传播）部分较大。疾病病因的轮状模型强调了环境与宿主的密切关系，相比疾病发生的三角模型更能反映疾病发生的实际情况，有利于探讨疾病的病因及防治对策。

（四）病因链和病因网模型

1. **疾病链（chain of causation）**　病因链是指疾病的发生常是多种致病因素先后或同时连续

作用的结果。例如：龋齿的产生首先是由于食物在牙齿表面与口腔变形球菌作用形成牙菌斑，菌斑长期与食物中的糖发生化学反应产生酸性物质破坏牙釉质，从而形成龋斑和龋齿。可以根据不同病因在病因链上的位置将病因分为外围的远端病因（distal cause）、中间病因（intermediate cause）和近端病因（proximal cause）。

如图12-3所示，在脑卒中、冠心病和肿瘤等常见慢性病的病因链上，高血压、超重/肥胖、血糖/血脂等代谢异常是近端病因，而导致这些近端疾病发生的相关因素（病原体感染、吸烟、缺少体力活动、不合理膳食、情绪压抑等生物学因素、行为因素和心理因素）则可看成是中间病因，而社会经济、文化、生活习惯，环境改变与环境污染以及卫生保健服务等因素则属于远端病因。远端病因与疾病之间的因果机制不是十分确切，但涉及的人群面广，预防干预的机会大、社会效应强。近端和中间病因在病因链上距离疾病发生较近，病因学意义相对明确，涉及的人群相对具体，干预的时机紧迫，干预的效率要求相对较高。

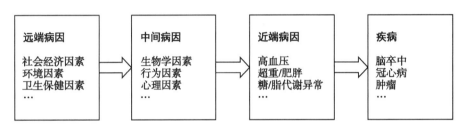

图 12-3 病因链模型

2. 疾病网（web of causation） 1960 年，MacMahon 等提出了病因网概念，认为疾病的发生往往是多病因的，多个病因链交错连接起来就形成一张病因网。病因网模型提供了因果关系的完整路径，有助于我们深入和全面地认识疾病的病因。如图12-4，肝癌的病因网络可以看成由三条主要病因链交错形成，三条病因链的起始端分别为生物因素（乙肝病毒感染）、理化因素（黄曲霉毒素污染食品和饮水中的藻类毒素等）和行为因素（过量饮酒、吸烟等），生物因素和理化因素能够导致慢性肝炎，而行为因素可以导致脂肪肝、酒精肝，进而进一步恶化导致肝硬化、肝癌。三条病因链的起始端向上扩展又受到其他许多因素的影响。病因网络模型的优点是表达清晰具体，可操作性强，系统性强，有利于对疾病的病因进行系统研究、探索，有利于对疾病特别是一些慢性非传染性疾病开展预防与控制。

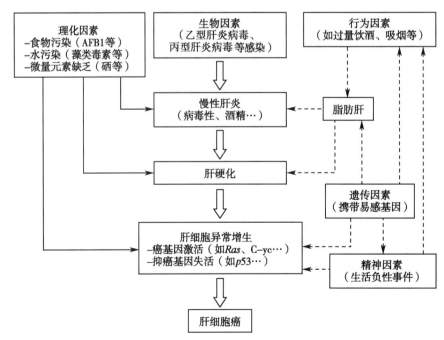

图 12-4 肝癌病因网模型

三、疾病发生的多因性

病因模型为寻找病因指出了大致方向、类别或联系方式(病因网),对于具体病因,可以分为宿主和环境两大方面。

(一)宿主因素

1. 先天的因素　包括基因、染色体、性别差异等。

2. 后天的因素　包括年龄、发育、营养状态、体格、行为类型、心理特征、获得性免疫、既往史等。

(二)环境因素

1. 生物因素　包括病原体、感染动物、媒介昆虫、食入的动植物等。

2. 化学因素　包括营养素、天然有毒动植物、化学药品、微量元素、重金属等。

3. 物理因素　包括气象、地理(位置、地形、地质)、水质、大气污染、电离辐射、噪声、振动等。

4. 社会因素　包括社会/人口(人口密度、居室、流动、都市化、交通、战争、灾害)、经济(收入、财产、景气)、家庭(构成、婚姻、家庭沟通)、饮食习惯、嗜好兴趣(烟、酒、茶、运动、消遣)、教育文化、医疗保健、职业(种类、场所、条件、福利、劳保设施)、政治、宗教、风俗等。

针对病因的具体研究涉及遗传学、病原生物学(医学微生物学和寄生虫学)、病理学(病因如何起作用)、营养学、环境卫生学、劳动卫生学、行为(心理)医学和社会医学等学科领域。

(三)宿主因素与环境因素的交互作用

在现代流行病学研究中,尤其是对慢性疾病的病因学研究,常常涉及到多个病因相互关联,相互影响的复杂链条或病因网络。当多个病因同时作用时,其共同作用的效果可能会大于或小于这些病因单独分别作用时所产生的效果之和,即交互作用(interaction)。在生物学上交互作用是指两个或多个因素间互相依赖发生作用而引起疾病或影响疾病的预防和控制,这种情况称生物学交互作用(biological interaction)。效应修正作用(effect modification)是上述交互作用的一种特殊类型。它是在大样本人群资料研究中,当两个变量间的联系强度因某个第三变量(修饰因子)水平的增减而发生改变的一种现象。在本质上效应

修正作用与交互作用是一致的,都是多因素间相互作用的一种方式。从公共卫生与流行病学角度出发,只要在这些相互作用的多因素中控制一个或少数几个,即能大大影响人群的患病风险及病因作用强度,从而达到预防或控制疾病的全部或部分目的。

当两种或多种病因共同起作用时,其作用模式可能有下面四种情况。

1. 相加作用　联合作用的效应相当于多种病因分别作用的总和。

2. 相乘作用　联合作用的效应大于多种病因分别作用的总和。

3. 拮抗作用　联合作用的效应小于多种病因分别作用的总和。一些对机体有害的化学物质,包括致癌的烃类和农药 DDT 以及许多药物进入机体以后,可增加正常肝脏羟化酶的活性,增强了肝脏对某些外来化学物质的解毒功能。

4. 转化作用　化学物质在机体内的生物化学转化产物对人体健康产生影响。转化作用的意义在于引起人们对"致癌物质"的注意。

四、因果联系方式

因果联系包括单因单果、单因多果、多因单果、多因多果四种类型。

1. 一因一果　一种因素引起单一疾病,如暴露于煤气引起的 CO 中毒,先天性酪氨酸酶缺乏引起的白化病等。传统的一因一果病因观,受到人们早期认识疾病能力不足的影响存在一定局限性。例如,病原体的暴露可能造成感染也可能不导致感染,又由于机体可以短期清除或长期携带病原体,所以感染了也不一定发病。此外,有致病因素存在的前提下,还需要有一系列其他病因因素的参与。实际上,一因一果的作用方式几乎是不存在的。

2. 一因多果　单一病因可引起多种疾病。例如,肥胖可引起高血压、糖尿病,吸烟能够增加慢性支气管炎、肺气肿、脑卒中、冠心病等多种疾病发生风险。一因多果仅仅从某病因的多效应看是正确的。同时,大多数疾病并非仅仅由单一病因所致。

3. 多因单果　多个病因引起单一疾病,例如肥胖、高血压、高脂血症多因素作用引起急性

心肌梗死。实际上,多种致病因素导致疾病发生的作用强度可能因不同环境状态、不同个体存在差异,同时其中部分因素作用也可能导致疾病发生。

4. 多因多果 多个病因引起多种疾病。如吸烟、饮酒、高血压、高血糖和高血脂、肥胖是冠心病和脑卒中等多种疾病的危险因素,这些多病因可以是完全共同的,也可以是部分共同的。多因多果实际上是将单因多果与多因单果联系在一起,全面反映了致病因素作用的本来面目。

第二节 病因研究的测量指标

研究病因的目的不仅要了解疾病发生的危险因素是什么,而且要评价这些危险因素在发病与流行中的作用强弱。因此,需要定量测量危险因素与疾病发生联系的强度及其对疾病发生所起作用的大小。这就需要在病因研究中计算一些发病指标与病因学指标。而病因机制的研究将有助于阐述病因作用的具体过程,这就需要测量一系列生物标志。

一、关联线索

(一)临床证据线索

临床病因证据线索常因研究设计的不同而异。

1. 病例报告提供的病因线索 临床病例报告提供的病因线索往往需要系统地收集多因素与疾病临床症状、体征和实验室及功能检查结果后综合加以判断。对于突发性猝死或疑似中毒死亡往往还需要进行尸体解剖探查证据。病例报告提供的病因线索为单个病例的描述,没有统计推断,因此,证据的可靠性也比较局限;即使增加病例的数量,也难以提供客观的因果联系证据。而且,病例的暴露信息往往与多种复杂因素交织在一起,难以细致区分。

2. 治疗性诊断提供的病因线索 对于感染性疾病,往往通过采集生物标本分离培养并做药敏试验来筛选敏感药物。同时也能够提供初步的感染病因线索。

3. 药物不良反应的病因线索 在进行临床

药物或治疗措施随机化对照试验效果评价时,当有少量患者出现严重不良反应时,也应该予以足够重视。此外,在药物上市后也要进行长期监测,评价其不良反应。

(二)人群分布线索

某些疾病的分布只出现在特定人群、特定时间、特定地点。在探讨可能病因线索时应该充分、系统地收集历史背景资料,并结合当前人群特征和疾病进展情况展开生态学研究。同时结合当前先进的分子检测方法,可以采集环境和人体多种来源标本进行快速检测、实验室病原体分离培养分析,及时施加干预并评价效果,最后综合上述多方面证据对病因加以评价。这已成为当前突发性群体疾病病因探索的基本工作思路。

(三)动物研究线索

通过对禽类和家畜及其加工产品进行批样检测和动态监测,有助于及时发现动物源性疾病的病原体及其变异情况。可为同时期人群疾病的病因发现提供线索。另一方面,一些动物罹患疾病方式的研究为人类类似疾病的病因研究提供客观线索。而动物模型的研究,可以观察各种暴露干预产生的多种致病效应,也有助于人类类似疾病的病因探索。

二、关联强度

(一)相对危险度与归因危险度

队列研究比较暴露组与非暴露组的发病率或死亡率(参见第四章),率比为相对危险度(RR),率差为归因危险度(AR),前者强调病因学的关联特异性的大小,而后者则重在评价暴露的效应大小。人群归因危险度(PAR)反映人群因暴露导致的发病率或死亡率大小,是病因的社会效应。归因危险度更具有公共卫生意义。同一危险因素与不同疾病联系强度不同反映了病因学作用的大小,但并不等同于对人群疾病也有类似的社会效应。例如吸烟与肺癌的 RR 比吸烟与高血压的 RR 大,但由于高血压人群患病率远大于肺癌,吸烟对肺癌的 AR 或 PAR 可能明显小于吸烟对高血压的 AR 或 PAR,即控烟对高血压的公共卫生意义更大。

计算 RR 时,定义的暴露观察单位不同,算得的 RR 也不同。因此,不同因素与同一种疾病 RR

或同一种因素与不同疾病 RR 比较时,应该标准化暴露水平或单位,或计算标准化回归系数。例如,按吸烟支数和是否吸烟计算的 RR 是不同的。此外,队列研究中计算 RR 时还应该考虑随访时长和失访对象造成的影响。

(二)比值比

比值比(OR)是病例–对照研究设计中计算的关联指标,是病例组和对照组暴露与非暴露比值的比。尽管 OR 值流行病学含义与 RR 相同,但 OR 并不是发生率的比值。OR 除了与暴露效应大小有关外,还与选择的病例和对照代表性、是否存在混杂作用有关。

(三)生存函数与风险比

生存函数与风险比常用来评价影响预后的危险因素效应。由于观察对象往往是非随机选择的临床患者,特定因素的危险效应估计往往受到发病年龄、病程、治疗方式、并发症等诸多因素的影响(详见第十一章),因此,应用生存函数与风险比等分析结果作为临床决策依据时应该充分评价上述因素的作用。

(四)交互作用和效应修饰作用

交互作用和效应修饰作用用来评价多病因之间的联合效应,这是病因研究中应该积极探明的效应,具体分析方法详见第四章。

三、干预效应指标

(一)预防干预效果指标

针对病因进行干预,也是验证因果联系的重要方法。传染病干预效应评价指标主要有疫苗保护率、抗体阳性率以及抗体水平等指标,而慢性非传染病干预效应指标主要为减少的疾病发生率或死亡率。在评价干预措施效果时,首先应该评价研究对象对干预措施的接受程度,包括具体的知识、态度与行为改变等,随后应评价中间效应指标是否改变,最后再评价疾病的发生率/发生风险。

(二)治疗效果指标

治疗效果指标主要有生存率、病死率、治愈率、缓解率、复发率、致残率、反应率等,具体内容详见本书的相关章节。

四、生物标志及其意义

(一)生物标志的概念

生物标志(biomarker)是致病因子作用于机体至疾病发生过程中引起的生理学、生物化学、免疫学、分子生物学、遗传学和病理学等生物学效应事件的标志物。生物标志代表着从暴露到疾病过程中的生物学信号,在正常情况下可能并不存在,只有在暴露后才出现;或虽然存在,但处于正常水平的表达,只在暴露于致病因子后才发生改变(高表达或低表达)。例如,吸烟引起肺癌,从暴露至肺癌发生,其中一系列的生理、生化、代谢乃至分子生物学的变化,能够反映这些变化的指标就是生物标志。

(二)生物标志的分类与特点

生物标志可以分为暴露生物标志(exposure biomarker)、效应生物标志(effect biomarker)和易感生物标志(susceptibility biomarker)。这些标志物之间的关系见图 12-5,反映了从暴露到疾病的连续事件。

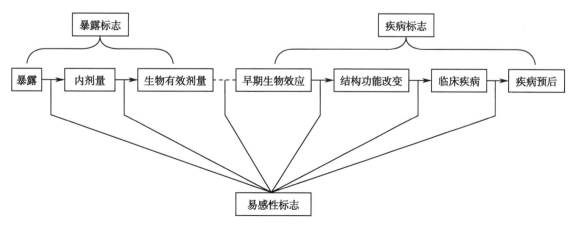

图 12-5 生物标志与暴露和疾病的关系

1. 暴露生物标志

（1）外暴露（external exposure，ED）标志：是致病因子进入机体之前的标志和剂量，可分为生物性和非生物性的。生物性标志物如细菌、病毒、寄生虫和毒素等，可用于病原生物的分型 / 分类和检测鉴定，病原生物进化变异规律的研究，以及传染病病原体传播途径等的研究。非生物性因素主要包括外在的化学因素和物理因素等，可确定为与内暴露和早期生物效应相关的暴露剂量或比例，如烟雾与粉尘浓度、环境中有毒化学物质含量等。探讨外暴露标志及剂量可为进一步研究内暴露和早期效应提供证据。

（2）内暴露剂量（internal dose，ID）标志：是致病因子进入体内后被检测出的标志物。体内检测到的标志物可以是化学性质未改变的外源性物质，如尿铅，也可以是外源性物质的代谢产物，如烟草中尼古丁的代谢产物尿中的可丁宁。体内剂量表示被人体吸收的致病因子（外源性物质）的数量。体内剂量经常采用半衰期、循环峰值剂量或累积剂量等药代动力学参数表示。体内剂量检测较容易，但只能定性或半定量计算可能达到靶器官 / 组织细胞的剂量，不能确切反映与靶器官 / 组织细胞相互作用的含量。

（3）生物学有效剂量（biologically effective dose，BED）标志：是致病因子已与机体的基因或表达产物——蛋白质产生反应后的标志物，是一类蛋白质或 DNA 的加成物（adduct）。如吸烟后可在体内发现苯并芘 –DNA 加成物。但是，目前对生物学有效剂量标志的检测存在局限性。首先，不能完全明确加成物的特异性来源。例如，虽然测量到苯并芘 –DNA 加成物，但由于外环境中苯并芘的普遍存在，因此不能准确反映这种加成物形成与特异性暴露吸烟之间的关系。其次，疾病的发生还与体外很多其他致病因素有关，与体内代谢过程、细胞修复功能等有关，难以确定每种

加成物的类型及其定位的细胞类型、染色体上结合的位点。再次，需要找到靶组织的替代物。由于发病靶组织标本往往不易获得，大多只能用血细胞作为其替代物，但能否替代还需进行研究加以证实。

2. 效应生物标志

（1）早期生物学反应（early biological response）标志：致病因子已引起机体细胞 DNA 突变后所反映的标志物，如吸烟后引起的 p53 基因的突变。

（2）结构或功能改变标志物（altered structure or function）：致病因子已经引起集体发生形态学或功能学的改变。可通过靶器官的组织检测一些早期病变，如增生或癌前病变。

（3）疾病标志（disease marker）：是从暴露到发病的整个过程中最后一组标志。一项疾病标志往往反映改变了的结构或功能，它代表疾病的亚临床阶段或者它本身就是疾病的表现。这些指标可以作为暴露与疾病联系研究中的应变量。

3. 易感性标志　易感性标志虽然不包括在暴露 – 疾病链中，但在暴露 – 疾病链中的每一步都发挥重要作用，是决定疾病发生的主要因素。这类标志物大都为在暴露之前就已存在的遗传性或获得性的可测量指标，决定着因暴露而导致疾病发生的可能性。易感性标志影响其他四种生物标志在机体内的水平。不同个体的易感性标志水平不同，与之相关的其他生物标志的水平也可以不同。例如，在吸烟量相似的吸烟者群体中，作为生物学有效剂量标志的苯并芘 –DNA 加成物的水平，不同个体可相差 2~100 倍，其原因是个体遗传易感性不同。

（三）常用的生物标志

1. 传染病的生物标志　可用于传染病研究和预防控制的生物标志有多种类型，比较常用的见表 12–1。

表 12–1　传染病研究常用的生物标志

类别	生物标志	意义
病原体核酸	病毒和细菌 DNA、RNA，质粒 DNA、噬菌体 DNA、转座子 DNA，病原体基因多态性等	病原体特征研究，病原体分类、检定，传染源、传播途径确定，耐药检测及机制研究，人群感染状况等
病原体蛋白	病原体特异蛋白（包括酶蛋白）结构、表达量及功能活性	同上

续表

类别	生物标志	意义
病原体抗原	蛋白抗原,多糖抗原,脂类抗原	病原体分类、检定,传染源、传播途径确定,人群感染状况等
人体血清抗体	血清 IgG、IgM 等	人群感染状况、免疫水平,疫苗接种效果评价等
人体基因组	基因结构、表达、调控,基因多态性	机体易感性

2. 慢性非传染性疾病的生物标志见表 12-2。

表 12-2　慢性非传染性疾病常用的生物标志

类别	生物标志	意义
核酸类	基因组、癌基因、抗癌基因、修复基因、酶代谢基因结构、功能及多态性,信使 RNA 和其他非编码 RNA,表观遗传学相关的生物标志物如甲基化、泛素化等;病原体 DNA、RNA 等	疾病诊断及分布,疾病易感性、环境危险因素研究,健康状态评价,人类学研究等
蛋白类	蛋白质结构、表达量及功能活性	疾病诊断及分布,疾病易感性、环境危险因素研究,健康状态评价等
酶类	酶的结构、表达量及功能活性	同上
抗原抗体类	疾病特异抗原、抗体	疾病诊断及分布,疾病易感性,环境危险因素研究等
其他类	糖类、脂类、激素类、多胺类、细胞因子类等	疾病诊断及分布,病因研究,疾病易感性,健康状态评价

(四)生物标志特点及检测意义

1. 生物标志特点

(1)分子特性:即生物标志的化学结构和组成、物理特性、稳定性等。

(2)时相特性:即生物标志在不同疾病阶段的表现和意义。

(3)个体内变异:由于生物标本采集时间、部位、组织来源等不同,即使同一个体生物标本检测的结果也可能具有一定差异。

(4)个体间变异:不同生物体之间生物标志检测结果的差异。

(5)群体间变异:不同生物群体(如年龄、性别、民族等)生物标志检测结果的差异。

(6)储存变异:生物标志的生物特性、储存条件、储存时间等都会影响其检测结果。

2. 检测意义　检测生物标志来判定宿主的易感性,可以对暴露进行定量测量,以便了解致病因子是否已进入体内以及在体内的有效剂量,探讨致病因子的致病作用及其作用机制。生物标志的运用加强了暴露、效应和易感性的测量与评价,

对病因联系提供了更有说服力的证据。

第三节　病因研究设计方法与实例

一、病因研究设计方法

通常,流行病学病因首先通过假设演绎、逻辑推理、描述性研究如病例报告、现况研究、生态学研究以及病例 - 对照研究等获得病因线索并构建可能的病因假设,然后应用分析性流行病学方法如病例 - 对照研究和队列研究检验病因假设,还可以开展实验流行病学研究进一步验证病因假设。本节主要介绍以下几种主要的流行病学病因研究方法。

(一)描述性流行病学研究

描述流行病学研究包括临床多病例观察、生态学研究和现况调查等主要描述疾病现象,提供病因分析的初步线索,形成病因假设。

提出假设是病因研究的起点,流行病学往往以描述疾病"三间"分布为基础,提出病因假设。现况调查通常在目标人群中随机抽样确定对象后,调查获得研究因素的水平和其他有关变量,检查或询问他们的疾病状态,分析不同暴露特征人群的患病状况分布是否有显著差异,以此来评价暴露与疾病之间是否存在统计学联系,为进一步进行分析流行病学研究或实验流行病学研究提供病因线索。现况调查探索病因线索适用于暴露因素不易发生变化的疾病,可以观察暴露因素的后期累积作用,但不太适用于病程比较短的急性病研究。

在现况研究中,除了要注意研究人群代表性及抽样方法外,现况研究通常只调查人群当前特征和暴露状态,病例包括新旧病例,无法确定暴露和疾病之间的时间先后顺序病例－对照。此外,不同地区进行患病率比较时,必须考虑到年龄等非研究因素的影响。

(二)分析性流行病学研究

1. **病例－对照研究** 病例－对照研究是分析流行病学中最常用的探讨、分析病因假说的研究方法之一。有关病例－对照研究的设计详见本书的观察性研究内容。病例－对照研究通过比较病例组和对照组人群既往多种暴露状况是否存在差异来探讨疾病的危险因素。例如口服避孕药与心肌梗死,低剂量辐射与白血病,孕早期服用反应停与婴儿短肢畸形,乙型肝炎病毒感染与原发性肝癌的关系研究等。

病例－对照研究方法主要用于初步验证病因假设,当以下几方面关联证据存在时,存在因果联系的证据等级较强。①对于长期稳定暴露所导致的疾病,既往暴露发生在疾病发生前且持续一定时间;②队列内病例－对照研究获得显著关联证据,暴露与疾病时间先后关系明确;③暴露与疾病发生存在显著的剂量－效应关系,能够判断暴露与疾病时间先后关系;④多个病例－对照研究尤其是跨人群／人种的研究得到一致关联结果,暴露与疾病时间先后关系明确;⑤单个设计严谨并由相对较大样本病例－对照研究获得显著关联证据,并有动物模型或体外功能研究证据进一步支持。

近年来,分子生物技术的快速发展和遗传流行病学研究的不断深入,应用病例－对照研究设计方法开展基于全基因组、转录组、蛋白质组和代谢组学方法进行疾病遗传易感标志物筛选得到了广泛应用。通过大样本的病例－对照研究筛选人群易感标志物,可为进一步病因研究提供线索。有关遗传关联研究证据评价可参考《加强性报告遗传学关联研究》(Strengthening the Reporting of Genetic Association Studies, STREGA)。最近也有针对各种社会、生物及理化环境等多维度相关因素开展全环境组关联研究(environment-wide association study, EWAS),以及上述两种方法联合的基因组与环境组关联研究(genome and environment-wide association study)用于系统地探讨遗传和环境交互作用。

病例－对照研究具有实施时间相对较短,暴露信息通过询问或查阅既往资料或检测研究对象生物标本方式获得,相对节省时间且易于实施。但是病例－对照研究在病例的选择、回忆暴露史、混杂因素与暴露、疾病处于病因链中的位置关系判断等容易产生偏倚,因此验证病因假设的能力相对较弱。但可以通过病例－对照研究初步验证病因假设后,再进行队列研究或流行病学实验研究。

2. **队列研究** 有关队列研究的设计详见本书的观察性研究内容。队列研究观察方向是由"因"及"果",验证假设的能力较强。通过前瞻性队列研究,研究者通过调查随访直接获取可靠的暴露状态与疾病发生的客观资料。但队列研究不适于发病率很低疾病的病因研究,因它所需要的样本量很大;因研究常常需要随访较长时间,研究对象容易失访;研究工作量加大,组织和后勤工作很复杂,费时、费人、费钱。

队列研究的暴露指标及其状态应该有准确的定义并进行严格测量。在基线调查时,应该详细记录研究对象既往的暴露史,并排除因其他疾病诊治或自身经历而改变暴露状态的对象,同时也应该排除无暴露概率的对象。在基线时也应该明确排除疾病状态,应该注意鉴定疾病的中间表型和疾病判断指标的早期变化,在分析结局时应该充分考虑,并予以客观评价。此外,对于失访的对象,应该客观地评价失访者的代表性、结局估计及其对暴露与疾病之间关联的影响。

(三)实验流行病学研究

实验流行病学研究是指通过针对病因主动施

加干预措施减少病因暴露以预防或减少人群疾病发生；或针对病因给予治疗措施对抗暴露对机体的进一步损害或延缓/缓解机体损害过程，具体内容详见本书的试验性研究内容。由于干预措施尤其是治疗性干预措施可能对机体有不可预测的潜在危害而涉及到伦理问题，干预措施的强度和时间适用性以及遗传-环境等因素交互作用也会影响干预措施的效应，因此，干预性研究的设计和实施难度都比较大。

相对于流行病学分析性研究方法，流行病学实验性研究的特点是研究者可以主动控制实验措施或干预致病因素，其验证病因假设的能力最强。例如，通过职业人群的队列研究发现煤矿粉尘环境下作业的个人罹患硅肺或肺癌的风险较高，采取改善工作环境通风、个体呼吸滤化防护、减少危险工种作业时间等措施后，观察到硅肺或肺癌的发病率显著下降，这就进一步证实了该病因假设。

（四）病因机制研究

疾病发生的具体机制往往比较复杂。开展特定病因机制的研究有助于探讨疾病的近因和疾病发生过程，同时也对该病因进行进一步验证，并可为临床诊疗以及预后评价提供敏感指标。此外，也可以通过动物模型研究观察暴露对机体功能或疾病的影响，为暴露因素与疾病之间的因果关系提供生物学功能研究证据。例如，通过敲除某基因的动物模型研究，可以初步验证该基因与疾病发生的因果关系，同时可以系统观察敲除该基因后动物生理功能的变化特征，还可以施加治疗干预并观察疗效及预后。

大多数疾病的发生由遗传和环境、致病因子共同作用。病因机制研究提供了疾病发生过程的直接证据，但体外试验和动物实验难以模拟遗传和环境、行为生活方式交互作用的复杂过程。因此，病因机制研究的结果往往不能直接类推到人，应结合人群的病因研究证据加以推断。

二、流行病学病因研究实例

以反应停与先天性畸形相关研究为例，理解流行病学病因研究的方法设计。

（一）研究概述

1959—1961 年间，在西德、英国等超过 46 个

国家发生 10 000 例以上短肢畸形（又称海豹畸形）新生儿，其主要表现为四肢长骨多处缺损。如缺臂、缺腿、指（趾）畸形、无耳、无眼、缺肾、缺胆囊、肛门闭锁及心脏畸形等，在西欧国家引起极大的震惊。早在 1960 年，Kosenow 和 Pfeiffer 在卡塞尔的一次德国小儿科会议上报道了 2 例短肢畸形的病例，但没有引起广泛注意。记录显示，德国汉堡大学医学院儿科在 1959 年之前十年的医疗记录中从未见到 1 例短肢畸形病例，1959 年出现第一例，而 1960 年有 30 例短肢畸形，1961 年则高达 154 例，上述记录表明短肢畸形开始暴发。

经临床、流行病学与动物实验等病因研究，证明短肢畸形的暴发是由于孕妇在妊娠 4~8 周期间服用了沙利度胺（Thalidomide，反应停）而引起。反应停是当时广泛用于治疗妊娠呕吐的药物，该药从市场下架后，病例已较少见。反应停灾难发生后，不少国家建立了先天性畸形监察系统与制度，加强药物流行病学的研究，并改进了药物筛选、生产与使用的管理方法。反应停与短肢畸形关系的流行病学研究是临床流行病学、药物流行病学与畸形病流行病学病因研究的范例。

（二）描述性研究探寻病因线索

1. 描述分布特征 从 1959 年开始至 1961 年间，一些西欧国家的短肢畸形病例数目显著增加（表 12-3）。其中，大多数病例发生在西德和英

表 12-3 不同国家反应停销量和短肢畸形发生例数

国家	反应停销售量 /kg	短肢畸形例数
奥地利	207	8
比利时	258	26
英国	5 769	349
荷兰	140	25
挪威	60	11
葡萄牙	37	2
瑞士	113	6
西德	30 099	5 000
美国	25	10+7*

注：*反应停从国外购来。

国,而两国反应停的销量也最多,其他销售反应停的国家,如日本和美国也有短肢畸形病例出现。

2. 生态学研究　通过观察分析发现,西德反应停从上市起至销售量达到高峰,再到从市场上撤除,其两年中的销售曲线与胎儿短肢畸形发病及其消长曲线相一致,并且两者刚好相隔一个孕期(图 12-6),因此提示反应停与短肢畸形有联系——病因线索。

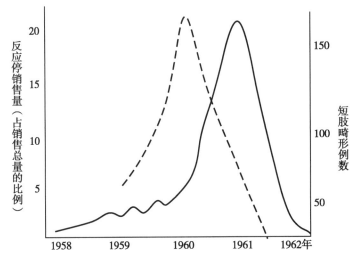

图 12-6　西德反应停销售总量(虚线)与短肢畸形例数(实线)的时间分布

（三）病例 - 对照研究筛选危险因素

1963 年,Weicker 等通过病例 - 对照研究分析短肢畸形和反应停的关系。他们回顾性调查了 200 个病例的母亲和 200 个健康婴儿的母亲,排除了放射线、避孕药、堕胎药、去污剂等因素,发现反应停有统计学意义,并且认为末次月经第一天后 31~39 日内服用反应停最危险,与服用剂量无明显关系。

（四）通过前瞻性队列研究验证因果联系

1963 年,McBridge WG 报道了前瞻性研究的结果。他们在短肢畸形流行期间观察了 24 例怀孕后 8 周内有服用反应停史者和 21 485 例怀孕早期无服用反应停史者的新生儿状况(表 12-4)。结果发现服用反应停孕妇婴儿中有 10 例发生短肢畸形,发病率为 42%,而对照组仅有 51 例发生肢体缺陷,发病率为 0.24%,相对危险度 RR=42/0.24=175.53;归因危险度 AR=42%-0.24%=41.76%,即不服药则肢体畸形出现率可减少 41.76%。上述研究结果初步证实反应停与短肢畸形存在因果联系。

表 12-4　反应停与短肢畸形的队列研究

分组	儿童数			肢体缺陷发病率 /%
	有肢体缺陷者	无肢体缺陷者	共计	
怀孕 8 周内服用反应停史者	10	14	24	42.00
早期无服用反应停史者	51	21 434	21 485	0.24

（五）通过干预试验,验证因果联系

通过人群干预试验,1961 年后禁止出售反应停,短肢畸形发病率明显下降。进一步确定反应停是短肢畸形的病因。

此外,一些学者在反应停导致短肢畸形灾难发生后进行了动物实验,结果表明反应停对胚胎形成和发育有明显的致畸作用,并且有明显的种属特异性。即反应停能够诱发小鼠和猴子发生与人类相似的畸形综合征,但未在大鼠模型中观察到。最近的研究则发现沙利度胺导致短肢畸形可能跟影响内皮祖细胞的存活和分化有关。

第四节 病因学研究的评价

一、病因学研究中的偏倚及控制

（一）病因学研究中的偏倚

病因研究中的偏倚是由于从研究设计到执行的各环节的系统误差及解释结果的片面性所造成的。病因研究中常见的偏倚有 10 种以上，它们可以归纳为选择偏倚、信息（测量、观察、回忆）偏倚以及混杂偏倚。详见本书的相关章节的内容。

（二）病因研究中的偏倚控制

鉴于病因学研究的复杂性以及研究方法的科学性及可靠性的差异，因而在因果关系确定方面，可能出现三种情况：一是由偏倚或机遇所造成的虚假联系；二是由混杂因素所造成的间接联系，这是非研究因素导致的效应；三是由被研究因素所引致疾病发生的真实因果联系。因此，在病因学的研究和评价时，需要排除和识别偏倚和混杂因素的干扰，以确保研究的结果及其评价的正确性。病因研究偏倚分析及结果评价见图 12-7。

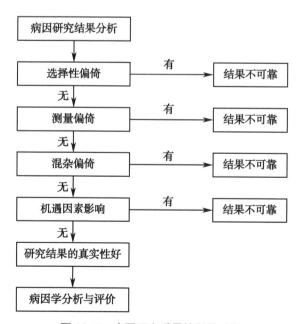

图 12-7 病因研究质量控制的过程

1. **选择偏倚的控制** 为避免选择偏倚，应该选择有代表性的研究对象。设计方案尽可能选择随机对照设计。对于队列研究和病例 - 对照研

究，严格选定有代表性的研究对象，应有严格的诊断标准和纳入、排除标准，并注意使比较的组间除研究因素外其他人群主要特征如年龄、性别保持均衡可比。

2. **信息偏倚的控制** 研究内容尽量用客观、定量指标，调查员必须经过严格的统一培训，测量和判定结果时应实行盲法。要有良好的科研作风及严谨的科学态度，争取研究对象良好的依从性及减少失访等。

3. **混杂偏倚的控制** 根据专业知识事先找出可能存在的混杂因素，在研究设计阶段注意分析、控制这些混杂因素的影响。尽量做到比较的组间除研究因素外其他人群主要特征齐同对比，以防止混杂因素的影响。在资料分析阶段显现出来的混杂偏倚，可以采用分层分析、多元回归分析及标准化等方法加以处理和控制。

4. **防止机遇因素的影响** 无论是何种类型的病因学研究，都要防止机遇因素干扰因果关系的结论。因此，需要足够的样本量降低 I 型错误和 II 型错误的发生。当排除了偏倚影响后，所获得的经验证因果联系的研究结果才具有较好真实性。在此基础上，可以进一步对该因果关系是否适用于于一般人群进行评价。

二、病因学研究设计的评价

以下 20 个问题在病因学研究严格评价时可供借鉴。

（一）病因学研究中所获证据的描述
需要回答下面 5 个问题：

1. 研究中的暴露或干预是什么？
2. 研究的结局是什么？
3. 采用了何种研究设计？
4. 研究对象是如何选择的？
5. 主要的研究结果是什么？

通过对病因学研究中所获得的证据进行描述，可以对所使用的方法和所得到的结果的准确性进行严格的评价。

（二）研究设计方案的论证强度
病因学研究的方法通常有叙述性研究、横断面研究、病例 - 对照研究、队列研究、随机对照试验以及源于多个随机对照试验的系统评价。各种研究方法在病因研究中的论证强度见表 12-5。

表 12-5 各种病因学研究方法的论证强度

设计类型	性质	可行性	论证强度
随机对照试验	前瞻性	差	++++
队列研究	前瞻性	好	+++
病例 - 对照研究	回顾性	好	+
横断面调查	断面	好	+
叙述性研究	前瞻 / 回顾	好	+/-

随机对照试验中受试对象被随机地分配到试验组和对照组,即每一个受试对象都有同等的机会进入试验组或对照组,试验组和对照组的可比性最好。随机对照试验中研究者能主动地控制暴露,这也是随机对照试验论证强度高的原因。由于单个随机对照试验很少能够收集到足够的样本去验证微弱的致病效应(通常危险因素的致病效应很小),系统评价合并了尽可能多的随机对照试验,有足够大的样本量,因而结果的真实性较好。

队列研究是前瞻性、设有同期对照的,其结果有重要价值,真实性仅次于随机对照研究。但前瞻性的队列研究是在人类自然环境中进行观察的,危险因素的暴露自然存在于人群中,研究者无法主动控制,暴露人群中某种与结局有关的重要特征可能与对照人群不同。同样,源于多个队列研究的系统评价比单个队列研究结果的真实性好。

病例 - 对照研究是一种回顾性的、具有对照的研究方法,可适用于少见病、有很长潜伏期疾病的研究,时间短、省钱省力,对患者无害。病例 - 对照研究已被广泛用于病因学研究,但是由于病例 - 对照研究本身不可避免地受多种偏倚的影响,其结果不如上述的两种方案的真实性高。

叙述性研究中的个案报道或系列病例分析报告也常被用于病因学研究,但由于缺乏对照,只能根据临床及流行病学的特殊规律提出有关病因的假设。

(三)测量方法的标准化

在病因学研究中,对于所致疾病的诊断标准以及测量结果、暴露指标的方法在试验组 / 暴露组 / 病例组和对照组间应保持一致,而且观察方法宜采用盲法,这样才能保证结果的真实性。而干预措施是否落实、依从性及其影响因素的控制

与排除是进一步评价干预效果的必要条件。

三、病因学研究结果的真实性

1. 非因果关联的排除 应回答下面 3 个问题:

(1)研究结果是否受到了观察性偏倚的影响?

(2)研究结果是否受到了混杂偏倚的影响?

(3)研究结果是否受到了机遇因素的影响?

对于偏倚的识别和控制详见本章质量控制部分以及其他章节的有关内容。

2. 因果关联的特点 判断是否存在真实的因果关联必须回答下面 5 个问题:

(1)研究因素和疾病之间是否存在正确的时间顺序:致病因素引起发病,应该是因在前,果在后,不能相反。因此,除了前瞻性研究,如 RCT 或队列研究,回顾性的或叙述性的研究不可能正确回答因果效应时序性。

(2)联系的强度有否显著意义:联系的强度通常用 RR 或 OR 来衡量,当 RR 或 OR $\geqslant 2.0$,95% 置信区间不含 1.0,则反映被研究因素与疾病可能有中等强度的联系,表明所研究的因素很可能与疾病的发生有关,当然其值越大,意义也越重要。这里要注意,RR 或 OR 值都要结合所研究的疾病具体情况加以考虑,不能机械地规定大于多少才有意义,或者低于多少就没有意义。当 RR 或 OR 值相对较低,拟排除致病效应时,也应当注意样本量是否够大,以避免错误的结论。

(3)是否存在剂量 - 效应关系:在许多因素的致病效应方面,剂量 - 效应关系相当明显,即致病效应与有关危险因素暴露的剂量或暴露的时间具有显著的相关性。例如,每日吸烟量越多和吸烟时间越长,则发生肺癌的机会越大。

(4)同一研究中所得到的结果是否是一致的。

(5)致病因子与疾病的关系是否特异。

四、病因学研究结果的可靠性

病因学研究是在特定的人群中进行的,其研究结果是否可靠——研究结果的外推,是否具有普遍意义,应回答下面 3 个问题:

1. 研究结果能否应用于合格人群?

2. 研究结果能否应用于总体人群?

3. 研究结果能否应用于其他相关人群?

五、研究结果与其他证据的比较

应回答下面 4 个问题:

1. 研究结果是否与其他证据(特别是来自论证强度相似或论证强度更强的研究设计所得到的证据)相一致。

某一可能的致病危险因素是否引起某种疾病的发病,如果在不同地区、不同设计的研究中都获得了一致性的结论,这种因果关联就是可信的。

对相同性质的高质量的文献,进行系统的综合分析及评价,所得出病因学结论就更为可信。

2. 是否所有的证据均提示了研究因素与疾病关系的特异性。

3. 在生物学机制方面,研究结果是否是似是而非的。

4. 暴露和结局的分布是否一致。

通过对上述问题的回答,可以判断病因学研究结果的真实性和可靠性,从而对因素与疾病之间是否存在真实的因果联系做出正确的判断。

（沈 冲）

参 考 文 献

1. 詹思延. 流行病学. 7 版. 北京:人民卫生出版社, 2012.

2. Kenneth JRothman, Sander Greenland, et al. Modern epidemiology. 3rd ed. Philadelphia: Lippincott Williams and Wilkins, 2008.

3. 谭红专. 现代流行病学. 北京:人民卫生出版社, 2001.

第十三章　药物临床试验设计与评价

导读　本章介绍新药临床试验概述,包括新药分类、临床试验定义与分期、新药临床试验应注意的问题;新药临床试验设计,包括临床试验方案、受试对象、对照组设置、观察指标、样本量的要求、研究设计方案、双盲临床试验、多中心临床试验等;新药临床试验数据管理与质量评价;统计分析与结果报告;等效性检验与非劣效检验;药物不良反应监测及上市后评价;新药临床试验有关法律法规。为避免与医学统计学教材重复,除临床试验中的等效性检验与非劣效性检验外,本章不涉及具体的统计分析方法。

第一节　概　　述

一、新药分类

按我国 2007 年《药品注册管理办法》的规定,新药分为中药天然药物、化学药、生物制品,不同类型的药物按注册管理又分为若干类,不同类别的药物申请注册的要求不同。

（一）中药、天然药物的分类

中药是指在我国传统医药理论指导下使用的药用物质及其制剂,天然药物是指在现代医药理论指导下使用的天然药用物质及其制剂,分为 9 类。

1. 未在国内上市销售的从植物、动物、矿物等物质中提取的有效成分及其制剂。

2. 新发现的药材及其制剂。

3. 新的中药材代用品。

4. 药材新的药用部位及其制剂。

5. 未在国内上市销售的从植物、动物、矿物等物质中提取的有效部位及其制剂。

6. 未在国内上市销售的中药、天然药物复方制剂。

7. 改变国内已上市销售中药、天然药物给药途径的制剂。

8. 改变国内已上市销售中药、天然药物剂型的制剂。

9. 仿制药。

注册分类 1~6 的品种为新药,注册分类 7、8 按新药申请程序申报。

（二）化学药品的分类

化学药品是指人类用来预防、治疗、诊断疾病,或为了调节人体功能、提高生活质量、保持身体健康的特殊化学品,分为 6 类。

1. 未在国内外上市销售的药品。

（1）通过合成或者半合成的方法制得的原料药及其制剂。

（2）天然物质中提取或者通过发酵提取的新的有效单体及其制剂。

（3）用拆分或者合成等方法制得的已知药物中的光学异构体及其制剂。

（4）由已上市销售的多组分药物制备为较少组分的药物。

（5）新的复方制剂。

（6）已在国内上市销售的制剂增加国内外均未批准的新适应证。

2. 改变给药途径且尚未在国内外上市销售的制剂。

3. 已在国外上市销售但尚未在国内上市销售的药品。

（1）已在国外上市销售的制剂及其原料药,和/或改变该制剂的剂型,但不改变给药途径的制剂。

（2）已在国外上市销售的复方制剂,和/或改变该制剂的剂型,但不改变给药途径的制剂。

（3）改变给药途径并已在国外上市销售的

制剂。

（4）国内上市销售的制剂增加已在国外批准的新适应证。

4. 改变已上市销售盐类药物的酸根、碱基（或者金属元素），但不改变其药理作用的原料药及其制剂。

5. 改变国内已上市销售药品的剂型，但不改变给药途径的制剂。

6. 已有国家药品标准的原料药或者制剂。

（三）生物制品的分类

生物制品是用病原微生物（细菌、病毒、立克次体）、病原微生物的代谢产物（毒素）以及动物和人血浆等制成的制品，分为15类。

1. 未在国内外上市销售的生物制品。

2. 单克隆抗体。

3. 基因治疗、体细胞治疗及其制品。

4. 变态反应原制品。

5. 由人的、动物的组织或者体液提取的，或者通过发酵制备的具有生物活性的多组分制品。

6. 由已上市销售生物制品组成新的复方制品。

7. 已在国外上市销售但尚未在国内上市销售的生物制品。

8. 含未经批准菌种制备的微生态制品。

9. 与已上市销售制品结构不完全相同且国内外均未上市销售的制品（包括氨基酸位点突变、缺失，因表达系统不同而产生、消除或者改变翻译后修饰，对产物进行化学修饰等）。

10. 与已上市销售制品制备方法不同的制品（例如采用不同表达体系、宿主细胞等）。

11. 首次采用DNA重组技术制备的制品（例如以重组技术替代合成技术、生物组织提取或者发酵技术等）。

12. 国内外尚未上市销售的由非注射途径改为注射途径给药，或者由局部用药改为全身给药的制品。

13. 改变已上市销售制品的剂型但不改变给药途径的生物制品。

14. 改变给药途径的生物制品（不包括上述13项）。

15. 已有国家药品标准的生物制品。

二、新药临床试验定义与分期

（一）新药临床试验定义

新药临床试验是以人体（患者或正常人）作为研究对象的生物医学研究，以揭示研究因素（新药）对人体的作用、不良反应，或探索药物在人体内的吸收、分布、代谢和排泄规律等，目的是为了确认所研究的新药的有效性与安全性。临床试验属前瞻性研究。

新药临床试验与临床治疗有很大的区别：临床治疗是根据每一位患者的具体情况对症施治，无需统一的方案，目的是将患者治好；新药临床试验是为了探索某药物是否安全、有效，所以必须有一个共同遵循的试验方案，对所有参与试验的受试者均按同一方案进行治疗或处理，不得因人而异。

（二）新药临床试验分期

新药上市之前，必须进行临床试验以评价药品的安全性和有效性。我国《药品注册管理办法》规定新药的临床试验分为Ⅰ、Ⅱ、Ⅲ、Ⅳ期。

1. **Ⅰ期临床试验** 初步的临床药理学及人体安全性评价试验，一般在健康受试者中进行，也称临床药理和毒性作用实验期。包括观察人体对于新药的耐受性试验（clinical tolerance test）和药代动力学研究（clinical pharmacokinetics）。耐受性试验是用于观察人体对于新药的耐受程度，找出人体对新药的最大耐受剂量及其产生的不良反应，为人体中进行的安全性试验，其研究结果为后期临床试验的用药剂量提供科学依据；药代动力学研究是通过研究药物在人体内的吸收、分布、代谢及排泄的规律为后期临床试验制订给药方案提供依据。在该期试验中，根据预先规定的剂量，在受试者中由小到大一次一人的增加，以确定可以接受的剂量，而不引起毒副作用。在进行多次给药试验的实践基础上摸索适合Ⅱ期临床试验需要的剂量和程序，该期需要病例数较少。

2. **Ⅱ期临床试验** 治疗作用初步评价阶段所进行的一系列试验。其目的是初步评价药物对目标适应证患者的治疗作用和安全性，重点在于探索和确认药物治疗的适应证和适宜的给药剂量，获得更多的药物安全性方面的资料，同时还可以观察分析药物治疗效果的影响因素。Ⅱ期临床试验是Ⅰ期临床试验的延续,设计是在Ⅰ期临床试验研究结果的实践基础上,继续观察短期不良反应或副作用以及补充药理学信息,同时为Ⅲ期临床试验研究设计和给药剂量方案的确定提供依据。此阶段的研究设计可以根据具体的研究目的,采用多种形式,包括随机盲法对照临床试验。该期的病例数比Ⅰ期多。

3. Ⅲ期临床试验 治疗作用确证阶段所进行的一个或多个试验,也称治疗的全面评价临床试验。在前两期临床试验研究的基础上,初步确定新药有较好的疗效以后,需用相当数量的同种病例与现有的标准药物进行大规模的对比研究。其目的是进一步验证药物对目标适应证患者的治疗作用和安全性,评价利益与风险关系,探索未被发现和认识的状况,观察附加的适应证,最终为药物注册申请的审查提供充分的依据。该期试验是为证明药物安全性提供足够证据的最为关键的试验。试验应为具有足够样本含量。Ⅲ期临床试验是在Ⅱ期临床试验基础上全面评价新药的疗效和安全性,是对新药研究认识的不断深化和发展,因此研究成本和工作量比较大。

4. Ⅳ期临床试验 新药上市后应用研究阶段所进行的一系列试验。其目的是考察在广泛使用条件下(大人群样本)的药物的疗效和不良反应,评价在普通或者特殊人群中使用的利益与风险关系以及改进给药剂量等,通过长期大量实践来充分证实新药研究成果的可行性和实际应用价值。药品上市后研究可以分为监管部门要求的研究和研究者或申办者发起的研究。药品上市后研究通常包括的内容有:合并用药物间相互作用、长期或大样本安全性、药物经济学、特殊人群的安全性和有效性等。Ⅳ期临床试验通过临床调查,监视药物使用时副作用的发生率,观察可能出现而从前没有被发现的安全性问题,如只有在很大样本含量时才能被发现的或只影响某些特殊人群的或经过长期观察才能被发现的某些罕见的、严重的潜在不良反应。如果发现有明显的新药缺陷(如疗效不明显、副作用发生率高且严重),上市后仍可淘汰。

生物等效性试验,是指用生物利用度研究的方法,以药代动力学参数为指标,比较同一种药物的相同或者不同剂型的制剂,在相同的试验条件下,其活性成分吸收程度和速度有无统计学差异的人体试验。

三、新药临床试验应注意的问题

进行新药临床试验,需要关注下列问题。

(一)伦理学问题

临床试验作为一种以"人"为受试对象的实验研究,必须面对医学伦理学问题。新药临床试验必须符合严格的科学和伦理标准,必须符合《赫尔辛基宣言》和国际医学科学组织委员会颁布的《人体生物医学研究国际道德指南》的道德原则。《赫尔辛基宣言》为从事临床与非临床生物医学研究的医生规定了一般的伦理准则,即所有涉及人类受试者的研究都应遵守"尊重人、有利、公正"三条基本伦理原则,即公正、尊重人格、力求使受试者最大限度受益和尽可能避免损害,即受试者的收益应该超过可能出现的损害。因此,临床试验必须得到有关药品监督管理部门及所在单位伦理委员会的批准,以及受试对象或其亲属、监护人的知情同意,由受试者自愿签订试验的知情同意书。

(二)均衡性问题

疾病的发生发展与转归受自然因素和社会因素的多重影响,在临床试验中,研究对象(患者)既具有生物性又具有社会性,受试对象的主观因素、心理作用、精神状态是导致试验结果产生偏性的主要原因。除研究因素以外,更多的非研究因素难以完全控制。如评价西尼地平胶囊治疗轻中度原发性高血压的疗效和安全性的随机、双盲双模拟阳性对照临床试验,鉴于血压受环境影响的因素颇多,比如生理活动、睡眠活动、生活环境变化等,都可以导致血压的变化,同时医疗环境和医疗处理等复合因素也对药物的疗效有所影响,因此在试验设计时要进行周密安排和设计,尽可能控制这些非研究因素。比如可以采用分层随机分组,使非处理因素在试验和对照组分配均衡;严格设计和制订试验方案,明确诊断标准、纳入标准、剔除标准,统一治疗标准和治疗方法等,尽可能保证除组间处理因素外,其他条件的一致。但在实际研究中有些偏倚往往难以发现和控制,因此需要客观看待研究结果。

（三）依从性问题

临床试验的受试对象常常是患者，其个体之间在生理特点、心理状态、文化水平及所处的自然环境、社会经济状况都存在差异，其疾病的发展和转归也会因人而异，这些差异常常会造成患者在临床试验中不一定能遵从医嘱使干预治疗措施得以完全的落实，如患者不能坚持按时、按量用药，这种现象称为患者的依从性（compliance）差。临床试验中有更多的外来因素均会研究对象的依从性。另外，由于患者不能集中进行试验观察，干预措施的开始时间和结束时间也不尽相同，患者有可能自行停止干预治疗而造成"失访"。在临床试验过程中收集资料时患者不一定能完全配合，会导致资料的缺失或质量太差。临床试验的依从性好坏和"失访"患者的多少常常与临床试验设计关系密切，因此，在临床试验设计时必须制订有效的措施提高患者的依从性，减少受试者的"失访"，并制订一些测定依从性高低的方法，以估计依从性对试验结果影响的程度。

第二节 新药临床试验设计

一、临床试验方案

临床试验方案（protocol）是指导所有参与临床试验的研究者如何启动和实施临床试验的研究计划书，也是进行数据管理以及统计分析的重要依据。试验方案由申办者、主要研究者、统计学家共同制定。研究者在试验中必须严格遵循试验方案，对每一位受试者按方案中规定的步骤进行诊断、筛选、处理和治疗、随访，不得任意更改。临床试验方案是申报新药的正式文件之一，同时也是决定一项新药临床试验能否取得成功的关键。临床试验方案是药品监督管理机构的法定文件，是临床研究质量控制的工具，是具有法律效应的保护受试者权益的文件，也是同行审议的主要文件。

临床试验方案具有结构性、逻辑性和完整性的基本要求。药物临床试验质量管理规范明确了临床试验方案的结构和主要内容，应至少包括但不限于以下内容：

1. 试验题目。

2. 试验目的，试验背景。

3. 申办者的名称和地址，进行试验的场所，研究者的姓名、资格和地址。

4. 试验设计的类型，随机化分组方法及设盲的水平。

5. 受试者的入选标准，排除标准和剔除标准，选择受试者的步骤，受试者分配的方法。

6. 根据统计学原理计算要达到试验预期目的所需的病例数。

7. 试验用药品的剂型、剂量、给药途径、给药方法、给药次数、疗程和有关合并用药的规定，以及对包装和标签的说明。

8. 拟进行临床和实验室检查的项目、测定的次数和药代动力学分析等。

9. 试验用药品的登记与使用记录、递送、分发方式及储藏条件。

10. 临床观察、随访和保证受试者依从性的措施。

11. 中止临床试验的标准，结束临床试验的规定。

12. 疗效评定标准，包括评定参数的方法、观察时间、记录与分析。

13. 受试者的编码、随机数字表及病例报告表的保存手续。

14. 不良事件的记录要求和严重不良事件的报告方法、处理措施、随访的方式、时间和转归。

15. 验用药品编码的建立和保存，揭盲方法和紧急情况下破盲的规定。

16. 统计分析计划，统计分析数据集的定义和选择。

17. 据管理和数据可溯源性的规定。

18. 临床试验的质量控制与质量保证。

19. 试验相关的伦理学。

20. 临床试验预期的进度和完成日期。

21. 试验结束后的随访和医疗措施。

22. 各方承担的职责及其他有关规定。

23. 参考文献。

临床试验方案在研究计划与具体实施之间具有高度逻辑关系。临床试验方案不是一个孤立的文本，配套文件还包括病例报告表（case report form, CRF）、研究者手册、数据管理计划和统计分析计划书等。试验方案确定后，研究者和统计学家根据试验方案拟定病例报告表，记录每一位受试者在整个试验过程中的观察指标和相关信息。病例报告表的设计必须方便记录,方便计算机录入,方便统计分析。数据管理员根据方案要求编制数据管理系统,制订数据管理计划,并制订数据管理的标准操作规程(standard operating procedure, SOP)。统计学家根据试验方案和病例报告表拟定统计分析计划(statistical analysis plan, SAP)及统计分析的标准操作规程。

二、临床试验受试对象

从临床上考虑,所选受试对象要能体现药物的疗效;从统计学上考虑,与一般研究设计中的要求一样,参与临床试验的受试对象应具有同质性。因此,临床试验中必须明确规定受试对象的适应证,并统一诊断标准。此外,还要严格规定纳入标准(inclusion criteria)与排除标准(exclusion criteria),制订这些标准需要考虑疾病的严重程度、有无并发症和伴发症、病程长短以及性别年龄等因素,其目的除确保研究对象的同质性外,还要从伦理上充分考虑受试对象的安全,受试对象如果是孕产妇,还要考虑到胎儿或哺乳期婴儿的安全性。

除疫苗、避孕药等以外,治疗性新药的Ⅰ期临床试验受试对象一般是正常人,有时也可以是患者。Ⅱ、Ⅲ、Ⅳ期临床试验的受试对象必须为患者。

例如,在研究国家一类新药神经生长因子(NFG)对中毒性周围神经病患者的安全性及有效性时,其Ⅲ期临床试验的适应证确定为:正己烷中毒性周围神经病,病程6个月以内。其试验方案中规定纳入标准和排除标准为:

1. 纳入标准

(1)年龄16—60岁,性别不限;

(2)有密切接触正己烷史,接触前无任何周围神经病的临床表现;

(3)周围神经病临床表现有以下两项者:

1)双侧肢体远端主观感觉异常(包括:发麻、冷/热感和/或感觉过敏、自发疼痛等);

2)双侧肢体远端客观感觉减退(包括:痛觉、触觉和/或振动觉);

3)肢体远端肌力减退,伴或不伴肌肉萎缩;

4)肌腱反射减退或消失。

(4)电生理改变:肌电图显示神经源性损害或神经电图显示有两支以上神经的神经波幅降低或传导速度减慢;

(5)患者在知情同意书上签字。

2. 排除标准

(1)其他原因所致的周围神经病(如糖尿病、吉兰-巴雷综合征等);

(2)亚临床神经病;

(3)心、肝、肾等重要脏器有明显损害或功能不全及中枢神经病变者;

(4)其他原因所致的肌无力、肌萎缩;

(5)过敏体质或有过敏史者;

(6)正参加其他临床研究的病例;

(7)妊娠期及哺乳期妇女。

严格掌握入组标准和排除标准是确保受试对象具有同质性的关键,而且要科学制定这些标准的范围宽窄,宽窄的权衡需要科学性和可行性,范围宽窄要适中。

保护受试对象的权益并保障其安全性是制定药物临床试验质量管理规范的第一目的。我国GCP规定:临床试验必须获得国家药品监督管理相关部门的批准,必须有充分的科学依据,周密的研究计划、目的和拟解决的问题,预期的治疗效果及可能产生的危害,保证预期的受益超过可能出现的损害。为确保受试者的权益,并为之提供公众保证,我国GCP规定,凡参加临床试验的医疗机构应成立伦理委员会(ethic committee)。其组成除医学专业人员外,还应有从事非医药相关专业的工作者,法律专家及其他单位的人员,至少由5人组成,并有不同性别的委员。伦理委员会的组成和工作应相对独立,不受任何参与试验者的影响。试验方案需经伦理委员会审议同意并签署批准意见后方能实施,试验进行期间临床试验方案的任何修改均应得到伦理委员会的同意,试验期间受试者发生任何严重不良事件均应及时向伦理委员会报告。

我国GCP规定,参加临床试验的研究单位必须是经过论证的具有临床试验资质的医疗单位和科室,需有良好医疗设备且具备处理紧急情况的一切措施,能够确保受试者安全。负责临床试验的研究者必须具备一定的条件,包括合法的任职行医资格,丰富的专业知识和经验,熟悉与临床试验有关的资料和文献,有权支配参与试验的工作人员与设备,经过 GCP 培训,熟悉有关法律法规和 GCP 要求,遵守国家有关法律、法规和道德规范。

新药的申办者应与研究者共同、及时研究和处理临床试验期间所发生的严重不良事件,采取必要措施,以保证受试者的安全。申办者应为受试者提供保险,对临床试验中发生的与试验相关的损害或死亡承担经济补偿及法律责任。

所有受试对象均应知情同意(informed consent)。研究者必须向受试者说明有关临床试验的详细情况,预期的受益,可能发生的风险,可能被分配到试验的不同组别。GCP 规定受试者有下列权利:受试对象参加试验应是自愿的,且有权在任何时候退出试验而不受到歧视和报复;受试者有权随时了解其有关的信息资料;如果发生与试验相关的损害时,受试者可获得及时治疗和适当的保险补偿。

三、临床试验对照组设置

临床试验中对照组的设置原则上应尽可能遵循“对等、同步、专设”的原则。对等是指除研究因素外,对照组具备与试验组对等的一切因素,即基线可比;同步是指对照组与试验组设立之后,在整个研究进程中始终处于同一空间和同一时间;专设是指任何一个对照组都是为相应的试验组专门设立的,不得借用文献上的记载或以往的研究资料、其他研究资料作为本研究的对照组。这些条件将有效保证对照组对应于试验组,以充分发挥对照组应有的作用。通过设立对照组,可以科学地区分出试验药物的有效性和安全性。

对照可以是平行对照(平行设计、析因设计),也可以是交叉对照(交叉试验设计)。同一个临床试验可以包含一个或多个不同条件的对照组。非专设的对照为外部对照,或历史对照。临床试验中的对照组一般有五种类型:安慰剂同期对照、阳性药物对照、多剂量对照、空白对照和外部对照。其中,前三种最为常用。

(一)安慰剂同期对照

安慰剂对照(placebo control)是利用安慰剂和试验药物分组治疗并进行比较的试验。安慰剂是一种虚拟药物,其剂型、大小、颜色、重量、气味、口味等都与试验药物尽可能保持一致,但不含试验药物的有效成分。

设置安慰剂对照的目的在于克服研究者、受试者、参与评价疗效和安全性的工作人员等由于心理因素所形成的偏倚,最大限度地减少受试者和研究者的主观期望效应,控制安慰作用。设置安慰剂对照还可以消除疾病自然进展的影响,以衬托出试验药物所引起的真实的疗效及不良反应,所以,在此试验条件下,能够直接度量试验药物和安慰剂之间的差别。

使用安慰剂对照需注意如下两个问题:

(1)在伦理方面,当所研究的适应证尚无有效药物治疗时,使用安慰剂对照并不存在伦理问题;但是,如已有有效药物上市,而该药物已经给患者带来一定的益处(如防止对患者的损害,减少复发和死亡),这时再用安慰剂对照就存在伦理问题。但如已知仅有的上市药物具有一定毒性,常导致严重不良反应,因而患者拒绝接受时,亦可使用安慰剂对照。

(2)使用安慰剂对照应该不会因延误治疗而导致严重后果。

安慰剂对照常使受试者感觉到病情并未改善,故容易中途退出试验,造成病例脱落。

(二)阳性药物对照

在临床试验中采用已知的有效药物作为试验药物的对照,称为阳性对照(positive control)。作为阳性对照的药物必须是疗效肯定、医务界公认、药典中收载的药物,特别是最近药典中收载者。如果有多种阳性对照药物可选,则应选对所研究的适应证最为有效、安全的、机制类似的药物。试验药物与阳性对照药物之间的比较需要在相同条件下进行,阳性对照药物的用法用量必须是该药的最优剂量和最优方案,否则可能导致错误的结论。阳性药物对照试验应该是随机双盲的,双盲执行过程通常采用双盲双模拟技术(见第八章第五节)。以阳性药物作为对照的临床试验,如果想得到试验组等效于或非劣效于阳性对照药物,则要用等效性假设检验或非劣效性假设检验(见本章第五节),此时,阳性对照药物必须曾经做过安慰剂对照试验,并据此确定等效或非劣效界值。

(三)多剂量对照

在多剂量对照或称为剂量-反应对照(dose-response control）设置中，将试验药物设计成几个剂量组，受试者随机地分入一个剂量组中，这样的临床研究称为多剂量对照。多剂量对照主要用于建立剂量－反应（疗效或不良反应）关系，有助于寻求最佳适宜剂量范围。剂量－反应关系一般呈S形曲线关系，试验中选用的剂量最好是从曲线之拐点向两侧展开，因其斜率较大，剂量的改变会使疗效和安全性反应灵敏，从而易于获得精确的结论。

多剂量对照中可以包括安慰剂对照，即零剂量对照。多剂量对照中也可以设置一个阳性药物对照，用以说明哪一种剂量与阳性药物的效果相当。

（四）空白对照

未加任何对照药物的对照组称空白对照。空白对照与安慰剂对照的不同在于空白对照并未给予任何处理，所以它是非盲的，从而可能影响到试验结果的正确评价。空白对照的应用是非常有限的，仅适用于以下两种情况：①由于处理手段非常特殊，安慰剂盲法试验无法执行，或者执行起来极为困难。②试验药物的不良反应非常特殊，以至于无法使研究者或受试者处于盲态。这时使用安慰剂对照几乎没有意义，不如采用空白对照。

（五）外部对照

外部对照又称为历史对照，是将研究者本人或他人过去的研究结果与试验药物进行对照比较。当所研究的疾病严重威胁人类健康，目前还没有满意的治疗方法，且根据药物作用机制，动物试验，以及早期经验，已能推荐所研究的新药时，可以使用外部对照。

外部对照可比性很差，因为本试验受试者与外部对照的受试者并非来自同一个患者总体，不符合对等、同步、专设的原则，也没有遵循随机的原则，当然也无法设盲，所以其应用十分有限，非必要时不要使用，多用于探索性试验中。

（六）其他对照形式

在阳性对照试验中，可以设计在试验开始的一个短的时期采用安慰剂对照，然后，安慰剂组的所有受试者再接受阳性对照，这样试验就形成了有限的安慰剂阶段。

在安慰剂对照试验中，如果考虑到受试者不能长期接受安慰剂治疗，因此，可以在试验开始时所有受试者均接受试验药物治疗，然后将疗效好的或病情稳定的受试者随机分配到试验组或安慰剂组，而疗效差的受试者将因无效退出试验。这种试验称为随机撤药（randomized discontinuation）试验。

（七）对照组的联合应用

对同一药物，在早期临床试验中采用多剂量对照，以确定最优剂量；在Ⅲ期临床试验中，则采用单一剂量与安慰剂对照。上述五种对照是最基本的对照类型。但是，临床试验千差万别，实际工作中，常以上述五种基本对照类型为基础，根据研究需要，科学、灵活地设置合适的对照组，有时需要设立多个对照组。

1. **三臂试验**　在阳性药物平行对照试验中，增加一个安慰剂对照组，这样构成了一个试验药组、两个对照组（安慰剂对照和阳性对照）的三组试验，又称为三臂试验（three-arm trial）。在三臂试验中，试验药可以分别与安慰剂、阳性对照药相比较，还可以比较阳性对照药与安慰剂。只有当阳性对照药优于安慰剂时，方可进行试验药与阳性对照药的非劣效性或等效性检验。

2. **加载试验**　在安慰剂对照试验中，所有受试者在接受原有治疗方法或标准疗法的基础上，试验组加用试验药物，而对照组加用试验药物的安慰剂，这种试验称为加载试验（add-on trial）。加载试验一般用于已接受标准治疗的人群对新药作安慰剂对照试验。这里的标准治疗是已被证实能够降低死亡率、复发率，或有效控制病情，受试者经治疗肯定获益，只能继续保持而不宜中断的治疗。在诸如抗癫痫、抗心力衰竭等药物研究中，受试者已经被证实对一种标准疗法不是完全有效，但是又不能脱离这种标准疗法，这时就可以应用加载试验。

必须指出，在加载试验中，试验组的疗效是试验药与标准治疗的联合作用，在解释临床试验结果时需要谨慎。

四、观察指标与病例报告表

临床试验中的指标包括基本信息指标、疗效指标和安全性指标。疗效指标又分主要疗效指标和次要疗效指标。

感兴趣的指标又称为研究指标。研究指标

有客观指标和主观指标之分。客观指标是指观察对象之客观状态或经仪器测定之结果计算的指标，一般具有较好的真实性、可靠性，如血象、心电图。试验设计中应尽可能选取客观指标。主观指标是指研究者依据自己的判断和观察对象本身的感觉、记忆、陈述等所得结果计算或判断的指标，往往含有主观上的认识以及随意性、偶然性因素，有时难以保证指标的稳定性和可重复性，甚至可能出现误判，故在试验设计中仅可作为辅助指标。如医生对病情、疗效之判定，患者自述疼痛、失眠及病史等。临床试验中应尽可能选用客观指标作为主要研究指标，当无客观指标可以用于评价时，也可以选主观指标作为主要指标。

有些指标既有客观性的一面，又有主观性的一面。如某些仪器检查所得的图形的直接显示是客观性的，但这些图像、数据等必须经医生的分析才能作出临床诊断，后者亦难免含有主观性的成分。比如同一病例经不同医生作 B 超检查，诊断结论也可能不同。

病例报告表是新药临床试验中临床资料的记录形式，用来记录每个受试者的试验数据。该表一般为一式三份，并用不同颜色标示。病例报告表的内容应包括试验药物的有效性和安全性的主要变量和其他重要信息。

五、新药临床试验样本量要求

我国《药品注册管理办法》中规定，临床试验的病例数首先应当符合统计学要求，同时要达到最低病例数要求。

Ⅰ期临床试验中参加试验的试验组人数为 20~30 例；Ⅱ期临床试验中试验组的病例数不少于 100 例；Ⅲ期临床试验中试验组患者数不少于 300 例；Ⅳ期临床试验中试验组人数不少于 2 000 例。生物利用度试验一般为 18~24 例。

对于避孕药，Ⅱ期临床试验应完成不少于 100 对 6 个月经周期的随机对照研究；Ⅲ期临床试验中试验组应完成不少于 1 000 例 12 个月经周期的观察；Ⅳ期临床试验应当充分考虑该类药品的可变因素，完成足够样本量的研究工作；

这里的样本例数是我国《药品注册管理办法》中规定的最低要求。我国 GCP 规定，临床试验所需病例数需满足统计学要求。当所估计的病例数少于最低要求时，以《药品注册管理办法》中的要求为准。这是因为新药的临床试验，除考虑有效性外，更重要的是安全性。药物的不良反应，尤其是严重不良反应的发生率一般均较低，只有在样本含量足够大的情况下才能监测到。

临床试验中的观察指标很多，用统计学方法确定样本含量依据主要结果变量的性质。在用统计学方法确定最小样本含量（以 n 表示，下同）时，需考虑如下几个方面的影响。

（1）主要观察指标的数据类型：一般情况下，定量数据所需 n 较小，定性数据所需 n 较大，等级数据所需之 n 介于此二者之间。

（2）比较的类型：优效性、等效性、非劣效性比较时，所需样本量估计方法不同。

（3）组间差值：进行对比的两组，它们之间的差值较大，就容易分辨开来；反之，差值较小，就不易分辨。所谓"容易分辨"，就是只需较小的 n；反之，所需 n 较大。

（4）变异度：定量数据、等级资料之变异度直接影响观察值的稳定性。变异度较小，观察值较稳定；反之，不甚稳定。对定性指标，如有效率、死亡率等，越接近 50%，变异越大；越接近 0 或 100%，变异越小。

（5）各组例数分配：相同条件下各组 n 取相等，则总的 n 为最小。例如，2 组样本含量分别为 10 和 30 的设计效率与 15 和 15 的设计效率相同。

（6）α、β 水准：α 和 β 分别是假设检验中的第一类错误率和第二类错误率，其值定得越小，当然要求 n 越大；反之，越小。

为便于阐述，以上是把几个影响因素分开来讨论的。实际应用时，必须把它们综合起来考虑，因为这些因素之间本来就存在着密切联系，且有的互相制约。

六、新药临床试验中常用的研究设计方法

新药临床试验中常用三种研究设计方法，即平行组设计（parallel group design）、交叉设计（cross-over design）、析因设计（factorial design），可以整体实施，也可以序贯实施（成组序贯设计，group sequential design）。

（一）平行组设计

最常见的临床试验平行组设计，即将个体随机分配到两个或多个试验组，每组分别给予不同的处理。这种设计类型的优点是使试验组和对照组在同等条件下进行效果比较；随机化分组平衡了两组间的非处理因素，有利于凸显处理因素的效应；试验过程容易做到标准化，利于保证研究结果的可重复性。

（二）交叉设计

交叉设计是将组间比较与自身比较相结合的一种设计方法，参加试验的每个个体随机分配到两个或多个顺序组中，每个个体均接受所有的处理，但在不同阶段接受不同的处理，在每个阶段接受何种处理的顺序是随机的。这种设计方法平衡了处理顺序的影响，还可以分别统计分析不同处理水平间的差异、时间先后的差异和实验对象间的差异。交叉设计常用于生物等效性（Ⅰ期临床试验），或临床等效性试验（Ⅱ、Ⅲ期临床试验）中。

最简单的是 2×2 的交叉设计，即将受试者随机分配到 AB 和 BA 两个顺序组，其中 AB 组的患者在第一阶段接受 A 处理，在第二阶段接受 B 处理；而 BA 组的患者在第一阶段接受 B 处理，在第二阶段接受 A 处理。

其他复杂的交叉设计如：三阶段二处理的交叉设计，受试者分为两组，第一组在三个阶段分别顺序接受 ABA 处理，而第二组分别顺序接受 BAB 处理。又如，四阶段二处理的交叉设计，第一组在四个阶段分别顺序接受 ABBA 处理，而第二组分别顺序接受 BAAB 处理。

采用交叉试验设计最重要的是避免药物的延滞作用或残留效应，即前一阶段用药对后继阶段的残余影响。因此，交叉设计一般用于慢性的稳定的，或复发性疾病研究，药物的疗效需在处理阶段充分发挥出来，并且在前后两阶段间安排足够长的洗脱期（washout period），以使前一阶段药物的作用完全消退后，再进行下一阶段的试验。

（三）析因设计

析因设计是通过处理的不同组合，对两个或多个药物同时进行评价，最简单的是 2×2 析因设计。设有 A 和 B 两种药物，每种药物包括使用与不使用 2 个水平，2×2 析因设计模式，见表 13-1。

表 13-1　2×2 析因设计模式

处理因素 A	处理因素 B	
	B₁	B₂
A₁	A₁B₁	A₁B₂
A₂	A₂B₁	A₂B₂

为评价 A、B 两药的联合效应，可设计 4 个组：

第一组（A₂B₂）：不用 A 也不用 B；
第二组（A₁B₂）：用 A 但不用 B；
第三组（A₂B₁）：不用 A 但用 B；
第四组（A₁B₁）：同时用 A 和 B。

这种设计可以分析同时用 A 和 B 是否比单独用 A 或 B 效果更好，A、B 联合使用是否有交互作用。可见，析因设计常用于联合给药方案的评价。在复方研究中，析因设计是标准方法之一。

（四）成组序贯设计

成组序贯设计是把整个试验分成若干个连贯的分析段，每个分析段试验组与对照组的病例数比例与总样本中的比例相同。每完成一个分析段，即对已经完成的病例的主要变量（包括有效性和安全性）进行期中分析（interim analysis），一旦可以作出结论（拒绝 H_0，差异有统计学意义）即停止试验，否则继续进行。如果到最后一个分析段仍不拒绝 H_0，则作为差异无统计学意义而结束试验。其优点是当处理间确实存在差异时，可较早地得到结论，从而缩短试验周期。

成组序贯试验也是先设计后分步实施的。随机分组系统或盲底要求一次产生，分批揭盲。由于多次重复进行假设检验会使Ⅰ型错误增加，故需对每次检验的名义水准（nominal significance level）进行调整，以控制总的Ⅰ型错误不超过预先设定的水准（比如 $\alpha=0.05$）。试验设计中需写明Ⅰ型错误的控制方法或 α 消耗函数（alpha spending function）的计算方法。期中分析的时间，早期终止的标准，每次检验的名义水准等都需在试验前确定。

序贯试验中的分析段，一般不宜过多，通常不超过 5 段。为避免揭盲对试验可能带来的偏倚，期中分析通常由独立的第三方进行。

例如，在国家一类新药神经生长因子（NGF）治疗化学品中毒引起的周围神经炎的临床试验中,我们采用了成组序贯试验。因为预试验表明,NGF对化学品中毒引起的周围神经炎有较好的疗效,故在进一步确认疗效的Ⅱ期临床试验中,设计了总样本含量240例,分5段,每段48例,每结束一段即对主要疗效指标及安全性进行分析。此时,$K=5$,Pocock的名义水准取$\alpha'=0.015\,8$。

成组序贯设计常用于大型的、观察时间较长的研究,如果试验药与对照药的疗效相差较大,可前提得到有效的结论而减少样本含量,但对安全性的观察是不全面的。

七、新药临床试验盲法设计

(一)设盲

盲法(blind method)是控制测量性偏倚的重要措施,其优点是能够避免观察者和被观察者的主观因素对试验结果的干扰,使一些主观测量指标的测量更加真实。设盲分为3个不同的程度:单盲(single blind)、双盲(double blind)、非盲(open label)。

我们将研究者、参与试验效应评价的研究人员、数据管理人员、统计分析人员称为观察者方,将受试对象及其亲属或监护人称为被观察者方。所谓双盲临床试验是指观察者方和被观察者方在整个试验过程中不知道受试者接受的是何种处理;单盲临床试验是指仅被观察者方处于盲态。

当观察指标是一个受主观因素影响较大的变量,例如神经精神病科中的各种量表(如简易精神状况检查量表、神经功能缺损量表、生活能力量表等),这时必须使用双盲试验。至于客观指标(如生化指标、血压测量值等),为了客观而准确地评价疗效也应该使用双盲设计。

在双盲临床试验中,盲态应自始至终地贯穿于整个试验:从产生随机数编制盲底、药物的随机分配、患者入组用药、研究者记录试验结果并作出疗效评价、监查员进行检查、数据管理直至统计分析都必须保持盲态。在这以前任何非规定情况下所致的盲底泄露,称为破盲(breaking of blindness)。

双盲试验必须制定严格的操作规范,防止盲底编码不必要的扩散。如果在临床试验执行的过程中,一旦全部或大部分病例被破盲,试验将被视作无效,需要重新实施新的试验。

与盲法试验相反的是非盲试验,即不设盲的试验,即开放试验,观察者和被观察者都知道受试者采用何种处理。如果不设盲,由于研究者或受试者对试验的信赖,或受试者对研究者的信任,在填写记录时某些受主观因素影响较大的指标值时就可能出现先入为主的观念。当一个研究者知道受试者所接受的是试验药物时,可能对受试者的治疗情况倍加关心,如增加检查的频度,甚至护理人员也会格外关心该受试者,他们的这种行为很可能会影响受试者的态度,从而不知不觉地影响观察指标的真实性。而当受试者知道自己所用的是对照药物或安慰剂后,也会产生心理影响,妨碍或干扰与研究者在临床研究上的配合,造成偏倚。因此,即使在非盲试验中,研究者和参与试验效应评价的研究人员最好不是同一个人。若能使参与评价的人员在评判过程中始终处于盲态,就能将偏倚控制到最低限度。

(二)揭盲规定

双盲临床试验中,如果试验组与对照组的设计例数相等,则一般采用两次揭盲法。试验方案中所规定的入组病例的病例报告表全部输入计算机,并经过监查员、数据管理人员、生物统计学家审核检查。经过盲态审核(blind review),认定正确无误且可靠后,数据文件将被锁定(lock)。这时,进行第一次揭盲,只列出每个病例所属处理组别的文件(A组或B组)而并不标明A、B两组哪一个为试验组,交由生物统计学家输入计算机,与数据文件连接,用事先编制好的统计程序作出统计分析。当统计分析结束,交由主要研究者及各个中心的负责研究者,写出临床试验的总结报告或分报告之后,经参加临床试验的全体人员确认,进行第二次揭盲,即A、B两组中哪一个组别为试验药。

当双盲临床试验采用试验组和对照组例数不相等的设计方案时,只有第一次揭盲,而不存在第二次揭盲。

八、多中心临床试验

多中心临床试验,包括国际多中心临床试验,是指由多位研究者按同一试验方案在不同地点、不同医疗单位同时进行的临床试验。各中心同期开始与结束试验。多中心试验由一位主要研究者总负责,并作为临床试验各中心间的总协调者。也可以设立一个专家组,负责指导管理全部的临床试验工作。新药的 II、III、IV 期临床试验一般都是多中心试验。

采用多中心临床试验有如下几个优点:

(1)多中心临床试验由多位研究者合作,并在多个医疗单位完成,能集思广益,提高了试验设计、试验的执行和结果的解释水平。

(2)试验规模大,病例样本更具代表性,更具有结论的广泛性和可靠性。

(3)可以在较短的时间内招募到足够的病例。

由于参与人员较多,进行多中心临床试验应在质量控制上下工夫。并注意如下几个问题:

(1)试验前必须共同拟定一个试验方案,各中心必须严格遵循。方案是多中心临床试验的立法,而方案的落实是多中心临床试验成功的关键。

(2)由于多中心试验的研究计划、管理、试验的执行都比单中心试验复杂,故要求各分中心应充分合作。为保证所有的分中心都遵循研究计划的规定,在研究计划的执行前、执行中应该分阶段定期交换信息,统一步调。必要时按试验方案进行期中分析。

(3)制定统一的病例报告表,统一各观察指标的测量和评价方法、量化标准,CRF 中的记录应便于计算机录入和统计分析。

(4)对各分中心的测量仪器进行校验,对分中心有关工作人员事先应充分培训。疗程较长的试验,试验中期还需增加培训,以维护各中心的一致性。必要时可采用中心实验室对所有受试者的标本进行统一检测。

(5)多中心试验涉及工作人员较多,即使事前作了严格培训,对于有些指标的评定,疗效的评价,特别是量表的评定等,需要做一致性检验,包括几位评分者对同一病例的独立检查评分的检验和一个评估者对同一病例多次评分的检验。对检验的结果应采用合适的统计方法进行分析,不一致时需查找原因。在多中心试验进行的各个阶段都需进行上述检验,以保证评分的一致性。一致性检验的另一好处是提供了误差估计。一般来说,中心越多一致性问题也越多,更需在制订研究计划时周密细致。

对多中心临床试验的主要疗效指标的分析,需考虑中心效应,以及中心与处理的交互作用。

第三节 数据管理与质量控制

一、数据管理要求

一般来说,新药的临床试验规模较大,时间较长,涉及的人员较多,因此必须进行严格的质量控制。试验必须规范化,其最重要的工作是保证新药研究原始资料和档案的真实、科学、规范和完整。

数据管理的目的是确保来自受试者的数据及时、完整、无误地纳入病例报告表;确保病例报告表的数据准确无误地输入计算机数据库。因此,在数据传输的每一个环节均须有专人负责。例如,临床观察人员确保观察数据填写的正确;监查员核实数据的真实性;主要研究者对 CRF 进行审核;数据管理员保证将 CRF 数据完整真实地录入计算机,一般采用双份独立输入;生物统计人员对数据进行逻辑检查等。

临床试验数据质量是评价临床试验结果的基础。为了确保临床试验结果的准确可靠、科学可信,国际社会和世界各国纷纷出台了一系列的法规、规定和指导原则,用以规范临床试验数据管理的整个流程。同时,现代新药临床试验的发展和科学技术的不断进步,特别是计算机、网络的发展,又为临床试验及其数据管理的规范化提供了新的技术支持,也推动了各国政府和国际社会积极探索临床试验及数据管理新的规范化模式。1999 年 4 月,美国 FDA 颁布了临床试验中采用计算机系统的指导原则(Guidance for Industry: Computerized Systems Used in Clinical Trials),对计算机系统的特征、电子病例报告表(eCRF)、稽查轨迹、电子记录、电子签名等作了明确的定义,成为了临床试验中计算机系统开发的基本参照标准,于 2007 年 5 月更新,推动了电子化、网络化数据管理在临床试验中的规范化应用。

盲态审核是指最后一个病例完成预定的随访,病例报告表输入数据库以后,在揭盲前对数据库内数据进行的核对和评价。通常由研究者,生物统计学家,数据管理员和申办者共同进行。盲态审核的内容包括对全部入组病例和全部数据的确认,包括脱落、剔除病例的审核,依从性的判断,异常数据的判断和处置,并据此定义不同的分析数据集,不良事件、严重不良事件的确认等。盲态审核后锁定数据备用。

二、独立数据监察委员会

独立数据监察委员会(Independent Data Monitoring Committees, IDMC),有时又称为数据安全监察委员会(Data and Safety Monitoring Board, DSMB),是一个独立于临床试验的专家顾问委员会,一般由申办者、主要研究者为某个临床试验而聘任的,成员通常包括相关治疗领域的临床、科研及统计学专家。通常由3~5人组成,但其中至少有一名统计学家。其主要作用是在新药临床试验过程中,定期对药物的安全性和/或有效性数据进行审查与评估,并根据临床试验方案中的规定就是否继续临床试验提出建议,供申办者和主要研究者决策。特别是在双盲临床试验中,当研究中出现非预期的严重不良反应,或药物非常有效,或根据现有资料可以肯定药物无效,此时,IDMC可以向申办者提出提前终止临床试验的建议。IDMC成员不直接参与临床试验,且与申办者企业无任何利益关系。在IDMC中,统计学家的作用至关重要,数据监查工作很大程度上依赖于统计学家的工作。

第四节 统计分析
计划与总结报告

一、统计分析计划

统计分析计划(statistical analysis plan, SAP)由生物统计学家负责拟定,并反复征求主要研究者的意见。其初稿在制订临床试验方案时完成,嗣后不断细化与完善,但其正式执行版本应在盲态审核、数据锁定前定稿。但是,关于期中分析、早期终止标准、样本量再估计、适应性设计等内容和细节,需要在试验前确定。

(一)统计分析计划的基本内容

统计分析计划的基本内容包括试验概况、统计分析方法和统计分析图表模板。

1. **试验概况** 这部分内容来自临床试验方案的统计学相关内容。试验概况一般包括下列内容:

(1)研究目的:本次临床试验的主要目的和次要目的。

(2)研究设计:包括研究设计类型(如平行组设计、交叉设计、析因设计、成组序贯设计等)、对照组类型(如安慰剂对照、阳性对照、多剂量对照等)、随机分组方法(如区组随机、分层随机等)、盲法设计(单盲、双盲,双盲双模拟技术等)和样本量估计等。

(3)疗效指标:明确主要疗效指标和次要疗效指标的定义,包括观察时点、指标属性和测量以及指标计算方法。确定主要疗效指标缺失时的填补方法和理由。

(4)定义分析数据集:根据不同研究目的,在统计分析计划中明确数据集的定义,明确不同数据集在有效性和安全性评价中的作用和地位。在定义分析数据集时,需遵循以下两个原则:①使偏倚达到最小;②控制第一类错误的增加。

在临床随机对照研究中,所有受试者都是经过随机化分组的,这种分组称为意向性分组。但是实施过程中,由于种种原因,并非所有受试者都符合纳入和排除标准,或不一定具有良好的依从性。因此,在分析时需要考虑剔除。由于统计分析方法是建立在随机化的基础上的。因此临床试验中,必须尽可能地维护原来的随机分组,这称为意向性分组原则,简称ITT原则。

常用的统计分析的数据集有如下三种。

(1)全分析集(full analysis set, FAS):根据ITT原则,主要分析应包括所有经随机化分组的受试者。全分析集是指尽可能保留经随机分组的所有受试者,即尽可能接近按意向性分组原则的理想的受试者集,以最小的和合理的方法剔除一些严重违背试验方案的受试者后得出的数据集。

(2)符合方案集(per protocol set, PPS):受试者的"符合方案集"亦称为"合格病例"或"可评价病例"样本。它是全分析集的一个子集,这些受试者基本符合纳入和排除标准,对方案更具依从性,通常至少接受三分之二以上疗程的治疗,用药量一般为规定的 80%~120%，主要观察指标不缺失，基本没有违背试验方案等。

对主要变量的统计分析，应分别选用全分析集和符合方案集的数据进行分析，当以上两种数据集的分析结论一致时，可以加强试验结果的可信性。

（3）安全性数据集（safety set, SS）：用于安全性评价的数据集是指所有随机化后至少接受一次治疗的受试者。

例如，某患者参加某临床试验，在用药 1 周后，该患者出现恶心、呕吐，无法坚持 8 周的试验，故终止治疗。该患者应包含在 ITT 数据集和安全性数据集中，但不包含在 PP 数据集中。

有些临床试验需要定义特殊的数据集。例如，每一个抗生素都有针对的细菌。在抗生素的临床试验中，要经过培养才能知道受试者是否被某种细菌感染，但又不能等到培养结果出来后才进行治疗。因此，往往是先随机分组进行治疗，同时进行细菌培养。而最后的分析集是依据细菌培养阳性的受试者资料，那些细菌培养阴性的受试者将不参与细菌学疗效的评价，但参与安全性分析。

2. 统计分析方法

（1）统计分析软件：临床试验数据分析需要采用公认可靠的统计软件进行分析。在统计分析计划中应明确统计分析软件名称和版本。

（2）描述性统计分析：主要内容包括病例筛选情况、人口学资料、受试者分布情况、基线资料、依从性和安全性资料、主要疗效指标和次要疗效指标的统计描述等。

（3）推断性统计分析：在统计分析计划中，应该对主要和次要结局指标进行比较分析，根据条件选择适宜统计假设检验方法和模型，要明确假设检验是单侧检验还是双侧检验，同时对处理效应计算 95% 置信区间。

3. 统计分析图表模板 统计分析结果通常是用统计表和统计图来表达的。统计表要简明规范，在统计分析计划中就应对统计表的内容、格式和布局进行设计。利用统计图表模板对统计分析结果的形式轮廓进行描述。

（二）统计分析计划需要考虑的问题

在疗效分析中，多重性问题、基线的校正、协变量控制、中心效应分析以及中心与药物的交互作用、缺失数据的处理等需要考虑。

1. 多重性问题 当一个临床试验中考虑多个疗效指标，或多次对主要疗效指标进行假设检验，或多处理组间进行比较时，就产生了多重性（multiplicity）问题。遇到多重性问题，需要考虑控制第一类错误（type I error）。

2. 对基线的校正 临床研究中，患者的预后与疗前病情严重程度（即基线）相关，由于患者基线水平参差不齐，故在分析时需要对基线进行校正。

记某指标的最小值为 min，最大值为 max；疗前基线观察值为 X_0，疗后为 X_1。假设该指标取值越小越好。常用的基线校正方法有 3 种：

（1）绝对减少值：又称减分值，定义如下

$$绝对减少值 = X_0 - X_1 \qquad 式13\text{-}1$$

（2）相对减少值

$$相对减少值 = (X_0 - X_1)/(X_0 - min) \qquad 式13\text{-}2$$

（3）新减分率

$$
\begin{cases}
(X_1 - X_0)/(max - X_0) & X_0 < X_1 \text{ 时}\\
新减分率 = 0 & X_0 = X_1 \text{ 时}\\
(X_1 - X_0)/(X_0 - min) & X_0 > X_1 \text{ 时}
\end{cases} \qquad 式13\text{-}3
$$

3. 对协变量的校正 在临床研究中，主要变量常受试验用药（处理因素）以外的其他因素（干扰因素或协变量）的影响或干扰，如受试者的年龄、性别、病情严重程度等。因此，对协变量效应的校正是统计分析计划中不可缺少的一部分。当协变量为连续性变量时，常用协方差分析；当协变量为分类变量时，常用 Cochran-Mantel-Haenszel（CMH）方法校正。当同时考虑多个协变量时，需采用多重回归模型，例如多重线性回归模型、Cox 模型等。基线也可以看作一种协变量，用类似方法校正。

4. 中心效应分析 在多中心临床试验中，不同中心的受试者疗效间可能存在差别，这种差别称为中心效应（center effect）。分析是否存在中心效应的方法是在统计模型中以哑变量（dummy variable）形式包含中心项，当中心较多时以随机效应形式包含中心项。有时，中心效应在不同处理组间是不同的，即中心与处理间存在交互作用，这说明不同中心受试者间存在差异，或者处理上存在不一致，或者对结果的测量或评价上存在不一致,需要查明原因。

5. 缺失数据分析　临床试验中数据缺失在所难免。如何处理缺失数据需在统计分析计划中详细描述。通常只对主要疗效指标的缺失数据进行估计。缺少数据估计方法包括:将最近一个时点所观察到的结果结转到当前(last observation carry forward,简记 LOCF);平均法,即取前后两次测量值的平均;平滑法;填补(imputation)法和多重填补法,等。

二、统计分析报告

统计分析报告是严格按照 SAP 完成的数据分析报告,是起草临床试验总结的根本依据,通常由程序员完成,统计学家审核。统计分析报告中一般包含:

(1)对试验的一般描述,包括筛选人数、随机分组的人数、不同时间随访与脱落的人数、受试者的依从性分析、合并用药、所有受试者流向图等。

(2)人口统计学资料和基线资料的描述与对比分析。

(3)疗效分析,包括主要疗效指标分析和次要疗效指标分析。

(4)安全性分析,包括实验室检查指标的评价、不良事件、严重不良事件、不良反应、严重不良反应的详细描述,以及与药物使用时间、剂量间的关系等。

三、临床试验总结报告

临床试验总结报告是临床试验过程和结果的全面总结,是评价药物有效性和安全性的重要依据,是新药注册申请的核心文件。总结报告必须完整、全面、真实地反映临床试验的实施过程和研究结果。ICH 发布了关于《临床试验报告的结构与内容》(E3)规范临床试验总结报告的撰写。我国的《化学药物临床试验报告的结构与内容技术指导原则》规定,Ⅱ/Ⅲ期临床试验的报告格式应包括:

1. 首篇。
2. 引言。
3. 试验目的。
4. 试验管理。

5. 试验设计及试验过程　包括试验总体设计及方案的描述;对试验设计及对照组选择的考虑;适应证范围及确定依据;受试者选择(诊断标准及确定依据、入选标准、排除标准、剔除标准、样本量及确定依据);分组方法;试验药物(包括受试药、对照药的名称、剂型、来源、批号、规格、有效期、保存条件);给药方案及确定依据(包括剂量及其确定依据、给药途径、方式和给药时间安排等);试验步骤(包括访视计划);观察指标与观察时间(包括主要和次要疗效指标、安全性指标);疗效评定标准;数据质量保证;统计处理方案;试验进行中的修改和期中分析。

6. 试验结果　包括受试者分配、脱落及剔除情况描述;试验方案的偏离;受试者人口学、基线情况及可比性分析;依从性分析;合并用药结果及分析;疗效分析(主要疗效和次要结果及分析、疗效评定)和疗效小结;安全性分析(用药程度分析、全部不良事件的描述和分析、严重和重要不良事件的描述和分析、与安全性有关的实验室检查、生命体征和体格检查结果分析)和安全性小结。

7. 试验的讨论和结论。

8. 有关试验中特别情况的说明。

9. 临床参加单位的各中心的小结。

10. 主要参考文献目录。

另外要求包括如下附件:①伦理委员会批准件;②向受试者介绍的研究信息及受试者的知情同意书样本;③临床研究单位情况及资格,主要研究人员的姓名、单位、资格、在研究中的职责及其简历;④临床试验研究方案、方案的修改内容及伦理委员会对修改内容的批准件;⑤病例报告表样本;⑥总随机表;⑦试验用药物检验报告书及试制记录(包括安慰剂);⑧阳性对照药的说明书,受试药(如为已上市药品)的说明书;⑨试验药物包括多个批号时,每个受试者使用的药物批号登记表;⑩20%受试者样品测试的色谱图复印件,包括相应分析批的标准曲线和 QC 样品的色谱图复印件、受试者个体的药-时曲线;⑪严重不良事件及主要研究者认为需要报告的重要不良事件的病例报告;⑫统计分析报告;⑬多中心临床试验的各中心小结表;⑭临床研究主要参考文献的复印件。

第五节 等效性检验与
非劣效性检验

临床试验中常常需要回答这样一类问题:某新处理方法是否与"标准处理方法"(或已有处理方法)相同,从而判断是否可用新处理代替标准处理方法。例如:能否用国产药代替进口药,用仿制药物代替标准药物,用短期给药代替长期给药,用副作用小的药物代替副作用大的药物等。这些试验称为等效性试验(equivalence trial)。如果要回答一种新处理方法是否不比"标准"处理方法差,从而用新处理方法取代现有处理方法等,这种试验称为非劣效性试验(non-inferiority trial)。

一、等效性检验

等效性假设检验与一般意义下的差异性假设检验(又称优效性检验)具有不同的性质和各自的用途。设某新药的临床试验采用阳性药物对照,如果此新药疗效不如阳性对照药,当样本的含量不足或变异度较大时,若用一般意义的假设检验分析,按 $\alpha=0.05$ 水准很可能得出不拒绝 H_0 的结果,导致认为此新药与阳性对照药之疗效差异无统计学意义的结论,并批准该新药上市。显然,我们犯了第二类错误。所以,在以阳性药为对照的临床等效性试验中,不宜采用一般意义的差异性假设检验,而应采用等效性假设检验(equivalence test)。

(一)等效性界值

等效在临床上应有一个范围。比如,新药和标准药物的疗效相比,最低不能低于多少以及最高不能超过多少才可认为是"等效"呢?这就涉及临床等效性界值(equivalence margin)的问题。

为叙述方便,我们用 δ 表示这种界值,$-\delta$ 表示劣侧界值,δ 表示优侧界值。

应该指出,δ 是一个有临床意义的值,故该值应由临床专家来选定。若 δ 选大了,可能会将疗效达不到要求的药物判断为等效而推向市场;若 δ 选小了,则可能会埋没一些本可推广使用的药物。

根据既往的经验,对某些临床定量指标的等效界值,有学者提供了可供参考的建议标准,如血压可取为 0.67kPa(5mmHg),胆固醇可取为 0.52mmol/L(20mg/dl),白细胞可取为 0.5×10^9/L(500 个 /mm^3);当难以确定时,可酌取 1/5~1/2 个标准差,或参比组效应的 1/10~1/5 等。应当指出,δ 不能过小,否则,估计出来的所需样本含量可能会不切实际。δ 应不超过临床上能接受的最大差别范围,并且应当小于阳性对照组相对与安慰剂组所观察到的效应差值 Δ。通常取 Δ 的 50% 或更小。这里讨论的界值是临床界值。相应的统计学方法既要考虑临床界值,又要考虑抽样误差。

(二)双单侧检验

设试验药物的效应为 T,标准药物的效应为 S,等效性检验实际上就是检验:

$H_0: |T-S| \geq \delta$ $H_1: |T-S| < \delta$。

可见,拒绝 H_0 方可认为等效。等效性检验可以用两个传统的单侧检验来代替:

$H_{0(1)}: T-S \geq \delta$ $H_{1(1)}: T-S < \delta$

和 $H_{0(2)}: T-S \leq -\delta$ $H_{1(2)}: T-S > -\delta$

总检验水准为 α,而每个单侧检验的水准为 $\alpha/2$,称为双单侧检验(two one-sided test)。

当两个单侧检验均拒绝 H_0 时,即 $P_1 \leq \alpha/2$ 和 $P_2 \leq \alpha/2$ 同时成立,则可认为试验药物与标准药物等效。这里 α 的含义是,当 T 与 S 的真实效应差值超过 δ(即 $|T-S| \geq \delta$)时,错误地得出 T 与 S 等效结论的概率(图 13-1)。

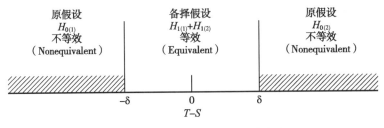

图 13-1 等效性试验的原假设和备择假设

均数的等效性检验用双单侧 t 检验：

$$t_1=\frac{\delta-(\overline{X_T}-\overline{X_S})}{S_{\overline{X_T}-\overline{X_S}}},\ t_2=\frac{\delta+(\overline{X_T}-\overline{X_S})}{S_{\overline{X_T}-\overline{X_S}}}\quad \text{式 13-4}$$

当 t_1、t_2 同时大于检验界值时，可认为两均数等效。

率的等效性检验用双单侧 u 检验：

$$u_1=\frac{\delta-(p_T-p_S)}{\sqrt{\dfrac{p_T(1-p_T)}{n_T}+\dfrac{p_S(1-P_S)}{n_S}}},$$

$$u_2=\frac{\delta+(p_T-p_S)}{\sqrt{\dfrac{p_T(1-p_T)}{n_T}+\dfrac{p_S(1-P_S)}{n_S}}}\quad \text{式 13-5}$$

当 u_1、u_2 同时大于检验界值时，可认为两个率等效。

（三）置信区间方法

假设检验与置信区间在原理上是相通的，等效性检验的问题若用置信区间的方法，则问题会更简单。

等效性检验的置信区间方法：计算 $T-S$ 的 $100(1-\alpha)\%$ 双侧置信区间，下、上限分别记为 C_L 和 C_U。当终点指标为定量指标时，

$$C_L=(\overline{X_T}-\overline{X_S})-t_{\alpha,(n_1+n_2-2)}\times S_{\overline{X_T}-\overline{X_S}}$$

$$C_U=(\overline{X_T}-\overline{X_S})+t_{\alpha,(n_1+n_2-2)}\times S_{\overline{X_T}-\overline{X_S}}\quad \text{式 13-6}$$

当终点指标为有效率时：

$$C_L=(p_T-p_S)-u_{\alpha/2}\times S_{p_T-p_S}$$

$$C_U=(p_T-p_S)+u_{\alpha/2}\times S_{p_T-p_S}\quad \text{式 13-7}$$

如果置信区间 (C_L, C_U) 完全包含在等效区间 $(-\delta,\delta)$ 中，即：

$$-\delta<C_L<C_U<\delta\quad \text{式 13-8}$$

则认为两药物等效。

这里，置信区间的计算可以基于统计模型，由于模型中可以考虑基线、协变量、中心等的影响，因此，基于模型的置信区间将更合理。

例 13-1 为评价雷米普利治疗轻、中度原发性高血压的疗效与安全性，以依那普利作为阳性对照进行双盲临床试验。雷米普利组观察 61 例，用药 4 周后舒张压下降（9.4±7.3）mmHg；依那普利组观察 59 例，用药 4 周后舒张压下降（9.7±5.9）mmHg。试检验雷米普利与依那普利是否等效。

1. 确定临床等效界值。本例取 $\delta=3$mmHg。
2. 假设检验法。

建立假设：

$H_{0(1)}:\overline{X_T}-\overline{X_S}\geq 3$；$H_{1(1)}:\overline{X_T}-\overline{X_S}<3$。

$\alpha=0.025$（单侧）

和 $H_{0(2)}:\overline{X_T}-\overline{X_S}\leq -3$；$H_{1(2)}:\overline{X_T}-\overline{X_S}>-3$。

$\alpha=0.025$（单侧）

用 t 检验。首先计算标准误：

$$S_{\overline{X_T}-\overline{X_S}}=\sqrt{\frac{60\times 7.3^2+58\times 5.9^2}{61+59-2}\left(\frac{1}{61}+\frac{1}{59}\right)}=1.214\,1$$

则：$t_1=\dfrac{\delta-(\overline{X_T}-\overline{X_S})}{S_{\overline{X_T}-\overline{X_S}}}=4.365\,4$，单侧 $P_1=0.000\,014$，拒绝 $H_{0(1)}$；

$$t_2=\frac{\delta+(\overline{X_T}-\overline{X_S})}{S_{\overline{X_T}-\overline{X_S}}}=3.871\,2，单侧 P_2=0.000\,089，$$

拒绝 $H_{0(2)}$。

因两个单侧检验均拒绝 H_0，故可以认为雷米普利与依那普利对降低舒张压是等效的。

3. 置信区间方法 建立 95% 置信区间为：（9.4-9.7）± 1.96×1.214 1=（-2.68, 2.08）。该区间全部包含在等效区间（-3, 3）内。结论同上。

二、非劣效性检验

（一）确定非劣效性界值

与确定等效性界值的意义一样，进行非劣效性检验首先要确定临床非劣效性界值（non-inferiority margin），即到底临床上可接受的最低到多大程度才算"非劣效"呢，我们仍用 δ 表示这种界值。显然，非劣效性检验仅用单侧界值即可。

（二）非劣效性假设检验

记号同上。非劣效性假设检验实际上就是检验：$T-S\geq-\delta$。用单侧检验：

$H_0:T-S\leq-\delta$ $H_1:T-S>-\delta$

检验水准 α，常取 0.025（单侧）。当单侧检验拒绝 H_0 时，可认为试验药物不比标准药物差。这里 α 的含义是，当 T 确实比 S 差，其效应值之差超过 δ 时，错误地下 T 非劣效于 S 结论的概率。如图 13-2 所示。

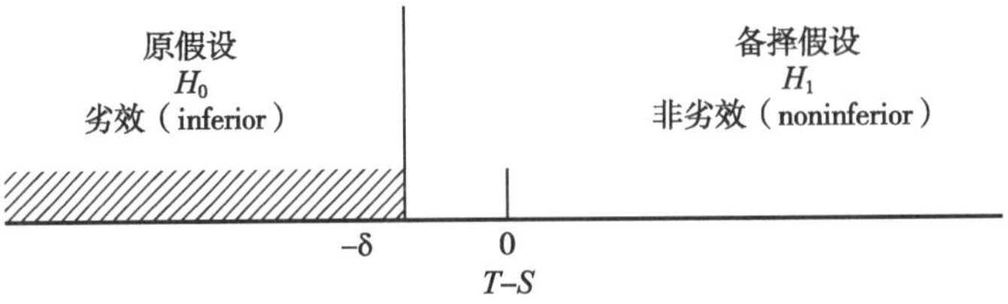

图 13-2 非劣效性试验的原假设和备择假设

均数的非劣效性检验用单侧 t 检验：

$$t = \frac{\delta + (\overline{X_T} - \overline{X_S})}{S_{\overline{X_T} - \overline{X_S}}} \qquad 式 13\text{-}9$$

当 t 大于检验界值时，可认为试验组非劣于对照组。

率的非劣效性检验用单侧 u 检验：

$$u = \frac{\delta + (p_T - p_S)}{\sqrt{\dfrac{p_T(1-p_T)}{n_T} + \dfrac{p_S(1-P_S)}{n_S}}} \qquad 式 13\text{-}10$$

当 u 大于检验界值时，可认为试验组非劣于对照组。

（三）置信区间方法

非劣效检验是单侧的，相应的置信区间亦是单侧的。

非劣效检验的置信区间方法：计算 $T\text{-}S$ 的 $100(1-\alpha)\%$ 单侧置信区间，下限记为 C_L，如果：

$$C_L > -\delta \qquad 式 13\text{-}11$$

则认为试验药物非劣于标准药物。

由上可见，置信区间方法在等效性与非劣效性检验中更为方便。因此，很多学者喜欢用置信区间方法进行等效性与非劣效性检验。

例 13-2 为评价头孢克洛混悬液治疗儿童急性中耳炎的有效率是否不低于对照组阿莫西林。对 192 例急性中耳炎患者进行了观察，结果：试验组 92 例，81 例有效，有效率为 $P_T=0.880\ 4$；对照组 100 例，85 例有效，有效率为 $P_S\text{-}0.850\ 0$。问：头孢克洛混悬液是否非劣于阿莫西林。

1. 确定临床非劣效界值 本例取 δ 为对照组有效率的 10%，即 $\delta=0.850\ 0 \times 10\%=0.085\ 0$。

2. 假设检验 建立假设：$H_0: P_T\text{-}P_S \leq -8.5\%$，$H_1: P_T\text{-}P_S > -8.5\%$

$\alpha=0.025$（单侧）。

用近似正态检验。两组的合并有效率为

$P_c=(81+85)/192=86.46\%$

合并有效率的标准误为

$$S_{p_T - p_S} = \sqrt{0.864\ 56 \times (1-0.864\ 6)\left(\frac{1}{92} + \frac{1}{100}\right)}$$

$$= 0.049\ 43$$

则：

$$u = \frac{p_T - p_S + \delta}{S_{p_T - p_S}} = \frac{(0.880\ 4 - 0.850\ 0) + 0.085\ 0}{0.049\ 43} = 2.334\ 6$$

单侧 $P=0.019\ 6$，拒绝 H_0，可以认为头孢克洛混悬液治疗儿童急性中耳炎的有效率非劣于对照组阿莫西林。

3. 置信区间方法 计算 P_d 的单侧 97.5% 置信区间下限为：

$$0.030\ 4 - 1.96 \times 0.049\ 4 = -0.066\ 424。$$

P_d 的单侧 97.5%CI 包含在非劣效区间中：

$$-0.066\ 424 > -0.085\ 0$$

结论同上。

三、等效性检验与非劣效性检验的正确应用

1. 传统差异性假设检验差别无统计学意义，（$P>\alpha$）与非劣效性/等效性假设试验的非劣效/等效（$P \leq \alpha$）是两个不同的概念。前者表示现有数据因例数少、或变异度大或参数本身相近等原因尚不能作出两组差别有统计学意义的结论；后者表示根据临床专业上的界值标准及统计学上的 α 水准，可作出两组非劣效或等效且有统计学意义的结论。从理论及实际资料分析看，传统假设检验所得结论"两组差别无统计学意义"，不一定表示"两组等效"；同样，等效性检验若得到"两组等效"的结论，若按传统假设检验，也有可能会得到"两组差别有统计学意义"的结论。因此，传统假设检验意义下的结论不可代替非劣效性或等效性假设检验的结论。

2. 非劣效性假设检验或等效性假设检验的目的与传统假设检验不同，但两者在检验统计量

的构造及 P 值的界定方法方面是相同的。

3. 等效性假设检验和非劣效性假设检验采用置信区间的方法更简洁明了。

四、等效性与非劣效性检验样本量估计

在研究设计时需要估计样本量。本节以两个样本均数、率的比较介绍等效性、非劣效性假设检验时所需样本量。

设 α 为检验水准，$1-\beta$ 为检验把握度。为简单起见，仅考虑试验组和对照组样本量相同的情形。

（一）等效性检验所需样本量估计

设 σ 为试验组或对照组主要指标的标准差；Δ 为等效界值。则两样本均数比较时，等效性检验每组所需样本量 n 为：

$$n = \frac{2(Z_\alpha + Z_{\beta/2})^2 \sigma^2}{\Delta^2} \qquad 式 13-12$$

这里 Z_α 表示标准正态分布的第 $1-\alpha$ 分位数，或单侧 α 界值；$Z_{\beta/2}$ 表示标准正态分布的第 $1-\beta/2$ 分位数，或双侧 β 界值。

设 π 试验组或对照组的有效率估计值；Δ 为等效界值。则两个率比较时，等效性检验每组所需样本量 n 为：

$$n = \frac{2(Z_\alpha + Z_{\beta/2})^2 \pi(1-\pi)}{\Delta^2} \qquad 式 13-13$$

（二）非劣效检验所需样本量估计

其他记号同上。若 Δ 为非劣效界值。则两个均数比较时，非劣效检验每组需要的样本量为：

$$n = \frac{2(Z_\alpha + Z_\beta)^2 \sigma^2}{\Delta^2} \qquad 式 13-14$$

而两个率比较时，非劣效检验所需每组样本量：

$$n = \frac{2(Z_\alpha + Z_\beta)^2 \pi(1-\pi)}{\Delta^2} \qquad 式 13-15$$

等效与非劣效性检验样本量估计中所不同的是，等效性检验样本量的估计式中 β 的界值是双侧的，而非劣效性检验样本量的估计公式中 β 的界值是单侧的。

第六节　药物不良反应监测及上市后评价

一、药物警戒

药物警戒（pharmacovigilance，PhV）由法国药物流行病学家 Begaud 首次提出，是研究如何发现、评价、理解和预防不良反应或其他任何可能与药物有关问题的学科和方法学，是药品安全保障体系的重要内容。药物警戒的对象不仅包括药品不良反应，还包括不合格药品，药物的滥用与错用，超适应证用药，急慢性中毒的病例报告，与药物相关的病死率的评价，药物与药物、药物与食物的不良相互作用等。

药物警戒是药品安全性监测的扩展，其关键在于如何收集、分析药物的安全性数据，并得出有价值的假说或结论，即信号的产生与分析。

为加强药品的上市后监管，规范药品不良反应报告和监测，及时、有效控制药品风险，保障公众用药安全，药物不良反应的监测已经列入很多国家的常规工作，我国 2011 颁布了《药品不良反应报告和监测管理办法》。

目前监测药品不良反应主要有主动监测和被动监测。自发呈报系统（spontaneous reporting system，SRS）是被动监测的一种，是信号产生的主要手段，也是上市后药物不良反应（adverse drug response，ADR）监测的最简单、最常用的方式。SRS 的基本作用是早期发现 ADR 信号，特点是监测范围广，参与人员多、不受时间、空间限制，是 ADR 的主要信息源，可以及早发现潜在 ADR 信号，从而形成假说提供给专家组进行评价。SRS 在 ADR 监测中起着极其重要的作用，是目前各个国家 ADR 监测的主要手段。

二、统计预警方法

近年来，数据挖掘方法在基于自发呈报数据库的药物警戒中的应用得到了充分的发展，常用信号预警方法有频数法及贝叶斯法。前者包括报告率比例法（proportional reporting ratio，PRR）及报告优势比法（reporting odds ratio，ROR）；

后者包括贝叶斯置信传播神经网络（Bayesian confidence propagation neural network，BCPNN）、经验贝叶斯伽玛泊松缩减法（empirical Bayes gamma Poisson shrinker，GPS）；另有一些基于回归模型（Logistic 回归、Poisson 回归）的方法探讨在调整某些可能的混杂因素的情况下的信号预警。这些方法各有特点，并已被不同机构用于日常信号监测中。这里仅介绍最常用的 PRR、ROR 两种方法。

设自发呈报系统数据库中有 A 种不同的药物，B 种不良反应/不良事件（简单起见，下文中简称不良反应），则药物–不良反应共有组合数 $M=A \times B$。当研究第 i 种药物 Ai 与第 j 种不良反应 ADR_j 之间的关联性时，可得 SRS 数据四格表（表 13-2）。当前研究药物的所有 ADR 报告中，发生目标 ADR_j 的报告数表示为 n_{11}，所占的比例表示为 p_{11}；发生其他 ADR（不包括 ADR_j）的报告数表示为 n_{10}，其报告比例则表示为 p_{10}；其他所有药物（不包括 Ai）相关的 ADR 报告中，发生目标 ADR_j 的报告数为 n_{01}，所占的比例表示为 p_{01}；发生其他 ADR（不包括 ADR_j）的报告数为 n_{00}，报告比例表示为 p_{00}。所有报告中发生目标 ADR 的报告数为 $n_{.1}$，报告比例表示为 $p_{.1}$；当前研究药物的 ADR 报告数为 $n_{1.}$，所占比例 $p_{1.}$。

表 13-2　SRS 数据四格表

是否目标药物 A_i	是否目标不良反应（ADR_j）		合计
	是	否	
是	$n_{11}(p_{11})$	$n_{10}(p_{10})$	$n_{1.}(p_{1.})$
否	$n_{01}(p_{01})$	$n_{00}(p_{00})$	$n_{0.}(p_{0.})$
合计	$n_{.1}(p_{.1})$	$n_{.0}(p_{.0})$	$n_{..}(p_{..})$

（一）报告率比例法

$$PRR = \frac{n_{11}/n_{1.}}{n_{01}/n_{0.}},$$

$$S_e(\ln PRR) = \sqrt{\frac{1}{n_{11}} - \frac{1}{n_{1.}} + \frac{1}{n_{01}} - \frac{1}{n_{0.}}} \qquad \text{式 13-16}$$

其 95% 置信区间为：

$$e^{\ln(PRR)\pm1.96 S_e(\ln PRR)} = e^{\ln(PRR)\pm1.96\sqrt{\frac{1}{n_{11}}-\frac{1}{n_{1.}}+\frac{1}{n_{01}}-\frac{1}{n_{0.}}}} = e^{\ln(PRR)\pm1.96\times S_e}$$

式 13-17

若 PRR 的 95% 置信区间下限 $e^{\ln(PRR)\pm1.96\times S_e}>1$，则说明所研究的药物的该目标不良反应发生率高于一般，则提示为不良反应信号。

（二）报告优势比法

$$ROR = \frac{n_{11}/n_{01}}{n_{10}/n_{00}},$$

$$S_e(\ln ROR) = \sqrt{\frac{1}{n_{11}} + \frac{1}{n_{10}} + \frac{1}{n_{01}} + \frac{1}{n_{00}}} \qquad \text{式 13-18}$$

其 95% 置信区间为：

$$e^{\ln(ROR)\pm1.96 S_e(\ln ROR)} = e^{\ln(PRR)\pm1.96\sqrt{\frac{1}{n_{11}}+\frac{1}{n_{10}}+\frac{1}{n_{01}}+\frac{1}{n_{00}}}}$$

式 13-19

若 ROR 的 95% 置信区间下限 $e^{\ln(ROR)\pm1.96\times S_e}>1$，则提示为不良反应信号。

频数法具有计算简便、易理解的优点。但当单元格频数较小时，统计量波动较大，区间太宽，且当四格表有零单元时，不能直接使用。因此为了保证方法的稳健性，当四个格子中任一数字为 0，则四个格子皆加 0.5 后再进行计算。

PRR 和 ROR 的应用有个前提条件，就是假设不同药物的不良反应报告率是相同的，不同不良反应的报告率也是相同的。如果这个假设不成立，则应用时需要谨慎。

第七节　新药临床试验有关法律法规

由于社会的发展，技术的进步，人们对疾病的防治和对提高健康水平日益增长的需求，促使新的药品不断涌现。为确保新药质量可控、安全有效，规范新药的研制和审批就十分必要。新药临床试验具有伦理性、科学性和规制性的特点，相应的法规需要围绕这些方面形成法规体系。新药管理是药品管理中极其重要的部分，不仅需要从高水平的专业技术角度把关，而且还必须有严格的法律保障。

一、临床试验的国际法规简介

20 世纪前，各国有关药品管理的法律、法令多侧重于对假药、劣药、毒药的管理。20 世纪初化学药品问世后，新药数量激增，当初的管理亦多为申请注册、产品抽验等。1935 年在美国发生了磺胺酏剂事件，导致 107 人死亡，引起公众对新药管理弊端的谴责、抨击，迫使美国国会修改《食品、药品、化妆品法》。此修正案着重提出了新药申请上市必须有充分的科学数据证明该药品是安全的。由于该法只强调药品应安全无毒,没有强调药物的有效性,又导致一大批疗效不确切的药品充斥市场。1961年德国的"反应停事件",造成万余名畸胎儿,震惊了世界,促使许多国家为此重新修订药品管理法。例如,美国1962年批准的《食品、药品、化妆品法修正案》,重点提出新药申请上市前除必须证明是安全外,还必须是有效的,并对新药审批作出详细的规定。日本、英国等修订的药品管理法也都对新药管理作出详细规定。1979年,美国国会通过并公布非临床(即临床前)安全性试验研究规范,对新药进行临床研究前的安全性研究作出了更为严格的全面质量要求。由于药品国际贸易的发展,各国新药管理更趋一致,也更为严格。

新药在申请上市之前必须进行临床试验,以确认新药的安全性和有效性。为保证药品临床试验过程规范,结果科学可靠,保护受试者的权益并保障其安全,世界卫生组织和诸多国家均制定了药品临床试验管理规范。由欧洲药品管理当局联盟(EMEA)、欧洲联邦制药工业协会(EFPIA)、美国食品与药品管理局(FDA)、美国药物研究和制药商协会、日本厚生省、日本制药商联合会这6个成员发起的"国际人用药品注册技术协调会(ICH)",自1991年起,每两年举行一次会议,共同商讨GCP国际统一标准。1997年6月,ICH-GCP正式颁布。

目前国际上临床试验的法规主要是国际人用药品注册技术协调会(ICH)制定的一系列技术指南和规范,这些技术文件是全球临床试验操作的指导原则。ICH文件包括Q、S、E和M四个系列。Q代表质量,主要是药品质量保证方面的相关指导原则,如产品的治疗、质量标准、原料药开发与制作、药典和质量管理系统等;S代表安全性,主要是实验室和动物实验、临床前研究安全性的相关指导原则,包括动物药代、致癌性、遗传毒性、慢性毒性、生殖毒性等评价;E代表有效性,主要是人类临床研究有效性的相关指导原则,包括临床试验管理规范(E6,ICH-GCP)、临床研究的一般考虑(E8)、生物统计学指导原则(E9)、对照组的选择(E10)等。M代表多学科,主要是不能列入以上三类的其他论题。包括M1:常用医学

名词;M2:药政信息传递电子标准;M3:临床试验相关的临床前研究时间安排;M4:通用技术文件;M5:药物词典的数据要素和标准。ICH指南的网址:http://www.ich.org/products/guidelines.html。

二、我国临床试验的法律法规体系简介

1992年,我国政府派员参加了世界卫生组织GCP的定稿会,回国后开始酝酿起草我国的GCP。1997年,原卫生部药政管理人员及有关专家参加了ICH大会。随后参照WHO-GCP和ICH-GCP,经七次修订,于1998年颁布了我国的《药品临床试验管理规范》(试行)。为加强对药品监督管理的依法行政,先后颁布了既与国际接轨,又符合我国国情的《药品临床试验管理规范》《新药审批办法》《药品临床试验的若干规定》《药品监督管理统计管理办法(试行)》等一系列法规,标志着我国药品的临床试验管理进入了国际化时代。之后,又不断修订完善。

目前,我国药品管理的上位法律是全国人大通过的《中华人民共和国药品管理法》和国务院发布的《中华人民共和国药品管理法实施条例》。临床试验相关的部门规章有,国家药品监督管理部门颁布的《药物临床试验质量管理规范》《药品注册管理办法》和《医疗器械注册管理办法》等。

(一)《中华人民共和国药品管理法》

《中华人民共和国药品管理法》是专门规范药品研制、生产、经营、使用和监督管理的法律。自1985年7月1日起实施以来,对于保证药品的质量,保障人民用药安全有效,打击制售假药、劣药,发挥了重要作用。随着我国改革的不断深化,对外开放逐步扩大,加入世界贸易组织,药品的监督管理工作中出现了一些新情况、新问题。1998年7月起,国务院法制办和国家药品监督管理局认真地进行调查研究、总结实践经验,针对实践中出现的问题,对药品管理法进行修订。2001年2月28日,九届全国人大常委会第二十次会议审议通过了修订的《中华人民共和国药品管理法》,并自2001年12月1日起实行。2015年修订的《中华人民共和国药品管理法》分为十章共104条。十章分别为总则、药品生产企业管理、药品经

营企业管理、医疗机构的药剂管理、药品管理、药品包装的管理、药品价格和广告的管理、药品监督、法律责任和附则。

（二）《中华人民共和国药品管理法实施条例》

2002 年 9 月 15 日起，我国开始施行《中华人民共和国药品管理法实施条例》，本条例对《中华人民共和国药品管理法》的规定进行了详细、具体的解释和补充，成为药品管理法律体系中最重要的行政法规。

（三）《药品注册管理办法》

2007 年颁布实施的《药品注册管理办法》分列 6 个附件，对药品注册分类及申报资料要求做出具体规定。其中附件 4 "药品补充申请注册事项及申报资料要求" 对国家食品药品监督管理局与省、直辖市食品药品监督管理部门的审批权限作出界定。

在我国研制新药，必须按照相关规定如实报送研制方法、质量指标、药理及毒理试验结果等有关资料和样品，批准后，方可进行临床试验。完成临床试验并通过审批的新药，可颁发新药证书。

（四）《药物临床试验质量管理规范》

我国现行的《药物临床试验质量管理规范》是 2003 年由国家食品药品监督管理部门颁布实施的，2016 年启动了修订更新工作。《药物临床试验质量管理规范》是对临床试验全过程所做的标准化、规范化管理的规定，包括方案设计、组织实施、监查、稽查、记录、分析、总结和报告。最新颁布的我国《药物临床试验质量管理规范》共九章八十三条。九章的内容分别为总则、术语及其定义、伦理委员会、研究者、申办者、试验方案、研究者手册、必备文件管理和附则。

（杨土保　陈　峰）

参 考 文 献

1. 刘民. 医学科研方法学. 2 版. 北京：人民卫生出版社，2014.
2. 陈峰，夏结来. 临床试验统计学. 北京：人民卫生出版社，2018.
3. 田少雷，邵庆翔. 药物临床试验与 GCP 实用指南. 北京：北京大学出版社，2010.
4. 李晓松. 医学统计学. 3 版. 北京：高等教育出版社，2014.
5. CHAP TLE. Introductory biostatistics. New York：John Wiley Sons Inc，2003.

第十四章 传染病风险评估及预测预警

导读 传染病风险评估和预测预警分析是传染病防控的关键技术。随着人口流动的加大、国际交流合作的增强，某个地区的传染病暴发或流行，可在短时间内传播至世界多个国家及地区。由于传染病具有传播快、防控难等特点，对传染病开展风险评估及预测预警分析，有利于了解风险控制关键点、掌握疾病流行趋势、及早识别异常变化的苗头，进而采取恰当的措施，降低传染病流行的风险及其对社会经济的影响。随着风险管理及预测预警理论与方法的不断完善，传染病风险评估及预测预警理论与方法也得到了不断发展。本章第一节介绍了传染病风险评估的相关概念、基本方法、评估过程及其注意事项等内容，第二节介绍了目前使用较多的传染病预测预警模型的原理、分类及其具体运用。

第一节 传染病风险评估

风险评估是风险管理体系的核心环节和重要过程，是将研究发现的结果转化为风险管理策略的工具，它随着风险管理理论的不断完善而不断发展。由于环境、生态、公共卫生等不同领域需要应对的风险类型不同，各个行业常用的风险评估方法也有所不同。卫生领域开展风险评估晚于其他领域，主要是运用通用的方法来开展评估工作。

传染病突发事件是医疗卫生领域中广受社会关注且较为常见的一类风险源，由于传染病具有传播快、防控难等特点，因此对传染病防控做出的决策需要足够的循证支持，风险评估在此过程中具有非常重要的指导意义。传染病的风险评估工作，要紧密结合传染病自身特点，利用现有的风险评估方法和工具来开展。

一、风险评估相关基本概念

（一）风险管理

1. 风险管理的概况 风险管理（risk management）的思想理论萌生于20世纪30年代。20世纪50年代，风险管理理论体系开始以学科的形式在美国发展起来。美国研究者戈拉尔（Russell B Gallagher）于1950年首次使用了"风险管理"一词，此后这一概念开始广泛传播。在风险管理发展早期，其主要对象是信用风险和财务风险，经不断的发展和传播，越来越多的行业开始采纳风险管理这一理念。1995年澳大利亚标准委员会和新西兰标准委员会制定和出版了全球第一个企业风险管理标准——澳大利亚/新西兰风险管理标准（AS/NZS4360，简称澳洲风险标准），该标准适用范围广泛，为各行业各部门的风险管理提供了一个共同框架。2009年，国际标准化组织正式发布了国际风险管理标准，并于2018年发布了第二版《ISO 31000: 2018风险管理指南》。

2. 风险管理的概念 风险管理是研究风险发生规律和风险控制技术的一门新型管理科学，是指风险管理主体通过风险识别、风险评估、风险决策管理等方式，对风险实施有效控制和妥善处理，以期达到用最小成本获得最大安全保障的一项管理活动。风险管理体系框架具体如图14-1所示。

（二）风险

风险（risk）是源于19世纪末经济学领域的一个概念，最初是指从事某项经济活动出现盈利、损失、无利无损三种结果的不确定性。之后，这一概念陆续在不同领域得到推广和应用。目前，风险主要是指不确定性对目标的影响。这种影响是指与预期的偏差，它可以是积极的，也可以是消极的，或者两者兼而有之，且可以创造机遇或导致

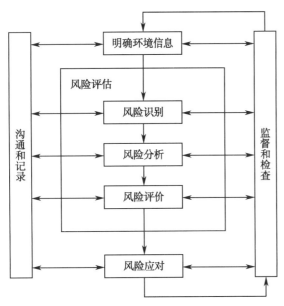

图 14-1 风险管理体系框架

威胁。在医学领域中,世界卫生组织于 2002 年将风险定义为:"一般是指对人体健康和生命安全造成潜在危害的可能性或是增加这种可能性的因素。例如:病毒、细菌是感染性疾病的风险因素。"

(三)风险评估

风险评估(risk assessment)是指风险识别、风险分析、风险评价的全过程,是系统地运用相关信息来确认风险来源,并对风险进行估计,将估计后的风险与给定的风险准则对比,来决定风险严重性的过程。

通过风险评估,决策者及有关各方可以更深刻地理解那些可能出现的风险,以及现有风险控制措施的充分性和有效性,为确定最合适的风险应对方法奠定基础。

1. 风险识别 风险识别(risk identification)是发现、列举和描述风险因素的过程,包括对风险源、风险事件及潜在后果的识别。它是风险分析的基础和起点,通过收集大量信息确定风险因素,明确可能会发生的风险有哪些,是什么样的风险。由于风险存在不确定性,风险识别不是一次性行为,而是有规律的贯穿于风险评估及实施措施的整个过程。在识别过程中,不仅要收集、整理和分析相关历史资料,而且要评估现有的防控能力,考虑可能诱发风险事件发生的自然因素和社会因素,结合发生地具体情况进行预测和识别。常用的风险识别方法包括:现场调查法、专家会商法、决策树法等。

2. 风险分析 风险分析(risk analysis)是基于风险识别的结果,对风险事件发生的可能性和后果的严重性进行分析,为风险评价、决定风险是否需要应对,以及选择最适当的应对策略和方法提供信息支持,另外还要分析其中存在的不确定性。

风险分析需要考虑多方面的因素,包括:导致风险的原因、风险源/风险事件的正负面后果及其发生的可能性、影响后果和可能性的因素、不同风险及其风险源的相互关系、控制措施是否有效等。因此,主要分析过程涉及可能性分析、后果分析、不确定性分析和控制措施评估。

(1)可能性分析:在可能性分析过程中,通常要依据风险识别中获得的材料,分析并推测事件发生的可能性。分析时应充分利用风险识别中所获取的全部信息。风险发生的可能性,定量的方式可以用发生概率来表示,也可以用定性的描述方式,如"几乎肯定、很可能、可能、不太可能、极不可能"进行判断。通常使用以下三种方法来估计可能性,这些方法可单独或组合使用,包括:

1)利用相关历史数据来识别那些过去发生的事件或情况,借此推断出它们在未来发生的可能性。

2)利用决策树等技术来预测可能性。当历史数据无法获取或不充分时,可以通过树状分析系统来推测风险发生的可能性。

3)系统化和结构化地利用专家观点来估计可能性。专家判断应利用一切可收集到的信息。获得专家判断的方式方法众多,常用方法包括德尔菲法和层次分析法等。

当资料不充分时,可采用专家集体讨论的形式,结合自身的知识和经验对可能性进行讨论,得出统一的研判结果。如果专家意见不一致,可遵循少数服从多数或以权威专家意见为准的原则。

(2)后果分析:后果分析可通过假设特定事件、情况或环境已经出现,来确定风险影响的性质和类型。某个风险事件可能会产生一系列不同严重程度的影响,也可能影响到一系列目标和不同利益相关方,比如不同人群的健康损害、干扰正常社会秩序、造成经济损失等。进行后果分析时,需要全面考虑事件发生的时间、地点、自然环境及社会背景等因素。一方面是由于同一事件在不同时间、地区和背景下发生，其后果可能大不相同；另一方面是由于在特定舆论影响下，同一事件对社会秩序、经济发展的影响亦可能发生变化。后果分析的形式灵活，可以对后果简单描述，也可以采用具体的定量模型等。公共卫生领域的风险后果是多样的，通常难以定量描述，因此多以"极高、高、中等、低、极低"来进行定性描述。

后果分析应注意以下方面：考虑应对后果的现有措施，并关注可能影响后果的相关因素；将风险后果与最初目标联系起来；对马上出现的后果和那些经过一段时间后可能出现的后果两种情况同等重视；不能忽视次要后果。

（3）不确定性分析：风险分析过程中，会因为数据或资料不充分，或事件发生的自然环境或社会环境发生变化，使评估者在分析风险发生的可能性或后果严重程度时，不可能准确测量，因此存在一定程度的不确定性。认识不确定性对于有效地解释和沟通风险分析结果是必要的。在风险分析过程中，要充分考虑事件发生发展过程中可能存在的不确定情形，如有可能，应识别不确定性的起因，并阐述所使用数据、方法及模型的不确定性，并在最终风险评估报告中向决策者报告这些内容，以帮助其更好地决策，同时为减少不确定性开展相关证据的收集工作提供方向。

（4）控制措施评估：风险的等级水平不仅取决于风险本身，还与现有风险控制措施的充分性和有效性密切相关。在进行控制措施评估时，需要解决几个问题，包括：现有控制措施是什么？这些措施是否足以应对风险？是否可将风险控制在可接受的范围内？在实际工作中，控制措施是否在正常运行，当需要时，是否能够证明这些措施的有效性？

3. **风险评价** 风险评价（risk evaluation）是在风险识别和风险分析的基础上，确定风险的严重程度并作出相应的决策。最简单的风险评价结果仅将风险分为两种：需要应对与无需应对。这样的方式虽然简单易行，但是其结果通常难以反映出风险估计时的不确定性，且两类风险界限的准确界定也绝非易事。在风险评价过程中，综合风险发生可能性和风险危害程度两个因素时，可能会存在以下情况：有些风险的危害程度较大，但发生概率很小；有些风险的危害程度不大，却

很可能出现。出现上述情况时，就需要将这两个因素综合考虑，进一步对风险进行综合评价。

（四）风险评估的意义

风险评估是将关口前移，从源头管控风险事件发生的一项重要工作。对于风险、危害或事故等，如果将工作重点只放在管理上，发生问题后搞整顿、检查，这种情况只能获得经验教训，对预防类似事件的发生起到一定的作用，但是却可能要付出巨大代价。因此，在风险事件发生前开展有效的评估，判断可能后果及严重程度，是降低损失最有效的途径。

以新发传染病为例，这类疾病严重威胁着人群健康、社会稳定和经济发展。全球各国均积极采取各种措施控制其发生、发展和蔓延。风险评估具有提前预警、应对得当、调整快速等特点，采用风险评估可有效利用现有的数据和资源，筛检信息，精准定位，早期识别风险，将新发传染病的防控关口前移，提出恰当启动应急响应机制的建议，提前做出应对新发传染病的准备，为应急决策提供支持。

二、风险评估的主要方法

（一）风险评估方法的概况

风险评估的方法有很多，不同领域、不同类型的风险评估所用方法是不同的，根据评估过程中评价、赋值方法的不同，风险评估的方法可分为定性分析方法、定量分析方法、定性与定量相结合的分析方法。风险评估定性分析方法，往往带有较强的主观性，需要分析者具备丰富的经验和较强的能力，否则会因操作者经验和直觉的偏差而使结果失准；依靠行业标准和惯例来为风险各要素的大小或高低程度定性分级可在一定程度上避免操作者的主观因素带来的偏差。风险评估定量分析方法是对构成风险的各个要素和潜在损失的水平赋予数值，当度量风险的所有要素都被赋值，风险分析和评估过程的结果就得以量化。定量分析比较客观，但对数据要求较高，同时还需借助数学工具和计算机程序，其操作难度较大。

风险评估工作开展的步骤不同，所选择的方法也会有所差异。常见的风险评估方法包括头脑风暴法（专家会商法）、德尔菲法、情景分析法、危险分析与关键控制点、结构化假设分析、风险矩阵

法、风险指数、决策树分析、因果分析法、层次分析法、FN曲线等。

（二）风险评估方法简介

1. 头脑风暴法　头脑风暴法（brainstorming method），又称专家会商法，一般采用小组开会的形式，由研究者组织专家小组，激励参会人员畅所欲言，对某一个问题进行深入讨论。每个专家轮流发表个人意见，尽量提出自己的设想，发挥每个人的创造性思维。研究者记录、反复咨询、整理每一条意见，逐步使专家意见一致，得到风险评估的各项指标，汇总出最终结论。开展头脑风暴法进行传染病风险评估时，可以选择从事流行病、临床治疗、实验室检测、动物疾病控制等多个方面的专家进行讨论，从而对疾病风险提出更为全面的评估建议。

（1）用途：头脑风暴法可以与其他方法一起使用，也可以单独使用，来激发参与者对风险管理过程任何阶段的想象。此方法可用于以发现问题为目的的讨论中，也可用于特殊问题的细节讨论或是细致的评审过程中。

（2）实施过程：①召集一个熟悉被评估问题相关领域的专家团队。②开展头脑风暴时有效地引导非常重要。讨论会之前，主持人应准备好与讨论内容相关的一系列问题及思考提示，确定讨论会的目标并解释规则。引导员首先介绍一系列想法，创造自由讨论的氛围，然后大家探讨各种观点，尽量多发现问题。在讨论过程中，为充分展开思路，参与者无须关注细节问题，如是否应该将某些事情记录下来或某句话究竟是什么意思，也不要对任何观点加以评论，引导员要促进小组思路快速推进，充分激发大家的横向思维。当某一方向的思想已经充分挖掘或是讨论偏离主题过远，引导员可以指引参会专家进入新的方向或阶段，以保证不过多的偏离主题，或不长时间停留在一个环节或问题上。研究者应注意筛选和捕捉讨论中产生的新设想和新议题，从而可以收集尽可能多的不同观点，以便进行后续分析。

（3）产出：头脑风暴讨论结果的内容取决于其所应用的风险评估的阶段。例如，在风险识别阶段，其结果可能是识别出的风险及当前控制措施的清单；在风险评价阶段，其结果可能是风险的等级。

（4）优缺点

1）优点：该方法有助于激发想象力，发现新的风险和全新的解决方案；让风险事件相关方参与其中，有助于进行全面沟通；评估时间短，组织形式简单，易于开展。

2）缺点：部分参与者可能缺乏必要的技术及知识，无法提出有效的建议；由于头脑风暴法相对松散，不能保证过程及结果的全面性；可能会出现特殊状况，如在某些方面权威人士没能充分发表意见使得其他人成为讨论的主角。

（5）注意事项：头脑风暴法需要遵循平等原则，要尽量消除上下级、权威与否等地位差异的影响，创造一个自由的氛围；无错误、无判断，任何观点和想法都可以被提出，不存在对与错，会议中不应对任何人的想法或观点进行评价，评价应放在头脑风暴之后，而不是过程中；追求数量而非质量，在讨论过程中要及时记录，并显示在黑板、显示屏等大家都能看到的标板上，使每个成员都能随时回顾已产生的想法，并对它们进行综合考虑，提出新的创意。

2. 德尔菲法　德尔菲法是依据一套系统的程序在一组专家中取得可靠共识的技术。研究者将所需解决的问题单独发送给各个专家征询意见，专家之间不得互相讨论，不发生横向联系，只能与调查人员发生联系。然后研究者回收、汇总、整理出综合意见，并将该综合意见和预测问题再分别反馈给专家，征询意见。经过多次反复征询、归纳、修改，最后汇总成专家基本一致的看法，作为预测的结果。开展德尔菲法对传染病进行风险评估时，可以选择从事流行病、临床治疗、实验室检测、动物疾病控制等多个方面的专家，以邮件的形式进行多轮调查，最终形成比较一致的意见。

（1）用途：此法可以用于风险评估过程的任何阶段，常用于在专家一致性意见基础上，在风险识别阶段进行定性分析。

（2）实施过程：①各个专家达成共识所需的一系列资料。②使用半结构化问卷对一组专家进行提问。为保证专家观点的独立性，专家无需会面，仅需要在规定期限内返回问卷；研究者对第一轮答复的信息进行分析、对比和汇总，并再次分发给专家组成员，让专家比较自己同他人意见的不同，修改或完善自己的意见和判断，重新做出答复;循环以上过程,直至专家组成员达成共识。

(3)产出:对评估事项形成一致性意见。

(4)优缺点

1)优点:在应用德尔菲法时,由于专家组各成员匿名表达观点,因此更有可能表达出那些不受欢迎的看法;所有观点都会被同等对待,以避免某一权威专家占主导地位和话语权的问题;方便实施,专家组成员不需要在同一时间聚集在某个地方。

2)缺点:德尔菲法分析是一项过程复杂、耗时费力的工作;被调查人员需要进行清晰的书面表达;在意见修改过程中,有些专家可能碍于情面,不愿意发表与其他人不同的意见,或出于自尊心而不愿意修改自己的意见。

3. 风险矩阵 风险矩阵(risk matrix)是用于识别风险及对其进行优先排序的有效工具。风险矩阵可以直观地显示风险的等级或分布情况,有助于管理者确定风险管理的关键控制点和风险应对方案。一般将风险发生的可能性和风险的严重程度分为若干级,然后以可能性为表行,以严重性为表列,在行列的交叉点上给出定性的结果。

(1)用途:风险矩阵通常用来对风险进行排序,根据其在矩阵中所处的区域,确定哪些风险需要更细致的分析,哪些风险应首先处理。风险矩阵也有助于不同知识背景的人群对风险等级达成一致理解。例如,对于输入性传染病的传入风险,可用此法进行可能性影响因素和危害严重程度影响因素的分析,结合风险可能性级别和危害严重程度等级,对风险进行分类,从而针对不同级别的风险程度,确定和采取不同的卫生措施。

(2)实施过程

1)应用风险矩阵法时,首先需要明确风险发生的可能性和后果严重程度的评估结果。对风险发生可能性的高低、后果严重程度的评估,可以用定性或定量的方法(表14-1和表14-2)。定性方法是直接用文字描述,如风险发生可能性"极低、低、中等、高、极高"等。定量方法是对风险发生可能性的高低、后果严重程度用具有实际意义的数量描述,如对风险发生可能性的高低用概率来表示,对后果严重程度用损失的金额来表示。

表 14-1 风险发生可能性的评价标准

定性方法	文字描述一	极不可能	不太可能	可能	很可能	几乎确定
	文字描述二	一般情况下不会发生	极少情况下才发生	某些情况下发生	较多情况下发生	常常会发生
定量方法	评分	1	2	3	4	5
	一定时期发生的概率	<10%	10%~29%	30%~69%	70%~89%	≥90%

表 14-2 风险后果严重程度的评价标准

定性方法	文字描述一	极低	低	中等	高	极高
	文字描述二	极轻微的	轻微的	中等的	重大的	灾难性的
定量方法	评分	1	2	3	4	5

2)对风险发生可能性和后果严重程度进行定性或定量评估后,依据评估结果绘制风险矩阵。绘制矩阵时,"行"表示后果等级,"列"表示可能性等级(表14-3)。将风险分析中所获得的事件发生的可能性和后果的严重性分析结果列入风险矩阵。

(3)产出:使用风险矩阵法的结果是对各类风险的等级进行划分,以确定风险的重要性水平。

表 14-3 风险矩阵示例

可能性	后果严重性				
	极高	高	中等	低	极低
几乎确定	极高	极高	高	高	中等
很可能	极高	高	高	中等	中等
可能	高	高	中等	中等	低
不太可能	高	中等	中等	低	低
极不可能	中等	中等	低	低	低

（4）优缺点

1）优点：该方法操作简便，易于应用；显示结果直观，可将风险很快地划分为不同的水平。

2）缺点：由于很难生成一个适用于各种情况的通用系统，研究者必须设计出适合具体情况的矩阵；该方法等级界定模糊；具有较强的主观性，不同决策者之间的等级划分结果会有明显的差别；无法对风险进行累积叠加，例如人们无法将一定频率的低风险界定为中级风险。

4. 情景分析 情景分析（scenario analysis）是指通过假设、预测、模拟等手段，对未来可能发生的各种情景以及各种情景可能产生的影响进行分析的方法。未来是不确定的，而情景分析使我们能够"预见"将来，对未来的不确定性有一个直观的认识，简单来说就是"如果出现什么情况，会怎样"的分析模式。尽管情景分析无法预测未来所有情景发生的可能性，但是有助于分析人员考虑哪些情景可能发生（诸如最佳情景、最差情景及期望情景），并且有助于提前作出相应的准备。

（1）用途：该方法在风险评估过程的三个步骤中都可以发挥作用。可用来帮助决策并规划未来战略，也可以用来分析现有的活动。情景分析适用于各类风险，包括长期风险和短期风险的分析。在周期较短及数据充分的情况下，可以从现有情景中推断出可能出现的情景。对于周期较长或数据不充分的情况，情景分析的有效性更依赖于合乎情理的想象力。

（2）实施过程

1）情景分析的必要前提是要构建一支专家团队，其成员需了解相关变化的特征（例如，可能的技术进步），并具备丰富的想象力，可以有效预见未来的发展。同时，还需要实时更新、掌握最新的文献和数据。

2）建立团队和相关沟通渠道、确定需要处理的问题和事件的背景，在此基础上识别可能出现的变化。关键是要确定某个特定情景发生的可能性。例如，对于最佳情景、最差情景以及预期情景，进行详尽的描述或说明。还要对未来发展趋势及出现变化的可能时机进行分析。需要分析的变化可能包括：外部情况的变化（如技术变化）；不久将要做出的决定，这些决定可能会产生相应不同的后果；利益相关方的需求以及需求可能的

变化；宏观环境的变化（如政府监管及人口构成等）等。

（3）产出：通过情景分析研究者可以识别并描述未来可能发生的各类情景及发展趋势，并针对各类情景制定相应的应对措施。

（4）优缺点

1）优点：由于社会、经济、环境等因素的复杂性，情景分析法可以对几种可能发生的情况进行预测，并针对每种情景进行提前准备，这样更具客观性和针对性。

2）缺点：运用情景分析时，主要难点在于数据的有效性以及分析人员和决策者开发情景的能力。如果将情景分析作为一种决策工具，其缺陷在于所用情景可能缺乏充分的基础，数据可能具有随机性，同时难于发现那些将来可能出现、但目前看来不切实际的结果。

5. 决策树分析 决策树分析是指考虑到不确定性情况的存在，以序列方式表示决策的选择和结果。决策树开始于初始事件或是最初决策，考虑随后可能发生的事件及可能做出的决策，需要对不同路径和结果进行分析。

（1）用途：决策树可用于风险管理中，在不确定的情况下选择最佳的行动步骤。此方法常用图形显示，有助于决策依据的快速沟通。

（2）实施过程

1）确定事件发展的可能路径、可能出现的决策点、不同决策导致的结果以及可能影响决策的偶然事件的信息。

2）决策树开始于最初决策，随着决策的继续，在各个决策点上，通过评估各事件发生的可能性以及相应的成本或收益，根据不同的判断结果，可得到不同的路径。

（3）产出：通过逻辑分析，得到每一个可能路径的预期结果。

（4）优缺点：

1）优点：以图解形式清晰的说明决策问题的细节；能够得出到达一种情形的最优路径。

2）缺点：大的决策树可能过于复杂，可读性较差；有时为了能够使用树形图表示，可能有过于简化背景环境的倾向。

6. FN 曲线 FN 曲线（FN curves）最初用于核电站的风险评价中，采用死亡人数 N 与事故发

生频率 F 之间关系的图形来表示。目前一般指伤亡人数与伤亡概率之间的相互关系。

（1）用途：FN 曲线是表示风险分析结果的一种手段。很多风险都具有轻微结果高概率或严重后果低概率的特点，FN 曲线用区域块替代单点来表示风险，适用于具有充分数据且背景类似的风险比较。将 FN 曲线与 ALARP（as low as reasonable practicable）准则相结合，可用来确定风险的可接受水平线和可容忍水平线，如图 14-2 所示。ALARP 准则是在可接受风险中应用最广泛的一条准则，它将风险划分为不可容忍区、警报区（ALARP）以及普遍可接受区。三个分区所表达的内容包括：第一，根据系统定量风险评价的结果，如果所评价出的风险值位于可容忍风险线之上时，则落入不可容忍区，此时，除特殊情况外，该风险是不能被接受的。第二，如果所评价出的风险值在可接受风险线之下时，则落入普遍接受区，此时，该风险是可以被接受的，无需采取安全改进措施。第三，如果所评价出的风险值在可容忍线和可接受线之间时，则落入警报区（ALARP），需要在实际可能的情况下尽量降低该区域内的风险。

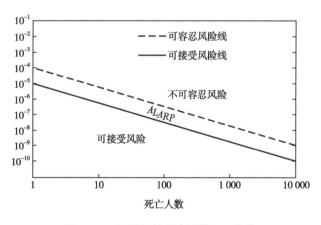

图 14-2　风险可接受水平的 FN 曲线

（2）实施过程

1）FN 曲线的限制线可以用下述公式表示：

$$1-\mathrm{FN}(x) \leqslant \frac{C}{x^{n}} \qquad 式 14-1$$

$\mathrm{FN}(x)$ 为事故导致的年死亡人数的概率分布函数。x 表示的是事故导致的年死亡人数。n 为风险水平线的斜率。C 为常数，代表风险水平线的位置，可理解为风险水平线截距，一般情况

下，可接受风险线的风险值一般小于可容忍风险值 1~2 个数量级。例如英国健康安全委员会发布的社会风险标准值，年死亡概率的可容忍线和可接受线的风险值分别为 10^{-4} 和 10^{-6}。根据目前已有的研究，n 取值有两种情况：$n=1$；$n=2$。国际上将斜率 $n=1$ 的风险接受准则称为中立型风险，斜率 $n=2$ 的风险接受准则称为厌恶型风险。

2）将现有数据绘制在图形上，以伤亡人数（一定程度的伤害，例如死亡）作为横坐标，以事故发生频率作为纵坐标。由于数值范围大，两个轴通常都需要使用对数比例尺。

（3）产出：确定可接受水平线和可容忍水平线，将风险划分为不可容忍区、警报区（ALARP）以及普遍可接受区。

（4）优缺点

1）优点：FN 曲线用图形直观的描述风险信息，便于理解，方便管理人员做出决策。

2）缺点：FN 曲线仅是一种表示风险分析结果的方法，无法说明影响范围或事件结果，只能说明受影响人数，并且无法识别引发伤害发生的方式。

7. 层次分析法　层次分析法（analytic hierarchy process，AHP）是 20 世纪 70 年代美国运筹学家托马斯·塞蒂（T. L. Saaty）教授提出的一种定性定量相结合的多目标决策分析方法。该方法的基本思路是首先根据各因素的相互关联划分层次，然后根据专家意见，针对上一级层次中某一准则，比较下级层次中各元素对该准则重要性的高低，最后构造两两比较的判断矩阵以确定各个评估指标的权重。

（1）用途：层次分析法具有系统性、灵活性、实用性等特点，尤其是目标因素结构复杂且缺乏必要数据的情况下，特别适合多目标、多层次、多因素的复杂系统的决策，同时该方法也被广泛应用于社会、经济、科技、规划等很多领域的评价、决策、预测、规划等方面。

（2）实施过程

1）对任意两因素的相对重要性进行比较判断，给予量化。为保证输入的比较值真实可信，通常可以用德尔菲法、头脑风暴法等进行操作。

2）运用层次分析法建模，步骤及公式如下：

第一步：建立递阶层次结构模型，根据传染

病风险因素相互之间的属性关系,按照属性划分的不同构建模型。

第二步:确定指标权重的标度,传染病风险评估是一个多目标、多因素的评估过程,既有定量的因素,也有定性的因素,各因素对于传染病风险形成的重要程度不同。为了将各因素之间进行比较并得到量化的判断矩阵,采用 Saaty 提出的 1~9 比率标度方法,其具体含义如表 14-4 所示:

表 14-4 层次分析法 1~9 标度及其含义

标度值	含义(定义)
1	表示因素 i 与因素 j 相比,同等重要
3	表示因素 i 与因素 j 相比,前者比后者稍微重要
5	表示因素 i 与因素 j 相比,前者比后者明显重要
7	表示因素 i 与因素 j 相比,前者比后者非常重要
9	表示因素 i 与因素 j 相比,前者比后者绝对重要
2,4,6,8	表示因素 i 与因素 j 相比,重要性比较值介于上述两个相邻等级之间
倒数	表示因素 i 与因素 j 相比,重要性之比为因素 j 与因素 i 重要性比值的倒数

第三步:一致性检验。两两比较矩阵是通过两个因素比较得到的,而在很多这样的比较中,往往可能得到一些不一致的结论。要完全达到判断一致性是非常困难的,所以允许在一致性上有一定的偏离,为此要进行一致性检验,引入一致性指标(consistency index, CI)。用随机一致性比率(consistency ratio, CR)作为衡量所得权重系数是否合理的指标,CR=CI/RI,其中 CI 为一致性指标,RI 为平均随机一致性指标。

采用计算最大特征根及特征向量方法来检验矩阵的一致性。若判断矩阵经检验不满足一致性的条件,那么每个层次全部要素的相对权重就无法确定,则必须修改判断矩阵,直到满足条件为止。涉及公式具体如下:

$$初始权重系数\ \boldsymbol{W_{i'}} = \sqrt[n]{a_{i1}a_{i2}a_{i3}a_{i4}\cdots a_{in}} \qquad 式\ 14\text{-}2$$

$$归一化权重系数\ \boldsymbol{W_i} = \frac{\boldsymbol{W_{i'}}}{\displaystyle\sum_{i=1}^{n} \boldsymbol{W_{i'}}} \qquad 式\ 14\text{-}3$$

$$CR = CI/RI \qquad 式\ 14\text{-}4$$

$$CI = \frac{\lambda_{\max} - n}{n-1} \qquad 式\ 14\text{-}5$$

$$\lambda_{\max} = \sum_{i=1}^{m} \frac{(\boldsymbol{AW})_i}{m\boldsymbol{W}_i} = \frac{(\boldsymbol{AW})_1}{4\boldsymbol{W}_1} + \frac{(\boldsymbol{AW})_2}{4\boldsymbol{W}_2} + \frac{(\boldsymbol{AW})_3}{4\boldsymbol{W}_3} + \frac{(\boldsymbol{AW})_4}{4\boldsymbol{W}_4}$$
$$式\ 14\text{-}6$$

$\boldsymbol{AW}$ 表示矩阵 $\boldsymbol{A}$ 与 $\boldsymbol{W}$ 相乘

RI 值是矩阵的平均随机一致性指标。Satty 给出了当矩阵阶数(即风险因素的数量)n=1~9 时的 RI 值。当 n 在此区间内,则可以通过直接查表法得到相对应的 RI 值(表 14-5)。

表 14-5 一致性指标的 RI 取值

判断矩阵阶数 n	1	2	3	4	5	6	7	8	9
RI	0	0	0.58	0.90	1.12	1.24	1.32	1.41	1.45

CR=CI/RI,若 CR 小于 0.1,说明两两比较判断矩阵通过了一致性检验;否则需要重新调整两两比较判断矩阵,直到得到满足条件的一致性检验结果为止。

(3)产出:各种方案相对于总目标的重要性排序。

(4)优缺点

1)优点:AHP 法较好地体现了系统工程学定性与定量分析相结合的思想。在决策过程中,决策者直接参与决策过程,并且其定性思维过程被数字化、模型化,而且还有助于保持思维过程的一致性。

2)缺点:该方法受主观因素的影响很大,很大程度上依赖于人们的经验,无法排除决策者个人可能存在的严重片面性;比较、判断过程较为粗糙,不能用于精度要求较高的决策问题。

三、风险评估的注意事项

(一)风险评估方法的选择

选择风险评估方法时,应根据实际情况并考

虑以下影响因素：

1. 研究目标的差异及决策者的需要　在某些情况下做出有效的决策需要充分考虑细节，而在某些情况下可能只需要对总体进行大致了解。

2. 风险的类型和范围　评估风险的类型、范围不同，需要选择的风险评估方法也不同。例如传染病、食物中毒等采用的风险评估方法不尽相同。

3. 风险发生的可能性、后果的严重程度　在选择方法时，要充分考虑风险的这两个突出特征。不同方法的判定结果存在差异，应根据所需的测量精度要求选择不同的方法。

4. 修改、更新风险评估的必要性　一些风险需要反复多次开展评估，其结果可能需要修改或更新，因此需要选择易于进行调整的风险评估方法，或者是以标准化模式为基础的方法，便于前后比较。

5. 所需资源的程度及团队能力水平要求　风险评估团队的技能、经验及能力，信息及数据的可获得性，时间的限制（如频次、每次持续的时间等），设施与成本要求等等，都是选择评估方法时需要考虑的要素。

6. 不确定性的性质及程度　风险评估方法没有负面与正面之分，既可用于具有负面影响的负面风险，又能应用于具有正面影响的正面风险。不确定性的程度相对较低时，可选择相对简单、易行的方法；当不确定性的程度较高时，就要考虑选择较为复杂、在技术上要求较高的方法。

7. 风险事件和所需分析方法的复杂性　当风险事件较为复杂时，相对简单的方法就不能够满足需求；当选择的风险评估方法较为复杂时，对使用的要求也比较多（如需要较多的数据等）。

8. 方法是否可以提供定量结果　开展风险评估工作时，不能以方法是否得到定量的结果来判断所使用方法的优劣。对输出结果是否定量的要求根据风险评估目标的需要以及时限、组织形式等其他方面综合考虑。

（二）风险评估应用过程中需注意的问题

1. 重点关注风险发生的可能性。在实际工作中，只要可能发生的风险就应当引起相关部门的关注，实施风险管理措施，力求消除和减少风险造成的危害。

2. 风险评估工作的核心是对风险进行适度的响应。如果风险引起的后果不严重，而且通过日程工作能够消除，则相关部门对其响应的程度需控制在一定范围内。

3. 风险对于群体和个体的影响是有差异的。在某些情况下，对群体风险较小的情况，并不意味着对个体风险也较小。因此，需要兼顾群体风险和个体风险，风险的控制范围和措施应有所区别。

4. 需要保持日常控制和干预工作不松懈，避免风险从较低水平迅速增高。

四、风险评估的实例

（一）风险矩阵分析——突发公共卫生事件快速风险评估

1. 案例内容　传染病具有易传播、难控制的特点，其造成的突发事件往往是突发公共卫生事件中最常见且最受关注的事件之一。为了让各个成员国有效应对突发公共卫生事件，世界卫生组织发布了《突发公共卫生事件快速风险评估》方案，该方案使用的方法基于风险矩阵分析方法，适用于包括传染病在内的多个领域的风险评估。开展风险评估具体流程如下：

（1）确定风险问题：评估团队首先需要明确风险评估的问题，确定主次，明确需要优先解决的关键问题。

（2）风险分析

1）危害评估、暴露评估和背景评估：某一事件的风险水平取决于可能（或已知）的危害（生物、化学、物理或放射等危害）、暴露于危害的可能性以及事件发生的背景，即危害评估、暴露评估和背景评估是描述风险水平的基础。

危害评估指识别导致事件发生的危害及其相关不良后果，其过程包括：识别可能导致事件发生的危害；回顾潜在危害的关键信息（如危害特征描述）；当存在多个危害时，按发生可能性的大小排序。

暴露评估是对个体或群体暴露于可能危害的评估，主要包括：已经或可能暴露的个体或群体数量及易感者的数量和程度。同时还需要获取的信息包括疾病传播模式、潜伏期、病死率、暴露人群免疫接种情况等信息。

背景评估要对风险事件发生所处的环境评

估,包括自然环境、人群健康状况、公共卫生设施等基础设施情况、文化及信仰等因素。

2）风险描述:风险描述是指根据对危害、暴露和背景的评估结果,确定风险的水平。此方案是利用风险矩阵(文末彩图14-3)来作为风险描述的辅助工具。风险描述时,需要确定风险发生的可能性和后果严重性,表14-6和表14-7对这两方面进行了定义。

（3）风险评价:将风险发生的可能性和后果严重性的判定结果输入风险矩阵(文末彩图14-3),得到风险水平的判断结果。表14-8对风险矩阵中的风险分类进行了解释,介绍了不同水平的风险需要采取的应对措施。

2. 提示信息　对于大多数传染病突发事件,进行风险评估时可获取的数据信息有限,因此,依据此方案的风险矩阵分析是基于定性描述而得出的定性评估结果。

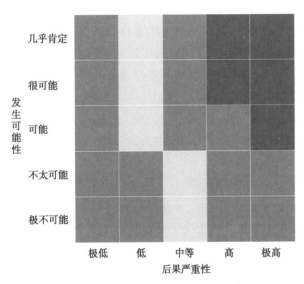

图14-3　分类边界明确的风险矩阵
图中绿色区域表示低风险,黄色区域表示中等风险,橙色区域表示高风险,红色区域表示极高风险

表14-6　风险发生可能性

等级	定义
几乎肯定	绝大多数情况下会发生(如发生概率≥95%)
很可能	大多数情况下很可能发生(如发生概率70%~94%)
可能	有时会发生(如发生概率30%~69%)
不太可能	有时可能会发生(如发生概率5%~29%)
极不可能	极个别情况下发生(如发生概率<5%)

表14-7　风险发生后果严重性

等级	定义
极低	对所涉及人群的影响有限 对正常生产、生活几乎没有影响 常规响应足以应对,无需采取应急控制措施 政府和利益相关者需投入的附加费用极少
低	对少部分人或高危人群有轻微的影响 对正常生产、生活的影响有限 需要采取少量的应急控制措施,需要消耗少量资源 政府和利益相关者需投入少量附加费用
中等	对较多的人或高危人群产生一定程度的影响 对正常生产、生活产生一定程度的破坏 需要一些应急控制措施,需消耗一定量的资源 政府和利益相关者需投入一定量的附加费用
高	对少部分人或高危人群产生严重影响 对正常生产、生活造成严重的破坏 需强有力的应急控制措施,需消耗大量资源 政府和利益相关者需投入的附加费用明显增加
极高	对大规模人群或高危人群产生极严重的影响 对正常生产、生活造成极严重的破坏 需强有力的应急控制措施,需消耗大量资源 政府和利益相关者需投入的附加费用急剧增加

表14-8　风险水平判定结果

风险水平	应采取措施
低	根据标准响应方案、常规防控措施和规范进行管理(如通过常规监测系统进行跟踪)
中等	明确响应的职责和分工,需要采取特定的监测和控制措施(如加强监测,强化免疫)
高	需要高级别的应急响应:可能需要建立应急指挥和控制架构;需要采取一系列应急控制措施,某些措施会产生显著的影响
极高	需要立即响应,即使事件报告时为非正常工作时间。立即启动高级别的应急响应(如应在几小时内建立指挥和防控架构);控制措施的实施极可能会带来严重的影响

（二）决策树分析——评估可能构成国际关注的突发公共卫生事件

1. 案例内容　《国际卫生条例（2005）》（*International Health Regulations*,IHR）（以下简称《条例》)是一部具有普遍约束力的国际卫生法。该

《条例》的目的是针对公共卫生风险,以避免对国际交通和贸易造成不必要干扰的适当方式,预防、抵御和控制疾病的国际传播,并提供公共卫生应对措施。此《条例》中包含了评估和通报可能构成国际关注的突发公共卫生事件的决策文件,即利用定性决策树分析的方法构建了一套可被各缔约国利用的决策流程,能够快速对各缔约国发生的突发公共卫生事件进行评估,判断是否可能构成国际关注的突发公共卫生事件。在监测系统发现风险事件后,考虑随后可能发生的事件及可能做出的决策,利用图 14-4,判断可能的发展路径及相应产生的结果。

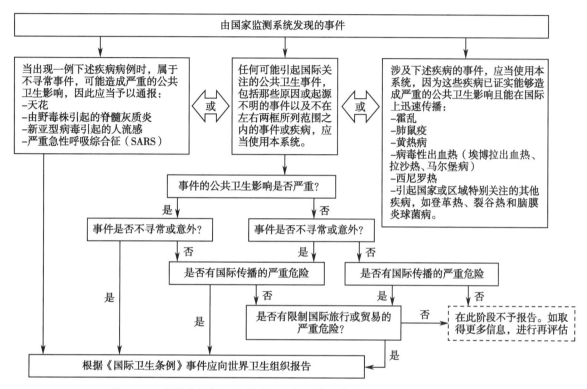

图 14-4　评估和通报可能构成国际关注的突发公共卫生事件的决策流程

《条例》中对树状图中四个重要的路径节点进行了定义,方便专业人员进行判别:

(1)判断事件的公共卫生影响是否严重涉及以下三个方面,如果对任意一个问题的回答"是",则表示"严重"。

1)此类事件造成的病例数和/或死亡数对某地、某时或某人群而言是否众多?

2)此事件是否有可能产生重大的公共卫生影响?

《条例》中列举了导致重大公共卫生影响的情况实例,包括:

——由很有可能流行的病原体引起的事件(病原体的传染性强、病死率高、多种传播途径或健康携带者)。

——治疗失效的指征(新的或正在出现的抗生素耐药现象、疫苗无效、对解毒剂耐受或解毒剂治疗无效)。

——即使人间未发现病例或病例很少,此事件仍构成严重的公共卫生危害。

——在医务人员中出现病例。

——高危人群容易受侵害(难民、免疫接种水平较低者、儿童、老人、免疫力低下者、营养不良者等)。

——具有可能妨碍或推迟做出公共卫生措施的影响因素(自然灾害、武装冲突、不利的气候条件、缔约国国内有多个疫源地)。

——事件发生在人口十分密集的地区。

——自然或非自然发生的有毒、有传染性或其他有害物质的播散,使人群和/或大范围的地理区域受染或有可能受染。

3)是否需要外部援助,以便检测、调查、应对和控制当前事件或防止新病例的出现?

《条例》中列举了可能需要援助的实例,包括:人力、财力、物资或技术资源不足,特别是调查事件的实验室或流行病学能力不足(设备、人员、财政资源）；解毒剂、药物和／或疫苗和／或防护设备等难以满足预计的需要；现有的监测体系难以及时发现新病例。

（2）判断事件是否不寻常或意外涉及以下两个方面，如果对任意一个问题的回答"是"，则表示"不寻常或意外"。

1）事件是否不寻常？

《条例》中列举了不寻常事件的实例，包括：

——事件由未知因子引起，或其来源、载体和传播途径不寻常或不明。

——病例的发展比预期的严重（包括发病率或病死率），或症状罕见。

——事件本身对特定地区、季节或人群属于异常。

2）从公共卫生的角度看，事件是否意外？

例如引起事件的疾病（因子）已经在发生国消灭或根除，或以前未报告过。

（3）判断是否有国际传播的严重危险涉及以下两个方面，如果对任意一个问题的回答"是"，则表示"有这种危险"。

1）是否有证据表明与其他国家的类似事件存在流行病学联系？

2）是否存在任何因素警示我们此病原、载体或宿主有可能跨越国境？

《条例》中列举了有可能引发国际传播的情况实例，包括：

——在有当地传播证据的地方，存在指示病例（或其他有联系的病例）并且在上个月内有下述历史：国际旅行（如属已知的病原体，则相当于潜伏期的时间）；参加国际集会（体育竞赛、会议等）；与某位国际旅行者或某个高度流动的人群有密切接触。

——环境污染引起的事件，有跨境扩散的可能。

——事件发生在国际交通频繁的地区，而其卫生控制或环境检测或除污的能力有限。

（4）判断是否有限制国际旅行或贸易的严重危险涉及以下四个方面，如果对任意一个问题的回答"是"，则表示"有这种危险"：

1）过去的类似事件是否导致国际贸易和／或旅行限制？

2）事件的来源是否怀疑或已知是有可能受污染的食品、水或任何其他物品，而后者已向其他

国家出口或从其他国家进口？

3）事件是否与某个国际性集会有联系，或者发生在国际旅游频繁的某个地区？

4）事件是否会引起外国官员或国际媒体要求得到更多的信息？

2. 提示信息　决策树是由决策点、状态点和结果点构成的树形图，分析重点在于潜在初始事件的识别、重要节点的判断，因此，需要做好相应的监测、信息搜集、汇总等工作，这对于树状图中多个阶段决策的正确判断尤为重要。

（三）层次分析法——评估适合医务人员的手部清洁方式

1. 案例内容　为有效防止病原微生物通过手进行传播，维持手部卫生，使用层次分析法评估传染病专家和临床微生物学专家更认可的手部清洁方式，通过面对面访谈形式进行问卷调查，收集专家意见。在收集了 15 个来自不同私立和公立医院的专家意见后，进入具体评估流程。

第一步：明确问题，构建层次结构模型。模型的层次结构如图 14-5 所示，从上到下分别为目标问题，为传染病学专家和临床微生物学专家选择最佳的手部清洁方式；衡量标准，共计 7 项；可选择的两种清洁方式，分别为用抗菌肥皂和水洗手及用含酒精的抑菌清洁剂洗手。研究人员利用 PubMed、PubMed Central 和 Medline 数据库进行了文献检索，确定出七个衡量标准。

（1）使用时间短：用抗菌肥皂和水洗手至少需要 40~60s 的时间，而含酒精的抑菌清洁剂（ABAS）至少需要 20~40s 的时间。

（2）手套使用：手套使用前后的手部卫生方法。

（3）导致皮肤干裂：由于日常使用频繁，用肥皂和水和／或酒精洗手可能产生副作用。

（4）医务人员的工作量：针对所有医务人员，如医生、护士等相关医护人员。

（5）使用方便性：方便获取材料，不会轻易触及水槽，水龙头不适合手部清洗。

（6）干预类型：与患者的身体接触（握手、发热测量、脉搏测量、血压测量、护送患者等）、与患者周围环境（患者的床、床单、桌子、椅子、橱柜等）以及患者治疗护理过程中的物理接触（导尿管、静脉注射、插入鼻胃管等）。

（7）效率：比其他更有效。

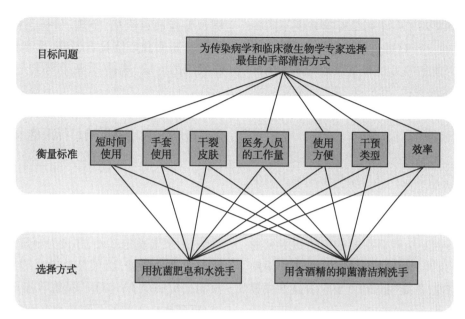

图 14-5　模型的层次结构

第二步：构造出各层次中两两比较判断矩阵。采用 Saaty 提出的 1-9 比率标度方法，对研究涉及的 7 个标准进行比较评分，如表 14-9 所示。另外，两种清洁方式的总体比较，以及针对每个衡量标准时两种清洁方法的比较，都按照 1-9 比率标度方法来进行评分对比构建矩阵。

表 14-9　两两比较判断矩阵

	短时间使用	手套使用	干裂皮肤	医务人员的工作量	使用方便	干预类型	效率
短时间使用	1	1	1	1	2	1/2	1/4
手套使用	1	1	1	1	1	2	3
干裂皮肤	1	1	1	1	2	2	5
医务人员的工作量	1	1	1	1	1/2	1/2	1/4
使用方便	1/2	1	1/2	2	1	2	1/4
干预类型	2	1/2	1/2	2	2	1	1/2
效率	4	1/3	1/5	4	4	2	1

第三步：完成优先级（权重系数）确定和一致性检验的分析。优先级的确定包括可选择方式的相对优先级和衡量标准的相对权重。总体上，对比两种清洁方式，用含酒精的抑菌清洁剂洗手的权重系数为 0.69，是专家最倾向的方式，而用抗菌肥皂和水洗手的权重系数要低得多，为 0.31。就不同衡量标准而言，"效率"标准的相对权重最高为 0.35，其次是"干预类型"和"易于使用"标准，分别为 0.19 和 0.12。"干裂皮肤"标准的相关权重最低，为 0.07，如表 14-10 所示。随机一致性比率 CR 值为 0.01，小于 0.10，可认为参与专家的综合判断是一致的。

表 14-10　权重系数和一致性检验结果

标准	用抗菌肥皂和水洗手	用含酒精的抑菌清洁剂洗手	相对权重
效率	0.22	0.78	0.35
干预类型	0.40	0.60	0.19
使用方便	0.13	0.87	0.12
手套使用	0.47	0.53	0.10
短时间使用	0.18	0.82	0.08
医务人员的工作量	0.15	0.85	0.09
干裂皮肤	0.47	0.53	0.07
			CR=0.01<0.10

第四步:确定对于每个衡量标准来说不同备选方案的重要性。针对每个衡量标准细化时,用含酒精的抑菌清洁剂洗手的权重系数均高于用抗菌肥皂和水洗手的方式,因此,对于不同衡量标准来说,最佳选择均是用含酒精的抑菌清洁剂洗手,如表 14-10 显示。

最终,通过此项研究评估得出的结论是:用含酒精的抑菌清洁剂洗手是传染病学和临床微生物学专家最倾向选择的预防医院感染的方式。

2. 提示信息 层次分析法受主观因素的影响很大,在构造判断矩阵时需要依赖受访专家的经验给出数值结果,但该过程是通过比较来得到评分,精确性略差,不能用于精度要求较高的决策问题。

第二节 传染病预测预警

传染病的流行不但威胁公众健康,也严重影响社会经济的发展。2003 年 SARS 之后,我国政府高度重视传染病的预防控制工作,建立了一系列传染病监测系统,获得了大量监测数据。利用监测数据,开展传染病预测预警分析,对传染病的流行趋势预先进行研判,及早识别疾病异常变化的苗头,可在极大程度上控制疫情规模,降低其对社会造成的损失。因此,有效利用监测数据,开展传染病预测预警分析已成为传染病防控中至关重要的一个环节。随着数学、计算机、医学等多学科的融合,近年来传染病预测预警分析技术得到了迅猛的发展。

一、预测预警概念及含义

传染病预测是指根据传染病发生和发展规律,运用统计分析的方法对目标传染病的发生、发展以及流行趋势作出预先研判,以此制订预防和控制传染病的近期和 / 或长期应对策略。

关于预警,不同领域有不同的定义。国外不同出版物和期刊,对传染病预警也有不同的诠释,常见的有"early warning""outbreak detection""detection of aberration"等。《中华人民共和国突发事件应对法》对突发公共卫生事件"预警"的定义为:指在已经发现可能引发突发事件的某些征兆,但突发事件仍未发生前所采取的管理措施。因此,传染病预警指通过收集、整理、分析目标传染病的相关疫情监测和疫情报告资料,预测和评估疫情可能发生的区域、规模、发展趋势与危害程度等,然后在事件发生之前或早期发出警报,在一定范围内采取恰当的方式预先发布威胁警告,从而使相关责任部门及事件影响目标人群及时做出反应,预防或减少目标传染病的危害,降低发病率和死亡率。

"预警"和"预测"容易混淆,两者既有区别,又有联系。传染病预测可以及早发现传染病发展趋势,为预警奠定基础,亦可为制定防治措施及策略提供理论依据,而预警是预测的实际运用。但预测研究多数限于对不同数学模型的分析和探讨,以期提高预测的及时性和准确性,而预警则着重于对早期预警指标的挖掘和应用,强调警报发出的实效性,以期及时启动应急措施,最大限度地防范突发事件的危害,故预警除需要掌握疾病的发展趋势外,还要求能及时识别早期异常情况并发出警报,采取应急措施。

二、资料来源

预测预警是基于已获得的数据资料(如疾病监测数据),进行分析,发出预警信号,以便于流行病学专家和相关工作人员及时核实并采取控制措施。高质量的监测数据是准确预测预警的基本保障。目前可用于传染病预测预警分析的资料主要来自于以下监测:

(一)病例监测

监测目标疾病的发病和死亡情况。自 2004 年 1 月 1 日起,我国启用中国疾病预防控制信息系统,包括传染病报告信息管理系统、突发公共卫生事件管理信息系统、艾滋病综合防治信息系统、中国流感监测信息系统等子系统,用于监测目标疾病的发病和死亡情况。

(二)症状监测

症状监测包括与疾病相关的症状以及与疾病发生相关的事件监测,主要有:流感样病例监测、肠道门诊腹泻病例监测、医院急诊室主诉记录、药品和医疗相关物品的销售监测、中小学生的缺课监测、动物和媒介监测、食品安全监测、环境监测、公共卫生设施监测、气候监测监测、水文监测、社会求助热线监测(120、119 等)、非专业渠道的信息来源（如微博）监测等。临床症状及与疾病相关的现象：①医院急诊室患者就诊情况（包括就诊量、患者的主诉和医生的初步诊断）；②药店非处方药的销售情况；③医疗相关用品（包括医用口罩、卫生纸的销售量等）；④学校或单位的缺勤率；⑤动物患病或死亡；⑥不明原因死亡的法医鉴定结果；⑦紧急医学救助120电话记录情况。

以病例为基础的监测资料特异性较高，但报告时间较晚，不利于暴发的早期发现；而以症状为基础的监测资料利于暴发的早期发现，但特异性不高，预测的准确性不高，虚假预警的次数较多，可能会引起不必要的恐慌，导致传染病防控资源的浪费。

（三）病原学监测

通过实验室技术，监测目标传染病的病原体，分析其病原体的变化趋势及特点。如全球流感监测系统就是基于实验室的病原学监测系统，它可以了解不同地区流感流行和病毒变异特征，对流感暴发或流行进行早期预警。又如美国1996年建立了细菌性传染病分子分型实验室监测网络（PulseNet），覆盖了全美各个州、市，以及联邦网络实验室，采用脉冲场凝胶电泳方法对分离出的病原体亚型或菌株进行DNA"指纹图谱"分析，从而帮助发现暴发的感染来源。

（四）以特殊事件为基础的监测

关注特殊事件，及时发出预警信号，在萌芽时期遏制传染病流行。常见的特殊事件有群发事件（如在同一单位、学校短时间内发生多起不明原因发病或者死亡，且临床症状相似，可能存在某种疾病暴发的可能性）、灾害事件、污染事件等。同时，针对国内外重大活动、会议，常建立以重大活动为基础的特殊监测系统，预防传染病暴发。例如，日本国立传染病研究所针对2002年世界杯足球赛建立了症状群监测，2005年7月苏格兰建立了八国集团首脑会议的症候群监测。2008年奥运会，我国为了加强赛前和赛时对重点场所健康相关危险因素的监测工作，建立了北京市2008年奥运会餐饮业食源性致病菌监测系统、北京市肠道传染病监测与预警系统、北京市奥运传染病症状监测系统、北京2008年奥运会病媒生物危害监测、北京市奥运会公共卫生场所卫生质量监测及预警等

监测系统。

（五）基于互联网的疫情监测

随着互联网的发展，多个国家或地区的多家机构合作构建了基于互联网的传染病疫情监测，免费向公众开放有关传染病监测的数据，便于及早识别传染病异常情况。

1. 世界疫情情报网（ProMED-mail） 由美国科学家联盟支持，国际传染学会发起，免费向公众开放电子报告信息。信息来源分为两类，一部分为注册的流行病学工作者、临床医生、卫生工作者等相关人员主动报告的病例信息，一部分为该系统工作人员主动搜索的疫情信息。

2. 全球公共卫生情报网络（Global Public Health Intelligence Network，GPHIN） 由世界卫生组织和加拿大卫生部联合建立，以国际互联网为基础的实时、早期的预警系统，支持汉语、英语等六种语言。此系统主要采用的是机器自动处理和人工审查分析的工作方法，内容涉及传染病暴发、食品污染事件、生物恐怖、自然灾害，以及放射性物资安全等。传统的公共卫生监测系统多是地方报告后，经过核实再报告国家层面卫生组织，最后再正式上报至国际卫生组织，这时才会发出警报，而GPHIN与传统的公共卫生监测系统比较，在及时性上有很大优势。

3. 全球疫情警报和反应网络（Global Outbreak Alert and Response Network，GOARN） 由世界卫生组织创办。GOARN由现有卫生机构和网络共同组成，不断发出预警并随时做出响应。该网络汇集了人力和技术资源，以便快速识别、确认和应对具有国际重要性的疫情。

三、预测预警方法

传染病预测预警分析方法繁多，为了描述方便，常根据模型的某些特征对其进行分类。

预测模型按预测时限长短，可分为短期预测模型（<1年）、中期预测模型（1~3年）和长期预测模型（≥3年）。也可按分析资料在时间和空间上的维度进行分类，如时间预测模型和时空预测模型。预警模型根据分析资料在时空维度进行分类，可分为时间预警模型、空间预警模型及时空预警模型。单一时间预警模型仅利用了分析资料的时间信息，仅能识别出分析数据在时间分布上的

异常；单一的空间预警模型仅利用了分析资料的空间信息，仅能判断分析数据在空间分布上的异常；而时空预警模型综合了分析资料的时间和空间信息，综合判断分析数据在时间和空间上的异常。此外预测预警模型，还可根据理论方法的不同，分为：基于控制图的模型、基于回归的模型、基于扫描统计的模型、基于贝叶斯网络的模型、传播动力学模型等。

传染病预测预警模型种类众多，难以采用唯一的分类标准囊括所有的模型。同时预警模型和预测模型也难以明确界定，有些模型既可以用于预测，也可用于预警，如基于回归的模型；而有些模型仅能用于预警而不能用于预测，如时空扫描统计模型。基于控制图的模型常用于预警，但也可通过求移动平均值，测定监测数据的长期趋势，或预测疾病流行的起始点。本书仅介绍几种常见的模型。

（一）基于控制图的预警模型

控制图由休哈特（Walter Shewhart）博士于 1924 年首先提出，最早用于质量控制。控制图上有中心线（central line，CL）、上控制限（upper control limit，UCL）和下控制限（lower control limit，LCL）。中心线是所控制的统计量的平均值，上下控制界限与中心线相距数倍标准差。其思想是小概率事件，即当控制图中的描点落在 UCL 与 LCL 之外时，表明有异常波动。控制图法在预警研究中不断被完善。目前应用在传染病中较为普遍的控制图法有：移动平均（moving average，MA）法、指数权重移动平均（exponentially weighted moving average，EWMA）法和累计和（cumulative sum，CUSUM）控制图。

1. 移动平均法 移动平均法是测定时间序列长期趋势的基本方法，其基本原理为：当时间序列受随机波动和周期变动的影响较大时，将时间序列按照一定的项数逐项移动计算平均值，可以消除这些因素的影响，展现出序列的长期发展趋势。

假定每日报告的病例数，分别为 X_1，X_2，…，X_n，且这些数据服从正态分布，若移动平均长度为 K。在移动平均法中则第 t 期的移动平均值为：

$$MA_t = \frac{1}{k} \sum_{i=1}^{k} X_{t-i} \qquad 式14-7$$

$$MS_t = \sqrt{\frac{1}{k-1} \sum_{i=1}^{k} (X_{t-i} - MA_t)^2}$$

式14-8

MA_t 为第 t 期的移动平均值，MS_t 第 t 期的移动标准差。移动平均长度 K 值越大，显示出的长期趋势更明确，但所得到的移动平均数越少，损失的信息较多。然而，移动平均长度 K 值也并非越小越好，K 值太小则不能消除随机波动或周期变动的影响，致使无法展示时间序列的长期趋势。K 值应尽量与事物发展的周期、序列长度及数据的分析目的相一致。如果监测数据为日报告病例数，且想剔除数据中的周末效应，则 K 值可以为 7，表示每 7 天求平均。若该疾病存在明显的季节性，且该监测数据为 5 年的月报告病例数，若想消除监测数据中的季节效应，则 K 值可以为 3，表示每 3 个月求平均。

在传染病预警中，为了提高预警的及时性，分析的时间单位多为天，因此常采用 7~28 天移动平均法。其基本方法为：将原始数列排成时间序列，按 7 天或 28 天逐项移动计算平均报告病例数及相应的移动标准差，根据疾病的危害性、严重性和可控性等，确定控制限系数 k 值的大小，利用公式 $U_{CL}=Ma_t+kMS_t$ 计算预警阈值。k 值为置信系数，按照正态分布的规律，当 $k=2$ 时，对应的置信水平约为 95%。若当日实际报告病例数超过了控制上限时，则认为当日该病的发病水平存在异常增多的可能。

2. 指数加权移动平均（EWMA）法 指数加权移动平均法在简单移动平均的基础上引入了权重的思想，随着时间的推移，对历史数据赋予不同的权重。λ 为权重因子，且 $0 \leq \lambda \leq 1$。历史数据对现时数据的贡献，是随着时间的推移而呈指数形式递减。EWMA 控制图最大的优势在于其对微小变化的灵敏性高，运用在传染病的早期预警研究中，能及时地识别疾病的暴发，达到提前预警的效果。EWMA 图的弊端在于其不能很好发现过程中的突发变化，这种现象同样是对过去样本数据波动的积累造成的。比如，前一个均值向上有一个偏移，后一个均值向下有一个较大的偏移，由于考虑了历史因素，使得这两个突发因素被完全抵消或部分抵消，从而减少了对突发变化的敏感性。

设过程观测值 X 服从均值 μ 为标准差为 σ 的正态分布，即 $X_i \sim N(\mu \sim \sigma^2)$，则指数加权移动平均法的表达式为：

$$Z_t = \lambda X_t + (1-\lambda) Z_{t-1} \qquad \text{式 14-9}$$

或

$$Z_t = \lambda X_t + \lambda(1-\lambda) X_{t-1} + \cdots\cdots + \\ \lambda(1-\lambda)^{t-2} X_2 + (1-\lambda)^{t-1} Z_1 \qquad \text{式 14-10}$$

$$U_{CL} = \mu + k\sigma \sqrt{\left(\frac{\lambda}{2-\lambda}\right)\left[1-(1-\lambda)^{2t}\right]} \qquad \text{式 14-11}$$

一般取 $Z_1 = X_1$ 或等于第一个移动平均值。λ 为权重因子，且 $0 < \lambda < 1$；k 为标准差系数，确定 U_{CL} 的大小，当 $Z_t > U_{CL}$ 时，则认为疫情存在异常，需报警。实际计算中，常用移动标准差 MS 作为 σ 的估计值，移动均值 MA 作为 μ 的估计值。

由于时间序列的持续性（惯性），序列中某一点的值常与其后面的值存在一定的关联性，即存在自相关。疾病往往需要累积到一定程度才能达到暴发标准，而在达到暴发标准前几个时间单位内，报告病例数往往也存在小幅增多的现象。因此，为了提高预警的灵敏度，往往忽略了最近 2 天或 7 天的监测数据。

3. 累计和（CUSUM）　为进一步提高控制图法的敏感性，剑桥大学 Page 于 1954 年提出了 CUSUM 方法。CUSUM 控制图的设计思想即计算实际值和期望值之间差值的累计和。其理论基础是序贯分析原理中的序贯概率比检验，是一种基本的序贯检验法。该控制图通过对信息的累积，将过程的小偏移累加起来，达到放大的效果，从而更加快速、灵敏地探测到休哈特控制图法无法识别的微小异常情况。该方法适用于分析正态分布、平稳且不自相关的数据。目前在传染病预警研究领域中应用较为广泛的是单侧累计和控制图。

设过程观测值 X 服从均值 μ 为标准差为 σ 的正态分布，即 $X_i \sim N(\mu \sim \sigma^2)$，则累计和方法的表达式为：

$$C_t = \max\left\{0, \frac{X_t - \mu_t}{\sigma_t} - k + C_{t-1}\right\} \qquad \text{式 14-12}$$

初始值 $C_0 = 0$；k 为允偏量系数；若均值由 μ_t 偏移到 $\mu_t + k\sigma$ 时，希望能引起警觉；而当 C_t 值累加到一定程度时，超过预先设定的暴发判定值 h 时，则判定疾病存在异常。k 和 h 的选取会影响到 CUSUM 控制图的检出力，通常据经验给定并作为不变的量固定下来。EARS 系统中设 $k=1$，$h=2$。

实际计算中，常用标准差 S 作为 σ 的估计值，移动均值 MA 作为 μ 的估计值。根据其识别异常的灵敏度高低，美国 CDC 的早期异常报告系统（Early Aberration Reporting System，EARS）中将 C_t 分为三类：C1-MILD（简称 C_1）、C2-MEDIUM（简称 C_2）和 C3-ULTRA（简称 C_3）。C_1 的灵敏度最低，其次为 C_2，C_3 的灵敏度最高，基线示意图如图 14-6 所示。

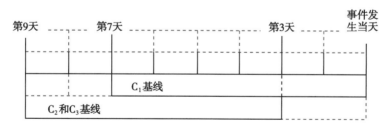

图 14-6　C_1、C_2 和 C_3 的基线示意图

以移动平均周期为 7 天为例，C_1、C_2 和 C_3 的计算公式如下：

$$C_1 = \max\left\{0, \frac{X_t - MA_1}{S_1} - k + C_{t-1}\right\} \qquad \text{式 14-13}$$

其中 MA_1 等于 $t-7$ 至 $t-1$ 期间报告病例数的移动均值，S_1 等于 $t-7$ 至 $t-1$ 间的标准差。

$$C_2 = \max\left\{0, \frac{X_t - MA_2}{S_2} - k + C_{t-1}\right\} \qquad \text{式 14-14}$$

MA_2 等于 $t-9$ 至 $t-3$ 期间报告病例数的移动均值，S_2 为 $t-9$ 至 $t-3$ 间的标准差，忽略了最近 2 天的数据。

值得一提的是，当标准差 σ_t 等于 0 时，式 14-12 便无意义，无法进行计算。EARS 系统中，为便于计算，当标准差 $\sigma_t = 0$ 时，统一规定用 0.2 替换 0。为摆脱标准差 σ_t 不能为 0 的限制，又由于 $C_0 = 0$，有学者将式 14-12 的分子分母同乘以

σ_t，将式 14-12 修改为：

$$C_t = \max \left\{ 0, X_t - (\mu_t + k\sigma_t) + C_{t-1} \right\}$$

式 14-15

此时判定标准也相应地改为：当 $C_t \geqslant H = h\sigma_t$ 时判定疾病存在异常。

（二）基于回归的预测预警模型

基于回归的模型较多，采用各种回归思想，对观察到传染病监测数据进行拟合，并利用回归方程，预测未来一段时间内监测变量值的大小及其置信区间，当实际观察值大于预测区间的上限，则认为监测变量值存在异常增高的现象，需要引起警觉。这类模型一般既可用于预测，也可用于预警。常见的回归模型有一般线性回归（general linear regression）、广义线性回归模型（generalized linear model，GLM）、广义线性混合模型（generalized linear mixed model，GLMM）、广义相加模型（generalized additive models，GAM）、自回归移动平均模型（autoregressive integrated moving average model，ARIMA）、Serfling 回归模型、空间自回归模型等。

1. 一般线性回归及广义线性回归模型 若时间序列中不同时间点的因变量 Y 与自变量 X 存在线性关系，Y 呈正态分布，Y 独立且总体方差齐，则可利用 X 采用线性方程对 Y 值进行拟合，并进行预测和预警。一元一次线性回归方程是最为简单的一种线性回归方程，计算公式为：$Y = a + bX$。式中，a 为截距，b 为回归系数。一般线性回归也可以一个因变量 Y 与多个自变量 X 建立线性方程，此时建立的模型被称为多元线性回归模型。

当 Y 独立，分布不一定呈正态（可服从正态分布，也可不服从正态分布，如泊松分布、二项式分布等）。当 Y 不服从正态分布时，可通过不同的连接函数（对数函数、逻辑函数等）变换为正态，与自变量建立线性方程。此时建立的方程，则称为广义线性回归模型。广义线性回归模型是对一般线性回归模型的扩展，而一般线性回归模型是一种特殊的广义线性回归模型。

2. 混合线性模型及广义混合线性模型 当 Y 不独立，分布呈正态分布，与自变量建立线性方程，则称为混合线性模型。

当 Y 不独立，分布不一定呈正态（可服从正态分布，也可不服从正态分布，如泊松分布、二项式分布等）。当 Y 不服从正态分布时，可通过不同的连接函数（对数函数、逻辑函数等）变换为正态，与自变量建立线性方程。此时建立的方程，则称为广义线性混合模型。广义线性混合模型是对混合线性模型的扩展，混合线性模型是一种特殊的广义线性混合模型。

3. 广义相加模型 当有一部分自变量 X 与因变量 Y 之间不存在线性关系，Y 的分布不一定服从正态分布时，可采用广义相加模型。广义加性模型是广义线性模型的扩展，加性模型扩展了线性模型，可同时表达线性和非线性关系。模型无需 Y 对 X 的任何假设，由随机部分、加性部分及连接两者的连接函数组成。

4. 差分自回归移动平均模型（autoregressive integrated moving average model，ARIMA model） ARIMA 模型利用事物发展具有一定惯性（即延续性）的原理，根据预测变量自身在各时刻的变化规律，以时间 t 综合替代各种影响因素，建立时序模型以达到预测未来的目的。ARIMA 模型由 Box 与 Jenkins 于 1976 年提出，不仅适用于一般时间序列模型要求的平稳时间资料，还适用于经过 d 阶差分后可平稳化的非平稳时间序列，ARIMA 模型可将非平稳时间序列转化为平稳时间序列，然后将因变量仅对它的滞后值以及随机误差项的现值和滞后值进行回归建立模型。ARIMA 模型已广泛应用于传染病的预测预警研究。ARIMA 模型基本形式是 $\text{ARIMA}(p, d, q)$ 模型。AR 是自回归，p 为自回归项；MA 为移动平均，q 为移动平均项数，d 为时间序列成为平稳时所做的差分次数。此统计模型最大的特点在于模式仅以过去观测值进行分析与预测，不需考虑其他外部数据，以时间 t 综合替代各种影响因素。其缺点在于，对数据的平稳性有很高的要求；不能考虑其他因素的作用，若研究期间中有特殊事件发生或大型聚集或集会活动举行（如 SARS 或奥运会等），则需对模型参数进行修正，其修正过程则将更为复杂。此外，ARIMA 模型一般不太适用于时间序列较短的数据，对短时间序列的预测精度较差；ARIMA 模型对于小规模暴发的早期预警的难度也较大。

$\text{ARIMA}(p, d, q)$ 模型的数学表达式为：

$$\varphi(B)(1-B)^d X_t = C + \theta(B) a_t \qquad \text{式 14-16}$$

式中：t——时间

X_t——时间序列

B——后移算子，即 $BX_t = X_{t-1}$，$B^2 X_t = X_{t-2}$

式 14-17

$\varphi(B)$——自回归算子，表示成后移算子的多项式为：

$$\varphi(B) = 1 - \varphi_1 B - \varphi_2 B^2 - \cdots - \varphi_n B^n \qquad \text{式 14-18}$$

$\theta(B)$——移动平均算子，表示成后移算子的多项式为：

$$\theta(B) = 1 - \theta_1 B - \theta_2 B^2 - \cdots - \theta_n B^n \qquad \text{式 14-19}$$

a_t——随机扰动，即随机误差项

C——常数项

需要特别注意的是：当研究的疾病具有明显的季节性，此时，需考虑 ARIMA 季节乘积模型（seasonal autoregressive integrated moving average model，SARIMA 模型）。

5. Serfling 回归模型　当时间序列中具有明显的季节性或循环波动时，除上述 SARIMA 模型外，还可采用 Serfling 回归对历史数据进行拟合。Serfling 回归最初由 Serfling 于 1963 年提出，由于 Serfling 的重大贡献，最终将这种分析方法命名为 Serfling 回归。其主要思想为采用正弦和余弦函数循环回归的方法对非流行季节的历史数据进行拟合，其方程为：

$$Y_t = a + bt + c\sin(2\pi t/52) + d\cos(2\pi t/52) + e_t$$

式 14-20

方程中，Y_t 代表 t 周时报告病例数，t 指连续的周次（$t = 1, 2, 3, \cdots, n$）；a 为 Y 轴上的截距；b，c，d 为回归系数，其中 $a + bt$ 反映了监测数据的长期趋势，$c\sin(2\pi t/52) + d\cos(2\pi t/52)$ 代表监测数据的季节周期性；e_t 是误差项。如监测数据的长期趋势更符合三次多项式的趋势，方程还可以变为：

$$Y_t = a + bt + ct^2 + dt^3 + e\sin(2\pi t/52) + f\cos(2\pi t/52) + e_t$$

式 14-21

由于每 4 年有一个闰年，如果监测时间单位为周，则公式里的 52 需要改为 52.18。若监测时间单位为月，则 $2\pi t$ 需除以 12 而非 52（或 52.18）。

（三）基于扫描统计的预警模型

1965 年，Naus 首次提出扫描统计，但一直被

两个问题所困扰：①难以确定扫描的形状和大小；②难以确定各种扫描统计量的概率分布。1995 年，Kulldorff 等人采用了大小可变的扫描窗口，提出了一种广义似然比检验的数学模型，并且对非均匀的人口密度进行校正。1998 年，又提出了时空扫描统计量；2001 年，提出了前瞻性时空扫描统计量。2005 年，Kulldorff 提出了前瞻性时空重排扫描统计量，进一步克服了对人口数依赖的问题。该方法通过综合描述在一个区域内医院病例报告数量、报告病例持续的时间长短以及发病的范围大小等信息，以此来分析病例的时空聚集性。时空扫描统计考虑了时间和空间两个因素，其扫描窗口为圆柱形，圆柱的底对应一定的地理区域，圆柱的高对应一定的时间长度。扫描窗口的大小和位置处于动态的改变之中。圆柱底的圆心沿网格线或地理单位中心变动，圆柱底的半径可按辖区区域大小划分，也可按人口的比例划分。半径每变动一次，将计算窗口内与窗口外区域之间发病率的差异，同时圆柱的高（即时间长短）也不断变化。

假定将整个研究区域分为若干个子区域 Z，整个研究时期为 T，$0 < d < T$，子区域 Z 在 d 天中的发病数用 C_{zd} 表示，则整个区域在总时间 T 内的总发病数 C 为：

$$C = \sum_Z \sum_d C_{zd} \qquad \text{式 14-22}$$

则每个子区域内的日期望发病数 μ_{zd} 为：

$$\mu_{zd} = \frac{1}{C} \left(\sum_z C_{zd} \right) \left(\sum_d C_{zd} \right)$$

式 14-23

则每个圆柱 A 中对应的期望发病数 μ_A 为：

$$\mu_A = \sum_{(z,d) \in A} \mu_{zd} \qquad \text{式 14-24}$$

令 C_A 为扫描圆柱 A 中的实际发病数，C_A 服从均数为 μ_A 的超几何分布，其概率函数为：

$$P(C_A) = \frac{\left(\sum_{z \in A}^{C_A} C_{zd} \right) \left(\begin{array}{c} C - \sum_{Z \in A} C_{zd} \\ \sum_{d \in A} C_{zd} - C_A \end{array} \right)}{\left(\sum_{d \in A}^{C} C_{zd} \right)}$$

式 14-25

当 $\sum_{Z \in A} C_{zd}$ 及 $\sum_{d \in A} C_{zd}$ 相对 C 而言很小时，C_A 近似服从均数为 μ_A 的泊松分布。基于这一近似，采用广义似然函数，计算实际发病数和理论发病数

的比值 LLR（log likelihood ratio），以此衡量圆柱 A 中的病例的聚集程度，最终选出 LLR 最大的窗口，也即病例聚集度最高的窗口，计算 P 值，判断该窗口的聚集度是否具有统计学意义。

$$\mathrm{LLR} = \frac{L(A)}{L_0} = \left(\frac{C_A}{\mu_A}\right)^{C_A} \left(\frac{C-C_A}{C-\mu_A}\right)^{C-C_A}$$

式 14-26

然后利用蒙特卡罗法产生模拟数据集，计算 P 值，根据 P 值的大小判断病例在时间和空间上的分布是否存在聚集性。

时空重排扫描统计综合考虑了时间和空间信息，扫描窗口动态变化，避免了选择偏倚；不需人口数据，不仅能定性判断是否存在聚集，还能定量判断聚集程度。因此，在传染病预警方面使用较多。但时空扫描统计是基于研究区域内各子区域人口增长速度一致的假定基础之上，当研究期间内各区域的人口增长速度不一致，则可能发出错误预警。此外，扫描半径及扫描时间长度设置缺乏客观标准，寻找最优的扫描半径及扫描时间在操作上具有一定的难度。另外，时空扫描统计在探测不规则形状的聚集，如沿河流分布的聚集方面，具有局限性。

四、预测预警模型效果评价

（一）预测模型的拟合效果评价

常采用残差度量指标对预测模型的拟合效果进行评价。残差指拟合值与实际值之间的差值。常见的残差度量指标有平方和误差（SSE）、平均绝对误差（MAE）、平均绝对百分比误差（MAPE）、均方误差（MSE）和均方百分比误差（MSPE）等。

平方和误差：

$$\mathrm{SSE} = \sum_{t=1}^{N} (x_t - \hat{x}_t)^2 \qquad \text{式 14-27}$$

平均绝对误差：

$$\mathrm{MAE} = \frac{1}{N} \sum_{t=1}^{N} |x_t - \hat{x}_t| \qquad \text{式 14-28}$$

平均绝对百分比误差：

$$\mathrm{MAPE} = \frac{1}{N} \sum_{t=1}^{N} |(x_t - \hat{x}_t)/x_t|$$

式 14-29

均方误差：

$$\mathrm{MSE} = \frac{1}{N} \sqrt{\sum_{t=1}^{N} (x_t - \hat{x}_t)^2}$$

式 14-30

均方百分比误差：

$$\mathrm{MSPE} = \frac{1}{N} \sqrt{\sum_{t=1}^{N} [(x_t - \hat{x}_t)/x_t]^2}$$

式 14-31

平方和误差是反映时间序列的实际观察值与拟合值的离差的平方和。如果模型对于实际值完全拟合，则平方和误差等于 0。相反，如果拟合不好，则平方和误差较大。基于最小平方法的思想，在评价和比较预测模型时，可以选择平方和误差最小的模型。

平均绝对误差为离差绝对值的平均值，同样反映了拟合值与实际值之间的差异。平均绝对误差越小，模型对实际值的拟合效果越好，反之，则越差。平方和误差虽然也能反映模型的拟合效果，但该指标对于个别较大的预测误差过于敏感。当预测值与实际值相差较大时，再经过平方，其偏差将会放大，致使平方和误差很大，从而也会导致均方误差过大。因此，一些学者建议使用平均绝对误差来比较和评价预测模型。

平均绝对百分比误差是一种相对误差，用于比较对两个不同模型对数据的拟合精度。例如，采用两个模型对 2003 年 A 和 B 两个地区细菌性痢疾发病率进行拟合。A 地 2003 年细菌性痢疾实际发病率为 100/10 万，B 地 2003 年细菌性痢疾实际发病率为 10/10 万，两个模型拟合的绝对误差都是 5/10 万；从绝对误差看，两模型的拟合精度一样，但前者的相对误差为 5%，后者则为 50%，后者的相对误差是前者的 10 倍。

均方误差是对平方和误差开平方，并对参与拟合的观察值个数进行了校正。均方误差越小，表明模型对历史数据的拟合越好，相反则越差。

均方百分比误差与平均绝对百分比误差一样也是一种相对误差，不同的是其分母为均方而非绝对误差。

（二）预警模型效果评价

评价预警模型效果的指标，通常包括：灵敏度、特异度、约登指数和检出时间等。暴发与非暴发四格表见表 14-11。

表 14-11 暴发与非暴发的四格表

判定	金标准		
结果	暴发	非暴发	合计
阳性	真阳性 a	假阳性 b	$a+b$
阴性	假阴性 c	真阴性 d	$c+d$
合计	$a+c$	$b+d$	$a+b+c+d$

a：实际为暴发而被模型正确判为暴发的事件数；b：实际不为暴发而被模型误判为暴发的事件数；c：实际为暴发而被模型误判为非暴发的事件数；d：实际不是暴发而被模型准确地判为非暴发的事件数。

评价指标计算公式如下：

1. 灵敏度（sensitivity） 实际为暴发而被模型正确地判为暴发的百分比，反映模型识别暴发的能力。

$$灵敏度 = \frac{a}{a+c} \times 100\% \qquad 式\ 14\text{-}32$$

2. 特异度（specificity） 实际不为暴发而被模型准确地判为非暴发的百分比，反映模型判断非暴发的能力。

$$特异度 = \frac{d}{b+d} \times 100\% \qquad 式\ 14\text{-}33$$

应用监测数据进行预警模型评价时，特异度的计算较为困难。非暴发事件没有明确定义，实际中也无法统计无暴发事件数。此时，常根据时间单位数（而非事件数）来计算，将上述公式改为：

$$特异度 = \frac{正确判断为非暴发的时间单位数}{实际为无暴发事件的时间单位总数} \times 100\%$$
$$式\ 14\text{-}34$$

公式中时间单位可以为天、周、月、季度等。

此外，特异度还可根据错误预警率（false alert rate，FAR）来计算。特异度等于 1 减去 FAR。

$$FAR = \frac{\begin{array}{c}实际无暴发而错误发出\\预警信号的时间单位数\end{array}}{实际无暴发的时间单位总数} \times 100\%$$
$$式\ 14\text{-}35$$

3. 约登指数（Youden's index） 灵敏度与特异度之和减去 1。约登指数 = 灵敏度 + 特异度 -1。指数范围在 -1~1 之间，反映预警模型识别真实暴发与非暴发的总能力。指数越大，模型识别暴发的能力越强。

4. 检出时间（detection time），即模型能在暴发发生后将其识别出来的时间，反映了预警模型识别暴发的及时性。对于单次暴发，其值等于被模型判为暴发的日期（d_1）减去对应的模拟暴发的起始日期（d_0）；若模型正确识别出了 a 次暴发，其值等于 a 次检出时间的均值，因此检出时间与灵敏度有关。

$$检出时间 = \frac{\sum(d_1-d_0)}{a} \qquad 式\ 14\text{-}36$$

五、案例分析

（一）CUSUM 模型在流感流行起始预警中的运用

流感是一种可造成严重疾病负担的急性呼吸道传染病，呈季节性流行的特点。由于基因变异易产生新亚型，有可能导致流感大流行。流感监测是季节性流感防控和流感大流行应对与准备的一项重要的基础性工作，可以及时掌握流感的活动情况，明确其流行趋势，及早识别其流行起始，进而为疫苗接种、应急物质分配等提供参考依据。

1. 数据来源及分析方法 研究时期为 2007 年第 36 周至 2008 年第 16 周。每周流感样病例（influenza-like illness，ILI）报告数来自北京市医院传染病监测预警信息系统，每周流感病原学检测阳性率来自中国流感监测信息系统。

应用美国 CDC 开发的 EARS 中的 CUSUM 模型进行流感流行起始点的预警分析。CUSUM 分为三类，按灵敏度从低到高依次为：C_1、C_2 及 C_3。灵敏度最高的 C_3 最易发出预警信号，其次为 C_2，再次为 C_1。因此根据 C_1、C_2 和 C_3 的灵敏度的差异，制订了判断流感流行起始周的预警标准：①C_1 在第 t 周发出预警信号，且在随后的一周内 C_1 值大于第 t 周的 C_1 值，则判定第 t 周为流行起始周；或②C_2 在第 t 周发出预警信号，且在随后的一周内 C_1 或 C_2 发出预警信号，则第 $t+1$ 周为流行起始周；或③上述 2 种情况未发生，C_3 在第 t 周发出预警信号，且在随后的 2 周内 C_1、C_2 或 C_3 连续 2 次发出预警信号，则第 $t+3$ 周则定义为流行起始周。

判断流感流行起始的金标准为流感病毒分离率最高值的 40%。

2. 主要结果 2007 年第 36 周至 2008 年第 16 周，北京市 ILI 病例数如图 14-7 所示，2008 年第 1 周报告流感样病例数最多，达 18 203 例。

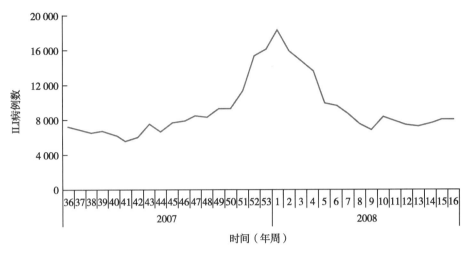

图 14-7 2007—2008 年度北京市流感样病例监测情况

2007 年第 36 周至 2008 年第 16 周，共采集 ILI 病例咽拭子 2 057 份，分离流感病毒 611 株，其中甲型流感病毒 151 株、乙型流感病毒 450 株、未分型 10 株。以超过最大分离率的 40% 作为流感流行起始的指标，认为 2007 年第 49 周为流感流行的起始周，如图 14-8 所示。

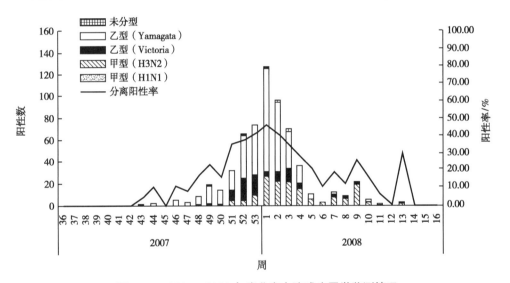

图 14-8 2007—2008 年度北京市流感病原学监测情况

CUSUM 对监测数据进行预警分析的结果如图 14-9 所示。按既定的三条判定流感流行起始周的标准，最终确定第 48 周为流感流行起始周，比金标准提前了 1 周识别了流感的流行。

3. 讨论 北京市运行的 ILI 病例监测系统于 2006 年建立，截至研究开展时，该系统建立时间短、缺乏历史数据，不适于应用长时间序列的统计方法进行分析。而美国 CDC 开发的 EARS 适用于分析序列较短的监测数据。按超过本流行季最大分离率的 40% 作为流感流行起始的判定标准，2007 年第 49 周被认为是流感流行的起始周。采用 CUSUM 模型进行预警分析，该模型提前 1 周预示了流感即将流行。根据病原学监测结果及早探测其流行的起始，有利于及时调整防控策略，科学部署资源，提高防控效率。然而病原学监测依赖于实验室检测，在应急状态下，实验室检测人员不足的情况下，样品从采集、收样，再到检测并出结果，往往需要花费较长时间。在探测流感流行起始时间方面，利用医院报告的 ILI 病例监测数据实现早期预警，摆脱了对病原学检测结果的依赖，具有重要的现实意义。

研究结果表明，CUSUM 模型作为一种预警模型，可在及早识别流感流行的起始方面发挥良好的作用。

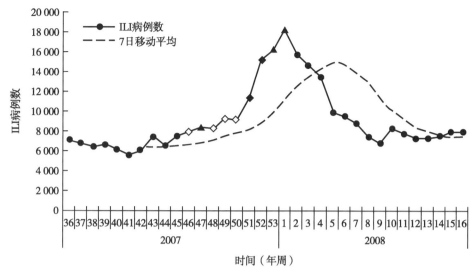

图 14-9 2007—2008 年度北京市流感流行起始预警结果
注：空心菱形表示仅 C_3 发出预警信号，实心三角形表示 C_2 和 C_3
同时发出预警信号，实心菱形表示 C_1、C_2 和 C_3 同时发出预警信号

（二）Serfling 回归模型在流感预警中的运用

Serfling 回归模型已被广泛运用于流感的多个领域，利用历史数据拟合流感的基线、预测流感流行和估算流感疾病负担等。这类谐波模型基本原理是剔除流行季的数据，用非流行季数据模拟流感的流行基线水平，再用观测值与模拟的基线进行比较，判定是否进入了流行期或高峰期。值得注意的是，剔除流感季数据时有不同的方式，传统方法是固定剔除基于长期历史数据定义的流感流行季数据，通常为秋冬季至春季（11 或 12 月至次年 4 月）的数据，以避免抬高流感的流行基线水平。这种方式简单易行，然而当流感的季节模式变化较大时，便不宜采用传统方式，这将可能导致低估或高估基线水平。为此，研究者对去除非流行季数据的方式进行了改良。在下面的例子中，研究者应用 Serfling 模型对流感的高峰时间进行了预警分析，并对传统及改良的 Serfling 模型的预警效果进行了比较。

1. 数据来源及方法 研究时期为 2007 年第 36 周至 2014 年第 35 周。每周 ILI 病例报告数来自北京市医院传染病监测预警信息系统，每周流感病原学检测阳性率来自中国流感监测信息系统。

流感的高峰时间由实验室报告的流感阳性分离率来确定。每个流感季的最高阳性分离率被定义为每年流感高峰，作为评价模型预警效果的金标准。

Serfling 回归模型如下：

$$Y_t = a + bt + ct^2 + d\sin(2\pi t/52.18) + e\cos(2\pi t/52.18) + f\sin(4\pi t/52.18) + g\cos(4\pi t/52.18) + e_t \qquad 式 14-37$$

方程中，Y_t 代表 t 周时报告的 ILI 病例数；a 为 Y 轴上的截距；b、c、d、e、f、g 为回归系数，其中 $a + bt + ct^2$ 反映了 ILI 病例监测数据的长期趋势，$d\sin(2\pi t/52.18) + e\cos(2\pi t/52.18) + f\sin(4\pi t/52.18) + g\cos(4\pi t/52.18)$ 反映了 ILI 病例的季节周期性；e_t 是误差项。R^2 用于评价模型拟合效果的指标。

纳入传统 Serfling 回归模型中的数据为：固定剔除①每年第 41 周至次年第 14 周，或②每年第 45 周至次年第 14 周，或③每年第 45 周至次年第 9 周，或④每年第 45 周至次年第 5 周，或⑤每年第 49 周至次年第 5 周，或⑥每年第 49 周至第 52 周，或⑦每年第 1 周至第 5 周。

纳入改良的 Serfling 回归模型中的数据为：不预先定义流行周次，通过迭代的方式从原始的观察数据开始计算每周 ILI 病例数的基线（图 14-10）。第一轮，利用所有实际报告的 ILI 病例数建立 Serfling 模型，不去除任何历史数据。第一轮计算完成后，剔除那些超过第一轮回归计算拟合值的观察数据。之后，再次利用剔除后的数

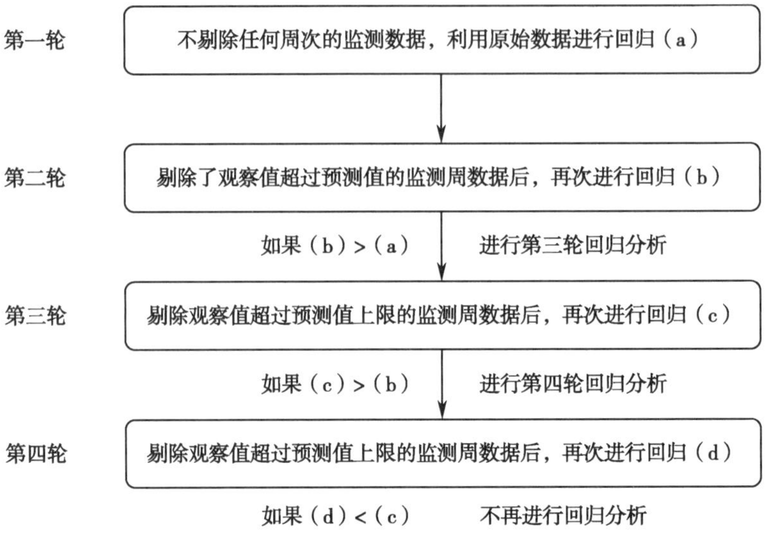

图 14-10 改良 Serfling 回归迭代计算示意图

注:(a)表示第 1 次回归的 R^2 值,(b)表示第 2 次回归的 R^2 值,
(c)表示第 3 次回归的 R^2 值,(d)表示第 4 次回归的 R^2 值

据拟合新的基线,计算相应的 95% 的预测区间。当观察值超过预测区间 95% 区间上限时,则将其从基线数据库中剔出。从第二轮 Serfling 回归起,基线水平的预测区间上限被定义为临时预警阈值。当 R^2 最高时,对应的预测值的上限最终被定义为预警阈值。当观察值连续两次超过阈值时,则认为流感高峰即将到达。

ILI 病例监测基线的 95% 置信区间的上限为预警阈值。将观察值高于阈值定义为流行周,预示流感高峰即将到达。

采用灵敏度、特异度和及时性对备选的模型进行了评价。灵敏度指 7 个流感流行季中,能在流感达到高峰之前连续两周发出预警信号的流行季的比例,如有 4 个流行季在流感高峰到来之前发出了预警信号,则灵敏度 =4/7=57.14%。特异度等于 1-FAR(错误预报率)。FAR= 错误发出预警信号的周数 / 实际为非高峰的总周数 ×100%。及时性指在实际高峰达到之前发出信号的领先周数。

2. 主要结果 2007 年 9 月至 2014 年 7 月,共 7 个流感流行季。每周 ILI 数及每周流感阳性率均呈现明显的季节性。流感活动度通常在冬季(第 4 周),即 1 月底达到高峰(图 14-11)。有些流感季中还存在次峰。2009 年甲型 H1N1 流感的高峰时间及流行强度与季节性流感呈现不同的特征。2009—2010 年流感季中,流感高峰时间前移至 11—12 月,最高流感阳性分离率从前一年的 23.1% 上升至 72.8%。而 2010—2011 年流感季的高峰时间也相应地前移至 10—11 月,而最高阳性分离率则下降至 38.1%。

表 14-12 显示了改良的 Serfling 回归模型与传统 Serfling 回归模型的预警效果。改良后的模型的灵敏度和及时性均优于传统模型。改良后的模型的特异度为 97.8%,略低于传统模型。但传统模型的灵敏度最高仅为 57.1%。而改良后的模型的灵敏度为 100%。传统的模型最多能在高峰到来前 3 周预示流感即将到达高峰,而改良后的模型平均能在高峰到达前 4.4 周提示流感高峰即将到来。

3. 讨论 Serfling 回归模型综合考虑了疾病的长期趋势及周期性波动。利用正弦和余弦函数表达疾病的周期性,采用时间 t 综合替代各种影响因素,表达疾病的长期趋势。季节性流感由于流感病毒活动度的季节性变化,呈明显的季节性。因此,Serfling 回归模型被广泛用于季节性流感流行基线水平的拟合及超额负担的估算领域。利用 Serfling 回归拟合基线水平,根据预测值及其置信区间上限,建立预警阈值,可及早识别流感的流行或高峰达到时间。

估测流感流行基线是一个棘手的问题,实际观察数据包含基线水平及流行水平,很难准确将两者分离开。而在 Serfling 回归方程的建立过程

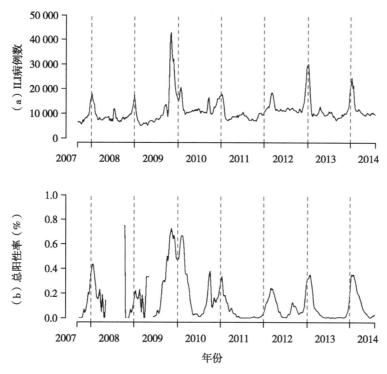

图 14-11　北京市 2007 年 9 月到 2014 年 7 月每周报告 ILI 病例数及流感病毒分离阳性率

表 14-12　传统及改良 Serfling 模型的预警效果

方法	灵敏度 /%	特异度 /%	平均领先时间 / 周	R^2
传统模型 1（周 41-14）	57.1	99.4	4.3	0.261 5
传统模型 2（周 45-14）	14.3	100.0	2.0	0.154 7
传统模型 3（周 45-9）	28.6	100.0	3.0	0.153 1
传统模型 4（周 45-5）	42.9	100.0	3.0	0.142 2
传统模型 5（周 49-5）	42.9	100.0	3.0	0.168 9
传统模型 6（周 49-52）	28.6	100.0	3.0	0.257 1
传统模型 7（周 1-5）	28.6	100.0	3.0	0.246 0
改良模型	100.0	97.8	4.4	0.593 4

中，必须去除流感流行季的数据，才能拟合出流感的基线水平。2009 年的甲型流感流行期间，北京市的流感病毒活动度的模式发生了很大的变化。此种情况下，去除固定"流行季"的数据便不再合理。因此有必要对传统 Serfling 回归模型的去除流行季数据的规则就行改进。

改良模型的灵敏度和及时性均优于传统模型。改良后的模型的特异度为 97.8%，略低于传统模型。但传统模型的灵敏度最高仅为 57.1%。而改良后的模型的灵敏度为 100%。此外，对于

早期识别流感高峰时间来说，灵敏度应是优先考虑的指标。因此，我们认为改良后的模型在及早识别流感流行高峰的功效优于传统模型。结果显示，改良的模型能在真正高峰达到前 4~5 周发出预警信号，而实际上改良后的模型能比实验室结果至少提前 6~9 周预先知道高峰即将达到。首先，一般实验室需要 1~2 周才能得到检测结果。其次，至少还需要 1 周时间才能确定是否已经达到高峰，因为只有当流感病毒阳性分离率下降了，才能明确高峰已经达到。如果阳性率下降不久又

很快上升,则需要更多时间才能确定高峰是否达到。及早识别流感高峰可指导疫苗接种及防控工作。在流感流行早期开展流感疫苗接种的效果远远大于在流感已达到高峰后接种的效果。及早识别流感高峰还有助于流感应急物质储备或制定医院床位计划以满足流行季的最大需求。灵活去除流感流行季数据的规则将有利于建立更切合实际的基线,进而利于准确估算流感的超额死亡率。

(三)预警模型的效果评价

国内外开展了许多关于传染病预警的研究,但多为单一预警模型在传染病监测中的应用,较少评价多种预警模型的效果,进而优选最佳模型;即使对模型进行了预警功效评价,但模型参数的设置大多凭经验,缺乏优化。模型的参数不同,其预警效果亦不同。评价各模型的预警功效前,需调试模型参数,优选出模型的最佳参数,进而利用优选出的参数,评价各模型的预警效果。

1. **数据来源及分析方法** 研究数据来源于中国疾病预防控制信息系统,从中获取北京市2005—2007年各街道细菌性痢疾的实际日报数及8位地理编码(即最小地理单位为乡镇)。其中2005—2006年的实际数据作为筛选模型参数值的基线数据,而2007年的实际数据作为优选模型参数值的基线数据。

由于实际中暴发记录较少,不宜优选模型参数。因此先剔除实际存在的暴发信号,继而利用AEGIS-CCT软件按既定标准设置暴发信号参数。将暴发病例数设为10例,持续时间设为1~3天;病例的时间分布模型分别为随机型、直线型和指数型,随机将暴发记录添加到实际数据中。将生成的暴发信号添加到筛选模型参数值的基线数据中合成筛选数据库;而将模拟信号添加到优选模型参数的基线数据中合成预警效果优选数据库,用于从筛选出的备选参数中优选出最佳预警模型参数。为控制抽样误差,重复抽样10次,以均值作为结果。

评价指标包括约登指数和检出时间。约登指数,即灵敏度与特异度之和减去1,指数越大,模型识别暴发的能力越强。检出时间,即模型能在暴发发生后将其识别出来的时间,反映了预警模型识别暴发的及时性。

优选方法大体上以约登指数最高者作为最佳结果,同时参考各自在检出时间上的差异大小。当约登指数相等或相差不大时(差值<5.0%),而检出时间之间的差值>0.5天,可优先考虑检出时间较短者。

综合采用CUSUM模型及EWMA模型进行预警分析。调整CUSUM模型中的参数(k, H)以及EWMA中的(λ, k)的取值范围,优化其参数值的设置。根据既往文献将CUSUM中的k限定为$0<k\leq1.5$,$2\leq H\leq5$。参数调试方式为:每隔0.2调节k的大小,每隔1调整h。EWMA模型中权重因子λ限定为$0<\lambda<1$,和控制限参数k限定为$0<k\leq3$。参数调试方式为:每间隔0.1调节λ,每间隔1调整k。

2. **主要结果**

(1)优选的参数值:图14-12至图14-15(文末彩图)展示了不同参数值组合下各模型的预警效果。EWMA模型优选出的最佳参数组合为(λ=0.7, k=2.0)。C_1优选出的最佳参数组合为(k=0.4, H=4);C_2模型优选出的最佳参数组合为(k=1.0, H=4);C_3模型优选出的最佳参数组合为(k=1.5, H=5)。

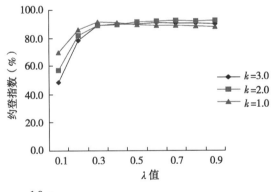

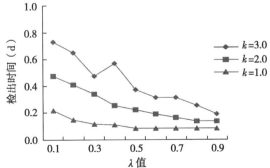

图14-12 EWMA不同(λ, k)组合下的约登指数及检出时间

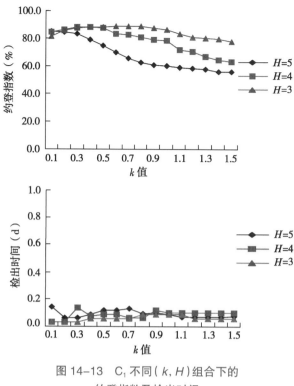

图 14-13　C_1 不同（k, H）组合下的
约登指数及检出时间

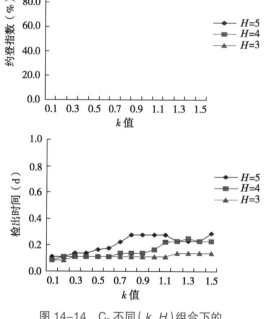

图 14-14　C_2 不同（k, H）组合下的
约登指数及检出时间

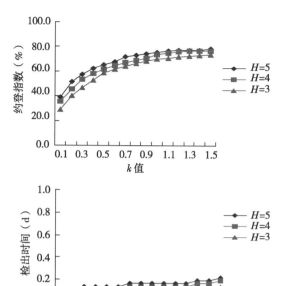

图 14-15　C_3 不同（k, H）组合下的
约登指数及检出时间

长。根据既定的优选原则，C_2 和 C_3 模型的检出
时间之间的差值 <0.5 天。因此最终认为对于细
菌性痢疾来说，C_2 模型的预警效果最佳。

3. 讨论　由于大多数传染病暴发频率较低
甚至较长时间内无暴发，使预警模型的功效评价
难以进行。为解决这一问题，Buckeridge DL 等采
用了模拟暴发信号的方法对一些预警模型的功效
进行了评价，开创了预警模型研究的新思路。然
而大多数研究忽略了预警模型参数的效应，大多
凭经验设置模型参数，有失客观。

研究结果显示，模型的参数值对模型的预
警效果有较大的影响。例如，EWMA（λ =0.7，
k=2.0）的约登指数为 92.4%，检出时间为 0.165d。
而 C_2（k=1.5，H=5）的约登指数为 88.3%，检出时
间为 0.286d，若比较 EWMA 与 C_2 的预警功效，
EWMA（λ =0.7，k=2.0）的约登指数和检出时间均优
于 C_2（k=1.5，H=5），则得出 EWMA 的预警效果优
于 C_2 模型的结论。而实际上，C_2（k=1.0，H=4）的
约登指数为 94.9%，检出时间为 0.094d，约登指数
和检出时间均优于 EWMA（λ =0.7，k=2.0）。两者
的预警效果差异在很大程度上是由参数选取不当
造成的，并非模型内在的差异引起的。因此，评价
模型的预警功效前，需优化模型参数，优选出模型
的最佳参数，进而比较各模型最佳参数下的预警
功效，才能客观选出最优模型。

（2）预警效果比较：比较各模型最优参数
下对 2007 年细菌性痢疾的预警功效，最终确定
了细菌性痢疾的最佳预警模型，各模型的预警
效果如表 14-13 所示。C_2 的平均约登指数最高
（94.9%），而 C_3 的约登指数最低（89.5%）；C_3 的
平均检出时间最短（0.080），而 C_1 的检出时间最

表 14-13　细菌性痢疾不同模型的预警效果

预警模型	约登指数 /%			检出时间 /d		
	最大值	均值	最小值	最大值	均值	最小值
EWMA（λ=0.7，k=2.0）	96.4	92.4	88.3	0.288	0.125	0.102
C1（k=0.4，H=4）	94.7	92.0	86.4	0.224	0.128	0.085
C2（k=1.0，H=4）	95.8	94.9	90.1	0.207	0.094	0.073
C3（k=1.5，H=5）	91.8	89.5	87.2	0.149	0.080	0.062

（王全意　郑　阳　王小莉）

参 考 文 献

1. 钟开斌. 风险管理研究：历史与现状. 中国应急管理，2007，（11）：20-25.

2. The international organization for standardization. ISO 3100：2018 risk management-guidelines. Switzerland：ISO copyright office，2018.

3. World Health Organization. The world health report 2002-Reducing Risks，Promoting Healthy Life［2020-03-05］. https：//www.who.int/whr/2002/en/.

4. 尚志海，刘希林. 国外可接受风险标准研究综述. 世界地理研究，2010，19（3）：72-80.

5. Saaty TL. A scaling method for priorities in hierarchical structures. Journal of mathmatical psychology，1977，15（3）：234-281.

6. World Health Organization. Rapid risk assessment of acute public health events［2020-03-05］. https：//www.who.int/csr/resources/publications/HSE_GAR_ARO_2012_1/en/.

7. World Health Organization. International health regulations（2005）third edition［2020-03-05］. https：//www.who.int/ihr/publications/9789241580496/en/.

8. Suner A，Oruc OE，Buke C，et al. Evaluation of infectious diseases and clinical microbiology specialists' preferences for hand hygiene：analysis using the multi-attribute utility theory and the analytic hierarchy process methods. BMC medical informatics and decision making，2017，17（1）：129.

9. BuckeridgeDL，Burkom H，CampbellM，et al. Algorithms for rapid outbreak detection：a research synthesis. Journal of Biomedical Informatics，2005，38（2）：99-113.

10. Yang P，Duan W，Lv M，et al. Review of an Influenza Surveillance System，Beijing，People's Republic of China. Emerging Infect Dis，2009，15（4）：533-539.

11. Wang X，Zeng D，Seale H，et al. Comparing early outbreak detection algorithms based on their optimized parameter values. Journal of Biomedical Informatics，2010，43（1）：97-103.

12. Wang X，Wu S，MacIntyre CR，et al. Using an Adjusted Serfling Regression Model to Improve the Early Warning at the Arrival of Peak Timing of Influenza in Beijing. PLOS ONE，2015，10（3）：e0119923.

13. Kulldorff M，Heffernan R，Hartman J，et al. A Space-Time Permutation Scan Statistic for Disease Outbreak Detection. PLoS Medicine，2005，2（3）：e59.

14. 杨维中. 传染病预警理论与实践. 北京：人民卫生出版社，2012.

15. Yang W. Early Warning for Infectious Disease Outbreak：Theory and Practice. London：Elsevier，2017.

16. 王全意. 疾病监测信息报告管理系统数据分析手册. 北京：中国协和医科大学出版社，2009.

17. Chen H，Zeng D，Yan P. Infectious disease informatics-syndromic surveillance for public health and biodefense. London：Springer Science+Business Media，2010.

18. 王小莉，曹志冬，曾大军，等. 应用 SEIR 模型预测 2009 年甲型 H1N1 流感流行趋势. 国际病毒学杂志，2011，18（6）：161-165.

第十五章　健康相关生存质量

导读　本章在介绍健康和生存质量概念的基础上，阐述了健康相关生存质量的概念、评价内容和特点；重点介绍了一些常用的健康相关生存质量量表以及如何对量表性能进行评价；简要概括健康相关生存质量研究的基本实施步骤及健康相关生存质量研究的应用现状。通过本章内容的学习，能够促进学生认识与了解健康相关生存质量研究，熟悉健康相关生存质量测量量表及其性能评价方法，促使其学习并掌握健康相关生存质量研究实施过程中所涉及的医学科研方法。

第一节　概　　述

一、健康相关生存质量概念及发展简介

健康是人们永久的谈论话题，并被视为人生的第一需要。然而什么是健康？从"无病即健康"的传统健康观，到 1948 年世界卫生组织（WHO）提出的现代整体健康观："一个人在身体、精神和社会等方面都处于良好的状态（well-being），而不仅仅是没有疾病或不虚弱"，人们对健康概念认识的转化经历了一个漫长的过程。1978 年《阿拉木图宣言》重申了上述健康观，1989 年 WHO 进一步深化了健康的概念，认为它应包括躯体健康（physical health）、心理健康（psychological health）、社会适应良好（good social adaptation）和道德健康（ethical health）。

几乎在现代健康观确立的同时，生存质量作为专门的概念，开始出现在 20 世纪 30 年代美国的社会学研究领域。目前，生存质量（quality of life，QOL）仍然沿袭着 1996 年 WHO 给出的定义："在一定的文化和价值体系下，个人对本身生存状态的一种自我感受，它与自身的生存目标、期望、标准和关注相关"，也有人将之称为生命质量、生活质量或生命素质等。

由于理解与关注点不同，不同文化背景、不同学科对生存质量这一概念所执的观点不尽相同。但大体上，可将生存质量概括为两种，即社会经济领域的生活质量和医学领域的健康相关生存质量。前者指对一般人群生活好坏的综合评价，后者即健康相关生存质量（health-related quality of life，HRQOL 或 HRQL），是将"健康"与"生存质量"相结合，从某种意义来说，它是指个体（或某特定群体）的健康状态，以及与其经济、文化背景和价值取向相联系的主观满意度，即他（或他们）的身心功能和社会功能的一种主观体验。

现代健康观的确立有力地推动了医学模式由单一的生物医学模式转变为现在被普遍接受的生物 - 心理 - 社会医学模式。1948 年，Karnofsky 机能状况量表（Karnofsky performance status，KPS，又称为行为表现量表）开始应用于医学领域，展开对癌症患者的身体功能状况测评。1955 年美国 Florence Mahoney 和 Dorothy Barthel 设计的包含 10 个日常生活活动（activities of daily living，ADL）条目的评估量表巴塞尔指数（Barthel index）应用于临床，由于其简单易行，灵敏度与可信度高，被国际康复医学界广泛应用于评价治疗效果、住院时间和预后；随后，出现如 Katz 指数、PULSES、修订的 Kenny 自理评定、功能活动问卷（the functional activities questionnaire，FAQ）、快速残疾评定量表（rapid disability rating scale，RDRS）等大量 ADL 评定量表。显然，这些既标志着 HRQOL 研究的萌芽与兴起，也折射出这时期 HRQOL 研究受到了传统生物医学模式的制约，呈现出"仅专注身体机能，而不考虑心理、社会"的局限性。生物 - 心理 - 社会医学模式下，全面评价健康状态要求在测评个体生物学指标的同时，还应测评人们的心理健康状况和社会适应性，

为与此理念相适应,20世纪70年代健康相关生存质量的普适性量表开始大量涌现。1977年美国《医学索引》(Index Medicus, IM)将"quality of life"取代"philosophy"纳入医学主题词(medical subject headings, MeSH),1985年美国FDA规定,在提交新药材料时须同时提供药物对患者生存质量和生存时间影响的材料,这昭示着HRQOL已经成了新的研究热潮,且至今方兴未艾。现今,作为国际公认的评价医药疗效和健康结局的重要指标,以及临床科研与卫生服务质量管理的有力工具,HRQOL研究不但发展迅猛,而且已达到较高水平且普及到全世界各地。

制定生存质量测定量表是WHO和许多国家为实现"人人健康"而实施的众多计划之一。20世纪80年代中期,我国也着手开展了健康相关生存质量研究,经过多年的不懈努力已取得了可喜的成绩。2000年1月在广州举行中国首届生存质量学术会议,标志着此项工作在我国已进入了一个新的发展阶段。2008年成立了国际生存质量研究学会亚洲华人分会(International Society for Quality of Life Research–Asian Chinese Chapter, ISOQOL–ACC)并举行了第一届年会。2014年8月,在广州成立了世界华人生命质量研究学会(World Association for Chinese Quality of Life, WACQOL)并举办了第一届世界华人生存质量学会暨第六届全国生存质量学术交流会。这些学会的成立及学术交流会议的举办,极大地推动了我国生命质量研究的开展。

二、健康相关生存质量的评价内容

对个体来说,健康和疾病实际是连续变动且无法截然划分的,健康生存质量同样也随着时间变化呈现出平衡、改善和下降三种状态,因而,有必要评定健康生存质量在不同时期所处的状态,那么,应该从哪些内容进行评价呢?

对于生存质量评价的基本内容是什么,一直存在着不同的看法。最初,评价健康时,重视的是临床体征与异常表现、生理指标的测定、组织病理改变的证据、检查与诊断的结果。1960年起,生存质量评价开始以主观感觉指标为主,兼顾了一些上述的客观指标。1980年中期后,生存质量评价倾向于只测量主观感觉指标,即或涉及物质与环境,也仅测量个体对它们满意的程度。

显然,由于受个体生理、心理状态、独立程度、社会关系及所处环境特征的复杂影响,健康相关生存质量的概念有着极其丰富的内涵,应该从多个方面进行度量,可以依据评价生存质量的目的、对象、方法等不同而加以综合考虑,采用代表不同人群共性的多维量表、标准量表,以此为基础再附加一个较短的特异问卷补充评价特定人群的生存质量。

一般认为,健康生存质量评价包含以下基本内容:

1. **生理状况** 反映个体生理功能和活动能力的状态,包括健康问题带来的活动受限、社会角色受限和体力适度。如躯体活动、走动和自我照顾等方面是否受限;体力与精力情况,进行一般的体力活动有无疲劳感和虚弱感;学习、工作、持家、娱乐等一般社会角色功能受限与否等。

2. **心理状况** 反映个体不同程度的心理状态。心理状况评价内容较复杂,主要包括情绪反应和认知功能两个方面:情绪反应,对事物的态度与行为,如痛苦、恐惧、焦虑、抑郁等;认知功能,指意识、定向、推理及记忆力等。

3. **社会功能状况** 指一个人能否正常生活。包括社会整合、社会接触和亲密关系三个方面,涉及社会关系、社区支持、社会资源、社会适应,家庭关系、婚姻角色、父母角色、社会角色、亲友交往,集体活动、社会活动等。

4. **主观判断与满意程度** 是个体对健康状态的自我感受,是对疾病、生命状态、人生价值进行的自我综合评定,可以说是从感受、担忧中判定健康。它包括自身健康和生活的判断、满意度和幸福感,从生理、心理、社会良好适应状态的满意程度及幸福感进行自我评价。

5. **其他内容** 不同的生存质量量表测量的范围不尽相同,可能超出上述内容,特别是针对特殊人群或特定疾病的专用量表。评价内容是与研究的目标相一致的,应体现被评价对象的特征及其关注的问题。

三、健康相关生存质量及其测量的特点

基于健康相关生存质量的概念,以及生存质量属于心理属性的测定,可概括出生存质量及其

测量大体具有以下特点：

1. **多维性**　包括身体机能、心理功能、社会功能、与疾病或治疗有关的症状，以及赖以生存的环境。

2. **主观性**　生存质量测量的内容是主观的评价指标，是被测者自己的主观体验指标，是其对自身疼痛、情绪、满意度、健康状况等的认识。

3. **文化价值依赖性**　生存质量是界定在一定的文化价值体系之下的主观体验，不同文化价值体系下的健康相关生存质量的内涵、测量和评价会呈现出一定的差异，同一个测量工具要依据不同的民族进行相应的修订才能使用。

4. **更关注疾病造成的结果**　传统的临床服务模式对健康的测量和疗效的评价主要关注发病或患病，而相对忽略临床结局（outcome），如主要事件发生率、生存率、死亡率、生存质量、成本 - 效益比、患者满意度等。生存质量成为"以患者为中心的新的服务模式"公认的重要评价指标之一，强调对疾病所造成的躯体功能、心理状态、社会适应能力等方面改变进行评价，是提高卫生服务质量与满足居民需求的必然结果。

5. **生存质量是动态的**　健康与疾病是连续和相对的过程，难以截然分开，两者处于同一个连续序列的两端，此长彼消进行相互间的移行转化，生存质量度量这一序列的整个范围。

生存质量的评价既可揭示个体健康状况，又可反映群体健康水平的高低。

第二节　常用的健康相关生存质量测量工具

虽然曾经有过一些学者认为生存质量不可测，但现在学界达成的共识却是："生存质量不但可测，而且有必要测定"，其测量工具主要是健康相关生存质量量表。这些量表是在测验理论（如斯皮尔曼分数模型、潜在特质理论和条目反映理论）指导下，紧紧围绕健康相关生存质量的评价内容设计并编制而成。目前，健康相关生存质量量表有数百种，其适用对象、范围和特点各异。

根据测定对象的不同，人们习惯将健康相关生存质量量表分为三种：①普适性量表（generic scale），用于一般人群，如 WHOQOL-100、健康调查量表 36（SF-36）等；②疾病特异性量表（disease-specific scale），用于某病患者及某些特殊人群，如癌症患者的 QLQ-C30、FLIC、FACT-G、CARES，糖尿病 QOL 量表（the diabetes quality of life questionaire，DQOL）、慢性阻塞性肺病 QOL 量表（the airways questionaire 20，AQ20），以及针对吸毒者的 QOL-DA 等；③领域特异性量表（domain-specific scale），侧重于某一特殊领域，如疾病症状和治疗副作用的 RCSL 量表，行为表现功能的 KPS 量表。

依据应用目的，可将健康相关生存质量测定量表分为：①判别量表（discriminative scale），主要用于从横向上判别、区分出不同的个体受试者；②评估量表（evaluation scale），评价与反映某个（或某些）时点的健康相关生存质量状态；③预测量表（predictive scale），可以预测疾病预后、治疗反应等。多数量表均具有判别和评估功能，被统称为评价量表。也有按照评定者划分为自评量表（self-administered scale）和他评量表（rater-administered scale）。依照评分的量表尺度类别划分为线性评定量表（linear analog scale），采用形象排列分级法（visual ranking methods），通过在 100 毫米线段上（一端记为 0 分，另一端记为 10 分）定位划记来打分的量表；等级描述评定量表（ordinal scale），多采用 Likert 量表设计，为最常见的量表形式；检核表式量表（checklist），均为两分类条目，每一个问题的回答只选择"是"或"否"。

由于不少量表应用对象广泛或应用目的多样，可能存在着相互交叉，既可以归为这一类，又可以归为另一类。下面仅就一些常用的普适性量表和疾病特异性量表进行简单介绍。

一、普适性量表

普适性量表的测试对象多是一般人群和多种疾病群体，优点是能够了解整体健康状况，便于不同疾病之间进行比较，并可测出预期之外的信息。

1. **健康生存质量表**　健康生存质量表（quality of well-being scale，QWB），最初由 Bush 等于 1973 年设计（时称 index of well-being，IWB），1976 年由美国加利福尼亚大学圣地亚哥分校卫生服务研究中心 R. M. Kaplan 等将之加以扩展、完善。

该量表包括两个部分：第一部分是有关患者日常生活活动的内容，包括移动（mobility，MOB）、生理活动能力（physiological activity capability，PAC）和社会活动能力（social activity capability，SAC）三个方面，每一方面下设3~5个等级描述。

第二部分由22个急性、慢性症状及健康问题的条目（symptom and problem complexes，CPX）构成，为"过去6天"的症状和问题，它们几乎包括了所有疾病可能出现的问题。每个条目的权重系数均被规定为负数，详见表15-1。

表 15-1　健康生存质量表（QWB）

第一部分　计算权重的健康要素

标号	等级号	分级意义	权重
移动 （MOB）	5	不因为健康原因而使驾驶或使用公共交通工具（如公共汽车、火车、飞机、地下通道）受限	−0.000
	4,3	因为健康原因而不能驾驶或使用公共交通工具（<16岁，不能坐车，或比同龄人需要更多的帮助才能使用公共交通工具）	−0.062
	2,1	作为一个卧床患者而住院（疗养院、临终治疗医院、养老院、精神病院等）	−0.090
	0	死亡	−0.090
生理活动 （PAC）	4	不因健康原因活动受限	−0.000
	3,2	举手、弯腰、屈腿、上下楼梯及或攀登，使用拐杖，活动受限，走路不如同龄人快和远，使用轮椅，不需他人帮助而能自行控制其运动	−0.060
	1	一天大部分时间躺在床上，使用轮椅没有他人帮助不能控制其运动	−0.077
	0	死亡	−0.077
社会活动 （SAC）	5	不因健康原因，其主要的角色功能（工作、持家、学习、退休）和其他活动（人际的、社区的、宗教的、社会的和娱乐的）受限	−0.000
	4,3,2	因健康原因，不能执行主要的角色功能和其他活动，但能照顾自己（进食、洗澡、穿衣、上厕所）	−0.061
	1	因健康原因不能照顾自己（或比同龄人需要更多的帮助）	−0.106
	0	死亡	−0.106

第二部分　症状/复合健康问题的权重系数

条目	权重
1. 死亡	−0.407
2. 意识丧失，如脑卒中昏厥或昏迷	−0.407
3. 面部、躯体、手臂或腿部大面积烧伤	−0.367
4. 疼痛、流血、瘙痒、性器官排泄物——不包括正常的月经来潮	−0.349
5. 学习、记忆或思考困难	−0.340
6. 上肢、下肢缺失、畸形弯曲、瘫痪不能移动或骨折—包括带假肢或支撑架	−0.333
7. 疼痛、僵直、虚弱、麻木或胸部、腹部（包括疝气、脱肛）、两肋、颈部、背部、腰部或任何手、足、上肢、下肢关节不舒服	−0.299
8. 大小便时疼痛、烧灼感、出血、瘙痒或其他困难	−0.292
9. 胃部不适、反胃、呕吐或大便失控，伴有或不伴有发烧、寒战、疼痛	−0.290
10. 疲劳、虚弱或体重下降	−0.259
11. 咳嗽、哮喘、气短，伴有或不伴有发烧、寒战、疼痛	−0.257
12. 阵发性的不安、压抑或尖叫	−0.257

续表

条目	权重
13. 头痛、眩晕、耳鸣,阵发性地感到发烧、神经过敏或颤抖	−0.244
14. 面部、躯干、四肢大面积的发疹和充血	−0.240
15. 讲话困难,如发音不清、口吃、嘶哑或不能讲话	−0.237
16. 单眼或双眼疼痛或不适如充血和发痒,矫正后的视物困难	−0.230
17. 与年龄和身高不相称的超重或面部、躯体、四肢的皮肤缺陷,如粉刺、疣、瘀伤或色素沉着	−0.186
18. 耳朵、牙齿、颌、喉、嘴唇、舌疼痛,脱牙和假牙——包括带固定器,鼻塞、流涕或听力障碍—包括戴助听器	−0.170
19. 因健康原因而服药或治疗饮食	−0.144
20. 戴眼镜或用放大镜	−0.101
21. 呼吸烟雾或不清洁的空气	−0.107
22. 没有症状或健康问题	−0.000

QWB 评价总分(W)综合了分级和加权赋值的方法,其计算公式为:

$$W=1+(CPX)+(MOB)+(PAC)+(SAC)$$
式 15-1

QWB 评分是一个从 0~1 的连续的频谱时点状态,表示了从 0(表现为死亡)到 1(没有症状,功能和感觉良好)的连续的健康状态的综合评估。

QWB 量表定义清楚、权重合理、效度和信度良好,有广泛的应用。由于它具有较为理想、从正向角度来评价健康状况的指标,也被视为濒死状态或其他难以诊断的复杂疾病的人群健康状况评价的标准量表之一;另外,借助 QWB 量表进行一般人群的健康调查来计算人群或个人的健康寿命,作为评定质量调整寿命年成本 - 效益分析的一种选择,现已经发展成为一般健康政策模式的一种。

QWB 量表操作复杂,必须通过培训合格的调查员进行结构性的访问调查才能获取资料,于是,Kaplan 等 1996 年又开发了 QWB-SA 自测量表(quality of well-being scale, self-administered version)。QWB-SA 量表增加了一个自我照顾(self care)领域,症状 / 复合健康问题增加到 58 个条目,每条目分别包括 3~5 个程度等级。这些增加的症状 / 复合健康问题主要是将原有的症状 / 复合健康问题分解为单独的症状和问题,避免了被测者感到困惑的症状,并新增了 5 个关于心理健康的问题,同时调整了症状 / 复合健康问题的排列顺序,使它的结构更接近临床病史和系统回顾。QWB-SA 量表只需询问"前 3 天"的症状和功能,回忆期较短。以上改进使得 QWB-SA 可以用作自测量表,应用更为方便,结果判定更为容易,QWB-SA 的应用率和应用范围得到了明显改善。

2. 诺丁汉健康状况调查表 英国诺丁汉大学 SM Hunt 等 1970 年研制的诺丁汉健康状况调查表(Nottingham health profile, NHP),用于 16 岁以上不同人群健康与疾病的流行病学研究,比较人群的健康状况,也用于个体保健需求与保健效果评价。现在是欧洲等国家广泛使用的自我评价的普适性量表。

NHP 量表测量内容为个体日常所面临的问题,包括健康问卷(第一部分)和个人生活问题(第二部分)。第一部分包含 6 个维度(38 个条目):躯体活动(8 个条目)、疼痛(8 个条目)、社会孤独感(5 个条目)、情绪反应(9 个条目)、精力(3 个条目)、睡眠(5 个条目),选项为"是"和"否",每个条目权重系数不同,各个方面的合计分数范围从 0 到 100,100 分表示条目所列的都受限制,0 意味着都没有限制,条目分数越高问题越大,但两个极端的得分并不意味着完全死亡或健康。第二部分包括 7 个方面,即工作、家务、社会生活、家庭生活、性活动、兴趣爱好及度假,这 7 个方面均没有权重,详见表 15-2。

表 15-2　诺丁汉健康状况调查表（NHP）

第一部分

维度	条目问题	权重	维度	条目问题	权重
躯体活动	只能在室内走动	11.54	睡眠	需要催眠药辅助睡眠	23.37
	弯腰困难	10.57		早晨很快就醒来	12.57
	根本不能走路	21.30		晚上大部分时间睡不着	26.26
	上下楼梯很困难	10.79		很长时间才能入睡	16.10
	伸手拿东西很困难	9.30		晚上睡眠很差	21.70
	自己穿衣很困难	12.61	社会生活	感到孤独	22.01
	长时间站立很困难	11.20		很难与别人接触	19.36
	户外活动时需帮助	12.69		没有亲密朋友	20.13
精力	整天感到疲倦	39.20		感到自己对别人是一种负担	22.53
	做什么事情都很费力	36.80		很难与他人相处	15.97
	很快就筋疲力尽	24.00	情感反应	有些事情使你精神崩溃	10.47
疼痛	晚上感到疼痛	12.91		没有什么事情使自己高兴	9.31
	有难以忍受的疼痛	19.74		感到很紧张	7.22
	改变体位时疼痛	9.99		日子过得很慢	7.08
	走路时感到疼痛	11.22		这些天容易发脾气	9.76
	站立时感到疼痛	8.96		感到自己不能控制情绪	13.99
	有持续性疼痛	20.86		烦恼自己晚上睡不着	13.95
	上下楼梯时疼痛	5.83		感到自己已经没有价值	16.21
	坐着时感到疼痛	10.49		醒来时感到压抑	12.01

第二部分

维度	条目问题	维度	条目问题
工作	您的健康状况是否影响到您的工作？（指有收入的工作）	性活动	您的健康状况是否影响到您的性生活？
家务	您的健康状况是否影响到您做家务？（如清洗或做饭、修理）	爱好兴趣	您的健康状况是否影响到您的兴趣爱好？（如运动、艺术等）
社会生活	您的健康状况是否影响到您的社会生活？（如逛街、看朋友等）	休假	您的健康状况是否影响到您休假？（如夏季和冬季假期、周末）
家庭生活	您的健康状况是否影响到您的家庭生活？（与家庭成员的关系）		

3. 疾病影响程度量表　疾病影响程度量表（sickness impact profile，SIP），由 M. Bergner 等 1975 年开发，1981 年美国华盛顿大学卫生服务中心进行了验证与修订，该表最初是为政府进行资源的合理配置决策提供相关信息。它包括 12 个大类 136 个条目，其中，生理领域方面包括 3 大类：走动能力（ambulation）、各处活动能力（mobility）、自我照顾与行动能力；心理领域方面包括 4 大类：社会交往、警觉行为、情感行为、交流与沟通；其他方面为各自独立的 5 个大类：睡眠与休息、进食、操持家务、娱乐与消遣、工作情况。虽然量表较长，但每个问题仅需回答"是"或"否"，问卷一般 20~30 分钟可完成，每一问题均有专家赋予的权重，可计算总分、各领域合计分数。

SIP 是基于疾病对日常生活行为影响的评估，适用于不同人群的生存质量评价，用于测量疾患和治疗对个体的生理和情感功能行为改变和角色功能表现的影响。它所侧重与关注的是行为状态而不是主观感觉，可以避免因感觉状态指标而产生的临床偏倚，是医疗评估、方案规划和政策发展结果测量的可靠和有效的工具。

4. 社区人群功能状态测定量表　为便于社区居民和患者理解与使用，1987 年美国达特茅斯医学院的 Eugene C. Nelson 开发了基层保健

COOP 量表（coop charts for primary care practices），1988 年世界家庭医生组织（WONCA）进行了修订。量表简明扼要，可评价患者的生活质量和功能状态，并且可评价一段时间干预治疗或自然病程的结果，有利于医患互动，改善医患关系。

它由 7 个条目组成（表 15-3），是对被测者过去 2 周（疼痛为 4 周）内 7 个方面（体能、情绪、日常活动、社交活动、状况变化、整体健康、疼痛）的功能进行评价，不到 5 分钟即可完成。

表 15-3 社区人群功能状态测定量表 COOP/WONCA
（在答案中选择相应的序号数字填入评分栏中）

条目					评分
体能：你能承受下列何种运动量并持续 2 分钟以上？					
1. 很大运动量：快跑	2. 大运动量：慢跑	3. 中等运动量：快步行走	4. 小运动量：中速行走	5. 很小运动量：慢走或不能行走	
情绪：你有没有受情绪的困扰，如焦虑、烦躁、抑郁、消沉或悲哀？					
1. 完全没有	2. 轻微	3. 中度	4. 严重	5. 非常严重	
日常活动：你的身心健康问题对日常生活或工作造成了多大的困难？					
1. 无困难	2. 轻微困难	3. 有些困难	4. 很困难	5. 做不了	
社交活动：你的身心健康问题有没有限制你和家人、朋友、邻居或团体间的交往活动？					
1. 无限制	2. 轻微限制	3. 有些限制	4. 很大限制	5. 极其严重	
健康状况：与 2 周前相比，你现在的健康状况是：					
1. 好得多	2. 好一点	3. 大致一样	4. 稍差一点	5. 差很多	
整体健康：你的整体健康状况是：					
1. 非常好	2. 很好	3. 还好	4. 不太好	5. 很差	
疼痛：在过去 4 周内，你常感到身体上有多大程度的疼痛？					
1. 无	2. 很轻微	3. 轻微	4. 中度	5. 严重	

5. 健康调查量表 36 美国医疗结局研究（medical outcomes study, MOS）组 1988 年提出含有 36 个条目的健康调查量表 36（36-item short form health survey, SF-36）（V1.0），1990 年标准版正式发行。1996 年，SF-36（V2.0）出版。MOS 的 Stewart 等于 1992 年开发了含有 149 个条目的功能与健康状况调查表（MOS 149-item functioning and well-being profile），并很快在此基础上修订为 8 个维度 116 个条目的功能与健康状况测量基本调查表（MOS 116-item core set of measures of functioning and well-being）：健康与日常活动（问题 1—3）、躯体健康（4—9）、疼痛（10—15）、日常活动（16—19）、感觉（20—57）、社会活动（58—60）、健康状况（61）、睡眠（62），成为完整测量生存质量的普适性量表，并为其他短量表的开发与修订奠定了坚实的基础。美国医学结局研究中心也曾将 SF-36 简化为 SF-12 及 SF-8。以上量表可以统称为医疗结局研究调查表。

其中，SF-36 是应用最为广泛的普适性生存质量量表，现被广泛用于测量、评价不同人群（老人、青年人）、不同状况（不论是否患病）的生存质量，临床实践和研究，以及健康政策评价。1991 年起，国际生存质量评定计划（International Quality of Life Assessment Project, IQOLA）组织，对 SF-36 量表进行编译，并在多达 15 个国家使用该量表对人群生存质量进行研究，从而保证了生存质量评价量表在国际健康结局研究中的有效性，并为此提供了规范和参考依据。目前，SF-36 作为一种具有较好信度和效度的普适性量表已经被世界许多国家接受，有 10 多个国家及地区制定了本地常模。因此，SF-36 也被视为国际通用的生存质量测量评价的标准工具。

下面重点介绍 SF-36（表 15-4）。该量表包括 9 个维度：生理功能（PF）、生理职能（RP）、躯体疼痛（BP）、精神健康（MH）、情感角色（RE）、活力（VT）、社会功能（SF）、总体健康（GH）、健康变化指标（HT）（评价过去一年中的健康变化，不参与总分计算），详见表 15-4。可由被测试者自己或调查员填写，也可电话问询，5~10min 即可完成。量表计分，分别计算前 8 个维度的每一合计分，然后汇总计算包括 PF、RP、BP、GH 在内的生理健康领域的积分（PCS）和包括 VT、SF、RE、MH 在内的精神健康领域的积分（MCS）。每一条目，健康状态最差计 1 分，每提高一个等级加 1 分，分值越高，健康状况越佳。为提高信度，有 7 个条目故意使问题正、反向交叉排列，评分时需注意将条目的负向分值进行正向化处理。为比较 8 个维度的得分，需将原始分转化为标准分（百分制）：

标准分=（原始分 - 该维度最低可能分

值）×100/（该维度最高分值-该维度最低分值）

式 15-2

根据普通人群的常模，可将 0~100 分按下列公式转换成基于常模的维度分数（norm-based score），即该维度 T 值。

Z 分 =（维度的标准分-均数）/ 标准差

式 15-3

T 值 = 均数 +（标准差 ×Z 分） 式 15-4

上述转换要求采用不同国别的常模均数和标准差来使分数标准化。因此，使用 SF-36 量表的国家需要建立各自国家的男、女、不同年龄人群的常模。美国的总体人群常模均数为 50，标准差为 10。

表 15-4 健康调查量表 36（SF-36）

下面的问题是询问您对自己健康状况的看法、您的感觉如何以及您进行日常活动的能力如何。如果您对某个问题不能肯定回答，请选择最接近您真实感受的答案，并在相应的□内打√。

1. 总体来讲，您的健康状况是：	非常好□	很好□	好□	一般□	差□
2. 跟一年前相比，您觉得您现在的健康状况是：	比一年前好多了□	比一年前好一些□	和一年前差不多□	比一年前差一些□	比一年前差多了□

健康和日常活动

3. 以下这些问题都与日常活动有关。您的健康状况是否限制了这些活动？如果有限制，程度如何？

活动	是，很受限	是，稍受限	否，完全不受限
（1）高强度活动（如跑步、举重物、激烈运动等）	□	□	□
（2）中度活动（如移桌子、扫地、做操等）	□	□	□
（3）手提日杂用品（如买菜、购物等）	□	□	□
（4）爬数层楼梯	□	□	□
（5）爬一层楼梯	□	□	□
（6）弯腰、屈膝、下蹲	□	□	□
（7）步行 1 500 米以上的路程	□	□	□
（8）步行几个路口（800m 左右）的路程	□	□	□
（9）步行一个路口（约 100m）的路程	□	□	□
（10）自己洗澡、穿衣	□	□	□

4. 在过去四个星期里，您的工作或其他日常活动有多少时间因为身体健康的原因而出现以下这些问题？

在过去四个星期里持续的时间	所有的时间	大部分时间	一部分时间	一点时间	没有此问题
（1）减少了工作或其他活动的时间	□	□	□	□	□
（2）本来想要做的事情只能完成一部分	□	□	□	□	□
（3）想要做的工作或活动的种类受到限制	□	□	□	□	□
（4）完成工作或其他活动有困难（比如，很吃力）	□	□	□	□	□

续表

5. 在过去四个星期里,您的工作和日常活动有多少时间因为情感问题(如感到消沉或者焦虑)而出现以下问题?

在过去四个星期里持续的时间	所有的时间	大部分时间	一部分时间	一点时间	没有此问题
(1)减少了工作或其他活动的时间	□	□	□	□	□
(2)本来想要做的事情只能完成一部分	□	□	□	□	□
(3)做工作或其他活动不如平时仔细	□	□	□	□	□

6. 在过去的四个星期里,您的身体健康或情感问题在多大程度上影响了您与家人、朋友、邻居或团体的正常社交活动?

完全没有□　　　　　　轻度影响□　　　　中度影响□　　　　重度影响□　　　　　　极度影响□

7. 在过去四个星期里,您有身体上的疼痛吗?

完全没有□　　　　很轻微□　　　　轻微□　　　　　　中度□　　　　严重□　　　　　　很严重□

8. 在过去四个星期里,身体上的疼痛影响您的正常工作吗(包括上班工作和家务活动)?

完全没有□　　　　　　　有一点□　　　　中度影响□　　　　重度影响□　　　　　极度影响□

您的感觉

9. 以下这些问题有关过去一个月里您的感觉如何以及您的情况如何。(对每一条问题,请勾出最接近您感觉的那个答案)

在过去一个月里持续的时间	所有的时间	大部分时间	一部分时间	一点时间	没有此感觉
(1)您觉得生活充实吗?	□	□	□	□	□
(2)您是一个精神紧张的人吗?	□	□	□	□	□
(3)您感到垂头丧气,什么事都不能使您振作起来吗?	□	□	□	□	□
(4)您觉得心情宁静吗?	□	□	□	□	□
(5)您精力充沛吗?	□	□	□	□	□
(6)您的情绪低落吗?	□	□	□	□	□
(7)您觉得筋疲力尽吗?	□	□	□	□	□
(8)您是个快乐的人吗?	□	□	□	□	□
(9)您感觉疲劳吗?	□	□	□	□	□

10. 在过去的四个星期里,有多少时间因为您的生理健康或情感问题限制了您的社会活动(如走亲访友等)?

所有的时间□　　　大部分时间□　　　一部分时间□　　　　一点时间□　　　　　没有此问题□

总的健康情况

11. 请对下面的每一句话,选出最符合您情况的答案

条目	完全符合	大部分符合	不能肯定	大部分不符	全部不符合
(1)我好像比别人容易生病	□	□	□	□	□
(2)我跟我认识的人一样健康	□	□	□	□	□
(3)我认为我的健康状况在变坏	□	□	□	□	□
(4)我的健康状况非常好	□	□	□	□	□

您的批评或建议:

关于您

您的性别:　　　　　　　　1. 男　2. 女

您今年多大年龄?　　　　(　　　)岁

● 感谢您的帮助!

注:此表是笔者根据原中山医科大学修订的 SF-36(第 1 版)的中文版按照 SF-36(第 2 版)英文原表补充修改而成。哮喘患者用时,回顾的时间由四周改为一周。

6. 欧洲五维度健康量表 欧洲五维度健康量表（European quality of life questionnaire-5D，EQ-5D），是由多个国家、多语言和多学科的研究者组成的欧洲生命质量项目研究组（European Quality of Life Project Group，EuroQol）于1987年研发。作为一个具有可行性的标准的非特异性健康相关生命质量量表，在其项目组成员：意大利、西班牙、比利时、丹麦、美国、德国、南非、加拿大、新加坡、希腊等近20个国家得到了广泛应用。

EQ-5D量表最初的版本是EQ-5D-3L，相比其他健康量表虽然有一定的优势，但存在很严重的"天花板效应"。因此，EuroQol的研究人员自2005年起在其基础上加以改进，设计了EQ-5D-5L量表（表15-5）。该量表分为EQ-5D-5L健康描述系统和EQ-VAS两个部分。前者包括五个维度：行动（mobility）、自我照顾（self-care）、日常活动（usual activities）、疼痛/不舒服（pain/discomfort）、焦虑/抑郁（anxiety/depression），这些与EQ-5D-3L没任何差别。但为准确反映自变量对因变量的效果，EQ-5D-5L每个维度的测量回答等级由最初版本的三级增加到五级（5 levels）：没有任何困难、有一点困难、有中等困难、有严重困难、有极其严重困难，这样就增加每个维度水平上的量程分布，使得EQ-5D能够更可靠的区别对待不同层次的健康。从而，可以很好地提高它的灵敏度，有效减轻EQ-5D-3L的"天花板效应"。

EQ-VAS是一个长20cm垂直的视觉模拟刻度尺（图15-1）。顶端为100分，代表"心目中最好的健康状况"；底端为0分，代表"心目中最差的健康状况"。被测者在上面标出最符合自己当时健康状况的一点，也就是给自己当前的总体健康状况打分。五个维度的测量与EQ-VAS联合使用，能够更全面地反映被测试者的健康状况。EQ-5D-5L可测量出共3 125（5^5）种可能的健康状况组合。目前，很多国家的EQ-5D-5L官方版本均已发布。

总体来说，EQ-5D量表简明、易于操作、应用面广、可信度高。

表15-5 欧洲五维度健康量表（EQ-5D-5L中文版）

请在下列各组选项中，指出哪一项叙述最能描述您今天的健康状况，并在相应的空格内打√

行动	
我可以四处走动，没有任何困难	□
我行动有一点困难	□
我行动有中度的困难	□
我行动有严重的困难	□
我无法行动	□
自我照顾	
我能照顾自己，没有任何困难	□
我自己洗澡或穿衣有一点困难	□
我自己洗澡或穿衣有中度的困难	□
我自己洗澡或穿衣有严重的困难	□
我无法自己洗漱、洗澡或穿衣	□
日常活动（如工作、学习、家务或休闲活动）	
我能进行日常活动，没有任何困难	□
我进行日常活动有一点困难	□
我进行日常活动有中度的困难	□
我进行日常活动有严重的困难	□
我无法进行日常活动	□
疼痛或不舒服	
我没有任何疼痛或不舒服	□
我有一点疼痛或不舒服	□
我有中度的疼痛或不舒服	□
我有严重的疼痛或不舒服	□
我有非常严重的疼痛或不舒服	□
焦虑或抑郁	
我没有焦虑或抑郁	□
我觉得有一点焦虑或抑郁	□
我觉得中度焦虑或抑郁	□
我觉得严重焦虑或抑郁	□
我觉得非常严重的焦虑或抑郁	□

注：在行动这一维度中，第3、4、5选项在3L版中只有一项：我卧病在床；在自我照顾维度和日常活动维度中，第3、4选项是5L版中新增加的；在第4、5维度中，第2、4选项是5L版中新增加的。

EQ-5D-5L量表及其使用手册可从EuroQoL Group的网站中下载：www.euroqol.org。

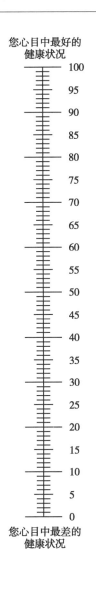

您心目中最好的
健康状况

100

95

90

85

80

75

70

65

60

55

50

45

40

35

30

25

20

15

10

5

0

您心目中最差的
健康状况

为了帮助一般人陈述健康状况的好坏,我们画了一个刻度尺(像个温度计),尺上的"100分",代表您心目中最好的健康状况;"0分"代表您心目中最差的健康状况。

我们希望就您的看法,在这个刻度尺上,标出您今天感觉的健康状况的好坏。刻度尺上的哪一点最能代表您今天的健康状况,就将相应的数字填写在下面的方格中。

您今天的健康状况= _____ 分

图 15-1 视觉模拟刻度尺

7. 世界卫生组织生存质量测定量表 1991年世界卫生组织(WHO)生命质量研究项目建立,它是在WHO领导下的独一无二的生命质量研究的国际合作项目,是生命质量研究进程的里程碑式事件。跨国家、跨文化适用于一般人群的普适性量表WHOQOL-100及其简表WHOQOL-BREF,就是该组织20余个国家和地区共同开发研制的最显著的成果。该项目组还开发了一些专用量表如WHOQOL-HIV、WHOQOL-SRPB(spirituality religion personal beliefs)、WHOQOL-OLD和WHODAS(disability assessment schedule)等。

WHOQOL-100由100个条目构成,分6个领域24个方面,每个方面有4个条目,分别从强度、频度、能力、评价四个角度反映同一特质。6个领域分别是生理、心理、独立性、社会关系、环境和精神/宗教信仰。另外还有4个条目关于总体健康状况和生存质量的问题。每个条目采用5等级方式计分,各个领域和方面的得分均为正向得分,即得分越高,生存质量越好,其结构见表15-6。量表具有良好的信度、效度、反应度等心理测量学性质,能够进行跨文化的国际间比较。

表 15-6 WHOQOL-100 量表的结构

领域	小方面
I 生理领域	1. 疼痛与不适 2. 精力与疲倦 3. 睡眠与休息
II 心理领域	4. 积极感受 5. 思想、学习、记忆和注意力 6. 自尊 7. 身材与相貌 8. 消极感受
III 独立性领域	9. 行动能力 10. 日常生活能力 11. 对药物和医疗手段的依赖性 12. 工作能力

续表

领域	小方面
Ⅳ社会关系领域	13. 个人关系 14. 所需社会支持的满足程度 15. 性生活
Ⅴ环境领域	16. 社会安全保证 17. 住房环境 18. 经济来源 19. 医疗服务与社会保障：获取途径与质量 20. 获取新信息、知识、技能的机会 21. 休闲娱乐活动的参与机会与参与程度 22. 环境条件 23. 交通条件
Ⅵ精神支柱／宗教／个人信仰	24. 精神支柱／宗教／个人信仰

虽然 WHOQOL-100 可以详细评估健康相关生存质量的各个方面，但由于它过于冗长，在一定程度上限制了其使用，在该量表基础上，世界卫生组织开发了生存质量测量量表简表 WHOQOL-BREF。WHOQOL-BREF 分生理、心理、社会关系和环境 4 个领域，共 26 个条目。另有 2 个独立分析的条目，是关于自身生存质量和自身健康状况的总的主观感受。经多年的实践与完善，该表与 WHOQOL-100 高度关联（相关系数约 0.9），领域测量具有良好的内容效度、判别效度、重测信度和内部一致性，其结构见表 15-7。

表 15-7 WHOQOL-BREF 量表的结构

领域	条目
Ⅰ生理领域	3. 疼痛与不适 4. 对药物和医疗手段的依赖性 10. 精力与疲倦 15. 行动能力 16. 睡眠与休息 17. 日常生活能力 18. 工作能力
Ⅱ心理领域	5. 积极感受 6. 精神支柱 7. 思想、学习、记忆和注意力 11. 身材与相貌 19. 自尊 26. 消极感受
Ⅲ社会关系领域	20. 个人关系 21. 性生活 22. 所需社会支持的满足程度
Ⅳ环境领域	8. 社会安全保证 9. 环境条件（污染／噪声／交通／气候） 12. 经济来源 13. 获取新信息、知识、技能的机会 14. 休闲娱乐活动的参与机会与参与程度 23. 住房环境 24. 医疗服务与社会保障：获取途径与质量 25. 交通条件
总的健康状况与生存质量	1. 生存质量自我评价 2. 对自己健康满意度

注：第 3、4、26 条目计分时须反转其负向分数，即用 6 减去该条目所得分数。

以中山大学公共卫生学院方积乾教授为首的生存质量课题组，联合广州、北京、上海、成都、西安、沈阳的六所医科大学及研究所共同研制的 WHOQOL-100 和 WHOQOL-BREF 中文版已被确认为我国医药卫生行业标准。WHOQOL-BREF 中文版详见表 15-8。

表 15-8 世界卫生组织生存质量测定量表简表（WHOQOL-BREF，中文版）

有关您个人的情况

1. 您的性别　　　　　男 □　　　　　　　　　　　　女 □

2. 年龄 _____

3. 您的出生日期 _____ 年 _____ 月 _____ 日

4. 您的最高学历　　小学□　　初中□　　高中或中专□　　大专□　　大学本科□　　研究生□

5. 您的婚姻状况　　未婚□　　已婚□　　同居□　　分居□　　离异□　　丧偶□

6. 现在您正生病吗　　　是□　　　　　　　　　　　否□

7. 目前您有什么健康问题 _____

8. 您的职业　　工人□　　农民□　　行政工作者□　　服务行业□　　知识分子□

填表说明：

这份问卷是要了解您对自己的生存质量、健康情况以及日常活动的感觉如何，请您一定回答所有问题。如果某个问题您不能肯定如何回答，就选择一个最接近您自己真实感觉的那个答案。

所有问题都请您按照自己的标准、愿望，或者自己的感觉来答。注意所有问题都只是您最近两星期内的情况。

例如：您能从他人那里得到您所需要的支持吗？

（1）根本不能　（2）很少能　（3）能（一

般）（4）多数能 （5）完全能

请您根据两周来您从他人处获得所需要的支持的程度，在最适合的数字处打一个√，如果您多数时候能得到所需要的支持，就在数字"4"处打

一个√，如果根本得不到所需要的帮助，就在数字"1"处打一个√。

请阅读每一个问题，根据您的感觉，选择最适合您情况的答案。

1. 您怎样评价您的生存质量？	（1）很差	（2）差	（3）不好也不差	（4）好	（5）很好
2. 您对自己的健康情况满意吗？	（1）很不满意	（2）不满意	（3）既非满意也非不满意	（4）满意	（5）很满意

下面的问题是关于两周来您经历某些事情的感觉

3. 您觉得疼痛妨碍您去做自己需要做的事情吗？	（1）根本不妨碍	（2）很少妨碍	（3）有妨碍（一般）	（4）比较妨碍	（5）极妨碍
4. 您需要依靠医疗的帮助进行日常生活吗？	（1）根本不需要	（2）很少需要	（3）需要（一般）	（4）比较需要	（5）极需要
5. 您觉得生活有乐趣吗？	（1）根本没乐趣	（2）很少有乐趣	（3）有乐趣（一般）	（4）比较有乐趣	（5）极有乐趣
6. 您觉得自己的生活有意义吗？	（1）根本没意义	（2）很少有意义	（3）有意义（一般）	（4）比较有意义	（5）极有意义
7. 您能集中注意力吗？	（1）根本不能	（2）很少能	（3）能（一般）	（4）比较能	（5）极能
8. 日常生活中您感觉安全吗？	（1）根本不安全	（2）很少安全	（3）安全（一般）	（4）比较安全	（5）极安全
9. 您的生活环境对健康好吗？	（1）根本不好	（2）很少好	（3）好（一般）	（4）比较好	（5）极好

下面的问题是关于两周来您做某些事的能力

10. 您有充沛的精力去应付日常生活吗？	（1）根本没精力	（2）很少有精力	（3）有精力（一般）	（4）多数有精力	（5）完全有精力
11. 您认为自己的外形过得去吗？	（1）根本过不去	（2）很少过得去	（3）过得去（一般）	（4）多数过得去	（5）完全过得去
12. 您的钱够用吗？	（1）根本不够用	（2）很少够用	（3）够用（一般）	（4）多数够用	（5）完全够用
13. 在日常生活中您需要的信息都齐备吗？	（1）根本不齐备	（2）很少齐备	（3）齐备（一般）	（4）多数齐备	（5）完全齐备
14. 您有机会进行休闲活动吗？	（1）根本没机会	（2）很少有机会	（3）有机会（一般）	（4）多数有机会	（5）完全有机会
15. 您行动的能力如何？	（1）很差	（2）差	（3）不好也不差	（4）好	（5）很好

下面的问题是关于两周来您对自己日常生活各个方面的满意程度

16. 您对自己的睡眠情况满意吗？	（1）很不满意	（2）不满意	（3）既非满意也非不满意	（4）满意	（5）很满意

续表

17. 您对自己做日常生活事情的能力满意吗？	（1）很不满意	（2）不满意	（3）既非满意也非不满意	（4）满意	（5）很满意
18. 您对自己的工作能力满意吗？	（1）很不满意	（2）不满意	（3）既非满意也非不满意	（4）满意	（5）很满意
19. 您对自己满意吗？	（1）很不满意	（2）不满意	（3）既非满意也非不满意	（4）满意	（5）很满意
20. 您对自己的人际关系满意吗？	（1）很不满意	（2）不满意	（3）既非满意也非不满意	（4）满意	（5）很满意
21. 您对自己的性生活满意吗？	（1）很不满意	（2）不满意	（3）既非满意也非不满意	（4）满意	（5）很满意
22. 您对自己从朋友那里得到的支持满意吗？	（1）很不满意	（2）不满意	（3）既非满意也非不满意	（4）满意	（5）很满意
23. 您对自己居住地的条件满意吗？	（1）很不满意	（2）不满意	（3）既非满意也非不满意	（4）满意	（5）很满意
24. 您对得到卫生保健服务的方便程度满意吗？	（1）很不满意	（2）不满意	（3）既非满意也非不满意	（4）满意	（5）很满意
25. 您对自己的交通情况满意吗？	（1）很不满意	（2）不满意	（3）既非满意也非不满意	（4）满意	（5）很满意

下面的问题是关于两周来您经历某些事情的频繁程度

26. 您有消极感受吗？（如情绪低落、绝望、焦虑、忧郁）	（1）没有消极感受	（2）偶尔有消极感受	（3）时有时无	（4）经常有消极感受	（5）总是有消极感受

此外，还有三个问题：

27. 家庭摩擦影响您的生活吗？	（1）根本不影响	（2）很少影响	（3）影响（一般）	（4）有比较大影响	（5）有极大影响
28. 您的食欲怎么样？	（1）很差	（2）差	（3）不好也不差	（4）好	（5）很好

29. 如果让您综合以上各个方面（生理健康、心理健康、社会关系和周围环境等方面）给自己的生存质量打一个总分，您打多少分？（满分为100分）_____分

您是在别人的帮助下填完这份调查表的吗？　　是 □　　否 □

您花了多长时间来填完这份调查表？　　（　　　　）分钟

您对本问卷有何建议：

非常感谢您的帮助！

填表日期：

8. 我国自主研制的普适性量表

（1）中国人生活质量普适量表（the 35-item QOL questionnaire，QOL-35）：由中国医学科学院阜外医院流行病学研究室研制，包括 35 个条目，分别由总体健康和生活质量、生理功能、独立生活能力、心理功能、社会功能、生活条件 6 个领域和 1 个反映生活质量变化的条目组成，适用于中国一般人群生活质量测评。

（2）中华生存质量量表（CH-QOL）：是在中医健康概念基础上研制开发的普适性量表。由广州中医药大学、香港中文大学中医学院、中山大学公共卫生学院等单位联合研制。包含 50 个条目，覆盖了与健康状况有关的 3 个领域：形（身体机能）、神（意识思维）、情（七情）和 13 个方面：气色、睡眠、活动能力、饮食消化、气候适应、神志、思维、眼神、语言表达、喜、怒、悲忧和惊恐。基于中华文化和中医理论，他们还研制了中医健康状况量表（health status scale of traditional Chinese medicine，TCMHSS），评价属于中医问诊的内容，将有利于中医药合理评价。可将中医健康状况量表与中华生存质量量表结合使用。

二、疾病特异性量表

疾病特异性量表种类繁多，不同研究者针对不同的疾病、不同的人群开发了一系列的量表，下面简单介绍几个常见疾病、特殊人群的有代表性的特异性生存质量量表。

1. 癌症病人生存质量核心量表（EORTC QLQ-C30）　EORTC QLQ-C30（European organization for research and treatment of cancer quality of life questionnaire）是欧洲癌症研究与治疗组织研制的反映癌症病人共性的生存质量核心量表。该组织自 1986 年开始研制核心量表，1999 年已开发出第 3 版，用于评价各种癌症病人。在此基础上，还研制出不同癌症的特异性评价模块，构成不同癌症病种的特异量表，配合核心量表一起使用。已开发出的特异性量表有肺癌（QLQ-LCl3）、乳腺癌（QLQ-BR23）、头颈癌（QLQ-H&N35）、直肠癌（QLQ-CR38）等。

QLQ-C30 量表由 5 个功能领域（躯体、角色、认知、情绪和社会功能）、3 个症状领域（疲劳、疼痛、恶心呕吐）、1 个总体健康状况/生活质量领域和 6 个单一的症状条目（气促、失眠、食欲丧失、便秘、腹泻、经济困难）组成，共计 30 个条目，10min 以内即可完成测量。

条目 29、30 分为七个等级，根据其回答选项，计为 1~7 分；其他条目分为 4 个等级：从没有、有一点、较多至很多，计分 1~4 分。将各个领域包括的条目得分相加并除以所包括的条目数即可得到该领域的得分（原始分 RS，raw score）。中文版 QLQ-C30（V3.0）（表 15-9）由昆明医科大学汉化修订。中文版量表具有较好的信度、效度及可行性和一定的反应度，可作为我国恶性肿瘤患者生存质量的测评工具。

表 15-9　QLQ-C30（V3.0）量表及其各领域的计分方法（原始分 RS）

A：QLQ-C30（V3.0）量表

条目	没有	有一点	有一些	非常多
1. 当您做一些费力的动作，如提沉重的购物袋或行李箱时，您是否感到困难？	□	□	□	□
2. 长距离步行时，您是否感到困难？	□	□	□	□
3. 在屋外短距离散步时，您是否感到困难？	□	□	□	□
4. 在白天，您是否必须卧床或坐在椅子上？	□	□	□	□
5. 您是否需要别人协助进食、穿衣、洗漱或上厕所？	□	□	□	□
6. 您在工作或其他日常活动是否受到了限制？	□	□	□	□
7. 您的业余爱好和休闲活动是否受到了限制？	□	□	□	□
8. 您曾感到气短吗？	□	□	□	□
9. 您有过疼痛吗？	□	□	□	□
10. 您曾需要休息吗？	□	□	□	□

续表

条目	没有	有一点	有一些	非常多
11. 您曾感到睡眠不好吗？	☐	☐	☐	☐
12. 您曾感到虚弱吗？	☐	☐	☐	☐
13. 您曾感到没有胃口吗？	☐	☐	☐	☐
14. 您曾感到恶心想吐吗？	☐	☐	☐	☐
15. 您曾呕吐过吗？	☐	☐	☐	☐
16. 您曾有便秘吗？	☐	☐	☐	☐
在过去的一周中：				
17. 您曾有腹泻吗？	☐	☐	☐	☐
18. 您曾感觉疲乏吗？	☐	☐	☐	☐
19. 疼痛妨碍您的日常活动吗？				
20. 您是否很难集中注意力做事，例如读报或看电视？				
21. 您曾感到紧张吗？				
22. 您曾感到担心吗？	☐	☐	☐	☐
23. 您曾感到容易动怒吗？	☐	☐	☐	☐
24. 您曾感到情绪低落吗？	☐	☐	☐	☐
25. 您曾经感到记事困难吗？	☐	☐	☐	☐
26. 您的身体状况或治疗过程，妨碍了您的家庭生活吗？	☐	☐	☐	☐
27. 您的身体状况或治疗过程，妨碍了您的社交活动吗？	☐	☐	☐	☐
28. 您的身体状况或治疗过程，造成了您的经济困难吗？	☐	☐	☐	☐

以下问题，数字1至7代表从"很差"到"很好"的等级，请在1到7圈出对您最合适的答案。	1	2	3	4	5	6	7
29. 您如何评定过去一周中您的整体健康状况？	☐	☐	☐	☐	☐	☐	☐
30. 您如何评定过去一周中您的整体生活质量？	☐	☐	☐	☐	☐	☐	☐

B：QLQ-C30（V3.0）各领域的计分方法（原始分 RS）

领域/亚量表	代码	性质	条目数	得分全距/R	计分方法
躯体功能（physical functioning）	PF	功能	5	3	（1+2+3+4+5）/5
角色功能（role functioning）	RF	功能	2	3	6+7/2
情绪功能（emotional functioning）	EF	功能	4	3	（21+22+23+24）/4
认知功能（cognitive functioning）	CF	功能	2	3	（20+25）/2
社会功能（social functioning）	SF	功能	2	3	（26+27）/2
总健康状况（global health status/QOL）	QL		2	6	（29+30）/2
疲倦（fatigue）	FA	症状	3	3	（10+12+18）/3
恶心与呕吐（nausea and vomiting）	NV	症状	2	3	（14+15）/2
疼痛（pain）	PA	症状	2	3	（9+19）/2
气促（dyspnoea）	DY	症状	1	3	8
失眠（insomnia）	SL	症状	1	3	11
食欲丧失（appetite loss）	AP	症状	1	3	13
便秘（constipation）	CO	症状	1	3	16
腹泻（diarrhea）	DI	症状	1	3	17
经济困难（financial difficulties）	FI	症状	1	3	28

为使各领域得分可以比较,宜采用极差化方法进行线性变换,将粗分转化为在0~100的标准化得分(standard score,SS)。此外,变换还能够改变得分的方向。QLQ-C30量表除条目29、30外均为逆向条目(取值越大,生存质量越差),而计分规则中明确规定:功能领域和总体健康状况领域得分越高说明生存质量越好,对于症状领域得分越高表明症状或问题越多,生存质量越差。因此,计算功能领域的标准化得分需要改变方向。具体可按下面算式计算(式中R为各领域或条目的得分全距)。

功能领域:$SS=[1-(RS-1)/R]\times100$

式 15-5

症状领域和总体健康状况领域:

$$SS=[(RS-1)/R]\times100 \qquad 式 15-6$$

2. 癌症治疗功能评定量表　癌症治疗功能评定系统(functional assessment of cancer therapy,FACT)是由美国西北大学临床结局研究与教育中心(center on outcomes research and education,CORE)的David Cella等研制。第4版FACT-G由27个条目构成,分为四个领域,即:生理状况(physical well-being)、社会/家庭状况(social/family well-being)、情感状况(emotional well-being)和功能状况(functional well-being),相应计分方法见表15-10。特定癌症的特异量表则由共性模块加各自癌症的特异模块(称为附加关注)构成。特异模块的条目数不一,第四版的FACT-B就是由FACT-G和含9个条目的乳腺癌特异模块构成的测定乳腺癌患者的生存质量特异量表。其他已经开发的特异量表还有肺癌(FACT-L)、膀胱癌(FACT-B1)、脑瘤(FACT-Br)、宫颈癌(FACT-Cx)等生存质量量表。

表 15-10　FACT-G(V4.0)的各领域及相应计分方法

领域	条目数	得分范围	计分方法(相应领域条目得分相加)
生理状况(PWB)	7	0~28	GP1+GP2+GP3+GP4+GP5+GP6+GP7
社会/家庭状况(SWB)	7	0~28	GS1+GS2+GS3+GS4+GS5+GS6+GS7
情感状况(EWB)	6	0~24	GE1+GE2+GE3+GE4+GE5+GE6
功能状况(FWB)	7	0~28	GF1+GF2+GF3+GF4+GF5+GF6+GF7
量表合计	27	0~108	PWB+SWB+EWB+FWB

3. 癌症患者生存质量测定量表系列　中国的癌症患者生存质量测定量表系列(quality of life instruments for cancer patients,QLICP),由昆明医科大学公共卫生学院研制,与美国的FACT,欧洲的EORTC QLQ一并形成了癌症患者生存质量测定量表三大体系。QLICP包括了我国常见癌症的生存质量测定量表,已完成的癌症生存质量测定量表如表15-11所示。

正在研制的量表还有:食管癌量表(QLICP-ES)、肝癌量表(QLICP-LI)、前列腺癌量表(QLICP-PR)、膀胱癌量表(QLICP-BL)、白血病量表(QLICP-LE)、卵巢癌量表(QLICP-OV)等。基于中医理论的恶性肿瘤生活质量评价体系的量表也在研制中。

表 15-11　已研制的中国癌症患者生存质量测定量表系列癌症正式量表(V1.0)

慢性疾病名称	量表名称	量表构成	
		共性模块	特异模块
乳腺癌	QLICP-BR	QLICP-GM:由32个条目构成,包括:躯体功能、心理功能、社会功能共性症状及副作用四个领域	BR特异条目7个
肺癌	QLICP-LU		LU特异条目8个
头颈癌	QLICP-HN		HN特异条目14个
大肠癌	QLICP-CR		CR特异条目14个
胃癌	QLICP-ST		ST特异条目7个
宫颈癌	QLICP-CE		CE特异条目8个

4. 关节炎影响测量量表 关节炎影响测量量表(arthritis impact measurement scale, AIMS), 1980 年由 Meenan 等开发,又译为关节炎影响量表、AIMS 评估表、关节炎等级测量尺度等。该量表包括躯体功能(下肢和手的功能、移动、日常生活能力、家务活动)、社会关系(社会活动)、精神健康等多个维度共 48 个条目,等级分为 0~10,自填时间为 15~20min。

AIMS2 是 AIMS 的修订版,增加了手臂功能、工作、家庭支持等亚量表。包括 78 个条目,前 57 个条目分别属于 12 个亚量表:活动水平、行走和弯腰、手和手指功能、手臂功能、自理、家务、社会活动、家人和朋友的支持、关节炎疼痛、工作、紧张水平和情绪。每个亚量表的条目数在 4~5 个。条目 58 是有关应答者对 12 个亚量表对应的健康状态的满意度。条目 59 询问应答者在这 12 个领域中,他们存在的问题有多少归因于关节炎。条目 60 让患者选出 3 个希望改善的领域。条目 61~65 确定患者对目前和今后健康的总的感觉。条目 66 让患者估计关节炎对他们造成的总的影响。条目 67 和 68 提供药物使用的估计。条目 70~72 询问伴随疾病,条目 73~78 有关人口学资料。AIMS2 用特定的量表对健康状态的组成部分进行多维测量以及总体影响的测量,是一个测量关节炎患者总的健康、疼痛、活动水平和社会功能改变的性能良好的工具。目前已翻译成荷兰语、意大利语、希伯来语、葡萄牙语、瑞典语、法语、西班牙语等多种语言版本。

由于 AMS2 量表平均需要 23min 才能完成,为了减轻患者的答题负担,Guillemin 等研究出了 AIMS2 的短表(AMS2SF),它和 AMS2 具有同样的测量学特性。AIMS2SF 在中国的适用性已得到评价,具有较好的信度和效度。

5. 慢性病患者生活质量量表 慢性病患者生存质量测定量表体系(quality of life instruments for chronic disease, QLICD),2005 年以来由昆明医科大学公共卫生学院陆续开发研制(表 15-12)。该量表既可弥补普适性量表与特异性量表各自的局限,又适应了中国国情;既弥补了零散开发的各量表间存在的互不联系的弊端,又可满足不同病种的测评需求。加之利用共性模块对各种疾病患者生存质量的测定结果可以相互比较,对推动生存质量研究向规范化、标准化方向发展有着重要的理论和实践意义。

表 15-12 已正式研制的 QLICD 量表

慢性疾病名称	量表名称	量表构成	
		共性模块	特异模块
高血压	QLICD-HY	QL ICD-GM:由 30 个条目构成,包括躯体功能、心理功能、社会功能三个部分。	HY 特异条目 17 个
冠心病	QLICD-CHD		CHD 特异条目 16 个
消化性溃疡	QLICD-PU		PU 特异条目 13 个
慢性胃炎	QLICD-CG		CG 特异条目 14 个
肠易激综合征	QLICD-IBS		IBS 特异条目 16 个
慢性阻塞性肺疾病	QLICD-COPD		COPD 特异条目 15 个
慢性肺源性心脏病	QLICD-CPHD		CPHD 特异条目 21 个
支气管哮喘	QLICD-BA		BA 特异条目 18 个

此外,由中南大学流行病与卫生统计学系研制的 2 型糖尿病患者生活质量量表(quality of life scale for patients with type 2 diabetes mellitus, DMQLS),包含 5 个维度共 87 个条目。其中,正常成年人群共性条目子量表由生理、社会、心理、满意度 4 个维度形成;2 型糖尿病患者特异条目子量表,由疾病维度构成。

第三节 健康相关生存质量量表的性能评价

对健康相关生存质量进行测定,实际上就是希望客观反映生命质量这一潜在心理特质的真实水平。生存质量测量所采用的测量工具是否恰当非常关键,必须要对测量量表进行严格设计和性能评价(或称之为测量学特性评价)。生存质量量表的性能评价包括:可行性评价、信度评价、效度评价、反应度评价和可接受性评价,其中信度和效度的评价是量表评价的关键。根据测量目的评价生命质量量表的信度,特别是内部一致性(internal consistency)、可重复性(reproducibility);评价效度,确定量表是否能判别出目标人群中不同水平的生存质量。选择生命质量量表进行测评研究,要考虑其信度、效度和反应度,测量工作结束也应检验测量结果的信、效度。只有量表具备了良好的信度和效度,才可以对生命质量的测评结果进行合理分析与解释。

一、可行性评价

可行性(feasibility),也称适用性(practicality),即主要看量表是否容易被人接受并轻松完成,主要通过量表的接受率、完成率及量表的完成时间进行考评与衡量。接受率指被测评对象对量表的接受程度,常以量表的回收率表示,通常要求达到调查对象的 85% 以上。完成率指测评对象完成量表的情况,通常要求达到 85% 以上,如过低,说明量表太复杂,让人难以接受。完成时间指测评对象完成量表的测评时间,时间不宜过长,否则测评对象不容易接受,且会产生厌烦心理,影响量表的完成质量,不利于真实情况的测定。一般完成时间宜控制在 20 分钟以内。

二、信度评价

信度(reliability),即可靠性,指测量结果的一致性或稳定性,可靠或可重复的程度,通过对测量工具所得结果的稳定性的评价来完成。信度既可以理解为同一测量工具(量表)反复测量某一测评对象的同一特质;又可以理解为多次测量结果间的可靠性、稳定性和一致性;也可以理解为条目间相关程度和一致性程度,同一领域是否在测量同一特质;还可理解为一次测量与它的任意一个"经典平行测量"的相关性和一致性。

信度的大小通常用信度系数来评价,迄今尚没有公认的标准,一般认为,信度系数 0.7 及以上为好。一份稳定可靠的量表,几次所得的结果一定是相当一致的,而且可透过该量表对受试者做预测。

一个好的量表应该既具有较高的信度,也具有很好的效度。虽然信度好并不意味着效度就好,但是要想有很好的效度,一定是以较高的信度为前提的。因此,信度的评价是量表评价的重要指标。

常用的信度评价指标有:重测信度(test-retest reliability)、分半信度(split-half reliability)、克龙巴赫 a 系数(Cronbach's α coefficient)、复本信度、评价者信度等。

1. 重测信度　又称稳定性系数,一段时间内被调查者的情况没有发生变化,采用同一量表测量两次,其结果应一致,即重测信度好。有两种情况:①前后重复测量的一致性(test-retest reliability),同一调查者使用同一种测量工具,不同时间对同一批调查对象进行两次测试的结果的一致性,此重测信度用重测相关系数表示,两次测评的相关性越高,则表明量表越具有稳定性,一般要求 $r \geq 0.7$。由于评价对象的特征可能随时间发生变化,后一次测量也易受前一次测量的影响,重复测量的间隔时间不宜太长,也不宜过短,一般 1~4 周较为合适,有的量表可能需要一个月或数个月的情形。②调查员之间的一致性(interrater reliabilities),不同的调查员使用同一种测量工具,评定随机抽取的 20~30 个调查对象分别进行两次测试结果的一致性,可用组内相关系数表示,也常用 Kappa 值表示,Kappa>0.75,信度高,0.4~0.75 时信度较好,<0.4 时信度差。

(1)相关系数

1)通常量表中各评价指标呈正态分布,一般采用 Pearson 积矩相关系数 r,计算公式为:

$$r = \frac{\sum(x-\bar{x})(y-\bar{y})}{\sqrt{\sum(x-\bar{x})^2 \sum(y-\bar{y})^2}} \qquad 式 15-7$$

2)等级相关系数 Spearman 相关系数 r_s,计算公式为:

$$r_s = 1 - \frac{6\sum d^2}{n(n^2-1)} \qquad 式 15-8$$

式中 d 为每对观察值所对应的秩次之差,n 为对子数,r_s 为秩相关系数。

(2)组内相关系数:在标准化测量中,不论

条目形式如何,一般均要转化为定量的得分值。因此,可用方差分析计算信度,即组内相关系数(ICC)。具体计算公式为:

$$\text{ICC} = \frac{\text{BMS} - \text{WMS}}{\text{BMS} + (K-1)\text{WMS}} \qquad \text{式 15-9}$$

式中,BMS 为组间均方,WMS 为组内均方,K 为每组(每位患者)重复观察的次数。

$$\text{ICC} = \frac{\sum_{i=1}^{n}(x_{1i} - \bar{x})(x_{2i} - \bar{x})}{(n-1)S_x^2} \qquad \text{式 15-10}$$

$\bar{x}$ 是联合均值,S_x^2 是合并方差。

(3)Kappa 值

Kappa 系数用于定性资料。具体计算公式为:

$$k = \frac{\bar{P} - \bar{P}_e}{1 - \bar{P}_e} \qquad \text{式 15-11}$$

其中,$\bar{P} = \dfrac{1}{N_n(n-1)}\left(\sum_{i=1}^{N}\sum_{j=1}^{k} n_{ij}^2 - N_n\right)$;$\bar{P}_e = \sum_{j=1}^{k}\left(\dfrac{1}{N_n}\sum_{i=1}^{N} n_{ij}\right)^2$

式中,N 为条目数,K 为每题的等级,n 为人数。

2. 分半信度　分半信度,又称折半信度,是在一次测量后将条目分为相等的两部分(通常是分为奇数题和偶数题),分别计算内部得分并以简单相关系数 r 作为信度指标。但由于分析的方法很多,不同分析方法可能得出不同的信度系数。

最常用的折半法是将问卷分为奇数和偶数条目,两部分问卷之间的相关系数只表明一半条目的信度,而一个完整问卷的条目增加了一倍,其信度系数可以公式 $R = 2r/(1+r)$ 进行计算。

由于题目被分为两半,可能导致信度偏低,因此需要再加以校正。较常用的校正方法有斯皮尔曼 - 布朗(Spearman-Brown)公式、卢伦(Rulon)公式等校正公式。

(1)当两部分测验分数具有相同的平均数与标准差,用斯皮尔曼 - 布朗校正公式:

$$r_{xx} = 2r_{AA}/(1 + r_{AA}) \qquad \text{式 15-12}$$

(2)当两部分测验分数具有不同的平均数与标准差,用卢伦校正公式:

$$r_{xx} = 1 - S_d^2/S_x^2 \qquad \text{式 15-13}$$

式中,S_d^2 是两部分测验分数之差的方差,S_x^2

为整个测验总分的方差。

3. 内部一致性信度　内部一致性信度是检验亚量表条目之间的内部一致性,也被称为同质性信度,是目前普遍运用的信度评价方法,它是从量表的结构层次入手,只根据一次的测验结果来估计内部结构的信度。常用的信度系数是克龙巴赫 a 系数。每一个亚量表 a 系数均 ≥0.70,说明量表各条目所测内容具有同源性。如果依次去除一个条目,去除条目后的 a 系数和亚量表总 a 系数进行比较,若 a 系数显著增加,提示该条目的存在降低了量表内部的一致性,应予以去除,反之,则保留。

克龙巴赫 a 系数是计算各个领域或维度的一致性,因此,计算 a 系数时,应按照领域或维度分别计算。克龙巴赫 a 系数的应用条件是:量表中某一领域或维度的所有条目应该是平行、共性的,即所有条目必须测量同一现象,并以相同程度解释该现象的变异。

克龙巴赫 a 系数公式如下:

$$\alpha = \frac{n}{n-1}\left(1 - \frac{\sum S_i^2}{S_x^2}\right) \qquad \text{式 15-14}$$

其中,α 表示估计的信度,n 为条目数,S_i^2 表示为 i 题得分的方差,S_x^2 为测验总分的方差。

4. 复本信度　如果一种测验有两个以上的复本,同一群调查对象接受两个复本测验所得结果的一致性程度就是复本信度(alternate-form reliability),其大小等于同一批调查对象两个复本测验所得分数的相关系数,它主要反映测验的跨形式的一致性。

复本信度法要求两个复本除表述方式不同外,在内容、格式、难度和对应题目的提问方向等方面要完全一致,而在实际调查中,很难得到两份等价的量表,因此较少采用这种方法。复本信度的主要优点在于:①能够避免重测信度的一些问题,如记忆效果、练习效应等;②适用于进行长期追踪研究或调查某些干扰变量对测验成绩的影响;③减少了辅导或作弊的可能性;④能避免调查对象因做相同题目而引起的厌倦情绪。

复本信度的局限性在于:如果测量的行为易受练习的影响,则复本信度只能减少而不能消除这种影响;有些测验的性质会由于重复而发生改变;有些测验很难找到合适的复本。

5. 评价者信度 评价者信度(inter-rater reliability),也称评分者信度(inter-scorer reliability)。常用的有 Kappa 值,用于定性资料;Kendall 和谐系数 W,用于计量或等级资料等,计算公式如下。

$$W = \frac{\sum_{i=1}^{N} R_i^2 - \left(\sum_{i=1}^{N} R_i\right)^2 / N}{K^2(N^3 - N)/12} \qquad \text{式 15-15}$$

其中,K 是评价者人数,N 是受测者数,R_i 是每个受测者所得评价等级的总和。

三、效度评价

效度(validity),即有效性或真实性,亦称准确度,是指一个量表能够有效测出它所要测量的特质的程度,也即测量结果反映所测对象信息客观真实性的程度。一个量表效度越高,越能显示其所测对象的真正特征。从某种意义上讲,效度评价的是偏倚问题,它能够判定量表是否测量了它应该测量的内容。但显然,测量对象的真实值是无法确定的,因此,效度评价较为复杂,常常需要与外部标准作比较才能判断。常用的效度指标有内容效度、结构效度、标准关联效度、反应度、表面效度等。

1. 内容效度 内容效度(content validity)指测定的内容能否真实反映或真正代表所要测定的现象,评价重点是条目的覆盖度和相关性。量表所设立的条目是否全面,是否包含了相关领域的各个方面,条目要求能够穷极答案的各种可能性,语言表达要精准;各条目之间不能交叉重复或部分重叠,应体现互斥性。内容效度的高低取决于量表的研制是否遵循了设计程序,是否认真循证研究了国内外有关的文献资料,是否对相关的测量对象进行了实际调查、测试与整理,是否得到各相关领域专家的帮助与指导。

内容效度的评价主要依靠专家来评议打分,专家基于实践观察和经验的积累,并立足于本地特定的人群,通过对研究对象的调查,从丰富的条目库(由专业人员提供经验数据建立)中选择有代表性的条目组成测评量表,只有这样才能保证量表的内容效度。

内容效度与结构效度有相关性,评价结构效度的量化指标间常间接反映内容效度,它的评价主

要通过经验判断进行,必要时通过计算量表各个条目与各方面得分之间的 Pearson 相关系数 r 进行衡量,若各条目与其所属方面之间相关性较强,而与其他方面相关较弱,各方面得分与全量表之间的相关均较强,则表明该量表具有较好的内容效度;有时也可以用内容文度比(content validity ration,CVR)这一指标来衡量。

$$CVR = \frac{m - N/2}{N/2} \qquad \text{式 15-16}$$

式中,m 为专家中认为条目很好地反映了测定内容的专家人数,N 为专家总人数。

2. 结构效度 结构效度(construct validity),也称构思效度或特征效度(trait validity),是考评量表结构是否符合理论构想和框架,是否真正测量了所提出的理论构思,即测量量表的问题群的构成是否正确合理,测量结果的各内在成分是否与设计者打算测量的领域一致。

评价结构效度通常采用因子分析:探索性因子分析(exploratory factor analysis,EFA)和证实性因子分析(confirmatory factor analysis,CFA)。因子分析一般先进行主成分分析,根据特征根大于 1 或累计贡献率,确定因子数目(即亚量表数);然后采用极大方差旋转或正交旋转法,将量表中条目组合成若干因子,即亚量表,以评估亚量表组成的合理性。如分析结果显示,所提取的若干公因子所包含的条目存在设计者所预想的连带关系或逻辑关系,则认为该量表具有结构效度,同时具有内容效度。如果整个量表的各个条目都能从各方面反映良好的真实性,那么量表的结构效度就好。若某一条目的结果与总目标符合的程度 >50%,表示效度较好。

研究者在编制量表时,若没有理论作为基础或根据,只是单纯依照其概念将有关的题目编制出来,则可以通过探索性因子分析了解所编的题目中究竟含有多少个因素或者几个领域;研究者编制量表采用某个理论作为依据,如果理论包含几个方面,则所编制的量表也会包含这几个方面,为了验证该量表所包含的方面/领域是否和所用的理论一致,应当考虑采用证实性因子分析来评价其效度。

(1)探索性因子分析:通常量表的编制者预先并不知道会有几个因子,而是看特征值

（eigenvalue）大于1的因子有几个，就决定有几个分量表。如果提出的因子数目和组成与构想的一致，或者各个因子能够比较好地解释各部分，则认为具有好的结构效度。

探索性因子分析通常对因子直接进行主成分分析或进行因子旋转。常用的有正交旋转（一般较常用最大变异法 varimax）和斜交旋转（oblique rotation）两种。先将各因子命名，然后剔除因子负荷小于0.4的条目，再重新做因子分析。另外，在进行探索性因子分析时，若是编制者综合若干个理论面合成一个量表（其中有几个分量表），此时亦可先用斜交旋转做，但可指定因子的数目。如编制的量表有四个分量表，就可指定以四个因子来做因子分析。

因子分析后，如果各因素间没有相关存在，则可改用正交旋转；若各因素间存在低相关（0.1~0.3），就以斜交旋转的结果表示各条目的因子负荷。若有两个因素间的相关达0.4及以上，表示这两个因子有很大的重叠，应该将这两个因子合并为一个因子，然后再重新做斜交旋转，直到没有因子间的相关达0.4以上为止。

在进行探索性因子分析时，如果提取的因子数目与构想的不完全一样，或某些预想的条目归到了其他因子中，这时只进行EFA就不合理。解决的方法有两种，一是将不合理的因子删除，一是进行证实性因子分析来确定因子归类的好坏。

（2）证实性因子分析：是确定存在几个因子，以及各实测变量与各因子的关系、用实际数据拟合特定的因子模型，分析拟合优度，评价实测指标性质与设计目标是否吻合。它是一种检验数据是否符合假定的因子结构模型方法，它将量表的每个条目作为一项指标，分析所有指标的内在公因子，如果因子分析提取的公因子与量表设计时确定的领域有密切的逻辑关系，则说明量表有较好的结构效度。

按照源量表的理论结构，构建因子模型，进行证实性因子分析，用实际数据拟合特定的因子模型，利用指标 χ^2 检验、拟合优度指数（goodness of fit index，GFI）或调整拟合优度指数（Adjusted goodness of fit index，AGFI）考察模型对数据总的拟合程度，以评价实际测量指标的性质与设计目标是否吻合。有人认为模型的GFI达到0.90以上，其结构效度较好。

采用探索性因子分析和证实性因子分析评价量表的标准有两个：一是模型与数据的拟合程度，二是对模型参数相等所作的假设检验，根据检验结果做出相应的结论。

3. **标准关联效度**　标准关联效度（criterion-related validity），又称效标效度（criterion validity）或实证效度，是量表所得结果与某种外部标准（效标）间的关联程度，效标是公认有效的标准量表。一般用评定量表和效标量表同时测定一组研究对象，计算两者的相关系数评价它们测定结果的一致性。

为了验证所编制量表是否具有效度，最常用的一种方法是采用效标效度进行评价。该方法是针对所编制量表找一个可参照的效标（一般为公认的金标准），然后测定两个量表总评分的相关系数 r。

一般而言，适当的效标需具有相当的可靠性，否则无法有效预测所编制的量表，而且所编制的量表与作为效标的量表在某种程度上有相关性。

当然，还可以从表面效度、判别效度进行量表的效度评价。表面效度（face validity）是指测量的内容与测量目标之间是否适合，即测量所选择的项目是否"看起来"符合测量的目的和要求。虽然外观的真实性不是一项很好的衡量指标，但若看上去和被测量的问题相关，可能更容易被人接受。判别效度（discriminating validity），又称区分效度，是指量表应可以区分两类不同人群，常采用 t 检验或校正 t 检验进行分析，如果 $p<0.05$，表明量表有区分不同属性人群的能力，判别效度良好。

四、反应度评价

反应度（responsiveness），是指能够反映出所测定的特质在时间上变化的能力。若量表具有检测出微小的、有临床意义的、随时间改变的健康状况变化的能力，也即具有良好的反应度。反应度可以帮助量表确定研究指标选择的优先顺序，或减少指标数量，还可以精确计算样本量，以确保临床研究有足够的统计学效力。

反应度评价的方法有以下 3 种。

第一种方法是，从内容上分析条目是否可以检测量表关心的领域的变化。量表反应度良好，须满足以下几个条件：①内容能够体现干预措施预期产生的变化。②可以避免地板效应（floor effect）或天花板效应（ceiling effect）。天花板效应，是指量表评分集于上限，呈现高估状态，如对一般人群的测定时，半数甚至大多数人认为自己很健康。地板效应，是指量表评分集于下限，呈现低估状态，如用普适性量表评价处于失能状态下的患者时，易出现地板效应，常难以区分不同程度失能状态下的生存质量，即使经一段时间的治疗后该患者的生存质量已有所改善也常不能评定出来。条目的刻度范围（scale range）应该大于研究对象该功能可能的变化范围，否则不能反映进一步的改善（天花板效应）或恶化（地板效应）。③量表应有足够的等级。量表将研究对象分得越多，对微小改变的反应性越好，一个能将研究对象分为 100 类的量表比分为 10 类的量表对微小改变的反应性好。

第二种方法是分布法（distribution method）。效应尺度（effect size, ES）是评价反应度大小的指标。由于该方法并不借助外部效标，有人称之为内部反应度（internal responsiveness）法。效应尺度指干预前后平均分的差与基线标准差的比，基线标准差为基线分数的标准差（standard deviation, SD），或者是稳定的研究对象得分的 SD，又或者是干预前后个体得分差值的 SD。一般认为，效应量和标准反应均数的绝对值在 0.2 左右反应度较低，0.5 左右反应度适中，0.8 及以上反应度较好。

第三种方法是外部反应度（externa responsiveness），在临床上，事先确定一个有意义的临界值，此临界值也被称为最小临床重要性差异值（minimal clinical important difference, MCID）。MCID 是由 Jaeschke 等学者提出的"在患者获利且执行上没有困难或副作用的情况下，我们所关心的领域最小的分数改变"，它可以作为判断组内分数的改变或组间分数的差异是否具有临床重要意义的最小阈值，协助研究人员和临床工作人员判断临床措施所造成的差异是否具有临床意义，当然也可以用于评价量表的反应性。

MCID 的计算有效标法（anchor-based method）、分布法（distribution-based method）、专家意见法（opinion-based method）和文献分析法，各种方法都有其优点和缺点，学者多推荐效标法，并用分布法辅助确定 MCID。下面仅介绍效标法和分布法。

效标法是一种通过检验量表与另一独立测量工具（效标）得分的关系，以阐明生存质量量表提高（或降低）一定分数的含义的方法。优点是能够对量表与效标所确定的 MCID 给出专业解释，缺点是很难找到合适的效标以及不同效标产生的 MCID 存在差异。效标必须满足 2 个条件：①效标必须可解释；②目标测量工具和效标之间必须有合适的相关性。

效标为客观指标，可以通过建立效标与量表的线性回归模型，计算效标改变 1 个单位时量表得分的变化值，作为 MCID 的估计。效标为主观指标，可以从患者、医生角度出发，确定 MCID。患者自评，让患者评价自己的总的健康状况的变化，通常将患者按健康状况恶化或改善的程度分为 3 到 7 组，计算轻微改善组和轻微恶化组量表变化的均分及其置信区间，作为 MCID 的估计；患者间交谈法，是将患者两人一组，分为多组，组内患者相互交谈讨论自己的病情，然后确定自己比对方的病情差很多、稍差、一样、稍好还是好很多，进一步确定 MCID。采用德尔菲法获取多数临床专家医生对患者疗效分类的一致性意见或医生根据一批患者治疗前后的变化对患者健康状况变化进行评级。

分布法依据样本信息以及评价工具的信度，从统计学角度确定最小可测变化值。与效标法相比，分布法考虑了测量误差，有明确的计算公式，易于实施。其缺点主要有：同样的量表，不同的样本可能得出不同的 MCID，MCID 值无法给出专业解释。

五、可接受性评价

可接受性（acceptability），是指被调查者对量表的接受程度。一般通过调查对象完成量表的时间评价可接受性。临床使用的调查表最好在 15 分钟内，一般人群评价的调查表可稍长，但也不宜超过30分钟,否则调查对象会感到厌烦而不愿完成,或随意乱填。也可以通过量表回收率、量表合格率等估计可接受率、调查对象对量表的理解程度和满意程度等。一般来说,量表条目尽量减少,语言应尽量通俗易懂,以保证被调查者有较高的依从性(compliance),有效提高量表的可接受程度。

第四节 健康相关生存质量测量的实施步骤

可以按照以下步骤进行健康相关生存质量测定:

一、确定测量目的与选择合适的测量工具

首先要明确主要的测量目的、评价目标:测量是为了检验有关健康相关生存质量决定性因素的假说,还是检测所有利益相关者(stakeholder),如患者、家庭、医疗服务提供者及计划管理人员等所关心的生存质量基本领域的变化;是通过测量判别、预测被调查者的重要变化,还是期望通过测量结果对实施干预所产生的生存质量的结局变化进行比较,还是要检测出前后重复进行的生存质量横断面调查或生存质量队列研究中的生存质量变化趋势。

其次要选择合适的测量工具:

1. **选择与测量目的一致的能够覆盖欲测量范围的量表** 从现有的测量工具中选取适宜的工具,能够涵盖欲测量的各个维度、领域,符合测量目标。与被评定的目标人群相符。如欲测量卫生经济学方面的生存质量可选用良好适应状态指数(QWB);若只评价日常生活自理能力一个方面,就可选用Barthel指数量表。

2. **选择合适的测量人员、测量地点、测量时间** 每种测量方法有各自的优缺点,调查员填写,耗费的资源较多,但可避免数据缺失;被测试者自行填写较为简便,但不应答率可能会增加;电话访谈则适用于相对简单,耗时较短的量表。因此,需要根据可利用的资源情况,选择适宜的测量方式:由被测试者自己当场直接填写,或者派调查员问询填写、打电话访谈、函调。而且测量方法要统一,否则将影响资料的同质性。为体现现代生命质量的内涵,最好选择20世纪80年代及以后开发的量表。

3. **选择使用普适性量表还是特异性量表** 普适性量表的测试对象主要是一般人群和多种疾病群体,而特异性量表用于特定的人群;若只为反映健康状况,可选择普适性量表,但要注意,其应用于测量健康人时易出现天花板效应,测量患者时易出现地板效应。对于某些特定疾病的患者,观察治疗效果时更适宜选用特异的专用量表。

4. **测量量表的信度、效度、反应度等应符合要求** 选择信度和效度评价较高的量表,此种量表可靠和有效。一般情况下,尽量不要自行设计量表,但可在量表后补充一些条目进行测量(要分开计分和统计)。

5. **选用敏感度高的、判别能力好的量表** 敏感的评估量表适宜用于纵向评价,观察干预前后的效果或观察药物的毒副作用。且易发现变化、判别能力好、区分度高的量表容易辨别出不同人群的生存质量差异。

6. **注意量表内容的文化适应性** 最好使用经过本土化修订的量表,它们通常具有更好的文化适应性。

二、描述人群特征与界定生存质量结局

1. **描述人群特征** 描述目标人群特征,如失能程度、年龄、认知能力等,对应这些特征确定合适的测量维度、领域,选择适当的生存质量测量工具,以符合目标人群健康或疾病状况和测量目标(判别、预测和评价)的要求,同时还应注意其测量时的文化敏感度和可接受性。

如根据不同的功能水平,选择对相应人群具有重要意义的领域、维度,保证能够测量婴幼儿、儿童、青少年、成人或老年人等特殊人群最适用的生存质量维度。

如被调查者的文化程度与认知能力,其本人难以完成生存质量调查,可考虑由患者的代理人(如医生、护士、家属等)进行回答。

针对所测量的目标人群,要评价涉及的重要领域、所用语言和工具使用中的文化适宜性。

2. 界定生存质量结局　查找重要的潜在的及未考虑到的患者、家庭、临床医生、决策者及社会普遍关注的健康结局。判定该测量是否包括了具有重要意义的一般领域以及特定疾病（问题）的领域和内容，如生存率、损伤、功能状态、认知与感受等。评价该测量是否覆盖了判别不同人群，预测未来发展状况或评价前后变化所必需的维度。

三、确定生存质量调查的样本量与测量方法

（一）确定生存质量调查的样本量

由于量表测量得到的是主观评价的数据，生命质量的测定需要较大的样本量。样本量确定或估计可遵循以下原则：

1. 根据测评目的确定。测量一般人群的健康状况时，样本量要大些（如每层 100 例以上），这样得到的结果较为稳定；若目的是为评价干预措施、比较临床疗效或预后的，样本量可小些。WHO 的生存质量调查试点工作要求样本量不低于 300 人。

2. 多终点资料，即生存质量包含多个领域和条目，若进行多变量分析时可按变量数（条目数）的 5~10 倍进行样本估算。

3. 样本量不可能太大时，主要分析领域分或综合得分；若量表的原始条目较少，同一领域的条目加权求和，进行降维处理。

4. 分组或分层要尽量减少，若分层较多时，样本量需要加大。

5. 生存质量只是作为整个研究指标之一时，要和整个研究放在一起，综合考虑研究的样本量大小。

（二）评价所选择的生存质量测量方法

评价该生存质量测量工具的内容、目标人群、方法学、调查人员能否与评定工作所涉及的资源之间匹配。

四、调查前准备

（一）进行预调查或试点

评价整体研究工作所使用的测量工具的实际应用效果。使用选择的测量工具对目标人群进行预调查或试点（pretest or pilot study），须根据预调查结果，分析其信度、效度和反应度等，并考虑此测量工具是否已应用于这种人群和相同的调查场所（住院患者还是社区患者），为进一步的调查打下很好的基础。

（二）资料收集与分析的准备工作

制定一项实施计划，具体说明在资料收集、整理过程中编码、编辑的方法与步骤，以及将原始分数处理为标准分的方法，具体说明检验研究假设所必须使用的表格、数据的描述和分析方法。

五、调查并报告调查结果

（一）资料收集过程中的质量控制

使用经过该生存质量测量方法指导、培训的有经验的调查员，采用标准的资料收集工作程序，监测资料收集质量，保证调查员认真按调查表所写的问题进行询问，调查员须按照统一的标准进行调查，核查数据的缺失与遗漏，并提高研究对象的依从性，关注他们回答问题时的响应性行为，力求让他们能够做到按要求全面、认真、如实地回答量表或测量问卷中每一条目的问题。

（二）报告调查结果

生存质量测定结果需向患者、临床医生、政策制定者与有关管理人员、其他研究人员或公众报告，可通过统计表、统计图及其他报告方法予以说明。图表和说明要精练，证据要充分，并且要符合调查全过程的逻辑关系。

第五节　健康相关生存质量评价的应用

当前，健康相关生存质量研究已达到较高水平，应用几乎涉及人类生活的各个方面，可以说已经成为社会发展不可或缺的评价指标。概括起来，主要有以下几个方面的应用。

（一）一般及特殊人群健康状况的评定与动态监测

某些普适性量表用于测量一般人群和特殊人群的综合健康状况的评定与动态监测，可以比较不同国家和地区、不同民族的人群的健康相关生存质量，并探讨其影响因素。

一些国家已将人群健康状况的评定与监测列入国家常规工作，如美国 CDC 的全国性生存质量调查工作；美国、英国、澳大利亚等开展的大规模人群的横断面调查，并制订本国分年龄性别的人群健康参考值。

老人、妇女、儿童等人群一直是生存质量研究的重点对象，研究发现，家庭中酒精滥用的妇女尽管没有增加罹患所研究疾病的危险，但显示生存质量下降，自感健康较差，易有压抑感。"亚健康"作为概念已提出很长时间了，而生存质量量表作为其评定工具应用于此方面研究，却仅是近些年才广泛开展起来的。

（二）临床治疗方案的评价与决策

评估临床预后及其影响因素，已经不仅仅局限于传统的临床客观指标。临床服务中已经纳入了生存质量评价，既可反映患者的综合健康状况，又可评估疾病程度、发现心理问题，还可以评价临床干预的效果，帮助选择治疗方案。

对患者在不同疗法或处理中生存质量的测定与评价，可以为临床决策提供新的可供比较的结局指标。如，肢体肉瘤的患者面临两种选择：截肢或大剂量放射治疗的保守疗法，早期倾向于不截肢。P. H. Sugarbarker 对两种疗法患者生存质量比较，发现他们总的生存质量无统计学差异，但截肢组在情绪行为、自我照顾与活动、性行为等方面优于保守疗法组，提出从生存质量角度出发，以截肢为妥。

慢性疾病患者和肿瘤患者的预后，往往只有部分恢复、好转，或疾病症状只能在一定程度上减弱、消退，更多地采取对症处理也无法治愈患者，此时，采用生存质量评定临床干预的效果就具有更大的使用价值。

（三）新药及其不良反应的评价

药物的疗效研究和药物流行病学研究，在重视观察临床及其他生物学指标的同时，也日益重视采用生存质量量表测量治疗的效果。疗效好，患者的生存质量改善，而治疗过程中发现患者的生存质量变差，则要警惕药物的不良反应。因此，生存质量的变化有着重要的临床意义。美国食品药品管理局自 1985 年起要求新药评价时，要提交药物对患者生存质量和生存时间影响的资料。

（四）以健康结局为导向的卫生服务效果评价

以患者为中心的服务模式逐步取代以疾病为中心的服务模式，这已成为卫生改革的核心问题，这种服务模式对临床干预的健康结局给予了高度关注。健康相关生存质量已构成评价健康结局不可缺少的主要指标之一，SF-36 等作为基于医疗服务结局研究开发出的健康相关生存质量量表，建立了不同年龄、性别、不同健康状态下的人群常模，能够敏感地测量出临床个体患者和社区不同人群的健康相关生存质量的变化，并能进行卫生服务效果的评价。

（五）健康影响因素与防治优先级判定

生存质量已经或正在成为医学和社会发展的目标，借助流行病学的研究方法探讨人群生存质量的影响因素，找出防治重点，从而有助于判定解决这些问题时的资源配置优先级，有利于进一步采取相应的干预措施。干预的效果也可以采用生存质量量表进行再评价。WHOQOL-100 和 WHOQOL-BREF 等量表，就是为国际间开展多中心生存质量的流行病学研究提供的测量工具。

（六）卫生服务管理及卫生政策研究

通过对生存质量进行调查和评价，可以监督卫生服务质量，评价新的卫生政策是否促进了医疗服务质量、带动了卫生服务效果的改善，是否提高了人群的健康水平，帮助合理分配和利用卫生资源。在卫生经济学和社会医疗保险使用与管理方面生存质量评价也具有重要作用，既可借助生存质量测量用于计算健康寿命年，也可用其提供的效用值计算质量调整寿命年（QALY），进行成本 - 效用分析与评价，还可借助生存质量的测量计算伤残调整寿命年（DALY），进行成本 - 效果分析。其中，QALY 指标的使用日益频繁，其将生存时间和健康相关生存质量结合起来进行评价，相同成本产生最大的 QALY 或同一 QALY 对应的最小成本是医疗卫生决策的原则。20 世纪 80 年代，Drummond 和 Mosteller 等人就已将生存质量用于资源分配和卫生政策的制定。

（王 斌）

参 考 文 献

1. 方积乾. 生存质量测定方法及应用. 北京:北京医科大学出版社, 2000.
2. 李鲁. 社会医学. 5版. 北京:人民卫生出版社, 2017.
3. 顾海根. 心理与教育测量. 北京:北京大学出版社, 2008.
4. Fayers PM, Machin D. Quality of life:The assessment, analysis and interpretation of patient-reported outcomes. 2nd ed. Chichester:John Wiley & Sons, Ltd., 2007.
5. Maruish ME, Kosinski M. A guide to the development of certified short form survey interpretation and reporting capabilities. Lincoln, RI:Quality Metric Incorporated, 2009.
6. McDowell I. Measuring health:a guide to rating scales and questionnaires. 3rd ed. Oxford:Oxford University Press, Inc., 2006.
7. Bowling A. Measuring Disease:A review of disease-specific quality of life measurement scales. 2nd ed. Buckingham:Open University Press, 2001.
8. EuroQol Group. EQ-5D-5L User Guide:Basic information on how to use the EQ-5D-5L instrument(Version 1.0). 2011.
9. 秦浩,陈景武. 医学量表条目的筛选考评方法及其应用. 中国行为医学科学, 2006, 15(4):375-376.

第十六章 循证医学及其应用

导读 循证医学是以医学研究证据为决策基础的科学。它的起源和产生是临床医学发展的必然。循证医学强调，任何医疗卫生决策必须依据当前最佳的、可获得的科学研究证据，结合决策者或临床医生自己的专业技能和经验，考虑决策对象或患者的需求和愿望，将三者有机地结合做出科学、合理的决策。循证实践是将经过严格评价的临床研究证据与临床决策相结合，以提高医疗的质量，促进医患关系，节省医疗卫生资源，提高临床科研的水平。临床研究证据按其论证强度分为5级，不同级别的证据、来源和评价决定了证据的应用。循证医学应用于医疗干预评价的基本方法是系统综述，即对现有最佳证据的定量与定性综合，为医疗决策提供可靠依据，将有助于提高临床医疗质量和临床科研的水平。学习本章的目的在于掌握循证医学的概念及其与临床医学的关系，掌握证据的分类和分级，了解系统综述与Meta分析的设计、方法、步骤、分析和报告，促进其在临床实践和研究中的应用。

第一节 循证医学与循证实践

一、循证医学起源与概念

循证医学(evidence-based medicine, EBM)，即严格、谨慎、准确地应用所能获得的最好的研究证据来确定对患者的治疗。循证医学的产生起源于临床实践决策的需要。20世纪70年代，英国内科医生、临床流行病学家Archie Cochrane指出：由于未能在医学领域根据各专业和专科组织起系统地评价研究，对我们医学职业提出批评是理所当然的事情。当时，临床医学领域发表了大量的临床试验结果，而针对某一药物、某一疗法，或者某种疾病却没有系统地综合研究，使得这些研究结果不能为临床医生所采用，一些研究结果相互矛盾使临床决策不知所措，造成了有限医疗卫生资源的浪费。临床治疗的变异性很大，很多临床研究处于低水平重复，存在研究与临床实际脱节等问题。为此，Cochrane本人于1979年发表了第一篇系统综述，研究有早产倾向的孕妇使用小剂量激素后对早产儿生存率和健康的影响，通过纳入7个随机临床试验，综合结果表明该疗法有效，从此改变了该领域的临床实践。与此同时，加拿大McMaster大学的Haynes和Sackett医生也意识到临床医生在医疗实践决策中应当遵循研究的证据，并且需要掌握严格评价这些证据的能力。他们在20世纪80年代初提出了临床流行病学(clinical epidemiology)，并在美国医学会杂志(*JAMA*)上发表了一系列方法学文章，指导临床医生如何阅读和评价临床研究论文的质量。最终在1992年首次提出循证医学(evidence-based medicine, EBM)的概念，即"慎重、准确和明智地应用所能获得的最好的研究证据来确定对患者的治疗措施"。并于1997年首次出版了第一本循证医学的专著《循证医学——如何实践与教学》。2000年该书的第二版问世，指出循证医学是最佳研究证据与临床技能和患者价值的结合(evidence-based medicine is the integration of best research evidence with clinical expertise and patient values)。所谓的最佳研究证据(best research evidence)是指临床相关的研究，通常来自于医学的基础研究，特别是以患者为中心的临床研究，如诊断性试验包括临床检查的准确性和精确性，预后指标的把握度，治疗、康复和预防措施的效果和安全性。来自临床研究的新证据将以更大的把握度和准确性，更高的疗效和安全性代替旧的诊断试验和治疗措施。所谓临床技能（clinical expertise）是指使用临床技术的能力结合以往的经验以迅速的判断患者的健康状况并根据诊断和潜在的患病危险因素，对可能给予的干预措施的疗效做出估计。所谓患者的价值（patient values）是指每个患者就诊时所特有的偏爱、关心和期望，它在临床治疗决策中也是不可忽视的因素。

由于循证医学这一科学理念的提出，它很快在临床医学领域迅速发展，并渗透到医疗卫生的政府决策、医学教育、医疗保险、新药开发、卫生经济学、心理及社会医学等诸多领域。为此，英国医学杂志《柳叶刀》刊文指出，就像随机对照试验的提出可与显微镜的发明相媲美一样，循证医学的出现可与人类基因组计划相媲美。可见循证医学对临床医学，乃至整个医学领域的重要影响。专家们预言，21 世纪的临床医学将成为循证医学的时代。

指导临床医生进行医疗决策的信息主要来源于从教科书中获取的知识和个人的临床医疗实践经验的积累。医学生从医学院校毕业工作后的知识积累则来自专业著作、教科书、参考书和零散的期刊文献。而在阅读临床医学文献时临床医生面临 2 个主要问题：一是文献数量大，发展快，临床医生阅读文献的时间常感不足。目前，全世界有 2.2 万种生物医学期刊出版，每年发表文章数在 200 万篇以上；而且期刊杂志及发表文献的数量每年仍以 7% 的速度递增，繁忙的临床医生在有限的时间内要想从医学信息的海洋中获取自己所需的知识十分困难。二是有相当数量的文献质量不高，论证的问题并没有完全说明或根本未说明，以致给读者错误的信息，需要读者阅读时再分析、判定与评价。循证医学的产生为解决上述难题提供了途径和手段，它同时也是当今信息产业在临床医学领域渗透、发展的具体体现，必将对临床医学和医疗卫生实践产生重大而深远的影响。

临床医生为了提高专业技术水平，对临床医疗实践中的问题寻求答案或开展临床科研工作，需要不断获取和更新自己的医学知识，以提高临床医疗质量。统计资料表明，医学类教科书和专著的平均半衰期为 7 年，医学期刊文献的半衰期为 5 年；临床医生平均每日需要阅读 19 篇专业文献才能跟上医学发展和知识更新的速度。循证医学的核心是使以经验为基础的传统医学向以科学为依据即有据可循的现代医学发展，治病的模式也从治疗"人患的病"到治疗"患病的人"。为提高对患者的医疗质量，循证医学为临床医学提供有关诊断、治疗、预后、病因研究、预防、生活质量改善、继续教育和卫生经济分析等方面的重要信息，并通过以下 5 个步骤促进循证医学在临床的实践：①将临床医疗实践中的信息需求转变为研究能够回答的问题；②有效地检索、搜寻回答有关问题的最可靠的证据；③对所获得的证据进行真实性和临床实用性的严格评价；④将评价结果应用于自己的临床实践；⑤对应用的效果进行后效评价。可见，循证医学有别于传统的文献综述和单纯的文献检索，其特点表现为：①对有关研究进行系统、全面的文献检索（包括手工检索）；②可获得无偏倚的相关引文；③对引文的科学性进行正确判断；④对引文的结果进行适当的综合分析（系统评价）。因此，循证医学是临床医学发展的必然。一方面，临床医学中不断涌现出大量新的证据，这些证据一旦为临床医生了解和掌握，必将对患者医疗的改进产生重大影响；然而，这些证据却不容易被临床医生获得。另一方面，现有的知识和临床应用将随着时间的推移而变得陈旧、过时，仅仅用传统的继续医学教育培训并不能克服这一倾向。所以需要运用有效的手段达到临床知识获取和更新的目的。值得一提的是，循证医学并非要替代临床医生的技能和经验，而是以此为基础，促进其更加完善和发展。

二、循证医学与循证决策

循证医学虽然最初起源于临床医学，但其科学理念促进其在医疗保健相关领域的应用，包括政府公共卫生决策、临床药学、医学教育、护理学、口腔医学等领域。循证决策的研究重点在于探索疾病发生、发展、演变的规律，制订相应的干预措施，控制疾病的发生与发展。这些政策措施的制定显然需要建立在科学研究的证据基础之上，使决策更加科学化。循证医疗保健（evidence-based health care）就是建立在群体疾病防控的基础之上的循证医学分支领域。以流行病学研究证据以及这些证据的定量综合,结合各自医疗体系的特点,制定出科学、合理的公共卫生策略和措施。这些策略和措施包括政府层面的决策,也包括医疗服务领域的策略,还包括疾病预防的初级医疗保健体系。在西方发达国家甚至还包括对公众的健康教育等。可见,循证医学对推动医疗政策制定的科学化、群体性干预措施的效果评价等方面都具有重要的作用。

三、证据分类、分级与来源

(一)证据分类与分级

临床研究的证据根据相关问题分为六大类:疾病病因与危险因素、预后、筛查与诊断、预防、治疗、康复,后三者可以归为医疗干预措施。循证医学对医疗干预措施疗效评价的证据按论证强度分为五级:即一级证据是指多个随机对照试验的系统综述;二级证据是指单个随机对照试验;三级证据是前瞻性的有对照的临床试验;四级证据是回顾性的病例对照研究或无对照的病例系列研究;五级证据有专家意见、传统综述、病例报告。而疾病病因和预后的评价则有不同的分级系统。

有关诊断性试验的证据分级可分为四级:一级证据指对恰当的患病人群采用与标准参考诊断进行盲法比较检验的高质量研究;二级证据指具有下列一项或两项条件的研究:①疾病谱较狭窄的患病人群,②与参考标准进行鉴别比较,③参考标准未采用盲法,④采用病例对照研究设计;三级证据指具有上述四条中的三条或以上;四级证据指专家意见。

有关卫生经济学证据分为三级:一级证据,指对重要的干预措施进行的高质量评价,将所有相关的结局与成本测量进行比较,并采用了合理的敏感性分析;二级证据,指没有评价相关的结局或没有恰当的成本测量指标;三级证据,指没有合理的敏感性分析评价;四级证据,指专家意见。

(二)临床疗效资料库

1. Cochrane 图书馆(详见本章第二节)。

2. 主要登载系统综述的杂志

(1)*BMC Systematic reviews*:由英国生物医学期刊中心数据库(BioMed Central,简称 BMC)

发起的的杂志;所登载的内容包括医疗保健领域的系统综述、系统综述研究方案(protocol)、快速评价(rapid review)、已发表系统综述的更新、系统综述与 Meta 分析的方法学。网址:https://systematicreviewsjournal.biomedcentral.com/。

(2)Trip Medical Database:该网络在线数据库早期是依托于一个循证医学项目——将研究证据转化成实践(translation research into practice),后来发展成为一个循证医学重要的证据检索来源。它的优点是能够按照临床问题的 PICO(即对象、干预、对照、结局)来检索证据。网址:https://www.tripdatabase.com/。

(3)Bandolier:Bandolier 是按照循证医学方法制定的为医疗保健措施提供循证思维的证据。网址:http://www.bandolier.org.uk/_。

(4)DynaMed:一种在线循证医学证据资源库。能够提供及时、快速的临床问题的答案。网址:https://www.dynamed.com/home_。

3. **主要登载原始临床试验的杂志** 几乎所有的综合医学类的期刊和临床医学专业期刊都会登载临床试验和其他类型的临床研究。其中,国际上公认的、高质量的综合性医学杂志有:《英国医学杂志》(the British Medical Journal,BMJ),网址:http://www.bmj.com;《美国医学会杂志》(the Journal of the American Medical Association,JAMA),网址:http://jama.ama-assn.org;美国的《新英格兰医学杂志》(the New England Journal of Medicine,NEJM),网址:https://www.nejm.org/;英国的《柳叶刀》杂志(the Lancet),网址:http://www.thelancet.com。这些期刊被认为是临床医生必读的期刊。

4. 临床实践指南(clinical practice guideline)

(1)美国国家指南文库(National Guideline Clearinghouse,NGC):临床实践指南是基于证据的临床声明性文件,用于指导临床医生的医疗决策。因特网上有不少站点提供 Guideline 检索服务,其中美国 NGC 提供疾病诊治的指南。

NGC 是由美国的卫生保健研究质量的政府机构(Agency for Healthcare Research and Quality,AHRQ)与美国医学会(American Medical Association,AMA)和美国健康计划协会(American Association of Health Plans,AAHP)共同建立的定期更新的指南文库。NGC 的网址:http://www.guideline.gov。

（2）其他临床实践指南库：加拿大医学会（Canadian Medical Association）临床实践指南网址是 https://www.cma.ca/cmaj/guidelines，苏格兰学院间指南网络（Scottish Intercollegiate Guidelines Network）——https://www.sign.ac.uk/，英国国家临床卓越研究中心（National Institute for Health and Care Excellence, NICE）（http://www.nice.org.uk/）收录有大量临床实践指南。

四、循证实践的基本过程

如何将研究结果应用于医疗实践中，使医生的日常临床医疗行为变得有证可循，是循证医学努力实现的目标。通过制作、传播、使用证据，力求使医疗实践从经验医学向循证医学转变。近10年来，随机对照试验及其系统评价对世界临床医疗实践产生了划时代的影响，顺应了科学治病的理念和医学模式的转变；提倡以患者为中心的治疗宗旨，通过使用安全、有效的医疗措施以提高患者的生命质量。

1. **提出临床问题** Sackett 教授在《循证医学——如何实践与教学》一书中提到：循证医学是终身的、自我引导的学习过程，在此过程中，医生对患者的医疗护理产生了有关诊断、治疗、预后和其他临床及医疗保健相关问题的重要信息需求。这些问题包括：

（1）临床表现：通过详细的询问（西医的视、触、叩、听，中医的望、闻、问、切）了解患者的病史和体检的发现。

（2）病因：怎样确定疾病发生的原因或危险因素。

（3）诊断试验的选择：为了肯定或排除某一诊断，需要采用何种诊断性试验来检测，这些试验的精确性、敏感性和特异性如何？患者的可接受性、费用、安全性如何？

（4）预后：估计患者患某病可能产生的临床过程以及可能发生的并发症。

（5）治疗：选择何种利大于弊的治疗措施，从效果、成本、依从性以及患者的选择来决定是否值得采用。

（6）预防：如何通过确定和改变危险因素来降低疾病发生和发展的机会，如病因预防、早期诊断和康复干预。

（7）自我提高：医疗提供者如何在实际工作中保持知识的不断更新，改进医疗技术，进行更好、更有效的临床实践。在循证医学的实践中，这些信息需求应当将其转变成科学研究可以回答的问题。这是一种技巧，如遇到治疗或预防的问题就涉及四个基本要素：研究对象是谁？干预措施是什么？评价的结局为何？采用什么样的研究设计来回答这些问题？

2. **查找证据** 实践循证医学的第二个步骤是根据所提出的临床问题寻找研究的证据。通过各种手段如电子检索、手工检索、网上查询、专家通信等去鉴定和选择相关的研究文献，根据证据的分级优先选择最佳的证据。应当注意的是，循证医学强调要使用当前的、可获得的最佳证据，但也不排除在没有最佳证据，或最佳证据不可获得的情况下使用当前能够获得的证据。如在不可能进行随机对照试验或没有随机对照试验结果时，非随机对照试验和观察性、描述性研究也可以作为证据。但它们的可靠程度不如随机对照试验。相关证据必须在具有可获得、可供使用、可被接受、可应用和可被评审性5个先决条件后，才能开展循证医学。

3. **严格评价证据** 实践循证医学的第三个步骤是对获得的证据进行真实性和临床可应用性的评价。最佳研究证据是指经过客观判断的临床研究证据。评价研究结果的真实性可根据临床流行病学的严格评价原则和标准进行，主要涉及内在的真实性和外在的真实性。前者是指研究设计本身防止偏倚所采取的方法学措施，即方法学的质量，包括研究设计的质量和研究报告的质量。后者是指其纳入和排除标准的特征对其结果的可应用性即外推性的评价。所谓严格评价（critical appraisal）是指对一个研究证据的质量作出科学的鉴别，分析它的真实性的程度。只有结果真实可靠并具有临床应用价值的证据才能应用于自己的诊疗实践以解决患者的实际问题。评价的目的在于临床实施这些结果时可能回答以下三个问题：

（1）资料提供的研究结果是否正确可靠？

（2）结果是什么？

（3）这些结果对于处理自己的患者有无帮助？

对文献评价的能力是临床医生开展循证实践应当掌握的技能。20 世纪 80 年代,加拿大的临床流行病学家 Sackett 博士等人在美国医学会杂志(JAMA)上发表了一系列的文章介绍文献评价的方法,称之为读者指南(reader's guide)和用户指南(user's guide)。真实性的严格评价主要包括研究设计、研究对象、测量结果、资料收集和处理、资料统计分析等几个方面;临床意义的严格评价主要涉及临床效应指标及其效应大小,研究对象的特征、研究背景、医疗环境和社会经济状况、医生的技能水平差异等。

4. 应用高质量的证据　第四步是应用经过评价的证据。将经过严格评价的文献,从中获得的真实可靠并有临床应用价值的证据,用于指导临床决策,以提高临床医疗的质量。反之,对于经过严格评价为无效甚至有害的治疗措施则予以否定;对于尚难定论并有潜在效力的治疗措施,则为进一步研究提供重要信息。在应用证据时应当注意,证据本身并不能取代临床技能和临床经验,所获得的证据必须是在仔细采集病史、体格检查和实验室检查的基础上作出的临床判断,慎重地决定此项研究结果能否用于自己的患者。

5. 对实践结果的再评价　第五步是对应用证据之后的结果进行再评价,也称为后效评价。可从两方面加以评价:临床医疗质量有无改进?临床科研水平是否提高?例如,一篇有关白蛋白治疗危重患者的系统评价结果表明,应用白蛋白制剂并不能降低患者的病死率,相反会增加病死率。由此,通过对白蛋白制剂在危重患者中减少使用而节省的费用是英国对整个循证医学研究投入经费的 3 倍。在丹麦,一篇关于孕妇例行超声波检查的 Cochrane 系统评价导致丹麦卫生委员会取消了对孕妇进行常规超声波检查的规定,节约了大量的医疗费用。

第二节　Cochrane 协作组织

一、国际 Cochrane 协作组织的宗旨、原则与组织

Cochrane 协作组织(The Cochrane Collaboration)是一个旨在于通过对临床医学各领域随机对照试验进行全面系统、定量综合分析和评价的国际性协作组织,属于非营利性质的机构,总部位于英国牛津大学,长期致力于制作、保存和传播医疗干预措施的系统评价,其临床疗效资料库以电子光盘和网络形式向全世界发布(光盘杂志每年 12 期)。

Cochrane 协作组织宗旨:促进全世界医疗卫生决策依据高质量、实时的研究证据;在医疗保健所有领域证据的产生和传播中发挥重要作用。

Cochrane 协作组织的工作依据以下十项原则:

1. **通力合作**　通过内部和外部的相互交流形成沟通良好、决策公开与团队合作。

2. **热心奉献**　吸收和支持具有不同技能和背景的人员参与合作。

3. **避免重复**　通过优化管理和协调合作,最大限度地提高工作效率。

4. **减少偏倚**　通过各种方法,如严谨的科学设计,确保广泛的参与及避免因利益对结果产生的偏倚。

5. **及时更新**　通过责任约定,确保 Cochrane 系统综述随着有关新的研究证据出现而不断更新。

6. **力求相关**　提倡采用对医疗决策有用的疗效评价指标。

7. **推动传播**　发挥联合策略的优势,广泛地传播 Cochrane 协作网的研究成果,采用适当的价格、内容和媒体以满足全球用户的不同需求。

8. **确保质量**　通过公开和接纳批评意见,应用先进的方法学,制订质量更高的体系。

9. **持续发展**　通过责任制,确保对评价、编辑处理和主要功能的管理和更新。

10. **广泛参与**　促进不同阶层、语言、文化、种族、地区、经济和技术水平的国家和人员参与合作。

Cochrane 协作组织正是基于以上十项原则,根据循证医学的理念,为医疗卫生体系提供外部证据。

二、Cochrane 图书馆

Cochrane 图书馆是 Cochrane 协作组织制作

的电子光盘数据库,它汇集了全世界最全面的循证医学资源。该资料库包括:

1. 系统综述资料库(Cochrane Database of Systematic Reviews, CDSR),发表不同病种的、不同疗法的系统综述。目前主要是对干预措施随机对照试验进行系统评价,并随着新的临床试验出现而不断地补充和更新。与一般系统综述或Meta分析的不同之一在于它要求系统综述必须首先发表其研究方案,然后再发表其系统综述全文。以电子出版物(光盘)的形式发表,其优点在于可详细报告系统综述的研究结果、便于更新和接受评论,修改错误,从而保证其质量和结果的可靠性。该资料库包括系统综述全文和研究方案;全文除标题、作者及作者联系地址、摘要等外,正文涉及研究背景和目的、研究对象纳入和排除标准、文献检索策略、研究方法和结果、讨论和结论,以及应用统计学分析方法如Meta分析进行综合所形成的图表(图形表示各个研究的效应值和合并后的综合效应;表主要用于报告纳入研究的特征),此外还列出了系统综述所引用的参考文献。至2020年3月4日已共计发表系统综述全文8 238余篇。该数据库中的研究方案包括标题、作者及作者联系地址、研究背景、研究目的、研究对象选择标准、检索策略和评价方法,参考文献等。

2. 疗效评价文摘资料库(Database of Abstracts of Reviews of Effectiveness, DARE),该资料库由英国约克大学的国家卫生服务部(National Health Service, NHS)的评价与传播中心(Centre for Review and Dissemination, CRD)制作提供。主要收集了其他杂志已发表的有关疗效评估的系统综述,对其方法学质量进行再评价,并按该中心规定的格式作出详细的结构式摘要。

3. 临床对照试验注册资料库(Cochrane Controlled Trials Register, Central Database), 收集了Cochrane协作网成员从全世界有关医学杂志、会议论文集和其他来源的已注册发表和未发表的临床试验(含随机对照试验和对照临床试验)目录。目前该资料库已收录60多万条临床对照试验,成为世界上最大规模的临床试验库。

4. 与系统评价相关的方法学文章目录及卫生经济学系统评价资料库,为学习系统综述和从事系统综述的人员提供相关的信息。此外,Cochrane图书馆中还包括干预措施系统评价研究方法学手册、诊断学试验评价方法学手册、方法学词汇和循证医学术语词表,Cochrane协作组织各专业评价组的介绍和联系地址等。

三、GRADE 体系与临床实践指南

前面第一节中介绍了按照研究设计类型的证据分级系统,而在多个证据类型存在的情况下,对证据的综合需要考虑"证据体"的总体质量分级。2000年,国际上权威专家们召集成立了基于评估、制作与评价的证据分级推荐意见(the Grading of Recommendations Assessment, Development and Evaluation, GRADE)工作组,于2004年正式发布了基于证据体的证据质量分级。该分级体系适用于制作系统综述、卫生技术评估以及临床实践指南(clinical practice guideline, CPG)。GRADE证据分级分为四级:高级别证据(定义为未来的研究几乎不可能改变现有对疗效评价结果的可信度)、中等级别证据(定义为未来研究可能对现有疗效评价产生重要影响,有可能改变评价结果的可信度)、低级别证据(未来研究很可能对现有疗效评价产生重要影响,很有可能改变评价结果的可信度)、较低级别证据(任何疗效的评价都存在很大的不确定性)。

为了方便使用该体系,Cochrane协作组织开发了GRADEPro评价工具,适用于随机对照试验、非随机对照试验和观察性研究的证据评价。

临床实践指南(CPGs)是指基于系统综述的证据所制作的指导临床决策的声明性文件,主要用于临床医疗当中的诊断、治疗和预防。主要目的在于规范临床实践,提高医疗质量,减少不必要的医疗资源浪费。指南的制定往往具有地区或国家的属性,主要考虑不同医疗体制和经济发展水平下的医疗资源配置和医疗确证。国际上常见的指南资源有:国际指南网络(GIN, http://www.g-i-n.net/)、WHO Guidelines(http://www.who.int/medicines)、苏格兰院际指南网络(SIGN, http://www.sign.ac.uk/)等。国际上开发了对指南进行评价的工具,称为AGREE Ⅱ(http://www.agreetrust.org/)。

第三节　系统综述
原理与方法

一、系统综述的概念与分类

由于医学知识和信息的迅速膨胀,临床医生和研究人员需要即时地更新知识、掌握医学研究的前沿。而往往因为时间和资源的有限而不能及时获得,因此对原始研究的结果进行综合、汇总的理念和需求就应运而生。20世纪70年代末,研究人员将综合研究方法应用于临床医学领域,对一些干预措施的效果进行了系统研究,所采用的统计学方法被称之为 Meta 分析(meta-analysis)。系统综述是指使用系统、明确的方法针对某一特定的临床问题,对相关的研究进行鉴定、选择和严格评价,从符合纳入的研究中提取并分析资料,得出综合性结论的研究。在系统综述中如采用统计学的方法对资料进行定量的综合即 Meta 分析。也可对资料进行定性的综合,即不用 Meta 分析的方法。因此系统评价有定性和定量之分。系统综述的同义词有"系统评价"和"系统综合",英文 systematic review 的同义词有 overview, systematic overview, pooling, science of research synthesis 等;而 Meta 分析有人将其翻译成"荟萃分析""集成分析""综合集成"。

由此可见,系统综述与 Meta 分析并不完全等同,后者是指使用统计学的技术对强调同一问题的研究结果进行合并获得单一测量值的分析方法,它可以是系统的,也可以不是系统的。因此,近来总的趋势是使用系统综述或系统评价一词。何为"Cochrane 系统综述"? Cochrane 系统综述是系统地对医疗保健干预措施的获益(利)和危险(弊)的可靠证据进行更新的概括。Cochrane 综述旨在帮助人们在实际工作中进行决策。其制作是通过 Cochrane 协作组织提供的 Review Manager(RevMan)软件进行的,在该软件的手册中有一套固定的格式可供系统综述者使用。Cochrane 系统综述完成后在 Cochrane 图书馆(The Cochrane Library)上发表。

系统综述的类型大体有定量的系统综述(即含有 Meta 分析的系统综述)、定性的系统综述、单个病例资料的系统综述(individual patient data)、网状 Meta 分析、系统综述的概述(overview of systematic reviews)、快速综述(rapid review)、领域综述(scoping review)、系统综述的概述(overview of systematic reviews)等。

二、系统综述与文献综述

系统综述与传统的文献综述不同。传统综述往往带有专家的倾向性,科学上缺乏严谨性;方法学不够明确;不同的综述者可能得出不同的结论;由于不能更新,所得结论将很快过时。系统综述由于是针对某一具体问题进行全面系统的文献收集(包括已发表的和未发表的文献),对符合纳入标准的研究进行严格的质量评价,即所谓的"严格评价(critical appraisal)";然后采用汇总的方法对效应进行合并,得出综合的结论。由于其使用明确的方法并通过合并研究增大了样本含量,从而减少了传统综述的偏倚问题,获得的结论比较客观,结果具有可重复性。系统综述的特征有:①汇集的资料最全面、完整;②分析合格的研究结果,如有可能将对资料进行定量综合(Meta 分析);③可进行敏感性分析(sensitivity analyses)或亚组分析(subgroup analyses);④制作一份结构式的评价报告,陈述其目的、资料来源与方法、结果和结论;⑤定期更新。在期刊杂志中系统综述是以论著的形式发表的,而传统的文献综述是作为综述形式发表的。

三、系统综述适用范围

系统综述的定义中强调了临床问题导向,这些问题包括病因及危险因素、疾病预后、筛查与诊断、预防、治疗、康复、疾病的遗传关联性、疾病分布等。也有人将系统综述的方法用于动物实验的综合评价。以医疗干预措施为例,系统综述适用于下列情况:①当某种疗法的多个临床试验显示的疗效在程度和方向上不一致或冲突时;②当单个试验的样本量都偏小,不能显示出统计学差异而不足以得出可靠的结论时;③当大规模的临床试验花费太大,消耗时间太长,不可能开展时;④当临床研究者计划新的临床试验时,首先进行系统综述将有助于课题的选定;⑤需要进行亚组分析时。

系统综述的用户包括医疗卫生决策者、政策制定者、临床医生、患者、研究人员、医学生、健康保险公司、药商等。系统综述尤其适用于干预措施效果或副作用不确定的评价，干预措施在实际应用中存在很大变异性的评价。通过收集和综合来自原始研究的证据，对某一具体问题提供可靠的答案。对已知和未知的研究进行鉴定还有助于提出新的研究项目或领域。对于疗效、安全性和成本的评价，可对卫生技术（包括保健、筛检、诊断、预防、治疗、康复措施）是否推广运用提供可靠的依据。由于系统综述在医疗卫生诸多领域的重要性，目前发达国家已越来越多地使用系统综述结果作为制定指南和决策的依据。如，英国政府部门规定，所有新药开发必须先进行相关领域的系统评价；澳大利亚新药审批要求提交系统评价资料；世界卫生组织利用 Cochrane 系统综述的证据修改其制定的基本药物目录。此外，系统综述可提供开发和研究的线索和方向。

四、系统综述的步骤与方法

循证医学强调利用最佳研究证据进行临床和医疗卫生决策。系统综述是鉴定并获取证据的最佳方法。Cochrane 协作组织对随机临床试验进行的系统综述被国际公认为高质量的系统评价。进行 Cochrane 系统综述有七个步骤：①提出并形成问题；②检索并选择研究；③对纳入研究的质量进行评价；④提取资料；⑤分析并形成结果；⑥对结果的解释；⑦系统综述的改进与更新。

Cochrane 系统综述以电子出版物的形式在"Cochrane 图书馆"上发表，同时主张作者在杂志上以书面形式发表，以传播并扩大系统综述的国际影响。该系统综述格式如下：

1. **封页**　系统综述题目、评价者及联系地址、资助来源、制作时间、标准的引用格式。

2. **概要**　以简明易懂的形式面向普通患者和用户概要介绍该系统综述。

3. **摘要**　以结构式摘要介绍系统评价的背景、目的、检索策略、资料收集与分析、主要结果、结论。

4. **正文**　包括绪言（背景与目的）、材料和方法（试验的选择标准、检索策略、资料提取与分析方法）、结果（对鉴定的研究进行综合描述和方法学质量评价及系统综述结果）、讨论和评价结论（对临床实践和进一步研究的意义）。

5. **致谢**　利益相关的说明。

6. **图表**　列表说明纳入研究的特征、排除研究的理由、正在进行尚未发表的研究特征，图示干预的比较及其结果，其他附表。

7. **参考文献**　包括纳入、排除、待评估及正在进行的试验的参考文献和其他参考文献。

系统综述的步骤和方法：①研究方案的撰写，同任何科研工作一样，系统综述的方法需要预先确定。研究方案包括题目、研究背景、目的、纳入评价的研究标准、检索策略、评价方法、致谢、利益冲突、参考文献及附表。背景中应提出要解决的临床问题的合理性和根据，提出问题的重要性、意义及需要解决的途径。研究方案在系统综述开始前应当获得发表以接受评论或批评，进行修改。②研究的定位与选择，根据检索策略进行全面无偏倚的检索是系统综述与传统综述的关键区别。常用的数据库包括 MEDLINE、EMBASE、Cochrane 图书馆、CBM 光盘等鉴定研究的工具，还应包括手工检索发表或未发表的资料，无语言限制。③选择研究，评估所有可能合格的研究报告是否满足系统综述的纳入标准。一般要求两人独立选择纳入的研究，出现不一致的情况时由第三者或双方讨论协商解决。④对纳入研究的质量进行评估，包括真实性和可能存在的各种偏倚（选择偏倚、实施偏倚、退出偏倚和测量偏倚）。目前尚无质量评估的金标准方法。Cochrane 系统综述常用质量评价标准为偏倚风险评估（risk of bias）量表。系统综述应注意鉴定有无发表偏倚。⑤资料收集，主要包括研究的合格性、研究特征，如方法、对象、干预措施、结局。方法部分通常包括设计类型、质量，如随机分配方案的产生、随机方案隐藏、盲法、病例退出情况、潜在的混杂因素等。研究对象包括种族、性别、年龄、诊断标准、研究背景、病例来源、纳入排除标准等。干预措施包括试验和对照干预的名称、使用剂量与途径、时间、疗程以及有无随访及随访的长度等。结局测量可有多种结局如病死率、发病率、生活质量、副作用等，或同一结局采用不同的测量方法和测量时点。⑥分析与结果描述，根据所评价资料的性质有定性和定量两种分析方法。定量的统计学分析（Meta 分析）是从单个研究收集的资料采用适当的统计学方法对这些资料进行分析与概括。此外，还应当探讨研究间是否存在异质性。⑦结果解释（讨论），主要涉及证据的强度、结果的可应用性、其他与决策有关的信息和临床实践的现状，以及干预措施的利、弊、费用的权衡。⑧系统综述的改进与更新，当有新的临床研究证据出现，就应当进行更新。

五、系统综述实例

Cochrane 图书馆发表的系统综述的格式如下：

1. 封页　包括题目、详细的评价目录、评价者姓名、地址，联系作者及其所属协作评价组编辑部的联系资料，对制作和更新评价给予支持的单位或组织。

2. 摘要　包括背景、目的、检索策略、选择标准、资料收集与分析、主要结果和结论以及标准的引用格式。以作者的一篇系统综述为例（http://www.cochrane.org/cochrane/revabstr/ab003183.htm）：

Medicinal herbs for hepatitis C virus infection (Cochrane Review)

Liu JP, Manheimer E, Tsutani K, Gluud C.
ABSTRACT

A substantive amendment to this systematic review was last made on 24 July 2001. Cochrane reviews are regularly checked and updated if necessary.

Background: Hepatitis C virus (HCV) infection is a serious health problem worldwide. Medicinal herbs are increasingly being used for hepatitis C.

Objectives: To assess the efficacy and safety of medicinal herbs for hepatitis C virus infection.

Search strategy: Searches were applied to The Controlled Trial Registers of The Cochrane Hepato-Biliary Group, The Cochrane Complementary Medicine Field, and The Cochrane Library as well as MEDLINE, EMBASE, BIOSIS, Chinese and Japanese databases. Five Chinese journals and one Japanese journal were handsearched. No language restriction was used.

Selection criteria: Randomised clinical trials comparing medicinal herbs (single herb or compound of herbs) with placebo, no intervention, general non-specific treatment, other herbal medicine, or interferon and/or ribavirin treatment. Trials of medicinal herbs plus interferon and/or ribavirin versus interferon and/or ribavirin alone were also included. Trials could be double-blind, single-blind, or unblinded.

Data collection & analysis: Data were extracted independently by two reviewers. The methodological quality of the trials was evaluated using the generation of allocation sequence, allocation concealment, double blinding, and the Jadad-scale. The outcomes were presented as relative risk or weighted mean difference, both with 95% confidence interval.

Main results: Ten randomised trials, including 517 patients with mainly chronic hepatitis C, evaluated ten different medicinal herbs versus various control interventions. The methodological quality was considered adequate in four trials and inadequate in six trials. Compared with placebo in four trials, none of the medicinal herbs showed positive effects on clearance of serum HCV RNA or anti-HCV antibody or on serum liver enzymes, except one short-term trial in which a silybin preparation showed a significant effect on reducing serum aspartate aminotransferase and gamma-glutamyltranspeptidase activities. The herbal compound Bing Gan Tang combined with interferon-alpha showed significantly better effects on clearance of serum HCV RNA (relative risk 2.54; 95% confidence interval 1.43 to 4.49) and on normalisation of serum alanine aminotransferase activity (relative risk 2.54; 95% confidence interval 1.43 to 4.49) than interferon-alpha monotherapy. The herbal compound Yi Zhu decoction showed a significant effect on clearance of serum HCV RNA and normalisation of ALT levels compared to glycyrrhizin plus ribavirin. Yi Er Gan Tang showed a significant effect on normalising serum alanine aminotransferase compared to silymarin plus glucurolactone. There were no significant efficacy of the other examined herbs. The herbs were associated with adverse events.

Reviewers' conclusions: There is no firm evidence of efficacy of any medicinal herbs for HCV infection. Medicinal herbs for HCV infection should not be used outside randomised clinical trials.

Citation: Liu JP, Manheimer E, Tsutani K, Gluud C. Medicinal herbs for hepatitis C virus infection (Cochrane Review). In: The Cochrane Library, 4, 2001. Oxford: Update Software.

3. 系统综述的文本部分 包括序言、研究目的、入选标准、检索策略与步骤、质量评价标准、资料提取、分析和汇总的方法，纳入研究特征的描述、纳入研究的方法学质量评价，评价结果和讨论。

4. 结论 包括对临床实践的意义和对研究的意义。

5. 图表 包括纳入研究的特征、排除研究的理由、附加说明的表格，汇总分析的图包括 Meta 分析。

为了规范系统综述的格式，便于查寻和以电子出版物发行，Cochrane 协作评价组和方法学组共同开发研制了一种用于制作系统综述的管理软件（review manager, RevMan）。RevMan 软件是用于帮助评价者按适当的格式和要求撰写评价，以便以电子刊物形式将评价传送到 CDSR。该软件可通过协作网网址免费获得。协作组织成员计划进行系统综述时，首先应向所在专业组注册评价名称，经审查合格后方可进行。然后撰写研究方案并获得发表，再开始启动系统综述的研究，完成后经严格评审和编辑，才能在 Cochrane 图书馆发表。

第四节 Meta 分析

一、Meta 分析方法在医疗干预措施评价中的应用

Meta 分析方法原本是一种统计学定量综合的方法，后被用于流行病学病因和危险因素的研究，再后来被用于医疗干预措施的评价研究。现在已经成为系统综述的代名词或同义词。但严格说来，Meta 分析方法应当是系统综述中数据的定量合成。因此，系统综述可以包含 Meta 分析，但并不是所有的 Meta 分析都属于系统综述。

二、Meta 分析效应指标

根据临床试验的结果的资料类型，在进行资料合并之前需要明确效应指标。如为二分类变量指标，如有效、无效、死亡、存活、阳性、阴性等，可以采用比值比（OR），又称为比数比，或机会比；也可以采用危险比（RR），或称为相对危险度。这两个指标均为相对效应指标，即干预措施与对照比较的相对获益或危害。当事件发生率较低时，采用 OR 或 RR，计算的相对效应值很接近，可以互相比较，但是，当事件率较高时，如采用有效率时，采用危险比率更为合理，而此时采用比值比计算的数值会很大，在解释效应时容易出现人为的夸大现象。采用这两个二分类变量计算效应值时还应当同时计算它们的 95% 置信区间（95% confidence interval, CI），该置信区间反映了测量误差，即精确度；置信区间范围越窄，其精确度越高。对于临床测量当中的连续变量指标，如血压、身高、体重等测量指标，效应量的指标通常采用均数差（mean difference, MD），其含义为治疗组的均值与对照组均值相减，也通常赋予 95% CI 进行报告。当临床上某些连续测量变量的单位不统一，或测量的工具不相同时，比如，测量疼痛的视觉模拟量表（visual analog scale, VAS），分别采用 0~10，或 0~100 来表示疼痛的程度，在进行资料合并时可以采用标准化的均数差（standardized mean difference, SMD）及其 95% CI 来表示效应值大小。

当然，除了上述指标，还有一些其他效应指标（表 16-1）。读者可以参考系统综述的英文专著进行学习，此处不再复述。

三、Meta 分析步骤与方法

常用的统计学分析软件如 SAS 和 SPSS 都能够进行 Meta 分析；Cochrane 协作组织开发了专门用于系统综述的软件 RevMan，具有进行 Meta 分析的常用功能，该软件可免费下载使用（www.cc-ims.net/revman）。此外，有诸多商业软件可以用于 Meta 分析，如 Stata、Meta-Analysis 等。

表 16-1 Meta 分析中的效应指标及其选择

资料类型	合并统计效应指标	统计学模型（F：固定效应；R：随机效应）
计数资料（dichotomous）	比值比（odds ratio，OR）	Mantel–Haenszel（F），Peto（F），DerSimonian and Laird（R）
	危险比（risk ratio，RR）	Mantel–Haenszel（F），DerSimonian and Laird（R）
	危险差（risk difference，RD）	Mantel–Haenszel（F），DerSimonian and Laird（R）
计量资料（continuous）	均数差（mean difference，MD）	Inverse variance（F），DerSimonian and Laird（R）
	标准化均数差（standardised mean difference，SMD）	Inverse variance（F），DerSimonian and Laird（R）
时间序列资料（time to event）	比值比 / 危险比（OR/hazard ratio）	Peto（F）
方差倒数（generic inverse variance）	由作者所定义（要求治疗效果的估计值、该值的标准误和每组的例数）	Inverse variance（F），DerSimonian and Laird（R）

进行 Meta 分析的前提条件是纳入评价的研究在对象、干预措施、对照措施和结局指标具有同质性。常见的错误是上述四个方面不具备同质性，或纳入的研究没有进行异质性检验，或存在难以解释的临床和统计学异质性。Meta 分析第一步是确定谁与谁比较，这一步如缺乏生物学的合理性，则 Meta 分析的结果将会误导读者。第二步是确定结局指标，如死亡率、血糖水平等，此事需要明确结局测量的工具、时点、单位是否相同，如不相同，其资料的合并是否具有合理性。根据结局指标的资料类型确定效应指标，如 OR 值或 MD 等；第三步是输入各个纳入评价研究的原始数据，通过图示（森林图）或表的形式表达合并分析的汇总结果。在进行 Meta 分析时有两种统计学模型可供选择，一种是固定效应模型（fixed effect model，FEM），适用于各独立的试验间无差异的情况（具有统计学同质性），也就是说，随机获取的样本具有相同的相应。固定效应模型假定干预措施的真实效应只有一个，其计算方法有 Mantel-Haenszel 法或 Peto 法。第二种是随机效应模型（random effects model，REM），适用于各个独立的试验间存在差异，该模型假设干预措施效应对不同的对象或使用不同的剂量将产生不同的效应，其分析可以用 DerSimonian-Laird（D-L）法进行计算。两种模型具体的计算方法可采用统计学软件进行。

四、敏感性分析、亚组分析、发表偏倚的检测

敏感性分析（sensitivity analyses）是一种对资料的重复分析，通过重新组合研究顺序来探讨某一因素对合并效应的影响。例如，将评价同一干预措施的不同类型的研究进行比较，如将随机对照试验与非随机对照试验进行比较，看合并效应是否存在差异；又如，将采用双盲法的随机对照试验与开放性随机对照试验进行比较，等。有时也对样本量特别大的研究与排除该研究之后的其他研究结果进行比较，有时还对极端数据的试验排除后进行比较。其目的主要是探讨试验设计及方法学质量相关的因素对合并的结果的影响。

亚组分析（subgroup analysis）是指针对不同研究特征进行资料的分析，例如将研究对象根据性别、男女或年龄分为儿童、成年人或老年人进行分析，将干预措施不同的剂量或疗程进行比较等。

系统综述由于是对既往已经完成的临床试验进行分析，收集到的研究多半是期刊上发表的文章。因此，一个值得注意的是在研究过程中尽量减少或避免发表偏倚。所谓发表偏倚（publication bias）是指那些呈阳性结果的研究更容易获得发表，而阴性结果的研究由于研究者缺乏投稿的热情不愿意撰写文章，或杂志编辑或审稿人对其稿件缺乏兴趣，使阴性结果的文章不容易接受发表，由此产生的对干预措施效果评价存在

的偏差。如果一篇系统综述的文章只检索了发表的文献,那么就需要高度怀疑是否存在发表偏倚。检测发表偏倚的统计学方法有多种,此处仅介绍比较常用的、统计学软件比较容易使用的方法,即倒漏斗图(funnel plot)的方法。该分析方法的原理就是试验结果的效应值大小与试验纳入的样本量大小具有相关性,理论上说,样本量越大的研究,其效应的精确度就越高,也就是说结果越接近于干预措施效应的真实值;反之,当小样本的试验,其发生的假阳性错误和假阴性错误的机会是相等的,因此,对于一个干预措施的评价从倒漏斗图来看应该是对称分布的,当出现了不对称的情况,则可以推断可能存在发表偏倚(图16-1、图16-2)。

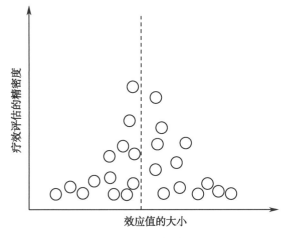

图 16-1　呈对称分布的倒漏斗图

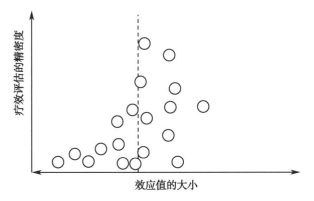

图 16-2　呈不对称分布的倒漏斗图

值得一提的是,导致倒漏斗图形不对称的原因较多,除了发表偏倚外,也可能因为纳入的试验总体质量较差、样本量较小、试验数较少(机遇的作用)或干预措施的变异性过大。由此,在解释图形不对称的原因时应综合考虑。此外,当纳入系统综述试验数较少时(如低于10个),进行倒

漏斗图分析对结果的解释需慎重,这时候的对称性判断不准确,可采用相关性分析进行判断。

第五节　系统综述的报告

一、医疗干预措施评价的系统综述与Meta分析报告——PRISMA声明

系统综述报告的撰写应严格按照发表的研究方案,加上对研究的检索、获取过程(通常可附一流程图说明)、研究的方法学质量的描述,结果的统计分析报告。事实上,很多读者喜欢直接阅读系统综述的讨论和结论部分,因此如何正确地报告系统综述十分重要。

在系统综述的讨论与结论中,应包括有助于人们决策的几个方面:证据的强度、结果的可应用性、其他与决策有关的信息如费用问题和临床实践的现状,以及干预措施的利与弊的权衡。Cochrane的系统综述强调从国际性的角度讨论问题,而不只强调某一特定国家或地区的问题。评价者应当记住对同样的证据不同的人会做出不同的决策,评价的主要目的是提供信息,而不是提出推荐性意见。讨论与结论应有助于人们理解证据的含义及其与实际决策的关系。

(一)证据的强度

系统综述的报告首先应对所纳入试验的设计方案强度进行评价。涉及疗效的评价问题,随机对照试验被认为是最佳设计方案。对随机对照试验资料还应评价其设计和实施有无局限性如隐藏、盲法、随访、意向治疗分析及其对结果的影响;如果纳入的试验是非随机对照试验(比如在没有随机试验的情况下)要说明为什么要用非随机的试验,其优缺点和局限性,结果的可靠性。有时在没有随机对照试验可供应用时也需要考虑纳入非随机的研究进行干预效果的系统综述。例如,对于疾病过程十分规律且干预效果十分显著的疾病来说,就没有必要进行随机对照试验,如青霉素抗感染治疗由于疗效确切至今没有随机对照试验,在这种情况下进行随机试验也是违反伦理原则的。如某些外科领域的治疗干预或心理干预试验。当纳入非随机的研究进行评价时需要注意避免混杂偏倚和发表偏倚。而病因或危险因素则通

常采用观察性研究设计如病例对照研究或队列研究。研究设计中需要考虑的其他问题为试验是否为安慰剂对照，评价结局的方法有无偏倚，或是否有随访及随访的期限等。评价者对某一问题所选定的设计类型限制越多，所能收集的资料就越局限。然而，选择的研究如不能提供可靠资料来回答所提出的问题，这类系统评价可能是无益的甚至会得出误导的结论。

讨论中首先应对纳入研究的方法学质量及其不足之处结合系统综述本身的方法进行讨论，这部分内容将对医疗卫生决策及未来的研究产生影响。其次是对未纳入评价的其他证据加以讨论。如涉及药物评价需要考虑药物剂量的研究和罕见副作用的非随机研究。

有的系统综述对干预措施与重要结局之间的因果联系只能提供间接证据，如采用中间结局指标——生理或生化指标。而循证医学强调患者相关的终点结局，如生存率、发病率、并发症发生率、生存质量等。在没有这些结局时，只能采用上述中间结局即所谓替代指标（surrogate outcome）。但有的替代指标与最终结局并不一致，此时下结论时应特别慎重，应指出使用替代指标的局限性。

（二）结果的应用性

将任何研究发现推广应用到普通人群是将研究证据用于实践的跨越。人们需要在合理的推广运用与得出保守的结论之间进行权衡。使用系统评价的用户需要决定研究结果是否适合于特定的人群，这一点需要考虑纳入研究对象的背景和特征（即外部的真实性）是否与自己的患者相似，能否用于自己的患者，还需注意干预措施的特征。评价者应当对证据可能应用的情况以及影响应用效果的可预测因素进行讨论。不同地区对证据的需求和当地的环境可能导致证据在应用中的差异，通常要考虑的因素包括生物学的或文化的差异、患者对干预措施的依从性、患者基线水平（事件率）的差异、费用（经济承受能力）及患者的态度。

在撰写干预效果系统综述结果的应用时，应当注意以下几点：①考虑所有的有利和不利的效果，即疗效方面和副作用方面。②探讨相对效果（利弊均有）的变异情况和可能的原因；在评估异质性时应鉴定所有可能影响效果的因素，如研究对象的来源、构成特征及实施干预的场所。同样，

干预的特征如次数、剂量、给药途径、疗程、患者依从性也是导致异质性的原因之一。③探讨利弊均有的相对效果是否受疾病预后和严重程度及对照组事件率的影响；④根据疾病严重程度计算预测的净效应（利弊均有）；⑤权衡使用的利弊。当各个研究报告的效应明显不同时，评价者特别需要鉴定并验证降低或去除这些差异的相关因素，以寻求最佳的干预方案。同时应当进行二级分析以探讨某一因素对效应改变的影响。

评价效应的强度采用相对的效应指标（如 RR 或 OR）对判断干预措施的价值是十分有用的，但有时也需要对效应的绝对值进行测量。这类指标通常有绝对危险度降低（ARR），需要治疗的患者数（NNT），发生有害事件治疗的病例数（number needed to harm，NNH）。后两项指标考虑了预后测量的差异，不同的患者由于其预后因素的差异导致其对干预效果的差异。此外，评价中涉及成本 – 效果（cost-effectiveness）的分析对应用性也十分重要。一项干预措施的成本及其效果、效益和效用将决定其在卫生资源中实际的应用。

（三）与干预措施有关的其他信息

其他类型的证据尤其是来自于流行病学研究的证据、有关临床实践的现状、有关费用等的信息对医疗卫生决策也会有帮助。然而有些问题将超出系统评价的范围，如结合某一国家或地区的实际，往往需要通过诸如编写临床实践指南或进行卫生技术评估来实现。

评价者除关注干预效果的结局外，还应当考虑所有重要的干预结局包括副效应的结局。有关副效应的证据在不同情况下的严重程度及其发生频率，特别是副效应与某一特定的干预之间的因果联系需要进行严格评价。目前，临床试验中普遍存在对干预措施副作用重视不够的问题。研究者往往报喜不报忧，或轻易地对无副作用下肯定结论。由于很多临床研究对副性事件的调查、报告重视不够，评价者对此应当引起足够的重视。随机临床试验由于严格的病例纳入标准、有限数量的试验对象、治疗和随访的时间有限，因此，对药物有无副作用的问题下结论需要通过大样本的流行病学观察性研究作为基础。

（四）系统综述的意义

1. 对临床实践的意义 评价者需要将系统

综述的发现对临床实践的意义进行总结,对该评价结果对未来的科学研究具有什么样的价值进行概括。仅仅做出谨慎的结论是不够的。Cochrane的协作评价组将干预效果的证据分为6类,前3类干预是指那些有足够证据得出相对肯定结论,可用于临床实践的证据;后3类为不能得出肯定结论,可能需要进一步研究的证据。

有足够证据为实践提供明确的医疗指南的措施:①能改善结局的医疗措施;如干扰素治疗慢性乙型肝炎的效果;②根据现有证据应当被禁止使用的医疗措施;如白蛋白制剂治疗危重病增加死亡的发生而被禁用;③在已知的效果和已知副作用之间有重要分界线的医疗措施,如溶栓治疗与出血的副作用。

所得证据不足以为临床实践提供明确的指南或医疗措施,但对进一步研究的优先性可能具有影响:①表明有希望,但需要深入评价的医疗措施,如中草药治疗湿疹;②尚未表明有如人们期望的效果,但可能是值得关注的医疗措施,如中草药治疗慢性乙型肝炎和慢性丙型肝炎;③有合理证据表明对其适用情况无效的医疗措施,如甘露醇治疗脑卒中无效的证据。

2. 对未来科研的意义 英国政府规定,所有新药开发需有该领域的系统评价报告。按疾病病种或干预进行的系统评价有助于了解某一领域疗效研究的现状,通过系统评价也可为开发研究提供线索和依据。当证据不足时,提示需要进行相关的临床试验以产生证据。此外,评价的结果可为进一步的开发研究领域提供依据。

(五)系统综述报告的撰写

撰写系统综述报告是系统评价的最后阶段。一项完整的报告应使读者能够判断该评价结果的真实性和推广应用的意义。制作系统综述报告以供发表是一项富有挑战性的工作,需要接受同行的评审,同时应当符合出版刊物的要求。要考虑到该系统综述潜在的用户和读者对象,文字的表达要清晰、详细,做到通俗易懂,避免使用深奥的科学词句。为了扩大影响和促进交流,系统评价可以多种形式进行登载,如印刷体杂志、电子杂志、会议摘要、资料汇编、患者手册、网络版本及其他媒体。以下主要介绍系统综述全文报告和杂志文章的撰写。

杂志版本的系统综述可允许2 000~4 000字的文本(不包括图表、参考文献和附录),而电子版本的系统综述对字数没有限制,可以足够详细地描述评价者所做的工作、所得到的结果以及应用。如以卫生技术评估报告的形式发表则可达到5万字。一篇系统综述报告的构成如下:

1. 标题

2. 概括性结构式摘要

(1)背景;

(2)目的;

(3)方法(资料来源、研究选择、质量评价、资料提取);

(4)结果(资料综合);

(5)结论。

3. 主体文本

(1)背景;

(2)评价所要回答的问题(检验假设),即目的;

(3)评价方法(即该评价研究是如何进行的,包括资料来源与检索策略、选择研究的纳入排除标准、研究质量的评估、资料提取和资料综合);

(4)纳入和排除研究的特征;

(5)评价的结果(得到的发现、结果的论证强度及敏感性分析);

(6)讨论(对结果的解释);

(7)结论(对医疗实践的价值、对进一步研究的意义)。

4. 致谢

5. 利益冲突

6. 参考文献

7. 附录

(1)标题:标题应简明而含有重要的信息,体现评价的目的,即提示性标题。以医学杂志中常见的题目为例:"髋关节置换术中抗生素的预防——随机试验的系统综述",该题目可能更加适合科研型的读者群。如果评价者的目的是要吸引繁忙的临床医生阅读该评价,另一种以评价结果的宣称性题目可能更具有吸引力,改为"抗生素预防性应用于髋关节术后的感染"。这类标题的使用有增多的倾向,但要注意避免夸大结果的嫌疑。

(2)作者:系统综述通常是协作小组工作,

因此在初期应对著者声誉、分工及著作权等问题进行认真地考虑。下列三种情况为考虑著作权人（作者）资格的标准：①提出系统评价设想并负责设计，对资料进行分析和解释；②起草系统评价或就其内容进行重要的修改；③对最终拟发表版本的审查。一般说来，为系统评价寻求资助、收集资料或对系统评价作一般性的监督管理不作为著作权的贡献范畴。著者的排序取决于每位著者的贡献大小。

（3）结构式摘要：系统综述报告的摘要所提供的信息对吸引读者的兴趣、迅速判断质量和结果的推广应用十分重要。杂志对摘要的限制是通常不超过 250~300 个字，而 Cochrane 系统综述全文报告的摘要最多可达 1 000 字。摘要是报告中最重要的部分，因为大多数读者只阅读摘要（最多加上结论部分）。因此，评价者应尽可能使用非技术性语言而不应过多地强调评价结果的意义。摘要应结构性的介绍背景、目的、方法、结果和结论。

背景部分仅述及系统综述的问题的重要性即可。目的用一句话简要概括主要或次要的目的。方法部分应当交代资料来源、研究的选择、研究质量的评价和资料提取。结果部分应重点介绍资料定性或定量综合的主要结果和发现，如果应用了 Meta 分析，应给出主要结局的效应及其置信区间。对结果的解释十分重要的敏感性分析也应报告。结论应直接由结果衍生而来，其临床应用性和对将来研究的意义应当提及。

（4）评价的文本部分：①背景信息，应清楚地提出待系统评价的问题及其重要性，目前的证据如何，包括基础研究和临床研究的证据。系统综述对医疗卫生领域的必要性。并对该领域的历史、社会、经济和生物学方面进行描述，研究对象、疾病过程、可得到的治疗方法、相关的结局，已有证据的不肯定性及存在的问题，进行系统综述的合理性也应当描述。②研究的选择，应制定评价拟纳入的研究设计类型、对象群体、干预措施和结局。针对杂志版本的系统评价，这部分内容可放在背景部分之后介绍。③评价的方法，包括检索策略和检索过程、纳入及排除标准、原始研究的相关性和真实性评价，资料提取、资料综合以及研究间异质性的调查。制定研究方案时这部分内容

对以后的写作很有帮助。在评价过程中可能对研究方案的内容作适当修改，应当加以记录和描述。总之，方法部分应提供足够的信息使其达到具有可重复性。④纳入和排除研究的情况，研究选择过程的细节应当报告，通常采用流程图的形式说明。被排除的研究名单和排除的原因应当介绍（可作为附录），但在印刷体杂志上发表的系统综述则不太可能容纳得下这些内容，但可注明能从评价者处获取。⑤评价的结果，重要的研究特征应予以描述，包括每组患者的特征、干预和评估的结局。有关研究设计和质量方面的细节可列表说明。对资料综合的结果作简明的报告。对非量化的资料进行叙述性概括。效应的估计值及其置信区间用表或 Meta 分析图表示，使读者能直观地看到与研究特征和研究质量相关的效应的方向和大小，而非量化的定性分析应使读者对干预的效应做出判断。虽然制作图表费力、耗时，但图表是最容易理解结果的表达途径。⑥讨论，系统综述讨论部分的基本框架有 4 个部分。首先，对系统综述的主要发现作一陈述。然后对该评价结果的意义进行分析，包括纳入评价的证据强弱、汇总后效应的方向和大小以及这些结果的应用性。第三，对该评价的优缺点进行分析，包括对质量的评价和与其他评价存在的质量和结果上的差异。第四，该系统综述对临床医生或决策者的实际意义，尚未能回答的问题和将来研究的提示。⑦结论，委托专门制作的系统评价报告往往要求有独立的结论部分。而杂志发表的系统综述结论部分在讨论结束时加以叙述，不单独列出。由于决策者的需要和没有足够的时间阅读全部报告，很多读者会直接阅读系统综述的结论部分。因此，结论应当措辞清晰，切忌做出误导的推论，必须忠实于所评价的证据，注意结论的客观性，根据证据的强度做出相应的推论。

（5）致谢：系统综述是一项复杂的需多方协作的研究工作，涉及诸多人员的协作或帮助，如文献检索、资料收集、文字处理等，那些未能成为作者而又对系统评价做出贡献的人员均应当致谢。致谢需征得当事人的同意。国外有的杂志还要求被致谢者提供书面的陈述。

（6）利益冲突：利益冲突的定义为，涉及主要利益即患者福利或研究真实性等专业评价受到

第二种利益如经济利益的不正当影响的情况。对利益冲突的声明只是为了让读者了解系统综述人员的判断是否会有其他因素的影响。评价者应当诚实地陈述以增加透明度。

（7）参考文献与附录：系统综述的参考文献包括纳入研究的参考文献、排除研究的参考文献、其他参考文献。附录主要用于不能在正文中出现的细节，如检索策略、纳入研究的原始资料或其他相关的信息。参考文献的格式在 Cochrane 系统综述有固定的格式，如果是杂志发表的应按照标准温哥华格式录入。应当注意的是，杂志版本的系统评价不能因为版面的限制而省略参考文献，参考文献是系统综述中不可缺少的重要组成部分。它是判断有无选择偏倚和发表偏倚的重要依据。

（8）系统综述的反馈、改进与更新：Cochrane 系统综述与印刷体杂志发表的系统综述的区别之一就是前者易于改进与更新。系统综述在电子光盘上发表后接受来自各方面的评论与批评，读者可通过网址对发表的系统评价进行评论和批评，有时还会提供附加的临床试验，评价者需对这些评论做出答复并发表在该系统综述中的评论栏目中。Cochrane 系统综述中注明了最后一次检索的日期以及是否检索到潜在合格的研究。评价者需要定期检索相关专业组的数据库、Cochrane 图书馆中的 CENTRAL/CCTR 和 MEDLINE，当有新的临床研究证据出现后，Cochrane 系统综述每隔 2~3 年需作一次更新，电子出版物的特点使这一更新变得容易、可行。更新后的系统综述被当作一篇新的文章。

目前 Cochrane 系统综述与国际著名的一些临床医学杂志签订了共同发表的协议，这些杂志包括 *JAMA*、*The New England Journal of Medicine*、*Annals of Internal Medicine*、*BMJ*，*the Lancet*、*Journal of Hepatology*、*Liver*、*The American Journal of Gastroenterology*、*Obstetrics and Gynaecology*、*Family Physician* 等，也说明 Cochrane 系统综述的重要性和国际认同性。

由于 Cochrane 协作组织目前的工作主要集中在对医疗卫生干预措施的评价。因此，除了 Cochrane 系统综述以外，人们仍在广泛地进行其他类型的系统综述和卫生技术评估，涉及的范围也不仅仅限于干预的评价，还包括疾病病因或危险因素、预后、诊断性试验和医疗技术的评价，结果以书面的形式在杂志上发表，或以卫生技术评估报告的形式出版。所采用的方法与 Cochrane 系统综述的方法类似（表 16-2）（图 16-3）。

二、PRISMA 声明报告的条目清单与流程图

表 16-2　系统综述或 Meta 分析报告条目清单

项目	编号	条目清单	所在页码
标题			
标题	1	明确本研究报告是针对系统综述、Meta 分析，还是两者兼有	
摘要			
结构式摘要	2	提供结构式摘要包括背景；目的；资料来源；纳入研究的标准；研究对象和干预措施；研究评价和综合的方法；结果；局限性；结论和主要发现；系统综述的注册号	
前言			
理论基础	3	介绍当前已知的研究理论基础	
目的	4	通过对研究对象、干预措施、对照措施、结局指标和研究类型五个方面（ participants, interventions, comparisons, outcomes, study design, PICOS）为导向的问题提出所需要解决的清晰明确的研究问题	
方法			
方案和注册	5	如果已有研究方案，则说明方案内容并给出可获得该方案的途径（如网址），并且提供现有的已注册的研究信息，包括注册编号	

续表

项目	编号	条目清单	所在页码
纳入标准	6	将指定的研究特征(如 PICOS,随访的期限)和报告的特征(如检索年限,语种,发表情况)作为纳入研究的标准,并给出合理的说明	
信息来源	7	针对每次检索及最终检索的结果描述所有文献信息的来源(如资料库文献,与研究作者联系获取相应的文献)	
检索	8	至少说明一个资料库的检索方法,包含所有的检索策略的使用,使得检索结果可以重现	
研究选择	9	说明纳入研究被选择的过程(包括初筛,合格性鉴定及纳入系统综述等步骤,据实还可包括纳入 Meta 分析的过程)	
资料提取	10	描述资料提取的方法(例如预提取表格、独立提取、重复提取)以及任何向报告作者获取或确认资料的过程	
资料条目	11	列出并说明所有资料相关的条目(如 PICOS、资金来源),以及作出的任何推断和简化形式	
单个研究存在的偏倚	12	描述用于评价单个研究偏倚的方法(包括该方法是否用于研究或结局水平),以及在资料综合中该信息如何被利用	
概括效应指标	13	说明主要的综合结局指标(如危险比,均值差 difference in means)	
结果综合	14	描述结果综合的方法,如果进行了 Meta 分析,则说明异质性检验的方法	
研究偏倚	15	详细地评估可能影响数据综合结果的可能存在的偏倚(如发表偏倚,研究中的选择性报告偏倚)	
其他分析	16	对于研究中其他的分析方法进行描述(如敏感性分析或亚组分析,Meta-回归分析),并说明哪些分析是预先制定的	

结果

项目	编号	条目清单	所在页码
研究选择	17	报告初筛的文献数、评价符合纳入的文献数,以及最终纳入研究的文献数,同时给出每一步排除文献的原因,最好提供流程图	
研究特征	18	说明每一个被提取资料的文献的特征(如样本含量、PICOS、随访时间)并提供引文出处	
研究内部偏倚风险	19	说明每个研究中可能存在偏倚的相关数据,如果条件允许,还需要说明结局测量水平的评估(见条目 12)	
单个研究的结果	20	针对所有结局指标(有效或有害性),说明每个研究的:(a)各干预组结果的简单合并,以及(b)综合效应值及其置信区间,最好以森林图形式报告	
结果的综合	21	说明每个 Meta 分析的结果,包括置信区间和异质性检验的结果	
研究间偏倚	22	说明对研究间可能存在偏倚的评价结果(见条目 15)	
其他分析	23	如果有,给出其他分析的结果(如敏感性分析或亚组分析,即 Meta 回归分析,见条目 16)	

讨论

项目	编号	条目清单	所在页码
证据总结	24	总结研究的主要发现,包括每一个主要结局的证据强度;分析它们与主要利益集团的关联性(如医疗保健的提供者、使用者及政策决策者)	
局限性	25	探讨单个研究和结局水平的局限性(如偏倚的风险),以及系统综述的局限性(如检索不全面,报告偏倚等)	
结论	26	给出对结果的概要性的解析,并提出对未来研究的提示	

资金支持

项目	编号	条目清单	所在页码
资金	27	描述本系统综述的资金来源和其他支持(如提供资料);以及系统综述的资助者	

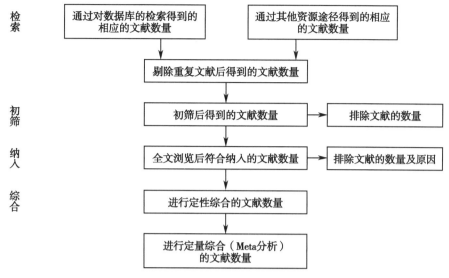

图 16-3 系统综述各阶段信息收集流程图

（刘建平）

参 考 文 献

1. Hamer S, Collinson G. Achieving Evidence-Based Practice: A handbook for practitioners. London: Harcourt Plublishers Limited, 1999.
2. 邓可刚. 循证医学网上信息资源（一）. 中国循证医学杂志, 2001, 1（3）: 185-186.
3. 王吉耀. 循证医学与临床实践. 北京: 科学出版社, 2002.
4. Sackett DL, Richardson WS, Rosenberg W, et al. Evidence-based medicine: how to practice and teach EBM. London: Churchill Livingstone, 2000.
5. 王吉耀. 循证医学. 中华内科杂志, 2000, 39（4）: 279-280.
6. 朱文玲. 实证医学指导医疗实践. 中华内科杂志, 2000, 39（2）: 83-84.

第十七章 健康医疗大数据与人工智能研究及应用

导读 本章介绍了医学科研中健康医疗大数据与人工智能的研究及其应用。首先介绍了健康医疗大数据与人工智能的基本概念、大数据的来源及其类型以及健康医疗大数据的基本特征。重点介绍了大数据相关技术,包括大数据技术架构、大数据采集、预处理、存储与管理、统计分析与挖掘、数据建模技术、常见算法与模型,还介绍了人工智能相关技术。最后对健康医疗大数据与人工智能研究应用实例进行了简介。通过本章的学习,读者可以了解健康医疗大数据与人工智能的基本概念、研究技术和用途,为今后在医学科研实践中使用这些方法提供基础。

现代社会是一个高速发展的信息社会,我们正身处于医学信息爆炸的时代。随着互联网、物联网和云计算的蓬勃发展,大数据越来越被人们关注。现代科技的快速发展促进了人们对大数据的储存、开发、分析、挖掘与利用。大数据在社会生活的各个领域得到了广泛应用,如科学计算、金融、社交网络、物联网、医疗领域等。健康医疗大数据是国家基础性战略资源和国家大数据的核心数据资产之一。近年来,健康医疗大数据与人工智能研究领域也得到了快速发展。《自然》和《科学》等世界知名杂志也出版专刊来探讨大数据及人工智能带来的机遇、挑战及其应用案例。本章将介绍健康医疗大数据与人工智能的概念、基本特征、相关技术及其应用实例。

第一节 概 述

一、基本概念

(一)大数据及健康医疗大数据

大数据(big data)又称巨量数据,是指无法在一定时间范围内用常规软件工具进行捕捉、管理和处理的数据集合,是需要新的处理模式才能将其处理为可供决策和流程优化的海量、高增长率和多样化的信息资产。大数据存在于各个领域,尤其是医疗健康领域。

健康医疗大数据是大数据的最核心资产。广义而言,健康医疗大数据(big data in health and medicine)是指涉及人们生老病死、衣食住行、工农商学等生命全周期、生活全方位、生产全过程中所产生、发生及交互产生的有关生理、心理、生产、生活、道德、环境,以及社会适应、疾病防治、公共卫生、健康管理等方面形成的数据。它以打造人人所享有的个性化、专属化、科学化、可视化、实时化和智能化的全时全程服务的"全息数字人"为目标。狭义而言,健康医疗大数据是指无法用常规的数据库系统工具进行捕捉、管理和处理的健康数据集合,是在医疗服务过程中产生的与临床和管理相关的数据,包括电子病历记录、医学影像数据、用药记录等。

健康医疗大数据包括健康大数据和医疗大数据两种,对于同一个个体,这两类数据可以同时存在。电子健康档案是常见的健康大数据来源。通过可穿戴设备(智能手环、手表、眼镜等)及居家体检系统等其他终端的使用,可收集数据量大、数据种类多、实时性强的人体健康大数据。医疗大数据是通过医疗机构的医院信息系统中的电子病历、实验室检测记录以及医学影像等系统采集到的患者诊疗信息等数据,通常分类存储在相应的数据库中。

(二)人工智能

人工智能(artificial intelligence)是指让一个算法、系统和计算机通过模仿人的智慧的方式来对外界的输入产生反应,也就是用人工研究出来的算法和程序来模拟人的反应。广义而言,人工智能是研究、开发用于模拟、延伸和扩展人的智能的理论、方法、技术以及应用的一门技术科学。人工智能领域的研究范围广泛，涉及计算机视觉、自然语言处理、专家系统、控制系统等。

（三）大数据与人工智能的关系

大数据与人工智能的发展相辅相成。一方面，如同人类智能形成的过程一样，任何人工智能的发展，都依赖于一个大数量、由浅入深的学习过程。在其仿人类智能的活动中，需要从海量的、深度的大数据中获得知识。因此，大数据也促进了人工智能的迅猛发展。另一方面，由于人工智能技术的飞速发展，一定程度上促进了大数据的有效利用。

二、大数据及健康医疗大数据的来源

（一）大数据的来源

大数据的来源非常广泛，主要包括信息管理系统、网络信息系统、物联网系统、科学实验系统等。

1. **信息管理系统** 指医院、企业等内部使用的信息系统，例如医院信息管理系统、传染病监测系统、办公自动化系统、业务管理系统等。信息管理系统主要通过用户输入和系统二次加工的方式产生数据，通常存储在数据库中。以医院信息管理系统为例，包含了患者就医流程中所产生的各类数据及医院运营信息等，如患者基本信息、就诊记录、检验数据、影像数据、诊断数据、治疗数据、费用数据、药库信息等。

2. **网络信息系统** 基于网络运行的信息系统。网络信息系统是产生大数据的重要方式，如电子商务系统、社交网络、社会媒体、搜索引擎等是常见的网络信息系统。

3. **物联网系统** 物联网是新一代信息技术，其核心和基础仍然是互联网，是在互联网基础上延伸和扩展的网络，其用户端延伸和扩展到了物品与物品之间进行信息交换和通信，通过传感技术获取外界的物理、化学、生物等数据信息。

4. **科学实验系统** 主要指科学实验研究中产生的数据。它既包括由实验或现场调查所产生的数据，例如大型横断面调查、队列研究等各类研究所产生的数据，也包括通过数据模拟研究所获取的仿真数据。

（二）健康医疗大数据的来源

健康医疗大数据主要来源于医院诊疗大数据、卫生服务平台大数据、医学研究大数据、疾病监测大数据、自我量化大数据、互联网医学大数据、生物大数据七大类。

1. **医院诊疗大数据** 主要来源于医院常规诊治和管理过程所产生的海量数据，包括各种门/急诊记录、住院记录、影像记录、实验室检测记录、用药及手术记录、随访记录和医疗保险数据等。

2. **卫生服务平台大数据** 卫生服务平台通常汇集整合了区域内多家医疗机构的数据。一般而言，卫生服务平台的数据收集前通常经过了充分的论证和规划，比原始的医院数据格式更规范。

3. **医学研究大数据** 除了原生态大数据之外，专门设计的基于人群的医学科学研究实施过程中，也可产生医学研究大数据，例如超大型队列研究。这类经严格设计与实施所收集的数据，其数据质量通常较高。

4. **疾病监测大数据** 指各类疾病（传染病、慢性病及死亡等）监测过程中所产生的大数据，这类数据通常为结构化数据。

5. **自我量化大数据** 是指基于移动物联网的个人身体体征和活动的自我量化大数据，包括血压、心跳、呼吸、睡眠、血糖、体重、体力活动等信息。

6. **互联网医学大数据** 指互联网上与医学相关的各种数据。这类数据产生于社交互联网关于疾病、健康或寻医的话题、互联网购药行为、健康网站的访问行为等，包含着大量的视频、音频、图片、文本等异构数据。与自我量化大数据相比，互联网医学大数据的随机性较大，数据中蕴含的信息缺乏稳定性。

7. **生物大数据** 主要是指关于生物标本和基因测序的数据，其中组学大数据是重要的内容。生物大数据的数据容量大、动态性强、复杂性高、异质性明显。生物大数据为临床的个体化诊疗及精准医疗提供了数据基础。

三、大数据的类型

根据数据类型，大数据可分为结构化数据、半结构化数据和非结构化数据。

1. 结构化数据 是指能够用数据或统一的二维表结构来逻辑表达的数据,如数字、符号、字符等。结构化数据是以行的形式(行数据)存储在数据库中。结构化数据会严格遵循数据格式与长度规范,主要通过关系型数据库(如 SQL Server、Oracle 等)进行存储和管理。大多数信息管理系统都是基于结构化数据。

2. 非结构化数据 是指无法用数字、符号和统一的结构表示,不方便用数据库二维逻辑表来表现的数据,如视频、音频、图片、图像、文档、文本、网页等。其本质是位映射数据,数据处于一种可感知(可在音频、视频、多媒体文件中被听到或看到)的形式中。例如,医疗影像数据就是健康医疗大数据中最常见的非结构化数据。

3. 半结构化数据 包括电子邮件、文字处理文件及大量保存和发布在网络上的信息数据。半结构化数据可看作是非结构化数据的特例,其字段数目不定,与普通文本相比具有一定结构性,但和关系型数据库的数据相比更加灵活。半结构数据是一种标记服务的基础模型,用于在 Web 上共享信息。它以内容为基础,可用于搜索,这也是搜索引擎存在的理由。

第二节 大数据及健康医疗大数据的基本特征

一、大数据的基本特征

大数据具有"4V"特征,具体如下:

1. 体量(volume)大 体量大是大数据的首要特征,包括采集、存储和计算的数据量非常大。数据量的大小决定了所考虑数据的价值及其潜在的信息,同时也是判定数据集合是否属于大数据的基本要素。日积月累的医疗健康数据早已超过了常规数据库管理的容量,如 1 个 CT 图像约 150MB,1 个基因组序列约 750MB,一个社区医院数据量约在数 TB 至 PB。

2. 种类(variety)多 大数据的种类和来源通常具有多样化的特点,具体表现为网络日志、音频、视频、图片、地理位置信息等多类型的数据。多样化对数据的处理能力也提出了更高的要求,

其编码方式、数据格式、应用特征等多个方面存在差异性,形成大量的多源异构数据。

3. 价值(value)高,密度低 大数据价值密度相对较低,但又弥足珍贵。例如医疗数据的有效使用有利用疾病防控、精准医疗、医疗控费、健康管理等,具有较高的价值。然而大数据价值密度相对较低,需要很多的过程才能挖掘出来。

4. 速度(velocity)快,时效高 速度包括数据产生速度、获取速度、处理数据的速度。尤其是随着互联网的发展,数据的增长速度非常快,处理速度也较快,时效性要求也更高。对于单个患者而言,数据产生速度相对较慢,但对于全球患者而言,健康医疗数据产生速度非常快。信息技术的发展也促进了医疗信息数字化,加快了数据的获取及处理速度。

还有学者认为除上述"4V"特征外,大数据还有第 5"V"、第 6"V"特征:

5. 不精确性(veracity) 由于数据量大导致数据的准确性和可信赖度难以判定,数据本身质量良莠不齐,使得大数据具有不精确性。人们在社交媒体上发布、转发的部分信息,可能是虚假的、陈旧的信息,导致数据"失真"问题。

6. 变异性(variability) 由于试验条件与试验误差的影响,使各次测定值有所不同,测定值的此种性质称之为变异性。

二、健康医疗大数据的基本特征

除了具有大数据所共有的基本特征外,健康医疗大数据还具有长期持续性、隐私性、不完整性的特点。

1. 长期持续性 长期持续性是指患者就诊、疾病发病过程具有时序性的特点,智能诊疗设备可持续不断地监测人体健康指标、医学检测的波形及图像,这些也均为时间函数。

2. 隐私性 患者的医疗数据具有高度的隐私性,泄露信息将造成严重后果。健康医疗大数据也来带了巨大的风险和挑战,健康医疗大数据使用的伦理问题备受关注。

3. 数据不完整性 由于大量医疗数据来源于人工记录,可能导致数据记录的残缺和偏差;由于医疗数据的不完整搜集和处理可能使得医疗数据库无法完全反映患者的疾病信息。

第三节　大数据与人工智能的相关技术

随着大数据和人工智能的技术体系的发展，从大数据的采集到分析，从算法到模型，从训练数据到数据标注，从机器学习到深度学习等等，这些成为了大数据与人工智能发展所依赖的技术基础。

一、大数据的技术架构

大数据技术具有从多种类型的数据中快速获得有价值的信息的能力。需要用适宜的工具和技术进行大数据采集、存储、管理和应用，以便于从新的视角利用与挖掘传统数据。大数据一般采用四层堆栈技术架构，包括基础层、管理层、分析层、应用层（图 17-1）。

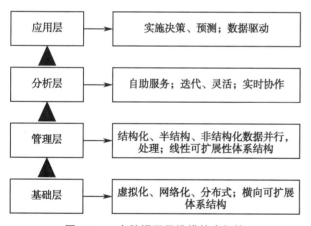

图 17-1　大数据四层堆栈技术架构

1. **基础层**　基础层是整个大数据技术架构基础的最底层。该储存和技术平台需要从既往存储孤岛发展为具有共享能力的高容量储存池，其容量、性能必须可以线性扩展。

2. **管理层**　由于大数据要支持对多源数据进行深层次的分析，因此在技术架构中需要一个管理平台（管理层）。通过管理层将结构化、半结构化及非结构化数据管理为一体，具备实施传送、查询和计算功能。并行化和分布式是大数据管理平台必须考虑的重要因素。实际上，管理层既包括了数据的存储和管理，也涉及数据的计算。

3. **分析层**　大数据应用的前提是大数据的有效分析。分析层提供了基于统计学的数据挖掘和机器学习算法，用于分析和解释数据集，以获得更深入的数据价值。一个具有可扩展性、使用灵活的大数据分析平台是大数据分析的有力基础。

4. **应用层**　大数据的有效应用可辅助科学决策和为终端用户提供服务。例如，通过健康医疗大数据的分析结果，可以辅助临床决策、疾病诊断与预测，实现数据驱动与临床经验驱动相结合。

二、大数据相关技术

（一）大数据标准化技术

标准化是以制定、修订和实施标准为主要内容的全部活动过程。大数据的跨领域、跨系统共享与融合是实现数据资源价值的必要途径，而支撑其实现的核心是大数据的标准化技术，涉及数据表达、传输、存储、处理等各环节。大数据标准化主要涉及以下三类：

1. **数据表达标准**　数据表达标准是基础，包括命名、分类编码等，例如 SNOMED、ICD。

2. **数据交换标准**　数据交换标准是解决数据传输与共享问题的标准，比数据表达更复杂。交换标准更注重数据的格式，其语义和内容依赖于表达标准，例如 HL7、XML、DICOM 等。不同区域的信息共享过程中，数据交换标准尤为重要。

3. **数据处理标准**　数据处理标准是指信息技术方面的标准，用来规范信息处理流程，与具体的领域业务规范相关联，它对信息系统的开发与推广具有重要意义。

数据标准化技术的应用可保证多个独立信息系统之间信息的兼容性、数据可得性、可比性和明晰性，有助于促进不同地域、不同机构、不同部门的数据共享。目前，由于大数据标准化技术的缺乏或应用受限，健康医疗大数据领域多数信息系统不能实现互联互通，存在大量的"信息孤岛"。

（二）大数据采集技术

大数据采集是指在确定采集对象的基础上，针对该范围内所有的结构化数据、半结构化数据及非结构化数据，使用某种技术或手段，将收集数据并存储海量数据的技术方法。由于大数据容量大、生成速度快，通常采用非人工为主的采集方式。例如互联网健康医学大数据，可通过网络爬虫采集数据。网络爬虫是按照一定规则自动采集与整理互联网信息的程序或脚本,可通过Java、Python、PHP、和C++等计算机语言实现。与传统的数据采集相比,大数据的采集是不同的(表17-1)。

表17-1 传统数据与大数据的采集对比

	传统数据采集	大数据采集
数据来源	来源单一,数据量较小	来源广泛、数据量巨大
数据类型	结构单一	数据类型丰富,包括结构化数据、半结构化数据和非结构化数据
存储技术	关系型数据库和并行数据库	分布式数据库

大数据的采集通常要利用多个数据库来接收来自客户端的数据,并且用户可以通过这些数据库来进行简单的查询和处理工作。例如,医生使用医院的电子病历信息系统来记录每一位就诊患者的病程数据,数据可通过结构化数据库、非结构化数据库或半结构化数据库进行采集。患者的化验结果、影像检查结果、病理诊断结果等均可在系统中进行查询。

在大数据的采集过程中,其主要特点和挑战是可能同时会有成千上万的用户来进行访问和操作,出现并发数高的现象,比如火车票售票网站,其并发访问量在峰值时达到上百万甚至上千万,所以需要在采集端部署大量数据库才能支撑,且能在这些数据库之间进行负载均衡。

大数据采集的基础性架构包括智能感知层和基础支持层:

1. **智能感知层** 主要包括数据传感、网络通信、传感适配、智能识别及软硬件资源介入系统,以实现对结构化、半结构化、非结构化的海量数据的智能化识别、收集、传输、信号转换、记录、监控、初步处理和管理等。

2. **基础支持层** 提供大数据管理和服务所需要的云计算平台、数据库管理平台等基础支持环境。

对于健康医疗大数据,目前医院与医院之间、系统与系统之间仍存在信息孤岛。因此,构建统一的数据标准、解决数据敏感性及安全性问题、进

行数据共享将有助于实现健康医疗大数据的高效采集。

(三)大数据预处理技术

真实世界的数据一般是不完整的、带有随机性的、有噪声的粗数据,无法直接进行数据分析与挖掘。为了以后的数据处理更加方便与有效,需要在分析前对数据进行预处理。数据预处理有多种方法,包括数据审核、数据清洗、数据集成、数据转换、数据归约、数据抽取等。

1. **数据审核** 指审核原始数据的完整性、准确性和一致性。对审核过程发现的错误要尽可能纠正。对不同渠道获得的二手资料,还要审核数据的适用性和时效性。

2. **数据清洗** 主要是将数据格式标准化、清除异常数据、纠正错误数据、空缺值填充、孤立点识别、噪声消除、清除重复数据等。在数据清理过程中,需要将数据格式进行标准化处理、对数据记录的缺失属性进行补充、对数据的噪音进行光滑操作、识别并处理数据中的异常值、解决重复数据的不一致性等。

3. **数据转换** 指对数据的各个属性通过平滑聚集、数据概化、数据规范化等方式,将数据转换成适用于数据分析的形式。

4. **数据归约** 由于大数据体量庞大,即使在少量数据上进行分析也需要很长时间。通过数据归约技术,可得到数据集的归约表示,它小得多,但仍可接近于保持原数据的完成性,且结果与归约前几乎相同。

5. **数据抽取** 对具有多种结构和类型的数据进行抽取,将复杂的数据转化为单一的可供分析与处理的结构及类型,为后期分析处理提供基础。

(四)大数据存储与管理技术

大数据的存储及管理是指利用计算机存储设备把采集到大数据存储起来,建立相应的数据库,并进行管理与调用,实现大数据的可存储、可表示、可处理、可靠性及有效传输。由于数据采集的深入和广度,对数据存储的空间要求越来越大。通过分布式存储,可将大量计算机组合在一起,形成巨大的存储空间。

近年来还发展出了云存储模式,即大数据的网上在线存储。云存储指通过集群应用、网格技

术、分布式文件系统等功能,将网络中大量各种不同类型的存储设备通过应用软件集合起来协同工作,共同对外提供数据存储和业务访问功能的一个系统。研究者可以在任何时间、任何地方,通过可联网的装置连接到云存储空间,方便地存取数据。数据安全是云存储的前提。实现大数据安全、有效管理的关键在于大数据安全技术、分布式访问控制、数据库审计、大数据脱敏及隐私保护、

数据完整性验证等核心技术的突破。

(五)大数据分析与挖掘技术

从价值层面,大数据可以为科学研究提供新范式,而大数据分析与挖掘技术是实现从数据到价值的关键。根据分析任务的难度及其产生的价值,大数据分析与挖掘的技术可分为四个层次:描述分析、诊断分析、预测分析和规范分析(图17-2)。

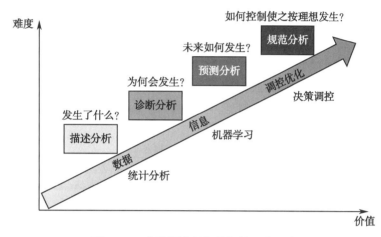

图17-2　大数据分析与挖掘的四个层次

大数据分析与挖掘技术很多,有多种分类方法。根据分析与挖掘方法可分为:常规统计方法、机器学习方法、神经网络方法和数据库方法。

1. **常规统计方法**　包括 t 检验、方差分析、卡方检验、相关及偏相关分析、回归分析(线性回归、Logistic 回归、Poisson 回归、log-binomial 回归等)、曲线估计、因子分析、聚类分析、主成分分析、判别分析(Bayes 判别、Fisher 判别、非参数判别等)、多元对应分析(最优尺度分析)、探索性分析(主元分析等)等。

2. **机器学习方法**　包括归纳学习方法(决策树、规则归纳等)、基于范例学习、遗传算法等。

3. **神经网络方法**　包括前向神经网络(BP算法等)、自组织神经网络(自组织特征印射、竞争学习等)。

4. **数据库方法**　多维数据分析、联机分析处理(OLAP)法、面向属性的归纳法等。

根据分析与挖掘的任务,目前大数据分析技术有预测性分析、可视化分析、数据挖掘算法和语义引擎分析等:

1. **预测性分析**　预测性分析是大数据分析

的最普遍应用,从大数据中挖掘有价值的知识和规则,通过科学建模呈现结果,将新的数据代入预测模型,从而进行前瞻性预测。例如麻省理工学院研究者分析心脏病患者的心电图数据,建立了一个计算机预测模型,通过数据挖掘和机器学习,发现了无法通过现有的风险筛查方法被发现的高危患者的新方法。

2. **可视化分析**　通过数据可视化直观地呈现大数据的特点,让用户直观地感受数据分析挖掘的结果。

3. **数据挖掘算法**　可视化分析是呈现给用户的,数据挖掘算法是呈现给计算机的。大数据分析的理论核心是数据挖掘算法。通过不同的算法,精练数据、挖掘价值。目前许多领域的研究是在分布式计算框架上对现有的数据挖掘理论加以改进,进行并行化、分布式处理。常见的数据挖掘算法有分类、预测、关联规则、聚类、决策树、描述和可视化、复杂数据挖掘(text、web、图形图像、音频、视频)等。例如有研究对适合慢性病分类的C4.5 决策树算法进行改进,对基于 MapReduce 编程框架进行了算法的并行化改造。

4. 语义引擎分析　数据的含义是语义。语义引擎通过对网络中的资源对象进行语义标注，对用户的查询表达进行语义处理，使自然语言具备语义上的逻辑关系，能够在网络环境下进行广泛有效的语义推理，从而更加准确、全面的实现用户的检索需求。语言处理技术包括机器翻译、情感分析、舆情分析、智能输入、知识库系统等。

三、算法与模型

数学模型是为了某种目的，用字母、数字或其他数学符号建立起来的等式或不等式，以及图表、图像、框图等描述客观事物的特征及其内在联系的数学结构表达式。算法则是指解题方案的准确而完整的描述，是解决问题的清晰指令。以下内容简要介绍常用的算法及模型。

（一）常用算法简介

1. C4.5 决策树算法　决策树构造方法就是每次选择一个好的特征及分裂点作为当前节点的分类条件。C4.5 是机器学习算法中的一个分类决策树算法（图 17-3），是决策树核心算法 ID3 的改进算法。分类决策树算法是从大量事例中进行提取分类的自上而下的决策树。与 ID3 相比，具有用信息增益率选择属性、可在树构造中进行剪枝、对非离散型数据也能处理、可对不完整数据进行处理等改进点。C4.5 算法具有分类规则易于理解，准确率较高等优点。但其缺点在于构造树的过程中，需要对数据集进行多次的顺序扫描和排序，因而导致算法的低效。

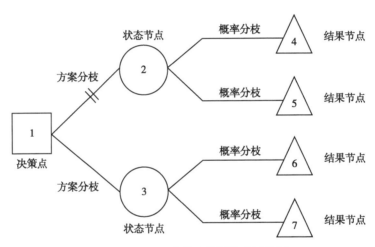

图 17-3　C4.5 分类决策树算法示意图

2. k 均值聚类算法　k 均值聚类算法是典型的基于距离的非层次聚类算法，在最小化误差函数的基础上将数据划分为预定的类数 k，采用距离作为相似性的评价指标，即认为两个对象的距离越近，其相似度就越大。它假设对象属性来自于空间向量，并且目标是使各个组群内部的均方误差总和最小。k 均值聚类算法步骤如下：

（1）从数据中选择 k 个对象作为初始聚类中心；

（2）将样本集按照最小距离原则分配到最邻近聚类；

（3）使用每个聚类的样本均值更新聚类中心；

（4）重复步骤（2）（3），直到聚类中心不再发生变化；

（5）确定最优的聚类中心，输出最终的聚类中心和 k 个簇划分。

作为无监督的聚类算法，K 均值聚类算法具有算法原理简单、对大数据集计算速度很快，无需先验知识，能处理分类型数据、数字型数据和字符型数据的优点，因此应用广泛。但算法对初始聚类中心选择非常敏感，聚类的个数需要事先定好。此外，由于梯度下降和算法的向心性，难以发现离群数据，使得算法易于陷入局部极值而无法达到全局最优。

3. 支持向量机　支持向量机（support vector machine，SVM）是一种监督式学习的方法，广泛应用于统计分类以及回归分析中。SVM 将向量映射到一个更高维的空间中，在这个空间里建立有一个最大间隔超平面，在分开数据的超平面两边建有两个互相平行的超平面。SVM 通过获取一个超平面,将数据分成两类。分隔超平面使两个平行超平面的距离最大化。平行超平面间的距离或差距越大,分类器的总误差越小。

4. Apriori 关联算法　Apriori 关联算法是一种最有影响的挖掘布尔关联规则频繁项集的算法,属于非监督学习的方法。Apriori 关联算法能够用简单的 if-then 规则描述数据之间的完备关系,所得出的规则具有可读性。它能够处理连续性和离散型数据,数据间可能不存在强规则。学习数据库中不同变量之间的相互关系的数据挖掘技术被称为关联规则学习。Apriori 算法用来学习数据的关联规则,适用于包含大量事务的关系库。Apriori 算法步骤如下:

(1)遍历一遍数据库,计算 1-itemset 出现的频率;

(2)剪枝,将满足支持度和可信度的这些 1-itemset 移动到下一轮流程,再寻找出现的 2-itemsets;

(3)重复,对于每种水平的项集,一直重复计算直到在前面定义的项集大小为止。

5. 最大期望值算法　最大期望值(expectation-maximization, EM)算法是一类通过迭代进行最大似然估计的优化算法,属于非监督学习算法。由于迭代规则容易实现并可以灵活考虑隐变量,EM 算法被广泛应用于对包含隐变量或缺失数据的概率模型进行最大似然估计。EM 算法从参数估计开始,进行如下的三步循环:

(1)E 过程:基于模型参数,针对每个数据点计算对聚类的分配概率;

(2)M 过程:基于 E 过程的聚类分配,更新模型参数;

(3)重复,直至模型收敛(模型参数和聚类分析工作稳定)。

6. AdaBoost 迭代算法　AdaBoost 迭代算法是一种构建分类器的提升算法。提升(boost)是一种处理多个学习算法(如决策树)并将它们联合起来的综合学习算法。其核心思想是针对同一个训练集训练不同的弱分类器,将这些弱分类器集合起来,构成最终的强分类器。该算法本身是通过改变数据分布来实现的,可根据每次训练集之中每个样本的分类是否正确、上次总体分类的

准确率,来确定每个样本的权值。将修改权值后的新数据集送至下层分类器进行训练,最后将每次训练得到的分类器进行融合,作为最后的决策分类器。AdaBoost 迭代算法灵活通用,可以加入任何学习算法,并且可以处理多种数据。书中介绍的 C4.5 决策树算法在训练中建立的是决策分类树模型,SVM 在训练中建立的是超平面的分类模型,AdaBoost 迭代算法则在训练中建立的是联合分类模型。

7. 朴素贝叶斯算法　朴素贝叶斯(naive Bayes)算法是一系列分类算法,属于监督学习的生成模型。通过朴素贝叶斯算法所构建的模型,是应用最广泛的分类模型,起源于古典数学理论,有坚实的数学基础(贝叶斯定理)和稳定的分类效率。朴素贝叶斯常用的模型有:高斯模型(适用于连续型变量)、多项式模型(适用于离散数据)、伯努利模型(每个特征的取值是布尔型的,即 true 和 false,或者 1 和 0)。多项式模型和伯努利模型都可以应用于文本分类。

朴素贝叶斯算法的基本假设是条件独立性,即每个参数变量的概率分布不互相影响,相互独立。例如,一个数据集包含患者的血压、胆固醇水平、身高、体重和地址等参数。在这个数据集中,患者的胆固醇水平和地址可能是相互独立的。但是胆固醇水平与血压、体重等参数则可能并不独立。因此,在实际应用中,独立性这一假设有时并不能满足,给朴素贝叶斯算法的正确分类带来了一定影响。当参数个数较多或参数之间相关性较大时,朴素贝叶斯算法的分类效率不如决策树;而当参数相关性较小时,朴素贝叶斯算法的性能较为良好。

8. 人工神经网络　人工神经网络(artificial neural network, ANN),也称为或连接模型,是一种基于神经单元的大集合,解决由轴突连接的生物神经元的大群集的问题,是一种模仿动物神经网络行为特征,进行分布式并行信息处理的算法数学模型。这种网络依靠系统的复杂程度,通过调整内部大量节点之间相互连接的关系,从而达到处理信息的目的。神经网络是一种运算模型,由大量的节点(或称神经元)相互连接构成。每个节点代表一种特定的输出函数(或称激励函数)。每两个节点间的连接都代表一个对于通过该连接

信号的加权值（权重），这相当于人工神经网络的记忆。网络的输出则依据网络的连接方式、权重值和激励函数的不同而不同。常见的人工神经网络有 BP 神经网络、RBF 神经网络、循环神经网络、竞争神经网络及深度神经网络等。人工神经网络具有大规模并行处理、分布式信息存储、良好的自组织自学习等特点。

（二）常用模型简介

常用的数据分析与挖掘模型包括分类模型、回归模型、预测模型、聚类模型、关联规则挖掘模型等，适用于不同的研究目的及数据类型。

1. 分类模型　分类模型是监督式学习模型，即分类需要使用一些已知类别的样本集去学习一个模式，用学习到的模型来标注未知类别的实例。在构建分类模型时，需要创建训练集和测试集。前者用于对模型参数进行训练，后者用于验证所训练模型的好坏。常见的分类方法包括有：贝叶斯、决策树、SVM、ANN、基于关联规则、集成学习等。需要考虑模型的优缺点及适用性，选择适宜的分类模型。

首先，要考虑模型的训练集大小。如果训练集较小，那么高偏差 / 低方差的分类器（如贝叶斯分类器、SVM、集成学习）要比低偏差 / 高方差的分类器更具优势，后者容易出现过拟合问题。对于大训练集，低偏差 / 高方差的分类器则更具优势（如决策树），具有更低的渐进误差。

其次，根据不同分类器的特点进行选择。朴素贝叶斯算法简单，容易理解，但是需要假设属性之间条件独立。决策树算法解释性强，能够处理属性之间的交叉关系，并且模型是非参数化的，但不支持在线学习，一旦纳入新样本，决策树算法需要进行重建且易出现过拟合。SVM 具有很好的理论支持，分类准确率高，对于线性不可分的情况，可以使用该函数进行映射到高维空间而线性可分，但是适合训练集较小的情况。ANN 拟合效果好，能够以任意精度去拟合非线性分类器，但是模型解释性不强，并且训练复杂，学习速度慢。基于关联规则的分类器容易解释，规则容易建立，但是分类效果欠佳。集成学习容易达到较好的分类效果，并且可以避免过拟合，但是需要训练多个不同的分类器，过程较为复杂。

2. 回归模型　回归模型通过对数据的拟合，以确定两种或两种以上变量间相互依赖的定量关系。回归模型与分类模型的区别在于，其结果是连续的。回归模型包括线性回归和非线性回归。线性回归假设自变量与因变量之间存在线性关系，常用算法有线性回归算法、岭回归、Lasso 回归。非线性回归算法有 Logistic 回归、Poisson 回归、log-binomial 回归、softmax 回归、ANN、SVM 等。

3. 预测模型　预测模型是指用于预测的，用数学语言或公式所描述的事物间的数量关系。在采用定量预测法进行预测时，最重要的工作是建立预测数学模型。预测模型的常用算法包括回归预测法、时间序列预测法、灰色预测模型、循环神经网络、深度学习模型等。

4. 聚类模型　聚类是通过比较各事物之间的性质，将性质相近的归为一类簇，性质差别较大的归入不同类簇的一种分析方法。同类簇之间相似度高，不同类簇之间不相似或相似度低。聚类分析属于无先验知识的学习方法。聚类分析是数据挖掘的重要内容之一，应用广泛。例如在自然语言处理中进行文本挖掘，在医学影像上辅助图像自动识别，通过基因聚类分析考察未知基因的功能信息或已知基因的未知功能信息，辅助基因靶向治疗等。

5. 关联规则挖掘模型　关联规则挖掘就是挖掘出具有一定强度的规则集合。常见的关键规则挖掘算法有 Apriori、FP-growth、GSpan 等。根据支持度和置信度，关联规则的分析模式分为以下几种：

（1）高支持度、低置信度模式：以某疾病的合并症研究为例，关联规则模型的支持度高时，说明该合并症病例的基数很大，虽然置信度可能不高，但因为病例的基数大，合并症 A 伴随事件合并症 B 出现的情况也是一个常见的情况。比如 2 型糖尿病的基数很大，伴随出现糖尿病足的置信度虽然不高，但是因为患有 2 型糖尿病的人群基数大，合并糖尿病足也算是一个常见的情况。

（2）低支持度、高置信度模式：这样的模式见于一些罕见疾病的特殊伴随现象或者常见疾病的少见伴随现象。因为这种模式的置信度高，所以伴随现象从前件推知后件的正确概率较高。这种特殊伴随现象作为一个特征，可以用来发现和提示少见疾病的特殊伴随现象的出现。或者是常见疾病的少见伴随现象,通过前件来推测后件的出现,如感冒引发病毒性心肌炎。

（3）低支持度、低置信度模式:这种模式通常用于寻找不良预后疾病的少见伴随症状。例如某症状 A 引发急性心肌梗死。低置信度表现为心肌梗死不表现出典型症状,而是以少见症状 A 为表现。当出现 A 症状时,不能及时考虑急性心肌梗死的可能性,则会耽误最佳救治时机。

四、人工智能相关技术

自人工智能从诞生以来,其理论和技术日益成熟,应用领域也不断扩大。人工智能可以对人的意识、思维的信息过程的模拟,应用于机器视觉、指纹识别、人脸识别、视网膜识别、虹膜识别、掌纹识别、专家系统、自动规划、智能搜索、博弈、自动程序设计、智能控制、语言和图像理解、遗传编程等各个领域,也逐步应用在医学研究中。人工智能相关技术包括数据识别、自然语言处理、文本处理、机器学习、深度学习、计算机视觉、生物识别技术、人工神经网络、自动程序设计、智能机器人等。本小节内容主要对模式识别、自然语言处理、文本处理、机器学习、计算机视觉进行简要介绍。

（一）模式识别

模式识别是人工智能的基础技术,通过计算机用数学技术方法来研究文字、声音、人物、物体等模式的自动处理和判读。模式识别技术包括:语音识别、生物认证、声纹识别、指纹识别、数字水印技术。

（二）自然语言处理

自然语言处理是指通过建立语言模型预测语言表达的概率分布,确定某一串给定字符或单词表达某一特征语义的最大可能性。所选定的特征可以与文中某些元素结合识别文字,通过识别这些元素,将某类文字与其他文字区分开。尤其是在健康医疗大数据中,将海量的文本型非结构化数据转换为结构化数据时,自然语言处理显得尤为重要。

（三）文本处理

文本处理使数据挖掘及自然语言处理衍生出的分支,挖掘对象通常是非结构化的文本数据。常见的文本对象包括:网页、博客、微博、新闻贴、邮件系统等。从文本中提取核心信息,计算机可通过自然语言写成的文本中读出含义。例如通过海量数据的疾病诊断相关文本的处理,准确提取疾病诊断信息。

（四）机器学习

机器学习主要探索如何使计算机能够模拟或实现人类的学习功能。在数据分析领域,机器学习是一种用于设计适合预测的复杂模型和算法的方法,用以揭示规律,提供科学决策。机器学习可分为传统机器学习和深度学习两种。

1. 传统机器学习　传统机器学习从训练样本出发,试图发现不能通过原理分析获得的规律,实现对未来数据行为或趋势的准确预测。其相关算法包括马尔科夫方法、支持向量机、K 最邻近算法、贝叶斯方法、人工神经网络、决策树方法等。传统机器学习主要用于有限样本情况下的分类模型、回归分析、概率密度估计等。

2. 深度学习　深度学习是机器学习研究中的新领域,其目的在于建立、模拟人脑进行分析学习的神经网络,其模仿人脑机制来解释数据(包括图像、声音和文本等)。2016 年初, AlphaGo 击败了前世界第一的围棋选手李世石,使得“深度学习”这一名词迅速进入公众视野。深度学习源于人工神经网络的研究。深度学习利用层次化的架构进行学习,使研究对象在不同层次上得到表达,这种层次化的表达可帮助解决更加复杂抽象的问题。深度学习可以通过对人类难以理解的底层数据特征进行层层抽象,提高数据学习的精度,让计算机模拟人脑分析数据,建立类似人脑的神经网络进行机器学习。

深度学习具有自动的学习模式特征,而且可以达到较高的识别精度,其重要前提是能够提供大数据用于深度学习进行训练和推断。有限的数据量会限制深度学习算法的无偏差估计能力。因此,训练数据的多少对系统表现的影响非常大。

典型的深度学习算法包括深度置信网络(deep belief net, DBN)、卷积神经网络(convolutional neural network, CNN)、受限玻尔兹曼机、循环神经网络等。深度学习不强调可解释性,更追求学习的有效性。卷积神经网络常被应用于空间性分布数据,循环神经网络在神经网络中引入了记忆和反馈,常被应用于时间性分布数据。

按照学习方法,机器学习还可以分为:监督学习、无监督学习、半监督学习和强化学习四种。监督学习是通过已有的训练样本训练得到最优模型,使用已知的正确答案示例来训练网络;无监督学习则事先没有任何训练样本,需要直接对数据进行建模(例如:聚类);半监督学习是利用少量标注样本和大量未标注样本进行训练和分类;强化学习是由环境提供的强化信号对产生动作的好坏做出评价,强化学习系统在行动–评价的环境中获得知识,改进行动方案。

(五)计算机视觉

计算机视觉是一门用计算机模拟人类视觉功能的新兴学科,是试图建立能够从图像或者多维数据中获取"信息"的人工智能系统。计算机视觉技术运用有图像处理操作及机器学习等技术所组成的序列,将图像分析任务分解为便于管理的小块任务。计算机视觉具有从二维图像认知三维环境信息的能力,可对三维环境中物体形状、位置、姿态、运动等几何信息进行感知,还可对这些信息进行描述、存储、识别与理解。目前已经在社会多个领域得到应用。例如,在医学研究领域的医学图像分析、脏器图像三维重建;在航天与军事领域的卫星图像处理、成像精确制导、景物识别、目标检测;用摄影机和电脑代替人眼对目标进行识别、跟踪和测量等机器视觉等。

第四节 健康医疗大数据及人工智能在医学研究中的应用

随着医学科学技术及医疗卫生信息化的高速发展,产生与积累了海量的健康医疗大数据。健康医疗大数据是涵盖生物、临床、心理、社会、社交、环境、商业等与人类健康活动具有直接或间接相关性的所有数据源,包括就医行为资料、临床诊疗数据、社区健康档案、疾病监测数据、人群特征数据、智能移动物联网产生的健康相关数据、环境监测数据等在内的各类大数据。与健康医疗直接相关的大数据有:专病专科大数据、肿瘤临床大数据、医药研发大数据、用药安全大数据、疾病风险大数据、中医"治未病"大数据、健康监测大数

据等。通过大数据技术和人工智能,可以发现海量数据之间的潜在关系、模式,发现新知识、新规律,从而应用于疾病防控、预测疾病发生、提高临床诊断精度、个性化治疗、降低医疗成本、发现药物不良反应、辅助个体化健康管理等医学领域的研究中。

一、健康医疗大数据及人工智能在医学中的应用

健康医疗大数据及人工智能在医学中的应用场景主要有公共卫生、临床诊疗辅助、新药研发及药物不良反应评估、医院管理、健康管理等多个方面。以下简要介绍在公共卫生和临床诊疗辅助两大领域的应用。

(一)公共卫生

公共卫生是面向"人群"的科学,与临床医学面向"个人"的科学不同。2014年底在《科学》杂志刊登了"大数据遇上公共卫生"一文,指出大数据可提高对传染病疫情的追踪和应对能力、对疾病早期预警信号的发现能力,以及对诊断性检测方法与治疗方法的研发能力。如果可将健康医疗大数据中的大量的噪声信号最小化,分离出真实的信号,海量数据将有助于人类健康。

1. 传染病防控 在传染病防控上,信息化建设促进了大数据的利用。中国疾病预防控制信息系统(网络直报系统)是疾病预防控制领域最核心的业务应用系统,包括法定传染病报告、突发公共卫生事件管理、艾滋病综合防治、结核病管理、鼠疫防治管理、流感监测、症状监测、职业病与职业卫生信息监测系统等22个业务子系统,用户覆盖6.8万各级各类医疗卫生机构,在册实名授权用户14.6万。该系统自2004年投入使用以来,已储存个案信息1.5亿条,存储容量7.73TB,并以每年近1 000万条个案信息的速度递增,为疾病防控工作提供基础信息,发挥了重要作用。以该信息系统中法定报告传染病监测大数据作为暴发探测的数据来源,中国疾病预防控制中心于2006年建立了国家传染病自动预警信息系统,截至2017年6月,该系统可对34种法定报告传染病提供疫情预警,通过手机短信推送平台将探测到的疾病异常增加或聚集信号以手机短信的方式及时发送给所在县(区)疾病预防机构,以及时防

控疫情。基于传染病动态监测大数据,通过专门的分析平台实现传染病监测的动态空间分布、核密度聚集性探测、时间序列监测预警等分析应用,可为传染病防控提供智能化决策支持。

2. **疾病危险因素监测与发病预测**　人类生活的自然、社会环境,以及人体自身存在许多与疾病有关的危险因素。这些危险因素与人体健康和疾病的形成有各种复杂的关联关系。基于健康医疗大数据,可动态掌握人类健康相关生活方式和行为习惯、研究疾病危险因素对人类健康的危害、疾病流行现状及变化趋势,并针对个体或群体进行疾病危险因素精准评价和实时监测,制定科学的疾病预防控制策略和措施,进行有效的健康干预,降低疾病危险因素暴露水平,以达到提高人类健康水平的目的。我国部分省市已建立了区域全民健康信息平台,联通区域内所有综合公立医院、专科医院、妇幼保健院、疾病预防控制中心、乡镇卫生院、社区卫生服务中心以及以居民电子健康档案,整合了慢性病直报、传染病直报、妇幼保健、计划免疫等各项公共卫生业务应用,实现疾病监测和危险因素的实时动态监测与分析。

国内外已有学者在心血管疾病、自闭症等方面探索了健康医疗大数据和人工智能技术应用于疾病预测的可行性。例如英国诺丁汉大学 Stephen Weng 团队开发出一种深度学习算法预测心脏病发作或脑卒中的可能性,并确定了一些未包括在心脏病学会/美国心脏协会(ACC/AHA)现有标准之内的风险因素和预测数值,其计算结果准确率达 80.4%,比 ACC/AHA 标准高出 7.6 个百分点。英国科学家发表在《放射学》杂志上的研究探索了人工智能对预测心脏患者何时死亡的效果。研究人员在人工智能软件中录入了心脏病患者的心脏核磁共振扫描结果和血液检测结果,利用人工智能软件测量了在每次心跳中心脏结构上标记的 3 万个点的运动情况,把这个数据结合患者 8 年来的个人健康资料后,综合分析预测哪些危险因素会导致患者死亡,并预测了患者五年内的生存情况,该软件预测患者存活期只有一年的准确率约为 80%,而医生根据临床经验对该项目的预测准确率为 60%。

（二）临床诊疗辅助

随着医院信息化建设进程,医院积累了大量的临床患者信息及诊疗全流程数据,这些大数据是健康医疗大数据的重要组成部分。引入健康医疗大数据与人工智能分析技术,可为临床诊疗提供辅助,减少医生重复性工作,提高临床诊疗效率。临床诊疗辅助系统的研发是近年来的热点之一。临床诊疗辅助系统结合了健康医疗大数据、人工智能与临床诊疗,是信息科学与医学的融合。临床诊疗辅助系统一般包括数据层、技术层和应用层。其中,数据层中存储有健康医疗大数据层,涵盖多维度多层面的数据资源,包括医院信息系统内所有医疗业务数据(电子病历、医嘱系统、护理系统、手术麻醉信息系统、实验室管理信息系统等)、个体穿戴设备记录的个体化数据(血压、心率、脉搏、血糖等)、基因和病理检测机构的报告结果等其他各类与健康医疗相关的数据。技术层包括信息通用技术、算法、框架和模型,可完成健康医疗大数据的存储、清洗、处理、分析和检索等。应用层则是完成基于数据层和技术层所建立的疾病诊断与预后模型,可作为临床诊疗辅助系统的实践应用。辅助诊疗功能的常见应用领域有影像和病理辅助诊断、临床辅助决策、智能基因检测等。

1. **影像和病理辅助诊断**　影像和病理辅助诊断技术的发展较为迅速。大数据和人工智能技术应用于影像和病理诊断的价值在于可以从更精确、更客观、更微观的角度,为医生提供影像和病理图像中病灶性状的描述,通过机器学习发现肉眼无法辨别的细微病灶变化,为疾病的发生发展提供更多丰富的细节信息,降低漏检或误诊风险,为诊断提供辅助支持,提高影像和病理读片效率,减少医生的重复性工作,提高基层医生诊疗能力。例如某公司通过结合医疗健康大数据、人工智能与临床诊疗经验,在 CT 图片的基础上,应用大数据技术、深度学习和计算机视觉技术,使人工智能能够主动突出显示患者大脑中可能脑出血的区域。通过对异常区域的自动识别,辅助医生诊疗。哈佛医学院与贝斯以色列女执事医学中心(BID-MC)合作研发的人工智能系统,对乳腺癌病理图片中癌细胞的识别准确率达 92%。斯坦福大学研究团队研发了一个深度神经网络,研究结果表明,深度学习可以对来自单导联心电图的各种不同的心律失常进行分类,并且具有与心脏病学家类似的高诊断性能。该研究使用来自单导联动态心电监护设备的 53 549 名患者的 91 232 个单导联心电图影像中的 12 个节律类进行分类，以阳性预测值和敏感性的调和平均值（F1 评分）为评价指标，发现深度神经网络的 F1 评分均值（0.837）超过了心脏病学家的评分均值（0.780）。

2. **临床辅助决策**　临床辅助决策系统相当于是一个大型医学知识库，是基于人机交互的医疗信息技术应用系统，可以通过学习健康医疗大数据知识，构建临床辅助决策系统功能模块。建模方法常用的有贝叶斯网络、人工神经网络、遗传算法、产生式规则系统、逻辑条件、因果概率网络等。美国沃森机器人是该领域的人工智能系统中最成熟的案例。沃森融合了自然语言处理、认知技术、自动推理、机器学习、信息检索等技术。该类人工智能系统在开发之初只是用于进行临床分诊的工作，后来发展为可以依据与诊疗相关的临床、病理及基因等特征，为医生提供规范化临床路径及个体化治疗建议。沃森人工智能系统可以在 17 秒内阅读 3 469 本医学专著、248 000 篇论文、61 540 次试验数据、106 000 份临床报告。2012 年沃森已为美国多家医院提供辅助诊疗的服务，如 MD 安德森癌症研究中心等。

二、研究实例

自 2008 年《自然》杂志的"大数据"专刊刊登以来，大数据得到了越来越多的关注。2014 年《科学》杂志刊登了"当大数据遇上公共卫生"的述评，2015 年 5 月《自然》杂志为纪念人工智能 60 周年而专门推出了深度学习的综述。2018 年《科学》杂志刊登了《人工智能在药物研发中的作用》一文。2019 年 1 月《自然》旗下顶级医学期刊《自然医学》杂志同期刊登了 9 篇聚焦人工智能技术在医学领域应用的论文。本节简要介绍健康医疗大数据及人工智能在医学研究中的两个研究实例。

（一）健康医疗大数据在医学研究中的应用实例

早产是 5 岁以下儿童死亡的主要原因。发达国家的大样本队列研究发现，孕妇乙型肝炎病毒（hepatitis B virus，HBV）感染与早产有关，但中国作为 HBV 感染的高负担国家，尚缺乏此类证据。

2017 年 6 月《柳叶刀全球卫生》杂志刊发了我国学者进行的一项基于大数据的队列研究，探讨妇女孕前 HBV 感染与子代早产风险之间的关系。该研究利用 2010—2012 年国家免费孕前优生项目中 31 个省级行政区 220 个县的 489 965 名育龄女性孕前健康体检以及妊娠结局随访队列数据，探讨了妇女孕前 HBV 感染与子代早产风险之间的关系。根据孕前 HBV 感染状态将研究对象分为三组：未感染 HBV 组，HBsAg 阳性但 HBeAg 阴性组，以及 HBsAg 和 HBeAg 同时阳性组。采用 log-binomial 回归估计孕前 HBV 感染的女性发生早产的风险。

研究结果发现，在纳入的 489 965 名妇女中，20 827 人（4.3%）感染了 HBV。与未感染组相比，HBsAg 阳性但 HBeAg 阴性组发生早产（分娩孕周 <37 周）的风险增加了 26%（aRR=1.26，95%CI：1.18~1.34）。与未感染组相比，HBsAg 阳性但 HBeAg 阴性组发生早期早产（分娩孕周 <34 周）的风险增加 18%（aRR=1.18，1.04~1.34），HBsAg 和 HBeAg 同时阳性组发生早期早产的风险增加 34%（aRR=1.34，1.10~1.61）。女性孕前乙型肝炎病毒感染与子代早产和早期早产的风险独立相关，这种关联性在亚组分析中仍然稳定。研究结果提示，除了母婴传播风险外，HBV 感染导致的孕妇早产风险也不应被忽视。

（二）人工智能在医学研究中的应用实例

无症状的左心室功能障碍在普通人群中的患病率为 3%~6%，即使可以治疗，该病也会降低患者生活质量和缩短寿命。目前还没有用于该病低成本、无创的筛查工具。心电图是一种测量心脏电活动的常规方法，常用于检测和诊断心脏疾病。心电图数据具有易获取、成本低的特点。

2019 年 1 月《自然医学》杂志刊发了国外学者一项关于人工智能心电图筛查无症状的左心室功能障碍的研究。研究者利用来自梅奥诊所的 44 959 名患者的心电图数据，训练了基于卷积神经网络的人工智能用以识别无症状的左心室功能障碍的患者，在另外独立的 52 870 名患者中测试了该神经网络，发现该网络模型的 ROC 曲线下面积、灵敏度、特异性和准确度分别为 93%、86.3%、85.7% 和 85.7%。该研究还发现，在没有心室功能障碍的患者中，通过人工智能筛查出阳性的患者未来发生心室功能障碍的风险是阴性者的4倍。该研究提示将人工智能应用到心电图中,这是一种普遍存在的、低成本的测试,可以使心电图作为一种强大简易的筛选工具,用于识别无症状的左心室功能障碍个体。

（刘　民）

参 考 文 献

1. 金小桃 . 健康医疗大数据 . 北京 : 人民卫生出版社, 2018.
2. 谭志明 . 健康医疗大数据与人工智能 . 广州 : 华南理工大学出版社, 2019.
3. 娄岩 . 医学大数据应用概论 . 北京 : 科学出版社, 2017.
4. 程学旗 . 大数据分析 . 北京 : 高等教育出版社, 2019.
5. Khoury MJ, Ioannidis JP. Big data meets public health. Science, 2014, 346 (6213): 1054-1055.
6. Hannun AY, Rajpurkar P, Haghpanahi M, et al. Cardiologist-level arrhythmia detection and classification in ambulatory electrocardiograms using a deep neural network. Nat Med, 2019, 25 (1): 65-69.
7. Liu J, Zhang S, Liu M, et al. Maternal pre-pregnancy infection with hepatitis B virus and the risk of preterm birth : a population-based cohort study. Lancet Glob Health, 2017, 5 (6): e624-e632.
8. Attia ZI, Kapa S, Lopez-Jimenez F, et al. Screening for cardiac contractile dysfunction using an artificial intelligence-enabled electrocardiogram. Nat Med, 2019, 25 (1): 70-74.

第十八章　卫生经济学评价方法

导读　本章重点介绍了与卫生经济学评价方法密切相关的成本、效益、效果和效用等基本概念，详细介绍了成本－效益分析、成本－效果分析、成本－效用分析和成本最小化分析评价方法，以及上述评价方法所涉及的具体评价指标、分析步骤及其应用条件。同时，在四种评价方法中，都给出了相应的实例，详解了具体的分析步骤和结果，使读者对卫生经济学中常用的四种评价方法有了进一步的了解，并提供了非常有用的参考。

卫生经济学作为一门独立的学科，自20世纪50年代形成以来取得了迅速的发展。卫生经济学评价的理论和方法是卫生经济学的一个重要组成部分，它的产生与发展对卫生经济学的形成和发展起了很大的推动作用。卫生经济学评价方法主要包括成本－效益分析、成本－效果分析、成本－效用分析和成本最小化分析。当前，卫生经济学评价的理论与方法被广泛地应用于医疗、预防、保健、健康教育、卫生管理等各个领域规划和方案的评价，为政府决策和政策的制定提供依据。狭义的看，卫生经济学评价是对卫生项目和医疗服务的经济学评价；广义的看，根据医学模式的转变则包括预防医学、临床医学、康复医学以及与健康相关的各个领域的经济学评价。本章主要从卫生项目和医疗服务的角度介绍卫生经济学评价方法。

第一节　基本概念和基本步骤

一、医学经济学评价的基本概念

1. 成本（cost）　卫生经济学评价中的成本是指社会在实施某项卫生服务方案的整个过程中所投入的全部物质资源和人力资源的消耗，包括公共支付的部分和私人支付的部分，两者加在一起又称为社会代价。物质资源和人力资源的消耗都以货币的形式统一计量和表示。

在卫生经济学评价中，人们比较注意物质资源的消耗，容易忽视人力资源的消耗，尤其是参与卫生计划方案实施的社会人力资源的消耗；比较注意直接的成本，容易忽视间接的成本。成本是从整个社会的角度来计量的，不仅是国家或卫生部门的支出、服务对象的支出，也包括所涉及的其他各个方面的支出或付出的代价。需要注意的是，在所有这些计算中应避免重复计算。

2. 成本的特性和分类　按照成本总额与卫生服务量的关系，成本可以分为固定成本、变动成本和混合成本。

（1）固定成本（fixed cost）：在卫生服务中有些成本的总额，在一定时期和一定服务量范围内，不受业务量增减变化的影响而保持固定不变，这些成本称为固定成本。例如，1台B超仪器18万元，折旧年限为5年，每年提取折旧费3.6万元，并且一般1年可以为患者提供1万人次的服务，那么不论1年中实际为患者服务了0.8万人次还是0.5万人次，提取的3.6万元的折旧费是固定不变的，不随服务量的多少而变动。除了折旧费以外，医疗卫生机构职工的固定工资、行政管理部门的办公费、车旅费等都属于固定成本。

固定成本在一定时期内是固定不变的。但严格地说，随着时间的变化，固定成本也会随之变化。如1台B超仪器1年的折旧费为3.6万元，两年的折旧费为7.2万元，与时间成正比例增加。

固定成本是有一定的服务量范围的，如果超

出了这个范围,如上述的 B 超仪器 1 年要满足 1.8 万人次的服务量,就要再增加 1 台 B 超仪器,同时增加提供医疗服务的技术人员,折旧费和人员工资都要增加。所以说固定成本是在一定时期一定服务量范围内不变。

虽然固定成本总额在一定时期一定服务量范围内不变,但是单位服务量的固定成本却随服务量的多少而成反比例变化,服务人次越多,则每人次服务的固定成本就越低。如在 B 超仪器 1 年服务 1 万人次的范围内,B 超仪器 1 年的折旧费是 3.6 万元,如果 B 超 1 年实际服务量是 1 万人次,单就折旧费这部分固定成本来说,每人次服务的固定成本是 3.6 元。若服务量只有 0.5 万人次,则每人次服务的固定成本是 7.2 元。

因此,要降低每人次卫生服务的成本,就成本构成中的固定成本来说,一是降低固定成本总额,如 B 超仪器的价格(影响到折旧费)、人员的编制(影响到工资支出额)等,二是尽可能提高有效的卫生服务工作量。

(2)变动成本(variable cost):在卫生服务中有些成本的总额随服务量的多少成正比例变化。服务量增加,成本总额随之按比例增加,服务量减少,成本总额也随之按比例减少,这些成本称为变动成本。例如服务于患者的药品材料、计量服务工资等都属于变动成本。变动成本总额随卫生服务量的多少成正比例变化,但是就单位服务量的变动成本来说,却是相对等量的、不变的。要降低变动成本总额,就是要降低每人次服务的变动成本。

在成本管理中,将成本按照固定成本和变动成本进行划分,目的是为了加强管理。通过降低固定成本总额、增加卫生服务量、减少每人次卫生服务的变动成本,达到使每人次卫生服务的成本降低或最低的目的。

(3)混合成本(mixed cost):卫生服务中有些成本属于部分固定、部分变动的成本,这些成本称为混合成本。混合成本的总额随业务量的变化而变化,但与业务量的增减变化不成比例。根据混合成本兼有固定和变动两种特性的不同情况,又可分为以下 3 种:

1)半变动成本(semi variable cost):半变动

成本通常有一个基数,一般不变,相当于固定成本。在这个基数的基础上,卫生服务量增加,成本也随之增加,这又相当于变动成本。如卫生机构的水电费、燃料费等。半变动成本与卫生服务量的关系可以用图 18-1 来表示:

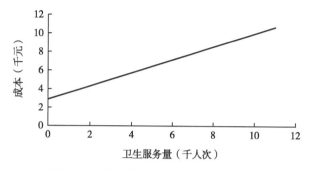

图 18-1 半变动成本与卫生服务量的关系

2)半固定成本(semi fixed cost, step cost):半固定成本又称阶梯式变动成本。在一定服务量范围内成本总额是固定的,当卫生服务量超出这个服务量范围时,成本总额就跳跃到一个新的水平。然后在新的一定服务量范围内,成本总额在新水平上保持不变,直到另一个跳跃。如化验员、救护车及司机等,当服务量超过一定限度时,就要增加设备、车辆和人员。其人员工资及设备、车辆的折旧费的支出即呈阶梯式变动情况。半固定成本与卫生服务量的关系可用图 18-2 来表示:

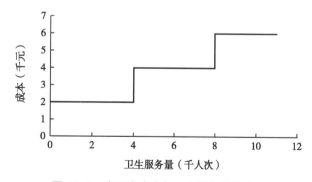

图 18-2 半固定成本与卫生服务量的关系

3)延期变动成本(deferred variable cost):一般情况下,支付的卫生人员的工资是固定成本,当工作量超过预定服务量时,则需对卫生人员支付加班费、津贴等,这种成本称之为延期变动成本。延期变动成本与卫生服务量的关系可以用图 18-3 来表示。

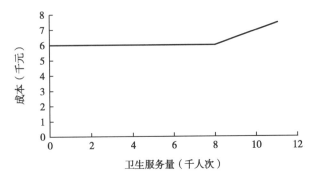

图 18-3　延期变动成本与卫生服务量的关系

在卫生服务中,碰到单纯的固定成本或变动成本还是比较少的,一般都是混合成本。为了便于研究和计算,常常将混合成本分解为固定成本和变动成本两部分加以处理。分析成本的习性及其变动情况,有利于加强成本管理,达到降低成本、提高卫生服务的效益或效果的目的。

3. 机会成本(opportunity cost) 在应用卫生经济学评价方法进行决策时,必须从多种可供选择的方案中选择一个最好的方案,同时必然要放弃其他一些方案。被放弃的方案中最好的一个方案的净效益就是所选择方案的机会成本。卫生服务的资源在一定时期内是既定的、有限的,因此不可能所有的事情都同时去做。在选择方案时用机会成本的观点来考虑问题,有助于对所选方案的投入产出做出全面的评价。

简单地说,机会成本就是将同一卫生资源用于另一最佳替代方案的净效益。因此,做某一件事的机会成本就是以同样的资源做另一件事所能获得的好处。机会成本可以看作是做出一种选择而放弃另一选择的实际代价。成本 – 效益分析的基本思想就是只有所选择方案的效益不低于其机会成本的方案才是可取的方案。例如有一定数量的卫生经费可以用于建房、添置医院仪器设备,也可以用于预防保健人员或乡村医生的培训。因为经费有限,做其中的某一件事,就意味着要放弃其他的事,所放弃的事情中能获得最大净效益的那件事就是所做这件事的机会成本。

机会成本并非实际的支出,也不记入账册,只是在评价和决策时作为一个现实的因素加以认真考虑。

4. 边际成本(marginal cost) 边际成本就是指在原卫生服务量的基础上再增加一个单位的服务量所支付的追加成本。例如:一天做 3 例阑尾炎的手术成本总计 4 500 元,做 4 例阑尾炎手术是 5 800 元,则第四例手术的成本即边际成本是 1 300 元(平均成本由 1 500 元降至 1 450 元)。只要边际成本低于平均成本,所增加的服务量或多或少将使平均成本继续降低。当平均成本等于边际成本时,这时所能获得的经济效益最大,而每单位服务量的平均成本最低。

许多重要的经济理论都是通过边际成本和边际效益(即在原卫生服务量的基础上增加一个单位的服务所带来效益)的比较而进行阐述的。在成本 – 效益分析方法应用于卫生计划方案的评价和决策中时,也常常要用到边际成本和边际效益的比较来进行分析,从而得出正确的结论。边际分析是预测或评价卫生计划方案经济决策后果的一种方法。有时人们对卫生计划方案的评价和决策不仅是在做与不做之间选择,而且常常是在做多少、做到什么程度之间进行选择,这就要用到边际成本和边际效益。

5. 沉没成本(sunk cost) 沉没成本是指过去的规划中已经支付的成本,是过去发生的成本,与目前的规划决策没有关系,在成本计算时可不予考虑,对评价和决策不产生影响。1951 年美国成本概念和标准委员会曾定义沉没成本为“在某种情况下不能回收的过去成本”,虽不十分严密,但已为国外会计界所普遍接受。沉没成本是无关成本,即与当前卫生规划评价和决策无关的成本。

例 18-1　某医院有可以报废的药水瓶原值 1 000 元,怎么处理有两种方案:一是消毒洗涤回收利用,可以节省购买同样数量的药水瓶 1 200 元,但要支付消毒费用 350 元;一是作废品处理可得 250 元,但要支付买新瓶费用 1 200 元,现在考虑采取哪个方案为好。

一种方法是计算净损失的大小:

1 000+350-1 200=150 元

1 000-250+1 200=1 950 元

相差 1 800 元,以回收利用的方案损失为小。

一种方法是把报废的药水瓶看作沉没成本,计算净收益的大小:

1 200-350=850 元

250-1 200=-950 元

相差 100 元,以回收利用的方案收益为大。

后一种计算方法把报废的药水瓶 1 000 元作为医院过去已经支出、无法收回的成本，即沉没成本看待，对上述两种方案的决策没有影响。

6. 直接成本与间接成本（direct cost and indirect cost） 成本还可以根据其与卫生服务的关系，或与卫生服务项目的关系分为直接成本和间接成本。

（1）根据与卫生服务的关系划分：从整个社会的角度来看，直接成本是指用于卫生服务中治疗和预防所花的代价或资源的消耗。一般把与伤病直接有关的预防、诊断、治疗、康复等所支出的费用作为医疗卫生服务的直接成本。这些费用不管是由国家、地方政府支出的，还是由集体或个人支付的，只要与医疗卫生服务直接有关的支出就是直接成本。

间接成本是指由于伤病或死亡所造成的损失。它包括休工、过早死亡所造成的工资损失。这涉及对工资的计算和对人的生命价值的计算，这是一个至今仍未真正解决的难题。各国的学者对此做了大量的研究和探讨，发表了不同的观点，提出了各种计算方法。

（2）根据与卫生服务项目的关系划分：从具体的卫生服务项目来看，直接成本是指在卫生服务过程中能够直接计入某项服务的成本。例如：疾病预防控制中预防接种的疫苗费用，医疗服务中的药品费，外科手术中的消毒、缝合、包扎等药品材料的消耗，各种检查及化验等可以直接计入的原材料费用，按服务量支付的工资等，都属于直接成本。在卫生服务各种条件不变的情况下，上述成本一般都随着医疗卫生服务量的增减而增减，是同医疗卫生服务量变动成正比例变动的成本。

在某一专门的卫生服务中，如计划生育、妇幼保健、精神病、结核病、血吸虫病防治等专门机构，其全部服务成本都是直接成本，因而可以直接计入该项服务。这种情况下，直接成本还包括管理人员的工资、固定资产折旧和办公费等（在综合性医疗卫生服务机构中这些都属于间接成本）。

间接成本是指不能直接计入而要按一定标准分摊计入各种服务项目的成本。间接成本也叫间接费用或共同费用。在多项目多种类的卫生服务中，固定资产折旧费、固定工资、办公费都属于间接成本。有的服务成本虽是变动成本，但如服务的项目、内容不同时，就不能直接计入，这时应将这些成本看作间接成本。

（3）直接成本与间接成本的另一种分法：将实施卫生规划方案直接消耗的资源看作直接成本，由此引起的其他支出看作是间接成本。例如：建造一个医院，水泥、石子、黄沙、砖块、运输费、人力工资以及设计费等都是直接成本。而因建造医院所涉及的其他方面资源的消耗，如占用耕地、赔偿农作物的损失费、迁移人口、为运输而额外修桥筑路等的费用都属于间接成本。

7. 无形成本 一般是指因疾病引起的疼痛，精神上的痛苦、紧张和不安，生活与行动的某些不便，或因诊断治疗过程中带来的担忧、痛苦等。这些也是付出的代价，但是很难定量计算，也无法用货币来表示。作为一种客观的实际存在应予考虑，对这方面通常用文字进行描述，使我们对方案的评价和决策更为完善。

8. 效益（benefit） 效益是有用效果的货币表现，换句话说，就是用货币表示卫生服务的有用效果。即用"钱"来表示结果。

用货币来表示卫生服务的效果，有时有一定的困难，甚至涉及伦理学及道德的问题，这是成本 - 效益分析方法中的一个难题。例如，期望寿命的提高，人的寿命延长一年值多少钱，一个孩子或一个老年人死亡后损失是多少，有正当职业人员和无业人员、总统和平民是不是一样、怎样计算，这是个难题。同时，用货币来表示人的生命是否合乎伦理道德，有人提出责难或疑惑，也有人认为是可以的，因为事实上许多国家对涉及人的生命或健康的赔偿均是用钱来支付。又如治好一个患者的效益是多少，发病率降低，发病人数的减少，其效益是多少，不都是那么容易计算的，尤其是从社会角度来评价时更是如此。

因此，用效益表示卫生服务的结果时，需要解决方法学的问题：如何用钱来表示卫生服务结果的问题。如果不能合理地用钱来表示，那么用卫生服务的结果，即各种卫生服务的效果指标直接表示为妥。

效益一般可以分为直接效益、间接效益和无形效益。成本 - 效益分析中，效益往往是从整个社会来考虑的，应注意不要遗漏，也不要重复计算。

（1）直接效益（direct benefit）：直接效益是指实行某项卫生计划之后所节省的卫生资源。如发病率的降低，减少了诊断、治疗、住院、手术或药物费用的支出，减少人力、物力资源的消耗，这种节省的支出或减少的消耗就是该卫生服务计划实施的直接效益。

（2）间接效益（indirect benefit）：间接效益是指实行某项卫生计划方案后所减少的其他方面的经济损失。如由于发病率的降低或住院人数和天数的减少，避免生病的人及家庭陪同人员工资和奖金的损失，出勤率提高给生产带来的增长或减少的产值损失等。

（3）无形效益（invisible benefit）：无形效益是指实行了某项卫生计划方案后减轻或避免了患者肉体和精神上的痛苦，以及康复后带来的舒适和愉快等。无形效益是难以定量并用货币来表示的客观存在的效益。

9. 贴现率（discount rate） 贴现（discount）是指把将来的钱换算到现在的价值，其换算的比率称之为贴现率（discount rate）。美国经济学家 Fisher 早在 30 年代就提出了一套理论，主要是讲能否把今年的成本或效益与明年的、后年的成本或效益进行分析比较。

通常人们知道，明年的钱或将来的钱一般不等于今年的钱，这受到很多因素的影响。例如，明年的 10 元是否能购买今年同样多的东西，一般不会一样。因此，当一个卫生规划方案的成本与效益不是发生于同一年，而是今后若干年里分别发生的，就应该把第 2 年开始以后各年的成本与效益打个折扣，都计算到相当于今年的货币值，然后将各规划方案进行比较。这种把将来值换算成现值的过程叫做贴现，贴现时所打的"折扣"或所用的利率叫做贴现率。一般人们常用银行的利息率或物价指数的变化率作为贴现率。贴现率常用 d 或 i 表示。成本和效益的贴现公式如下：

成本的贴现：

$$C = \sum_{t=0}^{n} \frac{C_t}{(1+d)^t} = C_0 + \frac{C_1}{(1+d)} + \frac{C_2}{(1+d)^2} + \cdots + \frac{C_n}{(1+d)^t}$$

效益的贴现：

$$B = \sum_{t=0}^{n} \frac{B_t}{(1+d)^t} = B_0 + \frac{B_1}{(1+d)} + \frac{B_2}{(1+d)^2} + \cdots + \frac{B_n}{(1+d)^t}$$

公式中：

C——方案实施后总成本的现值；

B——方案实施后总效益的现值；

C_t——方案实施某一年的成本金额；

B_t——方案实施某一年的效益金额；

D——贴现率；

$(1+d)^t$——折现系数；

N——方案实施（当年为 0）的年数；

T——方案实施的某一年。

10. 效果（effectiveness） 成本 – 效果分析中的效果指的是有用效果。有用效果是由各种使用价值构成，是满足人们各种需要的属性。例如：医疗工作中某种疾病的治愈率、好转率，疾病预防控制工作中某种传染病的发病率和死亡率的降低，人群免疫接种率和免疫水平的提高，仪器使用率和诊断准确率的提高，病床使用率和周转率的提高等都是有用的效果。还有卫生服务成本的降低、人均期望寿命的提高、婴儿死亡率的降低等也都是有用的效果。

效果是直接的服务结果，是有效劳动产生的有用效果。因此，效果可以是各种具体的结果，这种结果也包括直接由货币形式表示的结果。

11. 效用（utility） 是指人们通过医疗卫生服务和药物治疗后对自身健康状况改善和提高的满意程度。效用更多地从消费者或患者角度考虑他们对医疗卫生服务和药物治疗结果的满意程度，并主要体现在对生活质量或生命质量的判定上。

二、医学经济学评价的基本步骤

医学经济学评价一般可以分为以下几个步骤：

（1）明确目的与价值观：对于卫生部门的任何决策者来说，制定一项计划首先应该明确要达到什么目的，解决什么问题，各方面因计划的实施会受到的影响如何。方案的评价和决策要从整体出发，甚至看其对整个社会带来多大的利益，得失如何，而不是从个别或局部出发。

（2）确定各种备选计划或方案：一定的卫生资源不用于这一计划，就将用于另一计划，即人们要做的事情很多，要对各种计划所能获得的效益或利益进行比较，使资源分配更为有效。同时，一项计划可以有各种实施方案，能否将各计划的最佳方案提出来加以比较,对评价和决策具有极其重要的意义。

（3）确定成本、效益或者效果:成本可以是计划的支出费用,包括不受欢迎的效益（负效益）。成本不仅是财力、物力、人力资源的消耗,而且包括卫生计划的实施所造成的其他方面的经济损失、手术中患者的死亡等。效益是因卫生计划的实施而比原来多得的好处或利益,可以是增加的收入,也可以是节省的卫生资源。卫生计划或方案实施后的结果往往是多种多样的,有些结果往往难以用货币来表示,需要用成本－效果分析的方法。

（4）贴现:对将来不同时间的成本和效益通过适当的贴现率进行折算,统一换算成现在这一时点上的价值,以便方案之间进行合理比较。

（5）指标的计算和评价:将卫生计划方案实施的各种不同效应（正成本、负成本、正效益和负效益）的现值加总,计算有关的成本－效益分析指标。这些数据可以提供给决策者,根据计划方案实施各方得到的利益及各方支出或损失的情况,做出评价,并对各计划方案进行选择或决策。

（6）灵敏度分析:在有不确定因素存在时,可借助灵敏度分析（或谓敏感性分析）来加以论证和解释。目的是检验计划方案的正确程度,改变其中某些数值（不确定因素的数值）,看结果如何。通过灵敏度分析对计划和方案进行修正,然后进行评价和选择。

（7）分析与评价:应用相应的卫生经济分析与评价方法对不同方案进行比较、分析和评价,并结合可行性分析和政策分析做出科学的决策。

第二节 成本－效益分析

一、成本－效益分析的定义

成本－效益分析（cost-benefit analysis）是通过比较各种备选方案的全部预期效益和全部预期成本的现值来评价这些备选方案,作为决策者进行选择和决策时的参数和依据的一种方法。它的主要内容就是研究任一方案的效益是否超过它的资源消耗的机会成本,只有效益不低于机会成本

的方案才是可行的方案。

成本－效益分析中,一个重要的假设前提是:在一定时期内,人们要做的卫生服务工作很多,而资源是有限的,或者说资源是稀缺的,所有的资源（或者说这些有限资源）都应该得到充分的利用。在现实生活中,资源没有被充分利用的现象仍是普遍存在的。成本－效益分析是资源有效分配理论的应用。通过成本－效益分析可以比较各种备选方案,以使有限的资源获得最大的效益。

成本－效益分析的评价和决策,就是用钱来评价卫生服务的各方案的优劣。将卫生服务的各个项目及方案的效果用钱来共约和表示,这就使原来不同目标、不同种类的卫生服务效果指标变成一个指标,即用货币表示的效果指标,称之为效益。原来不同目标、不同种类的效果指标是不能比较的,现在都用货币表示就可以比较了。

成本－效益分析是在可以用货币计量的情况下,对成本和效益进行数量的对比,一般适用于具有确定性的因果过程,对于货币时间上的不确定性往往通过寻找适当的贴现率加以解决。

二、成本－效益分析的方法和主要指标

1. **净现值法** 净现值法（net present value, NPV）是卫生计划方案成本－效益分析常用的评价和决策方法之一。净现值就是在计划期内方案各年效益的现值总和与成本现值总和之差。净现值法是根据货币时间价值的原理,消除货币时间的影响,对计划方案的总效益现值与总成本现值进行比较,并根据其差值即净效益对方案做出评价和决策的方法。净现值的计算公式如下:

$$NPV = \sum_{t=0}^{n} \frac{B_t - C_t}{(1+i)^t}$$

公式中:

B_t——在第 t 年发生的效益;

C_t——在第 t 年发生的成本;

i——贴现率;

n——计划方案的年限。

为了使不同年份的货币值可以加总及比较,

就要选定某一个时点,作为基准点来计算各年效益和成本的价值。人们通常把计划方案的第1年年初作为计算现值的时间基准点。不同方案的时间基准点应该是同一年份,这样才好比较。

根据净现值的计算结果人们可以知道,净现值是负数,表示卫生计划方案的效益小于成本。就一个方案本身来说,只有当净现值大于零时,这个方案才可考虑被采纳。

例18-2 某一卫生计划方案净现值的计算见表18-1。

表18-1 某医院购置某型号B超仪器方案的净现值计算 单位:元

年份	成本额	效益额	净效益	$i=10\%$ 现值系数	现值	$i=12\%$ 现值系数	现值
0	136 000	0	-136 000	1	-136 000	1	-136 000
1	3 000	15 000	12 000	0.909 1	10 909	0.892 9	10 715
2	3 000	33 000	30 000	0.826 4	24 792	0.797 2	23 916
3	3 400	43 000	39 600	0.751 3	29 751	0.711 8	28 187
4	3 800	58 000	54 200	0.683	37 019	0.635 5	34 444
5	4 400	70 000	65 600	0.620 9	40 731	0.567 4	37 221
合计	153 600	219 000	65 400	—	7 202	—	-1 517

在不考虑货币时间价值时,在该医院的条件下这台B超仪器5年内的净效益可以达到65 400元,但考虑货币的时间价值时,该B超仪器5年净效益的现值按贴现率$i=10\%$算为7 202元。虽然贴现以后效益减少了,但净现值为正,这个方案可以接受。

用净现值选择方案,选择的贴现率$i=12\%$时,净现值就是-1 517元,结果为负值,方案由可以接受变成不能接受。因此应用净现值法时如何选择恰当的贴现率是至关重要的。

用于初始投资相同或相近的几个相互排斥方案的比较时,以净现值高的方案为优选方案。

根据某医院医疗服务情况,购置某项检验设备3个可供选择方案的初始投资、10年内的成本和收益的现值见表18-2。A、B、C这3个方案中以方案B净现值最大,故选B方案。

表18-2 某医院购置某项检验设备的3个选择方案
单位:万元

方案	初始投资	成本现值	效益现值	净现值
A	2.0	6.0	11.5	3.5
B	2.1	10.0	18.0	5.9
C	2.4	11.0	17.5	4.1

但是当卫生计划各方案的计划时期不同或初始投资不同时,用净现值进行方案之间的比较就不一定能正确反映各方案之间的差别,因为计划期限越长,其累计净现值就越大,初始投资额越大,其净现值也往往较大,这种情况下应该用年当量净效益法或效益成本比率来进行方案的评价和决策。

2. 年当量净现值法(net equivalent annual benefit) 年当量净现值就是将方案各年实际发生的净效益折算为每年平均净效益值,它是净现值考虑贴现率时的年平均值。应用年当量净效益指标对方案进行评价和决策,称为年当量净效益法。年当量净效益的计算公式如下:

$$A = CR \times NPV$$

公式中:

A——年当量净效益;

NPV——各年净现值之和;

CR——资金回收系数(可查复利系数表)。

当几个互斥的卫生计划方案计划期限不同时,一般采用最小公倍数法(即方案重复法)或年当量净现值法对方案进行比较、评价和决策。

为了能在相同的计划期限条件下进行比较,将比较的几个互斥方案的计划期限分别重复不同的倍数,直至各方案期限相等为止,这一相等的期限就是各方案期限的最小公倍数,然后计算其净现值总额进行比较,这种方法比较烦琐。

实际上,一个方案无论重复多少次,其年当量净现值是不变的。因此可以用年当量净现值法对计划期限不同的几个互斥方案进行比较。

表18-3中是两个不同计划期限方案的选择。两个方案的投资基本相近,A方案计划期为5年,B方案为10年,各年效益总额的现值分别为12万元和16.5万元,基准贴现率为10%,比较A方案与B方案的效益何者为高。

表18-3　不同计划期限方案的选择

方案	投资	计划期/年	成本现值/万元	效益现值/万元	净现值/万元	年当量净效益/万元
A	10	5	6	28	12	3.165 6
B	12	10	5.5	34	16.5	2.685 4

计算年当量净效益:

A方案:

年当量净效益 $=12(A/P, 0.1, 5)=12 \times 0.263\,80=$ 3.165 6(万元)

B方案:

年当量净效益 $=16.5(A/P, 0.1, 10)=16.5 \times 0.162\,75=2.685\,4$(万元)

两个方案的年当量净效益均为正值,且A方案的年当量净效益大于B方案,故以A方案为优选。

由年当量净效益计算公式可以知道,NPV=NAV$(P/A, i, n)$,即净现值之和等于年平均净效益(net annual value)乘以累计现值系数。因此,用净现值法分析的方案选择问题都可以用年当量净效益法来分析,结论一致,在计划期限不同时,后者有其独特的适用性。恰当的选择基准贴现率是十分重要的,对结果会产生影响。

3. 成本效益比率法(cost-benefit ratio)成本效益比率就是卫生计划方案的效益现值总额与成本现值总额之比,其计算公式为:

$$\frac{B}{C}=\frac{\sum_{t=0}^{n}\dfrac{B_t}{(1+i)^t}}{\sum_{t=0}^{n}\dfrac{C_t}{(1+i)^t}}$$

例如,卫生经济学专家波瓦奇列夫教授对苏联1958年至1965年使用脊髓灰质炎疫苗的工作进行了成本-效益分析,其中成本包括了1955年开始的研究开发费用。全部成本和效益现值见表18-4。

表18-4　1958—1965年苏联使用脊髓灰质炎疫苗的成本与效益分析　　　　　　单位:千卢布

成本		效益	
1. 预防及治疗成本		1. 直接效益(减少的支出)	
（1）疫苗费用	5 928	（1）医师出诊费用	579
（2）从事疫苗接种的医务人员的费用	20 003	（2）消毒处理费	1 387
（3）医师出诊费用	209	（3）传送费用	327
（4）消毒费用	504	（4）住院费用	24 332
（5）转送费用	119	（5）康复锻炼费用	32 851
（6）住院费用	8 832	2. 间接效益(减少或避免的损失)	
2. 研究成本		（1）损失的工资	2 028 597
（1）病毒研究	4 371	（2）养老金	400 890
（2）其他研究	5 828	（3）死亡造成的损失	518 419
合计	45 794	合计	3 007 382

根据成本－效益分析的结果：B–C=3 007 382–45 794=2 961 588（千卢布），B：C=3 007 382：45 794=66：1，说明脊髓灰质炎疫苗接种的成本是很低的，效益是很好的。

就一个方案而言，只有当效益大于成本时才可以考虑被接受，因此效益成本比率应大于 1，才是可以考虑被接受的方案。成本效益比率法实际上就是使有限的资源获得最大效益的一种评价决策的方法。单位成本所取得的效益越大，方案就越值得采用。

成本－效益分析中，有时可以将某种效益看作是负成本，而某些成本又可以看作是负效益，这在计算净现值指标的时候，结果是不变的，但在计算成本效益比率时，不同的处理就会产生不同的结果。例如：表 18-5 中节省的支出可以看作是正效益，也可以看作是负成本，这样，不同的处理方法可以计算得到各大小不等的效益成本比值。因此在确定不同方案的效益和成本时，必须严格遵照统一的规定对效益和成本进行划分，使各方案的成本效益比率具有可比性。一般可将节省的支出看作是效益，而造成的损失看作是成本。

表 18-5　某疾病预防控制计划方案不同计算法结果　　　　　现值：万元

计算法	实际支出 30	获得收益 60	节省支出 15	副作用及损失 2	B–C	B/C
Ⅰ	C	B	B	–B	43	2.43
Ⅱ	C	B	B	C	43	2.34
Ⅲ	C	B	–C	–B	43	3.87
Ⅳ	C	B	–C	C	43	3.53

4. 内部收益率法（internal rate of return, IRR） 内部收益率就是使一个方案的成本现值总额等于效益现值总额，即使净现值等于零的那个贴现率。其计算公式为：

$$NPV = \sum_{t=0}^{n} \frac{B_t - C_t}{(1+i)^t} = 0$$

对于某卫生计划方案来说，在计划期限 n 年及每年净现金流量均已固定的条件下，可以把 NPV 看作是 i 的函数，i 越小，NPV 越大，反之 i 越大，NPV 越小，当 i 值大到一定程度时，必然有一值正好使净现值 NPV 等于零。使净现值等于零的贴现率即为该方案的内部收益率。内部收益率的计算可以用视差法或内推法求之。

例 18-3　某医院计划在 3 年中，每年购买某药品制剂 35 000 元，考虑自己生产则需要先投资 33 500 元，3 年中各年的生产成本分别为第一年 19 500 元、第二年 18 000 元、第三年 17 500 元，3 年后残值与处置费相抵，试问是购买还是自己生产该药品制剂？

计算现值，用试差法和内推法求出内部收益率。

使现值总成本＝现值总效益（这里节省的支出就是效益），即

$33\ 500 = 15\ 500(P/F, i, 1) + 17\ 000(P/F, i, 2) + 17\ 500(P/F, i, 3)$

用试差法求 i 值：

当 $i=0$ 时，

净现值（NPV）=15 500+17 000+17 500–33 500=16 500

当 $i_1=20\%$ 时，

净现值（NPV_1）=15 500×0.833 3+17 000×0.694 4+17 500×0.578 7–33 500=1 348.20

当 $i_2=25\%$ 时，

净现值（NPV_2）=15 500×0.800 0+17 000×0.640 0+17 500×0.512 0–33 500=–1 260.00

由此可见内部收益率在 20%~25% 之间，这时改用内推法求内部收益率较试差法简便，内推法计算公式为：

$$NPV = \sum_{t=0}^{t=n} \frac{C_t}{(t+IRR)^t} = C_0 + \frac{C_1}{1+IRR} + \frac{C_2}{(2+IRR)^2} + \cdots + \frac{C_n}{(n+IRR)^n}$$

根据内部收益率的定义，即 NPV=0，则：

$$IRR = \frac{i_1 + (i_2 - i_1)\ |NPV_1|}{|NPV_1| + |NPV_2|}$$

某医院生产该药品制剂的内部收益率为22.58%，如何应用此内部收益率对方案进行评价和决策呢？

内部收益率是指对初始投资的偿还能力或对贷款利息率的最大承担能力。卫生计划方案在这样的利息率下，于方案实施期末各年所获得的净收益正好将全部初始投资回收。采用内部收益率对卫生计划方案的经济效益进行评价与决策的方法称为内部收益率法。内部收益率越大，说明经济效益越好。单个方案的评价要与基准贴现率进行比较，即与决策者所期望的利率的下限比较，一般说来，最低期望收益率应高于银行或贷款的利率。内部收益率大于最低期望收益率时，说明方案的经济效益是好的，反之则是不好的。多方案比较时，在内部收益率不低于最低期望收益率的情况下，内部收益率大的方案是优选的方案。

前面的例子中，医院生产药品制剂的内部收益率为22.58%，如果大于医院的最低期望收益率（比如20%），方案就是可行的，否则就是不可行的。

内部收益率法考虑了货币的时间因素，反映方案计划期内单位资金的收益性，参照基准贴现率或最低期望收益率可对方案进行比较、评价和决策。

以上四种方法和指标应用的条件是：

对某项计划有几个不同的方案可供选择，在没有预算约束的条件下，投资的增量具有正效益的情况下几个排斥的对比性方案的选择以净现值最大为优。

将一定的卫生资源分配给一组卫生服务项目，即在有预算约束的条件下，从这一组卫生服务项目中，选择能够得益最大的项目实施，使一定量有限资源的分配获得最大的总效益。这种情况下应考虑效益成本比率为标准进行选择，因为在一定资源投入的情况下，每单位成本的收益越大，总的收益也越大。

在有预算约束的条件下，对同一计划几个排斥方案的选择，用净现值指标和用效益成本比率指标进行选择，结果是一致的。

预算固定，即成本固定，那么哪个方案的成本效益比率高，其净效益也必然大，而净现值大的其成本效益比率也必然高，这两者是相一致的。

内部收益率（IRR）是医疗卫生服务项目投资以后，在医疗卫生项目计划期内使成本现值总额等于效益现值总额的那个贴现率。就一个方案本身来说，在资金一定的情况下，人们总希望IRR越大越好，至少不要低于最低期望值（或基准收益率）。对于相互独立的方案的选择，在无预算约束的条件下，凡是IRR大于所要求的基准收益率的方案都是可行的方案，反之则是不可行的方案。

5. 增量成本–效益分析（incremental cost-benefit analysis） 当有限的卫生资源不用于某项计划就可用于别的净效益为正的计划时，净现值和效益成本比率就不一定成为恰当的评价和决策指标。

假定决策者要在A、B、C这3个计划中选择，并且只可有一个计划被选出实施，如果资金用不完可用于成本效益比率为1.5的其他项目中去。A、B、C三个计划的成本和效益见表18-6。

表 18-6 考虑资金他用时方案的选择

方案	效益现值/万元	成本现值/万元	净现值/万元	成本效益比率
A	25	10	15	2.5
B	33	15	18	2.2
C	39	20	19	1.95

在A、B、C这3个方案中，根据净现值指标方案C为优，根据成本效益比率指标方案A为优，且3个方案的成本效益比率均大于1.5。这时究竟用什么方法来选择为好呢？

考虑到资金可以用于效益成本比率为1.5的其他项目中去，因此就要分析研究增量成本的增益是多少，即两种方案增量效益与增量成本的比率，与用于其他项目的成本效益比率1.5比较，对方案作出选择。

各方案之差的成本效益比率见表18-7。

表 18-7 考虑资金他用时方案的选择

方案比较	效益增量/万元	成本增量/万元	增量成本效益比率	用于其他项目成本效益比率
C与B	6	5	1.2	1.5
B与A	8	5	1.6	1.5

方案 C 与方案 B 比较,成本增加 5 万元,效益增加 6 万元,成本效益比率为 1.2,低于其他项目成本效益比率 1.5,因此 C 与 B 中选择 B 方案,5 万元则用于其他项目中去。

再将 B 方案与 A 方案比较,成本增加 5 万元,效益增加 8 万元,成本效益比率 1.6,高于其他项目成本效益比率 1.5,因此,B 与 A 中选择 B 方案。综上所述,方案 B 是优选方案。

而若用净现值和成本效益比率指标则不适用于上述方案的选择。在预定可以将未用的资金用于其他具有净效益为正的计划方案时,方案的选择应根据效益增量与成本增量的比率,同未用完的资金用于其他项目的成本效益比率进行比较,对方案进行评价和做出选择。

也可以对 3 个方案进行投资增量与效益增量的 IRR 分析,根据增量 IRR 分析结果对方案进行选择。A、B、C 三个方案投资增量和效益增量见表 18-7。

应用 IRR 分析方法得出的结论仍然既不是 A 方案最佳,也不是 C 方案最佳,而是 B 方案最佳。

在卫生计划方案的成本 – 效益分析中,对不同时间的成本或利益要进行折算,换算到同一时间点上的价值然后进行比较。一般情况下,将一定数额的钱存在银行里,银行要支付存款者利息,如果卫生部门或机构向银行贷款,就要向银行支付利息。货币资金的时间价值其实质并不是通货膨胀引起的,而是由于在资金使用过程中,获得利息或利润而产生的,当然通货膨胀从另一个方面给卫生计划方案实施的成本和利益带来了不可忽视的影响。

1. 利息(profit) 所谓货币的时间价值,对于借贷款来说就是利息,对投资过程来说就是利润。在商品经济中,评价卫生计划方案不能简单以各年的货币面值来衡量,而应将各年的收支按照要求的利率折算到投资开始时刻进行比较。通常卫生资源总是有限的,在现有资源条件下,总希望能获得更大的经济效益,就是说成本效益比值越大越好。货币的时间价值就是指今年一定数额的钱与明年同样数额的钱在价值上是不相等的,其差别就在于利息(这里暂不考虑通货膨胀的问题)。从货币具有时间价值的观点出发,对不同时间的成本或效益进行比较时,需要参照一定的利息率进行折算。

2. 物价指数(price index) 任何一个存在商品经济的国家中,均存在物价指数的变化。物价指数一般随时间而变动,逐步上升,幅度大了就是人们通常所说的通货膨胀。通货膨胀的情况下,今年 10 元钱的价值就不等于去年 10 元钱的价值,就买不到去年那么多东西。同样明年 10 元钱也买不到今年这么多东西。如果卫生计划方案不是一年完成,而是需要若干年才能完成时,实际上存在各年的货币价值不等的问题。通货膨胀给卫生事业单位和卫生计划方案的经济活动带来巨大的影响,工资、劳务费支出增加,原材料、动力费等涨价,收回的折旧费贬值等,而卫生服务的收费标准或价格又往往不能够适当调整,或不能及时调整,卫生事业单位和卫生计划项目的经济效益可能为通货膨胀的影响所抵消,甚至造成亏损或卫生计划方案无法顺利实施。因此要分析通货膨胀给卫生事业及其经济活动带来的影响,并且采取有效、合理合法的措施消除通货膨胀造成的影响,使卫生计划方案得以实现。在制订和评价卫生计划方案时不能不考虑通货膨胀,不能不根据通货膨胀率或物价指数变动对卫生计划方案不同时间的成本和效益进行一定的折算,使方案的评价更为合理。

3. 折算的方法(method of discount)

1)折算率及其计算公式:折算常用的公式是使用折算率(discount rate),把方案不同年份的钱换算到同一时间点上的价值。在对各计划方案进行成本 – 效益分析时,计算成本和效益在某一时点的现值公式为:

$$PV(B) = \sum_{t=0}^{n} \frac{B_t}{(1+i)^t}$$

$$PV(C) = \sum_{t=0}^{n} \frac{C_t}{(1+i)^t}$$

式中:

$PV(B)$——效益(在某一时点)的现值;

$PV(C)$——成本(在某一时点)的现值;

B_t——在 t 年的效益;

C_t——在 t 年的效益。

从 $PV(B)$ 和 $PV(C)$ 公式可以看到,在 t 年后的今天得到一个其值为 B_t 的效益,等于今天得到的效益;这一数量的钱今天投资的话,t 年后应得到 B_t 元钱。

同样,t 年后的今天才支付 C_t 元成本,等于今天支付的成本,因为假定把这笔钱存起来的话,t 年后再支付时应变成 C_t 元了。

2)不考虑物价指数变动时的折算:影响货币的时间价值的因素主要是利息率及物价指数的变动,当物价指数变动比较小而忽略不计时,主要的影响因素就剩下利息率了。这时不同年份的资金支出或收益的货币值用利率来进行折算就行了。

例 18-4 某医院准备两年后的今天为购买一台血气分析仪需支付 133 100 元人民币,同时购买一台今天为 15 400 元人民币的纤维胃镜,问这所医院支出这些钱的现值是多少?

解:假定年利率为 10%,那么两年后购买血气分析仪的现值为

$$133\ 100 \div (1+10\%)^2 = 110\ 000(元)$$

纤维胃镜的现值为 15 400(元)

所以,两年后该医院为购买血气分析仪和纤维胃镜所支付人民币的当前值为:

$$110\ 000 + 15\ 400 = 125\ 400(元)$$

3)考虑物价指数变动时的折算:当考虑物价指数的变动时,就要同时用利息率和物价指数的变动率来进行折算。尤其是物价指数变动幅度较大,甚至出现通货膨胀时仍然对其忽略不计是不妥当的。

卫生计划方案的计划期有时有几年,有时甚至更长的时间,对于通货膨胀的折算是必不可少的。通货膨胀率可使用物价指数,指数值随对象而异,卫生计划方案的不同费用项目如劳务费、水电费、材料费、维修费等有不同的通货膨胀率,可以分别加以折算。通货膨胀率不是固定不变的,但逐年计算较烦琐,一般在一定计划期限内可采用相同的通货膨胀率,对其不确定性可进行敏感性分析。

例 18-4 中某医院购买血气分析仪和纤维胃镜,如考虑物价指数的变动因素,该院购买这两台诊断设备的当前值是多少?

解:假定年利率是 10%,年通货膨胀率为 8%,那么,两年后购买血气分析仪的当前值为:

$$133\ 100 \div (1+10\%)^2 = 110\ 000(元)$$

由于通货膨胀,两年后的今天纤维胃镜的价格为

$$15\ 400 \times (1+8\%)^2 = 17\ 962.56(元)$$

其当前值为

$$17\ 962.56 \div (1+10\%)^2 = 14\ 845(元)$$

所以,考虑通货膨胀的情况下,两年后该医院为购买血气分析仪和纤维胃镜所支付的人民币的当前值为

$$110\ 000 + 14\ 845 = 124\ 845(元)$$

也就是说该医院为两年后能购买这两台仪器设备,今天可在银行存 124 845 元人民币。

在进行各卫生计划方案之间的比较时,必须注意将各方案的成本和效益折算到同一年份的当前值后进行比较,特别是当各方案开始实施的年份不同时尤其应该注意这一点。

有时对于卫生计划方案的折算率很难确定,这种情况下,对卫生计划方案的评价和决策可以通过内部收益率的计算来进行,将各方案不同的内部收益率视作当前值标定的折算率,通过其大小对医疗卫生计划方案做出评价和决策。

第三节 成本－效果分析

一、成本－效果分析的定义

成本－效益分析中的成本和效益都是用货币来表示的,各种卫生资源的消耗及其产生的效果都可以用钱共同来表示,变为一个货币指标进行计算比较。因此,相同目标不同方案或者不同目标各种方案之间都能互相比较,这也是成本－效益分析方法的优点之一。但是在卫生服务中,许多时候并不是所有卫生服务的结果都可以用货币来表示的,或者很难确切地用货币来表示。例如,由于某一卫生计划方案的实施,使人群发病率或死亡率降低,人的寿命延长,这是卫生计划方案实施后的效果,但是很难用货币来表示到底减少一个人次发病值多少钱,减少一个人死亡值多少钱,减少一个老年人、中年人或婴儿的死亡又分别值多少钱。人的期望寿命增长一年其效益是多少,也往往很难用货币来表示。成本－效益分析方法用于医疗卫生领域还有许多诸如此类技术上或方法学上的问题有待进一步探讨和解决。作为

一种解决办法,对于那些不宜用货币来表示的医疗或卫生服务结果的可以考虑不用货币来表示,而直接用其结果即卫生计划方案实施后的效果指标来表示,然后对各方案的成本和效果指标进行分析比较,做出评价或决策。这种分析评价方法称之为成本－效果分析。

成本－效果分析是评价卫生计划方案经济效果的一种方法,它的原理与分析步骤同成本－效益分析方法十分相似,区别是成本－效果分析方法不仅使用货币值作为效果指标,而且使用那些能够反映人民健康状况变化的指标,如减少的死亡人数,发病率、患病率的降低,休工休学率的降低,人体器官功能的恢复与提高,人均期望寿命的增长等。因此成本－效果分析是对各个方案实施结果直接进行比较分析和评价的一种方法,对于那些不能或不宜采用成本－效益分析方法分析的方案,常常采用成本－效果分析的方法。由于成本－效果分析方法的这个特点,它被广泛地应用到医疗服务、疾病预防、计划生育、健康教育、职业卫生、环境保护等各个方面的评价和决策中去。

成本－效果分析一般用于相同目标、同类指标的比较上,如果目标不同,活动的性质和效果就不同,这样的效果指标就难以比较。例如不同目标死亡率的比较在成本－效果分析中一般没有意义,肿瘤防治死亡率的降低与心血管疾病防治死亡率的降低两指标比较,除非有其他方法将其统一到一个相同的指标上,否则是无法直接比较的,即使比较也不说明问题。因此在成本－效果分析中对效果指标的选择和确定,不同方案之间的效果指标的合理和正确比较是十分重要的。

二、成本－效果分析的方法和主要指标

卫生服务计划或方案的目标是否达到,要用一系列的指标来衡量,用各个具体的指标来表示目标的具体内容,通过指标衡量目标实现的程度。评价一项卫生计划或方案的效果如何,就是看目标实现的程度如何,而目标实现的程度则由各项指标完成或达到的情况而体现出来。指标完成或达到了,说明计划或方案的效果是好的,反之则是差的。

卫生计划或方案所要实现的目标决定所要选择的指标,这些指标必须能很好地反映目标,目标和指标密切相关联。因此要正确地评价卫生计划或方案的经济效果,就要选择适当的指标。对效果指标的选择一般有如下要求:

1. **指标的有效性** 是指确实能反映卫生计划或方案目标的内容和实现的程度,是否有效要根据实际情况和经验进行判断。例如:饮用水是否符合国家卫生标准常常是评价地方病如地方性甲状腺肿、大骨节病等防治规划的有效指标,但是用于硅肺防治规划方面就不是有效的指标。水的卫生标准常与饮水有关的疾病相联系,成为防治规划的一个衡量指标。

2. **指标的数量化** 在各项卫生计划或方案的比较中,光有定性指标是不够的,最好是要有定量和半定量的指标,一方面可以更确切地反映目标,另一方面可以更便于比较和分析。如硅肺的防治工作,定性指标是健康工人数和硅肺患者数,半定量的指标是分为健康、可疑、硅肺Ⅰ期、Ⅱ期、Ⅲ期等的人数。效果指标绝大多数是可以用定量的方式表示出来的,一般来说有定量或半定量的指标,就应当尽量采用,这样可以更确切地对各种卫生计划或方案进行成本－效果分析,做出反映客观实际的评价和决策。

3. **指标的客观性** 是避免受主观倾向的影响,指标必须有明确的内容及定义,不同的人在不同的时间和地点对于同一种情况的观察所得出的结果是一样的,经得起重复。

4. **指标的灵敏性** 是能及时、准确地反映事物的变化,反映卫生计划或方案实施后人群卫生状况的改变。如反映社会卫生服务和居民卫生状况常用到总死亡率指标和婴儿死亡率指标,婴儿死亡率指标就比总死亡率指标更加灵敏,是社会卫生服务和居民卫生状况的集中反映。在选择指标时除总死亡率指标外,一般还要考虑婴儿死亡率指标。

5. **指标的特异性** 通常所选择的指标希望能有较强的针对性,只反映某种情况的变化或效果,非此不反映,也就是指标具有良好的特异性。计划免疫以及临床治疗等方面有一些指标特异性较好,但就卫生服务总的情况来看,要选择出一个对卫生计划方案具有较好特异性的指标常常是十分困难的。我们应该尽量寻找特异性较强的指

标,这对分析评价卫生计划方案诸要素的作用和影响规律是重要的。

成本－效果分析中的效果指的是卫生计划方案实施的各种结果,当然不排除包括用货币表示的直接结果。在所有或部分效果指标不能用货币表示时,成本－效果分析不失为一种良好的分析评价方法。

成本－效果分析的基本思想是以最低的成本去实现确定的计划目标,任何达到目标的计划方案的成本越低,该计划方案的经济效果就越好;或者任何一定数量的卫生资源在使用中应获得最大的卫生服务效果,要从成本和效果两个方面对卫生计划方案的经济效果进行评价。

成本－效果分析一般有以下 3 种方法:

1. **成本相同比较效果的大小** 方案成本总额相同,比较效果。例如为解决看病难及改善患者就诊条件,某地区卫生部门准备投资 300 万元,用于扩建医院门诊部。有两个街道医院可以考虑,但其增加的门诊人次数有所不同,一个每天增加 350 人次,一个每天增加 500 人次,因此两个街道门诊部扩建的方案以后者为优,投资效果较好。

2. **效果相同比较成本的大小** 方案的效果相同,比较其成本,即达到同样的效果,成本何者为低,也可称为最小成本法。例如治疗急性单纯性阑尾炎有两种治疗方法:外科手术和药物治疗(非手术治疗),各 60 例患者均治愈,结果见表 18-8。在治疗效果相同的情况下,成本低的方案是较好的方案。

表 18-8 两种不同治疗阑尾炎方案的成本与效果

治疗方案	例数 / 人	治愈例数 / 人	成本 / 元
A(手术)	60	60	73 200
B(药物)	60	60	30 900

3. **比较增量成本和增量效果的比率** 当卫生计划或方案的投资不受预算约束的情况下,投入多少为宜,这时对计划或方案的评价可采用增量成本与增量效果的比率指标。例如某县为了预防和早期发现宫颈癌,有 3 个方案可供选择,根据其经济效果可以采用其中的一个方案,也可以一个都不采用。

表 18-9 某县妇女子宫颈癌普查的不同方案的结果

方案	普查总成本 / 元	查出患者数 / 人	每查出一例成本 / 元
I	270 000	300	900
II	400 000	400	1 000
III	495 000	450	1 100

从表 18-9 中可以看到,每查出 1 例患者的成本 I 方案是 900 元,II 方案是 1 000 元,III 方案是 1 100 元。如果决策者认为查出 1 例患者的价值为 1 500 元,由于价值高于方案III每例成本(1 100 元),人们通常会选择方案III实施,这是一般的分析方法。

但如果考虑原来有一个 I 方案的前提下,转而改为实施II方案或III方案时,情况就不同了。II方案比 I 方案多查出 100 例患者,多花 130 000 元,平均多发现一例患者的成本是 1 300 元;III方案比II方案多查出 50 例患者,多花 95 000 元,平均多发现一例患者的成本是 1 900 元。通过比较增量成本和增量效果的比率,对 3 个方案的正确选择应该是(表 18-10):

表 18-10 选择不同方案的价值范围

查出一例患者的价值 / 元	选择方案
<900	—
900~1 300	I
1 300~1 900	II
>1 900	III

根据这种分析方法,如果决策者认为查出一例患者的价值为 1 500 元的话,那么 3 个方案中应该选择方案II实施而不是方案III。

卫生计划方案的指标有时不止一个,而是有多个,尤其是社会卫生规划或卫生服务计划方案的效果指标更是不止一个。当比较的效果指标有多个时,不同方案之间的比较就相对困难了。在这种情况下,可以采取适当的办法加以选择或处理,简化效果指标,使成本－效果分析能够对方案做出确切的评价。

1. **计划或方案的目标尽量单一** 卫生部门

的工作包括许多方面,有医疗、卫生、疾病预防与控制健康教育、医学教育和科学研究等,在卫生工作的总目标下有许多分目标,分目标下还有各种具体工作的目标,每一目标的实现程度如何,通过各种效果指标来表示。在成本－效果分析中,为尽量减少效果指标的个数,使卫生计划方案的目标尽量单一是一种可行的解决办法,可以采取以下一些处理办法:

在有两个或两个以上目标的情况下,将卫生计划方案中:

(1)实际工作中难以实现的目标去掉。

(2)不能协调的目标权衡之后放弃一个,或另案处理。

(3)有从属关系的目标,去掉从属的目标。

(4)方向基本一致的目标进行合并。

通过对方案的上述处理,一般可以使效果指标大为减少。

2. 精选效果指标 方案的目标确定后,就是如何选择效果指标。首先根据成本－效果分析方法选择效果指标,如果效果指标较多,难以进行分析评价,那就需要对效果指标进行精选或处理,办法是:

(1)对于满足效果指标条件较差的指标可以考虑去掉。

(2)将对卫生计划方案重点内容评价的指标作为效果指标。

(3)将较次要的指标作为约束指标对待。

通过这样处理,许多计划或方案的成本－效果分析就可行了。

3. 综合效果指标 尽管通过上述办法对效果指标加以精选,但由于方案本身的性质和包含的内容,效果指标仍然较多时,可以采用综合评分法,对各效果指标根据其数值给以一定的权重,经过计算使各效果指标换算成一个综合性指标,作为方案总效果的代表值,用于不同方案之间的比较和评价。各方案的成本相同时,比较各方案的效果指标的综合得分,当各个方案的成本不相同时,可以将成本也看作一个指标即负的效果指标给以评分,然后比较个方案的综合得分。

综合评分法的具体分析步骤举例说明如下。

某地区为了更好地开展卫生服务工作,有3个方案可供选择,分析的步骤如下:

(1)选择评价的效果指标:根据指标选择的要求,确定5项评价效果指标,其中将成本也作为一项效果指标看待。

这5项指标是:卫生服务的可及性、卫生人力资源的需要量、发病率、死亡率和消耗的卫生费用,根据过去的资料或抽样调查确定指标值。

(2)确定指标的权重:根据各效果指标的重要程度,采用Delphi法征求有关专家学者的意见,以及过去工作的经验,分别给5个指标以一定的权重,用百分数表示(表18-11)。

表 18-11 Delphi 法评分指标、权重和标准

指标	分数					权重
	1	2	3	4	5	
可及性 / 可及诊次	~1	~2	~3	~4	~5	W_1 25%
人力资源 /(医生每千人)	2.0~	1.8~	1.6~	1.4~	1.2~	W_2 25%
发病率降低 /%	~10	~30	~50	~70	~90	W_3 25%
死亡率降低 /%	~10	~30	~50	~70	~90	W_4 25%
消耗卫生费用 /(元·人$^{-1}$)	9~	7~	5~	3~	1~	W_5 25%

（3）确定指标的评分标准：评分标准一般不宜定的太粗，也不宜过细，通常采用5分级计分法，例如以5分为最优，1分为最差，具体评分标准见表18-11。

（4）评分：根据3个卫生计划方案效果指标的具体数值进行评分（表18-12）。

表18-12 三个方案的具体指标数值及其评分

指标	指标数值			评分		
	Ⅰ	Ⅱ	Ⅲ	Ⅰ	Ⅱ	Ⅲ
人均诊次	3	4	2	3	4	2
医生/千人	1.8	1.6	1.8	2	3	2
发病率下降/%	30	50	30	2	3	2
死亡率下降/%	5	30	50	3	2	3
消耗卫生费用/（元·人⁻¹）	7	5	5	2	3	3

（5）计算综合评分

综合评分的计算公式为：

$$Q = \sum_{i=1}^{n} W_i P_i = W_1 P_1 + W_2 P_2 + \cdots + W_n P_n$$

式中：

Q——表示某一方案的评价总分；

W_i——表示各效果指标的权重；

P_i——表示各效果指标的评分；

N——表示效果指标的个数。

根据公式计算方案Ⅰ的综合评分为：

$$Q_1 = \sum_{i=1}^{n} W_i P_i = 3×25\%+2×25\%+2×10\%+$$
$$3×20\%+2×20\% = 2.45$$

同理计算得到方案Ⅱ的综合评分为：$Q_2=3.05$，$Q_3=2.40$。

（6）评价：三个方案综合评分的结果表明方案Ⅱ最佳。

第四节 成本－效用分析

一、效用与成本－效用分析的定义

效用是患者接受医疗卫生服务和药物治疗后对自身健康状况的主观判断和满意度，如对自身机体功能和生活能力与完全健康者比较做出

评估。一般设定死亡即功能完全丧失的效用值为0，完全健康者的效用值为1，在0和1之间对自身的健康状况做出判断，得出相应的效用值。对不同疾病、伤残和健康状况情况下效用值的确定，可以通过对大样本人群的抽样调查获得。效用值由人们对自身健康状况的判断而获得，得出的一系列效用值形成效用值量表。测量生命质量的量表主要有SF-36健康调查表、EQ-5D生命质量调查表和特殊病种生命质量调查表等，效用值量表则可用于对不同人群健康状况的比较。

成本－效用分析（cost-utility analysis）是比较各备择方案的投入以及所获得的以效用值所表示的健康状况的改变；每避免一个质量调整生命年或失能调整生命年的损失所消耗的卫生资源越少，该方案就越值得选用；或者在消耗同样多的卫生资源的情况下，获得的质量调整生命年或失能调整生命年值越大，该方案就越值得选用。

二、成本－效用分析的方法和主要指标

成本－效用分析的评价指标是成本效用比（cost utility ratio，CUR），通过比较不同方案每获得一个单位的QALY或DALY所花费成本的高低对方案做出评价。

成本包括所消耗的物质成本和人力成本。与效用计量有关的要素主要有两个，一是健康状况，即一个人的健康状况相对于一个完全健康的人的权重是多少；一是在该健康状况下生存的时间。健康状况的测量则要用到生命质量测定的量表，即各种健康状况或失能情况下的权重系数。

在进行成本－效用分析时，一般都要对患者的生理或心理功能进行评分调查，获得生命质量的效用值，Torrance按疾病伤残等级及痛苦等级，提出了QALY的效用值（表18-13）。

成本－效用分析方法的主要效用分析指标有质量调整生命年和失能调整生命年。质量调整生命年指标不仅考虑了人们的生存年限，而且考虑了人们的生存质量；失能调整生命年指标综合考虑了因疾病、伤残和死亡所造成的损失，医疗卫生服务和药物治疗的经济学评价，常常用到成本－效用分析。

表 18-13 健康状态的效用值

健康状况	效用值
健康	1
绝经期综合征	0.99
高血压治疗副作用	0.95~0.99
轻度心绞痛	0.9
肾移植	0.84
中度心绞痛	0.7
中度疼痛生理活动受限	0.67
血液透析	0.57~0.59
严重心绞痛	0.5
假肢行走、失去听力	0.31
死亡	0
失去知觉	<0.00
四肢瘫痪伴有严重疼痛	<0.00

（Torrance, 1987）

1. 质量调整生命年（QALY） 在成本 - 效益分析中，不同时期的钱具有不同的价值，成本 - 效果分析中也有同样的问题，即不用货币表示的效果单位也可能具有不同的性质或价值，虽然有时还不能用数量明确的表示出来。例如某一地区人群中因癌症造成老年人和年轻人的死亡。问题是人们不会同等地看待久病卧床不起的老人的去世与年轻人的死亡，两种生命的质量和损失是有所不同的。为了进行效果指标之间的合理比较，一种办法是寻找更稳定的、受其生命质量或价值变化影响较小的效果指标，另一种办法就是尽可能精确地描述效果的差异，以便评价和决策者根据他们的价值观或看法做出调整。

在卫生计划方案的成本 - 效果分析中，由于效果指标内部生命质量构成的不同，不同方案同类效果指标之间的比较就不一定合理，如能采取适当的方式对效果指标进行一定的调整，可以使评价和决策更为科学、合理。

质量调整生命年 QALY 就是国外用的比较多的一种表示人生命健康的效果指标。

美国学者马克·汤普森（Mark Thompson）在他的《计划评价的成本 - 效益分析》一书中举了这样的例子：

为了减少公路交通事故对人的生命和健康的危害，有两个方案可供选择：

方案Ⅰ：加强公路巡逻的计划，每年保护2个生命年（意外死亡减少2人），所花的代价是 200 000 美元，平均保护 1 个生命的代价是 100 000 美元。

方案Ⅱ：加强特种救护车的计划，用以救护因冠心病昏倒在路上的人或意外事故受伤的人。每年救活 4 个生命，成本是 240 000 美元，平均保护 1 个生命的代价是 60 000 美元。

如根据保护几个生命为效果指标，成本 - 效果分析表明方案Ⅱ是较好的方案，应将资金用于加强特种救护车的计划。

但是，加强公路巡逻计划保护的人多为年轻人，而加强特种救护车计划保护的人多为老年人或因车祸受伤以至致残的人。如果考虑以被保护人今后继续生存的年数即生命年为效果指标，就是现在人们称之为效用的指标，那么：

方案Ⅰ：公路巡逻所保护的每个生命年平均再活 40 年。

方案Ⅱ：特种救护车保护的每个生命年平均再活 6 年。

从这里可以看出，较好的指标应该是生命年而不是几个生命。

以生命年为效果指标，如果生命年是具有"价值"的话（对此人们有不同的看法），就存在以后各年的生命年"价值"相当于现在生命年"价值"的多少，要用到贴现率。假设贴现率为 7%，用生命年的当前值进行分析，那么：

通过避免交通事故而得到保护的 40 生命年的当前值为

$$\sum_{n=1}^{40} \frac{1}{1.07^{n-1}} = 14.26（生命年）$$

通过特种救护车而获得保护的 6 生命年的当前值为

$$\sum_{n=1}^{6} \frac{1}{1.07^{n-1}} = 5.10（生命年）$$

成本与效果的比率或受保护的每一生命年的成本是：

公路巡逻：200 000/[2（条生命）× 14.26（当前值标定的生命年/1 条生命）]=7 010（美元）

特种救护车：240 000/[4（条生命）× 5.10（当前值标定的生命年/1 条生命）]=11 764（美元）

以生命年为效果指标，两个方案的比较以加强公路巡逻为佳。

上述分析考虑了保护的人数和受保护的生命年数。如果考虑到两个方案受保护人在生命质量上存在的差异,并将这个因素在分析时包括进去,就需做进一步的计算。

由于加强公路巡逻而不丧生于交通事故的人具有正常的生病率,他的平均生命质量等于完全健康的人的 0.95;特种救护车治愈的患者由于疼痛与行动受限,其平均生命质量为完全健康人的 0.65。将两者统一到相当于完全健康的人的生命年年数,再进行比较,这时的生命年我们称之为质量调整生命年。

公路巡逻:

200 000/[2 × 14.26 × 0.95]=7 382(美元 / 质量调整生命年)

特种救护车:

240 000/[4 × 5.10 × 0.65]=18 099(美元 / 质量调整生命年)

经过生命质量对生命年的调整,加强公路巡逻计划相对于特种救护车计划的效果进一步体现出来。

以不同效果指标分析评价的结果归纳如表 18-14。

表 18-14 不同效果指标两个方案的成本 – 效用分析结果

指标	生命 /L	生命年 /LY	质量调整生命年 /QALY
加强巡逻的成本 / 效果比率	100 000$/L	7 010$/L	7 379$/QALY
特种救护车的成本 / 效果比率	60 000$/L	11 764$/L	18 099$/QALY
较好的计划方案	救护车	救护车	救护车
巡逻与救护车效果(效用)比	0.6	1.68	2.45

2. 失能调整生命年(disability-adjusted life year, DALY) 失能调整生命年是非致死性健康结果与早逝的复合健康评价指标,用来衡量人们健康的改善和疾病的经济负担。以失能调整生命年为评价指标,对不同卫生计划或方案进行成本 – 效用分析,对卫生资源的优化配置和提高卫生资源的利用效果有着十分重要的意义。

失能权重的确定和选择是失能调整生命年指标计算和评价工作的基础。在复合健康指标中,使用 0~1 之间的权重,在完全健康与完全死亡之间确定 6 个失能等级。每个等级表示比上一等级更大的福利损失或增加了严重程度。同一等级的失能可能是不同的能力或功能受限,但它们对个体的影响被认为是相同的。能力受限被主观确定为减少了 50% 或更多的能力(表 18-15)。

用 DALY 作为测量工具,应:

1)包括所有健康损失的结果。

2)主要考虑某种健康结果对个人的影响,如:失能原因、类型、严重程度和持续时间、个人特征变量(性别、年龄等)。

3)同类健康结果作同类处理。

4)时间是测量疾病负担的单位。(基于发病率、患病率、死亡率的指标)。

失能生活时间的估算方法与过早死亡而失去的生活时间的估算方法一致。

我国卫Ⅷ项目中对结核病治疗的成本 – 效用分析如下:

表 18-15 失能权重的定义

级别	描述	失能
一级	在下列领域内至少有一项活动受限: 娱乐、教育、生育、就业	0.096
二级	在下列领域内有一项大部分活动受限: 娱乐、教育、生育、就业	0.220
三级	在下列领域内有两项或两项以上活动受限: 娱乐、教育、生育、就业	0.400
四级	所有在下列领域大部分活动受限: 娱乐、教育、生育、就业	0.600
五级	日常活动如做饭、购物、做家务均需借助工具的帮助	0.810
六级	日常生活如吃饭、个人卫生及大小便需别人帮助	0.920

1）负担：中国 1990 年几乎所有负担均由死亡引起。

失能调整生命年（DALY）损失 =4 155 000	
发病率（涂阳）/10 万	83
患病率（涂阳）/10 万（涂阳）	194
平均发病年龄 / 岁	46
如不治疗时的平均持续期 / 年	2.5
年死亡数 / 人	278 000
死亡率 /10 万	24.5

2）干预：根据国家结核病项目指导原则，应培训村、乡级医生将可疑患者（咳嗽 4 周，一般治疗无效）转送到县级作 X 线检查和痰检。涂阳患者给予 6~8 个月的短程化疗。至少在头两个月由村或乡级医生督导服药。同时中止过度或无关的治疗。可从国家结核病项目办获得有关如何开展标准干预的完整详尽的资料。

3）成本：（需对照目前价格核算）每例患者服务的成本（表 18-16）。

表 18-16 1990 年每例患者服务的成本

单位：元

	药品材料	服务	合计
每例疑似患者	3	3.4	6.4
每例患者	300	150	450

150 元服务费用于报销督导服药和乡、县级下乡督导工作，以及患者到有关机构就诊（更完整的测算还应包括复治病例以及约 10% 的非肺部疾患）。在国家结核病项目中，大约每 10 例疑似病例中可查到一例涂阳病例，因此每例患者的总成本是 6.4×10+450=514 元。

病例数：在国家结核病项目中，大约每年登记 20/10 万新涂阳患者。总成本是治疗一例患者为 514 元，或每年每 10 万人口 10 280 元。

4）效用（DALY）：①直接效用，如不治疗，50% 的涂阳结核患者将死亡，平均死亡年龄为 46 岁（每例 20 个 DALY）。项目中的治疗有效率是 80% 治愈或免于死亡。10 例受治疗者中，5 例可治愈，1 例死亡，4 例免于死亡。即每治疗 10 人可得 80 个 DALY，或每治一例得到 8 个 DALY。②间接效用，早期治疗结核病例，可以预防更多的感染或病例发生。估计避免一例死亡的放大效应是 1.5 倍。

因此每治疗一例患者，可挽救 12 个 DALY。

5）成本 - 效用分析：如每治疗一例的成本是 514 元，获得 12 个 DALY，则其成本效用是每 43 元获得 1 个 DALY。

6）实施说明：如正在许多国家中发生的那样，过度的、间歇的、不合理的结核病治疗，可导致每例成本达 4 000 元人民币，治愈率低于 50%，外延效应低于 1，其成本是每获得 1 个 DALY 需要 2 000 元以上。因为很多患者变成了慢性传染性携带者，从而传染给更多人。因此，遵循正确的结核病治疗方案和标准，对成本效用来说是非常重要的。

只要县级结核病防治机构不超员、不忙于其他事务，每 10 万人口中发现的患者数不会影响此种干预的成本。

复发病例的总成本：在正确实施的项目中，开始的 1~2 年会收治大量过去经过治疗但又未治愈的患者。然后此种负担会很快减轻，随后几年中减轻速度又趋缓慢。应参照其他县的经验，估计本地病例复发情况。

筹资：对结核患者的治疗应当免费，否则会导致患者在治愈前终止治疗。如果不能实行免费，则应在治疗开始前收取所有费用，以免治疗半途而废。绝不能因为患者无力或不愿付费而拒绝、推迟或中断治疗。凡自行中止治疗的患者，应当及时发现并立刻恢复治疗。

改进的结核病项目的投入成本，还包括各级的培训，相应的设备等（县级应当有一台良好的显微镜和适合的 X 光机）。

同样方法可以计算出肝炎、肺炎、心血管疾病、肿瘤、意外伤害等防治方案的 DALY，结合卫生服务的具体结果指标，对不同目标不同计划或方案进行成本 - 效用分析和评价，在卫生资源有限的条件下，选择和确定卫生服务的重点或优先级，优化资源配置，使有限的卫生服务投入，得到最大的卫生服务产出。

第五节　成本最小化分析

一、成本最小化分析的定义

成本最小化分析（cost-minimization analysis，CMA）是指在项目的产出或效果、效益和效用没有差别的情况下（如某项目的治愈人数或成功手术的人数完全相同）来比较不同措施的成本，选择成本最小的一个卫生保健项目、计划或干预措施优先考虑，这是一种特例。

二、成本最小化评价主要指标

成本测算根据分析角度不同而包括不同的测算内容。

例18-5　针对头孢类抗生素"静脉转口服"的序贯疗法对小儿肺炎2种药物治疗方案进行最小成本分析，对治疗成本进行计算：

治疗成本 = 直接成本 + 间接成本

直接成本：床位费、护理费、化验费、放射费、抗生素费和其他药费等。

间接成本：患者住院及家属工资收入等。本例患者为儿童，均需家属看护，故对此部分费用不做比较。

治疗效果：平均疗程、平均住院时间、临床疗效以及不良反应发生率等。

对治疗效果进行测量（表18-17），对两组结果进行卡方检验和 t 检验无显著性差异。

表18-17　2组治疗结果比较

	A组	B组
平均疗程 / 天	10.8	11.2
平均住院时间 / 天	11.6	12.2
痊愈率 /%	75.6	72.2
总有效率 /%	89.8	88.9
不良反应发生率 /%	5.1	3.7

对总费用和抗生素费用方面进行 t 检验（表18-18），A组显著高于B组。

表18-18　2组医疗费用比较　　单位：元

	A组	B组
总费用	2 905.41	2 234.03
抗生素费用	1 347.84	709.89
其他药费	84.56	88.94

抗生素费用占总费用比例A组为46%、B组为32%，其变化可能影响医疗费用的比较结果。B组治疗方案能够使成本最小化。

总之，卫生经济分析与评价，就是应用技术经济分析和评价方法，对卫生规划的制定、实施过程或产生的结果，从卫生资源的投入量（卫生服务成本）和卫生资源的产出（效果、效益、效用）两个方面，进行科学的分析。简而言之，即通过分析卫生规划的经济效果（成本效益或投入产出），对备选方案进行评价和选优。

对四种方法进行比较，成本 - 效果分析由于其简单实用得到了广泛应用；成本 - 效益分析可以对多个项目进行评估，但对参数的要求较高；成本 - 效用分析因为其评估结果可信度高，但实际应用难度较大；成本最小化分析是一种简单有效的评估方法，但其对参数的要求限制了它的应用。四种常用的方法均有其适用的范围，根据评价的目标和特点合理地使用正确的评价方法，可以为各种卫生经济活动的开展提供有力的技术帮助。

（冯占春）

附录　资金时间价值的计算

成本 - 效益分析涉及资金的时间价值，不同年限的货币资金要通过一定的方法折算到同一时点上进行比较。通常资金时间价值的计算，应用以利息为基础的复利计算方法。常用的复利和折现系数见附表18-1：

附表18-1　复利和折现系数表

系数名称	已知	求	公式	系数	符号
复利系数	P	F	$F_n = P(1+i)^n$	$(1+i)^n$	$(F/P, i, N)$
现值系数	F	P	$P = F_n \dfrac{1}{(1+i)^n}$	$\dfrac{1}{(1+i)^n}$	$(P/F, i, N)$
资金积累系数	F	A	$A = F \dfrac{i}{(1+i)^n - 1}$	$\dfrac{i}{(1+i)^n - 1}$	$(A/F, i, N)$

续表

系数名称	已知	求	公式	系数	符号
累计复利系数	A	F	$F=A\dfrac{(1+i)^n-1}{i}$	$\dfrac{(1+i)^n-1}{i}$	$(F/A,i,N)$
资金回收系数	P	A	$A=P\dfrac{i(1+i)^n}{(1+i)^n-1}$	$\dfrac{i(1+i)^n}{(1+i)^n-1}$	$(A/P,i,N)$
累计现值系数	A	P	$P=A\dfrac{(1+i)^n-1}{i(1+i)^n}$	$\dfrac{(1+i)^n-1}{i(1+i)^n}$	$(P/A,i,N)$

注:$F=$ 将来值,$P=$ 现在值,$A=$ 年积金,$i=$ 年利率,$N=$ 年数。

复利和折现系数的应用:

1. 复利系数

附例 18-1 某医院购买某种债券 10 000 元,利率 12%,3 年后本金和利息之和是多少?

已知:$P=10\,000$,$i=12\%$,$N=3$

求:F_3

解:$F_3=P(F/P,i,N)=10\,000(F/P,0.12,3)=$ $10\,000\times1.404\,928=14\,049.28$(元)

答:三年后本金和利息之和为 14 049.28 元。

2. 现值系数

附例 18-2 某医院 3 年后购买一台医疗设备需 25 万元,若今后 3 年银行的年利率为 8%,则现在应在银行存入多少资金?

已知:$F_3=25$ 万元,$i=8\%$,$N=3$

求:P

解:$P=F_3(P/F,i,N)=25(P/F,0.08,3)=$ $25\times0.793\,832=19.845\,8$(万元)

答:现在应向银行存款 19.845 8 万元。

3. 资金积累系数

附例 18-3 某医院 3 年后筹资 100 万元建一外科病房,若今后 3 年银行利率为 8%,则 3 年中平均每年应向银行存入多少资金?

已知:$F=100$ 万元,$i=8\%$,$N=3$

求:A

解:$A=F(A/F,i,N)=100(A/F,0.08,3)=$ $100\times0.308\,034=30.803\,4$(万元)

答:每年应向银行存入 30.803 4 万元。

4. 累计复利系数

附例 18-4 某卫生计划如果每年投资 10 万元,年收益率为 15%,连续投资 5 年,各年收益率不变,5 年期满后共收回总金额多少?

已知:$A=10$ 万元,$i=15\%$,$N=5$

求:F

解:$F=A(F/A,i,N)=10(F/A,0.15,5)=10\times$ $6.742\,381=67.423\,8$(万元)

答:第 5 年末可收回总金额 67.423 8 万元。

5. 资金回收系数

附例 18-5 某医院购置一台 B 超 27 万元,投资的收益率为 20%,若 3 年收回全部购置成本,每年的定额收益应是多少?

已知:$P=27$ 万元,$i=20\%$,$N=3$

求:A

解:$A=P(A/P,i,N)=27(A/P,0.20,3)=27\times$ $0.474\,725=12.817\,6$(万元)

答:每年的定额收益应是 12.817 6 万元。

6. 累计现值系数

附例 18-6 如果某项投资的收益率为 10%,5 年内每年的收益为 40 万元,初始投资应是多少?

已知:$A=40$ 万元,$i=10\%$,$N=5$

求:P

解:$P=A(P/A,i,N)=40(P/A,0.10,5)=40\times$ $3.790\,787=151.631\,5$(万元)

答:初始投资应为 151.631 5 万元。

参 考 文 献

1. Warner KE, Luce BR. Cost-Benefit and Cost-Effectiveness Analysis in Health Care. Michigan: Health Administration Press, 1982

2. Pearce DW. Cost-Benefit Analysis. London: Macmillan Press Limited, 1983.

3. Drummond MF, Maynard A. Purchasing and Providing, Cost-Effective Health Care. London: Churchill Livingstone, 1993.

4. 汤普森. 计划评价中的效益与费用分析. 张军, 译. 北京: 中国建筑工业出版社, 1985.

5. 程晓明. 医疗卫生领域中的成本-效益分析. 上海: 上海医科大学出版社, 1994.

6. 方积乾. 生存质量测定方法及应用. 北京: 北京医科大学出版社, 2000.

7. 程晓明. 卫生经济学. 北京: 人民卫生出版社, 2012.

第十九章 卫生项目评价

导读 本章介绍了卫生项目的基本概念、项目评价的目的、方法、类型和程序。在卫生项目评价内容和常见类型中，详细介绍了方案评价、过程评价、结果评价、效率评价和影响评价的具体含义，以及按时间和内容进行分类的方法。在卫生项目评价的程序中，重点介绍卫生项目评价的八项关键步骤。通过对本章的学习，读者可以对卫生项目评价有一个总体概念，并能够对项目评价的程序有进一步的理解，在今后的项目设计和执行过程中，要考虑到评价的理念，并在设计阶段就开始注重评价的内容，使卫生项目能够取得更好的效果。

当一项卫生项目结束时，研究者将面临一项更重要的任务——项目的评价。通过项目评价可以对项目是否实现目标、项目是否成功作出判断；可以发现哪些工作做得较好、哪些做得不足、应该如何改善等进行经验总结，只有通过这种评估，才能在未来的项目中做得更好。不管项目成败与否，研究者都应在项目结束后作一次详细的评估。出色的研究者总是善于从项目的最后评估中积累宝贵的经验，特别是失败的项目，往往能从中得到更多的启示。把这些经验教训应用于未来的项目中，可以提高项目的效率，同时也能够有效地避免类似的错误。本章就卫生项目评价的相关问题进行讨论。

第一节 概　　述

一、基本概念

计划、实施和评价是卫生项目管理工作的主要环节。评价是管理学的重要组成部分，应该说它是贯穿于计划实施的全过程之中。评价是全面检测、控制、保证计划方案设计、实施的成功并取得应有效果的关键措施。在开展一项卫生项目的评价工作之前，首先需要了解一些有关的基本概念。

1. 评价/评价性研究　是指采用一定的评价方法，通过系统的研究来评判项目概念、项目的设计、实施和效应的一种系统方法。

2. 概念和设计分析　是指对于项目的基本假设、设计思想与设计方案等进行的评价。它主要包括对项目拟干预的问题及其所涉及的范围，该问题的影响程度与干预价值，拟采取的干预方案的可操作化，干预措施是否具有适宜性和针对性等。

3. 实施系统　是指与项目实施有关的组织结构、运作程序、管理体制、开展的活动、所需的材料和时间等。

4. 干预　是指项目实施于目标人群的、并且期望使目标人群某些特征发生变化的措施。

5. 目标人群　是指项目的干预将要施于的人、家庭、团体或社区等。

6. 目标问题　又称为干预问题，它是项目干预的最为直接的对象，指项目的干预措施拟施于的状态、不足等。项目的设计、假设、实施和评价都是围绕目标问题进行的。

二、项目评价的目的与意义

卫生项目评价是以卫生项目计划要求为标准进行的评价，是项目计划的继承和发展。经过评价既可以巩固已经取得的成效，也可以采取相应措施防止类似问题的发生。一项成功的评价必须与项目所制定的应该达到的目标相联系，目标说明的愈具体、愈明确，评价工作愈客观，工作的成效就愈大。

（一）卫生项目评价的目的

1. 确定项目计划的适宜性与合理性。

2. 确定项目计划中所开展活动的种类、数量，确定所开展的活动是否适宜目标人群以及所开展的活动是否按照计划进行等。

3. 确定项目是否达到了预期的目标,存在的问题是什么,以及需要进一步改进的意见是什么等。

4. 向项目资助方提供评价报告,报告项目所取得的结果、存在的问题、得到的经验和教训等。

(二)卫生项目评价的意义

1. 可以保证项目实施取得成功。评价贯穿于整个项目实施的各个阶段,管理者可以利用评价方法和手段,在项目实施的各个阶段控制进程,保证项目质量。

2. 可以使项目更具有科学性。在众多复杂的影响项目结果的因素中,项目管理者可以利用评价工具对影响因素进行监测和控制,使得项目所得结果易于解释,也使得项目更具有科学性。

3. 可以提高卫生项目的效率。评价可以改善正在实施项目的效果和效益。管理者利用评价手段在项目实施的各个阶段通过对项目的评价,及时得到相应的结果,通过反馈机制,及时修改项目活动和进程,使得项目取得最佳的结果。

4. 可以阐明卫生项目的价值及其推广性。通过评价可以明确项目的适宜性,是否具有推广价值,以及推广该项目所需要的条件和环境。

5. 评价项目目标的实现程度。将项目的计划目标与实际完成目标进行比较,衡量目标的实现度。同时,可找出存在的差距,为项目后期的工作指出方向和工作重点。

6. 评价研究项目的进展。将项目的计划进度与实际的进度进行比较,说明工作的进展情况,找出影响项目进度的原因,以便以后有针对性地采取相应的措施,保证项目顺利实施,达到预期的目标。

7. 对项目产生的社会和经济效益做出客观的评价。通过对投入与产出分析、衡量项目所产生的社会与经济效益。社会效益的投入可由投入卫生资源取得的使用效果指标,即居民健康状况指标来衡量;经济效益看由投入的卫生资源所取得的经济价值来衡量。

8. 评价项目的质量。项目质量控制的主要形式是对项目指标和标准的评价。通过对项目的指标和标准的评价,可以加强卫生项目的质量控制工作。

第二节 项目评价的内容和类型

一、项目评价的内容

卫生项目的评价内容依据评价目的的不同而有所不同。但总体上,应包含以下内容(表19-1)。

表19-1 卫生项目评价内容

评价阶段	评价内容	评价指标	评价目的
方案评价	相关性	卫生项目目标与居民客观需要的相关性,与党和国家的大政方针的相关性	评估项目的必要性
	适度性	卫生项目与经济社会发展水平的适应程度、与相关卫生政策的匹配程度	评估项目的可行性
	足够性	项目目标是否明确,项目理论是否正确,项目活动是否足以支撑项目目标的实现	评估项目设计的科学性
过程评价	进程	各项项目活动和整个项目是否如期完成	评估按时完成项目活动
	过程	各项项目活动和整个项目是否全部完成	评估全部完成项目活动
结果评价	效果	干预问题是否得到解决,反映在患病率、发病率、死亡率等的降低、危险因素的控制、疾病经济负担的减少等	评估项目目标的实现程度
	效率	卫生项目成果与项目成本的比值是否符合投入产出的原则,可表达为成本–效果分析、成本–效益分析和成本–效用分析	评估项目资源配置的有效性和合理性
	影响	项目是对人群健康状况、经济社会发展产生的作用	评估项目的远期效果

（一）项目方案评价

项目方案评价也称项目结构评价，主要评价项目的必要性、可行性和科学性，一般在项目立项前进行。当项目结束时进行方案评价，回过头来再看项目的设计是否合理，对于总结经验教训是很有帮助的。

1. 相关性评价　卫生项目必须与居民健康需求相关、与国家大政方针相关，才能具有实施的价值。相关性评价关注卫生项目是否针对当前紧迫的、重要的、急需要解决的卫生问题，是否是以需求为导向。其中，最为关键的是，项目的目标必须是实际存在的和政策关注的重要卫生问题。相关性评价说明了项目立项的必要性。

2. 适宜程度评价　卫生项目必须适合于当地经济发展水平和社会环境，必须符合当地的实际情况，应与相关卫生政策相一致。对卫生项目的适宜程度进行评价，主要关注卫生项目与项目地区外部环境的适宜程度，所采取的干预措施适合于当前的社会经济发展的程度，提出的卫生计划符合人们迫切的卫生需求，提出的目标、政策、策略、措施符合当地的具体情况，技术与方法可行，经济上能够被国家、集体、个人所承担，群众乐于接受等。

3. 足够程度评价　主要是评价项目的计划，检查项目计划的完整性、可操作性等，包括以下内容：项目目的和目标是否明确，是否将目标定量化和等级化，所设立的目标是否能够达到；项目理论是否正确，项目目的、项目目标、项目产出和项目活动之间是否存在因果关系，项目的全部活动是否能够支撑项目目标的实现。在制订计划的过程中，是否明确了重要的卫生问题，对于各种卫生问题是否给予足够的重视，并且在人力、物力、财力等方面给予保证。

（二）项目过程评价

项目过程评价主要评价项目是否按计划严格执行，包括内容上是否与计划一致，不能增加或减少内容，在时间上是否按时完成，不能拖后或提前。

1. 评估项目活动是否按计划内容执行　将项目活动的执行情况与原计划相比较，发现项目活动计划的内容是否得到了全面执行，是否保质保量，发现未按计划开展的活动，或发现在内容上的变化，找出未开展或改变活动内容的原因，及时提出补救措施或修订项目计划。

2. 评估项目活动是否按计划时间执行　将各项项目活动的执行情况同原计划的进度相比较，调查项目活动未按计划执行的原因，找出存在的主要问题或障碍及其主要的影响因素。将开展的各种工作、活动取得的进展与预期计划的目标相比较，评价成功或不足的原因，提出修改计划的措施。检查计划的时间进展可以了解计划的进度，了解计划实施取得的成就和存在的问题，可以及时提出需要引起重视的问题。

（三）项目结果评价

项目结果评价反映项目的结果，是项目评价的主要内容，一般包括项目的效果评价、效率评价和影响评价。

1. 项目的效果评价　衡量项目活动所期望的预定目标的实现程度。如是否达到了预期目标，是否解决了主要卫生问题等。研究计划执行过程中对解决某一卫生问题或改善卫生状况取得的预期效果。因此，效果也可以用来评价一项计划预期目标实际达到的程度。在条件容许时，目标达到的程度应该尽可能由数字来衡量，卫生项目中的许多指标是能够定量表示的。

2. 项目的效率评价　效率是指实施项目所取得的成果，与投入的资源之间的对比关系，评价能否以更经济的方法来达到同样的结果，从而使项目的机会成本最小和边际效益最大，它也是卫生项目所取得的成效同投入的人力、物力、财力、技术、时间之间的对比关系，可采用成本－效果分析、成本－效益分析或成本－效用分析，从投入产出角度对卫生项目进行评价。

3. 项目的影响评价　是指项目对人群健康状况、社会经济、医疗卫生、医学教育发展等所产生的作用，以确定所评价的项目的长期影响和贡献。

（四）评价项目的成败原因

不同的项目有不同的经验、教训和启示。关注那些失败的项目，研究错误出现在哪里，为什么项目的目标不能实现。成功的项目同样也值得仔细的研究和评估，从中可以得到许多有益的启示。

那些由于不可预见的因素而导致失败的项目并非是真正的失败项目，只是由于一些不可抗力或不可预见的原因，项目的目标才不能得以最终实现。那些由于环境变化、组织变化、目标变化而失败的项目也非真正的失败项目。只有那些因为管理问题、决策问题而导致预算超支、进度推迟、资源严重浪费的项目才是失败的项目。

1. 项目成功的原因 一般来说，项目成功的原因主要有：①制定了一份真实、可行的项目计划；②项目的冲突得到了有效的控制和解决；③项目目标清楚，研究小组中每位成员都能充分地理解；④项目从启动到结束都处于有效的控制和跟踪状态；⑤在规定的时间内，有足够的人员来完成既定的工作任务；⑥在项目实施之前，绝大部分工作任务已经得到界定，资源已配置齐全；⑦项目负责人经常与研究小组的成员进行交流，倾听他们的建议，帮助他们解决问题，掌握了项目进展的第一手资料；⑧项目负责人注意到了终止的类似项目，善于从中吸取经验和教训。

2. 项目失败的原因 项目为什么会失败？有一些基本的原因决定着项目的目标难以实现，这些原因恰好与成功项目的原因相反。它们是：①项目计划太简单，或者过于复杂，甚至脱离实际，难以操作；②项目的主要冲突无法解决，浪费了过多的时间和资源；③项目负责人的管理水平、领导艺术欠佳；④项目团队对最初的项目目标理解有分歧；⑤在项目进程中，项目监控不充分，不能预见即将要发生的问题；当问题出现时，又没有能够适当的解决；⑥研究小组成员数量上不充足且工作效率低下；⑦项目负责人以及主管单位之间缺乏有效、充分的沟通；⑧优柔寡断的决策；⑨项目中所需的资源供应缓慢，导致项目进度一再拖延。

二、项目评价的类型

卫生项目的评价类型按照不同的分类标准有着不同的界定。

1. 按照项目周期分类 按照项目周期可以将项目评价分为目标评价、过程评价和结果评价三种类型。

（1）目标评价：主要是围绕确立的计划目标，评价目标的科学性、合理性和可行性，最终评价目标的实现程度。

（2）过程评价：主要是对卫生项目实施过程绩效的评价。通过对实施过程加强监督、控制、分析卫生资源的利用程度、计划的进展程度等，及时发现执行过程中存在的问题，制订相应对策，加以解决，保证计划顺利执行。

（3）结果评价：主要是针对实施后所取得的成效进行的评价。结果评价对于长、中、短期的研究项目，可以细分为长期效应评价、中期效应评价和短期效应评价。长期效应评价体现了医学研究项目的持续性发展绩效，短期效应则表现为研究项目的短期绩效。完整的评价应该包括长、中、短期三个方面的效应评价。

2. 按照评价内容分类 一般来说，按照评价内容来分可以将卫生项目的评价类型分为环境评价、形成性评价、基线评价、预试验评价、财务评价、中期评价和终末评价。

（1）环境评价：这里所指的环境是一个广泛的概念。它包括政治、社会、经济、人口、文化、地理等多方面的情况。项目的环境评价往往是项目正式开始之前的主要任务，它关注项目地区的社会经济发展有关的政策、制度、人口等状况对项目的影响。随着管理的进一步科学化，环境评价的重要性将越来越明显。在进行环境评价时，政策分析技术是较为常用的一种方法。它主要针对当地政府等部门的有关政策和规划进行系统的分析，明确所拟开展的项目是否是当地的当前工作重点，是否对促进当地的社会经济发展有重要的作用；现行的政策和规划是否支持本项目的目标和实施以及成效的推广等。一句话，项目的设计、实施等都必须适应环境因素，否则，该项目就没有存在的必要。

（2）形成性评价：它是指在项目实施过程中所开展的评价性研究。它主要是检查项目的干预措施或实施方案的有效性与可行性。同时，还对项目的承担机构/组织的有关经验和条件、人力资源管理、信息管理等进行评估，以便及时发现问题，加以解决。

（3）基线评价：又称为基线调查，即通过定性、定量相结合的方法收集项目实施之前的有关资料，明确有关指标的基准状况，如疾病的发病率、患病率等。为以后项目中期和终末性评估提供基础性的参考数据,以明确项目实际产生的成效。所以,项目的基线评价的作用是很重要的,不能忽视。

（4）预试验评价:在正式的项目实施前,研究者往往会在一小的范围内选择某个（些）单位进行试点,以评价项目设计的合理性、项目干预方案的可行性、项目的实施效果、研究对象的可接受性与满意度、进度安排的适宜性等。对于在预试验中发现的问题,及时给予修改,减少了项目正式开始以后所产生的问题。此外,通过预试验还可以对调查员进行标准化的培训,使他们统一概念、统一方法、统一程序等。

（5）财务评价:在项目实施后,会经常性的开展项目的财务评价工作,以检查项目的资金是否按计划分配,配套经费是否到位,比较预算与实际费用开支的符合程度、计算投入产出比,了解资金是否满足了研究项目的需要、是否发挥了应有的作用等。

（6）中期评价:当项目进行到一半时间时,往往会开展项目的中期评估工作。目的是综合检查项目设计的适宜性,即项目预先的概念和思路在目前是否仍然正确,项目的环境是否发生了变化,环境的变化对项目的目标的实现是否有重要的影响,项目取得哪些阶段性成果与产出等,项目存在哪些问题,这些问题的主要原因是什么等。同时,中期评价的另外一个目标是考虑是否及怎样修改项目的计划、目标、投入等,并且提出项目后期的指导原则和有关的建议。

（7）终末性评价:几乎所有的卫生项目在其结束时,都需要开展终末性评价工作。它的重点是检查项目预期目标的达到程度,项目的成效（包括效果、效益与效用等）,项目成效的可持续性、可推广性以及必需的条件与范围等。

第三节　项目评价程序

一般来说,项目评价由提出关注的问题、确定评价标准、设计评价方案和选择指标、收集资料、分析资料和报告结果等步骤组成（图19-1）。现分述如下:

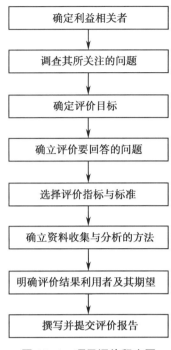

图 19-1　项目评价程序图

一、确定利益相关者

利益相关者是指与项目设计、实施与效果有一定联系的机构、组织和人群等。它们的期望和态度等对项目的开展与项目效果的推广等都有一定的影响。例如,拟在某市的多家医院开展一种新药的临床试验,这一项目的主要的利益相关者包括:市政府的有关职能部门（食品药品监督管理局、卫生健康委员会）、卫生服务机构（医院）、保险机构、药品生产厂家、患者等。

二、明确不同的利益相关者所关注的问题

对于同一个卫生项目,不同的利益相关者所关注的问题是不同的,有时是完全相反的。评价者必须首先明确它们对评价性研究的期望,从中确定谁是主要的利益相关者,根据其主要的期望来设计评价方案。

三、确定评价目标

在明确主要的利益相关者及其期望的基础上,评价者就应该确立评价的目标。这个目标既包括总目标,又包括具体目标。总目标是总体上阐述项目工作应该达到的目的,能够说明总体的要求和大致的方向。具体目标是总体目标分

解到各个主要环节上的目标,是对总目标的具体说明。

任何一个项目计划都需要有明确的目标,它是计划实施和效果评价的依据。没有明确的目标,整个计划就失去了意义。计划的目标分为总体目标和特异性目标。计划的总体目标是指计划理想的最终结果。它是概括性的,它为计划提供了一个总体发展方向。为了达到总体目标,必须依靠几个特异目标的实现来完成。计划的特异目标又称为具体目标。它是为实现总体目标而设计的具体可操作的目标。制定目标应遵循以下原则:

1. **可实现性** 目标的可实现性就是指所制定的目标要合理,能够有理由实现。也就是说,在制定研究项目的目标时,应根据拟探讨的问题、现有的条件、资源等制定出合理的、可实现的目标。

2. **可测量性** 目标的可测量性是指计划的实施中和完成后,对所产生的变化结果可以测量。这样即有利于对结果的评估也有利于对结果的观察。

3. **时间限制** 目标的制定一定要有时间的限制。在制定目标时应考虑解决问题需要的时间和借鉴他人的工作经验,为自己的计划制定出一个合理的时间范围。

4. **具有挑战性** 所制定的目标应具有挑战性,即它可激励研究人员主动参与工作,尽可能地解决所想解决的问题。

四、确定评价需要回答的问题

在进行研究项目评价时,通常需要对项目提出以下问题:

1. **确定最有效的策略** 策略是为了实现计划目标而采取的一系列措施的原则。在制订策略时,应首先分析问题发生的原因,并根据可能的原因制订实现目标的策略。对于每一种原因都有可能提出多种达到目标的策略,但在确定实现目标的策略时,应该考虑到资源和条件,使所提出和制定的策略既能够符合现实的基本情况,又能够实现计划目标。

2. **确定最有效的干预措施** 干预措施是在实现目标策略的指导下为达到目标所采取的一系列活动。活动是具体的和可操作的,活动计划要表明具体的活动时间、对象、人数和地点。也就是活动计划要解决做什么、在哪里做、什么时间做、谁去做、如何做的问题。应选择客观、可测量的指标来测量和评价活动效果。在确定干预措施时,应考虑人力、物力和财力等资源问题,也应注重成本效益的问题。即在几个可供选择的干预方案中,选取最为有效的那个方案。充分考虑项目方案的机会成本问题,从中选择最佳的方案,使有限的资源发挥最大的效益。

3. **确定最适宜的目标人群** 一个项目往往难以解决所有的问题,要根据需求等情况,选择最为适宜的人群为项目的目标人群,才能充分发挥项目的效果并取得效益。

4. **确定干预是否施于目标人群** 通常有些项目虽然已经按照预定的计划开展了,但由于各种因素的影响,干预措施有时并没有落实到准备干预的目标人群,以至于活动开展的很多,但目标人群受益很小甚至没有受益。主要的原因是干预措施没有施加于目标人群。

5. **确定干预是否按计划实施** 原则上,项目计划是项目实施的指南,任何项目活动都必须严格按照预先确定的计划执行,否则,就有可能使项目失去方向和使其目标难以达到。

6. **确定干预措施是否有效** 干预措施施加于目标人群后,紧接下来的问题就是要问该项措施的有效性问题。花费资源来实施没有效果或效果不大的干预措施,是不符合项目管理原则的,也是没有任何必要的。所以,在项目实施以后,就必须要了解项目所采取的干预措施的有效性。

7. **确定干预措施的费用** 良好的干预措施应该是以较小的花费取得较大的成效。一项干预措施,虽然取得的成效较大,但是如果其所需要的费用很高,在卫生资源有限的今天,也是不可取的。有时,项目管理者将项目干预的费用作为最为主要的一项指标来评价项目的适宜性。

8. **确定是否达到期望目标** 将项目的效果与预先制订的目标进行比较,看目标的达成度。目标达成度越高,项目就越成功,反之亦然。

9. **确定问题概念和是否可操作** 项目设立的基础首先是因为存在着问题。要解决该问题,必须制订详细的解决方案——即项目计划。在制订项目计划的时候,要建立项目假设,明确问题是什么及其造成问题的主要原因,如果对问题的理解不透,假设不明确,将会使项目缺乏可操作性。例如,某地人群痢疾发病率比上一年增高了1%,不能简单地理解为发病率的增高就是问题,要在查明增高原因的基础上,才能明确问题,如主要是由于外来人口的增加。此时,问题不是发病率的增加,而是外来人口的增加。所采取的项目就不应该是针对痢疾发病率控制方面的,而应该是针对控制外来人口方面的。只有这样,才能使项目具有针对性和可操作性。

10. **确定问题的范围和目标人群是否查明** 在明确什么是问题之后,就需要阐明问题的分布范围及其所涉及的人群,明确目标人群的特征、大小等。

11. **项目设计是否紧扣目标** 项目的目标是要解决存在的主要问题,它指导项目设计、实施与评价的指南。只有在具有明确目标的前提下,才能进行下面的设计。反过来,项目的设计必须紧密围绕目标,否则在项目结束后就无法保证目标的实现。

12. **项目实施概率多大** 明确实施该项目的环境条件、资源等因素是否具备。

13. **费用 – 效益比如何** 只有收益大于支出的卫生项目才有可能实施。如果一个项目的效益越好,其实施的可能性就会越大;反之亦然。

14. **干预效果是否是项目期望的** 有时项目产生了许多效果,有的效果往往是很大的。但是,从项目管理和评价的角度来看,一个项目是否成功,最为关键是项目达到了其所期望的效果——即项目计划的目标。

15. **结果是否归于非项目的因素** 由于在项目的实施过程中会有许多因素的影响,要明确项目最后所取得的效果哪些是由于项目的干预所产生的,哪些是由于其他的因素(我们称之为非项目因素)引起的,只有这样,才能正确地评价项目的成效。

16. **是否为最有效率的项目** 一个好的项目,不仅需要具有良好的效果和效益,同时也应该具备良好的效率,即用最小的投入和时间来获得期望的效果和效益。

五、选择评价指标与标准

在明确了不同等级目标后,应再列出相应的

评价指标。指标是指测定变化的工具,利用指标可以明确目标是否达到,以及所达到的程度。指标确立的原则主要有:

1. **客观性** 指标体系的设计应该能够客观地评价总体目标,要求每项指标都与总体目标保持一致,使每项都能够反映客体的本质。

2. **独立性** 指标的独立性要求指标体系中同一层次的指标是相互独立的,不互相包含,也不存在因果关系,并且指标之间不存在矛盾之处。指标独立性的要求可以避免指标的重复,提高指标评价的科学性。

3. **可测量性** 为了提高指标评价的准确性,凡是可以量化的指标,应尽可能量化测量。凡是不能量化的指标,应该尽量有明确的观察结论,为数量化分析奠定基础。

4. **可比性** 卫生项目的评价是对客体的判断,要想做出正确的判断,就必须保证质的一致性。因此,当设计指标时,应该注意选择具有质的一致性的内容,以保证具有可比性。

5. **可行性** 要求指标便于实施,容易测量和得出结论。为了收集的方便,保证指标的准确可靠,应该尽量简化测量的指标体系。

6. **时间性** 即指标要有时间上的限制。因为很多的指标是随着时间的变化而变化的,如果没有明确指标收集或分析的时间,往往就会得出错误的结论。例如,在评价促进儿童生长发育的项目中,其中的一个重要的指标为身高,由于身高在上午与下午的自然生理性变化,就必须要明确规定身高的测量时间。

六、选择项目评价设计方案

卫生项目不同于科学研究,往往发生于现实环境中,对项目干预效果产生影响的各种因素难以有效控制,故很少采用随机对照试验,而较多采用的是准试验评价设计和观察性评价设计。

1. **准实验性评价设计** 准试验性评价设计的主要特点是试验对象没有随机化分组,也就不可能通过随机分组来达到试验组与对照组之间的基线对比,此时,需要通过比较两组干预效果的变化情况,来评价干预产生的效果。准试验的设计原理如下:

	试验前		试验后
试验组	●	×	●
对照组	●		●

按一定的纳入标准随机或非随机选取试验对象（项目干预对象），在试验前测量基线指标后施与试验因素（被评价的干预措施），经过一段时间（项目周期）测量试验后的结果指标，比较试验前后结果指标的变化；同时，为了控制混杂因素的干扰，再选择一组条件可比的对照组（非项目干预对象），试验组和对照组要尽量均衡可比，即某些人口特征指标或某些混杂因素两组要一致；如不一致，可采用倾向评分匹配（propensity score matching，PSM）加以纠正。当对实验前后带有对照组的数据进行统计分析时，可应用倍差法（difference in difference，DID）分析和多因素分析。

倍差法分析是准试验评价中广为应用的一种分析方法，用于分析一项干预技术作用于对象时带来的净影响。其基本思路是在非随机分配的两个调查样本，一组是试验组，一组是对照组，计算试验组在干预技术实施前后某个指标的变化量，以及对照组在干预技术实施前后同一指标变化量，通过比较被评价的干预技术对试验对象和非试验对象效果随时间的变化，上述两个变化量的差值即反映了该干预技术对试验组的净影响。如果只考虑试验组在干预前后效果变化（第一个差值，表 19-2），那么仅仅是在控制该组不随时间变化因素（如性别）的情况下评价干预技术实施效果，这个干预效果是不真实的，因为没有控制随时间变化的因素，如物价、社会变革等；如果能够测量在同一环境下非试验对象即对照组干预前后效果变化（第二个差值，表 19-2），就能够捕捉到随时间变化因素的影响；再将第一个差值减去第二差值，得到新的差值即为 DID 值（表 19-2），即消除了随时间变化因素的影响，这个干预效果的估计（DID 值）就更接近真实。

表 19-2　倍差法

干预	后	前	差值
干预组	B	A	B-A
对照组	D	C	D-C
差值	B-D	A-C	DID=（B-A）-（D-C）

来源：Paul J Gerlter。

2. 观察性评价设计　观察性评价是指处理因素（被评价干预技术）不是人为施与的，是在自然状态下正在使用的，评价人员客观地观察和记录观察对象的现状及其相关特征的一种评价方法。观察性评价的主要特点是观察对象及其相关因素，包括处理因素和非处理因素，是客观存在的；不能用随机分组方法来平衡或消除非处理因素对结果的影响。处理因素不是评价者确定的而是客观存在的，且观察对象没有随机化分组。观察性评价的应用实例很多，如反应停事件的病例对照评价。

观察性研究除在选择对照组时尽量保证试验组和比较组均衡，混杂因素的控制常借助于统计方法，如标准化法、分层分析、多因素统计分析等方法来排除非研究因素对结果的影响。另外，由于观察性评价多采用问卷调查，容易产生误差和偏倚，因此在观察性评价中应特别注意问卷设计技巧和调查的质量控制。

观察性评价包含描述性评价和分析性评价。描述性评价将发现干预因素与干预效果的相关性，并不能推断干预因素与干预效果之间的因果关系，而分析性评价能够探明这种因果关系，但推断的证据等级没有实验性评价设计强。通常，描述性评价是分析性评价的前身，通过描述性评价发现已存在的干预因素与干预效果间的相关关系，建立因果关系的假设，然后应用分析性评价对有相关关系的干预因素进行回顾和/或前瞻性分组观察，对分组数据进行比较分析，以验证假设，从而推断干预因素与效果间的因果关系。描述性评价主要有案例分析和横断面分析，而分析性评价可分为病例-对照评价、前瞻性和回顾性队列评价。我们先来简要讨论描述性评价，之后再讨论分析性评价。

（1）横断面评价：是指在某时点或时间段，同时调查某人群特定状态如知识、认知、行为、疾病、伤残、死亡、健康和对某些干预因素的暴露情况，探讨干预因素的暴露或使用与这些状态间的关系。横断面评价发现的干预因素应用与某特定状态间的关系只是一个统计意义的关联，不是因果关系，这种评价仅仅提出其因果关系的假设。这是因为在某时点或时间段内同时调查干预因素暴露和某特定状态情况，不能确定暴露是否在某特定状态出现之前就已存在。

（2）案例分析：是为深入分析和比较，发现干预因素与结果间的关系，将一些特殊例子的数据组织在一起。它可以是个体、小组、邻里、项目、机构、社区、区域或是国家案例。选择什么样的案例通常是由案例评价设计来确定，而且是定性调查中目的样本的基础。定性分析中的案例评价有其特殊的数据收集、组织和分析方式，展示分析过程，目的就是收集综合的、系统的和深层次的案例信息，这样的分析过程就是案例评价。案例评价可分为单案例分析和多案例分析（图19-2）。无论哪种案例分析都包含两个部分：个案及其所处的情景条件。

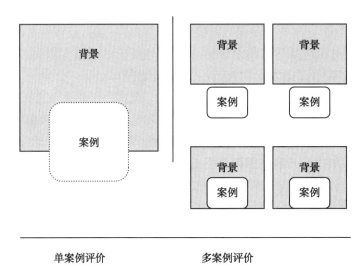

单案例评价　　　　　　　多案例评价

图 19-2　案例评价设计基本类型

单案例评价设计可以对某极端案例或具有代表性案例进行分析，目的是了解分析某一案例出现的环境和条件，及发现哪些因素与案例出现有关。当案例分析包括多个案例时就是多案例分析。多案例分析推导出的结论比单案例分析的更具说服力，更经得起推敲。它与实验性评价中的多元实验相像，多案例分析中的多个案例是按复制法则选择案例，要么选择能产生相同结果的案例，要么选择可预知的产生不同结果的案例。每个案例都是独立的分析对象，不是多个访谈对象。因此在案例评价中界定分析单位（或案例本身）是非常重要的。在开展案例评价前，必须对分析单位进行细致界定，并充分听取项目利益相关者的建议，以确保选择的案例与评价问题具有关联性。案例数据可以包括访谈数据、观察数据、文件（项目记录或文件，报纸剪报）、其他人对案例的反映、实物证据及案例背景环境信息。

（3）病例–对照评价：是一种通过回顾性调查，实现"从果到因"的推断。首先，选定病例组和对照组，然后分别回顾调查两组对被暴露的干预因素情况，比较两组因干预因素暴露所导致的健康结果差异，探索某健康结果与干预因素使用间的因果关系。

（4）队列研究：是一种通过前瞻性调查，实现"从因到果"的推断。首先，选定干预因素使用组和非使用组（对照组），然后在其他条件相同的情况下观察比较两组健康结果与干预因素间的关系，探索健康结果归因于该干预因素暴露的可能性。具体方法见本书的相关章节。

七、确立资料收集与分析的方法

（一）资料收集方法

1. 选择资料收集方法　评价资料的收集由一系列的工作组成，包括：确定测量变量、选择测量方法、确定测量的真实性和可靠性、对测量的质量控制、记录并解释测量结果等。掌握及时、准确、可靠的信息是进行科学评价的基础，没有信息就没有评价工作。一般可以将资料的获取方法划分为以下几种：

（1）面对面的问卷调查：是卫生项目评价中一种最为常用的方法。根据调查目的拟订专门的调查表，由专门训练的调查员向被调查者询问来收集资料。问卷调查一般采用抽样调查,要求样本要有代表性。通过问卷调查既可以收集常规登记和报告所不能得到的资料,又能够核对他们的准确性和完整性。

(2)利用各种通讯方式进行调查:调查表可采用通信邮寄、电子邮件或网络在线调查等方式发给被调查者,由被调查者根据调查表的内容自行填写。这种方法易于开展,但是其应答率较低。

(3)观察法:分为两种。一种是直接观察,是指直接参与研究对象的活动中,观察、收集记录所需要的资料;另一种是非直接观察,调查者不参与研究对象的活动,只是将观察的结果记录,然后进行分析。

(4)健康检查法:采用健康检查和实验室辅助诊断等方法,找出可疑患者。该方法必须与询问相结合使用。

2. **收集资料时应注意的问题** 在收集信息过程中,一般要问几个重要问题:

(1)要测量的变量是什么?

(2)对于要测量的变量,是否有现成的、公认的测量技术?

(3)该测量技术是否在过去同本次测量类似的环境下使用过?

(4)本研究是否具有足够的时间、资源和技术来创造新的测量技术?

(5)被调查者是否乐于回答研究所提出的问题?

(6)从伦理学的角度来看,信息的收集是否符合伦理的要求?

(7)所收集的信息的可靠性如何?

(二)**资料分析方法**

将资料分析划分为两个阶段。第一阶段为调查资料的核对、整理与分析阶段。第二阶段是对取得的调查资料进行判断、推理,得出有规律性的结论。

根据不同的资料选择相应的统计分析方法对资料进行处理,在分析时应该考虑:

(1)要评价问题的特点是什么?

(2)要评价项目成功的标准是什么?

(3)所测量的变量的性质是什么?

(4)选择的调查样本量是否有代表性、是否足够?

(5)所收集资料的真实性和可靠性是否令人满意?

八、明确评价结果利用者及其期望

在完成以上步骤后,评价者已经掌握了有关项目的基本素材。紧接着就要了解谁将要利用此资料的问题。正如前面所述,不同的机构和人群对于评价性研究的期望是不同的,因此,他们利用评价所得资料的角度和动机也是有差异的。由此可见,只有在搞清评价结果的利用者是谁及其期望之后,才能撰写并提交有针对性的、有价值的评价报告。

九、撰写并提交评价报告

评价报告是项目评价的书面总结,撰写评价报告是项目评价工作的重要组成部分,是评价性研究的最后一个环节,应以认真、严谨、求实的态度对待报告的撰写工作。评价报告是采用书面文字的形式系统地介绍项目评价的目的、方法、过程、结果以及结论的一种特殊文体。一方面,评价结果和结论,要通过一定的形式表现出来,才能对其进行传播、交流和应用;另一方面,对评价结果的表现过程又是对调查材料继续深入分析和研究的过程。有的时候,调查人员在撰写评价报告以前,认为有些问题基本弄清楚了,但是当撰写报告时,又不知如何下笔,这时才知道有些问题并不十分清楚,还得进一步深入分析与探讨。

有时对于一项评价性研究,往往撰写好几种不同类型的评价报告。例如,当利用者为政府主要领导时,评价报告通常只是简明扼要地说明项目的成效和产生的影响等,而忽略评价的方法学等问题;如果利用者为财政部门,评价报告主要的重点是叙述关于资金的使用情况,以及有关费用效益的问题等;如果评价报告的利用者为项目管理专业机构和专业人员,则评价报告必须详细地描述和解释所有的有关项目设计、实施、成效及其影响等问题。

通常,项目评价报告应该包含如下一些主要内容:

(1)回顾项目的历史:其中包括对项目计划的修改和变更。

（2）主要成果的总结。

（3）对比项目的计划目标和已实现的目标，分析其成败的原因。

（4）项目总决算，并说明成本偏差的原因。

（5）评估项目管理的得失。

（6）提出需要继续关注的问题。

（7）对未来项目管理的建议。

此外，也有一些大型卫生项目评价报告还包括如下内容：

（1）对项目进程中所出现的问题，冲突及解决办法的总结。

（2）项目阶段性总结。其中包括：实际项目期限和原定进度的对比、实际成本和既定预算的对比等，为什么会出现偏差？程度多大？这些都应有详细的记载。

（3）对需要增加资源的工作任务的记载。

（4）对合作方支持方的总结。在未来的项目中，如何才能改善与它们的合作关系？

（5）对项目中沟通的分析以及提高沟通技巧的建议。

（6）从总体上分析项目管理的流程。

（王亚东）

参 考 文 献

1. 梁万年. 社区卫生服务管理. 北京：人民卫生出版社，2009.
2. 王亚东. 卫生项目管理. 北京：人民卫生出版社，2013.

第二十章　医学科学研究选题与申报

导读　医学科学研究是以正确的观点和方法,探索与医学有关的未知或未全知的事物或现象的本质及规律的一种认识和实践。在医学领域不断有新问题出现,如何才能针对发现的新问题选择适当的研究方法,并解决问题,是医学科学研究人员应学习和掌握的方法。本章将重点介绍医学科学研究选题的过程、应注意的事项,以及项目的来源和申报中的一些技巧,同时还介绍了医学科学研究计划的拟定以及科研计划书的撰写等内容。

第一节　科研课题的
类别和来源

按研究目的、研究对象和获取资料手段不同可以将医学科研课题分为不同的类别。按研究目的和应用特点可分为基础研究、应用基础研究、应用研究和开发研究。基础研究和应用基础研究的共同特点是具有先导性、探索性、系统性和国际性。基础研究水平是一个国家科学技术发展、创新水平和竞争力的综合体现。按取得资料的手段不同,可分为观察性研究、实验性研究、整理资料性研究和文献资料综合性研究等。按研究对象不同,可分为动物实验、临床试验和社区干预试验等。

一、科研课题的类别

(一)按研究目的和应用特点分类

1. 基础研究　是指以探索未知、认识自然现象,揭示客观规律为主要目的的科学活动,它不以任何专门或特定的应用或使用为目的;是新技术和新发明的源泉和先导;是推动现代科学和经济持续发展的重要支撑和后盾。它常常走在经济

和社会发展的前面,一旦有重大的突破,往往对社会、经济和科学研究本身产生巨大的推动作用。基础研究需要研究者或研究群体具有创新意识,通过对新现象的观察和分析,提出新的假说和理论,并在实验中进行科学验证。

2. 应用基础研究　是围绕重大的或广泛的应用目标,探索新原理和新方法,开拓新领域的定向性研究;是对基本科学数据进行系统的考察、采集、评价、鉴定和综合分析,并探索其基本规律的研究,期望能产生广泛的知识基础,为已看出或预料的当前、未来或可能发生的问题提供解决方案的资料和线索。

3. 应用研究　是指有明确的应用目的,为进一步发展某一技术,提高生产率,拓宽应用领域,开辟新的生产力和生产方向所进行的研究活动。它主要是针对某一特定的实际目的或目标,或者说是将理论发展成为实际运用的形式。基础研究是为了认识现象,获取关于现象和事实的基本原理的知识,而不考虑其直接的应用,应用研究在获得知识的过程中具有特定的应用目的。

4. 开发研究　是指从事与生产有关的技术改造,工艺革新和产品更新等科研活动,是科学知识转化为生产力的主要环节。

(二)按获取资料的手段不同分类

1. 观察性研究　在对研究对象加以部分条件限制情况下收集研究资料。如旨在观察患者综合治疗效果和预后的临床注册研究等。

2. 实验性研究　包括动物实验、人体实验和社区人群试验等。如了解某药物治疗的效果,以及观察新生儿注射乙肝疫苗预防乙型肝炎的效果等。

3. 整理资料或文献评述等综合性分析　以过去获得并保留的完整资料为基础,应用适当的

统计学分析方法探索病因、分析死因和筛选影响预后的因素等。

（三）按研究对象不同的分类

1. 动物实验 以动物为实验对象，探讨疾病发生的病理生理过程和发病机制等。经过反复论证和保证安全的情况下，考虑是否可将动物实验结果外推到人体。

2. 临床试验 一般应用于对患者疗效和预后分析的研究。

3. 社区干预试验 在某个地区的人群中进行，持续时间一般较长，目的是通过干预某些危险因素或施加某些保护措施，观察其对人群产生的预防效果。

二、科研课题的来源

（一）国家级项目

国家自然科学基金项目、国家科技重大专项、国家重点研发计划、技术创新引导专项（基金）、基地和人才专项。

（二）部委级项目

国家教育部项目、国家人力资源和社会保障部项目、国家药品监督管理局项目和国家中医药管理局项目等。

（三）地方级项目和民间项目

各省市科研基金项目，以及大公司、药厂等设立的专门用于科研和开发的基金项目等。

（四）国外基金项目

有来自国际组织、国外大学团体，以及各种专门的基金组织设立的科研基金和慈善机构基金等，如世界卫生组织、联合国儿童基金会、美国中华医学基金会等。

三、基金项目的申报条件及资助范围和特点

本部分以申报国家自然科学基金项目（national natural science foundation of china，NSFC）为例，说明部分基金的资助范围、特点和要求等。

（一）国家自然科学基金面上项目

它是科学基金研究项目系列中的主要部分，支持从事基础研究的科学技术人员在科学基金资助范围内自主选题，开展创新性的科学研究，促进各学科均衡、协调和可持续发展。面上项目申请人应当充分了解国内外相关研究领域发展现状与动态，能领导一个研究组开展创新研究工作；依托单位应当具备必要的实验研究条件；申请的项目有重要的科学意义和研究价值，理论依据充分，学术思想新颖，研究目标明确，研究内容具体，研究方案可行。面上项目合作研究单位不得超过2个，资助期限为4年。

（二）重点项目

重点项目是科学基金研究项目系列中的一个重要类型，支持从事基础研究的科学技术人员针对已有较好基础的研究方向或学科生长点开展深入、系统的创新性研究，促进学科发展，推动若干重要领域或科学前沿取得突破。

重点项目应当体现有限目标、有限规模、重点突出的原则，重视学科交叉与渗透，有效利用国家和部门现有重要科学研究基地的条件，积极开展实质性的国际合作与交流。

（三）青年科学基金项目

青年科学基金项目是科学基金人才项目系列的重要类型，支持青年科学技术人员在科学基金资助范围内自主选题，开展基础研究工作，培养青年科学技术人员独立主持科研项目、进行创新研究的能力，激励青年科学技术人员的创新思维，培育基础研究后继人才。

青年科学基金项目申请人应当具备以下条件：

（1）具有从事基础研究的经历。

（2）具有高级专业技术职务（职称）或者具有博士学位，或者有2名与其研究领域相同、具有高级专业技术职务（职称）的科学技术人员推荐。

（3）申请当年1月1日男性未满35周岁，女性未满40周岁。作为负责人正在承担或者承担过青年科学基金项目的（包括资助期限1年的小额探索项目以及被终止或撤销的项目）不得再次申请。

青年科学基金项目申请、评审和管理机制与面上项目基本相同，但着重评价申请人的创新潜力。青年科学基金项目的合作研究单位不得超过2个，资助期限为3年。

（四）地区科学基金项目

地区科学基金项目是科学基金人才项目系列中快速发展的一个项目类型，支持特定地区的部分依托单位的科学技术人员在科学基金资助范围

内开展创新性的科学研究,培养和扶植该地区的科学技术人员,稳定和凝聚优秀人才,为区域创新体系建设与经济、社会发展服务。

符合上述条件,隶属于内蒙古自治区、宁夏回族自治区、青海省、新疆维吾尔自治区、西藏自治区、广西壮族自治区、海南省、贵州省、江西省、云南省、甘肃省、延边朝鲜族自治州、湖北省恩施土家族苗族自治州、湖南省湘西土家族苗族自治州、四川省凉山彝族自治州、四川省甘孜藏族自治州和四川省阿坝藏族羌族自治州的依托单位的科技人员,可以申请地区科学基金项目。

国家自然科学基金委员会 2018 年度批准资助研究项目系列的面上项目 18 947 项,重点项目 701 项,重大项目 1 项,重点国际(地区)合作研究项目 106 项;人才项目系列的青年科学基金项目 17 671 项,优秀青年科学基金项目 400 项,地区科学基金项目 2 937 项等。

国家自然科学基金委员会的网址是 http://www.nsfc.gov.cn。

第二节　立项的原则和程序

选题是科研工作的第一步,也是项目申报成败的关键环节。科研课题的选定绝对不是凭空想象出来的,一定要明确研究目的,确定研究方向。研究者要首先明确选题是为了申报课题,还是为了在原有工作基础上继续进行更加深入细致的研究。在国内外科技竞争异常激烈的今天,如果科研人员选题不当,就很难在相关研究领域保持优势地位,而面临被淘汰和没有固定研究方向的境况。对第一次申报课题,而又没有坚实的工作基础的年轻科研人员来说,合理选题关系到科研工作能否尽早起步,以及建立今后的研究方向,所以,他们更应多花一些时间来充分作好选题的准备,而不要匆匆立项,以免因考虑不周和选题不当而导致立项失败。

一、立项的原则

(一)项目的研究目标要与项目投标指南要求相符

如果选题只是为了申报基金项目,那么在选题前,一定要仔细阅读和了解相关的项目指南要求,使得所选课题与项目指南要求的研究范围和研究目标等完全符合。同时,还要注意项目指南中有关资助的研究重点,特别注意优先资助领域等信息。

(二)项目应具有重要的研究意义或应用价值

在已有研究工作的基础上,分析以往研究工作的进展和存在的问题。例如,你准备对哪些问题展开研究,或你在工作中遇到了什么新问题和发现了什么新现象,你提出的问题是不是该研究领域的重要问题。如果需要对它进行进一步的研究,就应收集全部有关的信息资料,并对它进行分析,以此判断你对问题的选择和分析是否合适。若是新的研究领域,还应了解是否已有同行在做相似的工作,他们的工作进展和优势是什么,你自己能否找到合适的切入点。

(三)有明确的研究目的

1. 观察事物的现象　了解居民健康状况和主要疾病的患病或发病强度等。

2. 探讨疾病的病因和发病机制　研究病因或研究遗传因素、生活习惯和环境污染等对疾病的影响。

3. 解决临床工作中的实际问题　如在临床实践中遇到或发现了新的问题,期望通过研究解决这些实际问题,为临床决策提供参考。如观察临床诊断技术改进或治疗手段提高等对疾病诊疗效果产生的作用。

(四)突出创新性

创新可按其属性分为两大类:一是初级创新(原始性创新),二是次级创新(跟踪性创新)。

初级创新:指在所研究领域中基本概念的建立或是对原有的学术观点的突破,新方法的建立(新的研究手段)或在新的领域内的拓展(包括交叉学科新的生长点等)。基础研究工作应强调初级创新或源头创新。

次级创新:主要表现在对现有的概念、方法等的补充和完善。应用基础研究、部分应用研究的工作多属于次级创新性研究。

没有创新性的基础研究多是重复的研究,它将直接影响科研的质量及水平。如果一项研究没有明显的创新,就不会得出有价值和特色的成果,这样的项目得到资助的可能性极小。对创新性的把握往往是申请项目成败的关键。创新不是凭空臆想，它的产生源于科学研究的基础和成果，并取决于科学的思维方式和敏锐的洞察力。

选定的课题是否具有创新性，大概体现在：

1. 通过选题者敏锐的洞察力，提出新的研究思路和设想，这也是立项的基本条件和价值所在。

2. 前人没有研究过或从未涉及的内容。

3. 前人对此虽有研究，但本人的研究或实践是对既往的理论认识的发展和补充，例如我国是一个地域辽阔的多民族国家，在某个地区人群中研究结果的代表性可能具有局限性，所以可以通过扩大地区和人群样本进行深入研究，以提高研究结果的代表性和论证强度。

4. 国外已有此方面的研究资料，但尚需结合我国实际进行研究，以填补国内空白，并对总的研究结论加以进一步的证实。如国外报告某候选基因可能与糖尿病的发生存在关联，但是在国内尚未见在不同地区或人群中的研究结果，此时可以选择国内特定的地区和人群进行验证。

二、立项的基本程序

选题和立项一般通过以下过程进行准备：

提出问题文献评述形成假说立项：科研人员选题一般应是在自己原有的工作基础上，或是在自己非常熟悉的研究领域，经过长期的观察和反复思考后拟定的，所以，选题可能需要花费一个较长的时间进行推敲。立项前一定要仔细查阅大量国内外有关文献，掌握相关学科领域的研究进展，形成科学的假说，然后设计可行的研究方案和具体的研究目标。

（一）提出问题

欲研究或探讨的问题绝不是凭空产生的，而是在所掌握的理论知识和实践的基础上，通过深入的分析，广泛的联想和反复的酝酿后形成的。

例 20-1　20 世纪 90 年代我国高血压抽样调查结果显示，彝族的高血压患病率最低，藏族的高血压患病率最高，对此，提出问题的过程和设想的解决方法是：

推测可能的遗传原因和环境因素？用什么方法可以验证这一可能的病因推测？

例 20-2　通过研究发现，彝族农民移居到城镇后，血压水平明显增高，高血压患病率接近于当地汉族人群患病水平。由此推测，环境因素在彝族高血压的发生中可能起主要作用。但是，并不是所有移民的血压水平均显著上升，考虑环境和遗传因素的交互作用对彝族高血压的发生可能产生了综合影响。为此，可以应用移民流行病学研究方案，通过分析遗传和环境危险因素对彝族人群高血压发生产生的影响，探讨高血压发生的机制和人群防控措施。

（二）查阅和评述文献

科研人员在立项前必须充分查阅文献资料，跟踪本学科发展的前沿，熟悉本研究领域的国内外最新进展，并能借鉴他人的研究手段和研究结果，结合自身特点，提出具体和可行的研究目标。

（三）假说的建立

假说是在对查找到的大量科学文献进行评述的基础上，总结和借鉴他人研究工作的经验，并结合自己的研究工作实践，发现问题，并提出拟解决问题的方法。因此，假说绝不是凭空臆造的，假说的建立，不仅需要有丰富的实验作基础，也需要研究者的创造性和想象力。它是在一次又一次的实验和观察的基础上，应用和发展思维的过程。它虽不是事实的结论，但要有事实作基础。有时还要对一个科研题目提出多个假说，在实验和观察的基础上排除失败的、无效的假说，选择可能性最大的假说，并加以验证，直到得出科学的结论。

例 20-3　"饮水中钙含量与地方性甲状腺肿的关系"研究的假说形成过程是：

一位医生在门诊发现当地居民的甲状腺肿发病率很高，而当地食物主要来自外地，因此碘来源缺乏的可能性不大。据此认为食物中不缺碘可能也会发生甲状腺肿，这与前人的研究结果及普遍观点明显不同。

1. 根据上述现象提出疑问　如果人体内不缺碘，不应发生甲状腺肿。在食物来源不缺碘的情况下，发生了甲状腺肿，是否由于摄入的碘在体内未能得到充分的利用，或被损失掉了？

2. 通过查阅文献了解影响碘吸收的因素

（1）钙＋碘——在小肠中形成沉淀物，不易吸收。

（2）摄入钙增加——氯的重吸收增加——碘的排出增加。

（3）动物长期饲用高钙食物——甲状腺分泌大量降钙素——甲状腺滤泡增大。

3. 形成初步假说 水中含钙增高，会使碘在肠管中沉淀，减少吸收，而钙的大量吸收又会导致碘的损失。少入多出，体内碘必然缺乏，造成继发性缺碘，形成地方性甲状腺肿。

4. 验证假说 检验水中钙的含量。经过调查研究，最终证实了饮水中含钙量非常高。通过动物实验研究表明，饮用了高钙水的动物也出现了甲状腺肿大。采用改水措施后，地方性甲状腺肿的发病率便下降了。这一研究结果也进一步证实只有体内缺碘，才能引起地方性甲状腺肿。

5. 假说的特点 假说就是对科学上某一领域提出新的问题，并对这个问题提出未经证实的答案和解释。假说有两个显著的特点：假定性和科学性。

（1）假说是根据已知的科学事实推测出来的，所以它具有假定性。

（2）假说以一定的科学实验作基础，有一定的事实作依据，所以它具有科学性。

6. 假说的作用 提出了新理论或新实验的目的。绝大多数的实验是以验证假说为其目的的。研究者可以根据其假说确定的研究方向进行主动的、有计划的观察和实验，避免了研究的盲目性和被动性。

7. 假说的检验 在下述两种情况下可放弃假说：

（1）多次实验或观察结果与建立的假说截然相反，证明假说是无用的。

（2）补充假说也不能弥补原假说中出现的矛盾论点。最危险的是不经质疑就接受了假说。如过去一段时间曾认为肝硬化患者吃低蛋白饮食可减轻肝脏负担，似乎十分合理，但后来的研究表明，这正是最忌讳的饮食，因为低蛋白饮食也能造成肝损害。

第三节 选题时应该注意的问题

1. 结合自身优势，选择好研究领域和研究方向 对于年轻的科技工作者而言，在好的学科带头人指导下，依托好的实验室固然重要，但若能充分发挥自己的主观能动性、选择好的研究领域或研究方向，则对大多数科研人员的成长和发展更为重要。因此，选题者应在自己所处的研究领域内利用自己的优势，使自己选择的研究领域处在合理的位置，并注意谋求在本领域内或与其他领域间的学科交叉和合作，切忌不考虑自己的研究基础而盲目地追赶潮流。

在科学技术迅速发展的今天，研究的重点和热点会经常发生变化。如果研究者单纯为了追求热点，而从一个研究领域被动地滑向另一个研究领域，那么只能削弱自己原有的工作基础，浪费时间和精力。开辟新的研究领域也是以逐步的工作积累为基础的，它是一种主动的、有过渡和有准备的连续过程。

2. 拓宽思路，既熟悉本研究领域的进展，又熟悉相关领域的进展 多数立题者对研究很注重"专"，却忽略了"博"，结果限制了自己的思考空间。大多数有名望的科学家在学术上往往既"专"又"博"，使得研究工作得心应手。例如，从事植物学研究的科研人员很少去翻看有关动物学方面的资料，而从事植物遗传学研究者，甚至很少去查看有关动物或医学遗传学方面的资料。如果说以前因为学科间的独立或隔离限制了相互间的交流，那么在学科彼此渗透，研究水平不断提高的今天，应该说相互间已具有了许多的共同语言，在研究方法和学术思想等方面也存在着很多的相似性、启发性和类比性，它为科研人员拓宽研究思路提供了客观条件。

3. 加强合作，利用别人的优势充实和发展自己 对生命科学来说，可以合作的范围很广，如学科（基础研究与临床治疗合作、现场调查与实验室合作）、资源（细胞株、遗传病家系、载体、基因等）、仪器（大型的、专门的或贵重的仪器）、专门的技术或方法（基因标记、克隆、载体构建、基因敲除和转基因技术等）。当然，索取的同时也要讲奉献，有共同利益才会有成功的合作，这种合作包括个人之间、实验室之间、部门之间、单位之间等。从事科研工作不要经常叹息自身的条件，以及与其他条件优越实验室的差距。在可能的情况下，谋求科研合作会起到优势互补的作用，会明显提高研究的质量和水平，尤其对年轻科研人员的成长是一个良好的开端和起步的平台。

4. **善于运用科学的思维方法**　思维方法在科学研究中具有极为重要的作用。科学的思维方法是提出新问题，产生思想火花，跳出旧框框的最佳途径。以遗传学为例，诸如抗病基因与易感基因，癌基因与抑癌基因，生长发育基因与程序化死亡基因，跳跃基因与"不动"基因，易突变序列与保守序列，基因插入与基因敲除，基因激活与基因关闭等。除此之外，还有类比法、比较法、假说法、机遇法、联想法等思维方法。在实际工作中我们应善于针对不同情况采用不同的方法。

5. **研究目标必须明确、具体**　选题的研究目标是否明确和具体，有时可以通过研究者拟定的课题题目反映出来。通过项目确立的目标，人们可以了解以下几个方面：

（1）研究者的科研思路。

（2）研究的必要性和可行性。

（3）推测预期结果是否可信。

例20-4　研究题目为"高血压相关基因研究"

由于高血压的相关基因众多，没有选定要分析哪些具体的相关基因，所以，此选题可能题目过大，可行性差。

例20-5　"我国少数民族高血压相关基因的研究"

没有指出具体要研究哪些少数民族人群，所以，可能因目标人群宽泛，而无法完成此研究。

例20-6　"我国彝族人群胰岛素受体基因多态性与高血压关系的研究"

本课题选定的研究人群和欲分析的相关基因明确，研究目标具体。但是，仅胰岛素受体基因就有22个外显子和21个内含子，目前，已发现了数十种基因突变。所以，若能在胰岛素受体基因中，挑选出几个与高血压的发生比较密切的外显子或

内含子进行深入研究，会使研究的目标更加具体和可行。为此，研究者就需要根据这些不同的外显子和内含子作用的特点，从中挑选出几个有代表性的，或作用比较明显的开展研究。胰岛素受体 α 亚基编码第2和第3外显子多态性，与受体的数目减少以及胰岛素和受体亲和力减弱有关；胰岛素受体 β 亚基编码基因第17和第20外显子多态性与酪氨酸激酶活性有关，影响生物信息的传递，可引起明显的胰岛素抵抗。所以，在初步研究阶段可以结合工作条件和经费数量，尝试选择这4个有代表性的外显子和内含子进行探讨研究。

6. **选题要与工作基础、技术条件及经费相结合**　选题时还要考虑课题组的研究工作基础，实验室仪器和设备条件，以便准确把握课题的研究目标和研究方向。有些情况下，为了解选题是否可行，需要在选题前进行预实验。选题的研究目标和内容还要根据研究经费的多少，以及拟开展研究的规模来确定。经费少，研究规模不大时，选题所要涉及的内容要少，研究目标和预期结果不可太大太多。对于研究规模大的选题，可以包括很多内容，但可能必须联合多个学科和地区科研人员进行合作。

7. **知己知彼**　科研人员在选题时要做到知己知彼，就是要熟悉自己的工作基础，以及本单位的科研环境和技术条件，还要了解与自己处于相似研究领域的同行的科研实力，以便认清自己的优势和劣势，扬长避短，在选题时有针对性地组织力量，合理安排研究计划。

第四节　选题的条件及评价标准

一、选题的条件

各类基金均对选题规定了具体的要求和条件，选题者需要根据其指南要求，瞄准指南确定的研究方向，结合自身工作基础，有的放矢地确定研究目标和重点内容。选题时应注意以下条件：

（1）有重要的科学意义或重要的应用前景。

有我国特色或我国在该领域具有优势,围绕我国国民经济和社会发展中的重点难点和紧迫的科技问题开展的应用基础研究。

（2）学术思想新颖,立论依据充分,研究目标明确、具体,研究方法和技术路线合理可行,可望获得新的科学发现,或近期可取得重要的进展。

（3）立项者及项目组成员具有实施项目的能力和可靠的时间保证,并具有基本的研究条件。

例如:国家自然科学基金面上项目是国家自然科学基金研究项目系列中的主要部分,支持从事基础研究的科学技术人员在国家自然科学基金资助范围内自主选题,开展创新性的科学研究,促进各学科均衡、协调和可持续发展。

二、选题的评价标准

一般申报项目评价的参考标准分为以下几类:

（一）项目的立论依据

此部分包括的主要内容有:

1. **研究意义**　有重要的科学意义或属国民经济建设中的重要科技问题。

2. **学术思想**　有明显的创新。

3. **立论依据**　充分、科学性强。对理论依据的推测和假设必须严谨、科学,特别是对创新性内容的提出和分析,必须要有充分合理的阐述。

4. **国内外研究现状**　对国内外研究的现状的分析要全面、清楚。

（二）研究方案和研究目的

1. **研究内容和拟解决的关键问题**　紧紧围绕研究目标,重点突出。内容不能太庞杂,切忌面面俱到和缺乏重点。

2. **研究方法**　可行,且有创新。

3. **设计的技术路线**　合理可行,且有创新。项目的特色与创新应着重于与他人研究的主要不同之处和本项目自身的特点。

4. **研究的预期目标**　明确、具体、可行。

（三）研究基础

1. **与本项目有关的研究工作积累**　是原有研究工作的进一步深入。

2. **已具备的实验条件**　已有良好的实验条件,或有条件与国家或部门重点实验室合作。在研究经费有限的情况下,应尽可能地利用国家重点或部门开放实验室已有的研究设备,并开展科研协作。

3. **项目组成员**　结构合理,研究力量强。

（四）综合评议

1. **申请者承担（或参加）以往国家项目完成情况**　完成质量优秀。

2. **项目的创新性**　项目的创新性强,属开创性工作。

在综合评议申请项目的创新性和研究价值时,一般要对申请项目的科学意义、前沿性和探索性进行评述;对具有应用背景的申请项目,在评议学术价值的同时,还要对其潜在的应用价值进行评述,尤其关注项目的特色和创新之处。

对选题评优的要求包括申请人具有较强的创新潜力和创新思维;申请项目创新性强,具有重要的科学意义或应用前景,研究内容恰当,总体研究方案合理可行。

第五节　研究计划的拟定与撰写

医学科研计划是对研究全部过程的分步骤、分阶段的细化性描述。没有良好的计划,就不可能得到卓有成效的研究成果。研究计划应该是课题的具体深化和展开,是具有方向性的学术思想和指导性纲领。

一、科研计划的拟定

科研计划是达到研究目的的手段,科研计划的拟定是对科研项目设计、实施、进度和报告等整个构思过程的具体说明。其内容的拟定主要取决于研究的任务和目的。通常,一项科研计划拟定的内容包括研究目的、研究目标、立题依据、研究内容、研究方法、技术路线、质量控制、统计方法、预期结果、年度计划、工作基础和经费预算等。

在项目申报时撰写的项目或课题申请书就是一份完整的科研计划书。虽然不同来源的课题对撰写的科研计划内容有不同的要求,但是基本上所包含的内容是大致相同的。国家科学技术部和国家自然科学基金项目申请书的内容举例如下：

国家科技支撑计划课题可行性研究（论证）报告包括课题概述；课题需求分析（项目确定的课题目标与任务的需求分析、课题解决的主要技术难点和问题分析）；现有工作基础与优势（国内外现有技术、知识产权和技术标准现状及预期分析，课题申请单位及主要参与单位研究基础）；实施计划及年度目标（课题研究内容、技术路线和创新点，课题进度安排及年度目标）；课题考核指标；经费预算；实施机制；课题承担单位、参与单位及主要研究人员；课题风险分析及对策。

国家自然科学基金申请书内容包括：

1. 立项依据与研究内容
（1）项目的立项依据。
（2）项目的研究内容、研究目标、拟解决的关键科学问题。
（3）拟采取的研究方案及可行性分析（包括研究方法、技术路线、实验手段、关键技术等说明）。
（4）本项目的特色与创新之处。
（5）年度研究计划及预期研究结果（包括拟组织的重要学术交流活动、国际合作与交流计划等）。

2. 研究基础与工作条件。
（1）工作基础。
（2）工作条件。
（3）承担科研项目情况。
（4）完成自然科学基金项目情况。

3. 经费申请说明。
4. 申请人简介。
5. 其他需要说明的情况。

二、科研计划书的撰写

科研课题确定以后，接下来的工作就是要撰写一份科研计划书。科研计划书既是研究课题的分阶段、分步骤的细化工作，是开题报告，又是研究经费申请所必备的文字材料，后者也称为项目申请书。撰写医学科研计划书对研究者来说是一项必备的基本功。

由于课题来源的途径不同，侧重点也不完全相似，但任何一份科研计划书都应包括以下部分的内容。

（一）确定研究题目

选题的过程要经过反复的理论上的思考和实践上的准备。它对一项科研工作或对一位科研工作者来说，是一次战略性的选择。选的对，经过一定时间后就会出现结果。反之，虽经过长期努力，也不免失败。所以，选好题目是科研工作者各方面能力和水平的综合体现。

拟定恰当的课题名称在立项中也是至关重要的一环。在确定课题名称时，应紧扣项目主题，并以简练的文字表述和传递与项目相关的信息。它在一定程度上可以体现项目的主要研究内容、研究方法，以及主要目标等。所以，一个好的题目应能以最少的文字，表达最丰富的信息。一个恰当准确的题目，可以深深地吸引项目同行及评审专家的注意力，使他们会产生极大的兴趣，并能紧紧围绕题目所提供的线索，在项目书中寻找有用的和关键的信息。这就像一本好书要有好的书名，人们在阅读之前就已被书名所吸引或打动一样。

1. 题目要体现出项目的新颖性（即创新性） 题目是立项申请者对同行或评议专家说的第一句话，因而显得非常重要。题目中除了要体现项目的主要研究内容和方法等信息外，还应突出体现创新性。国内外的基金项目所倡导和资助的项目，是那些具有创新的优秀项目。当然，题目所体现的主题思想也必须要在项目书得到详细描述。

2. 题目要体现项目的先进性和难度 如果所选项目在研究方法或技术手段上具有突出的特点，则可在项目的题目中，体现所用研究方法的先进性，以及在研究手段或技方法术上的难度，这样很可能会起到画龙点睛的效果。

3. 题目所覆盖的范围要合适 如果不是自由选题项目，而是要按招标项目指南选题时，题目的确定要按规定的要求而定，不应超出规定的研究内容范围。如国家自然科学基金的重点、重大项目的题目由招标指南而定，申请者易于掌握。题目的确定也要根据研究时间的期限，以及能够获得经费的数量作出相应的调整。题目过大，包含的内容太多，与指定的项目实施周期不符时，获得资助的可能性就会相应下降。

（二）立题依据

立题依据是科研计划书的主要组成部分。在该部分中，申请者应该提供项目的背景资料，阐述该申请项目的研究意义、国内外研究现状、主要存在的问题以及主要的参考文献等。通过阅读立题依据，不仅可使同行专家明确该立项研究的需求和意义，同时也要使相关领域专家能够最大限度地了解拟研究的问题和必要性。

1. **项目的研究意义** 在此应该说明所要研究的疾病或健康问题是当前的重要公共卫生问题或是目前急需解决的重要问题，强调本研究将产生的经济效益和社会效益，所具有的应用价值，以及研究成果对行业发展的促进作用。研究的意义本身就是选题所考虑的重要内容之一，在此应该使用一些指标如发病率、病死率、死亡率以及DALY来阐述此问题。

2. **国内外研究现状和存在的主要问题** 在阅读了大量同类研究文献的基础上，综述出该研究领域国内外研究现状、发展趋势以及目前存在的主要问题。

3. **本研究的切入点与意义** 针对国内外同类研究中存在的问题引出本研究的目的和意义，阐明本研究的重要性和必要性，以及理论意义和实际意义。在立题依据的最后部分要重点说明与国内外同类研究相比，本项目的特色、创新之处、必要性和研究成果对行业发展的促进作用。

4. 列出主要参考书目和近期的参考文献。

（三）研究方案

研究方案中包括研究目标、研究内容、研究方法、技术路线、可行性分析、创新点、年度计划、预期成果等内容。

1. **研究目标** 用简洁的文字将本研究的目的写清楚。如"了解城市社区居民伤害现状及影响因素""了解北京市城市居民糖尿病患病率及其影响因素"。原则上，目标要单一、特异。一项研究只能解决一至两个问题。研究目的可以分为主要研究目的和次要研究目的。

2. **研究内容**

（1）研究现场的选择：研究计划书中应该写清楚拟进行研究的现场。包括选择研究现场的标准，研究现场所备的条件以及研究基础。研究现场可以是医院、可以是社区、也可以是有一定组织的机关和厂矿。

（2）研究对象的选择：医学科研研究对象选择的关键是研究对象要有代表性，否则所得结果不能外推。选择研究对象时应考虑几个问题。

1）患者的来源：患者的来源要有明确的规定，样本应具有代表性。

2）患者进入的标准：选择研究对象时，必须规定哪些疾病状态的患者可以进入研究，因为不同的病情、不同的病程等对治疗方案的反应不同。

3）拒绝或排除患者的标准：要预先明确哪些患者不能进入研究，已进入的患者中途出现哪些情况应该退出研究等标准。

（3）样本量：估计样本量是研究计划书中的一个要点。一般根据所采用的研究方法选择相应的样本量计算公式进行计算。考虑到研究中遇到的失访和数据缺失等问题，实际需要的样本量可以在估算好的样本量基础上，增加10%~15%，以防止因失访等原因导致的样本量不足。

（4）研究对象抽取与分配方法：研究中是否使用随机化的方法来抽取研究对象、是否采取随机分组的方法来分配研究对象，以及使用什么样的方法和步骤进行抽样等都应该在研究计划书予以明确说明。选择研究对象时还要重点考虑对照组的设立。没有对照的研究结果缺乏论证强度和说服力。对照的设立主要是为了使那些已知的和未知的影响因素在各比较组间分配均衡，但是也不能为了控制混杂因素而匹配过多的影响因素，因为这样很容易导致匹配过度而损失研究的信息。

（5）研究因素：选择关键的研究因素需要体现研究目标的要求，突出重点的研究内容。研究因素或研究指标可以是与健康或疾病相关的影响因素，也可以是疾病治疗的终点指标，如死亡和痊愈，也可以是中间指标，如好转、血液黏稠度下降等。选择特异、客观、可测量的指标是研究计划是否能够达到研究目的的重要一环。选择指标应该考虑：①指标不能太多，应采取最小化的原则来筛选指标；②指标要有特异性且能用客观的方法测量；③指标要有时间性；④尽量选用定量指标；

⑤指标所反映的现象必须能够重复出现,而不是偶然现象。

（6）干预方法:在实施方案中要将拟采取的干预措施进行详细说明。在社区干预研究中,在明确了对随机分组后的干预组和对照组实施的干预措施后,还需要说明在两组中实施干预的具体方法和步骤等。在临床疗效研究中,则需要制定详细和统一的治疗方案。治疗方案大致应包括:①药物名称和剂型;②给药途径;③给药剂量、单次给药剂量或给药总剂量;④给药次数;⑤给药期限;⑥副作用出现时如何修订给药方案;⑦辅助治疗方法;⑧药物的包装与分发方法等;⑨药物的批号和生产厂家。

（7）质量控制

1）研究开始前对参加单位的所有研究人员进行培训,以便统一研究的标准和方法。

2）提高依从性:医学研究,特别是临床研究要强调对研究计划的依从性问题。出现不依从的主要情况有:患者拒绝治疗;患者部分接受治疗,一旦症状减轻,则自行终止治疗;患者一开始接受所分配的治疗方案,但中途因某种原因自行更换治疗。在研究计划书中应该明确使用什么方法来评估研究对象对研究计划的依从性,在医学研究中测量依从性的方法有多种,如应用问卷调查来测量依从性;清点剩余的处方药量来测算依从性,以及应用理化检验方法来检验依从性等。

3）对不良反应的处理:事先要明确使用干预措施以后,可能出现的不良反应,并规定好处理方法与程序,同时对不常见的毒副作用应该规定报告制度。

4）定期监察:研究过程中应定期对各中心的研究质量进行监督并及时反馈信息,以便及时发现和纠正研究中的漏项、缺项和各种操作问题等,保证研究资料的客观性、完整性和准确性。

5）控制偏倚:在研究开始前,应预见在研究的全过程中可能出现的偏倚,并制订在研究设计、实施和资料分析阶段对偏倚和混杂因素控制的方法。

（8）数据处理方法:预先制定适用于本研究数据特征的统计分析方案,选择数据录入、整理和分析的统计学软件。

3. **研究方法**　是研究目标得以实现的具体途径。选用什么样的方法是以研究目标、内容的要求和研究者对方法掌握的熟练程度为依据的。常用的研究方法包括描述性研究方法、分析性研究方法、实验性研究方法以及社会学的定性研究方法等。

4. **技术路线**　在研究计划书中,研究者可以用文字、简单的线条或流程图的方式,将研究的技术路线表述清楚。清晰的技术路线可以直观地反映研究者的研究思路,也可使项目评审专家迅速地了解本研究的全貌。

5. **可行性分析**　在可行性分析部分,应该写明申请者的研究背景、研究能力、申请者及其团队所具有的硬件或软件条件以及研究现场的条件等。若有合作完成单位,也需要对以往与这些单位的合作基础或今后合作的可能性和合作机制予以说明。

6. **项目的创新之处**　这部分内容是评审专家必看的研究计划内容之一,是项目评审的要点。研究人员必须经过仔细推敲,用简明的文字说明项目的创新之处,切忌长篇大论。如果罗列的创新之处较多,实际上表明本项目没有突出的或明显的创新之处了。一般在一个项目中的创新点不宜超过4个。

7. **年度研究计划**　应按照研究项目的期限来设定项目的年度计划,一般以年为单位按照准备阶段、实施阶段、资料分析阶段和论文撰写阶段的顺序安排,同时也要考虑各年度可能达到的预期目标和每个年度工作的连续性。

8. **预期结果**　按年度获得的预期结果也可作为年度考核指标。预期成果应以达到研究目标为基本要求,至少需要涵盖预期的研究目标,在此基础上可以扩展更多具体的研究成果。

（四）工作基础

工作基础内容包括:

（1）本单位及课题组的实验条件和技术平台情况。

（2）与本项目有关的研究工作积累和已取得的研究工作成绩。

（3）以往承担科研项目,尤其是相关领域科研项目的完成情况,用以说明承担新的科研项目的能力。

（4）已具备的实验条件,尚缺少的实验条件和拟解决的途径。

（5）申请者和项目组成员的学历和研究简历,已发表的与本项目有关的论文论著,已获得的学术奖励情况以及在本项目中承担的任务等。

（单广良）

参 考 文 献

1. 梁万年 . 医学科研方法学 . 北京 : 人民卫生出版社 , 2002.
2. 刘民 . 医学科研方法学 . 2 版 . 北京 : 人民卫生出版社 , 2014.

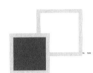

第二十一章 医学信息利用与评价

导读 本章介绍了医学信息的类型及特点、信息检索的概念和基本原理、医学信息获取与评价，同时还介绍了医药卫生科技查新和科研活动中知识产权问题。通过本章的学习，可以提高获取医学信息的基本技能，并掌握评价医学信息的基本方法。本章还简单介绍了知识产权的有关内容。

第一节 概 述

在信息时代，医学信息的利用与评价是每位医学科研者必须具备的信息素养，间接获取知识的一种重要途径，解决疑难问题的重要方法。很难想象一位医学科研工作者不需要进行大量的医学及相关信息的获取与利用，就能圆满地完成科研工作。特别是在信息技术快速发展的今天，学习医学知识，提高信息素养，掌握信息技术，利用信息资源，已成为新时代医学人才的必备条件，也只有这样，才能与时俱进。

一、医学信息的类型与特点

随着人类社会信息化的发展和医学科技的进步，医学信息涉及的种类和范围非常广泛，按照不同的划分标准，可以把它划分为不同类型。

（一）医学信息的类型

1. 按信息表现形式划分

（1）纸质信息：在纸张上用文字、图表和符号等描绘事物的信息。这种文献类型历史悠久，文字、符号和图表都是信息的表达形式，表述内容体现在它们的组织结构中。

（2）数字信息：随着信息技术中的数字化技术的发展而兴起文献类型。数字信息也可理解为信息的数字形式或数字化的信息形式。数字信息通过计算机和网络进行传播这种信息形式是当前比较盛行的，便于人们存储、交流和传播。

（3）视频信息：视频又称影片、视讯、视像、录像、动态影像，泛指将一系列的静态图像以电信号方式加以捕捉、记录、处理、存储、传送与重现的各种技术。视频是一种视觉信息，比文字信息更直接、易懂。

（4）缩微信息：利用缩微技术，通过感光材料存储信息的载体，存储信息密度高、体积小，便于保存，节省空间。这种文献信息，必须借助缩微阅读设备将图像放大后才能进行阅读。

2. 按照信息加工顺序划分

（1）一次信息：又称为原始信息，是人们对自然和社会信息进行首次加工后固化形成的，具有新颖性或创造性活动成果的直接记录。一次信息在整个文献中是数量最大、种类最多、所包括的内容最多、使用最广、影响最大的文献，一般指公开出版的图书、期刊论文、科技报告、会议文献、学位论文、发明专利、产品说明书等。

（2）二次信息：是在原始信息或一次信息的基础上加工、整理而成的信息。不仅是为了报道，更重要的是为检索一次信息的工具。通常所谓的文摘或索引就是二次信息，它使一次信息排列更加有规律，更容易检索获取。

（3）三次信息：是对一次信息和二次信息的系统综合分析进行第三次加工的产物。三次信息包括综述、述评、评论和参考工具等。三次信息具有系统性、综合性、知识性和概况性等特点，所以具有一定的参考价值。

（4）零次信息：是指非正式出版物或非正式渠道交流的信息，未公开发表，只在小范围内使用。如文章草稿、会议记录、私人笔记、实验记录、病案信息和口头讨论交流等。

3. 按照信息的出版类型划分

（1）图书：是指使用文字、图表或符号等记录科研成果或记录科学知识,以单册形式出版的正式公开出版物。根据图书功能不同,可以划分为阅读类和工具类。阅读类包括专著、教材和科普读物。工具类包括词典、辞典、手册、年鉴、百科全书、各类指南和名录等。图书具有内容系统全面、论述详细等优点,但是它具有出版周期长,更新速度慢,体积大等缺点。电子书弥补了更新速度慢的缺点。

(2)期刊:是定期或不定期的连续出版物,有固定的名称,用卷、期或年、月顺序编号出版,每期版式基本相同,有专业性和综合性之分。与图书相比,具有出版周期短,更新速度快,内容新颖、信息量大等优点。一般的科研成果都以期刊论文的方式迅速发表。

在众多的中外文献学术期刊中,有一类特定的期刊称为核心期刊。这些期刊集中刊载了某个学科领域中近80%的文献信息,所以,这些期刊深受该学科专家和学者的关注,而且这种阅读文献的方法,可以提高信息利用的效率。

(3)书目数据库和全文数据库:书目数据库主要是生物医学文摘索引型数据库、引文索引数据库、标准文摘数据库、专利文摘数据库。全文数据库包括电子期刊全文数据库、学位论文全文数据库、会议全文数据库、专利全文数据库等。

(4)临床证据:是医学信息中特有的一种资源,包括循证医学数据库、医学指南数据库、临床事实型数据库等。

(5)工具书和手册:主要包括医学工具书、辞典、临床手册、政府出版物、产品说明书、技术档案等。这部分信息既有印刷版的,又有电子版的。有些工具书可以从网上获取电子版的。

(6)相关基因和蛋白质序列:生物信息学的研究对象中涉及遗传物质核酸、蛋白质,参与代谢的糖类、脂类等大分子物质。这些大分子物质的序列或结构的改变,以及它们之间的相互作用会导致不同病理或生理功能。这部分信息也是生物医学中非常重要的类型。

(7)多媒体教学课件:包含有大量多媒体信息的辅助医学教学系统。通过多媒体课件,我们可以将一些平时难以表述清楚的教学内容,如人体组织结构、肺部呼吸音、心脏心音、手术操作步骤方法、实验操作步骤方法等,生动形象地展示给学生。这部分信息包括三维解剖数据库、各种光盘出版物、声视频资料。

(二)医学信息的特点

医学作为人类自然科学的一个重要分支,具有一般学科的各种特性。医学信息与其他科技信息相比具有共同的自然属性和特征。但随着生物医学和信息技术的飞速发展,医学信息也呈现了自身的新特点和发展趋势。

1. **数量庞大,增长迅速**　随着医学科学技术的快速发展,医学科研成果急剧增长,医学期刊刊载文献在整个科技文献中占有相当大的比重。据《乌利希期刊指南》统计,生物医学期刊已达到了11多万种,约占全世界期刊30多万种的1/3。我国现有期刊11 900多种,其中生物医学期刊有1 800多种。医学图书在科技图书中所占比例最高,达1/4左右。

2. **载体形式和出版类型多样化**　医学信息载体除了传统的印刷型外,还有视听型、缩微型、机读型、可移动存储型等等。随着信息技术的不断发展,新的信息载体还在不断的涌现。

医学信息按照出版类型的不同包括:教材或专著、期刊文献、临床证据、医学工具书、辞典、临床手册、政府出版物、专利说明书、学位论文、会议论文、科技报告、技术报告、产品说明书、基因序列、蛋白质序列、教学课件等。

3. **多国家多语种化**　据统计,现在只有约60%的医学文献用英、德、俄三种文字发表,约40%的医学文献则以60余种语言文字发表。

4. **信息内容交叉渗透、分散重复**　据统计,在直接相关的专业杂志上发表的医学文献只占50%,另外一些文献则发表在其他间接相关的专业杂志上。由此说明各学科的文献交叉渗透,使大量的医学文献分散在相关或不相关的期刊上。

5. **知识更新频繁,文献老化加快**　医学信息的出版落后于医学技术的发展步伐,有些信息还未出版或刚刚出版就被新的知识所代替。据统计,医学文献的半衰期平均为5年。

6. **电子化发展趋势**　虽然目前各种载体形式的医学信息同时并存,但可以预见,随着因特网和无线网络的普及,将从根本上改变信息存取与传播方式,电子型文献已经受到人们极大的关注。虚拟图书馆、数字化信息已经大量的出现和使用,网络将成为传播医学知识、获取医学信息不可或缺的重要手段。

二、信息检索的概念与类型

（一）信息检索的概念

信息检索又称为情报检索,萌芽于图书馆的参考咨询工作。信息检索作为一种行为早已有之,但作为一个概念是在 1949 年由美国数学家莫尔斯首先提出的。随着信息技术的迅速发展,信息检索的概念与类型都在发生新的变化。

信息检索是指将检索系统中的信息按一定方式组织和储存起来,并针对信息用户的特定需求在检索系统内查找出所需信息内容的过程。信息检索的实质是信息用户的需求和一定的信息集合的匹配过程。广义的信息检索包括信息的存储与检索以及相关的信息组织、存储和检索技术。狭义的信息检索仅指信息的检索过程,也就是我们通常所说的信息检索。

（二）信息检索的类型

1. 按检索的对象划分 信息检索可分为数值检索、事实检索和文献检索三种。

（1）数值检索:检索对象是数据和一些符号组成的代码,如人口数据、化学物质等记号、化合物代码、化学分子结构式、某疾病的发病率和死亡率等数值,检索出来的是直观的数据结果。

（2）事实检索:也叫事项检索或事件检索,它是一种能提供各种事实的直接信息的检索。检索出来的结果是客观事实或说明客观事实而提出的数据。例如,PDQ（Physician Data Query）是供临床医生查询主要癌症类型标准治疗方案和研究治疗方案、最新治疗及预后的事实 – 参考型数据库,也可供癌症患者查寻提供治疗、康复的癌症保健医生和组织机构。

（3）文献检索:以文献为检索对象,检索结果是文献线索或具体的文献。目前,文献检索在国内外使用相当普遍,全文检索技术也已经成熟。文献检索是信息检索的一个重要部分,它是科研人员在科研中进行信息获取的主要途径。

2. 按检索手段划分 信息检索可分为手工检索、机械检索和计算机检索三种。

（1）手工检索:主要是指借助各种印刷检索工具,采用人工方式直接查找所需信息的过程。

手工检索简单直观,不需要辅助设备,检索速度慢,漏检率高。

（2）机械检索:起源于 20 世纪 50 年代,主要是借助力学、光学、电子学等技术手段和机械装置进行的信息检索。检索系统包括机电信息检索系统和光电信息检索系统两类。机械检索过分依赖设备,检索复杂,成本较高,检索效率和质量都不理想,因此,很快就被计算机检索所替代。

（3）计算机检索:是指将大量的文献资料或数据进行加工整理,按照一定格式存储在机读载体上,建成机读数据库,利用计算机对数据库进行检索的方式。与手检相比,具有检索速度快,效率高,查全率高,不受时空限制,检索结果输出方式多等优点。

三、信息检索原理

（一）信息检索原理

用户使用的信息检索途径与检索方法千差万别,但是不同信息检索过程的基本原理却是相同的。信息检索的基本原理可以抽象概况为一句话:信息集合与需求集合的匹配与选择。

1. 信息集合 所谓信息集合是指有关某一学科领域的,经过采集和加工的信息集合体,是一种公共知识结构。它可以向信息用户提供所需要的知识或信息,或者是获取知识的线索。如手工检索中的纸本检索工具期刊,或者计算机检索中的文献数据库都是一种信息集合体,它们所包含的知识或信息就构成了信息集合。

2. 需求集合 众多用户不同形态的信息需求的汇集,就形成了需求集合。如在科研活动中,各类科研项目或课题对不同文献信息的需求,就构成了需求集合。

3. 匹配机制 如何从信息集合中快速地获取用户所需要的信息与知识呢,这就需要在信息集合与需求集合之间建立联系与沟通的桥梁。这个桥梁就是信息检索系统提供的一种"匹配"机制。这种机制能够快速地把需求集合与信息集合依据某种相似性标准进行比较与判断,进而选择出符合用户需要的信息。

按照信息检索的定义,信息检索实际包括信息存储和信息检索两个基本环节。信息集合的形成过程就是信息存储,而对需求集合中每一项检索请求同信息集合中的信息单元进行匹配选择的过程就是信息检索。

（二）信息检索语言

信息检索过程中信息集合与需求集合之间建立联系与沟通的桥梁。这座桥梁就是信息检索语言。

信息检索语言是根据信息检索系统存储和检索的需要而创制的人工语言，又称检索语言、文献存贮与检索语言、标引语言、索引语言等，它是表达一系列概括文献信息内容的概念及其相互关系的概念标识系统。了解并掌握它，有助于提高检索效率。

根据描述对象的不同，可将文献信息检索语言分为描述文献外表特征的语言和描述文献的内容特征的语言两种，它们是文献信息检索语言的主体与核心。

1. 描述文献外表特征的检索语言主要为

（1）题名语言：文献信息中的书名、刊名、篇名等作为标识语言。

（2）著者语言：文献信息中署名的著者、译者、编者等的姓名或机关团体名称作为标识语言。

（3）号码语言：文献信息特有的序号作为标识的语言，如国际标准连续出版物号（ISSN）、国际标准书号（ISBN）、数字对象标识符（DOI）、PubMed唯一标识码（PMID）、专利号、科技报告号等。

2. 按构成原理，描述文献内容特征的检索语言可分为三类

（1）分类检索语言：将某学科领域的知识及其研究问题按知识分类原理进行系统排列并以代表类目的数字、字母符号（分类号）作为文献主题标识的一类情报检索语言。其中应用最多的是等级体系分类系统，它直接体现知识分类的等级概念，以科学分类为基础，结合文献的特点，采用概念逻辑分类一般规则层层划分，构成具有上位类和下位类之间隶属、同位类之间并列的概念等级体系。

等级体系分类语言主要用于藏书排架和组织目录体系，也用于其他文献如期刊论文的分类。著名的等级体系分类法有《中国图书馆分类法》《杜威十进分类法》（*Dewey Decimal Classification*，DDC）及《国际十进分类法》（*Universal Decimal Classification*，UDC）等。

（2）主题检索语言：是指使用语词标识的一类情报检索语言。应用较多的是主题词法和关键词法。

主题词（subject term）法，又称叙词（descriptor）法，它采用的词语都有较严格的"规范"，即对一个概念的同义词、近义词及拼法变异词等适当归并，以保证词语与概念的唯一对应。同时，还采用参照系统揭示非主题词和主题词之间的意义相关关系。当前最具代表性的主题词法是美国国家医学图书馆（National Library of Medicine，NLM）的《医学主题词表》（*medical subject headings*，MeSH），它是医学文献检索领域使用最多的一种主题检索语言。后来在NLM主持下，应用计算机信息技术，在MeSH基础上建立了一个全新的医学文献检索语言集成系统——一体化医学语言系统（unified medical language system，UMLS），UMLS可用于跨数据库的词汇转换，可以帮助医药卫生专业人员获取和整合来自采用不同检索语言的各类型数据库系统，也可用于创建医学搜索引擎，并已成功应用于PubMed检索系统。

关键词法是为适应计算机自动编制索引的需要而产生的。关键词通常取自原文，不做规范处理，以关键词为检索标目词编成的索引称为关键词索引，有时也称为主题索引，如美国的《生物学文摘》。在计算机检索系统中，关键词法得到了广泛深入的应用，关键词法的最大优点是词语直接取自最新文献，一些最新出现的科学专业术语能及时进入索引系统，但由于不对文献的实质主题内容作分析和人工主题词标引，关键词很难准确地揭示文献的实质内容，因而检索的准确性较差。

（3）代码检索语言：是以代表事物的代码作为标识系统的检索语言，如美国《化学文摘》中的化合物分子式索引系统；美国《生物学文摘》中主要概念代码索引等。

四、医学信息获取

医学信息是医学研究与实践过程中所涉及的文件、数据和图表等信息的总称，是人类生命活动与客观世界联系的规律反映。随着社会信息化发展，信息资源已经成为人们工作和生活不可或缺的内容，成为国民经济和社会发展的重要战略资源。因此,医学信息的获取能力已经逐渐成为科研人员的基本素养和技术要求。

信息获取是为了有效地解决医学研究与实践中的各种问题,无论是研究课题的选择、科研方案的设计与实施、科研论文的撰写、科研成果的转化、科研档案的管理等任何一个环节都离不开信息的获取与利用。

(一)医学信息搜集

信息搜集过程,包括医学实践直接获得信息和通过文献间接获得信息两个过程。间接获取信息的过程是重要的过程。医学科学研究具有继承性的特点,往往是在前人的研究基础之上,来制定今后的医学研究方向与实践路线。了解前人的研究,就是间接地获取信息,对信息进行搜集的过程。

信息搜集过程就是对文献信息选择的过程,根据课题的要求从多种多样的文献信息源中搜集、选择和提取文献信息的过程。据统计,全世界每年发表的生物医学论文 300 余万篇,要准确全面地掌握某个课题相关的文献信息,必须掌握正确的原则、方法和策略。

1. 信息搜集原则 应依据研究课题的学科专业性质和其他相关学科的关系、信息需求的目的来确定信息搜集的广度与深度。搜集信息类型主要依据研究课题的特征来确定。一般而言,搜集课题信息应遵循以下几项原则:

(1)针对性原则:搜集信息是为了解决特定问题、特定需要而开展的,具有很强的针对性。如果没有针对性会对将来分析整理信息带来非常大的工作量和干扰性。

(2)系统性原则:系统地掌握所要研究课题的内容。包括研究课题的过去和现在的发展状况以及今后的发展趋势,从而保证收集文献信息的连续性、完整性。

(3)科学性原则:科学性是指方法科学、材料准确、论点客观。对收集到的文献信息通过科学方法进行判断,采用准确的材料进行验证,对实验结果进行客观、合理分析,最终揭示事物的本质规律。

(4)预见性原则:当代科学技术的发展日新月异,知识更新的周期越来越短,新理论、新技术从发现、发明到付诸实现的时间间隔不断缩短。这就要求我们在搜集文献信息时,密切关注本学科和相关学科的研究水平、研究动向和发展趋势,要善于捕捉研究的新线索、新动向,关注新兴学科、边缘学科的产生和发展,立足当前预测未来。既要针对当前科研和日常工作的需要,又要考虑未来发展的需要,才能使自己在搜集文献信息时做到有预见性。

(5)时效性原则:知识经济时代,科学研究只有迅速、及时、有效地占有信息、吸收信息,才能加快研究过程,取得成果。

2. 信息搜集方法

(1)调查法:一般分为普查和抽样调查两大类。若涉及人,主要采用访问调查法和问卷调查法。

(2)观察法:是通过开会、深入现场、参加生产和经营、实地采样等进行现场观察并准确记录调研情况。

(3)实验法:通过主动控制实验条件,可以获取能客观反映事物运动表征的有效信息,还可以在一定程度上直接观察研究某些参量之间的相互关系,有利于对事物本质的研究。

3. 信息获取策略 信息获取并不是简单随意的过程,如今浩瀚的信息海洋里,想要获取满意的、有价值的信息,需要使用一定的技巧和方法,即需要掌握一定的信息获取策略。

第一步,分析信息内容,提炼主题概念。明确检索目的;分析查询内容的研究主题或主要概念,涉及到多个概念时,也要分析每个概念之间的逻辑关系;信息内容涉及的学科;检索要求,所需信息的年代范围、文献信息类型、语种等。

第二步,根据信息涉及的学科范围,选择相应的检索工具。如果有专题数据库,则首选专题数据库,再选综合学科数据库。所以,在信息源选择时,可能要选择多个数据库或多个信息源,主要依据数据库的学科收录范围来加以选择。

第三步,根据不同的数据库或信息源,确定相应的检索途径与方法。不同的数据库,检索途径各不相同,首先选择最佳的检索途径;拟订检索词时,有主题词的首选主题词,其次要选择更专业、更专指、更适度的检索词,选择意义明确的检索词。

第四步,制定检索策略。明确检索词之间的

逻辑关系,进行逻辑组配检索。制定检索策略时,可以使用逻辑运算符、截词符、通配符等,使检索结果更加全面准确。

第五步,评估检索结果,优化检索策略。对每次运行的检索结果进行浏览,比较与自己的信息需求的差距,如果差距很大,修改部分检索词或再选用一些相关的检索词,进一步优化检索策略,重新进行检索。评估检索结果的优劣主要参考两个指标,查全率和查准率。最理想的检索结果是既全面又准确。

第六步,检索结果保存、利用与分析。对于较理想的检索结果和检索策略保存下来,以便定期跟踪检索浏览。

(二)医学信息获取途径

医学信息获取途径包括:正规途径和非正规途径。

正规途径是指通过出版社和网络平台正式出版发行的文献信息,如期刊、图书、专利文献、标准文献、科技报告、医学辞典、医学百科全书、医学数据库等。

非正规途径是指没有正式出版的文献信息,又称灰色文献信息。如学术会议、学位论文、医学讲义与多媒体课件、医学图谱与影像资料、病案信息、专家学者交流、电子邮件、博客、微博、微信公众号等。除此之外,还包括以下网络信息资源。

1. 医药卫生专业学(协)会 是指与卫生有关的各种非政府组织,一般由群众自发组成,包括学会、协会、研究会及基金会等,属于学术性、公益性、非营利性组织。它们的主要职能包括:进行各类医疗机构管理科学的研究、学术交流、技术研讨、学术研究的宣传和推广应用;为政府有关部门提供研究报告,受卫生主管部门委托,开展医疗质量和医疗安全等行业监督管理工作,促进医院及有关医疗机构提高医疗质量和服务水平;同时协助制定行业管理规范、技术标准和开展相关评审;加强和各地方医药卫生行业协会业务联系和工作交流,发挥协会行业管理等等。

著名的医药卫生专业学会有:中华医学会、中国医师协会、中华中医药学会、中国中西医结合学会、美国医师协会、加拿大魁北克医学研究基金会、英国医师学会、加拿大医学会、英国皇家医学会、澳大利亚医师协会、新西兰医师协会、日本医师会、韩国医师协会等。

这些网站不仅提供专业的新闻、会议信息、学会出版物,还提供专业论坛以及一些学术研究辅助工具等,对于及时把握学科前沿、最新的专业知识的积累都会起到非常大的帮助作用。

2. 生物医学学科导航 它是按生物学和医学学科门类将其学科信息、学术资源等集中在一起,以实现生物医学信息资源的规范搜集、分类、组织和序化整理,并能对导航信息进行多途径内容揭示,方便用户按该学科查找相关学科信息的系统工具。比较著名的有 CALIS 医学重点学科导航等;另外,很多医学图书馆都有重点学科导航的门户。

3. 卫生组织机构网站 它通常包括卫生行政组织机构和卫生专业组织机构。

卫生行政组织机构,是国家行政体制的重要组成部分,是按照一定的法律程序建立起来的国家行政管理组织之一。主要职责是负责贯彻实施政府的卫生工作方针政策,主管全国和地方卫生工作,编制卫生事业发展规划,制定医药卫生法规并对卫生法规实施进行监督检查。著名的卫生行政组织机构网站有中国国家卫生健康委员会、美国国立卫生研究院、英国卫生部、加拿大卫生部、法国卫生部、日本厚生劳动省、韩国卫生部等。这网站可获得卫生管理的政策、法规与指南信息。

卫生专业组织机构,主要包括医疗机构、卫生防疫机构、妇幼保健机构、基层卫生机构、医学科研机构和医药院校。不同类型的组织机构提供各种信息,如新闻和时事信息、学术会议信息、卫生医疗活动信息、机构专题论坛、疾病暴发和疫情信息、医疗卫生统计信息、政府/机构/组织的卫生保健举措等等。这些信息也不乏对学术研究有价值的参考信息。除此之外,还有出版物信息、网络工具书与资源导航、医学教育与继续教育信息、患者教育信息等。

(三)医学信息的整理

1. 信息整理方法 主要包括分类整理和专题整理。

(1)分类整理:搜集的各类文献信息可按《中国图书馆分类法》分类、按课题研究方向进行归类、按作者进行归类等等,可以根据自己的习惯来制定出一种分类方法,使得获取的资料充分有效便捷利用。

（2）专题整理：文献信息的整理也可按专题或主题分别集中排列，在一个专题或主题下集中文献。为了便于查阅、比较、分析和利用，还可将其分为若干个二级或三级主题，在相应的次级主题下，集中相关文献。

2. 信息整理方式

（1）手工整理：包括制作卡片、全文复制和抄录。卡片形式一般包括题录式、文摘式和剪贴式。题录式只简要记下文献的篇名、著者及文献的出处，便于以后需要时查找。文摘式是在题录式的基础上再记录下文摘信息。剪贴式是对那些不便于整体保存的报纸、广告和杂志上的文献信息，剪下来按类贴在剪辑本上。对于那些与自己研究课题密切相关的文献信息需要全文保存，期刊、书籍等可通过复印或抄录的方法来完成。电子期刊或网上信息可通过下载、打印的方法获得。

（2）计算机辅助整理：用计算机文献管理工具整理文献信息。随着计算机和网络技术的发展，也给文献信息管理带来了便利。计算机辅助管理经历了非专业化管理和专业化管理两个阶段的发展。非专业化管理是指对印刷文献和电子文献采用 office 等非专业管理软件进行存储文献信息的方式。20 世纪 80 年代后期，陆续出现了 Reference Manager、RefWorks、EndNote、NoteExpress 等专业的文献信息管理软件来存储和检索个性化的文献信息，并同时应用于科技论文写作中。

3. 医学信息搜集整理工具

（1）RSS：RSS 的含义是简易信息聚合，它的功能是订阅博客和科技新闻。它是科研工作者获取科技信息和新闻不可或缺的工具。通常情况下，我们浏览博客和科技新闻需要一个网站、一个网页打开浏览。如果使用 RSS 阅读器订阅了这些网站，这些网站内容就会整合在阅读器里，节省刷新网页时间，而且每个网站一旦有了更新，RSS 阅读器就会显示通知。

目前比较流行的 RSS 有：Feedly.com、Inoreader.com、Theoldreader.com、Bluereader.org。利用上述任何一个都可订阅科技信息或新闻等。

（2）参考文献管理软件：目前国内外使用率比较高的参考文献管理软件有 EndNote 和 NoteExpress。它们都具备三大功能：建立专题数据库批量采集不同类型文献的题录信息；文献资源整合以及个性化知识管理；辅助论文中参考文献的写作并按照相应格式进行输出。

第二节　获取信息的评价

随着信息资源日益膨胀，各出版渠道和各类信息网站缺乏统一的质量监控和管理机制，导致信息质量良莠不齐。为了消除信息噪音，区分不同信息及信息资源价值高低的层次，提高文献信息利用效率，科研人员必须要掌握一定的信息评价方法。信息评价可以从多个角度进行，主要包括信息源的评价、信息质量评价、信息载体的评价。信息评价的方法，可以采用定性方法、定量方法以及定性与定量结合的方法。

本节主要介绍如何通过文献信息的外部特征和内部特征评价文献的质量以及通过文献计量学方法揭示科技文献的分布规律和科学价值。

一、文献信息的外部特征评价

文献信息的外部特征是指从文献的外表就能够识别的标识信息，包括书名、刊名、篇名、著者、作者、译者、编者、专利权人、出版机构、著者（作者）单位、引文、专利号、科技报告号等。

（一）作者和作者单位

一般说来，高等院校及科研机构往往有较好的科研工作基础、研究条件及研究队伍，所以上述单位提供的文献信息质量相对可靠，而且国家级的优于省级，省级的优于地方级。科研工作者提供的信息比商业界、新闻界提供的信息要准确。

（二）出版来源

1. **期刊的级别和类型**　国家级、政府机构、科研院所和高等院校编辑出版刊物，提供的文献信息相对可靠准确。

1934 年，英国文献学家布拉德福发现学科文献在期刊中的分布是有规律的，少量的核心期刊集中了某学科大量文献，而相关期刊则出现少量的该学科文献。目前，国内外许多情报研究机构纷纷建立期刊评价指标体系，定期对中文或外文期刊进行评定，评选出中文或外文核心期刊。核心期刊以及同行评议过的期刊的内容比较真实可

25

靠,科学性强,有较好的新颖性和先进性,而且格式规范严谨。

生物医学期刊按照文献计量学指标评定的结果可以分为:核心期刊、非核心期刊、EI 来源期刊、SCI 来源期刊。70%~80% 生物医学期刊被 PubMed、Embase 两个数据库收录;化学化工、药物或化合物、医用生物材料方面的期刊还可能被 SciFinder 收录或 EI 收录;中草药或生物材料的期刊可能被 BIOSIS Previews 收录;国外生物医学核心期刊被 SCI 收录;国内生物医学核心期刊被 CSCD 收录。

2. 图书的级别和类型　国家级、政府机构、科研院所和高等院校编辑出版的图书,提供的文献信息相对可靠准确。

核心图书:某学科领域中被广大读者反复利用、最有价值的一类教科书或专著。在同一类型的教科书或专著中,根据其参考书目中共同引用的出版物品种,得出这些图书是该学科的权威著作,并以此来确定该学科的核心图书。通常采用引文分析法和专家鉴定法来确定核心图书。核心图书的评定不同于期刊,难点主要在于统计样本。

3. 网站的级别和类型　国家级、政府机关、行政管理机构、教育网等提供的文献信息相当于其他网站可靠。商业网的质量评价可根据信息可用性、信息充足性、专业性、易用性、交互性五个层面进行判断。

网站的类型主要看文件的属性,.html 属于静态网站;若是 .asp 则是用 ASP 语言编辑的动态网站;若是 .PHP 则是用 PHP 语言编辑网站;若是 .JSP 则是用 JSP 语言编辑的网站;动态网还有一种是 asp.net。

(三)课题资助信息

1. 课题类别

(1)行政部门项目课题:指各级政府批准的社会科学和教育科学规划研究项目。

(2)事业单位项目课题:指教育科研、教研单位研究项目(教科所、教研室、电教馆)。

(3)社团项目课题:指各级各类研究会、协会、专业委员会等群众组织的研究项目。

(4)合作项目课题:指学校与外单位共同承担的科学研究项目。

(5)自选项目课题:指学校自选的教育科学研究项目。

2. 课题级别

(1)国家级项目:国家自然科学基金、国家社会科学基金、教育部人文社科基金、中央国务院各部门(教育部除外)批准的各种研究项目。

(2)省级项目:省自然科学基金、省社会科学基金、省教育厅项目。

(3)市级项目:市自然科学基金、市教育局项目。

(4)区级项目:区教育局批准的研究项目、区科技局批准的研究项目。

国家级的课题一般有充足的经费支持,课题设计合理,研究方法、技术路线清晰,结论可靠;省市级的课题次之。

(四)出版时间

出版时间反映了文献信息的老化程度,经常用文献半衰期来表示。文献半衰期是指某些学科(专业)现在尚在利用的全部文献中较新的一半是多长一段时间内发表的。文献半衰期不是针对个别文献或某一组文献,而是指某一学科或专业领域的文献总和而言的。中文文献 6 年,外文文献 8 年,医学文献 5 年,国外和新兴学科半衰期较长。

(五)文献被引用及被收录

一篇论文是否被世界上著名的数据库(SCI、SSCI、EI、PubMed、SciFinder 等)所收录,可以反映该文的质量。另外,论文的被引用次数是反映论文的价值和影响力的客观指标。

二、文献信息的内部特征评价

文献信息的内部特征是指从文献的内容结构中才能识别的标识信息,包括主题词、分类号等人工标记符号。对文献信息的内部特征的判别,是从一定的深度和内涵对文献信息加以判别,因此是层次的评价方法。这种评价往往依靠一定的方法。

(一)研究方法的评估

判断一篇论文是否有参考价值,首先应着眼于其方法学部分,而不是该研究的目的、研究结果、讨论部分的推理。一般应从以下几方面进行评估:

1. 研究内容是否具备新颖性。

2. 研究对象描述的是否清晰。

3. 研究设计是否合理,是否明确了干预措施或暴露因素等。

4. 是否避免或减少了系统误差。

5. 研究是否符合基本的统计学要求,或者数据分析时,采用的统计学方法是否有误等。

(二)循证医学的原则和方法评估

一般从以下三个方面进行考虑:

1. **内在真实性** 研究内容、研究设计、研究方法是否科学合理,是否避免了系统误差等,这是评价论文质量的核心。

研究内容是否紧扣题目,通篇构思是否完整,布局是否合理,论点是否鲜明,论据是否充足完备、论证是否合理严谨等几方面。

2. **临床重要性** 研究本身是否具有临床价值,一般采用客观指标,如诊断试验采用敏感度、特异度、阳性和阴性预测值、似然比及 ROC 曲线等指标判断其临床价值,干预研究采用相对危险度降低率等干预措施的效应及临床价值。研究效果对实践的贴近程度,或者使用后产生的经济效益和社会效益等。

3. **外在真实性** 也称研究的适用性,是指研究结果的推广应用价值,即针对不同地点的不同人群及具体的研究病例,研究结果或结论是否同样适用。事实上,在实践循证医学的过程中,要将证据用于指导临床决策,严格评估其外在真实性是十分重要的,也是临床医生十分关心的问题。

三、文献计量学评价

文献计量学是借助文献各种特征的数量,采用数学与统计学方法来描述、评价和预测科学技术的现状与发展趋势的图书情报学分支学科。它作为比较流行的科技文献定量评价方法,广泛地应用于科研绩效评价、学术影响力评价、竞争力评价、科研管理与决策评价等。

(一)文献计量学的概念

文献计量学(bibliometrics)是以文献及其计量特征为研究对象,采用数学和统计学的方法,研究文献的分布结构、数量关系、变化规律等内容,进一步揭示科学技术演化规律以及学科知识发展脉络的一门交叉科学。它是集数学、统计学、文献学为一体,注重量化的综合性知识体系。

文献计量特征主要有三种类型:第一种书目特征,包括文献量及其时间关系、相关论文及其与期刊的关系、作者及其与论文数的关系等;第二种引文特征,主要有引文量、被引量、引文关系、引文结构、自引、引文年代等;第三种词频和内容特征,主要包括词频分布、共词频率、内容分析等等。

(二)文献计量学基本规律

科技文献定量研究的历史悠久,始于 20 世纪初。国外文献学家们 1917 年对科技文献进行书目统计学分析,就是文献计量学发展的雏形。文献计量学现已形成一套成熟的理论方法体系,广泛地应用于图书情报领域以及科学评价领域中。下面介绍文献计量学中一些最重要、最基本的规律。

1. **文献增长规律** 随着科学的不断发展,科学文献的增长也成为一种客观的现象。美国科学家普赖斯在《巴比伦以来的科学》中考察统计了科学期刊的增长情况,通过著名的普赖斯曲线发现科技期刊数量和期刊中文献数量均呈现出"按指数增长的规律",这就是科学文献增长规律。后来又有很多学者丰富了文献增长规律的研究成果,并将这些成果应用于知识度量与知识管理、科学评价、科技政策制定等。

2. **文献老化规律** 科学文献发表之后,会随着时间的推移,逐渐失去作为科技情报源的价值,利用价值也愈来愈低,甚至失去生命力,这种现象称为文献老化。文献老化规律的研究一般采用半衰期、普赖斯指数等指标进行衡量。所谓文献半衰期,是指某学科领域现在尚在利用全部文献中的一半是在多长一段时间内发表的。如中文医学期刊文献半衰期为 4.2 年,则表示现在尚在被使用的这类文献有 50% 是在近 4.2 年内发表的。文献半衰期越大说明该学科文献老化越慢,因此,文献的老化速度也可以衡量学科的发展速度。不同的学科、不同文献类型,文献半衰期都不相同。文献老化的研究有助于指导文献信息源选择、采集、评价馆藏老化程度,评价文献价值等。

3. **布拉德福定律** 定量描述科学文献在相关期刊中集中分散状况的一个规律,所以又称文献集中与分散定律。英国文献学家布拉德福发现某学科文献在期刊中的分布是有规律的,少量期刊集中了大量某学科文献,而其他期刊则出现很少该学科文献。他将期刊按发表学科论文的数量排序,划分出对学科最有贡献的核心区、相关区和外围区,它们之间的关系为:$1:n:n^2(n>1)$。后来人们将位于核心区的期刊称之为核心期刊,在本节前面已有介绍。布拉德福定律揭示了同一学科专业的期刊论文在相关期刊信息源中的不均衡分布规律,研究成果应用于核心期刊的遴选与评定、文献资源建设、论文学术价值的评价以及文献信息利用效率等等。

4. 洛特卡定律 探讨科学论文作者人数与其发文数量分布规律。1926 年,美国统计学家、情报学家洛特卡定量描述科学论文作者发文数量(科学生产力)频数分布规律,他统计分析了化学和物理学两大学科中一段时间内学者的论著数量情况,揭示作者比率与文献数量之间的关系,研究发现科学生产力的平方反比分布规律,又被称为"倒平方定律"。如撰写了 2 篇论文的作者数量大约是撰写了一篇论文作者数量的 1/4(即 $1/2^2$),写 3 篇论文的作者数量大约是一篇论文作者数量的 1/9(即 $1/3^2$),写 n 篇论文的作者数量大约是写一篇论文作者数量的 $1/n^2$。该定律适用范围有个前提,要求所研究的学科必须相对稳定,研究的论文时间区间必须足够长,研究的作者数目必须足够大,否则对该定律必须作相应的修正。洛特卡定律主要应用在预测文献增长数量和文献研究动向,提示不同领域中文献现状和趋势,便于对文献信息源进行有效的选择和科学管理;预测科研工作者数量增长和科学发展规模。如普赖斯就从洛特卡定律推论出"杰出科学家数量仅仅是科学家数量的平方根"。

5. 齐普夫定律 关于文献中的词频分布规律。1935 年,美国语言学家齐普夫对英语文献中单词出现的频次进行大量统计,研究发现单词的频次(f)与其排列的序号(r)之间存在着定量的关系 $f×r=C$(C 为常数)。齐普夫定律主要应用在情报学领域中词汇控制、词表编制、文献标引控制、文献组织等方面,但在语言学、地理学、经济学、信息科学等学科领域也具有一定的应用价值。

6. 文献引用规律 文献间引证关系的研究。引文分析法是揭示文献引用关系、引文分布结构的最有效工具。1955 年,美国情报学家加菲尔德开创了引文分析方法,后来开发研制了三大引文

索引(SCI、SSCI、A&HCI)以及 Web of Science 核心合集引文数据库,为研究文献引证关系提供了可靠的数据来源。文献间引用关系包括直接引证关系和间接引证关系;间接引证关系包括引文耦合(两篇或多篇文献同时引用一篇或多篇相同文献)、同被引(两篇或多篇文献共同被后来的一篇或多篇文献所引用)、自引(著者引用自己以前的著述)等几种情况。文献引用规律的研究有着广泛的应用价值,对于文献老化研究、期刊评价、科学评价、人才评价、学科知识图谱等均有十分重要的意义。

(三)文献计量学常用评价指标

1. 年代分布 可以揭示科学技术的发展历史、发展阶段及演变过程。

2. 文献来源类型 可以利用科技论文、专利、引文、学位论文、会议论文、科技报告、图书等多种文献类型。但是通常利用率最高的是科技论文和引文。科技论文数是衡量产出能力的指标,引文数是衡量学术影响力的指标;专利、学位论文、会议论文、科技报告、图书等类型有特殊的计量指标。

3. 主题分布 可以采用文献的主题词或关键词进行统计分析,反映科学技术的内容结构变化规律。还可以通过零星散在的主题内容,揭示学科主题新的生长点。

4. 国别与语言 科技论文的国家和语种分布,反映不同国家某项科学技术的研究实力和技术优势。

5. 作者及其合作情况 通过对作者发文量的统计,揭示研究领域的主要产出作者及其所在机构,不仅可以筛选出核心作者,还可以描绘出作者合作网络和机构合作网络。这些合作网络指标更具有现实意义,进一步揭示研究领域的机构、省市、国别分布。

6. 引用信息 指标包括文献类型、学科主题、语种、出版年代、引文来源等。通过对上述指标的分析,可以得出引文的相应指标的分布情况,进一步揭示文献引用规律。进行引文分析时,一般采用国内外引文数据库,分析结论才比较准确可靠。

(四)文献计量学常用分析软件

常用的分析软件有基于引文的分析软件

Histcite、基于内容分析的 BICOMB、VOSviewer 等,还有基于分析研究前沿的 CiteSpace 等。

1. HistCite 全称为 history of cite,翻译为引文历史,或者叫引文图谱分析软件。是由加菲尔德开发研制的一款文献引文分析工具,通过对 Web of Science 数据分析,可以快速绘制出某个研究领域的发展脉络图,快速找到某领域中重要文献的工具。

(1)软件下载及安装:下载地址是 http://histcite. updatestar.com/。HistCite 支持 Mac/Windows 操作系统。按照软件下载网址中的操作说明,对软件进行安装即可使用。

(2)使用步骤:①数据获取,在 Web of Science 数据库(WOS)进行检索后,在页面的底端选择需要导出的数据记录,每次最多导出 500 条记录,如果检索结果超过 500 条需要分批次导出。文献记录内容选择全记录与引用的参考文献格式导出,并且文件格式保存为纯文本格式;②添加数据,从 file 菜单中选择 add file,添加上述保存的数据;如果有多个文本文件,可以多次添加;③统计分析,软件的菜单中有各字段统计功能,直接点击可以升降序排列。在 tool 菜单下,选择 graph maker,然后在新的界面点击左上角的 make graph 按钮。HistCite 会根据默认的条件作出引文关系图,来展示当前文献集合中重要文献之间的关联;④读图,作图之后能够根据研究内容理解图谱。一般默认画出前 30 篇文献之间的关联。图上有 30 个圆圈,每个圆圈中间的数字表示文献号代码。圆圈的大小表示引用次数的多少,圆圈越大表示受关注越多。不同圆圈之间有箭头相连,箭头表示文献之间的引用关系。多数情况下,最上面有一个圆圈较大,并有很多箭头指向这篇文章。那么这篇文章很可能就是这个领域的开山之作。

(3)软件指标介绍:HistCite 有一些指标比较独特,下面解释这些指标的具体含义。

GCS 的全称为 global citation score,是指总引用次数,也是 Web of Science 数据库中的引用次数。

LCS 的全称为 local citation score,是指本地引用次数,是某篇文章在当前数据库中被引用的次数。与 GCS 相对应,GCS 是总被引次数。所以 LCS 一定是小于或等于 GCS 的。

一篇文章 GCS 很高,说明被全球研究人员关注较多。但是如果一篇 GCS 很高,而 LCS 很小,说明这种关注主要来自不同领域的论文。此时,这篇文献参考意义可能不大。例如,在 2005 年 *The Lancet* 上的两篇文章 P1(GCS:4023,LCS:18)和 P2(GCS:3876,LCS:33)。P1 文章 GCS 很高,LCS 很低,说明 P1 的绝大部分作者关注的研究方向与 P2 的作者不同。而 P2 文章虽然 GCS 较低,但 LCS 比 P1 要高,说明引用 P2 的文章都在当前数据库,与我们所关注的研究方向更相关。所以,LCS 比 GCS 参考价值更大。

CR 是 cited reference 的缩写,即文章引用的参考文献数量。与 CR 对应参数还有 LCR,它的全称为 local cited references,是指在当前数据库中引用的参考文献数量。假设 P1(CR:40,LCR:30)和 P2(CR:40,LCR:10)两篇文章都引用了 40 篇参考文献,但 P1 的 LCR 为 30,说明 P1 引用的 30 篇在当前数据库,P2 只有 10 篇文献在当前数据库。此时,P1 相对 P2 更有参考价值,因为它引用了我们所关注研究方向的相关文献更多一些。

(4)注意事项:①如果文献记录少于 500 条,使用该软件分析的意义不是很大。合适的数据量应该在 500 条至上万条。每次保存记录时,注意记录数的范畴要写准确,否则保存的数据会有重复现象,影响分析结果。②下载文件的保存路径为:C 盘 \fakepath\。如果 C 盘没有 fakepath 文件夹,则自己创建一个,之后将下载好的文件拷贝到该文件夹中。由于 WOS 现已由科睿唯安公司出版,所以下载后的文本文件开头部分,应将"FN Clarivate Analytics Web of Science VR 1.0 PT"替换为"FN Thomson Reuters Web of Knowledge",否则导入时会报错。③需要使用 IE 浏览器进行分析。④在分析被引频次时,使用 LCS 这个指标具有现实意义。而尽量不采用 GCS 指标。如果一篇文献 GCS 很高,而 LCS 很小,说明这种关注主要来自不同领域的学者。此时,这篇文献对我们的参考意义可能不大。

2. BICOMB 书目共现分析系统(Bibliographic Items Co-occurrence Matrix Builder,BICOMB)的简称,该软件由中国卫生政策支持项目资助开发,后又受到中国医科大学研究课题资助,可以对医学文献数据库中的书目信息进行快速读取、准确提取字段并归类存储、统计,并生成书目数据的共现矩阵,为进一步研究提供全面、准确的基础数据的免费信息分析软件。目前,BICOMB 能够分析的数据来源库有 PubMed、Web of Science 核心合集、CNKI、万方等。

(1)软件下载及安装:下载网址为 http://202.118.40.8/bc/index.html。BICOMB 支持 Windows 98/2000/NT/XP/10 等操作系统的安装。另外,电脑中需要具备 Office 办公软件系统,在统计功能中,BICOMB 的结果将利用 Excel 生成报表。按照软件下载网址上的说明,对软件进行安装即可使用。

(2)使用步骤:①数据采集,在不同数据库中,数据格式一定要按照 BICOMB 中要求格式进行下载;②建立项目,创建项目编号,选择项目数据来源的数据格式类型;③提取字段,抽取其中特定的字段,如作者、期刊名、标题、发表年代、引文等;④数据清理,批量修改、删除某些记录;提取字段后各字段排序;文章号定位;导出文献题录等;⑤频数统计,统计相应字段的出现频次;⑥生成矩阵,按照一定的阈值截取高频条目后,形成共现矩阵和词篇矩阵;所形成的矩阵可以用于进一步的聚类分析和网络分析。

(3)注意事项:①所有数据库数据下载格式详见 BICOMB2.0 使用说明书。②对 PubMed 中的数据不用进行数据清理,可以分析主要主题词 – 副主题词字段,分析结果可靠有效。③对其他数据库的数据进行分析前,应对关键词字段进行清理,否则分析结果可靠性差。④分析中文数据时,最好将 CNKI 和万方的数据合并,将两个数据库的文献去重后,再清理关键词字段;分析结果才可靠有效。

3. VOSviewer 由 Van Eck 与 Waltman 设计开发,并受到荷兰莱顿大学的科学与技术研究中心的支持,用于构建科技文献共现分析的免费可视化软件。该软件能分析的数据格式多元化,可以分析网络数据(GML、Pajek 等)、关系型数据(词共现、共被引、作者合作等)、书目数据(WOS、Scopus、PubMed、RIS 等)。目前能分析的数据来源库有 Web of Science、Scopus、PubMed、CNKI 和万方等具有 RIS 格式的数据库。

(1)软件下载及安装:下载地址为:http://www.vosviewer.com/。点击安装程序后,自动运行安装。本软件也需要 JAVA 的启动运行才能可视化显示。

(2)使用步骤:①获取数据,在不同数据库中按规定的数据格式下载数据,保存为相应格式的文件;②创建分析项目,选择数据类型;③选择相应的词表文件(软件数据安装包中会提供),按照词表进行抽词,进行聚类分析;④可视化显示分析结果,可以对分析面板中一些参数进行调整,得到满意的分析效果。

(3)注意事项:①数据格式要与选择数据类型相匹配,否则数据导入不成功。②中文数据也可以进行分析,在分析面板右侧 Font 中选择 SansSerif,每个节点显示出中文标识,否则中文会显示为乱码。③抽词分析过程,一般选择软件包中现有的关键词表和作者词表作为抽词的依据。也可以创建一个词表,但格式必须要符合抽词的要求。如果词表不匹配,则导致分析失败。

4. CiteSpace 由美国德雷塞尔大学陈超美博士创建的一款免费的信息分析软件,该软件主要分析科学研究中蕴含的潜在知识,是在科学计量学、数据可视化背景下逐渐发展起来的一款引文可视化分析软件。由于是通过可视化的手段来呈现科学知识的结构、规律和分布情况,因此也将通过此类方法分析得到的可视化图形称为"科学知识图谱"。该软件目前能分析的数据来源库有 Web of Science、PubMed、Scoups、CNKI、CSSCI、Derwent Innovations Index、NSF、Projects DX 等。该软件的特点是操作简单,适用于多种数据库的数据、可以绘制多种图谱、可视化效果好、提供信息量大、自动标识易于图谱解读等等,因此,吸引了各个专业学科的研究人员使用。

(1)软件下载及安装:下载地址是 http://cluster.cis.drexel.edu/~cchen/citespace/。可以下载单机版,也可以直接使用在线分析。由于本软件需要由 JAVA 软件支持,所以机器中一定要安装最新版的 JAVA,否则该软件不能启动运行。

(2)使用步骤:①数据获取,在不同数据库中下载相应的数据格式,保存到指定文件夹中;②创建两个文件夹,一个文件夹命名为 Project,另一个命名为 Data,之后将下载的数据导入到 Data

文件夹中，并且文件名开头都以 download 命名。③点击 New 按钮，创建分析项目，首先选择 Data 文件夹，之后再选择 Project 文件夹，一般默认参数设置；注意数据来源 Data Source 的选择，数据来自哪个数据库选择相应选项即可。最后点击 Save 保存数据；④分析参数的选择，Time Slicing 根据检出文献的时间范围选择，分析片段根据检出文献量的多少，每 2~5 年进行一个划分。Term Source 可以都选择。Node Types 根据数据库类型加以选择，如果有引文的，则选择 Cited Reference；如果没有引文的，则选择 Paper。Selection Criteria 可选择 Top N 或 Top N%。Pruning 一般选择 Pathfinder 或 Minimum Spanning Tree 两种运算方法；⑤所有参数都设置好后，点击绿色 Go 按钮，运行程序进行分析，在界面左侧 Space Status 和 Process Reports 两个区域分别显示分析结果。程序运行完毕后，还可以进行可视化显示；⑥可视化分析，程序自动运行一段时间会停止。如果一直不停止，则点击停止按钮就会停止运行。点击聚类按钮进行聚类分析，分别点击 T、K、A 三个按钮，表示分别在题目、关键词、摘要中提取关键词进行聚类分析显示。之后调节右侧面板中的显示参数，让图谱显示最佳状态；⑦保存分析结果，利用菜单各种功能，导出分析结果。

（3）注意事项：①CiteSpace 必须用 JAVA Runtime（JRE）软件来启动运行，为此，确保机器安装最新版的 JRE 程序。从软件下载页面可以对 JRE 的版本进行检测，如果不是最新版的，则一定要彻底卸载旧版 JRE 后，再重新安装最新版 JRE。如果电脑操作系统是 32 位的，需安装 Windows x86 的 JRE；如电脑操作系统是 64 位的，则需安装 Windows x64 的 JRE。②下载好的数据一定要放在 Data 文件夹中，并且以 download 开头来命名，不同数据库的保存格式见网上 CiteSpace 使用教程。③CiteSpace 可以分析 CNKI 和 CSSCI 两个中文数据库的数据，但一定要按照软件本身的要求进行格式转换才能分析。医学专业文献如果单独检索 CNKI 数据库会漏掉中华医学会期刊的重要文献，因此必须加上万方数据库的文献进行分析，结果才有意义，建议万方数据库文献也导出为 Refworks 格式，与 CNKI 数据库的文献合并去重再进行分析，得到的结论才可靠有效。

第三节　医药卫生科技项目查新咨询

医药卫生科技项目查新是伴随着我国医学科学的发展而产生的，是科技查新领域中的一个分支，是医学科研管理中一种特殊的咨询工作，是规范化、制度化的一些工作。1989 年，卫生部正式颁布《卫生部医药卫生科技项目查新咨询工作规定》。2003 年以后，很多医药卫生查新站又归并到教育部综合查新站管理，同时教育部科技发展中心也颁布了《科技查新规范》等文件。规定指出：查新工作是科研管理工作的重要组成部分，凡申请医药卫生科技项目的立题、成果鉴定、奖励以及有关医药卫生科技活动的评价等，均需有查新资质单位出具的查新报告，否则不予受理。该规定的目的是提高医学科研项目质量，防止低水平重复，节省人力、资金和时间所采取的一项重要措施。这对于推动我国医药科研项目的立题和成果鉴定的规范化起到了重要作用，使查新工作成为整个医药卫生科技管理中的一个必不可少的环节。

一、科技查新咨询的基本概念

科技项目查新（简称查新），是指由具备一定信息资源基础与相应查新咨询资质人员的科技信息咨询机构，根据查新委托人提供的需要，通过手工检索和计算机检索等途径，运用综合分析和对比的方法，为评价科研成果、科研立项等的新颖性提供文献查证结果，并做出结论（查新报告）的一种信息咨询服务工作。

医药卫生科技查新咨询是科技项目查新咨询的一个分支，它不仅仅是一项专题文献调研，更是一门专题信息咨询技术。一方面它需要医药卫生科技查新工作承担单位拥有较完整的文献资料获取能力以及很强的国际、国内联机检索支持能力，以保证对医药卫生相关专业领域的检索范围能达到全面性、系统性和连续性的要求。另一方面查新咨询又不同于一般的专题文献检索工作，它更立足于查新人员对所承接专题项目新颖性、先进性的理解与把握。在此基础上，才能使所选择的对比文献具有代表性、针对性与可比性。国家科学技术部《科技查新规范》对查新工作只要求对项目新颖性进行查证，并作出结论，这是从科技管理对查新功能的需要，结合考虑了查新机构的能力现状作出的决定。

查新人员应具有很强的专业技术理解、领悟能力和很强的文献判读能力，能准确捕捉与把握项目的技术创新点，并围绕创新点对收集到的相关文献进行筛选、判读和中肯的分析对比，以保证查新结论的科学性、客观性与鉴证性。

2001年，科学技术部对《科技查新规范》整个查新工作进行了全面的规范，包括基本术语、基本原则、查新委托人、查新机构、查新合同、查新员、查新咨询专家、检索、查新报告、查新过程中可能出现的争议、查新档案管理、查新程序和附则等共13个部分。《科技查新规范》中对查新过程中涉及到的基本术语进行定义和规范化，规定各方的相应权利和义务及行为规范。为维护查新各有关方的合法权益提供了法律依据。为此，原卫生部规定各医药卫生查新机构在医药卫生查新过程中必须遵守该规范的各项规定。

二、医药卫生科技查新目的与作用

（一）科技查新的目的

主要有：科研立项、成果鉴定、申请科技成果奖励、申报专利、新产品等。根据查新对象主要包括以下内容：申报国家级或省（部）级科学技术奖励的；申报各级各类科技计划、各种基金项目、新产品开发计划的；各级成果的鉴定、验收、评估、转化；科研项目开题立项；技术引进；国家及地方有关规定要求查新的。在查新过程中常见的是科研立项与成果鉴定。

1. 科研立项 立项查新属于拟议中的项目，在项目科学技术要点的介绍中，应该从文字表述上与已完成的成果项目有所区分。科研立项查新在科研课题立项之前进行，主要是针对立项课题的创新点或主要研究内容，查证国内外是否有相同或相类似研究以及目前的进展情况和取得的成果。查询结果与立项课题进行对比分析，判断有无重复，为确定申请课题是否有立项价值提供文献依据。其次，项目申请人通过查新，获得与课题密切相关或一般相关的资料，确定自己的研究

内容和方法，避免重复，提高课题的研究广度和深度，起到重要的参考作用。

2. 成果鉴定 是对成果实施奖励和推广应用的前提。通过查新，可以了解该成果在国内外是否有相同或相类似的研究，如果查到相同或相类似的研究，则需详细与申请成果课题进行比对分析，侧重分析课题的内容与深度，总之要客观、清楚地阐明两者的相同之处，不同之处。但不能使用评论性语句，如哪个方法更优等。

（二）查新的作用

1. 为科研立项提供客观依据 科研课题在论点、研究开发目标、技术路线、技术内容、技术指标、技术水平等方面是否具有新颖性。在正式立项前，首要的工作是全面、准确地掌握国内外的有关文献信息，查证该课题在国内外是否已研究开发过。通过查新可以了解国内外有关科学技术的发展水平、研究开发方向；是否已研究开发或正在研究开发；研究开发的深度及广度；已解决和尚未解决的问题等等，对所选课题是否具备新颖性的判断提供客观依据。这样可防止重复研究开发而造成人力、物力、财力的浪费和损失。

2. 为科技成果的鉴定、评估、验收、转化、奖励等提供客观依据 查新机构作为第三方，为科技成果的鉴定、评估、验收、转化、奖励等提供客观的文献依据，保证科技成果鉴定等系列过程的科学性和可靠性。在这些工作中，若无查新机构提供可靠的查新报告作为文献依据，只凭专家小组的专业知识和经验，难免会有不公正之处，可能会得不出准确的结论。这样既不利于调动科技人员的积极性，又妨碍成果的推广应用。

3. 为科技人员进行研发提供可靠而丰富的信息 随着科学技术的不断发展，学科分类越来越细，信息来源于不同的载体已成为普遍现象，这给获取信息带来了一定的难度。有关研究表明，科研人员查阅文献所花的时间，约占其工作量的50%，若通过专业查新，则可以大量节省科研人员查阅文献的时间。查新机构一般具有丰富的信息资源和完善的计算机检索系统，如通过DIALOG、STN等国际联机情报检索系统获取世界著名的SCI、PubMed、SciFinder、DII等600多个医学、科技、经济等综合学科数据库，内容涉及期刊论文和学术会议等各种信息类型，能提供从一次文献到

二次文献的全面服务。

三、科技查新咨询与文献检索和专家评审的区别

文献检索是针对具体课题的需要,仅提供文献线索和原文,对课题不进行分析和评价。

专家评审主要是依据专家本人的专业知识、实践经验、对事物的综合分析能力以及所了解的专业信息,对被评对象的创造性、先进性、新颖性、实用性等做出评价。评审专家的作用是一般科技情报人员无法替代的,但具有一定程度的主观因素。

科技查新是文献检索和情报调研相结合的情报研究工作,它以文献为基础,以文献检索和情报调研为手段,以检出结果为依据,通过综合分析,对查新项目进行新颖性评价,写出有依据、有分析、有对比、有结论的查新报告。也就是说查新是以通过检出文献的客观事实来对项目的新颖性做出结论。因此,查新有较严格的年限、范围和程序规定,有查全、查准的严格要求,要求给出明确的结论,查新结论具有客观性和鉴证性,但不是全面的成果评审结论。这些都是单纯的文献检索所不具备的,也有别于专家评审。

四、医药卫生科技查新程序

查新咨询是一项专业性强、难度大、要求高的信息咨询服务工作,为保证这项工作的高质量完成,科学技术部在制订《科技查新规范》时,根据以前的经验总结了一套查新程序供人们参考,查新程序为:查新委托→受理查新委托→检索准备→选择检索工具→规范检索词→确认检索方法和途径→实施检索→完成查新报告提交查新报告。

1. 查新委托　查新委托的单位或个人在提出处理委托事务之前,首先自我判断一下科技项目是否属于查新范围,再委托查新机构,并据实、完整地向所选择查新机构提供查新必需的相关技术资料和有关材料,包括项目的科技资料、技术性能指标、中英文对照的检索词、参考文献、国内外同类科学技术和相关学科的背景资料等。

2. 受理查新委托　现行的《科技查新机构管理办法》和《科技查新规范》规定了科技查新机构的查新范围,因此查新机构在受理查新时要

首先考虑委托课题是否属于自己的受理范围,而后根据委托人提供的相关资料确定是否可以受理,如果符合受理条件,再根据查新员的个人状况,如所具备的专业知识等来确定查新员和审查员。查新人员要确认委托人提交的材料是否齐全,确认是否能满足委托人的查新要求,确定完成查新的时间,如果可以接受委托,就要根据《科技查新规范》关于查新合同的要求与委托人签订查新合同。

查新委托人与查新机构所签订的查新合同是具有法律效力的,就是说一旦合同成立,双方就要为此承担相应的法律责任,因此查新员不仅要熟练掌握查新方面的技术,而且要熟悉相关的科技法律制度,如《中华人民共和国科学技术进步法》、科技组织方面的相关法律、关于科技成果方面的立法、科技奖励法律制度、关于科技人员管理方面的立法、技术合同与技术市场的立法、关于国际科技合作与交流方面的相关法律制度等。

3. 检索准备　查新员认真分析课题、仔细阅读查新委托人提供的相关资料,了解查新项目的科学技术要点,明确委托人提出的查新要点与查新要求。如有必要还可以请查新委托人详细介绍查新课题的内容和技术路线,并尽可能多地了解课题的研究情况,这对制定检索策略和文献对比分析很重要,必要时还要进行专家咨询。在查新检索前,还要做好以下几项工作:

(1)明确检索目的。

(2)根据检索目的确定主题内容的特定程度和学科范围的专指程度,使主题概念能准确地反映查新项目的核心内容。

(3)确定检索文献的类型和检索的专业范围、时间范围;制订周密、科学而具有良好操作性的检索策略。

4. 选择检索工具　检索工具选择是否恰当会直接影响检索结果,选择数据库要本着能够全面覆盖查新课题范围为原则。选择医药卫生数据库的方法有:

(1)首先要选择综合学科数据库,如 PubMed、Embase、BIOSIS Previews、SciFinder、SinoMed、CMCC、WOS 核心合集等生物医学综合库和全学科综合库。必要时,要选择 DIALOG、STN 等国际联机情报检索系统。

（2）专题数据库,如肿瘤专题数据库、艾滋病专题库、遗传性疾病专题库、循证医学专题库等,特定的学科或特定专业的专题数据库。

（3）国内外专利数据库、标准数据库、会议论文数据库和学位论文数据库等。

（4）其他网络数据库。

从检索工具的类型上要兼顾目录型、题录型、文摘型、全文型;从检索手段上要以计算机检索为主,手工检索作为机检的补充。

5. **拟订检索词**　检索结果是否准确与全面,是关系查新报告结论的决定性因素,而检索词准备如何是影响检索结果查准率和查全率的关键,因此检索词的选择就显得十分重要。

检索词一般由委托人先来提供,但有些委托人提供的检索词不准确、不全面,而且检索词一般是自然语言,查新员应对照查新课题的内容,将委托人提供的检索词转换为主题词,必要时查新员要与委托人反复面谈,然后对主题词加以规范、完善,使自然语言变成计算机可以识别的规范语言,以便根据主题制定检索策略。

6. **检索途径与方法**　查新中使用最多的是描述文献主题内容的词(如主题词、关键词或分类号等);在特定情况下(如已知有与查新课题相同的研究),也会使用描述文献外部特征的词(如著者、出处、专利号等)进行专指性检索。在互联网上检索时要注意选择合适的搜索引擎。

7. **实施检索**　完成上述工作后,就要制定完整、确切表达查新委托人要求和查新课题主题内容的检索策略,检索策略中要慎重使用新的概念词,尤其是委托人提供的新概念词。使用多个数据库制订检索策略时注意以下几方面问题:

（1）不同数据库的检索方法不同,由于不同数据库标引存在着差异,制订检索策略时要符合相应数据库的索引体系。

（2）正确使用逻辑算符、截词符、位置算符等,要考虑词序的变化。

（3）跨库检索时,要注意每个数据库的操作方法、字段的定义、字段标识是否一致。

（4）检索结果要适中,既不能为"零",也不能过多。一个检索式中参与检索的概念或检索词要适当。任何一项科研工作都是在前期研究的基础上深入的,可以没有密切相关文献,但不会没有相关文献,而检索到的文献过多会给文献对比分析增加一定困难。

制定好检索策略后,根据课题学科特点确定检索年限,实施检索。在实际工作中很难做到一次检索成功,经常会遇到检索结果太多或为零、检索到的结果与查新课题不相关等情况,这样就要用扩大或缩小检索范围的方法修改检索策略,有时要反复多次,才能得到满意的结果。

8. **完成查新报告**　包括相关文献分析和编写查新报告。对检索出的文献进行全面分析,筛选出与查新课题内容相关的文献,这些文献要能反映其研究水平、技术指标、参数要求,与查新课题有较高的可比性。查新报告是查新机构用书面形式就查新事务及其结论向查新委托人所做的正式陈述,也是体现整个查新工作质量和水平的重要标志,查新人员要对查新课题内容及查新点与检索到的相关文献进行比较,实事求是地做出文献评述论证结论。报告应包括以下内容:

（1）基本信息:查新报告编号、查新项目名称、查新委托人名称、查新委托日期、查新机构的名称、地址、邮政编码、电话、传真、电子信箱、查新员和审核员姓名、查新完成日期。

（2）内容信息:查新目的、查新项目的科学技术要点、查新点和查新要求、文献检索范围、检索策略、检索结果、查新结论、查新员与审核员声明、包括与查新课题密切相关的原文在内的各种附件。

9. **提交查新报告**　查新机构完成报告后,按照查新合同的约定向查新委托人提交查新报告和相应的附件。鉴于查新人员对各种科技领域的发展的了解有一定的局限,即使是专业对口的查新人员,对本专业研究情况及发展趋势也做不到了如指掌,在查新过程中很多时候需要向有关专家咨询,以便了解与查新课题相关的领域的研究动态。

第四节　医学科研中的知识产权

医学科学研究过程中必须遵守法律。为此,医学科研工作者必须要掌握和了解一些法律知识,其中比较重要的法律知识是知识产权问题。

一、知识产权概念与特征

（一）知识产权概念

知识产权是公民、法人或非法人单位在科学技术和文学艺术等领域内所创造的知识产品依法所享有的权利。知识产权也称"智力成果权"，是指对医学科学研究过程中创造的学术成果所享有的占有、使用、处置和收益的权利。知识产权是一种无形财产权，与汽车、房屋等有形财产一样具有价值和使用价值。

（二）基本特征

作为科研成果的知识产权法律特征具有以下5个方面：

1. **专有性** 知识产权是一种专有权，这种权利具有独占的排他性，即只有权利人才能享有，他人不经权利人许可不得行使其权利，擅自使用就构成侵权行为，侵权就必然受到法律制裁。这种专有性表现在权利主体的专有性、权利客体的专有性、权利内容的专有性。

2. **地域性** 知识产权作为法律确认和保护的一种专有权利，在空间上的效力是有限的，具有严格的领土性，其效力仅限于本国境内，而在其他国家原则上不发生法律效力。但签有国际公约、双边互惠条约或协定的除外。

3. **时效性** 知识产权中财产性质的权利受法律保护，在时间上有一定的期限，这种期限称为保护期或有效期。知识产权只在有效期内才受法律的保护，保护期限届满，其所有权自行终止，而成为社会公共财产。这时，任何人都可以无偿使用，不会再发生侵权问题。

4. **非物质性** 知识产权是基于人的智力创造性劳动而产生的权利，具有先进性、创造性、新颖性的特点，是一种非物质形态的精神财富。知识产权所有人对智力劳动成果享有的专有权利在法律上的确认和保护。

5. **客观表现性** 知识产权的客体必须具有能为人感知的客观表现形式。知识产权是基于人的智力创造性劳动产生的结果而产生的权利，具有物质性特点。作为智力活动来说，它是人的内在心理活动，不能被人们所感知，因而不具有法律意义。而只有当知识凝结为智力成果，并以某种产品的形式表现出来，才使法律的保护成为可能。

二、知识产权的构成

知识产权包括著作权和工业产权两大类。

（一）著作权

著作权亦称版权，它是法律赋予作者因创作文学、艺术和科学作品而享有的权利。这种权利包括人身权利和财产权利两个方面。

人身权利，亦称精神权利，是指作者通过创作的作品而获得的名誉、人格等人身利益的权利。我国著作权法规定，作者的人身权利包括发表权、署名权、修改权和保护作品完整权。

财产权利，亦称经济权利，是指著作权人因他人使用其作品而获得相应报酬的权利。我国著作权法规定，著作权人的财产权利包括使用权和获得报酬权。

（二）工业产权

工业产权是专利权、商标权、标记名称权、制止不正当竞争权等的总称。

1. **专利权** 专利包括发明专利、实用新型专利、外观设计专利三种。

专利权是法律赋予专利权人对其发明创造或设计在一定期限内享有独占或专有权利。这种权利包括精神权利和物质权利两个方面。

精神权利，是指权利人发明或设计人对本人所享有的精神方面的权利，表现在专利文件中的署名权。这种权利是永恒的，不因专利权的转让或继承而转移消失。

物质权利，是指取得专利权而产生的具有经济内容的权利。我国专利法规定，专利权人的物质权利包括独占使用权、许可他人实施权、专利转让和标记权等。

2. **商标权** 是商标权人依法对自己注册的商标享有的专用权。

商标是商品的标记，通常用文字、图形或文字与图形的组合构成。商标既是区别商品的标志，又是区别商品生产者或经营者的标志，同时也标示着商品的一定质量，如各种名牌商品。

商标权表现为禁止他人在同一种商品上和使用与已注册商标相同的或相近似的商标；而且也禁止他人在类似商品上使用与已注册商标相同的或相近似的商标。因此，商标权的排他性比专利权广泛。但商标权的时间性相对不那么明显，因为只要依法连续续展,其商标专用权将保持永久有效。

3. 标记名称权　标记名称是指某种产品、某个企业(工商企业、服务企业)所具有的明显的、以便于公众能够区别的标志。它可以向社会公众提供某种具体的识别和服务。

标记名称包括服务标记、厂商名称、货源标记和原产地名称。当某种标记名称为政府主管机构注册认可后,它即受到有关法规的承认和保护,标记权人即享有标记名称专有权,任何个人或企业都不得使用它,也不得使用容易引起他人误解的与其相似的标记。

(1)服务标记:亦称服务标志,如饭店、航空公司、旅行社等常有自己的服务标志,用以将自己的服务与其他行业的服务相区别。服务标记通常以明显的符号、文字、图案或以其组合方式等构成。

(2)厂商名称:亦称企业名称,是工商企业用以进行生产经营活动的标志。厂商名称是一种法律保护的工业产权,它的价值由产品质量、商业信誉、售后服务态度等形成。消费者有时特别钟情于某一厂商的产品,厂商名称逐渐成了产品质量和商业信誉的象征。

(3)货源标记:是用来标示一种商品来自于某一个国家、地区的标记,如"中国制造"等。货源标记是一种工业产权,受国家有关法律的承认和保护,如果货源标记与事实不符或冒充某地产品,则构成侵权,侵权就必须承担民事法律责任。

(4)原产地名称:是一个国家、地区或特定地方的地理名称,用于标记该地的产品。这种产品的特定质量和特点主要取决于该地的地理环境(包括自然因素和人为因素);这种环境通常是由当地气候、水质、土质、植物等自然条件或当地的传统技术等人为因素所形成的。如青岛啤酒等,其中的地名就是原产地名称。原产地名称也是一种工业产权,受国家有关法律的承认和保护。

4. 制止不正当竞争权　制止不正当竞争权是工业产权的重要组成部分,它的主要任务是保护合法竞争,制止不正当竞争,保障遵纪守法生产经营者的合法权益。

对于不正当竞争行为,任何单位或个人都有权向工商行政管理机关、专利管理机关、有关业务主管部门和法律部门检举揭发。不正当竞争行为者,按其违法行为轻重,应负行政处罚、民事或刑事法律责任。

三、医学科研成果与知识产权保护

随着现代生物技术日新月异的研究开发和大量的应用,随着人们健康要求的不断提高,医药卫生行业已成为知识密集型产业和公认的高技术产业和高附加值产业。医学科研成果的表现形式主要有:研究报告、学术论文、专著;药品及其制备工艺、生产方法;医疗器械及其生产制造方法;新基因和新动植物品种的发现;人体组织器官替代修复材料的研制与应用;医用计算机软件等。

(一)医学科研成果保护形式

医学科研成果的知识产权保护形式有:著作权保护、专利保护和商标权保护。其中以著作权和专利权为主。著作权法保护作品本身及其表达形式,专利法保护技术思想和技术方案。

(二)著作权法保护

1. 保护范围

(1)科学理论成果:基础理论研究的科学发现,应用基础理论研究阐明的基本原理等。成果的主要表现形式是科研论文或著作等文字作品。

(2)非物化技术成果:疾病的预防、保健、诊断、治疗、护理、康复、优生优育等新方法、新技术。例如:直接接触人体的影像诊断方法;外科手术方法;生殖技术方法;医学美容方法;器官移植方法;计算机专家系统诊断方法等等。成果的表现形式是论文。

医学上的新方法、新技术,绝大多数都是公益性的非物化技术成果,这些发明创造,不能授予专利权,只能通过著作权法保护。防止诊断治疗方法的技术垄断,对人民身心健康不利。同时,诊断治疗方法等无法在生产上进行制造或使用。

(3)软科学成果:包括软科学理论成果和应用技术成果。如先进的计算方法、各种标准、技术情报等。成果的主要表现形式是论文。

(4)医用计算机软件:计算机程序和程序设计说明书,程序包括源程序、目标程序、操作程序、应用程序等。成果的主要表现形式是论文。

2. 保护内容

(1)人身权:包括发表权、署名权、修改权和保护作品完整权。

（2）财产权：包括使用权和获得报酬权。

3. 保护期限

（1）永久性保护：作者的署名权、修改权、保护作品完整权，没有期限限制。

（2）有期限保护：公民的作品发表权、使用权、获得报酬权等一系列权利，保护期限为作者终生及其死后第 50 年。如果是合作作品保护期限也是 50 年。但作品自创作完成后 50 年内未发表的，不受保护。保护期限届满，即为社会公有，任何人和单位可以使用而不须征得作者同意和支付报酬。

4. 权益归属 根据著作权的主体不同，归属权包括原始归属和继受归属两种。

（1）原始归属：是指著作权的原始主体最初取得的归属。根据作品的分类确定权利归属，包含职务作品、委托作品、合作作品、演绎作品、编辑作品、影视作品、美术作品。

职务作品是指公民为完成所在法人或其他组织工作任务而创作的作品。作者与法人或法人单位存在劳动关系，创作作品属于作者职责范围内，作品使用属于单位的工作或业务范围。一般来说，职务作品的著作权属于创作者本人，所在单位有权优先使用。两年内，作者不得许可第三人以相同方式使用，除非单位同意。

如果作者主要是利用法人或其他组织的物质技术条件创作、由法人或其他组织承担责任的工程设计图、产品设计图、地图、计算机软件等职务作品，作者仅享有署名权，著作权归属法人或其他组织，法人或其他组织可以给予奖励。

（2）继受归属：由于权利的继承、转让而发生权利的继受取得。继受归属根据作者不同有两种情况：继承和转移。继承是指公民死亡后，其著作权中的财产权利，可以有继承人通过法定或遗嘱来继承。其著作权中的人身权利可以由继承人进行保护。无人继承的，归属国家，由行政管理部门代为行使。转移是指法人或其他组织变更、终止后，其著作权的财产权利由承受其权利义务的继受法人或其他组织享有。没有继受的，归属国家，由行政管理部门代为行使。对于著作权转让，可以无偿转让（赠送）和有偿转让（许可使用）。

5. 合理使用与许可 在尊重作者合法权益的前提下，在一定范围内使用其作品，可以不经著作权人的同意或许可，不向其支付报酬而使用其作品。但使用时，应当指明作者姓名、作品名称，不得侵犯著作权人依法享有的其他权利。合理使用他人的作品情况详见《中华人民共和国著作权法》第二章第三节第二十二条。

6. 著作权的法定许可 法定许可是指可以不经作者或其他著作权人的同意而许可使用作品，但必须按规定支付报酬，还应当指明作者姓名、作品名称，而且不得侵犯著作权人依法享有的其他权利。法定许可的情况：

（1）表演者使用他人发表的作品进行营业性演出。

（2）录音制作者使用他人已经合法录制为录音制品的音乐作品制作录音制品。

（3）广播电台、电视台使用他人已发表的作品制作广播电视节目。

（4）为实施义务教育和国家规划而编写出版教科书。

著作权许可形式，一般通过签订合同的形式来实现。主要包括约稿合同、投稿合同、一揽子合同和专项合同等。

7. 侵权纠纷与处理 著作权人的作品受著作权法保护。对有侵权行为者，著作权法做出了民事责任的规定。

（1）著作侵权行为：根据著作权法，应当承担民事责任和适当的行政处罚，构成犯罪的，依法追究刑事责任。

（2）侵权责任：根据侵权行为的严重程度，处罚力度不同，主要有承担民事责任、行政处罚和刑事处罚。

承担民事责任的方式有停止侵害、消除影响、赔礼道歉、赔偿损失。行政处罚方式包括警告、责令停止制作、发现侵权复制品、没收非法所得、没收侵权复制品及制作设备、罚款和赔偿等。构成犯罪的，依法追究刑事责任。

（3）侵权纠纷及处理：著作权纠纷可以调解，也可以根据当事人达成的书面仲裁协议或者著作权合同中的仲裁条款，向仲裁机构申请仲裁。当事人对行政处罚不服的，可以自收到行政处罚决定书之日起三个月内向人民法院起诉，期满不起诉又不履行的，著作权行政管理部门可以申请人民法院执行。

（三）专利法保护

1. 保护范围　专利法保护知识产权的范围主要是物化应用技术成果。此外某些属于特殊情况的诊断治疗方法也可申请专利保护。

物化应用技术成果包括：新药品、新生物制品、新保健品、各种诊断仪器设备、各种手术设备和器材、检验试剂等。

特殊的非物化技术成果包括：一切在体外进行的化验与检测方法、非诊断和治疗目的而进行的生理参数测定方法、从人体或动物体上所获取的信息数据处理方法、非医疗目的的生活美容方法、消毒杀虫灭鼠方法、尸体解剖测试及处理方法等。

2. 保护内容

（1）人身权主要是署名权。

（2）财产权主要包括独占权、许可使用权、转让权、标记权、获取报酬权。

3. 保护期限

（1）署名权为永久保护。

（2）专利保护期限：我国专利法规定，发明专利保护期为 20 年，实用新型专利和外观设计专利保护期为 10 年。

（3）新药证书的保护期限：第一类新药（新创制的原料药品及其制剂）保护期为 8 年。第二类新药（仿制药品即国外已批准生产，但未列入该国药典的原料及制剂）保护期为 6 年。第三类新药（西药或中西药复方制剂）保护期为 4 年。第四类新药（合成已知有效单体的药物）保护期为 3 年。第五类新药（只增加适应证的药品）无保护期。

4. 专利的申请与审查

（1）专利申请：专利实行书面申请的原则，申请发明或者实用新型专利的，应当提交请求书、说明书及其摘要和权利要求书等文件。申请外观设计专利的，应当提交请求书、该外观设计的图片或者照片以及对该外观设计的简要说明等文件。

（2）专利申请的审查与批准：专利申请的受理、审查与批准，由我国国家知识产权局独立进行，对三种专利的申请有两种审查制度。发明专利采用初步审查和实质审查两个阶段。实用新型和外观设计专利采用初步审查（形式审查）登记制加撤销制。

5. 专利的侵权纠纷与处理

（1）专利侵权行为：未经专利权人许可，以生产经营为目的，制造、使用或销售专利产品或使用其专利方法等均属侵权。未经专利权人许可，在自己的产品上标记专利权人的专利号属于侵权。

（2）侵权承担的法律责任：包括民事责任和刑事责任。假冒他人专利，假冒商标等可追究刑事责任。

（3）专利纠纷与处理：侵犯专利权，引起纠纷的，由当事人协商解决；不愿协商或者协商不成的，专利权人或者利害关系人可以向人民法院起诉，也可以请求管理专利工作的部门处理。

四、医学科研管理中的知识产权

医学科研管理内容包括：科研项目管理、成果管理与成果转化、科研机构或者科研平台管理、科研奖励管理等几个方面。2000 年底，科学技术部颁布了《关于加强与科技有关的知识产权保护和管理工作的若干意见》明确指出，加强与科技有关的知识产权保护和管理是科技管理体制创新的重要内容和主要指标之一，并要求把知识产权保护纳入科研管理的全过程。科研管理的重要目标是规范科研行为，产出科研成果；而知识产权管理的目标是将科研成果依照知识产权规则进行保护和管理，转化为知识产权成果。科研任务完成后，产出了科研成果，如果不对科研成果进行知识产权转化，那么科研成果将失去原本应有的价值，失去了成果转化带来的巨大经济效益和社会效益。近年来，国家各级各部门对高校科研实力，所承担课题的考核均以知识产权成果为标准。因此，知识产权管理的好坏直接关系到科研管理的成效。

（一）项目管理中的知识产权

1. 项目立项阶段知识产权保护的作用　在医学科研项目管理中，要把知识产权管理纳入科技计划立项、实施、监督等计划管理工作的全过程，提升科技计划立项的质量和目标的准确性，避免低水平重复研究。

2. 知识产权保护方法　项目在研制开发过程中进行知识产权的信息跟踪，发挥专利信息、著作权信息对项目的借鉴启发作用。

项目验收时，承担单位要提交项目成果的知

识产权清单,包括论文、数据、非专利技术的技术秘密保护情况,知识产权申请、授权的证明材料等。要选择适当时机进行知识产权保护,比如专利申请、药品注册等。

3. **注意事项** 要加强项目保密意识。一项发明创造在申请专利之前不能发表论文,必须保密;发表文章、召开鉴定会、参加展出、接待参观、签订合作协议等诸多环节中,严把保密关,防止科研成果保护权利的流失。随着人才流动频繁,必须要采取切实可行的措施(流动人员签署竞业禁止协议),防止无形资产的流失。随着合作项目日益增多,要注意知识产权保护范围。

(二)成果管理与成果转化中的知识产权

1. **选择知识产权保护的方式** 建立以专利等知识产权保护方式为主,多种形式并存的新的科研成果管理及其评价体系。

根据成果的类型选择不同的保护方式。技术类、产业化的成果,先申请专利,再发表论文;基础理论研究、非产业化的成果,发表论文;涉及计算机技术成果,注重成果的侧重点,可申请专利保护或计算机著作权保护;新药品、新生物制品、新保健品、各种诊断仪器设备、各种手术设备和器材、检验试剂的成果,可申请注册,获得商标权。

2. **抓住时机,采取阶段性成果知识产权保护** 在项目完成必要的实验、取得关键性数据后,应及时报告科研管理部门,进行合适的保护和开发。同时,管理部门应联合研究人员,积极挖掘各类具有知识产权潜力、可表现为一定科技价值或经济价值的阶段性成果。例如取得专利权的成果,可进行专利技术转让;注册的药品,可进行药品新剂型和药效学开发研究等。

3. **注意事项**

(1)审慎选择专利申报类型:主要考虑申请基本专利和外围专利。①基本专利是独创性强的发明,它具有广泛应用的可能性和获取重大经济效益的前景。选择申请基本专利一般基于以下特点:竞争对手无法绕过基本专利而模仿;在实用性方面,还可以衍生出大量的相关专利;开发周期长,费用大,发展前景大。申请基本发明专利,需要在申请前后高度重视外围专利保护,形成专利保护网;对产生基本专利的技术要进一步储存

技术,取得改进专利,以便在基本专利到期后,仍能够起到保护作用。②外围专利又称改进专利,是指在只依靠基本型专利不能很好保护的时候,采用具有相同原理并围绕基本专利的许多不同专利来加强自己,与基本专利权人进行对抗的战略。在核心专利周围部署改进专利、下游专利,可以帮助获得核心专利权人的交互授权。

(2)综合分析经济利益和社会效益:申请专利,主要基于经济利益考虑。想得到专利权,除了要履行申请手续外,还要经过一系列审批程序,并按规定缴纳各种费用。因此,在申请专利前,应权衡利弊得失,做市场调查,预测可能获得的经济利益。经分析认为可带来较大经济效益或社会效益的,则申请专利;反之,则不宜申请专利。然而对于某些发明创造而言,虽短期内可能没有经济效益或效益不大,但从长远看,可在一定技术领域内占据一块阵地,并由此开发出更新的技术发明,带来更大的经济利益,则应该申请专利。

(三)合同管理中的知识产权

科研合同的知识产权管理是科研管理的重要内容之一。两个以上单位和个人合作开发项目时,需要签订科研合同。在合同管理中,科研管理部门应使用正确的合同类型保护知识产权。对于不成熟或需要进一步研究开发的医药卫生技术、新产品、新工艺、新材料及其系统的技术,宜签订技术开发合同。对于成熟的技术,宜签订技术转让合同,同时约定转让合同中后续改进成果的归属和分享。

(四)科技档案管理中的知识产权

科技档案是科技活动的产物和真实记录,是知识产权的载体,也是科研成果归属权的依据。根据《卫生知识产权保护管理规定》,单位必须建立和完善相应的制度,做好研究开发各阶段技术资料的归档、保存及使用管理。科技档案管理应遵守《科学技术保密规定》《中华人民共和国档案法》等有关法律法规,保证归档技术成果的安全。科技档案有效管理,不仅可防止部分科研人员将职务发明通过私人途径转移,还可在单位遭遇知识产权侵犯时,作为有力证据支持单位的维权。

（李春英）

参 考 文 献

1. 白书忠. 军队医学科研管理学. 北京: 人民军医出版社, 2004.

2. 罗隆明, 张生皆. 医学科研学. 北京: 人民卫生出版社, 2007.

3. 邱均平, 文庭孝等著. 评价学: 理论·方法·实践. 北京: 科学出版社, 2010.

4. 教育部科技发展中心. 科技查新规范[R/OL]. (2003–05–14)[2019–06–24]. http://www.cutech.edu.cn/cn/kjcg/cgcx/webinfo/2003/05/1180054675658201.htm.

5. 中华人民共和国全国人民代表大会. 中华人民共和国著作权法[R/OL]. (1990–09–07)[2019–06–24]. http://www.npc.gov.cn/npc/xinwen/2010–02/26/content_1544852.htm.

6. 中华人民共和国中央人民政府. 中华人民共和国专利法[R/OL]. (2008–12–27)[2019–06–24]. http://www.gov.cn/flfg/2008–12/28/content_1189755.htm.

7. 中华人民共和国中央人民政府. 关于印发《关于加强与科技有关的知识产权保护和管理工作的若干意见》的通知[R/OL]. (2000–12–13)[2019–06–24]. http://www.gov.cn/gongbao/content/2001/content_61053.htm.

8. 胡惠平, 季光, 王广东. 知识产权在医学院校科技管理中的运用. 世界科学技术(中医药现代化), 2012, 14(4): 1909–1912.

9. 周增桓, 袁凯瑜, 赵醒村. 实用医学科研管理学教程. 北京: 高等教育出版社, 2006.

10. 张厚生, 袁曦临. 信息素养. 南京: 东南大学出版社, 2007.

11. ProQuest LLC. 乌利希期刊指南[EB/OL]. (2006–01–01)[2019–06–24]. http://ulrichsweb.serialssolutions.com/.

12. 谢志耘. 药学信息检索. 北京: 国家开放大学出版社, 2018.

第二十二章 医学科研论文的撰写与评阅

导读 本章介绍医学文献综述与论文撰写的基本要求、几种常用论文报告规范和论文评阅的基本原则。目的是使医学生能够阅读并评价医学文献的优劣，初步掌握医学文献综述及科研论文的写作方法，包括规范的格式以及撰写时的注意事项等。但是要真正写好综述和论文，除了良好的科研选题和严谨的科研过程外，还需要通过多读、多模仿和反复实践练习。

第一节 医学文献综述的撰写与评阅

医学文献综述（review）是对某一医学主题在特定时间和领域内的各种文献资料的综合评述，是作者在阅读了大量有关文献后，经过整理、分析、综合而写成的一种学术性文章。它一方面反映当前某个领域或重要专题的最新进展、学术争论焦点或新的见解和建议，方便读者在短时间内了解该领域的研究动态、重要研究方向及创新等信息；另一方面为研究者开展进一步的科学研究提供选题和立项的依据。随着医学文献数量以及人们对医学证据需求的日益增加，综述性文章的作用更显重要，就其重要性和导向性而言，一篇好的综述，特别是经过定量综合分析的系统综述并不亚于该领域内很有价值的研究论文。

一、文献综述的类型

根据综述的目的、收集筛选文献的方法以及写作上的不同，可以分为叙述性文献综述和系统综述两大类。

（一）叙述性文献综述

叙述性文献综述（descriptive review）即传统的文献综述，是由作者根据特定的需要或兴趣，收集一定时空范围内有关特定研究的文献资料，对各篇文献中阐述的研究结果、结论和观点等进行分析、比较、整理和归纳，简明地叙述其中的重要内容，并标引出处而成文。此类文献综述多反映一定时期内或某一时期一定地区范围的一批相关原始文献的内容，将这批文献作为一个有机整体予以阐述，是信息分析的高级产物。因此要求作者对综述的主题有深入的了解，并运用分析、比较、整理、归纳等方法对原始文献进行深度加工，从而全面、系统、准确和客观地概述这一主题的相关内容。另外，作者在撰写此类综述时，常常在客观描述的基础上，指出该研究领域的热点和焦点问题以及进一步研究的目标和方向，这种预测可为读者开展相关研究提供重要参考依据。

（二）系统综述

系统综述（systematic review）又称系统评价，是伴随着循证医学的发展而越来越受到人们关注的一种全新的文献综述形式，其基本特点是针对一个明确的临床实践问题，系统全面收集所有已发表和/或未发表的医学研究文献和报告，依据相关流行病学研究设计的原则和方法，严格评价文献的质量，去粗取精，去伪存真，筛选出符合质量标准的文献，进行定性分析和/或定量合成，后者即为 Meta 分析，从而得出科学可靠的结论。此类结论属高级别的证据，具有较高的权威性，是制定医学决策的重要依据。因此，系统综述要求文献收集尽可能充分，文献的取舍或分析评价也不应受作者主观偏爱或观点的影响，以免产生误导。另外，系统综述可以随着新的医学研究的出现而进行及时更新，随时提供最新的知识和信息作为重要的决策依据，更好地指导医学实践，最有效地利用有限的卫生资源为人类健康服务。

撰写系统综述是一项具有一定创造性的科学研究活动，需要多人合作，共同完成。作者不仅需要具备深厚的相关学科学术理论基础和丰富的临床医学经验，还要经过专门训练，掌握其方法学后，才能完成这一任务。

著名的 Cochrane 协作网（Cochrane Collaboration）是由多个国家的临床医学专家、医学研究方法学家、系统综述专业人员以及临床用户联合起来共同成立的一个国际性的组织，其重要任务之一就是提供高质量的系统综述，这些证据对临床医学界的重大影响在于：①肯定一些有效的疗法并推广应用；②否定一些无效或有害的疗法并予以抛弃；③发现某些有希望的疗法，但缺乏足够的依据，建议开展进一步的研究，促进某些重大课题的实施。因此，这种形式的文献综述具有对临床科学研究及疾病防治实践的导向性。

系统综述和 Meta 分析的撰写详见本书的相关章节。

二、叙述性文献综述的撰写方法

（一）撰写叙述性文献综述的目的和意义

通过介绍某一特定研究问题或领域的历史背景、前人工作、争论焦点、发展前景等，可以帮助读者在较短时间内了解某一研究专题的概况、最新进展和当前急需解决的问题。当学术界对某专题存在争论时，一篇好的综述，可使读者对争论焦点更加清晰；当学术界在某个难题上有新突破或新进展时，一篇好的综述，可使读者及时了解新知识，掌握新动态，并从中汲取经验；对某疾病作综合叙述系统介绍，可以加深对该病的全面了解。年轻的研究者，通过经常撰写文献综述，可以培养归纳、整理、分析问题的能力，并可系统全面地了解某专题或某疾病的有关问题。在开展新的研究课题前，进行文献综述是一项必不可少的工作，它对保证研究的先进性和获得研究的成功具有重要意义。

（二）叙述性文献综述的特点

广义地讲，撰写医学文献综述也是一种科研活动，其研究对象是原始研究文献，而不是医学科学和技术本身。叙述性医学文献综述的重点是在医学专业理论知识指导下，运用正确的文献检索、阅读及逻辑分析方法，对广泛收集到的资料进行分类、归纳并作系统反映，从而为科学研究提供参考和借鉴。叙述性文献综述具有以下特点：

1. 文献综述是对已有的他人研究工作的回顾，写作前需要有针对性地检索和阅读大量原始文献。

2. 文献综述不是对原始文献的简单罗列，而是对收集的文献进行归纳整理，客观、准确、重点地介绍相关问题。

3. 叙述性文献综述必须客观地介绍和描述原始文献中的各种观点和方法，作者可结合自己的研究工作，发表自己的观点和看法，也可以在总结原始文献的基础上，提出对相关问题进一步研究的建议或预测。

4. 必须提供与本专题有关的参考文献目录。

（三）文献的主要来源

叙述性综述主要针对原始文献而进行，所需的原始文献主要来源于国内外正式出版发行的各类学术刊物，也包括学位论文和会议论文集等。一般多根据关键词或主题词，采用计算机检索各个主要期刊数据库，同时辅以手工检索，以获得较为全面的文献。

（四）叙述性文献综述的撰写方法

1. 选题　文献综述的题目不能凭空产生，其选题一般来源于：①在实际工作或科研中发现存在某方面的问题或自己感兴趣的问题，需要进一步归纳总结；②某学科或某研究领域近年来发展较快，需要了解其前沿和最新进展；③全面了解与某学科或研究领域有关的新理论、新技术、新动向；④为自己的研究方向和课题提供背景资料。

具体选题时，要注意以下几点：①题目要结合自己的工作，只有在自己熟悉的工作范围内才能写出切合实际和有意义的综述；②注意获取文献的客观条件，即考虑自己对文献资料获取时的可及性（是否有相应数据库）与可读性（是否有相应的外语阅读理解能力），不必勉为其难；③题目要具体明确，不要过大过泛，越具体越容易收集文献，也越容易写深写透，同时还有利于向读者传递主要信息。

如选题为《肺癌治疗的研究进展》，此时涉及的内容极多，可以包括不同病理类型、不同分期的肺癌，还包括手术、化学治疗、放射治疗、免疫治疗以及中医等不同治疗方法，较难突出重点。若选题为《非小细胞肺癌的免疫治疗研究进展》,则较为具体明确,作者容易写清楚,读者也容易掌握该综述所传递的主要信息。

2. **收集文献** 根据确定的综述目的和综述题目,确定重要的检索问题,选定相关的主题词或关键词,充分利用检索工具,广泛收集有关文献。此外,还可利用期刊每年最末一期附录的文题索引、专著或教科书以及其中的有关参考文献等作为文献综述的信息资源。选择文献应由近及远,尽量有近年的最新文献。在广泛阅读资料的基础上,深入阅读一些具有代表性和权威性的原始文献。撰写文献综述不应以二次研究资料作为参考文献,必须找到原文进行阅读。在阅读过程中,做好读书笔记或卡片,为下一步的写作做好准备。

3. **整理文献** 文献综述不是众多文献资料的简单堆积和罗列,而是在作者阅读和掌握一定数量的资料后,先把文献归类,舍弃一些意义不大的内容,选出有意义的资料,然后根据文献综述的目的,列出撰写提纲,如确定该综述分为几个部分,每一部分的标题及主要内容是什么,是按时间进行纵向综述还是按空间进行横向综述等,形成文献综述的基本框架,最后根据提纲进行写作。

4. **写作格式和内容** 叙述性文献综述的格式一般包括文题、摘要、正文、小结和引用的参考文献。文题的确定见选题部分。综述的摘要不是必备部分,与研究论文的摘要在形式和内容上均不相同,形式无须结构式,内容一般是作者对撰写该综述的目的和意义的简单说明。正文应包括以下内容:

(1)前言部分:前言主要起到概括和点明主题的作用,使读者对该综述有一个初步了解。要说明撰写综述的目的,介绍综述内容中所涉及的主要问题现状、存在问题、争论焦点等,并交待清楚相关概念或定义以及该综述的时空范围。前言不宜过长,文句简练、重点突出。

(2)中心部分:根据提前拟定的提纲,逐项地将收集的文献资料加以归纳综合,进行科学的加工,使之条理化,然后撰写成文。通过比较不同文献所提供的信息,结合自己阅读文献的体会和对被综述问题的了解,最好能结合作者自己的研究成果,从不同角度阐明有关问题的历史背景、现状、争论焦点或存在问题、发展方向和解决办法

等。这一部分无固定的写作格式,但内容要紧扣主题,要引用文献资料来帮助说明问题,引文资料的选择要有理论和实际意义。引用他人资料不可断章取义,更不能歪曲原作精神,要尊重别人的工作。论述问题切忌片面,对有争论的观点,一般习惯上将肯定的意见放在前面,否定的意见放在后面。作者也可结合自己的认识、体会和工作经验对某一观点表示认同、支持,或表示怀疑、反对。

(3)小结:小结是对综述的内容概括地做出总结,应注意与前言部分相呼应。对中心部分论述的问题、目前存在的问题和今后的研究方向,作者可提出自己的观点和见解。对有争议的观点,作者应表明自己的观点,但用词要恰当和留有余地。

(4)参考文献:参考文献是综述的重要组成部分,所列参考文献应限于作者本人亲自阅读的原始文献,需要转引时应注明转引的来源。参考文献按文中出现的顺序分别列出,正文内的编号应与列出的参考文献序号一致,以便读者查阅。

综述初稿完成后,要反复修改,最好请有关专家和同行审阅,进行补充、修正,力求概括完整,论述准确。

三、文献综述的评阅

一篇好的叙述性文献综述,应该是题目简明,文献全面,内容精练,重点突出,条理清楚,观点明确,结论客观,论证科学。因此对叙述性文献综述的评阅原则主要包括以下几方面:

1. 文题是否具体明确,是否能反映作者综述的目的及主要信息。

2. 是否全面系统收集相关研究文献,或是否有明确的文献时空范围。

3. 是否客观且无偏倚地引述参考文献。

4. 是否对文献资料进行了恰当的分析、归纳与总结,而不是简单的"拷贝"罗列。

5. 最终所提炼的观点和结论是否明确、客观,有无恰当的科学论证。

6. 所列出引用的参考文献信息是否完整规范,是否包含了最新发表的相关研究文献。

这些原则无论对作者撰写文献综述或对读者阅读与分析评价文献综述的质量和水平,都有重要的参考价值。

第二节　医学科研论文的撰写

医学科研论文（medical research paper）是以医学科学及与之有关的现代科学知识为理论指导，按照科研设计进行实验或观察研究，将研究中所得到的第一手资料经过归纳整理和统计分析，并从分析结果中得到相应的研究结论，最后撰写而成的文章，也是对科研成果产生和论证过程的高度概括和总结。撰写论文是科研程序中的重要一环，也是最后一道工序。通过科研论文的公开发表和进行学术交流，将有价值的研究成果推广和应用于防病治病的实践，并且可以在实践中去验证与发展，从而有助于科研成果的转化和利用，产生相应的社会效益和经济效益。

在撰写科研论文时应选题恰当、目的明确、研究背景清楚、研究方法科学、获取资料客观准确、分析推论方法正确、结论可靠、论点鲜明、文字简明、图表规范，充分体现出科研论文应具有的先进性、科学性、逻辑性和简洁性。因此，学习、掌握与应用撰写医学科研论文的原则与方法，对于写出高质量和高水平的研究论文，具有十分重要的意义。

一、医学科研论文撰写的基本原则

医学科研论文是科技论文的重要组成部分，其基本要求一致，即客观真实地反映事物的本质和内部规律性。作者在撰写时必须坚持严肃的态度、严谨的学风、严密的方法，遵循科学性、创新性、实用性和可读性等基本原则。

（一）科学性

科学性是医学论文的首要条件和立足点。没有科学性，医学论文就失去其一切价值。科学性主要体现在以下几个方面。

1. **真实性**　真实性是科学性的最主要体现，贯穿于整个科研过程和论文撰写中。取材要确凿可靠，客观真实；科研设计严谨、周密、合理，要尽可能排除影响结果的各种干扰因素；实验方法与检测技术要科学和先进，设立恰当的对照组，必要时采用随机双盲对照法；实验的结果或临床观察结果要忠于事实和原始资料；实验数据客观可靠，所得数据必须进行统计学检验；论点、论据、论证有客观性和充分的说服力。

2. **准确性**　是指选题准确、内容准确、数据准确、引文准确、用词准确、论点客观准确。对实验观察、资料统计要认真仔细，不能主观臆测，不能以"大概""可能"来代替科学结论。

3. **重复性**　只有充分保证了研究的科学真实和准确性，才能使研究结论具有可重复性，即他人在相同条件下能使实验或观察结果重现。尤其是实验研究，如果他人采用同样实验方法均不能重复得出该项研究结果，则该论文没有任何价值。

4. **逻辑性**　论文是科学思维的产物，靠严格的科学论据和逻辑推理来阐述问题，是在充分获取各种第一手材料的基础上，对材料去粗取精、去伪存真，并进行统计分析、归纳综合、抽象概括，再经过由表及里、由此及彼的思维推理得出某些结论而写成的科学性很强的文章。因此，分析、推理、判断不仅要有事实根据，而且要符合辩证逻辑原理和生物规律。

（二）创新性

创新性是科研论文的灵魂，是决定论文质量高低的主要标准之一。所谓创，即创造、创见，指前人没有发表过或做过的，如新发现、新研究成果，学说定理的新推导、新解释、新经验的总结，方法技术的改造等。所谓新，即新颖、新意，指非众人所知。但是，绝不能为追求论文的创新性而违背科学，尤其应指出的是，不能为了"创新性"而把前人已有的成果置之度外，或者贬低他人，或者把自己现有成果与别人多少年前的同类结果进行比较。

（三）实用性

医学论文的实用性是指该研究的实用价值，同样是论文的重要基础，也是研究意义的体现。衡量一篇医学论文的实用价值主要是看其社会效益和经济效益如何，包括其理论可否用于指导临床实践，能否推广应用；其方法技术是否为现实所需，能否有助于解决疾病诊断与防治中某个技术问题；其结果和结论是否有助于阐明某个疾病的发病机制等。凡是能推动医学发展或能提高疾病诊治技术水平的医学论文都具有社会价值和科学价值，具有较高的实用性。

（四）可读性

撰写和发表论文是为了传播交流或储存新的医学科技信息，以便为读者或后人所利用，因此要求医学论文具有良好的可读性。撰写时要文字简洁流畅易懂、语法正确、修辞准确、词语搭配得当、表达清晰、标点符号使用正确，层次分明、段落衔接合理，不用口语或俗语、不使用华丽辞藻和夸张性形容词。整篇论文应结构严密、论点鲜明、论据充分、论证有力、结论明确、重点突出，便于读者正确理解全文。

（五）其他

医学论文除以上要求外，还应符合撰写医学论文的一般规范，如准确使用法定计量单位，正确使用医学专业名词术语、符号、缩略语等，以适应现代学术、信息、情报交流与贮存的需要。

综上所述，对医学论文的要求主要是：数据可靠，论点明确，实事求是，文字简练，做到准确、鲜明、生动地表达具有创造性的医学科研成果。

二、医学科研论文撰写的基本格式和内容

由于医学研究项目、内容、要求和文章载体的不同，其论文的格式与写作方法也不完全一样。但常见的医学科研论文，一般都有比较固定的撰写格式，甚至有推荐的报告规范（详见本章第三节）。撰写论文应包括以下内容：论文题目，作者与单位，论文中英文摘要、关键词，前言，对象（材料）与方法，结果，讨论，致谢，参考文献。现分述如下。

（一）论文题目

论文题目（title）是整个论文的"窗口"和"标签"，要能准确反映研究的主题和核心内容，既能为文献检索提供必要的信息，又能对读者产生足够的吸引力。因此，要求论文题目具体、简洁、鲜明、确切，并有特异性和可检索性。文字应该精练、科学和醒目，题与文要高度相关，既不能夸大，也不能平淡。一般中文文题字数以 20 个汉字以内为宜，最多不超过 30 个字，英文以 10 个实词以内为宜，文题中间不用标点，题末不用句号，尽可能不设副标题。

撰写论文题目应注意以下几点：

1. 文题应避免使用非公用的缩略词语、符号、代号、公式等。外国人名、常见缩略语和符号（如 DNA、HBsAg 等）可以使用，但不宜将其原形词与中文全名同时列出。以外国人命名的综合征或体征，不必译成中文。

2. 文题中的数字均用阿拉伯数字，但不包括作为名词或形容词的数字，如"十二指肠"不能写成"12 指肠"，"三叉神经"不能写成"3 叉神经"。

3. 论文系某科研项目或基金资助的课题内容时，应在文题的右上角加脚注，并在首页下列出脚注号和"基金项目及项目编号"。

4. 英文题目意思应与中文一致，确切反映文章主题，简短明了。题首不用定冠词"the"。

（二）作者及其单位

作者及其单位（authors and their institutions），按照国际医学杂志编辑委员会对论文署名作者的基本要求，并经中华医学杂志确认，有三条规定：①参与研究课题的选题和设计或资料的分析和解释者；②起草或修改论文中关键性的重要理论内容者；③能对编辑部的修改意见进行核修，在学术界进行答辩，并最终同意发表论文者。凡署名的作者均需符合这三条规定，都应对论文的内容负责，需要时能对读者的疑问做出恰当的解释和说明；对论文中涉及的任何部分的主要结论，至少有一位作者负责。

近年来国内也开始关注论文署名作者中标明的通讯作者。所谓通讯作者往往指课题负责人，提供课题研究经费和研究主要思路与设计，并承负着论文科学性和可靠性的重要责任，要负责与编辑部的一切通信联系和接受读者的咨询等。实际上通讯作者应该是研究成果知识产权的主要拥有者。

作者署名的顺序，依其在研究中的作用及贡献大小和所能承担的责任而定，无须论资排名。一般情况下，如仅参加筹措科研经费或资料收集、一般的科研管理者或对论文进行评价以及仅提供有关资料数据者均不能作为论文署名的作者。对于这些人员的贡献，应列入致谢部分。

对多中心协作研究课题的论文，可以署负责课题的法人单位或直接署课题组织的名称，全部作者可附录于文末，但必须符合上述条件。同时还必须注明负责对该论文的联系与解释者。

作者的工作单位、地址、邮政编码以及电子邮件等信息应详细列出，以便于读者及编辑部联系。

值得注意的是,作者离校就业或工作单位变动时,作为论文作者的工作单位应与开展论文研究时的所在单位一致,如果需要同时出现目前工作单位,应排在原单位之后。这是对知识产权的尊重。

关于署名的格式要求,除了应署真名、全名外,在提供论文的英文题目及作者信息时,外文署名一律用汉语拼音,且姓在前名在后。姓氏和名字的第一个字母应大写,双字名两字的拼音之间不用连字符号。如果双字名的第二个字是以"a""o""e"开头的音节,其与第一字的最后一个音节拼读有可能混拼时,则用隔音号"'"将两个音节分开,如"张西翱"应拼写成"ZHANG Xi'ao"。对于投稿国外英文期刊的论文,则应参照拟投稿期刊的格式要求。

(三)论文摘要

摘要(abstract)是论文中主要内容的高度浓缩并能提供文中的关键信息。论文摘要应简明扼要地描述课题研究目的与意义、材料与方法、结果、讨论和结论中的重要内容,着重说明研究工作的主要发现和创新内容,使读者在短时间内了解论文的概况。摘要部分不列图表,无需引文,不分段落,一般不单独使用缩略语。医学论文通常要求同时提供中文和英文摘要。

1. **中文摘要** 采用按国际医学期刊要求的结构式摘要,其内容包括目的、方法、结果和结论四部分。摘要的文字必须精练,无需主语。

(1)目的(objective):简要说明研究的目的、意义及其重要性。

(2)方法(methods):简介课题设计方法、研究现场与对象(材料)、研究的主要指标及测量方法、资料收集处理以及统计分析方法等。

(3)结果(results):简要列出主要的、有意义的或新发现的研究结果(具体数据),并指出其临床与统计学的意义和价值。

(4)结论(conclusion):给出经过科学分析、逻辑推理并得以论证的主要研究结论或论点,并指出其理论或实用价值,同时也可以给出某些尚待进一步探讨的问题,供读者参考。

2. **英文摘要** 英文摘要通常置于中文摘要之后,其内容应与中文摘要相符,一般也为结构式摘要,包括目的、方法、结果和结论四部分,但不需要逐字逐句进行翻译。英文摘要多采用被动语态或第三人称撰写。

要求简短、完整、准确、精练。"简短"是以简练的词句集中表达出文章的精髓。"完整"是指英文摘要必须"有头有尾",自成篇章,不遗漏重要信息。"准确"是指语法符合规则,用词适当,医学专业术语应采用人民卫生出版社的《英汉医学词汇》和《英汉医学词典》最新版本中的专业术语。"精练"是指用词力求简化,尽量简明扼要。英文摘要中一般不用缩写、简称和特殊符号,必须使用时,要采用国际国内公认的、通用的,并以标准的书写方法书写。

(四)关键词

在论文的中英文摘要后面,应分别列出3~5个中英文"关键词(key words)"。它们应反映论文中的关键性专业术语信息,以便于主题索引和计算机检索使用。因此,要求关键词简洁、明确,并将论文中可供检索的关键点列出。关键词是指出现在论文中的具有检索意义,并能反映论文实质内容的名词和专业术语,可使用美国国立医学图书馆编辑的最新版《Index Medicus》中医学主题词表(MeSH)内所列的词,如没有合适的主题词可选,也可使用恰当的习用自由词。

(五)前言或研究背景

前言或研究背景(introduction or background)为论文的起始部分,字数不宜过多,应简述研究背景、目的和意义。前言的内容主要是讲清楚所研究问题、问题来源及论文的目的性。通过阅读前言,一般能够回答:①该论文所要研究的是什么问题? ②这些问题是来源于文献(即他人的研究)中,还是来源于作者的实际工作中? ③该论文准备解决哪些具体问题? ④解决之后将在理论与实践中产生什么影响或具有什么意义?

前言要切题,将论文的目的写清楚,使读者一目了然,同时起到给读者一些预备知识的作用,然后开始引出研究正文部分。

(六)对象(材料)与方法

对象(材料)与方法(materials and methods)是论文的重要组成部分,是对论文研究设计及实施方法的介绍,着重体现论文的科学性和可靠性,需要详细撰写,以便他人必要时重复和审核。

1. **研究对象(材料)**

(1)研究对象的来源:医学研究的对象包括

患者与非患者,既可来源于医院,也可来源于社区。科研多是针对样本人群开展的研究,因此必须明确交待是否是随机样本、抽样方法及样本量大小等问题。

(2)研究对象的定义:以患者为研究对象时,必须有明确的诊断标准、纳入标准及排除标准;以非患者或一般人群为研究对象时,应有明确的定义,如具有一定的人口学特征、来自一定的时间地区范围等。以利于读者了解被研究对象的具体状况,便于研究成果的推广应用或重复验证。诊断标准应尽量使用"金标准",并标明出处,切不可笼统地冠以"全部研究对象符合全国统一诊断标准",更不可应用非公认的临床诊断标准。此外,需要注意排除标准不是纳入标准的对立面,而是对符合纳入标准者的进一步限定。

(3)分组方法:论文中如涉及两组或多组的对照比较,应该交待研究对象的分组方法,是随机分组还是非随机分组。若是随机分组则应交待具体的随机分组方法,如简单随机、区组随机或分层随机,切不可简单地写"随机分组"一句话。

(4)研究材料:有些医学研究不是直接针对人群而开展的,因此其研究对象可能是文献资料、各地各级的疾病监测数据资料或其他与健康相关的材料,也可能是实验动物、某细胞株或细菌、病毒等生物菌株,这些研究材料的具体要求及来源同样需要交待清楚。

2. 研究方法

(1)设计方案:在论文中应将基本设计方案作明确扼要描述,必要时可采用适当的图表表示。如疗效研究多使用"随机对照试验""非随机对照试验""交叉对照试验""前后对照试验"等设计方案;诊断研究应使用"金标准对照"和"同期、盲法"设计;预后研究可为"前瞻性队列研究""回顾性队列研究"等;病因研究可使用"随机对照试验""队列研究""病例对照研究""横断面研究"等;描述性研究应写明是"病例分析""普查""抽样调查"等;卫生经济学分析应写明"成本-效果分析""成本-效用分析""成本-效益分析"等。

(2)研究现场:研究现场要交待清楚,如"人群或社区""医学中心""基层医院""门诊""住院部"等。

(3)试验(干预)措施及执行方法:医学研究涉及的治疗或预防性试验措施,包括试验组和对照组的,在论文中应予以详细交待。例如,用于患者治疗试验的药物应写明化学名、商品名、生产厂名及批号,中药还应注明产地,并详细说明每日应用的剂量、次数、用药途径、疗程、根据治疗反应作剂量调节或停药的指标等。所采用的手术方式、治疗仪器或其他干预方式也要写明其具体内容。

(4)研究指标、测量方法及判断标准:医学研究中需要收集研究对象的各种信息作为研究指标,不同的信息或指标具有不同的测量方法和判断标准,撰写论文时必须清楚说明。如在病因学及危险因素研究中,要收集研究对象的一般情况及暴露因素等信息,多采用流行病学调查表的方式,要明确被研究的暴露因素有哪些且应具有判断标准和量化指标,如调查吸烟行为,要定义何谓吸烟,且应有吸烟的质和量的指标。在临床施以干预措施后,会发生不同的效应,例如有效、无效、药物不良反应、恶化等,在论文中要交待有关测试的指标及其结果的判断标准。

凡涉及有关实验室和特殊检查的测量指标与方法,要注明所用试剂、生产厂家及批号,实验仪器的名称、型号、产地及实验的操作方法、精确度等,特殊检查的影像资料,应注明设备的名称、来源、型号、检查方法和结果判断标准,以确定资料的可靠性程度。

(5)质量控制:凡涉及到的有关偏倚及防止对策,应在论文中反映出来。例如应用随机方法防止选择偏倚;应用盲法防止信息偏倚;改善患者依从性的措施等等。这些内容的描述,能增强论文的可信度。

(6)统计分析方法:对论文中涉及的计数和计量资料的数据处理、统计分析方法应交待清楚,但只需提供论文中使用到的具体方法。此外,凡应用统计学软件分析的资料,应交待软件名称及版本号,并注意统计软件的使用版权,尤其是撰写投国外杂志的论文时。

3. 伦理审查与知情同意 在医学研究中,主要研究对象是人类,涉及到研究对象的隐私问题、生物标本信息的分享与披露问题、试验中对受试者可能发生伤害问题等诸多伦理问题,在研究开始前必须经过相应的伦理审查委员会对研究方案和知情同意书进行严格的审查,并提供伦理审查意见批件。因此,在论文撰写时,需要说明该研究是否通过伦理审查,必要时可附上伦理审查批件号;同时说明实施中获得了研究对象的知情同意,必要时可明确知情同意过程是如何进行的。

（七）结果

结果(result)是论文的核心部分,是研究成果的总体归纳,是获得重要结论的基础,也是评价及判断推理的科学依据。所有研究结果,均要围绕研究主题有逻辑、有层次地展开,与主题无关的内容不必列出,以防干扰对主要结果的表达。凡是在对象与方法部分列出的病例与试验检测指标和项目,以及相关的数据,在各项结果中均应反映出来,必要时要做组间或纵向效应的比较,各组的病例数在结果中应与入组时的例数一致,凡失访的病例,要交待失访原因。

论文结果的内容包括真实可靠的观察和测定数据,对各种数据的统计分析和比较、取得的图像等。一般在结果中首先描述研究对象的基本情况,若要进行两组或多组研究对象间比较试验后某些研究指标的差异,以判断各组不同干预措施的效果,需先对两组或多组对象主要临床状况及试验前相关研究指标基线情况进行统计学均衡性检验,以确定各组间是否可比。

对于与研究假设有矛盾的结果或不符合主观设想的数据,均应客观如实报告,不能违背实事求是的科学原则而任意舍取。某些矛盾现象或结果也许是由于研究方法或资料分析不当所致,或许一种矛盾现象恰恰可能孕育着某种新的发现,导致人们的重新认识,促进研究的深入。因此,一定要重视矛盾现象或结果,并作实事求是的分析。

结果部分应根据研究内容分段叙述,可设1~2级标题,使层次清楚。论文结果中一般都需要对数据进行统计学描述和处理,要注意正确使用绝对数与相对数,正确选择统计分析方法,正确报告统计结果,如计算均数时要同时提供标准差,计算率时要提供95%置信区间,显著性检验应提供统计量和相应的p值等。结果的表达形式主要是文字叙述和统计图表呈现,文字与图表应有机结合,注重二者间的内在逻辑关系和互补性,使研究结果重点突出,并避免重复表达。需要强调的是,统计图表的使用和制作要正确规范,具体方法和要求可参见有关的医学统计学书籍。在临床研究中,有些研究结果常常可用组织形态学或影像学图像表达,一般要求图像主题要明确,重点要突出清晰,对比度要好,对重点要观察的阳性/阴性特征要有明确的外加标志(如箭头等)。凡应用人像或人体某一部位的照片,一定要征得本人同意,注意伦理学要求,尊重他人隐私权。

总之,结果是论文中的主体,是作者的主要劳动成果,结果必须完整、清晰、准确无误,不允许有丝毫的含混和差错。

（八）讨论

讨论(discussion)是整篇论文的精华所在,主要是对实验结果或调查结果做出理论性分析,并由此得出相应的研究结论。讨论是为了寻找事物之间的内在联系,可把本次研究取得的结果与过去的工作或文献进行对比,寻找其间的关系。讨论所需引用的文献材料应尽量抽象概括,是对他人研究文献的总结,而不是直接抄袭别人的文献资料或简单的罗列。讨论部分的内容应当从实验和观察结果出发,实事求是,切不可主观推测,是从理论上对实验和观察结果进行分析和综合,以结果为基础和线索进行推理,为文章的结论提供理论依据。切忌在讨论中过多重复结果内容或将讨论部分写成文献综述。写好这部分内容在很大程度上取决于作者对文献的掌握与分析能力。归纳起来,讨论部分应表达下列内容:

1. 紧密结合该研究所获得的重要结果和发现,以及从中引出的结论进行讨论,而不是重复结果部分的内容。特别要对新的发现、文献尚未报道的内容进行深入讨论,包括可能的机制、临床应用范围以及从研究结果对总体的推论等。必须强调所作的推论应恰当,符合客观生物规律。不要盲目夸大实验或调查的理论意义、应用范围和应用价值。

2. 讨论该研究发现与文献报道的同类研究有何不同,哪些文献支持该研究,哪些文献报道与该研究结论不同。但切忌文献综述式的冗长阐述,不要引用与课题研究不太相关或完全无关的文献。

3. 对该研究的局限性和不足之处进行讨论。指出可能存在的偏倚以及偏倚的来源,并对研究的内部真实性和外部真实性进行讨论。

4. 指出该研究结论还需进行哪些研究,提出进一步的研究方向、展望、建议和设想。

以上内容并非每篇论文的讨论都必须涉及。应从论文的研究内容和目的出发,突出重点,紧扣主题,围绕一个至几个"观点"进行,讲深述透。对于新的临床病例报告,还应讲清楚诊断和鉴别诊断标准。如果是有关新药疗效的,还要说明如何肯定疗效,疗效的指标是否合理,今后治疗方法上还需如何改进等。

每个讨论最好有一个小标题,提示讨论的中心内容,按结果栏目中的顺序并结合文献分段撰写,或标出序号。其次序应从时间、因果、重要性、复杂性、相似与相反的对比等方面来考虑,使内容有条理,有联系,重点突出。讨论部分不使用图表,篇幅亦不宜过长,不能整段引用文献,而是摘其观点或结论,并用角码标出参考文献。

总之,讨论要紧密围绕研究的主题和要解决的主要问题,不宜离题发挥或重复他人之见,切忌大量旁征博引,而对自己研究所得的第一手资料轻描淡写。因此,研究者应将已获得的材料系统化、理论化,形成自己的见解,以便进一步阐述研究的结论。

结束讨论后,在论文的最后一段需要撰写总体结语,以反映论文的目的、解决的问题和最后得出的结论。任何研究论文都要尽可能地提出明确的结论,回答科研构思或科学假说所提出的问题,因此结论也是科研构思或科学假说的答案。结论应写得简明扼要,精练完整,逻辑严谨,表达准确,有条理性。它可提供读者在阅读时的方便,使之再次回忆和领会文中的主要方法、结果、观点和论据。撰写结论时,对不能明确的或无确切把握的结论,可用"印象"二字表示,并适当选用"提示"等留有余地的词,以代替"证明""证实"等肯定的词。

(九)致谢

对本研究做出了贡献,但又不符合署名作者条件的人员或单位,均应在文末以致谢(acknowledgements)的形式将有关人员的名字或单位名称一一列出并致谢。

致谢的要求:①致谢必须实事求是,并应征得被致谢者的同意;②一般在正文后面提出其姓名和工作内容或说明具体贡献,如"技术指导""参加实验""收集数据""参与现场调查""审阅指导论文"等;③致谢置于文末,参考文献著录之前。

(十)参考文献

参考文献(reference)部分要求列出在研究过程和论文撰写时所参考过的有关文献目录及相关信息。列出文献目录不仅是对科学负责和对他人研究成果的尊重,也是向读者提供更多的相关研究线索。

按 GB 7714—87《文后参考文献著录规则》采用顺序码制著录,依照其在文中出现的先后顺序用阿拉伯数字连续编号,加方括号标出,附于正文引文句末右上角方括号内。书写时,两篇相连序号以逗号分开,如[1,2],3篇或3篇以上连续的序号,仅写始末序号,中间用范围号"–"连起,如[1,2,3]应写为[1–3]。文末的参考文献编号应与文中参考文献序号一致。

1. **参考文献书写的格式** 各期刊均有明确规定,可参照相应期刊的投稿要求撰写。

2. **引用参考文献的要求**

(1)参考文献应尽可能引用最新和最主要的,以最近3年内的为好(但个别重要的经典历史文献除外),不用教科书中众所周知的结论,忌用无关的文献。

(2)必须是作者亲自阅读过或对本文的科研工作有启示和较大帮助、与论文中的方法、结果和讨论关系密切、必不可少的。

(3)引用参考文献以原著为主,未发表的论文及资料、译文、文摘、转载以及内部资料、非公开发行书刊的文章以及个人通讯等,一般不作为参考文献被引用。未经查阅或未找到原文者,应在该资料来源之前加"引自"二字,不能直接写原文献。

(4)已被某刊通知采用,将在近期公开发表的论文,可引用,但需要在刊名后用括号注明录用期刊所提供的"DOI"号,或按杂志社告知的引用格式引用。

(5)引用中医经典著作,可在正文所引段落末加圆括号注明出处,不列入参考文献著录。

(6)论著中引用参考文献条数不宜过多。

三、医学科研论文撰写时的注意事项

医学科研论文必须反映客观事物的本质和规

律,要求内容实事求是,文字表达简练、语法修辞准确、图表规范恰当。

(一)内容应具有科学价值

医学论文学术价值的高低,与研究课题本身的价值有密切的关系。一篇学术论文,要充分体现科研选题的目的、设计的思想、实验的过程、统计处理的方法和结果的可靠性,并具有一定的新颖性,不应是对他人研究的简单模仿和重复。

(二)文题简洁鲜明

文题具有画龙点睛和启迪读者兴趣的功能。文题既不宜过大和冗长,也不宜过小和笼统,要求用最简洁、最恰当的词语,把研究论文的主题清晰地告诉读者,并具有可供检索的主要信息。

(三)结构繁简得当、层次分明

围绕文章的中心议题,采用合适的结构顺序和层次,安排材料和组织段落。科技写作强调实用性和时效性,描述、表达事物应简洁明了、开门见山,紧扣主题,步步深入,合乎逻辑;要尽量用事实和数据说话;不能像文学作品那样采用曲折往复或带感情色彩的描绘,也不能像教科书那样对众所周知的知识重新描述论证。

(四)文字表达应准确、简练、生动

文字表达准确、简练、生动是论文征服读者必不可少的前提。医学科研论文因其专业的特定要求,文字准确应放在第一位。只有用词准确无误,才能客观如实地反映事物的本来面目。简练,就是用较少的文字,表达尽量多的内容,做到通顺易懂、言简意赅,便于读者理解且能留下深刻印象。医学科研论文的生动,是指内容具体、清晰,富有文采,绝不是华丽辞藻的堆砌。生动的语言可避免科技论文常有的枯燥和单调,更能引起人们的阅读兴趣,从而达到交流的目的。

(五)图、表、文字三者使用恰当

在呈现研究结果时要合理使用图、表和文字。凡是可以用图表说明的部分,不要用累赘的文字描述。恰当地使用图形和表格,既可以简洁、形象而直观地表达文章的内容,又可以调节、活跃和美化版面,与正文一起构成和谐、统一的整体。图、表在文中应由文字引出,它们本身应具有"可读性",即读者看到图和图注,表和表题、表注,就能理解图、表的含义。需要特别强调的是,要避免同一组结果数据既用图,又用表,甚至再用文字重复说明。

第三节 医学科研论文的报告规范

在医学科研论文中准确、详实地报道研究设计与方法、研究过程、结果及结论,对于客观反映医学研究的学术水平、应用价值及成果推广利用等具有重要意义,同时也便于评价论文质量的高低。因此,相对统一医学科研论文的报告规范十分必要,本节将介绍几种常见的研究设计的报告规范。

一、观察性研究的报告规范

观察性研究是医学研究中较为常见的方法,为了避免在报道观察性研究时重要信息缺失、不全或含混等现象,2004 年,成立了由流行病学方法学家、医学科研人员及编辑组成的国际性合作小组,针对三种主要的流行病学观察性研究(即队列研究、病例对照研究、横断面研究)的报告内容制定了规范,即《流行病学观察性研究的报告规范》(*Strengthening the Reporting of Observational studies in Epidemiology*,STROBE)声明。随着研究的不断深入,工作组经过反复讨论、磋商,分别于 2005 年 4 月、2005 年 9 月、2007 年 10 月对 STROBE 声明进行了修订,使其更加全面、细致,更具科学性和合理性。

(一)STROBE 声明的目的和应用

STROBE 声明旨在为全面完善地报告观察性研究提供指导,而不是为了研究的设计或实施本身提供建议。而且,尽管研究报告的明确性和完整性是评价其质量的前提条件,但 STROBE 并不能作为评价观察性研究质量的工具。

(二)STROBE 组成

最新版的 STROBE 声明是由 22 个条目组成的清单,这些条目是优质观察性研究报告必备的重要内容,分别针对论文的题目和摘要(条目 1)、引言(条目 2~3)、方法(条目 4~12)、结果(条目 13~17)和讨论(条目 18~21)以及其他信息(条目 22,关于研究资金)等,具体见表 22-1。其中

有 18 个条目同时适用于三种观察性研究设计,其余 4 个条目(条目 6、12、14 和 15)则根据设计类型而定。

除了适用于三种传统观察性研究设计的 *STROBE* 声明,针对其他类型的观察性研究也有学者制定了相应的 *STROBE* 扩展版,例如针对基因 – 疾病相关性研究的基因相关性研究 *STROBE* 扩展版(*STREGA*)及针对传染病分子流行病学研究的扩展版(*STROME-ID*)等。

表 22-1　流行病学观察性研究的报告规范(*STROBE* 声明清单)

项目主题	条目	建议
题目和摘要	1	(a)在题目或摘要中常用术语表明研究所采用的设计 (b)在摘要中对所做工作和获得的结果做一个简明的总结
引言		
背景 / 原理	2	解释研究的科学背景和原理
目的	3	阐明具体研究目的,包括任何预先设定的假设
方法		
研究设计	4	尽早陈述研究设计的关键内容
研究设置	5	描述研究机构、研究地点及相关资料,包括招募的时间范围、暴露、随访和数据收集等
参与者	6	(a)队列设计:描述纳入标准,参与者的来源和选择方法,随访方法 　　病例对照设计:描述纳入标准,病例和对照的来源及确认病例和选择对照的方法,病例和对照选择的原理 　　横断面设计:描述纳入标准,参与者的来源和选择方法 (b)队列设计:对于配对设计,应说明配对标准及暴露和非暴露的人数 　　病例对照设计:对于配对设计,应说明配对标准和每个病例配对的对照数
变量	7	明确定义结局、暴露、预测因子、可能的混杂因素及效应修饰因素,如果相关,给出诊断标准
数据来源 / 测量	8*	对每个有意义的变量,给出数据来源和详细的测量方法,如果有一个以上的组,描述各组之间测量方法的可比性
偏倚	9	描述解决潜在偏倚的方法
样本大小	10	描述样本量的确定方法
定量变量	11	解释定量变量是如何分析的,如果相关,描述分组的方法和原因
统计方法	12	(a)描述所用的所有统计方法,包括减少混杂因素的方法 (b)描述所有分析亚组和交互作用的方法 (c)解释如何解决数据缺失 (d)队列设计:如果相关,描述解决失访问题的方法 　　病例对照设计:如果相关,描述如何对病例和对照进行配对 　　横断面设计:如果相关,描述考虑到抽样策略的分析方法 (e)描述所用的灵敏性分析方法
结果		
参与者	13*	(a)报告研究各阶段参与者的人数,如可能合格的人数,参与合格性检查的人数、证实合格的人数,纳入研究的人数,完成随访的人数及完成分析的人数 (b)解释在各阶段参与者退出研究的原因 (c)考虑使用流程图
描述性数据	14*	(a)描述参与者的特征(如人口统计学,临床和社会特征)以及暴露和潜在混在因素的相关信息 (b)描述就每一个待测变量而言缺失数据的参与者人数 (c)队列设计:总结随访时间(如平均随访时间和全部随访时间)

续表

项目主题	条目	建议
结局数据	15*	队列设计:报告随时间变化的结局事件数或综合指标 病例对照设计:报告各种暴露类别的人数或暴露综合指标 横断面设计:报告结局事件数或综合指标
主要结果	16	(a)报告未校正的估计值,如果相关,给出混杂因素校正后的估计值及其精确度(如95%置信区间)。阐明按照那些混杂因素进行了校正以及选择这些因素进行校正的原因 (b)如对连续变量进行分组,要报告每组观察值的范围 (c)对有意义的危险因素,最好把相对危险转化成针对有意义的时间范围的绝对危险度
其他分析	17	报告进行过的其他分析,如亚组分析,交互作用分析和灵敏性分析
讨论		
关键结果	18	根据研究目标概括关键结果
局限性	19	讨论研究的局限性,包括潜在偏倚或不准确的来源。讨论任何潜在偏倚的方向和大小
解释	20	结合研究目标,研究局限性,多重分析,相似研究的结果和其他相关证据,谨慎给出一个总体的结果解释
可推广性	21	讨论研究结果的普适性,外推有效性
其他信息		
资金来源	22	提供研究资金的来源和资助机构在研究中的作用,如果相关,提供资助机构在本文基于的初始研究中的作用

注:*在病例对照研究中,分别给出病例和对照的信息,如果相关,在队列研究和横断面研究中给出暴露组和非暴露组的信息。

二、随机对照试验的报告规范

随机对照试验通常是评估干预效果的最佳研究设计,为了提高随机对照试验报告质量,1996年,由临床试验学者、统计学家、流行病学家和生物医学编辑组成的国际小组制定了随机对照试验相关报告规范即《临床试验报告的统一标准》(Consolidated Standards of Reporting Trials , CONSORT)声明。随后分别在2001年和2010年对 CONSORT 声明进行修订,修订后的最新版 CONSORT 2010 声明包括由25个条目组成的清单(表22-2)和受试者流程图(图22-1)。清单主要针对报告中试验的设计、分析和解释;流程图则展示所有参与试验的研究对象在试验过程中纳入、分组、脱落或被剔除的具体情况。此外,针对不同类型的随机对照试验,CONSORT 也有相应的扩展版,研究者及论文作者可以根据需要在官网上获得。

表 22-2　随机临床试验报告规范(CONSORT 2010 检查清单)

论文章节/主题	条目号	对照检查的条目
文题和摘要		
	1a	文题能识别是随机临床试验
	1b	结构式摘要,包括试验设计、方法、结果、结论几个部分(具体的指导建议参见"CONSORT for abstracts")
引言		
背景和目的	2a	科学背景和对试验理由的解释
	2b	具体目的和假设
方法		
试验设计	3a	描述试验设计(如平行设计、析因设计),包括受试者分配入各组的比例
	3b	试验开始后对试验方法所作的重要改变(如合格受试者的选择标准),并说明原因

续表

论文章节/主题	条目号	对照检查的条目
受试者	4a	受试者合格标准
	4b	资料收集的场所和地点
干预措施	5	详细描述各组干预措施的细节以使他人能够重复,包括它们实际上是在何时、如何实施的
结局指标	6a	完整而确切地说明预先设定的主要和次要结局指标,包括它们是在何时、如何测评的
	6b	试验开始后对结局指标是否有任何更改,并说明原因
样本量	7a	如何确定样本量
	7b	必要时,解释中期分析和试验中止原则
随机方法		
序列的产生	8a	产生随机分配序列的方法
	8b	随机方法的类型,任何限定的细节(如怎样分区组和各区组样本多少)
分配隐藏机制	9	用于执行随机分配序列的机制(例如按序编码的封藏法),描述干预措施分配之前为隐藏序列号所采取的步骤
实施	10	谁产生随机分配序列,谁招募受试者,谁给受试者分配干预措施
盲法	11a	如果实施了盲法,分配干预措施之后对谁设盲(例如受试者、医护提供者、结局评估者),以及盲法是如何实施的
	11b	如有必要,描述干预措施的相似之处
统计学方法	12a	用于比较各组主要和次要结局指标的统计学方法
	12b	附加分析的方法,诸如亚组分析和校正分析
结果		
受试者流程(极力推荐使用流程图)	13a	随机分配到各组的受试者例数,接受已分配治疗的例数,以及纳入主要结局分析的例数
	13b	随机分组后,各组脱落和被剔除的例数,并说明原因
招募受试者	14a	招募期和随访时间的长短,并说明具体日期
	14b	为什么试验中断或停止
基线资料	15	用一张表格列出每一组受试者的基线数据,包括人口学资料和临床特征
纳入分析的例数	16	各组纳入每一种分析的受试者数目(分母),以及是否按最初的分组分析
结局和估计值	17a	各组每一项主要和次要结局指标的结果,效应估计值及其精确性(如95%置信区间)
	17b	对于二分类结局,建议同时提供相对效应值和绝对效应值
辅助分析	18	所做的其他分析的结果,包括亚组分析和校正分析,指出哪些是预先设定的分析,哪些是新尝试的分析
危害	19	各组出现的所有严重危害或意外效果(具体的指导建议参见"CONSORT for harms")
讨论		
局限性	20	试验的局限性,报告潜在偏倚和不精确的原因,以及出现多种分析结果的原因(如果有这种情况的话)
可推广性	21	试验结果被推广的可能性(外部可靠性,实用性)
解释	22	与结果相对应的解释,权衡试验结果的利弊,并且考虑其他相关证据
其他信息		
试验注册	23	临床试验注册号和注册机构名称
试验方案	24	如果有的话,在哪里可以获取完整的试验方案
资助	25	资助和其他支持(如提供药品)的来源,提供资助者所起的作用

资料来源:CONSORT 官方网站 http://www.consort-statement.org/downloads/translations

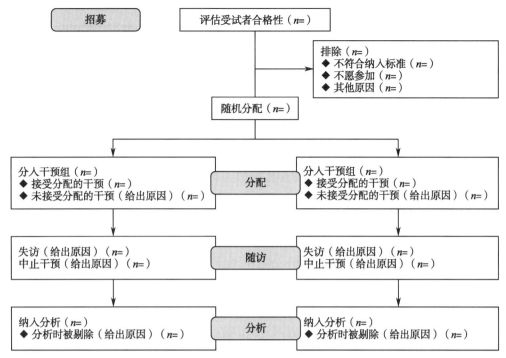

图 22-1 *CONSORT* 2010 受试者流程图

注: 引自 *CONSORT* 官方网站 http://www.consort-statement.org/downloads/translations

三、诊断试验研究的报告规范

《诊断准确性研究报告规范》(*Standards for Reporting Diagnostic Accuracy Studies*, STARD) 旨在通过加强研究报告的透明度和完整性, 提高诊断试验研究的报告质量。2015 年 10 月, STARD 发布了新的版本, 相对于前一版本, 新版的 STARD 声明在适用性和潜在偏倚等方面对清单进行了修订增补, 清单新增内容也加强了对摘要细节、研究假设、样本量估计、研究局限性和待评价诊断方法的目的及意义的描述, 对提升报告透明度提出了具体要求, 有助于进一步提高诊断试验研究的报告质量, 更好地指导诊断试验方法在临床实践中的应用, 具体见表 22-3。

表 22-3 诊断试验研究的报告规范(*STARD* 2015 清单)

章节与主题	序号	条目
标题或摘要	1	标题或摘要中描述出至少一种诊断准确性的计算方法(如灵敏度、特异度、预测值或 AUC)
	2	包括研究设计、方法、结果和结论在内的结构化摘要(具体指导参见 *STARD* 摘要)
引言	3	科学和临床背景, 包括待评价诊断方法的预期用途和作用
	4	研究目的和假设
方法		
研究设计	5	是在完成待评价诊断方法和参考标准检测之前采集数据(前瞻性研究), 还是之后(回顾性研究)?
研究对象	6	入选与排除标准
	7	如何识别潜在的合格研究对象(症状、之前的检查结果、注册登记数据库)
	8	何时、何地入选潜在的合格研究对象(机构、场所和日期)
	9	研究对象是否连续地、随机地入组还是选取方便样本

续表

章节与主题	序号	条目
试验方法	10a	充分描述待评价诊断方法的细节,使其具备可重复性
	10b	充分描述参考标准的细节,使其具备可重复性
	11	选择参考标准的原理(如果存在其他备选的参考标准)
	12a	描述待评价诊断方法的最佳截断值或结果分类的定义和原理,区分截断值是预先设定的还是探索性的
	12b	描述参考标准的最佳截断值或结果分类的定义和原理,区分截断值是预先设定的还是探索性的
	13a	待评价诊断方法的检测人员或是读取结果人员是否知晓研究对象的临床资料和参考标准结果
	13b	参考标准的评估者是否知晓研究对象的临床资料和待评价诊断方法结果
分析	14	用于评估诊断准确性的计算或比较方法
	15	如何处理待评价诊断方法或参考标准的不确定结果
	16	待评价诊断方法或参考标准中缺失数据的处理方法
	17	任何关于诊断准确性变异的分析,区分是预先设定的还是探索性的
	18	预期样本量及其计算方式
结果		
研究对象	19	使用流程图报告研究对象的入选和诊断流程
	20	报告研究对象的基线人口学信息和临床特征
	21a	报告纳入的研究对象的疾病严重程度分布
	21b	报告未纳入的研究对象的疾病严重程度分布
	22	报告实施待评价诊断方法和参考标准的时间间隔,及期间采取的任何临床干预措施
试验结果	23	比照参考标准的结果,使用四格表来展示待评价诊断方法的检测结果(或分布)
	24	报告诊断准确性的估计结果及其精度(如 95% 置信区间)
	25	报告实施待评价诊断方法或参考标准期间出现的任何不良事件
讨论		
	26	研究的局限性,包括潜在的偏倚来源,统计的不确定性及外推性
	27	实际意义,包括待评价诊断方法的预期用途和临床作用
其他信息		
	28	研究注册号及注册名称
	29	能够获取完整研究方案的地址
	30	研究经费和其他支持的来源;经费赞助者的角色

四、病例报告的报告规范

病例报告是临床医学研究中一种常见的形式,主要针对一个或多个病例在疾病表现、发病机制、诊断和治疗等方面进行记录报告。规范化的病例报告可以为发现新的疾病、常见疾病的特殊类型和某种干预的潜在不良反应提供线索或客观证据。2013 年,31 名学者组成病例报告的报告规范制定小组,通过资料搜集,最终整理形成了《病例报告的报告规范清单》(CARE),详见表 22-4。

表 22-4　病例报告的报告规范（*CARE* 清单 2013）

主题	条目	内容
标题	1	应体现研究类型为"病例报告"，同时体现相关病例的症状、诊断、检查和干预等相关内容
关键词	2	以 2~5 个关键词概括本病例的关键要素
摘要	3a	介绍：这个病例的唯一性体现在哪里？给医学文献带来了什么？
	3b	主要症状及重要的临床发现
	3c	主要诊断、干预措施及结局
	3d	结论：从该病例可以得到的主要经验
引言	4	与本病例相关的文献复习和简要总结
患者信息	5a	一般特征的社会人口学信息和某些特定信息
	5b	患者主诉和症状
	5c	既往史、家族史以及包含遗传信息的社会心理因素等信息
	5d	相关的治疗史和结局
临床发现	6	描述相应的体格检查和其他显著的临床发现
时间轴	7	由病例病史与病程重要信息组成的时间轴
诊断评估	8a	诊断方法（例如体格检查、实验室检查、影像学检查等）
	8b	诊断相关的挑战（例如沟通、财力或文化等）
	8c	诊断依据，包括鉴别诊断
	8d	预后特征（例如肿瘤病理分期）
治疗干预	9a	干预的种类（例如药物、外科治疗、预防、自我护理）
	9b	干预的实施（例如剂量、强度、持续时间）
	9c	改变干预措施（需说明改变干预措施的理由及合理性）
随访和结局	10a	医生评估的结局和患者评估的结局
	10b	重要的随访诊断和其他检查结果
	10c	治疗的依从性和耐受程度（如何评估）
	10d	不良反应和意外事件
讨论	11a	疾病处理过程中值得借鉴的经验和存在的局限性
	11b	相同或相关病例的文献复习
	11c	对结论的合理解释（包括对病因和疗效的评估）
	11d	从本病例报告获取的主要经验
患者观点	12	提倡患者向社会分享自己的观点或经验
知情同意	13	患者是否被提供了知情同意？如有要求则需要提供

第四节 医学科研论文的评阅

论文评阅的实质是运用科学的方法和标准，判断论文的价值、意义以及不足等。掌握正确阅读和评价论文的方法，不但有利于发现能指导临床实践的良好证据并促进其应用，而且可以为新的研究提供重要依据，有助于提高临床研究质量。

与撰写论义一样，对科研论文进行评阅同样是一个复杂的脑力活动过程，评阅的准确性和深度与评阅者相关专业知识水平和科研工作经验有关。评阅过程应遵循由浅入深的规则，首先能够读懂和理解全文，然后从论文摘要开始，对文中各个部分进行深入分析和仔细审查，根据论文所涉及的研究设计类型和方法，依据相应原则，给予全面和恰当的评价。一般来说，评阅论文需要回答几个基本问题：①作者研究或阐述了什么问题，为什么进行这项研究？②作者进行的是什么类型的研究？③所采用的科研设计是否适合于这项研究？④研究实施中是否遵循了这种科研设计的基本原则？⑤结果的统计分析及图表呈现是否正确恰当？⑥结论是否客观可信？

具体评阅内容包括以下几个方面：

一、论文前言

对论文前言的评阅实际上是评价该研究的目的、假设及背景等是否清楚明确，从而判断其研究的意义和创新性。

前言应该能清楚地回答：①研究者提出的研究问题；②研究问题的来源及相关研究背景；③本研究的假设及理论依据；④问题或假设的创新性；⑤研究者试图完成的研究目标。

二、研究对象（材料）和设计方法

这一部分是论文评阅的核心所在，着重反映论文研究的真实性和科学性。

（一）评阅研究对象（材料）

需要评价的内容是：①研究对象是否有明确的定义，其总体和样本是否被清楚的描述；②是否说明研究对象的来源；③获取研究对象的抽样方法是否合理可行；④研究对象的纳入标准和排除标准是否清楚；⑤是否提供了样本大小的估算依据；⑥是否考虑了伦理学的要求，有无知情同意。

（二）评阅研究设计和方法

需要评价的内容是：①该论文采用了什么研究设计；②该设计是否是实现研究目的的最佳类型，或为达到研究目标、验证假设提供了有效途径；③是否充分考虑到该设计应遵循的原则和基本要求；④如果设计中有干预措施，该干预是否被详细地描述；⑤如果设立了对照组，对照设立的是否合理；⑥如果随机化分组设立对照，具体的随机方法是什么；⑦如果采用了盲法，是单盲、双盲还是三盲；⑧如果是前瞻性研究，是否有明确的研究观察期限。

关于资料的收集方法，需要评价：①对资料的收集过程是否描述清楚；②收集资料的方法是否适合此研究；③是否对资料收集的质量控制（如培训调查员，开展预调查等）进行了描述；④所收集的各类资料或指标是否明确，是否与研究目的相关；⑤是否详细描述指标测量方法，其方法是否客观、先进；⑥涉及使用某些量表或测评工具时，是否考虑其信度和效度。

三、结果部分

对结果部分的评阅实际上是对结果的统计分析是否正确以及结果呈现形式是否规范恰当的评价。

需要评价的内容：①所用统计分析方法是否适合于所收集资料的类型；②统计描述是否正确，例如应该用中位数的资料，不能使用算数均数等；③对论文结果是否进行了正确的统计推断和/或统计检验；④统计结果表达是否便于理解；⑤是否合理规范地使用统计图表；⑥图表中的信息与文字描述是否一致，文字描述是否过多重复图表中的信息。

四、讨论部分

对讨论部分的评阅实际上是对研究结论的逻辑推理过程、结论客观性以及研究局限性的评价。

需要评价的内容：①是否讨论了所有重要的结果，结论与结果是否一致；②对结果的讨论是否与研究目的或假设有关；③对结果的解释是否准确、深入，有无偏倚；④是否将本次研究结果与相似研究做了比较；⑤研究结论是否客观、可信；

⑥是否指出研究中存在的偏倚和不足之处；⑦对今后的研究是否给予了适当和合理的建议。

五、摘要及参考文献

需要评价的内容：①摘要在形式上是否符合科技论文结构式摘要的要求，目的、方法、结果和结论条目完整；②摘要的内容是否反映出论文研究的主要或关键信息；③所引用的参考文献是否包含新近发表的文献；④参考文献的信息是否完整，格式是否规范。

由上可知，对学术论文的评阅，不仅依赖于评阅者的知识、经验和学术视野，也与评阅者的分析能力、综合及概括能力密切相关。这些能力的培养应该是一个长期的过程，因此对医学研究者而言，必须在平时注意培养这些能力，从而不断提高自己阅读和撰写医学科研论文的能力。

表 22-5 总结了不同研究类型及研究目的的医学论文科学性及可靠性的主要评阅条目，适用于以人为研究对象的医学研究。这些评阅条目主要是帮助读者更科学地正确阅读论文并合理地利用论文所提供的证据，但是仍有别于循证证据评价的清单和量表。

表 22-5　评阅不同研究类型或研究目的医学论文的主要条目

研究类型	评阅论文时主要关注的内容
横断面研究	1. 论文研究目的是否与横断面研究的应用范围相符
	2. 为何种类型的横断面研究（普查或抽样调查），调查对象是否有明确的定义或范围
	3. 采用何种抽样方法选取调查对象，调查对象的代表性如何
	4. 调查是否在相对较短的时间内完成
	5. 采用何种方法收集调查资料，调查表的选用或设计是否科学合理
	6. 是否考虑到研究中可能出现的偏倚（选择偏倚与信息偏倚）及其解决办法
	7. 所采用的研究指标及统计分析方法是否恰当
	8. 研究所得出的结论是否客观，科学性如何
病例对照研究	1. 论文研究目的是否与病例对照研究的适用范围相符
	2. 是何种类型的病例对照研究（如匹配与非匹配、巢式病例对照研究）
	3. 是否说明病例与对照的来源、诊断标准及选取方法，样本量及代表性如何
	4. 若为匹配设计，是否说明匹配条件，匹配因素的选择是否合理
	5. 暴露资料收集内容是否完整、可靠，所用指标是否恰当
	6. 统计分析意义如何，是否反映出联系强度（OR 及 95%CI）
	7. 是否考虑到研究中存在的偏倚（选择、信息及混杂偏倚）及影响
	8. 研究结论是否客观可信
队列研究	1. 论文研究目的是否符合队列研究的适用范围（如有无明确的病因假设）
	2. 是否有明确的暴露因素和结局变量，对欲研究的暴露因素和结局变量是否有统一的测量方法及标准
	3. 是否说明研究对象（暴露组和对照组）的来源、样本量，是固定队列还是动态队列，其代表性如何
	4. 采用何种对照，对照（非暴露）组与暴露组是否具有可比性
	5. 随访时间是否足够长，是否随访收集并报告了全部研究对象的暴露和结局资料
	6. 是否考虑研究对象的依从性及随访过程中出现的失访偏倚
	7. 所收集的结局资料是否客观，是否需要采用盲法
	8. 资料分析中率的计算（累积发病率与发病密度）及联系强度指标（如 RR 及 95%CI、AR、AR%、SMR 等）的应用是否正确
	9. 在研究结论中是否同时考虑到了统计学意义和实际的生物学意义

续表

研究类型	评阅论文时主要关注的内容
临床试验	1. 研究对象的诊断标准、纳入标准、排除标准是否明确
	2. 研究对象的样本量及代表性如何
	3. 研究对象的分组方法是什么,是否真正随机化分组
	4. 采用何种对照(有效对照、安慰剂对照、自身对照、交叉对照等)
	5. 试验效应指标是否明确、客观
	6. 干预措施是否切实可行,可接受性如何
	7. 试验中是否采用了盲法,何种盲法
	8. 是否观察和报告全部临床有关结果
	9. 结果是否包括全部纳入病例,有无分析失访情况
	10. 是否进行适当的统计学检验,并充分考虑临床上的重要意义
病因学研究	1. 是否采用了论证强度高的研究设计方法(如描述、分析、实验性研究)
	2. 参照相应的研究设计类型进行评价
	3. 满足下列哪些因果关系判断标准
	(1)致病因素的因果效应的时序性是否明确
	(2)病因学因果关系的联系强度(OR、RR等)及临床重要性如何
	(3)因果效应在不同的研究中是否反映出一致性
	(4)结果是否符合流行病学规律(即暴露因素分布与疾病分布一致)
	(5)致病因子与疾病间是否存在剂量–效应关系
	(6)病因学的生物学依据如何
	4. 研究结论是否客观
筛检与诊断试验研究	1. 是否有公认的可靠的诊断金标准方法
	2. 设计与实施中是否考虑对所有研究对象进行同期的盲法对照比较
	3. 所选择的研究对象中,其病例是否包括多种不同的临床情况,其非病例是否包含容易混淆的其他疾病
	4. 是否详细介绍研究对象的来源和选择方法
	5. 待评价试验方法的正常值(或判断界值)的确定是否合理
	6. 是否详细介绍该试验的操作方法及注意事项
	7. 是否较全面地评价该试验的真实性(灵敏度、特异度、约登指数、似然比)
	8. 是否评价该试验测定的重复性与精确性,以及其观察误差的大小
	9. 该试验是否经过预测值及效用等分析
	10. 如该试验是作为一组试验或作为序列试验之一,是否检验该试验在该组试验总效力中的作用
疾病预后研究	1. 采用何种研究设计方法(如描述、分析、实验性研究)
	2. 参照相应的研究设计类型进行评价
	3. 研究对象是否处于同一病程阶段
	4. 是否说明研究对象的来源、选取方式,代表性如何
	5. 是否随访了纳入研究的全部病例,或尽可能分析失访的原因
	6. 预后结局和预后指标是否明确、客观
	7. 是否采用盲法判断预后结局
	8. 是否考虑或校正影响预后的其他因素
	9. 是否同时考虑研究结果的统计学意义和临床意义(或实用性)

(王 蓓)

参 考 文 献

1. 刘民. 医学科研方法学. 2 版. 北京: 人民卫生出版社, 2014.

2. Von Elm E, Altman DG, Egger M, et al. The Strengthening the Reporting of Observational Studies in Epidemiology (STROBE) statement: guidelines for reporting observational studies. Lancet, 2007, 370(9596): 1453-1457.

3. Chinese CONSORT Checklist 2010 [EB/OL]. [2020-03-05]. http://www.consort-statement.org/downloads/translations.

4. 朱一丹, 李会娟, 武阳丰. 诊断准确性研究报告规范(STARD)2015 介绍与解读. 中国循证医学杂志, 2016, 16(6): 730-735.

5. CARE Checklist 2013 [EB/OL]. [2020-03-05]. https://www.care-statement.org/checklist.

第二十三章 医学科研成果的评价、推广与转化

导读 本章主要介绍医学科研成果的分类、评价与特点，以及医学科研成果推广转化的条件、方式与途径，对阻碍医学科研成果推广转化的因素进行分析，并且介绍医学科技成果的申报登记与奖励。通过本章的学习，使读者对医学科研成果的类别、成果评价的内容与指标、成果的推广与转化，以及成果的申报有初步了解，以期对医学科研选题方向、科研项目的设计与实施有指导意义，并促进高质量医学科研成果的完善、推广与转化，进一步提高临床诊疗水平和人群健康水平。

医学科研成果是指科研人员在探索人类生命现象、生存环境、疾病发生发展与防治、优生优育、促进健康等过程中，通过调查研究、实验观察、综合分析等一系列劳动所取得的、并经过评审或鉴定，确认具有学术意义和实用价值的创造性结果。例如，乙肝疫苗、干扰素的研制开发，计算机断层扫描（CT）以及磁共振成像（MRI）的研究与应用，均对医学界产生了显著的经济效益与社会效益。

医学科研成果的主要特征可概括为：①必须是通过实验、研制、考察、观测等一系列综合研究活动而取得的，是科研工作者经过分析归纳而形成的一个完整的新的思想体系，使其进一步认识自然，借以改造自然。也可以说是科技工作者对特定领域的问题进行研究或通过实践而总结出的科学结论。没有科技工作者的智力劳动，就不可能产出科技成果。②必须具有创新性和先进性，创新性是指前人所没有或国内外所没有的，即在理论上有新的创见，技术上有新的提高。先进性应该在成果的技术价值和技术水平上有所提高。③必须具有一定学术意义或社会价值。既要有实用性，又要符合科学规律。④必须经过鉴定、验收、评估或评审，得到同行专家或社会承认。医学

科技成果是一种具有使用价值的无形资产，在其使用、实施过程中，会不断地和超常规地增值。因此，科技成果与科研结果、科技工作成绩、专利的概念是不完全相同的，因为科研结果和科技工作成绩并不一定表现为科技成果，而专利则是科技成果的一部分。

第一节 医学科研成果的分类与评价

一、医学科研成果的分类

由于科研的对象、任务和目的不同，所取得的科技成果表现形式、特点、评价标准和方法也不相同。因此，应根据科技成果管理的不同需要对科研成果进行分类。医学科研成果的分类与研究课题的分类有密切的关系，如按形态分类，可分为有形科技成果和无形科技成果；以成果本身的性质分类，分为科学发现、技术进步和技术发明等。按功能分类，可分为医学理论类成果、应用技术类成果、开发技术类成果和软科学类成果等；按科学研究体系分类，可分为基础研究成果、应用研究成果和发展研究成果；按用途分类，可分为基础医学成果、临床医学成果和预防医学成果。

（一）按形态分类

所谓形态，是指科技成果的表现形式，即它是以什么形式表现出来，可分为有形科技成果和无形科技成果。

1. 有形科技成果（物化型成果） 指新药品试剂、生物制品、医用新材料、医疗设备与器械等，此类成果属应用开发型成果。

2. 无形科技成果（非物化型成果） 指科学论文、科学专著、实验报告、发明专利、应用软件、

新工艺、新技术、新颁布实施的卫生标准等基础、应用基础型科技成果。

（二）按成果性质分类

成果的性质即成果的属性。目前我国设立的国家级科研奖项（如国家自然科学奖、国家科学技术进步奖、国家技术发明奖）就是按成果的性质划分的。

1. **科学发现**　是指对客观事物现象、特征或规律的首次发现与认识，主要包括事实的发现和理论的提出。就医学而言，人体某些疾病的病因、病理变化或某些生理现象的第一次发现，均属于科学发现。科学发现通常是通过基础研究与应用基础研究获得的成果，对推动科学的进步，以及丰富科学知识有重要的价值。例如：艾滋病病毒、青霉素、DNA双螺旋结构的发现等，均属于科学发现。

2. **技术进步**　是对已有技术、方法等进行改进、提高或完善，也包括对先进技术的引进、消化与开发。技术进步的程度，是看成果解决实际问题的效果，以及由此而产生的经济效益与社会效益。它包括技术发明成果的进一步提高与推广应用。医疗卫生行业的技术进步多为诊疗方法的改进、引进或改造医疗设备技术等，这些都属于技术进步成果。

3. **技术发明**　是指应用科学技术知识或科学发现的成果，开创或解决新的技术问题。技术发明必须是有应用价值的创新，它有明确的目的性，有新颖的和先进的实用性。医药卫生行业的技术发明包括诊治疾病的新技术、新方法、新药品与制剂等。如聚合酶链式反应（PCR）、MRI、CT等，都是属于技术发明。

（三）按功能分类

成果的功能是指成果的用途和作用。按成果功能分类是目前应用最普遍的一种分类方法。

1. **医学理论类成果**　包括基础理论成果与应用基础理论成果。该类成果主要是探索人体与疾病的本质、疾病的发生、发展与转归机制，以及诊断治疗上的理论问题。例如：基因与疾病发生与发展的关系、人体衰老过程的规律性研究、针刺镇痛作用机制的研究等。这类研究通过科学实验获得一定学术水平和应用前景的新理论、新发现，其成果的理论性较强、难度较大，具有学术理论价值和普遍的指导意义。其中基础理论成果可能不具有近期明显的经济价值与社会价值。医学理论类成果的主要表现形式为学术论文、著作、研究报告等。

2. **应用技术类成果**　以科学理论成果为基础，紧密结合临床，在疾病的预防和治疗实践中，取得的具有一定创新性和先进性的实用技术或技能。这类成果的研究目标明确、临床实践性强，在医学科研成果中所占的比例较大。例如：疾病的病因、诊断、治疗和预防的实验研究，保持人体健康、延缓衰老的措施，中医药古籍文献的研究，流行病学调查等。其成果的主要形式多为学术论文、著作、研究报告、发明专利、工艺图纸等。

3. **开发技术类成果**　为提高疾病的诊疗水平而研制的新产品、新材料、新工艺、新方法。这类成果是医学与相关学科或行业共同发展的产物。例如：优生节育的新方法、卫生标准的制定、药物资源的调查、已知药物的新用途等。这类成果的主要表现形式是产品。

4. **软科学类成果**　软科学成果是运用学科知识，提高决策水平和管理水平的研究成果。它是医学与其他自然科学、社会科学、经济学、数学、哲学等交叉与综合产生的成果。例如：医院管理、医技水平评价指标的体系，以及疾病的预防体系等。这类成果对推动决策与管理的科学化、规范化、现代化，促进科技、社会与经济的协调发展起到重大的作用。

（四）按科学研究体系分类

1. **基础研究成果**　基础研究成果是探索人体及其疾病本质、特点和规律所取得的成果。如研究人类疾病病因学、发病机制、病理改变及其转归所获得的新发现、新理论性成果，这类成果运用基础医学的理论来认识疾病内在的变化规律，为解决临床诊断和治疗方法提供理论依据，对提高医疗卫生事业的水平具有重要的意义。

2. **应用研究成果**　应用研究成果就其所涉及的特定领域的问题来看，特点是临床实践性强，它是医务工作者紧密结合临床、在防治疾病实践中取得的具有先进性的实用技术或技能，如新的诊断技术、治疗方法、预防控制策略和措施等。这类成果在临床科研中所占比例较大。

3. **发展研究成果**　发展研究成果有明确的

实用目的,能直接为经济建设服务,具有推广应用的特点。成果的形式就是产品,如新药品、新诊断试剂、新医疗设备及器械等。它在临床医学科技成果中占有一定的比例,经推广转化能产生较大的经济效益及社会效益。

（五）其他分类

1. 按学科性质分类可分为基础医学成果、临床医学成果、预防医学成果等。

2. 按国家科学技术进步奖的分类可分为技术开发类、基础公益类、国家安全类、重大工程类。

3. 按成果实际达到的科技水平可分为国际先进水平、国际水平、国内先进水平、省内先进水平等。

二、医学科研成果的评价

科研成果的评价是指对申请科研成果鉴定与评奖的成果,按已确定的标准,对科研成果进行定性、定量和综合判断的过程。科研成果鉴定与评奖的实质就是对科研成果的评价。

（一）成果的评价指标体系

医学科研成果的鉴定仅限于对成果的水平进行定性的分析,而成果的评价则是对定性评价的延伸,直至量化。评价指标体系是科学、合理、公正地评价医学科研成果的重要保证,是准确评价科研成果的一种有效方法。其主要作用是对科研成果进行评价时,按照科学、完整、简便的评价指标,进行公正、准确、客观的评价。

1. 成果评价的内容

（1）对内在属性的评价:是科研成果作为客观存在的独立事物必须具备的基本要素,包括成果的科学性、创新性、先进性、难度与复杂程度,以及存在的问题及改进意见等。对本质属性的评价是对科研成果水平的评估。

（2）对外显属性的评价:是科研成果对外部产生的效果与效益,包括科技价值、社会效益、生态效益与经济效益等。如理论成果应具有学术价值,而应用技术或开发技术类成果,除具有技术价值外,还应具有应用价值。对外显属性的评价是对科研成果的综合评估。

2. 成果评价的原则

（1）依法评价原则:科技成果评价主要涉及科技成果评价委托方、评价机构及评价咨询专家

三方面。有关各方应当遵循《科学技术评价办法》,遵守评价合同约定,履行义务,承担责任。发生争议时,根据合同法等法律、法规予以解决。

（2）独立、客观、公正原则:①独立原则,科技成果评价活动依法独立进行,不受其他组织和个人的干预;评价机构独立地从事评价工作,评价咨询专家独立地向评价机构提供咨询意见,评价咨询专家提供咨询意见时不受评价机构和评价委托方的干预。②客观原则,评价咨询专家在提供评价意见的过程中,按照评价成果的客观事实情况进行评审和评议。评价报告和评价意见中的任何分析、技术特点描述、结论,都应当以客观事实为依据。③公正原则,评价机构必须站在公正的立场上完成评价工作。评价机构不得因收取评价费用而偏袒或者迁就评价委托方;评价咨询专家也不得因收取咨询费而迁就评价机构。

（3）分类评价、定性定量相结合原则:为保证评价结论的科学性、准确性,针对应用技术成果和软科学研究成果各自的特点,采用不同的评价指标加权量化进行定量评分,然后在定量评分结果基础上进行综合评价。

3. 成果综合评价的指标体系

（1）科学性:科学性是成果的重要前提。它代表着科研成果的客观真实性与系统严密性。科学性包括:①设计严密,即研究方案和实验设计合理,方法科学;②资料完整,指技术资料完整,文件材料填写正确,内容齐全;③结论可靠,包括实验动物和试剂符合标准,结果真实,统计处理正确;④结论合理,分析有证据,论证合理,结论恰如其分。

（2）创新性:创新性是知识经济的内核,是成果的最基本特征。它代表着科研成果的创造性与新颖性,有知识创新与技术创新之分。知识创新是指通过科学研究,包括基础与应用研究,获得新的基础与技术科学知识的过程;技术创新是学习、革新与创造新技术的动态过程。对成果的创新性评价包括:①新颖程度,指成果内容是否前人从未做过,或虽有报道但详细程度不同;②创造改进程度,指成果的核心内容与相关工作比较有无本质的区别以及区别的程度。

（3）先进性:先进性指成果在现阶段的科技发展过程中所达到的高度,包括学术水平与技术

水平。通常分为国际领先、国际先进、国内先进等几个等级。应注意区分先进性与创新性的区别,具有先进性并不一定有创新性。

(4)难度与复杂程度:难度与复杂程度指成果研究过程中的技术深度与广度,也是反映成果水平的一种重要指标,它包括研究难度与技术复杂程度两种不同性质的指标。

(5)科技价值:科技价值分为科学价值与技术价值。科学价值包括学科的创立、学科面貌的改变,以及学科水平的提高、学术内容的丰富等;技术价值指技术的寿命、应用范围,以及应用的难度等。

(6)经济效益:由科研成果推广与应用而带来的经济利益。

(7)社会效益:主要指科研成果对改变卫生面貌,或推动技术进步,给患者、社会带来的利益。

(8)存在的问题及改进意见:指科研成果是否在某些方面存在问题,例如重现性、可行性等,以及针对现存问题提出相应的改进意见。

(二)成果评价的指标

成果评价的指标是成果鉴定与等级评定的标准,是各级科研管理机构组织专家对科研成果进行综合评价的标准。包括:

1. **技术难度** 是衡量成果研究工作量与规模的指标。侧重从技术深度上反映成果的科学技术水平。技术难度还包含有技术复杂程度的内容,而技术复杂程度侧重从技术推广上反映科学技术水平。

2. **创新性贡献** 侧重评价成果的新颖性,也就是前人没有开展的工作。通常考虑创新内容所占的比重(包括理论创新与技术创新)。对重大的推广应用项目还要评价对发展的贡献。

3. **技术水平** 技术水平主要是评价科研成果技术上的先进性,是衡量科研成果在当代科学技术发展过程中所达到的高度的标志。

4. **科学价值** 科学价值侧重于评价科研成果在学术上的新创建、新突破。

5. **推动技术进步作用** 主要是评价成果的作用意义与实用程度,也是评价成果的应用价值、范围与前景,以及解决实际问题、促进科技发展的作用大小。

6. **应用价值** 科研成果够应用到社会的生产生活中,并能切实解决社会中的一些实际问题。

7. **经济效益** 分为定性分析与定量分析。定性分析是指成果的社会化及推广应用的滞后性,在进行成果评价时,不能进行经济效益的定量分析,而只能推测其间接与潜在的经济效益。定量分析是指已经取得的直接的经济效益。计算方法为:

(1)增收(节支)总额 = 科研收入 + 新增利税 + 增产节约而未计入新增利税的金额。

(2)应用后年均增收(节支)金额 = 增收(节支)总额 / 成果应用时间(年)。

(3)应用后平均投资收益率 = 应用后平均增收(节支)金额 /(科研投资 + 生产投资 + 其他投资)。

8. **社会效益** 是衡量科研成果直接造福于人民,对社会进步产生的影响程度,如新知识、新方法、环境保护、劳动保护,以及科研管理等。

(三)成果评价中的一些问题

1. **对成果评价的材料准备认识不足** 现阶段,成果的评价仍处于改革探索阶段,人们对成果评价的认识水平还十分有限。因此,成果评价的材料准备常常不够完整、准确,并且不够规范。影响了对成果的评价。尤其是成果的佐证材料,经常达不到客观、公正,甚至影响其可靠性与权威性,因而影响了评价结论的准确性。

2. **成果的水平定位不准确** 鉴于国内外的环境与条件不同,在没有足够的数据、资料做依据的情况下,成果的水平定位有一定的困难。因此,成果的水平定位必须经某一领域或某一方面的专家充分论证、评估。对在国际上的地位,则坚持以数据、资料为依据,从而使得出的结论令人信服。这样的水平定位即充分肯定了优势所在,又未高估其水平,并且保护了成果持有者的利益,维护了评估工作的严肃性。

3. **评价指标依成果类型应有侧重** 对理论成果的评价应侧重于选题的方向性与科学价值,以及成果的先进性与创新性;对应用技术类成果的评价应侧重于推广应用和示范作用的广度与深度,以及应用效果及数据采集的科学性、可重复性、可比性、推广应用获得的经济效益与社会效益,可能出现的风险;对开发技术类成果主要应评价新产品、新技术等设计的合理性、技术性能的稳定性,以及安全有效性、经济适用性,和市场推广的可行性、经济效益等因素。

第二节 成果的推广

一、医学科研成果的特点

(一)以社会效益为主

医学科研成果的主要表现形式是学术论义、专著等,以理论上的进展与突破为主,而物化型成果如新药品试剂、医用材料、医疗设备等可推广应用、且产生明显的经济效益的成果所占比例较低,并且医药卫生行业是服务于人类健康、政府给予一定福利政策支持的公益事业。因此,医学类的科研成果奖,其经济效益多为间接的经济效益,如通过新手术技术的应用,可以缩短患者的住院时间,减轻患者的经济负担。

(二)可呈树状传播

医学科研成果多以非物化型成果为主,因此,绝大多数可以通过各种直接方式传授与推广应用,如通过阅读成果的论文或专著,将一种新技术应用于临床。无需像物化型成果那样经过复杂的测试和进行生产性投资。专利法对基础理论性成果与临床技术类成果不予保护。技术方法类成果的应用在推广过程中,每个应用者又可能是下一轮的推广者。如省级医院介绍推广给市级医院,市级医院又向县级医院推广,产生层层推广的效果,可呈树状传播,表现出较好的社会效益。

(三)推广应用需政府扶持

医学科研成果的产生与应用单位主要是非营利性单位。推广新成果需要资金投入,而产出的形式主要是提高诊治与预防等技术水平,提高医疗质量,培养人才并造福于患者。医药卫生行业可能会因此出现经济的负效益,如技术先进了、方法简便了、成本降低了、疗程缩短了,都可能使医院的收入降低。因此,难以靠引进推广新技术、新方法、新成果而产生较大的经济效益,单靠非营利性单位推广应用以社会效益为主的医学成果难度较大,必须依靠政府部门做出决策,并由政府出资扶持,组织实施。

(四)推广应用的时间较长

医学卫生行业面对的是人类健康问题,责任重大,因此接受新事物往往比较谨慎。即使是一项较成熟的实用性成果,为了避免新方法、新技术的应用可能带来的医疗纠纷,减少不必要的麻烦,往往需要经过较长时间的实践与检验,并取得各有关方面的信任,才能普遍的推广应用。因此,推广应用所需时间较长。此外,有些科研成果是较为复杂的仪器设备,要求操作者有较高的技巧,也使推广应用受到限制。

二、医学科研成果推广的意义和方式

(一)医学科研成果推广应用的意义

医学科研成果的诞生常常花费大量的人力、物力与财力,但每年评定的绝大部分成果并不能发挥应有的效益,科技对经济、社会的贡献率远远低于发达国家。医学科研成果的推广应用,是医学科技由知识形态向商品形态转变、由间接的为患者防治疾病的社会效益到直接为患者服务产生的经济效益。对促进科技进步和医疗卫生事业的发展,都具有重要意义。

1. **利于医学事业的发展与进步** 医学科研成果的推广与应用有利于促进医学事业的发展与进步。这种促进既表现在成果的推广利于提高医疗水平,增加竞争力,同时也促进新的技术与方法在实践检验的过程中不断的改进与完善,并且结合防治疾病的实践,提出新的科研设想,加速医学科学事业的发展与技术进步。

此外,重视科研成果的推广应用,也有利于使科研工作面向疾病防治,以及保护人民的身体健康,使科研工作者真正把工作的重点放在预防、医疗、保健、优生优育,以及解决严重危害人民身体健康的常见病、多发病上,以真正的贯彻执行医药卫生科技工作的方针,加速医药卫生保健整体水平的提高,把科技进步落在实处。

2. **利于成果发挥效益** 科研成果变成现实生产力常常比科研成果的产生更重要,科研成果只有推广应用,才能充分发挥成果本身潜在的经济效益与社会效益,并达到科研工作的最终目标。

3. **利于申报科研成果奖** 在科研成果的申报与评奖中,成果的推广应用对评奖的等次会产生重要的影响。就国家科学技术奖而言,许多奖项都要求成果的评定必须有推广应用。因此,成果的推广应用是申报科研成果奖的必要环节和条件。

（二）医学科研成果推广的方式与途径

1. **学术交流**　基础理论类成果和应用基础类成果主要通过公开发表学术论文、参加国内外学术会议交流、专题讲座和出版专著、技术资料等方式予以推广。

2. **举办学习班**　新技术、新方法等应用研究成果，可采用举办学习班的形式进行推广。

3. **专题进修学习**　对于难度较大、不易掌握的应用技术类成果的新技术、新方法，可派人到成果持有单位或指定的单位进修学习。

4. **扩大试用**　物化型成果中的新药品试剂、医用材料、医疗设备等，在通过鉴定后，可组织扩大试用。应用研究成果的扩大试用，是使成果得以推广的重要方式。

5. **宣传交流**　成果的管理部门，组织科研成果参加展览会、展销会、交易会，以扩大成果的影响与知名度。

6. **内源化自主模式**　高校或一些大型综合性医院，除具有进行科学研究与技术创新能力外，还有很强的消化自己的科研成果、并首先在本区域内应用的实力。因此，必须重视科研成果在自己本单位的应用，才有利于进一步推广应用。产学研合作也是科研成果转化与推广的有效途径。

7. **市场交易**　应用技术类成果与开发技术类成果，可直接进入市场。如在开题时就确定推广应用目标，以联合的模式，使产品研制之后，能够保证在组织上给予成果的进入并推广应用。

（三）推广应用效益评价

但医学类科研成果由于推广应用的特殊性，目前尚无准确衡量和评价成果推广应用效益的统一标准。大致包括：

1. **推广方式**　包括公开发表的刊物、参加学术会议的级别、参加交流宣传的例次等。

2. **应用情况**　包括成果内容入书情况、公开发行情况、被引用次数、应用后产生新成果及成果应用的覆盖面等。

3. **经济效益**　应用开发类成果，应注明单位或地区直接的经济效益。

4. **社会效益**　包括提高诊疗效果、提高预防保健效果、提高卫生工作质量、指导科技进步、改善卫生服务，以及潜在的经济效益等。

三、阻碍医学科研成果推广的因素

（一）医学科研成果的经济效益不显著

由于医学科研成果带来的效益以社会效益为主、经济效益为辅，投入产出比较低，因此如以经济效益来衡量，则在很大程度上会限制成果的推广应用。

（二）医学科研成果与实际需求脱节

从事科研的工作者，较多的是偏重追求理论水平和学术价值，而较少关心或不能明确地理解临床医疗的需求，对发表论文和著作比解决实际问题更感兴趣，即使应用开发研究，也往往停留在实验室，对推广应用关心较少。

从近年来的成果推广工作中发现，具有高水平、实用性强、适用面广的科研成果不多。其中有些成果在选题之初，就忽视了实用性，甚至严重地与实际需求脱节。有些成果对设备的要求高、但适用面窄，难以推广应用。因此，科研人员只有在科研项目立题的开始就瞄准临床应用价值，预测成果的转化前景，并且共同对成果的先进性、实用性与可行性达成共识，才能使成果的转化与推广形成良性循环。

（三）医学科研成果的成熟度与可靠性不够

科研成果的成熟性与完整性是转化与推广的先决条件。一项成果能否转化推广成功与其技术上是否成熟和完整密切相关。通过鉴定的科研成果多数是属于知识形态的东西，一般难以直接地向临床过渡，加之科研经费有限，大部分的医药成果处于基础研究阶段，企业认为这种成果投资的风险性较大，致使成果常常成为样品与展品。

（四）医学科技创新技术投入的资金匮乏

由于科研资金投入不足，致使许多好的成果不能深入地开发利用，也阻碍了成果的推广应用。医药成果具有高投入、高风险、高收益的特征，并且这种特征比其他成果更为突出。目前，我国每开发一种新药需要 50 万 ~100 万元，而医学院校的科研经费相对不足，因而在一定程度上也限制了科研成果的推广应用。

（五）复合型人才匮乏

近年来，无论是国家还是地方，以及各高等院校对从事科技开发和成果转化的科技人员和管理人员在政策上都给予很大的倾斜，极大地调动了广大科技人员的积极性,但成果转化成效并不明显。部分科技成果未能转化是因为很多科研人员对市场不了解,对有关医药成果国家如何审批,标准是什么知之甚少,只是按科研的常规要求开展工作,结果不符合国家新药审批标准,既浪费了资金,又浪费了人力,最终使一些很有开发价值的成果停留在处方阶段。而转化取得成效的科研人员熟悉市场,善于攻关,对新药开发的标准及审批程序非常熟悉,而且主动同医药企业进行合作,称得上是既懂经济的科学家,又是懂科学的经济学家,这样的复合型人才在高等院校较为匮乏。

第三节 成果的转化

一、医学科研成果转化的现状

科研成果转化是指为了提高生活水平,对科学研究与技术开发所产生的具有实用价值的科研成果,进行后续实验、开发、应用、推广,使其转化为生产力,形成新产品、新工艺、新材料,并发展新产业,以求得到最显著的社会效益与经济效益的过程。

科研成果转化是实现科技经济一体化最根本的途径。当今世界经济的竞争主要是表现为科学技术的竞争,尤其是科研成果转化的数量、质量与速度,其最终的表现形式是科研成果的商品化、产业化程度,以及科研成果的市场占有率。国外的企业对科技转化十分重视,他们常常在科技创新阶段就开始介入,并指导科研人员了解市场需求,帮助他们研发出具有先进性、实用性、可行性的科研成果。先进性是要求开拓新的领域,而并非重复性研究或一般的改进;实用性是要求能够应用于临床,为人们的健康服务,以市场为导向,使其具有较强的实用价值;可行性是科研转化的必备条件,如果没有可行性,再好的成果也只有停留在书本上。

近年来,我国科研成果的转化越来越受到各级领导的重视。全国人民代表大会常务委员会2015年8月29日修订了《中华人民共和国促进科技成果转化法》,对高新技术研究开发和成果转化、高新技术企业经营自主权,以及高新技术成果转化的环境条件都做了具体的规定。其目的是优化政策环境,推动科研成果转化,使我国高新技术产业的发展跃上新的台阶,参加国际竞争。此次修订主要集中在优化科研经费配置、完善科技计划管理、改进院士制度、下放科技成果处置权等方面。新修订的促进科技成果转化法体现了创新驱动发展的要求,从法律层面为创新驱动发展保驾护航。各省、市也相继出台了一系列关于成果转化的优惠政策,以切实的贯彻执行国务院的规定,以此来带动本地科研成果的转化,促进科技经济的发展。

尽管如此,每年科研成果成功转化的项目仍寥寥无几,科技对经济的贡献率远远低于发达国家,医药行业尤其如此。因此,加强医学院校以及大型综合性医院的科研成果转化,尤其是加强对科技转化的投入已迫在眉睫。

二、医学科研成果转化的意义

科研活动包括从理论创新到生产出实验室产品阶段。在这期间,科研活动的主体是科研人员。他们依靠申请得到的各种科研经费进行理论创新研究,其研究成果进入两个渠道:技术储备与技术开发。

科技开发是由生产出的实验室产品向现实生产力转化的过程。在这一转化的过程中,科技人员与企业的技术人员对接,形成"融合带",即在双方的共同参与下,根据市场需求和用户体验,对实验室产品进行检验、提高和完善(中试),继而进行生产扩大实验,最后扩大为规模化生产并投入市场。

技术开发是科研成果转化的关键环节,从科技开发的过程来看,科研成果转化是科技与经济最重要的结合点。科研成果只有转化为生产力,并推广应用才能充分发挥成果本身潜在的社会与经济效益。提高科研成果转化率是增加科研效益和增强综合国力的重要途径。因此,科研成果转化是开展科研工作的重要内容与最终目标。

医疗行业是科研成果转化的主要阵地。医学院校及其大型综合性医院科研实力雄厚,人才密集,技术优势明显,在知识创新与传播、技术创新以及成果转化等方面有着十分显赫的优势。但其作用远未得到发挥。医学界的科技人员应在良好的政策环境下,大力推进高新技术成果的转化,为我国的医药卫生事业,为人类的健康事业做出应有的贡献。

三、医学科研成果转化的支撑条件和途径

(一)政府协调

高新技术成果具有周期长、风险高、回报率低的特点,由企业投入进行成果转化的困难较大。因此目前资金的投入主要依赖于政府拨款。然而,在政府资金有限的情况下,建立与发展风险投资业是成果转化资金来源的最好途径。

此外,政府部门还应对转化工作给予指导,并有相应的政策法规,包括人才政策、税收政策、信贷政策等,以保证该项工作的顺利进行。

(二)领导重视

科研成果的转化是高校和医院科技工作的重要环节。但由于在成果转化的过程中需要设置机构、安排人员,尤其是资金的投入等较多烦琐的工作,使得成果转化工作常常难以顺利进行。倘若能够得到领导重视和妥善安排,成果转化的完成将有保障。

(三)建立扶植转化的配套措施

得到领导的重视后,主管部门应着力建立一整套扶植转化相应的配套措施,并在政策上给予一定的倾斜,包括设立专项资金、奖励制度、分配制度等,乃至与职称评定、考核等挂钩,以此吸引更多的科技人员投身于科研成果转化的工作之中。

(四)设立成果转化基金

医学科研成果必须要借助其他学科的力量才能完成成果的转化。而成果的转化往往需要大量的资金,技术更新与技术放大也需要大量的资金。设立成果转化基金就有可能保证成果转化工作的实施。成果转化资金的用途包括编制计划、项目宣传、协调,以及技术服务、质量评审、奖励等。成果转化资金主要来源于政府专项拨款、科研经费立项,以及推广应用的经济收入。

(五)改革科研成果奖励制度

2013年7月18日,国务院对《国家科学技术奖励条例》进行第二次修订,其奖励的导向注重鼓励自主创新、解决国民经济建设和社会发展的重大问题等,虽对成果转化问题有了一些重视,但应增加对已转化成果的奖励力度,以求真正的调动科技人员的积极性,加快经济建设的步伐。

(六)科技人员自身意识的转变

科技人员在多年的工作中,逐渐产生了重理论、轻实践,重科学、轻技术,重成果、轻应用的观念。在这种意识下,大多数科技人员不愿参与成果的转化,或对转化成功与否缺乏信心。因此,要不断地创造条件,培养人才、吸引人才,尤其是高层次、复合型、创新型人才。用知识创新来扩充技术创新基础的知识存量,将知识嵌入人力资本与技术之中,用技术创新拓展知识创新领域,并为此提供必要的资金与技术支撑。使现有科技人员的研究能力与技术创新意识尽快提高,建立一支结构合理、高效精悍复合型人才梯队。

(七)调整高校的教育模式

高校是知识传播、培养人才的重地。大多数科研人员同时也是高校教育力量的中流砥柱。应当利用这种得天独厚的优势,根据科学技术的发展动态,改变过去那种千篇一律的传统教学模式,及时调整学科与专业设置,将最新科技发展动态融入到课堂教学中,使学生能够及时掌握最新的知识,激发学生的创新思维和能力。

创新是成果转化工作的生命,科研人员的创新意识培养需要拥有广博的知识积累、创新性的思维、对前人的定论敢于质疑、敢于突破,并且多从学科交叉、渗透与综合上寻找实现科技创新的突破口。此外,创新性研究工作一定要以市场为导向,要将技术创新与生产实际相结合。

四、制约成果转化的主要因素

(一)科研与生产独立运行的体制

长期以来,我国的许多体制和机制一直受到计划经济的影响。科研成果的产生大多数发生在科研力量雄厚的科研机构与医学院校,但研究成果在后续开发、融资能力、市场开拓等方面的力量较弱。许多部门没有力量进行独立的中试等后续放大实验。与此同时,有能力的生产企业不愿意承担二次开发的投入与风险,他们认为中试等放大实验应该是研究单位的事情,他们所购买的成果应该是成熟的技术。这种科研与生产分离的远行体制,严重制约了科研成果的转化。

（二）科研人员的成果转化意识不强

医药行业的许多科研人员，由于受传统科研模式的影响与制约，对成果必须及时转化才能形成现实生产力的认识不足。有些科研人员从事科研工作仅仅是为了满足个人的兴趣，重视发表理论文章和获得专利等成果，更有一些人仅仅为了达到提职晋级的目的，这样一来，科研人员对所进行的研究以及获得的成果是否用得上则缺乏考虑。因此，提高科技人员从事科技开发与成果转化的自觉性与积极性，是当前亟待解决的问题。

（三）成果转化的资金投入不足

成果转化的资金投入主要来自于三个方面：政府拨款、自筹资金和金融融资。医疗科研部门由于财力有限，自身难以投入大量的开发资金。然而，长期以来政府的投入不足，尤其是在成果转化过程中的资金投入更少。而企业作为成果的主要接纳者，对有待转化的科研成果往往采取现实与功利的做法，在创新思路还没有取得可见的成果之前犹豫不决、不愿投入，成为医学院校与医院研制的新药、生物制剂、疫苗和医药器械等高新技术成果转化为产品的"瓶颈"。在发达国家，科研经费、成果转化经费和产业规模化经费的比例是 $1:10:100$，而在我国 3 项经费的比例是 $1:1.1:1.5$，也就是后两项经费远未达到相应的强度，对科研成果转化势必带来不良的影响。尤其是在成果转化的关键性环节（中试阶段）耗资较大，则畏缩不前，不敢承担太大的资金风险压力，致使成果难以得到及时转化，只能作为展品而放置在实验室内。

（四）成果的中试环节薄弱

中试是把知识成果转化为物质成果的中间物化过程，是对科研成果成熟性与完整性的检验、提高与完善，也是解决工业化生产过程中质量、可靠性与成熟品率等一系列工艺和设备问题的关键。然而，大量的科研成果在进行中试时，由于基金与场地的缺乏而中途搁置。其主要原因在于成果转化过程中，科研机构与医学院校缺乏投入的能力，企业则缺乏风险意识与承担风险的实力，而金融机构的风险投资机制不健全。这些原因导致科研成果的成熟度不足、配套性差，或者工艺不完善，制约了成果转化的数量与速度。

（五）成果转化过程的渠道不畅

成果转化的渠道是指将科研成果转让给技术市场、生产企业的渠道。现阶段该渠道的运行机制尚不健全、不完善。包括成果转化的中介服务机构建设薄弱、经纪人缺乏既懂技术又掌握经营的技术贸易人员、成果供需双方沟通信息的桥梁尚未牢固、网络化程度低、技术转让的政策法规不够完善等，都严重阻碍了成果转化，致使许多优秀成果被搁置。

第四节　医学科研成果的申报登记与奖励

一、申报登记

为加强科技成果的管理，规范科技成果登记工作，保证及时、准确和完整地统计科技成果，为科技成果转化和宏观科技决策服务，国家科学技术部修订了《科技成果登记办法》。其中对科技成果的登记进行了明确规定。

（一）科技成果的申报

经过鉴定的科技成果，都应该及时上报。科技成果一般按其完成单位的行政隶属关系上报。对于完成受单位委托的研究任务所取得的科技成果，除按隶属关系上报外，还应同时报送任务的委托部门。两个或两个以上完成人共同完成的科技成果，由第一完成人提出申请。对于共同完成的科技成果，无论是主持单位还是参加单位，都不得单独上报。

上报的每一项科技成果均应附送以下材料：①科学技术研究成果报告表；②技术鉴定证书；③研究试验报告等有关技术资料；④科技成果推广应用方案。

（二）科技成果的登记

科技成果登记是成果的进一步审查和确认，是成果的注册。科技成果登记是检索、利用科技成果的重要途径，是成果查新的依据。科技成果完成人（含单位）可按直属或属地关系向相应的科技成果登记机构办理科技成果登记手续，不得重复登记。科技成果登记机构对已经登记的科技成果应当及时登录国家科技成果数据库，并在国家科技成果网站或者科学技术研究成果公报上公告。凡存在争议的科技成果,在争议未解决之前,不予登记;已经登记的科技成果,发现弄虚作假、剽窃、篡改或者以其他方式侵犯他人知识产权的,注销登记。经公告后取得登记资格的科技成果,发给成果证书,以作为成果持有者的凭证。

(三)办理科技成果登记应提交的材料

1. 应用技术成果　相关的评价证明(鉴定证书或者鉴定报告、科技计划项目验收报告、行业准入证明、新产品证书等)和研制报告;或者知识产权证明(专利证书、植物品种权证书、软件登记证书等)和用户证明。

2. 基础理论成果　学术论文、学术专著、本单位学术部门的评价意见和论文发表后被引用的证明。

3. 软科学研究成果　相关的评价证明(软科学成果评审证书或验收报告等)和研究报告。

二、奖励

科技奖励是对优秀科技成果和在科学技术进步活动中作出突出贡献的公民、组织给予的表彰和鼓励。对调动科技工作者的积极性和创造性,加速科学技术事业的发展,提高综合国力具有重要意义。随着我国科学技术的进步,经济和社会的发展,国家颁布了一系列科技奖励法律、法规和政策性文件,使科技奖励制度日臻完善。《国家科学技术奖励条例》设立了国家最高科学技术奖、国家自然科学奖、国家技术发明奖、国家科学技术进步奖和中华人民共和国国际科学技术合作奖五个奖种,并逐步形成了中央和地方两级政府设立,政府和社会两种性质互为补充,多层次、多渠道、多种类、全方位的依法有序运作的科技奖励体系。科技成果奖励是科技工作中的一项重要内容,成果奖励只是手段而不是目的。奖励的真正目的是要把真正高水平的科技成果和优秀人才选拔出来,为科技进步发挥引领和示范作用,推动行业整体技术水平提升。只有以科技成果奖励为引擎,全面推动科技成果培育、成果评价、成果推广和标准化,努力推动行业科技创新水平,才能早日实现科技强国的目标。

(一)科技奖励范围

科技奖励的范围包括以下几个方面:①为解决医药卫生科技问题而取得的具有科学性、创新性、先进性和使用价值的科技成果,消化吸收引起技术中取得的创造性成果,符合以上条件并具有独立应用价值的阶段性科技成果;②具有较高学术水平的医药卫生科技理论成果,杰出的医药卫生科技著作(包括科技专著、科技教材和科普图书);③推广应用已有科技成果、做出突出贡献并取得显著经济效益和社会效益的项目;④具有重大意义、涉及面广、有创新性、应用效果显著的卫生标准,为决策科学化与管理现代化做出突出贡献,并经实践检验取得显著经济效益和社会效益的软科学研究成果。

(二)科技奖励申报条件

科技奖励申报的条件主要包括以下几个方面:①全面完成科研合同、计划任务书的要求,科技资料完整准确,完成科技成果鉴定、评审、评估和检测;②国家规定不需要进行鉴定的项目、推广应用项目、科技专著项目、卫生标准项目;③主要论文在相关核心期刊发表,基础理论和应用基础论文正式发表一年以上,得到国内外同行引证;④无知识产权争议,排名无异议;⑤查新报告,单位档案部门出具原始资料归档证明;⑥实验动物和设施合格证明,有关部门的许可证;⑦应用性技术成果必须经过实践验证并具备推广条件或已推广应用;⑧中外合作完成应提供以国内学者为主完成的书面资料;⑨重大项目原则全面完成后一次申报,如子项目具有独立的学术价值和应用价值,符合条件也可单独申报;⑩技术标准项目应正式颁布并实施一年以上。科技著作应公开出版发行两年以上,科技教材须两届学生使用,被评为省部级二等奖以上医学科技成果方可申报国家科学技术奖。有以下情形不得申报:未阐明医学意义的动物、微生物品种;译著、综述、学术论文集、学位论文及各类汇编年鉴、百科全书、用外国语言文字编写的图书、医药卫生科技期刊、音像教材、非医药卫生范围的图书以及用于自学考试、成人教育、函授、夜大等方面的教材;已获得某种奖励或申报过某种奖励但未获得奖励的项目,没有取得重大进展的不得再次申报该奖;不符合伦理学原则的项目。

(三)科技奖励种类

我国的科技奖励种类主要有国家级科学技术

奖、省部级科学技术奖、社会力量设奖。

1. 国家级科技奖

（1）国家最高科学技术奖：该奖于2000年由中华人民共和国国务院设立，由国家科学技术奖励委员会负责，是中国五个国家科学技术奖中最高等级的奖项。该奖每年评奖一次，每次授予人数不超过两名。获奖者必须在当代科学技术前沿取得重大突破或者在科学技术发展中有卓越建树；在科学技术创新、科学技术成果转化和高技术产业化中创造巨大经济效益或者社会效益。由国务院报请国家主席签署并颁发奖章、证书和奖金。截至2019年1月，共有31位杰出科学工作者获得该奖。

（2）国家自然科学奖：该奖是由中华人民共和国国务院设立，国家科学技术奖励委员会负责的奖项。国家自然科学奖授予在基础研究和应用基础研究中，阐明自然现象、特征和规律，做出重大科学发现的公民。国家自然科学奖候选人应当是推荐书附件提交的8篇代表性论文或专著的主要作者，并具备下列条件之一：①提出总体学术思想、研究方案；②发现重要科学现象、特性和规律，并阐明科学理论和学说；③提出研究方法和手段，解决关键性学术疑难问题或者实验技术难点，以及对重要基础数据的系统收集和综合分析等。所谓重大科学发现，应当具备如下条件：①前人尚未发现或者尚未阐明；②具有重大科学价值；③得到国内外自然科学界公认。国家自然科学奖一等奖、二等奖单项授奖人数不超过5人，特等奖除外。特等奖项目的具体授奖人数经国家自然科学奖评审委员会评审后，由国家科学技术奖励委员会确定。

（3）国家技术发明奖：国家技术发明奖授予运用科学技术知识做出产品、工艺、材料及其系统等重大技术发明的中国公民。产品包括各种仪器、设备、器械、工具、零部件以及生物新品种等；工艺包括工业、农业、医疗卫生和国家安全等领域的各种技术方法；材料包括用各种技术方法获得的新物质等；系统是指产品、工艺和材料的技术综合。国家技术发明奖的评审，对候选人所做出的技术发明，从难易复杂程度、技术思路新颖程度、技术创新程度、主要技术经济指标的先进程度，对技术进步的推动作用、推广应用程度、已获经济或者社会效益及发展应用前景等方面进行综合评定，据此决定授奖等级。重大技术发明必须具备下列条件：①前人尚未发明或者尚未公开；②具有先进性和创造性；③经实施，创造显著经济效益或者社会效益。国家技术发明奖一等奖、二等奖单项授奖人数不超过6人，特等奖除外。

（4）国家科学技术进步奖：国家科学技术进步奖授予在技术研究、技术开发、技术创新、推广应用先进科学技术成果、促进高新技术产业化，以及完成重大科学技术工程、计划等过程中做出创造性贡献的中国公民和组织。授奖对象包括：①在实施技术开发项目中，完成重大科学技术创新、科学技术成果转化，创造显著经济效益的；②在实施社会公益项目中，长期从事科学技术基础性工作和社会公益性科学技术事业，经过实践检验，创造显著社会效益的；③在实施国家安全项目中，为推进国防现代化建设、保障国家安全做出重大科学技术贡献的；④在实施重大工程项目中，保障工程达到国际先进水平的。其中重大工程类项目的国家科学技术进步奖仅授予组织。国家科技进步奖设一、二两个奖励等级，国家科学技术进步奖一等奖单项授奖人数不超过15人，授奖单位不超过10个；二等奖单项授奖人数不超过10人，授奖单位不超过7个；特等奖单项授奖人数不超过50人，授奖单位不超过30个。

（5）中华人民共和国国际科学技术合作奖：中华人民共和国国际科学技术合作奖授予在双边或者多边国际科技合作中对中国科学技术事业做出重要贡献的外国科学家、工程技术人员、科技管理人员和科学技术研究、开发、管理等组织。授奖对象包括：①同中国的公民或者组织合作研究、开发，取得重大科学技术成果的；②向中国的公民或者组织传授先进科学技术、培养人才，成效特别显著的；③为促进中国与外国的国际科学技术交流与合作，做出重要贡献的。该奖主要是荣誉奖，不分等级，每年授奖数额不超过10个。

2. 省部级科学技术奖 各省、自治区、直辖市人民政府可以设立省级科学技术奖；国家各部委可以设立部级科学技术奖。此外，经中华人民共和国科学技术部批准，由社会力量设立，面向全国评选的经常性科学技术奖（中国科学院杰出科技成就奖、何梁何利基金科学与技术奖等）在统计时常被归入省部级奖励范畴。

3. 社会力量设奖　社会力量设奖是指国（境）内外企业事业组织、社会团体及其他社会组织和个人利用非国家财政性经费或自筹资金，面向社会设立的经常性科学技术奖，用来奖励在科学研究、技术创新与开发、实现高新技术产业化和科技成果推广应用等方面取得优秀成果或做出突出贡献的个人和组织。

（1）中华医学科技奖：中华医学科技奖是面向全国医药卫生行业设立的科技奖，2001年设立。中华医学科技奖内容涉及广泛，包括医药领域里的自然科学、技术发明、科学技术进步、国际科学技术合作，设一等奖、二等奖、三等奖，每年评选、授奖一次。

（2）中华预防医学会科学技术奖：2006年12月中华预防医学会宣布设立中华预防医学会科学技术奖。该奖项分设基础研究类、技术发明类、应用研究类和国际科学技术合作类，设立一等奖、二等奖、三等奖三个等级。每两年评审一次，授奖一次。

（3）中国药学会科学技术奖：中国药学会科学技术奖是2005年7月经国家科学技术部批准设立的国家药学领域科学技术奖，包括自然科学、技术发明、科技进步等奖励内容，每年评选一次。

（四）国家级科技奖励的推荐和受理

国家科学技术奖每年评审一次，候选人由科技主管机构及科技专家推荐。推荐单位和个人推荐包括：省、自治区、直辖市人民政府；国务院有关组成部门、直属机构；中国人民解放军各总部；经国务院科学技术行政部门认定的符合国务院科学技术行政部门规定的资格条件的其他单位和科学技术专家（即国家最高科学技术奖获奖人、中国科学院院士、中国工程院院士）；我国驻外使馆、领馆可以推荐中华人民共和国国际科学技术合作奖的候选人。

符合奖励条例和实施细则规定的推荐单位和推荐人，应当在规定的时间内向奖励办公室提交推荐书及相关材料。奖励办公室负责对推荐材料进行形式审查。经审查不符合规定的推荐材料，不予受理并退回推荐单位或推荐人。

（五）国家级科技奖励的评审和授奖

1. 科技奖励的评审　对形式审查合格的推荐材料，由奖励办公室提交相应评审组进行初评。初评可以采取定量和定性评价相结合的方式进行。对通过初评的国家最高科学技术奖、国际科技合作奖人选，及通过初评且没有异议或者虽有异议但已在规定时间内处理的国家自然科学奖、国家技术发明奖、国家科学技术进步奖人选及项目，提交相应的国家科学技术奖评审委员会进行评审。

2. 科技奖励的授奖　国家自然科学奖、国家技术发明奖、国家科学技术进步奖由国务院颁发证书和奖金。国家自然科学奖、国家技术发明奖、国家科学技术进步奖奖金数额由科学技术部会同财政部另行公布。中华人民共和国国际科学技术合作奖由国务院颁发证书。国家自然科学奖、国家技术发明奖和国家科技进步奖每年奖励项目总数不超过400项。其中，每个奖种的特等奖项目不超过3项，一等奖项目不超过该奖种奖励项目总数的15%。

三、申报奖励的注意事项和要求

（一）报奖前的准备工作

细读申报奖励的通知和《科学技术奖励推荐工作手册》，详细了解材料申报要求、评审范围、申报材料形式、审查要点等有关规定并严格按照要求准备材料。确保网络申报材料与纸制申报材料一致。推荐奖励的材料是客观、准确、全面地反映所报项目的依据。填写前认真阅读科学技术奖励推荐书的填写说明，并注意以下几点：①推荐书要完整，不能漏填或缺页；②完成单位、完成人前后要一致；③需要盖公章的地方一定要加盖公章，而且必须是具有独立法人资格的公章；④推荐书填写要实事求是，过于吹捧和过于谦虚均不合适；⑤要突出创新、突出特点；⑥要求打印，并注意排版，字体字号一致，做到美观整洁。

（二）申报推荐书的填写内容

科技奖励推荐书包括以下内容：项目基本情况；项目简介；立项背景；详细科学技术内容；发现、发明和创新点；保密要点；与当前国内外同类研究、同类技术的综合比较；应用情况；经济效益和社会效益；本项目曾获科技奖励情况；知识产权情况；主要完成人情况表；主要完成单位情况表；推荐单位（部门）意见。

（三）申报奖励的技巧

1. 申报奖励的项目质量要好 好项目是获奖的基本要求，需要包含以下特征：①研究内容新颖，具有很强的创新性，即研究内容有特色，研究思路有独到之处；②研究实用性强，研究成果能够进行有效推广，具有较大的覆盖范围，能够取得良好的经济、社会效益，时长前景广阔；③研究成果设计严密科学，结论可靠能够得到验证。

2. 思想重视、主动早做准备 专利尽快申请，论文尽快发表；采取多层次、多渠道、多形式进行成果的合理推广，为成果获奖创造条件；讲究申报时机，过早过晚均不合适；围绕一个专题进行系统深入研究；重视各种成果申报表格的填写；重视成果答辩的组织、演练工作。

其中申报成果的填写需要注意：①申报书内容全面，在概括项目或候选人的主要贡献时，应该实事求是，完整地概括详细的项目内容，文字须精练，贡献要明确，内容要创新。申报书填写时需要仔细阅读填写说明和通知要求，不能缺项、错填。②申报材料齐全完整，各种科技申报奖励所需申报材料可能有所差异，需要仔细阅读申报要求，提供完整的申报材料，同时也要注意一些材料在平时工作中要进行积累，以免用时来不及获取。

③申报材料整洁美观，申报材料一般要求装订成册，在满足申报要求的前提下，排版和印刷要注意字体字号一致，版面整洁美观，材料装订顺序需与要求一致。

一般情况下，需要准备的申报材料有：①科学技术成果推荐书；②鉴定证书；③新药或新生物制品证书；④软科学研究成果评审证书；⑤专家推荐书；⑥查新咨询报告书；⑦医学实验动物和动物实验设施合格证；⑧其他证明材料（立项报告，批复文件、推广应用及引证的证明材料、专利证书等）。

成果答辩和演练工作中需注意：①充分准备，需要非常熟悉答辩内容，掌握答辩时间；②做好心理准备，不能紧张；③准备相关问题，以备提问；④答辩内容需要简洁，重点突出，回答提问时，避免答非所问，回避问题。

3. 熟悉评审程序 ①形式审查；②第一级评审（初审）；③第二级评审（终审）；④授奖委员会审批；⑤异议期；⑥授奖。

4. 理解评审指标及权重 ①创新性（25%）；②先进性（20%）；③经济效益与社会效益（20%）；④应用、引用情况（15%）；⑤学术意义（10%）；⑥系统性（10%）。

（胡志斌）

参 考 文 献

1. 梁万年. 医学科研方法. 北京：人民卫生出版社，2002.
2. 殷国荣，王斌全，杨建一. 医学科研方法与论文写作. 北京：科学出版社，2002.
3. 叶冬青. 医学科研方法. 合肥：安徽大学出版社，2010.
4. 王福彦. 医学科研方法. 2版. 北京：人民军医出版社，2013.
5. 刘民. 医学科研方法学. 2版. 北京：人民卫生出版社，2014.

中英文名词对照索引

C

G

H

J

K

S

T

W

X

Z

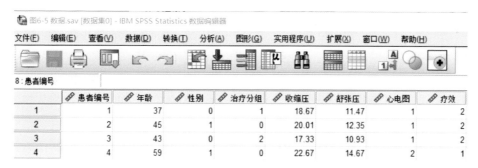

图 6-5　表 6-5 数据的 SPSS 数据格式示意图

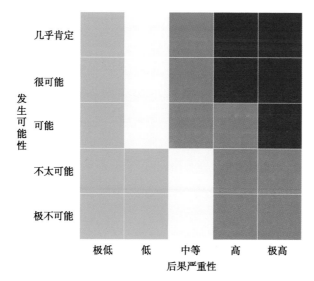

图 14-3　分类边界明确的风险矩阵
图中绿色区域表示低风险，黄色区域表示中等风险，
橙色区域表示高风险，红色区域表示极高风险

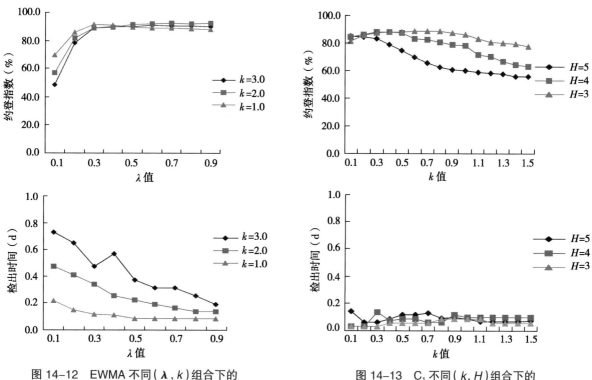

图 14-12　EWMA 不同（λ，k）组合下的
约登指数及检出时间

图 14-13　C_1 不同（k，H）组合下的
约登指数及检出时间

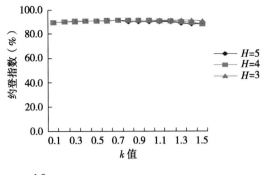

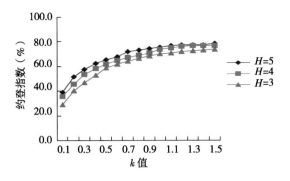

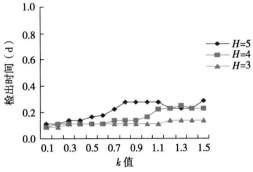

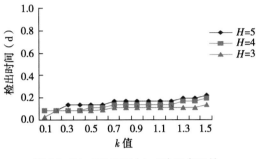

图 14-14 C_2 不同 (k, H) 组合下的
约登指数及检出时间

图 14-15 C3 不同 (k, H) 组合下的
约登指数及检出时间

"视触叩听" 飞翔的翅膀

——国家行业管理部门和权威专家为你制定的
临床检验诊断解决方案

购书请扫二维码

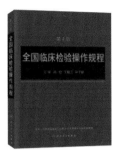

《全国临床检验操作规程》（第 4 版）

——原国家卫计委医政司向全国各级医院推荐的临床检验方法

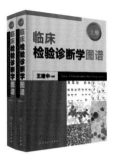

《临床检验诊断学图谱》

——一部国内外罕见的全面、系统、完美、精致的检验诊断学图谱

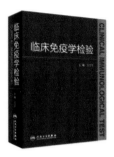

《临床免疫学检验》

——以国内检验专业的著名专家为主要编写成员，兼具权威性和实用性

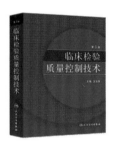

《临床检验质量控制技术》（第 3 版）

——让临床检验质量控制有章可循，有据可依

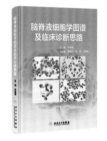

《脑脊液细胞学图谱及临床诊断思路》

——近千张高清细胞学图片，50 余例真实临床案例，系统阐述脑脊液细胞学

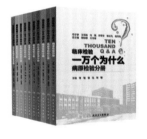

《临床检验一万个为什么丛书》

——囊括了几乎所有临床检验的经典问题

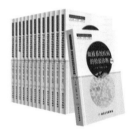

《常见疾病检验诊断丛书》

——临床医师与检验科医师沟通的桥梁

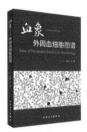
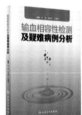
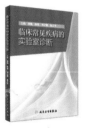
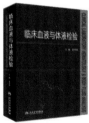
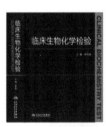
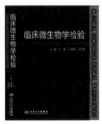
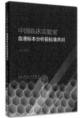
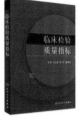
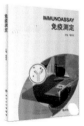
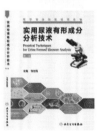

"治疗－康复－长期护理"服务链的核心

——全面落实《"健康中国2030"规划纲要》所提出的"早诊断、早治疗、早康复"

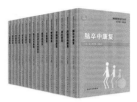

《康复医学系列丛书》

——康复医学的大型系列参考书，突出内容的实用性，强调基础理论的系统与简洁、诊疗实践方面的可操作性

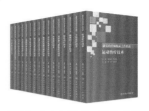

《康复治疗师临床工作指南》

——以临床工作为核心，对操作要点、临床常见问题、治疗注意事项进行重点讲述

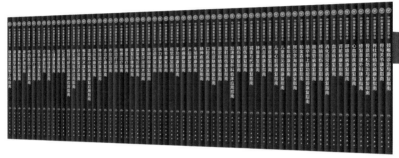

《中国康复医学会"康复医学指南"丛书》

——康复医学领域权威、系统的工作指南

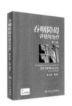

《吞咽障碍评估与治疗》（第2版/配增值）

——八年酝酿、鸿篇巨制，包含大量吞咽障碍相关新知识、新技术、新理论

《康复科医生手册》

——全国县级医院系列实用手册之一，服务于基层康复医务工作者

《物理医学与康复学指南与共识》

——中华医学会物理医学与康复学分会推出的首部指南，提供规范系统的康复临床思路以及科学的临床决策指导

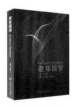

《老年医学》

——体现了老年医学"老年综合征和老年综合评估"的核心内涵，始终注重突出老年医学特色，内容系统权威

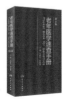

《老年医学速查手册》（第2版）

——实用口袋书，可方便快捷地获取老年医学的知识和技能

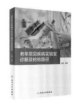

《老年常见疾病实验室诊断及检验路径》

——对老年人群的医学检验进行了严谨的筛查、分析及综合诊断

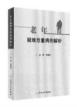

《老年疑难危重病例解析》

——精选老年疑难、复杂、危重病例，为读者提供临床诊治思辨过程以及有益的借鉴

购书请扫二维码

临床诊断的"金标准"

——国内病理学知名专家带你一起探寻疾病的"真相"

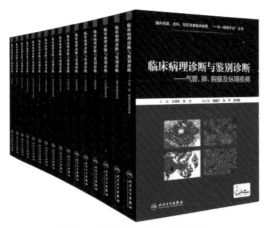

《临床病理诊断与鉴别诊断丛书》

——国内名院、名科、知名专家对临床病理诊断中能见到的几千种疾病
进行了全面、系统的总结，将给病理医师"震撼感"

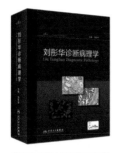

《刘彤华诊断病理学》
（第4版/配增值）

——病理科医师的案头书，二十年
打磨的经典品牌，修订后的第4版在
前一版的基础上吐陈纳新、纸数融合

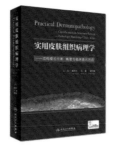

《实用皮肤组织病理学》
（第2版/配增值）

——5000余幅图片，近2000个二
维码，973种皮肤病有"图"（临
床图片）有"真相"（病理图片）

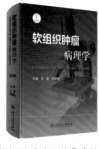

《软组织肿瘤病理学》（第2版）

——经过10年精心打磨，以4000
余幅精美图片为基础，系统阐述各
种软组织肿瘤的病理学改变

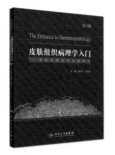

《皮肤组织病理学入门》（第2版）

——皮肤科医生的必备知识，皮肤
病理学入门之选

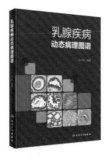

《乳腺疾病动态病理图谱》

——通过近千幅高清图片，系统展
现乳腺疾病病理的动态变化

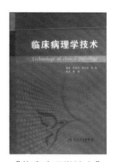

《临床病理学技术》

——以临床常用病理技术为单元，
系统介绍临床病理学的相关技术

第三轮全国高等学校医学研究生"国家级"规划教材

购书请扫二维码

创新的学科体系，全新的编写思路

授之以渔，而不是授之以鱼　　回顾历史，揭示其启示意义
述评结合，而不是述而不评　　剖析现状，展现当前的困惑
启示创新，而不是展示创新　　展望未来，预测其发展方向

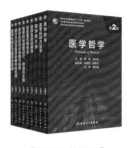

《科研公共学科》

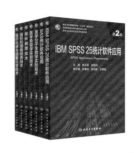

《实验技术与统计软件系列》

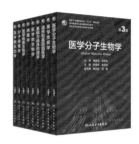

《基础前沿与进展系列》

在研究生科研能力（科研的思维、科研的方法）的培养过程中起到探照灯、导航系统的作用，为学生的创新提供探索、挖掘的工具与技能，特别应注重学生进一步获取知识、挖掘知识、追索文献、提出问题、分析问题、解决问题能力的培养

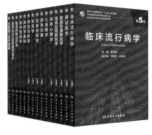

《临床基础与辅助学科系列》

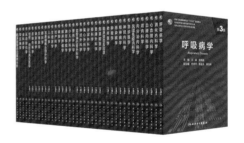

《临床专业学科系列》

在临床型研究生临床技能、临床创新思维培养过程中发挥手电筒、导航系统的作用，注重学生基于临床实践提出问题、分析问题、解决问题能力的培养

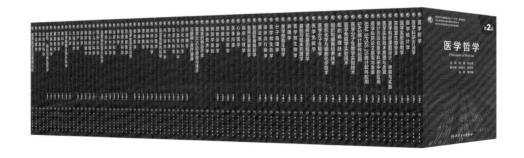

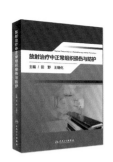
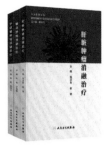
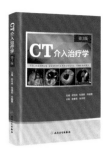
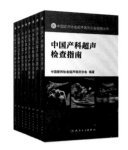

《放射治疗中正常组织损伤与防护》
——迄今为止国内正常组织放射损伤与防护方面较为全面的一本参考书

《中国医师协会肿瘤消融治疗丛书》
——规范、权威、新颖、实用,中国医师协会"肿瘤消融治疗技术专项能力培训项目"指定用书

《CT 介入治疗学》（第 3 版）
——全面介绍 CT 介入治疗在临床中的应用,理论与实践相结合

《中国医师协会超声医师分会指南丛书》
——中国医师协会超声医师分会编著的用于规范临床超声实践的权威指南

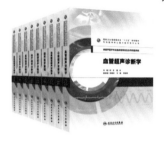
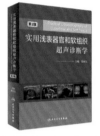
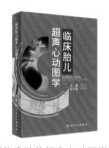
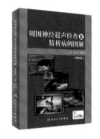

超声医学专业临床型研究生规划教材
专科医师核心能力提升导引丛书

《实用浅表器官和软组织超声诊断学》（第 2 版）
——对浅表器官超声诊断的基础知识和临床应用进行了系统描述

《临床胎儿超声心动图学》
——图像精美,内容丰富;包含大量胎儿心脏及小儿心脏超声解剖示意图、二维超声心动图和彩色多普勒血流图

《周围神经超声检查及精析病例图解》（第 2 版）
——200 余幅经典病例图 + 实体解剖图 + 手术实景图（病灶一目了然）+100 余段视频 + 主编解说（一语道破关键）

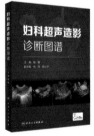
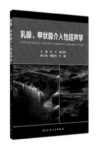
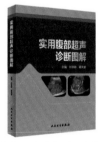
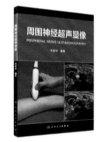

《妇科超声造影诊断图谱》
——解剖、临床与病理有机融合,典型图与超声造影动态图互补,完美呈现妇科超声造影理论与实践

《乳腺、甲状腺介入性超声学》
——乳腺、甲状腺疾病超声引导穿刺活检、治疗的临床指导用书

《实用腹部超声诊断图解》
——完美结合超声影像图和手绘示意图,易会、易懂、易学

《周围神经超声显像》
——强调规范的周围神经超声探测方法,涵盖了以超声诊断为目的显像的几乎所有神经

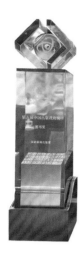

中华影像医学丛书·中华临床影像库

第五届中国出版政府奖获奖图书

编写委员会

顾　　问	刘玉清　戴建平　郭启勇　冯晓源　徐　克
主任委员	金征宇
副主任委员（按姓氏笔画排序）	
	王振常　卢光明　刘士远　龚启勇

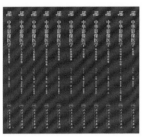

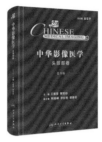

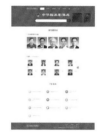

中华临床影像库

分卷	主编
头颈部卷	王振常　鲜军舫
乳腺卷	周纯武
中枢神经系统卷	龚启勇　卢光明　程敬亮
心血管系统卷	金征宇　吕　滨
呼吸系统卷	刘士远　郭佑民
消化道卷	梁长虹　胡道予
肝胆胰脾卷	宋　彬　严福华
骨肌系统卷	徐文坚　袁慧书
泌尿生殖系统卷	陈　敏　王霄英
儿科卷	李　欣　邵剑波
介入放射学卷	郑传胜　程英升
分子影像学卷	王培军

子库	主编
头颈部疾病影像库	王振常　鲜军舫
乳腺疾病影像库	周纯武
中枢神经系统疾病影像库	龚启勇　卢光明　程敬亮
心血管系统疾病影像库	金征宇　吕　滨
呼吸系统疾病影像库	刘士远　郭佑民
消化道疾病影像库	梁长虹　胡道予
肝胆胰脾疾病影像库	宋　彬　严福华
骨肌系统疾病影像库	徐文坚　袁慧书
泌尿生殖系统疾病影像库	陈　敏　王霄英
儿科疾病影像库	李　欣　邵剑波

了解更多图书
请关注我们的公众号

关注公众号
开启影像库 7 天免费体验

临床医生洞察人体疾病的"第三只眼"

——数百位"观千剑而识器"的影像专家帮你练就识破人体病理变化的火眼金睛

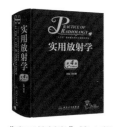

《实用放射学》第 4 版

——放射医师的案头书，内容丰富、翔实，侧重于实用，临床价值高

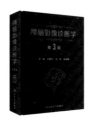

《颅脑影像诊断学》第 3 版

——续写大师经典，聚焦颅脑影像，疾病覆盖全，知识结构新

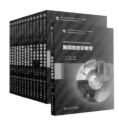

放射诊断与治疗学专业临床型研究生规划教材

专科医师核心能力提升导引丛书

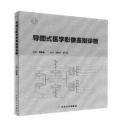

《导图式医学影像鉴别诊断》

——以常见病和多发病为主，采用导图、流程图、示意图及表格式、条目式编写，以影像征象入手，着重传授看片技巧和征象、分析思路

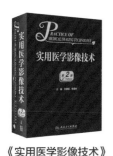

《实用医学影像技术》（第 2 版）

——影像技师临床操作的案头必备

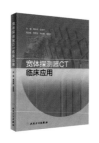

《宽体探测器 CT 临床应用》

——从讲解技术理论到展示临床病例，详细剖析宽体探测器 CT 临床应用

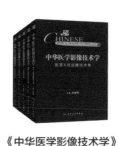

《中华医学影像技术学》

——国内该领域专家理论与实践的全面展现，为中华医学会影像技术分会的倾心之作

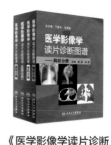

《医学影像学读片诊断图谱丛书》

——内容简洁、实用性强，影像学诊断的入门之选

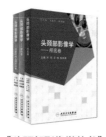

《头颈部影像学丛书》

——头颈部影像诊断的权威之作、代表之作

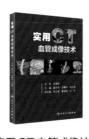

《实用 CT 血管成像技术》

——全面介绍多层螺旋 CT 血管成像技术，病例丰富，图片精美

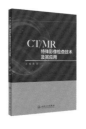

《CT/MR 特殊影像检查技术及其应用》

——图片丰富，使用方便，服务临床。

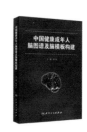

《中国健康成年人脑图谱及脑模板构建》

——建立中国人"标准脑模版"，填补"人类脑计划"空白！

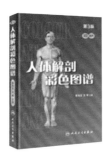
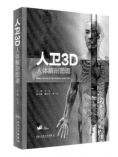
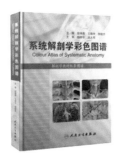
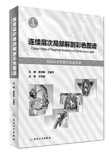
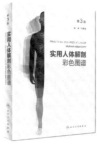
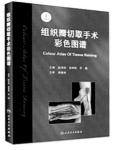
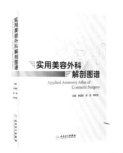
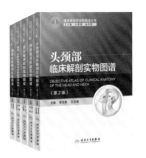